U0189446

SECOND EDITION

ASSISTED REPRODUCTION TECHNIQUES

辅助生殖技术
挑战与管理策略

原书第 2 版

CHALLENGES AND MANAGEMENT OPTIONS

原著 [约] Khaldoun Sharif [英] Arri Coomarasamy

主译 石玉华 李 蓉 李 萍

主审 陈子江

中国科学技术出版社
·北 京·

图书在版编目（CIP）数据

辅助生殖技术：挑战与管理策略：原书第 2 版 /（约）哈尔顿·谢里夫 (Khaldoun Sharif)，（英）阿里·库马拉斯米 (Arri Coomarasamy) 原著；石玉华，李蓉，李萍主译 . — 北京：中国科学技术出版社，2023.6

书名原文：Assisted Reproduction Techniques: Challenges and Management Options, 2e

ISBN 978-7-5236-0017-7

Ⅰ . ①辅… Ⅱ . ①哈… ②阿… ③石… ④李… ⑤李… Ⅲ . ①试管婴儿—技术 Ⅳ . ① R321-33

中国版本图书馆 CIP 数据核字（2023）第 035988 号

著作权合同登记号：01-2022-5724

策划编辑	靳　婷　焦健姿	
责任编辑	靳　婷	
文字编辑	方金林	
装帧设计	佳木水轩	
责任印制	徐　飞	

出　版	中国科学技术出版社	
发　行	中国科学技术出版社有限公司发行部	
地　址	北京市海淀区中关村南大街 16 号	
邮　编	100081	
发行电话	010-62173865	
传　真	010-62179148	
网　址	http://www.cspbooks.com.cn	

开　本	889mm×1194mm　1/16	
字　数	1063 千字	
印　张	41.5	
版　次	2023 年 6 月第 1 版	
印　次	2023 年 6 月第 1 次印刷	
印　刷	北京盛通印刷股份有限公司	
书　号	ISBN 978-7-5236-0017-7/R·3003	
定　价	398.00 元	

版权声明

内容提要

本书引进自 WILEY 出版集团，由 Khaldoun Sharif 和 Arri Coomarasamy 两位教授联合众多该领域的医学专家共同打造。本书为全新第 2 版，作者结合前沿进展，全面更新迭代书中内容，并增补了大量新内容，主要阐述了在辅助生殖技术诊疗过程中有争议的、有挑战性的热点话题，涵盖了辅助生殖技术治疗前各种疾病的评估及治疗、男性不育原因的分析、临床和实验室过程中可能出现的难题、辅助生殖技术的培训和组建等内容。全书共九篇 114 章。著者从临床实际应用出发，精选大量医患共同关心的话题，系统分析理论依据，提出切实可行的治疗方案，启发读者研精致思。本书言语精练，阐释简洁，非常适合辅助生殖技术工作者参考阅读。

译校者名单

主　　审　陈子江

主　　译　石玉华　李　蓉　李　萍

副 主 译　郝桂敏　管一春　谭季春　赵　涵　张意茗　赵军招

译　　者　（以姓氏笔画为序）

马　翔　南京医科大学第一附属医院 / 江苏省人民医院

石　华　广东省人民医院

石玉华　广东省人民医院

白巧媚　厦门大学附属妇女儿童医院

李　萍　厦门大学附属妇女儿童医院

李　蓉　北京大学第三医院

张意茗　山东第一医科大学附属中心医院

何雪梅　厦门大学附属妇女儿童医院

林　芸　广东省人民医院

林　津　厦门大学附属妇女儿童医院

赵　涵　山东大学附属生殖医院

赵凡萱　浙江大学医学院附属邵逸夫医院

赵军招　温州医科大学附属第二医院

赵君利　宁夏医科大学总医院

郝桂敏　河北医科大学第二医院

袁莹莹　宁夏医科大学总医院

凌家炜　广东省人民医院

高姗姗　山东大学第二医院

黄　薇　四川大学华西第二医院华西妇产儿童医院

鹿　群　首都医科大学附属北京朝阳医院

管一春　郑州大学第三附属医院

谭季春　中国医科大学附属盛京医院

学术秘书　唐茂兴　广东省人民医院

谢燕秋　广东省人民医院

主译简介

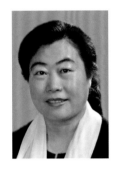

石玉华　主任医师，教授，博士研究生导师，博士后合作导师，广东省人民医院第一层次高层次人才引进。中国女医师协会生殖医学分会副主委，中国医药教育协会生殖内分泌专委会副主委，妇幼健康研究会更年期专委会副主委，中华预防医学会生育力保护分会常委，中华医学会妇产科分会妇科内分泌学组委员兼秘书。从事妇科内分泌及生殖基础和临床工作，主持国自然面上、科技部重点研发课题等10多项，获国家科技进步二等奖、全国妇幼健康科技一等奖、山东省科技自然一等奖等。参与制订标准、指南等规范10多项，编写专业著作30多部，在 *NEJM*、*Lancet*、*Nat Genet* 等期刊发表论文200多篇。

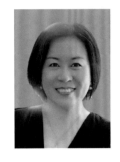

李　蓉　主任医师，教授，博士研究生导师，北京大学第三医院妇产科主任、生殖医学中心主任，国家杰出青年科学基金获得者。中国医师协会生殖医学专委会副主委兼总干事，中国医疗保健国际交流促进会生殖医学分会主委和生殖感染与微生态分会副主委，中国中药协会女性生殖健康专委会副主委，北京医学会生殖医学分会常委兼秘书。专攻生殖内分泌疾病、不孕症和辅助生殖技术，特别是多囊卵巢综合征等。主持"十二五"科技支撑计划，开展女性生育力流行病学调查；主持国家重点研发计划课题，开展女性生殖内分泌疾病对辅助生殖技术子代队列研究；致力于生殖内分泌疾病，特别是子宫内膜容受性的国家自然科学基金等多项省部级科研课题研究。2009年、2011年、2017年三次获国家科技进步二等奖，2018年获得北京市茅以升科技奖和教育部科技进步二等奖（第一完成人），2021年获得妇幼健康科技进步一等奖（第一完成人）。参与发表SCI收录论文150余篇，其中以第一作者或通讯（含共同）作者身份发表50篇。

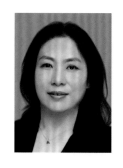 李　萍　医学硕士，主任医师，副教授，硕士研究生导师，厦门大学附属妇女儿童医院生殖医学科主任、学科带头人。国家人类辅助生殖技术管理专家库成员，中华医学会生殖医学分会委员及临床学组委员，福建省医学会生殖医学分会副主委，厦门市医学会生殖医学分会主委，厦门市辅助生殖技术质控中心主任，《生殖医学杂志》编委。2000 年在美国华盛顿哥伦比亚妇产医院学习 IVF 及其管理，2011 年厦门市以创新创业人才引进。从事妇产科临床、教学及科研工作 32 年，其中人类辅助生殖技术 20 年。主持省部级课题 5 项，发明专利 5 项。获国家妇幼健康科技进步二、三等奖各 1 项，厦门市科学技术进步二等奖 2 项，厦门市医学创新奖 1 项。主译专著 5 部，发表论文 100 余篇。

译者前言

近年来，辅助生殖研究进入发展快车道，正如雨后春笋、欣欣向荣，且硕果累累，临床诊疗方案焕然一新，但与此同时，许多新的挑战不断出现。*Assisted Reproduction Techniques: Challenges and Management Options, 2e* 一书由 Khaldoun Sharif 和 Arri Coomarasamy 两位国际知名教授主编，从临床实际应用出发，紧密结合临床医生关注的重点难点，收集了最前沿的理论成果，涵盖了 ART 前的咨询与评估、临床治疗、手术及实验室部分，环环相扣、重点突出。

本书精选了大量经典临床病例，读者需要在真实的临床情境中，认真搜集证据，排除干扰症状，于复杂场景中抽丝剥茧，做出正确的判断和决策。在病例学习过程中不但可以加深对理论的理解，还可以提高分析运用能力及人文关怀意识，启发读者总结探索出个体化的最佳治疗方案，具有极强的临床实际意义，可作为 ART 工作者的案头工具书。

本书的译者均为国内各大医院的专家学者，他们在临床工作学习中发现了本书并成为其忠实读者。在翻译过程中，我们坚持"忠实原文、理论精准、流畅连贯"的原则，进行了反复审校和修改润色，力求将最好的效果呈现给大家，但由于中外术语规范及语言表达的差异，书中可能存在一些疏漏或欠妥之处，恳请各位读者多加批评指正，我们将不断改进完善。

最后，感谢参与本书翻译的每一位译者，他们高度的工作热情、深厚的理论功底和丰富的临床经验，是本书能够顺利付印的最大倚仗，同时也感谢中国科学技术出版社给予的支持和鼓励。

广东省人民医院　石玉华

北京大学第三医院　李　蓉

厦门大学附属妇女儿童医院　李　萍

原书第2版前言

自本书首次出版以来，全球试管婴儿数量已达 800 万，较之前整整翻了一番。在此期间，辅助生殖技术得到了快速发展，很多困扰我们的老问题得到了有效解决，但也出现了许多新的挑战。因此，对本书进行更新迭代就显得尤为重要。

我们注意到，世界各地的许多医疗机构和学会都将本书作为开展辅助生殖技术（ART）培训的教材，许多资深同行也在临床工作中将其作为常用参考书，这让我们感到非常欣慰，这正实现了我们编写本书的初衷：以循证医学证据为基础，帮助 ART 工作者成功处理日常诊疗中的各种挑战。

自首次出版以来，人们开展了大量研究，为临床提供了许多指导及实证。在全新第 2 版中，我们据此对所有篇章进行了更新，并添加了新的章节，除了原有的咨询与评估、临床治疗、手术和实验室等内容外，还新增了 ART 的培训、社交媒体的应用及生殖中心的组建和商业技能等方面的内容。

Khaldoun Sharif
Arri Coomarasamy

原书第1版前言

1978 年 7 月 25 日，全世界第一例通过体外受精（IVF）妊娠的婴儿 Louise Brown 在英国奥尔德姆出生。自那时起，IVF 得到快速发展。目前，全球已有 400 多万婴儿通过 IVF 诞生。

体外受精和其他辅助生殖技术均需经历咨询与评估、临床治疗、手术，直至实验室阶段，严格遵循这一流程有助于我们实现最终的成功，但就像白天之后必有夜晚一样，我们在诊疗过程中的每个阶段，必然会遇到各式各样的挑战。

本书旨在通过阐释医学原理和列举临床证据，激发 ART 工作者的发散性思维，使他们知其然并知其所以然，从而在处理临床问题时可以灵活应用，有针对性地提出处理方案，为患者拟定最合适的治疗方案。

Khaldoun Sharif
Arri Coomarasamy

如何使用这本书

本书是一部实用性工作手册，旨在为医生们在临床工作中遇到的各类问题提供切实可行的解决方案。为此，本书重点以病例讨论的形式详细描述一个或数个患者进行 ART 诊疗的过程，通过问题的提出和解决，引导读者注意隐藏的临床表现，探讨背后的原因，从而得出对应的预防措施和处理方案。

此外，高质量的医疗不应满足于提供最合适的治疗方案，还需要向患者解释每一步治疗的目的并释疑解惑。因此，我们在每一章均列出了患者常问的问题及参考回答。

如何从本书的学习中获得最大收获呢？我们建议您在开始每一章的学习时，先通读病例并拟定治疗方案，然后再阅读其他部分，将您的治疗方案与推荐的方案进行比较，同时将结果与医生、护士、咨询师、胚胎学家或其他同事一起讨论，以获得最全面的学习。

致　谢

谨以本书献给我的母亲、父亲和 Zena！

Khaldoun Sharif

谨以本书献给 Amma、Appa、Abdea、Tara 和 Leela！

Arri Coomarasamy

目　录

第一篇
咨询与准备
Counseling and preparation

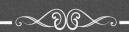

第 1 章　促排卵的肿瘤风险
Risk of cancer from ovarian stimulation

Yadava Jeve　著

林明媚　张佳佳　译　李　蓉　校

> 病例：一名 36 岁女性 2 年前进行体外受精辅助生殖技术助孕时接受了控制性卵巢刺激，最终足月分娩。之后，她的母亲在 61 岁时发现乳腺癌。现在，这位患者想再次妊娠，她关心促排卵是否会导致肿瘤风险。我们应该如何给她建议？

一、背景

不孕女性往往会关注药物的安全性和致癌的风险。令其最担心的问题之一是她们认为使用激素会增加患癌症的风险。近年来，关于不孕症、促进生育药物和肿瘤的关系一直有很多争论。早期的研究提出促排卵药物使用与卵巢癌的增多相关，这引起了极大关注 [1, 2]。然而，很难区分癌症风险来自不孕症潜在因素，还是由不孕症治疗所导致。有些情况，如肥胖、过度吸烟、无排卵、子宫内膜异位症和未生育，是不孕的常见原因，也是癌症风险增加的独立相关因素。延迟生育或未生育是乳腺癌、子宫内膜癌和卵巢癌的危险因素之一 [3]。然而，不孕症治疗与癌症发病率之间的关系仍然是一个悬而未决的问题 [2, 4]。

二、管理策略

（一）乳腺癌

乳腺癌是女性最常见的恶性肿瘤，影响了 1/8 的女性。乳腺癌是一种多因素疾病，但大多数乳腺癌是激素依赖的 [5]。与正常的月经周期相比，在促排卵周期雌二醇浓度增加 10 倍 [6]。因此，在文献报道中，不孕症及其治疗对乳腺癌的影响被广泛研究。多囊卵巢综合征（polycystic ovary syndrome，PCOS）和乳腺癌之间的相互关系已经在几项研究中得到验证。Meta 分析表明，多囊卵巢综合征并不会增加患乳腺癌的风险 [7, 8]。

至于生育药物和乳腺癌的风险，一些研究表明两者之间没有关联，而另一些研究则表明可能会增加风险 [9-12]。澳大利亚的一项研究（n=21 025）显示年轻女性（年龄＜24 岁）接受体外受精（in vitro fertilization，IVF）治疗与乳腺癌的发病率增加有关 [13]。推测，如果促排卵导致乳腺癌，那么这类肿瘤本身可能有明显的特征，如较强的雌激素受体表达，但一项研究表明，在接受不孕症治疗的前 2 年内被诊断为乳腺癌的患者与那些没有接受过不孕治疗的患者相比，在肿瘤特征上相似，如肿瘤大小和组织学类型及雌激素受体、孕酮受体和 Her2/Neu 的表达情况[14]。

有 BRCA1 或 BRCA2 基因突变的女性会增加患乳腺癌的风险。一项对 1550 名 BRCA1 基因突变携带者和 964 名 BRCA2 基因突变携带者的研究研究表明，没有任何证据显示 IVF 过程中的卵巢刺激会增加 BRCA1/2 基因突变携带者患乳腺癌的风险[15]。一项基于英国数据库 255 786 名女性的大型队列研究报道也没有发现乳腺癌总体风险增加，但提出乳腺原位癌的风险略有增加[16]。一个对 8 项队列研究的 Meta 分析显示 IVF 不会增加乳腺癌的风险[17]，其中包括 7 次系统评价或者 Meta 分析来评估生育药物和乳腺癌的关系[17-23]，他们认为不孕症治疗后没有增加或者降低患乳腺癌的风险。因此，根据美国生殖医学学会药物指南，女性可以放心使用生育药物，它们不增加乳腺癌的发病风险[24]。

（二）卵巢癌

排卵被认为是卵巢癌潜在的生物启动子，这种假说称为"持续排卵"假说。第二个假说是促性腺激素的刺激直接增加了卵巢恶变的风险，或雌激素水平升高导致协同作用的结果。根据流行病学数据提出的另一假说，即未确诊的早期卵巢癌症在某种程度上会导致不孕[25]。来自 1956—1986 年的 12 个病例对照研究的数据显示，妊娠期、母乳喂养和使用口服避孕药可致卵巢的生物学改变，从而保护卵巢，避免卵巢恶性肿瘤发生。在未生育女性中，小部分卵巢癌风险增加是由于不孕症本身[26]。12 项研究中只有 3 项研究了生育药物和侵袭性卵巢癌之间的关系。一个研究表明，使用了生育药物的不孕女性患者卵巢癌的风险会增加。这项研究有一些局限性。随后，一项大型队列研究[27]也提示卵巢侵袭性和交界性卵巢肿瘤的风险增加，并被其他研究支持[28, 29]。病例对照研究的 Meta 分析显示未生育女性使用生育药物与卵巢交界性浆液性囊腺瘤的发生相关，但与侵袭性肿瘤的组织学亚型没有关系[30]。其他几项流行病学研究表明，使用生育药物与卵巢癌的风险之间没有确切的关系[18, 31-34]。

携带 BRCA1 和 BRCA2 基因突变者的女性患卵巢癌的风险增加。最近的研究表明，BRCA 突变携带者与没有 BRCA 突变的女性相比可能存在卵巢储备降低[35, 36]。研究表明，不孕症的治疗没有显著增加有 BRCA 突变女性患卵巢癌的风险[37, 38]。一项包含 9 个队列研究的 Meta 分析结果表明，在调整不孕的混杂因素后，IVF 与卵巢癌之间没有关联[39]。最近一项包括 24 个队列研究和 13 个病例对照研究的 Cochrane 分析结论表明，不孕症治疗中生育药物的使用没有增加患侵袭性卵巢肿瘤的风险，甚至是对 BRCA 基因突变患者也不会增加肿瘤的风险[25]。

总之，目前的证据充分地让女性放心，在使用生育药物之后没有明确的增加侵袭性卵巢癌的发病风险。有几项研究表明，不孕症治疗后交界性卵巢肿瘤的绝对数量略有增加，但这种风险很小，并且为避免出现交界性卵巢肿瘤而不推荐使用生育药物的说法证据不足[24]。

（三）子宫内膜癌

子宫内膜癌在发达国家中是最常见的女性生殖道恶性肿瘤[40]。在大多数病例中它是一种激素依赖性恶性肿瘤。多囊卵巢综合征和不明原因不孕均与子宫内膜癌的发生直接相关[9, 41]。其可能的发病机制是由于生育药物的使用导致子宫内膜长时间暴露于较高水平的雌激素，导致有丝分裂活性和 DNA 错误复制增加，从而增加患子宫内膜癌的风险 [42]。然而，生育药物会诱导排卵周期和妊娠，导致孕酮产生，也对子宫内膜发挥潜在的保护作用和降低子宫内膜癌的风险。一项包括 9 个队列研究的 Meta 分析得出结论，在消除不孕相关的混杂因素后，IVF 似乎与宫颈癌或子宫内膜癌风险的增加无关 [39]。2017 年的包含 19 篇研究（1 937 880 名参与者）的 Cochrane 分析得出结论，需要使用枸橼酸氯米芬治疗的女性应该知道她们患子宫内膜癌的风险增加，其风险主要是由导致不孕本身的潜在因素造成的，基于目前的证据，无法评估枸橼酸氯米芬的不良反应 [43]。这篇 Cochrane 分析中的证据质量偏低。

总的来说，没有证据支持生育药物会增加患子宫内膜癌风险的观点。

（四）宫颈癌

有研究表明，对比一般人群和不孕人群，使用生育药物后宫颈病变风险始终没有增加 [44]。另外，一些研究表明，在接受 IVF 治疗的女性中，宫颈癌的发病率降低，可能与治疗过程中得到更好的健康咨询和按时进行宫颈细胞学筛查有关 [18,45]。

要点

挑战

- 对促排卵的女性进行卵巢刺激与癌症风险的咨询。

背景

- 无生育是乳腺、卵巢恶变和子宫内膜癌的一个危险因素。
- 不孕症及相关的并发症可能是许多妇科癌症的危险因素。
- PCOS 是一种与不孕相关的疾病，与子宫内膜癌有关，但与乳腺癌无关。
- 很难将生育药物的致癌风险与不孕本身的致癌风险区分开。
- 大多数流行病学研究使用常规人群作比较对象，来阐明生育药物与癌症风险之间的关系；更合适的比较是未经治疗的不孕人群，这样才可能更好地评估生育药物导致的癌症风险。
- 部分研究表明，生育药物可能会导致交界性卵巢肿瘤发病风险小范围增高，但没有足够证据拒绝此类药物的使用。

管理策略

- 需要充分告知咨询者，上述已知证据的不确定性。
- 需要充分告知咨询者，目前没有确切的证据表明 IVF 的生育药物使用会增加癌症风险。

三、一问一答

问题 1：IVF 会增加患癌风险吗？

回答 1：不会增加患癌风险。一开始有人担心这个问题，因为在 IVF 助孕过程中会使用激素去刺激卵巢，但随后许多研究探讨 IVF 对乳腺癌、卵巢癌和子宫的影响，他们的结论是没有增加风险。

问题 2：我姑妈过去做过 IVF 助孕，现在她患了癌症。您认为是 IVF 导致的吗？

回答 2：很遗憾，其实癌症并不罕见，大约 1/3 的人会在他们的一生中患上癌症。好消息是，许多癌症能够被早期诊断并治疗，但关于是否 IVF 后都会发生癌症这一问题，很多研究都在研究 IVF 对乳腺癌、卵巢癌和子宫癌的影响，他们的结论均是没有增加风险。实际上，有些需要 IVF 治疗的女性本身癌症的发病风险增加，如 PCOS 女性。

参考文献

[1] Brinton L. Long-term effects of ovulationstimulating drugs on cancer risk. *Reproductive Biomedicine Online.* 2007;15(1):38–44.

[2] Venn A, Jones P, Quinn M, Healy D. Characteristics of ovarian and uterine cancers in a cohort of in vitro fertilization patients. *Gynecol Oncol.* 2001;82(1):64–8.

[3] Katzke VA, Kaaks R, Kuhn T. Lifestyle and cancer risk. *Cancer Journal.* 2015;21(2):104–10.

[4] Momenimovahed Z, Taheri S, Tiznobaik A, Salehiniya H. Do the fertility drugs increase the risk of cancer? A review study. *Front Endocrinol (Lausanne).* 2019;10:313.

[5] Santen R, Cavalieri E, Rogan E, Russo J, Guttenplan J, Ingle J, et al. Estrogen mediation of breast tumor formation involves estrogen receptor-dependent, as well as independent, genotoxic effects. *Annals of the New York Academy of Sciences.* 2009;1155:132–40.

[6] Sonmezer M, Oktay K. Fertility preservation in female patients. *Human Reproduction Update.* 2004;10(3):251–66.

[7] Chittenden BG, Fullerton G, Maheshwari A, Bhattacharya S. Polycystic ovary syndrome and the risk of gynaecological cancer: a systematic review. *Reproductive Biomedicine Online.* 2009;19(3):398–405.

[8] Barry JA, Azizia MM, Hardiman PJ. Risk of endometrial, ovarian and breast cancer in women with polycystic ovary syndrome: a systematic review and meta-analysis. *Human Reproduction Update.* 2014;20(5):748–58.

[9] Venn A, Watson L, Bruinsma F, Giles G, Healy D. Risk of cancer after use of fertility drugs with in-vitro fertilisation. *Lancet.* 1999;354(9190):1586–90.

[10] Reigstad MM, Larsen IK, Myklebust TA, Robsahm TE, Oldereid NB, Omland AK, et al. Risk of breast cancer following fertility treatment—a registry based cohort study of parous women in Norway. *International Journal of Cancer.* 2015;136(5):1140–8.

[11] Reigstad MM, Storeng R, Myklebust TA, Oldereid NB, Omland AK, Robsahm TE, et al. Cancer risk in women treated with fertility drugs according to parity status-a registrybased cohort study. *Cancer Epidemiology, Biomarkers & Prevention.* 2017;26(6):953–62.

[12] Burkman RT, Tang MT, Malone KE, Marchbanks PA, McDonald JA, Folger SG, et al. Infertility drugs and the risk of breast cancer: findings from the National Institute of Child Health and Human Development Women's Contraceptive and Reproductive Experiences Study. *Fertility and Sterility.* 2003;79(4):844–51.

[13] Stewart LM, Holman CD, Hart R, Bulsara MK, Preen DB, Finn JC. In vitro fertilization and breast cancer: is there cause for concern? *Fertility and Sterility.* 2012;98(2):334–40.

[14] Sönmezer M, Cil AP, Oktem O, Oktay K. Breast cancer diagnosis following ovarian stimulation: Are the tumours different? *Reproductive Biomedicine Online.* 2010;21(2):266–71.

[15] Derks-Smeets IAP, Schrijver LH, de Die- Smulders CEM, Tjan-Heijnen VCG, van Golde RJT, Smits LJ, et al. Ovarian stimulation for IVF and risk of primary breast cancer in BRCA1/2 mutation carriers. *British Journal of Cancer.* 2018;119(3):357–63.

[16] Williams CL, Jones ME, Swerdlow AJ, Botting BJ, Davies MC, Jacobs I, et al. Risks of ovarian, breast, and corpus uteri cancer in women treated with assisted reproductive technology in Great Britain, 1991–2010: data linkage study including 2.2 million person years of observation. *BMJ.* 2018;362:k2644.

[17] Sergentanis TN, Diamantaras AA, Perlepe C, Kanavidis P, Skalkidou A, Petridou ET. IVF and breast cancer: a systematic review and meta-analysis. *Human Reproduction Update.* 2014;20(1):106–23.

[18] Brinton LA, Trabert B, Shalev V, Lunenfeld E, Sella T, Chodick G. In vitro fertilization and risk of breast and gynecologic cancers: a retrospective cohort study within the Israeli Maccabi Healthcare Services. *Fertility and Sterility.* 2013;99(5):1189–96.

[19] Li LL, Zhou J, Qian XJ, Chen YD. Metaanalysis on the possible association between in vitro fertilization and cancer risk. *International Journal of Gynecological Cancer.* 2013;23(1):16–24.

[20] Salhab M, Al Sarakbi W, Mokbel K. In vitro fertilization and breast cancer risk: a review. *International Journal of Fertility and Women's Medicine*. 2005;50(6):259–66.

[21] Gennari A, Costa M, Puntoni M, Paleari L, De Censi A, Sormani MP, et al. Breast cancer incidence after hormonal treatments for infertility: systematic review and meta-analysis of population-based studies. *Breast Cancer Research and Treatment*. 2015;150(2):405–13.

[22] Zreik TG, Mazloom A, Chen Y, Vannucci M, Pinnix CC, Fulton S, et al. Fertility drugs and the risk of breast cancer: a meta-analysis and review. *Breast Cancer Research and Treatment*. 2010;124(1):13–26.

[23] Lo Russo G, Tomao F, Spinelli GP, Prete AA, Stati V, Panici PB, et al. Fertility drugs and breast cancer risk. *European Journal of Gynaecological Oncology*. 2015;36(2):107–13.

[24] Pfeifer S, Butts S, Dumesic D, Fossum G, Gracia C, La Barbera A, et al. Fertility drugs and cancer: a guideline. *Fertility and Sterility*. 2016;106(7):1617–26.

[25] Rizzuto I, Behrens RF, Smith LA. Risk of ovarian cancer in women treated with ovarian stimulating drugs for infertility. *Cochrane Database of Systematic Reviews*. 2019(6).

[26] Whittemore AS, Harris R, Itnyre J. Characteristics relating to ovarian cancer risk: collaborative analysis of 12 US casecontrol studies. II. Invasive epithelial ovarian cancers in white women. Collaborative Ovarian Cancer Group. *American Journal of Epidemiology*. 1992;136(10):1184–203.

[27] Rossing MA, Daling JR, Weiss NS, Moore DE, Self SG. Ovarian tumors in a cohort of infertile women. *New England Journal of Medicine*. 1994;331(12):771–6.

[28] Shushan A, Paltiel O, Iscovich J, Elchalal U, Peretz T, Schenker JG. Human menopausal gonadotropin and the risk of epithelial ovarian cancer. *Fertility and Sterility*. 1996;65(1):13–8.

[29] Nugent D, Salha O, Balen AH, Rutherford AJ. Ovarian neoplasia and subfertility treatments. *British Journal of Obstetrics and Gynaecology*. 1998;105(6):584–91.

[30] Ness RB, Cramer DW, Goodman MT, Kjaer SK, Mallin K, Mosgaard BJ, et al. Infertility, fertility drugs, and ovarian cancer: a pooled analysis of case-control studies. *American Journal of Epidemiology*. 2002;155(3):217–24.

[31] Dor J, Lerner-Geva L, Rabinovici J, Chetrit A, Levran D, Lunenfeld B, et al. Cancer incidence in a cohort of infertile women who underwent in vitro fertilization. *Fertility and Sterility*. 2002;77(2):324–7.

[32] Doyle P, Maconochie N, Beral V, Swerdlow AJ, Tan SL. Cancer incidence following treatment for infertility at a clinic in the UK. *Human Reproduction (Oxford, England)*. 2002;17(8):2209–13.

[33] Franceschi S, La Vecchia C, Negri E, Guarneri S, Montella M, Conti E, et al. Fertility drugs and risk of epithelial ovarian cancer in Italy. *Human Reproduction(Oxford, England)*. 1994;9(9):1673–5.

[34] Jensen A, Sharif H, Frederiksen K, Kjær SK. Use of fertility drugs and risk of ovarian cancer: Danish population based cohort study. *BMJ*. 2009;338:b249.

[35] Finch A, Valentini A, Greenblatt E, Lynch HT, Ghadirian P, Armel S, et al. Frequency of premature menopause in women who carry a BRCA1 or BRCA2 mutation. *Fertility and Sterility*. 2013;99(6):1724–8.

[36] Wang ET, Pisarska MD, Bresee C, Chen YD, Lester J, Afshar Y, et al. BRCA1 germline mutations may be associated with reduced ovarian reserve. *Fertility and Sterility*. 2014;102(6):1723–8.

[37] Gronwald J, Glass K, Rosen B, Karlan B, Tung N, Neuhausen SL, et al. Treatment of infertility does not increase the risk of ovarian cancer among women with a BRCA1 or BRCA2 mutation. *Fertility and Sterility*. 2016;105(3):781–5.

[38] Perri T, Lifshitz D, Sadetzki S, Oberman B, Meirow D, Ben-Baruch G, et al. Fertility treatments and invasive epithelial ovarian cancer risk in Jewish Israeli BRCA1 or BRCA2 mutation carriers. *Fertility and Sterility*. 2015;103(5):1305–12.

[39] Siristatidis C, Sergentanis TN, Kanavidis P, Trivella M, Sotiraki M, Mavromatis I, et al. Controlled ovarian hyperstimulation for IVF: impact on ovarian, endometrial and cervical cancer--a systematic review and meta-analysis. *Human Reproduction Update*. 2013;19(2):105–23.

[40] Bamberger A, Bamberger C, Schulte H. Molecular mechanisms of proliferation in endometrial tumour cells. *Human Reproduction Update*. 1998;4(5):526–31.

[41] Navaratnarajah R, Pillay OC, Hardiman P. Polycystic ovary syndrome and endometrial cancer. *Seminars in Reproductive Medicine*. 2008;26(1):62–71.

[42] Akhmedkhanov A, Zeleniuch-Jacquotte A, Toniolo P. Role of exogenous and endogenous hormones in endometrial cancer: review of the evidence and research perspectives. *Annals of the New York Academy of Sciences*. 2001;943:296–315.

[43] Skalkidou A, Sergentanis TN, Gialamas SP, Georgakis MK, Psaltopoulou T, Trivella M, et al. Risk of endometrial cancer in women treated with ovary-stimulating drugs for subfertility. *The Cochrane Database of Systematic Reviews*. 2017;3(3):CD010931-CD.

[44] Kroener L, Dumesic D, Al-Safi Z. Use of fertility medications and cancer risk: a review and update. *Current Opinion in Obstetrics & Gynecology*. 2017;29(4):195–201.

[45] Yli-Kuha AN, Gissler M, Klemetti R, Luoto R, Hemminki E. Cancer morbidity in a cohort of 9175 Finnish women treated for infertility. *Human Reproduction (Oxford, England)*. 2012;27(4):1149–55.

第 2 章　IVF 治疗后提前绝经的风险
Risk of early menopause following IVF treatment

Sesh Kamal Sunkara　著

邓　凤　杨　硕　译　李　蓉　校

病例 1：一名 34 岁的女性由于男方因素不孕症准备接受卵胞质内单精子注射助孕，她担心促排卵会导致提前绝经的风险。她月经周期规律，卵泡刺激素、黄体生成素和雌二醇水平均正常。妇科超声显示子宫大小正常，双侧卵巢形态和体积正常，双侧窦卵泡计数共计 16 个。她身体健康，既往史无特殊。

病例 2：一名 43 岁的女性 5 年前接受了 IVF 治疗，但未妊娠。她经促性腺激素促排卵后，只获得了 3 枚卵母细胞。在接受 IVF 治疗的 2 年后，她的月经周期开始不规律，1 年前就绝经了。

一、背景

女性的卵巢随着时间的推移而衰老，最终失去功能，绝经标志着女性生育阶段的终结。从卵巢的角度来说，生育力减退是指女性生育能力随着年龄增长而衰退，包括卵泡数量和质量的下降[1]。月经周期正常的女性（绝经前）的卵泡数是同龄围绝经期女性的 10 倍，而绝经后女性则几乎看不到卵泡[2]。

女性的生育能力和绝经年龄存在很大差异[3]。一项大型队列研究从欧洲癌症和营养前瞻性调查（European Prospective Investigation into Cancer and Nutrition，Prospect-EPIC）中选取研究对象，对荷兰乌得勒支市的 50—69 岁女性进行了问卷调查，结果显示有生育问题的女性通常会伴随绝经期提前[4]，这也为以下观点提供了支持，即这两种情况都是卵巢加速衰老的表现。

在辅助生殖技术（assisted reproductive technology，ART）治疗中使用促性腺激素促排卵会对卵巢老化和绝经产生影响吗？一项回顾性队列研究旨在研究绝经年龄是否与 ART 治疗周期数呈负相关，其结果并没有提示相关性[5]，支持了促性腺激素促排卵不会加速卵泡损耗的观点，也与实验研究结果一致，原始卵泡的募集与促性腺激素刺激无关。

同时，明确促性腺激素刺激后卵巢低反应与提前绝经之间的关系也很重要。一项大型问卷调查对参与荷兰全国性队列研究（OMEGA 项目）中于 1983—1995 年在荷兰接受了 IVF 治疗的 19 840 名女性进行分析，发现在第一个 IVF 治疗周期获卵数少是绝经提前的一个重要预测指标[6]。该研究结果与早期研究一致，与正常反应患者相比，卵巢低反应患者在 46 岁或之前绝经的风险更高[7]。

二、管理策略

对于将要行 IVF 治疗而接受卵巢超促排卵的患者来说，经常会问到的一个问题是，这是否会导致卵巢原始卵泡的消耗，从而增加提前绝经的风险。向患者提供咨询很重要，应向她们解释 IVF 治疗的各个步骤，以及可能对她们产生的近期和远期影响。应让患者放心，有充足的证据表明促性腺激素诱导多个卵泡募集和改善 IVF 治疗结局，并不会导致卵巢原始卵泡的消耗。

应告知患者，相较正常生育的女性，那些有生育问题的女性本身可能存在更高的提前绝经风险，但 IVF 治疗中促性腺激素刺激不会增加她们提前绝经的风险。在 IVF 治疗中，控制性超促排卵（controlled ovarian hyperstimulation，COH）低反应，即获卵数少的患者，卵巢储备功能减退，与正常反应患者相比，有提前绝经的风险（病例 2）。应告知患者，IVF 治疗过程中涉及的所有步骤通常是安全的，不会导致女性卵巢早衰。

要点

挑战

- IVF 治疗和提前绝经风险。

背景

- 接受 IVF 治疗的女性常有此疑问。
- 与正常生育的女性相比，有生育问题的女性因其自身因素有更高的提前绝经风险。
- 促性腺激素促排卵不会导致原始卵泡的损耗。
- 卵巢储备功能减退（意味着卵巢衰老）的女性相较于卵巢储备功能正常的女性，提前绝经的风险更高。

管理策略

- 让患者放心，IVF 治疗周期中涉及的步骤都不会导致她们提前绝经。
- IVF 治疗的周期数与绝经年龄之间没有相关性。

三、一问一答

问题 1：IVF 治疗时进行促排卵会使我提前绝经吗？

回答 1：不会。促排卵是 IVF 治疗的一部分，是为了获得较自然周期更多的、可用的卵母细胞。月经周期中，最初有多个卵泡开始生长，但最终只有 1 个卵泡或有时 2 个卵泡成为优势卵泡，发育成熟并排卵。其余的卵泡由于没有足够水平的卵泡刺激素促进其继续生长，就会发生凋亡。在促排卵过程中，通过注射卵泡刺激素募集这些卵泡，使其发育成熟，避免其发生凋亡。由此可见，促排卵只是挽救那些在自然月经周期中会凋亡的卵泡。因此，IVF 治疗中促排卵不会导致绝经期提前。

问题 2：我已经做了 7 个周期的 IVF 治疗，并且每次获卵数都为 10 枚左右。这是否意味着会提前耗尽了卵巢的卵母细胞？

回答 2：不会。研究表明，IVF 周期数和获卵数不会影响绝经年龄。

参考文献

[1] Te Velde ER, Pearson PL. The variability of female reproductive ageing. *Hum Reprod Update.* 2002;8:141–54.

[2] Richardson SJ, Senikas V, Nelson JF. Follicular depletion during the menopausal transition: evidence for accelerated loss and ultimate exhaustion. *J Clin Endocrinol Metab.* 1987;65:1231–7.

[3] Te Velde ER, Dorland M, Broekmans FJ. Age at menopause as a marker of reproductive ageing. *Maturitas.* 1998;30:119–25.

[4] Kok HS, Van Asselt KM, van der Schouw YT, Grobbee DE, te Velde ER, Pearson PL, et al. Subfertility reflects accelerated ovarian ageing. *Hum Reprod.* 2003;18:644–8.

[5] Elder K, Mathews T, Kutner E, Kim E, Espenberg E, Faddy M, et al. Impact of gonadotrophin stimulation for assisted reproductive technology on ovarian ageing and menopause. *Reprod Biomed Online.* 2008;16:611–16.

[6] de Boer EJ, Den Tonkelaar I, Te Velde ER, Burger CW, van Leeuwen FE; OMEGA Project Group. Increased risk of early menopausal transition and natural menopause after poor response at first IVF treatment. *Hum Reprod.* 2003;18:1544–52.

[7] de Boer EJ, Den Tonkelaar I, Te Velde ER, Burger CW, Klip H, van Leeuwen FE. Low number of retrieved oocytes at IVF treatment is predictive of early menopause. *Fertil Steril.* 2002;77:978–85.

第 3 章　HIV 检测呈阳性的女性
The HIV-positive female

Mark V. Sauer　Shelley Dolitsky　著

潘宁宁　任　昀　译　李　蓉　校

病例 1：一名 37 岁的女性前来接受生育咨询。患者有药物滥用史，27 岁被皮下注射针感染了 HIV。她表示近 8 年未接触、使用非法药物，现要求与丈夫生育。患者既往无慢性病史及手术史，无妊娠史。否认妇科慢性病史，平素月经周期不规律，周期为 30～58 天。患者的丈夫同样为 HIV 阳性患者，23 岁时在与男性伴侣的不洁性关系中感染 HIV。他与前妻育有一个孩子，否认其他疾病及手术史。患者及其丈夫目前都在一位传染病专科医生那里接受治疗，他们很适应高效抗逆转录病毒治疗。目前夫妻双方均达到了无法检测到的病毒载量，CD4 计数分别为 $800/mm^3$ 和 $600/mm^3$。

病例 2：一名 27 岁的女性前来接受生育咨询。该患者在 18 岁时因不洁性生活感染 HIV。自诊断以来，她一直在接受一位传染病专家的治疗。由于遵从医嘱药物治疗，她已经达到血浆病毒载量检测不到的状态，CD4 计数一直大于 $400/mm^3$。她的男朋友 HIV 检测为阴性，他们性生活时一直使用避孕套。患者无慢性病史及手术史，20 岁时 2 次因盆腔炎性疾病住院并接受抗生素治疗。

一、背景

根据美国 2017 年公布的数据，约有 110 万人感染人类免疫缺陷病毒（human immunodeficiency virus，HIV），其中 23%（258 000 人）是女性[1]。在美国，近 20%（7401 人）新诊断的获得性免疫缺陷综合征患者是女性；全世界有几乎 50% 的 HIV 感染者是女性[2]。大多数女性 HIV 感染者为育龄期（15—44 岁）。

在有效的 HIV 治疗［特别是高效抗逆转录病毒治疗（highly active antiretroviral therapy，HAART）］普及之前，HIV 对孕产妇健康的影响，以及其惊人的垂直传播率（7%～71%[3]），使 HIV 阳性女性的生育成为一个不合理和不安全的因素。水平传播到 HIV 阴性伴侣的风险也只是通过提倡普遍使用避孕套来解决。

HAART 的引入改变了患者及其提供者对 HIV 的看法。HIV 阳性孕产妇的发病率和死亡率现在与许多其他慢性疾病的发病率相似，如果采取了适当的步骤（对母亲和新生儿进行医疗干预、剖宫产、避免母乳喂养），垂直传播率可降至 2% 或更低[4]。美国疾病控制预防中心（Centers for Disease Control，CDC）发展了一个系统网络，来引导组织降低垂直传播的风险[5]，研究表明，如果 HAART 在妊娠的前 3 个月开始，那么垂直传播率可能低于 1%[6]。根据 2019 年联合国获得性免疫缺陷综合征全球统计数据，82% 的孕妇可以获得抗逆转录病毒药物，而 2010 年[2] 的这一比例为 47%。这些发展为那些夫妻一方感染 HIV 的夫妻提供了各种安全的生育方法。

虽然生殖器 HIV 的脱落通常与血浆 HIV RNA 浓度相关，但在低水平的血浆 HIV RNA 浓度的女性中，相当大比例的生殖道可以检测到人类免疫缺陷病毒[7]。因此，对于 HIV 血清阳性的女性，即使接受 HSSRT 治疗，或是血浆病毒载量不可检测，其在无保护性生活中水平传播的风险仍然难以量化，并且通过无保护性生活进行受孕的努力不受认可。在 20 世纪 90 年代，对于 HIV 阳性的男性患者的生育需求，已经取得了很大进展，可以采用精子清洗技术和辅助生殖技术寻求帮助。然而直到 21 世纪，由于对可能存在的垂直传播和（或）ART 实验室样本、设备、个人污染及交叉感染的担忧，明显推迟了大家对 HIV 阳性的女性生育需求的关注[8]。

二、管理策略

与管理 HIV 阳性男性的方法类似，对于 HIV 阳性女性的管理同样需要多学科医疗协作[9]。首先也是最重要的，应与内科和传染病专家进行会诊，核实患者的医疗健康状况。需要特别注意患者的近期 CD4 计数、病毒载量和一般治疗依从性（包括持续使用避孕套）。对患者进行心理社会评估，包括药物滥用、精神疾病问题的筛查、家庭暴力或其他在 HIV 阳性人群中较为普遍并可能影响生殖健康或治疗依从性的问题。最后，咨询母婴医学专家或者是专门接受 HIV 感染者管理培训的产科医生，建议讨论患者妊娠期间使用抗逆转录病毒疗法有关的问题、产前筛查和诊断方法（特别是有创性检查操作具有传播风险，如羊膜腔穿刺术）及分娩计划。

如果确定了患者孕前的医疗和社会心理健康，那么一个 HIV 阳性女性和一个 HIV 阴性伴侣可以接受监测排卵并自行授精的方式受孕。对于那些反对自行授精方式妊娠的患者来说，特定时间同房可以减少重复暴露，这可以作为替代方法[10]。最近的研究已经调查了暴露前预防用药对未受感染伴侣的影响，并尝试进一步保护未受感染的伴侣[11]。如果多次尝试失败或 35 岁以上的患者及检查提示生殖功能障碍（如月经不规律、窦卵泡较少）时，临床医生应当开始进行基本的不孕症筛查，包括月经 2～3 天的卵泡刺激素（follicle stimulating hormone，FSH）、精液分析、子宫输卵管造影（积极有效的抗生素预防感染，如 5～7 天多西环素或阿奇霉素口服）。

HIV 阳性的女性可能容易患两类不孕症。第一，已知 HIV 很高概率会与其他性传播疾病共存，这可能导致盆腔炎性疾病（pelvic inflammatory disease，PID）[12]。因此，输卵管疾病是 HIV 阳性女性[13, 14]不孕症的常见原因。第二，研究表明 HIV 可能会直接损害卵巢功能[15]。各种研究发现 HIV 阳性女性的卵巢功能不全[16, 17]、卵巢储备降低[18]、卵巢早衰[19]和闭经[20-22]的发生率更高。

在人口研究中已观察到即使排除了营养状况和体重丢失的影响[23]，HIV 疾病进展与生育能力下降、月经量减少和闭经相关[20]。然而，也有人认为是药物滥用和吸烟等混杂变量影响了结果，而最近来自北美地区的研究数据尚未证实这些发现[24]。一项评估抗米勒管激素（anti-Müllerian hormone，

AMH）水平反映卵巢储备的研究，发现其与 HIV 阳性并不相关[25]。

如果一对夫妻诊断为不孕症，应推荐进行辅助生殖技术助孕。如果排除男性因素或输卵管因素不孕，也可以推荐宫腔内人工授精联合或不联合控制性卵巢刺激治疗助孕。宫腔内人工授精（intrauterine insemination，IUI）已在 HIV 患者中进行且助孕效果良好[26]，但需要注意的是，由于多胎妊娠增加妊娠并发症并会导致较高的垂直传播率（如早产），因此对于 HIV 阳性患者不推荐积极控制性卵巢刺激治疗。

如明确为男性因素不孕，卵胞质内单精子注射（intra-cytoplasmic sperm injection，ICSI）是明确的治疗推荐。输卵管因素不孕建议 IVF/ICSI 助孕；大多数医生提倡 ICSI 助孕，可以通过实验室在授精前对卵母细胞的反复清洗和剥卵处理来减少感染物质的数量[27]。在这方面应该指出的是，美国生殖医学学会（American Society for Reproductive Medicine，ASRM）"强烈建议"在独立的实验室或中心实验室其他登记的区域使用专用设备来处理来自病毒宿主的材料[28]。不幸的是，履行这些建议所带来的沉重财政负担导致了美国缺乏为 HIV 阳性患者提供治疗的中心[10, 29]。

迄今为止，没有发表过辅助生殖技术助孕的 HIV 阳性女性分娩的子代 HIV 阳性的病例。文献中几乎没有自行授精和 IUI 这方面的数据。然而，许多研究表明，与未感染的患者相比，HIV 阳性女性的 IVF 结局总体较差[26, 27, 30-32]。在两项研究中，与匹配的对照组相比，试验组增加了促性腺激素的用量和使用时间，但这种治疗方式没有被持续研究[27, 33]。总的来说，目前报道的妊娠率为10%～25%，略低于年龄匹配的对照组[27, 31, 34]。这些数据可能会支持 HIV 阳性对卵巢功能有不良影响，但应考虑以下两个因素。

1. 为了控制多胎妊娠的发生，在 HIV 阳性患者中移植的胚胎较少，这可能是妊娠率较低的原因。事实上，每个胚胎的植入率与对照组的更接近。

2. 其他可能与辅助生殖技术成功降低的相关因素（包括非洲种族、平滑肌瘤和吸烟）都更常见于 HIV 阳性的人群，而这些与对照组并未匹配。

最后，毫无疑问，对于 HIV 阳性女性，在辅助生殖药物和辅助生殖技术应用之前，她们几乎没有建立家庭的安全选择。辅助生殖药物和技术的应用对于她们的生活质量和疾病预防有着重大的积极意义。我们需要继续努力使治疗更普遍和经济，希望为更多的人服务。

要点

挑战

• 管理 HIV 阳性女性的生育需求。

背景

• 全球有 1700 多万女性感染了 HIV。

• 大多数新诊断的人类免疫缺陷病毒病例发生在 15—44 岁的女性。

• 1/3 的人类免疫缺陷病毒感染者在确诊后仍希望生育。

• 输卵管疾病在人类免疫缺陷病毒感染者中很常见。

• 未经治疗和无人看管的 HIV 阳性女性可能会将病毒传播给她的伴侣和儿童。

管理策略

- 在传染病、母胎医学和社会服务方面提供专家咨询。
- 如果输卵管通畅，尝试自行授精、促排卵 IUI 或自然周期 IUI。
- 如果输卵管梗阻或存在男性不育，考虑 ICSI 助孕。
- 来自病毒宿主的材料应在单独的实验室或主实验室的指定空间使用专用设备进行处理。
- 保持病毒载量接近无法检测水平。
- 避免应用已知的妊娠禁忌证药物（如依非韦伦）。

预防

- 抗逆转录病毒疗法可提高人类免疫缺陷病毒感染者的生存率，提高生活质量。
- 抗逆转录病毒疗法降低了垂直传播给胎儿和儿童的风险。
- 应使用避孕套进行安全的性行为，减少感染男性伴侣的风险。

三、一问一答

问题 1：HIV 阳性女性可以接受生育治疗吗？

回答 1：HIV 阳性女性可以通过各种方式妊娠，包括自然妊娠。然而，需要根据她们的健康状况来定，如果病情控制不满意，她们自己、伴侣和孩子所面临的风险可能很大。治疗的目标与使用 HAART 治疗在妊娠前和整个妊娠期间最小化病毒载量有关，以减少传播的风险。一旦 HIV 得到了良好的控制，患者及其伴侣特定时间性交、IUI 和体外受精都是合理的选择。

问题 2：HIV 治疗药物是否会干扰试孕？

回答 2：在大多数情况下，接受 HAART 治疗的女性在备孕时和整个妊娠期包括分娩后都应该继续服用她们的药物，以控制病毒的复制。药物不会干扰备孕。依非韦伦也被称为 EFV 和 Sustiva，由于潜在的胎儿致畸性（在美国被列为妊娠 D 类药物），在妊娠早期被认为是不安全的，但可在妊娠后期使用。然而，在发展中国家，由于其成本低、易于管理和相对较低的风险，EFV 在整个妊娠期间被广泛使用。HIV 阳性患者妊娠期需要产科医生和传染病医生的合作管理，以便选择最适合患者需求的药物。

问题 3：为什么许多项目将感染人类免疫缺陷病毒的女性排除在生育治疗之外？

回答 3：美国携带人类免疫缺陷病毒的女性受到《美国残疾人法案》（Americans with Disability Act，ADA）的保护，因此受到联邦法律的规定保护不应当被歧视。这种保护延伸到就业、交通、公共设施、通讯及获得州和地方政府服务。虽然美国医学协会（American Medical Association）和美国生殖医学学会发表意见，声明医生不应拒绝治疗人类免疫缺陷病毒阳性患者，但这也取决于临床医生治疗此类患者的能力。许多提供助孕服务的医生缺乏传染病医学领域的专业知识，或缺乏实验室设备来安全管理患者的生殖相关体液和组织，因此不会为感染患者提供对非感染者同样可用的治疗方案。在这种情况下，医疗保健人员应当将患者转诊到配备了此类工作人员和设备的中心，从而为病毒感染患者提供生育治疗。

问题 4：人类免疫缺陷病毒会影响生殖器官吗？

回答 4：感染人类免疫缺陷病毒的女性通常会出现月经不规律，这可能是由于病毒或是控制病毒复制的药物对卵巢的影响从而导致激素异常的结果。HIV 阳性女性的生育率较低，自然流产率较高。人类免疫缺陷病毒影响身体免疫系统，这可能部分解释了胚胎植入率较低的原因，尽管低生育能力的确切机制尚不清楚。感染人类免疫缺陷病毒的女性也更常出现盆腔炎性疾病，这可能会损害输卵管和子宫，而这些都是正常生殖功能的关键因素。

问题 5：我的孩子因为我而感染人类免疫缺陷病毒的概率有多大？

回答 5：人类免疫缺陷病毒可能在妊娠期间或分娩以后在母乳喂养时通过血液传播从母亲传播给幼儿。如果母亲没有接受 HAART 治疗，并且病毒复制活跃，那么对胎儿的风险最大，其感染风险可能高达 25%。然而，如果接受抗病毒药物治疗，这种风险会显著降低到 1% 以下。治疗的目标是在妊娠和分娩期间达到无法检测到的病毒载量。建议 HIV 阳性患者进行剖宫产手术，避免母乳喂养，以进一步降低传播风险。

参考文献

[1] Centers for Disease Control and Prevention. Estimated HIV incidence and prevalence in the United States, 2010–2016. *HIV Surveillance Supplemental Report*. 2019;24(No. 1). http://www.cdc.gov/ hiv/ library/reports/hiv-surveillance.html. Published February 2019.

[2] Joint United Nations Programme on HIV/ AIDS. Global HIV & AIDS Statistics - 2019 Fact Sheet. 2019. https://www. unaids.org/ en/resources/fact-sheet.

[3] St Louis ME, Kamenga M, Brown C, Nelson AM, Manzila T, Batter V, et al. Risk for perinatal HIV-1 transmission according to maternal immunologic, virologic, and placental factors. *JAMA*. 1993; 69:2853–9.

[4] International Perinatal HIV Group. The mode of delivery and the risk of vertical transmission of human immunodeficiency virus type 1: a meta-analysis of 15 prospective cohort studies. *N Engl J Med*. 1999; 340:977–87.

[5] Centers for Disease Control and Prevention. HIV and Pregnant Women, Infants, and Children. https://www.cdc.gov/hiv/ group/ gender/pregnantwomen/index.html Published Match 2019.

[6] Selph SS, Bougatsos C, Dana T, Grusing S, Chou R. Screening for HIV infection in pregnant women: updated evidence report and systematic review for the US preventive services task force. *JAMA*. 2019; 321(23):2349–2360.

[7] Kovacs A, Wasserman SS, Burns D, Wright DJ, Cohn J, Landay A, et al. Determinants of HIV-1 shedding in the genital tract of women. *Lancet*. 2001; 358:1593–601.

[8] Sauer, MV. Providing fertility care to those with HIV: time to re-examine healthcare policy. *Am J Bioethics*. 2003; 3:33–40.

[9] Douglas NC, Wang JG, Yu B, Gaddipati S, Guarnaccia MM, Sauer, MV. A systematic, multidisciplinary approach to address the reproductive needs of HIV-seropositive women. *Reprod BioMed Online*. 2009; 19:257–63.

[10] Ethics Committee of the American Society for Reproductive Medicine. Human immunodeficiency virus (HIV) and infertility treatment: a committee opinion. *Fertil Steril*. 2015; 104(1):e1–8.

[11] Vernazza PL, Graf I, Sonnenberg-Schwan U, Geit M, Meurer A. Preexposure prophylaxis and timed intercourse for HIV-discordant couples willing to conceive a child. *AIDS*. 2011; 25:2005–8.

[12] Sobel JD. Gynecologic infection in human immunodeficiency virus-infected women. *Clin Infect Dis*. 2000; 31:1225–33.

[13] Santulli P, Gayet V, Fauque P, Chopin N, Dulioust E, Wolf JP, et al. HIV-positive patients undertaking ART have longer infertility histories than age-matched control subjects. *Fertil*

Steril. 2011; 95(2):507–12.

[14] Nurudeen SK, Grossman LC, Bourne L, Guarnaccia MM, Sauer MV, Douglas NC. Reproductive outcomes of HIV seropositive women treated by assisted reproduction. *J Women's Health.* 2013; 22(3):243–9.

[15] Savasi V, Mandia L, Laoreti A, Cetin I. Reproductive assistance in HIV serodisordant couples. *Human Reproductive Update.* 2013; 19:136–150.

[16] Clark RA, Mulligan K, Stamenovic E, Chang B, Watts H, Andersen J, Squires K, Benson C. Frequency of anovulation and early menopause among women enrolled in selected adult AIDS clinical trials group studies. *J Infect Dis.* 2001; 184:1325–1327.

[17] Englert Y, Lesage B, Van Vooren JP, Liesnard C, Place I, Vannin AS, Emiliani S, Delbaere A. Medically assisted reproduction in the presence of chronic viral diseases. *Hum Reprod Update.* 2004; 10:149–162.

[18] Seifer DB, Golub ET, Lambert-Messerlian G, Springer G, Holman S, Moxley M, Cejtin H, Nathwani N, Anastos K, Minkoff H et al. Biologic markers of ovarian reserve and reproductive aging: application in a cohort study of HIV infection in women. *Fertil Steril.* 2007; 88:1645–1652.

[19] Ohl J, Partisani M, Demangeat C, Binder- Foucard F, Nisand I, Lang JM. Alterations of ovarian reserve tests in human immunodeficiency virus (HIV)-infected women. *Gynecol Obstet Fertil.* 2010; 38:313–317.

[20] Chirgwin KD, Feldman J, Muneyyirci-Delale O, Landesman S, Minkoff H. Menstrual function in human immunodeficiency virus-infected women without acquired immunodeficiency syndrome. *J Acquir Immune Defic Syndr Hum Retrovirol.* 1996; 12:489–494.

[21] Cejtin HE, Kalinowski A, Bacchetti P, Taylor RN, Watts DH, Kim S, Massad LS, Preston- Martin S, Anastos K, Moxley M et al. Effects of human immunodeficiency virus on protracted amenorrhea and ovarian dysfunction. *Obstet Gynecol.* 2006; 108:1423 –1431.

[22] Schoenbaum EE, Hartel D, Lo Y, Howard AA, Floris-Moore M, Arnsten JH, Santoro N. HIV infection, drug use, and onset of natural menopause. *Clin Infect Dis.* Nov 2005; 41:1517–1524.

[23] Sedgh G, Larsen U, Spiegelman D, Msamanga G, Fawzi WW. HIV-1 disease progression and fertility in Dar es Salaam, Tanzania. *J Acquir Immune Defic Syndr.* 2005; 39:439–45.

[24] Harlow SD, Schuman P, Cohen M, Ohmit SE, Cu-Uvin S, Lin X, et al. Effect of HIV infection on menstrual cycle length. *J Acquir Immune Defic Syndr.* 2000; 24:68–75.

[25] Seifer DB, Golub ET, Lambert-Messerlian GL, Springer G, Holman S, Moxley M, et al. Biologic markers of ovarian reserve and reproductive aging: application in a cohort study of HIV infection in women. *Fertil Steril.* 2007; 88:1645–52.

[26] Ninive C, X Ferraretto, S Gricourt, M A Llabador, J Lepage, C Gauché-Cazalis, S Epelboin, M Peigné. Assisted reproductive technologies in HIV patients: Which results and which strategy in France in 2019? *Gynecologie, Obstetrique, Fertilite & Senologie.* 2019; 47(4): 362–369.

[27] Terriou P, Auquier P, Chabert-Orsini V, Chinchole JM, Cravello L, Giorgetti C, et al. Outcome of ICSI in HIV-1-infected women. *Hum Reprod.* 2005; 20:2838–43.

[28] Practice Committee of American Society for Reproductive Medicine. Guidelines for reducing the risk of viral transmission during fertility treatment. *Fertil Steril.* 2008; 90(Suppl. 5):156–62.

[29] Sauer, MV. American physicians remain slow to embrace the reproductive needs of human immunodeficiency virus-infected patients. *Fertil Steril.* 2006; 85:295–7.

[30] Ohl J, Partisani M, Wittemer C, Schmitt MP, Cranz C, Stoll-Keller F, Rongieres C, Bettahar-Lebugle K, Lang JM, Nisand I. Assisted reproduction techniques for HIV serodiscordant couples: 18 months of experience. *Hum Reprod.* 2003; 18:1244–1249.

[31] Coll O, Suy A, Figueras F, Vernaeve V, Martı'nez E, Mataro' D, Durban M, Lonca M, Vidal R, Gatell JM. Decreased pregnancy rate after in-vitro fertilization in HIV-infected women receiving HAART. *AIDS.* 2006; 20:121–123.

[32] Marques C, Guerreiro C, Soares SR. Lights and shadows about the effectiveness of IVF in HIV infected women: a systematic review. *Infect Dis Obstet Gynecol.* 2015; 2015:517208.

[33] Martinet V, Manigart Y, Rozenberg S, Becker B, Gerard M, Delvigne A. Ovarian response to stimulation of HIV-positive patients during IVF treatment: a matched, controlled study. *Hum Reprod.* 2006; 21(5):1212–17.

[34] Ohl J, Partisani M, Wittemer C, Lang JM, Viville S, Favre R. Encouraging results despite complexity of multidisciplinary care of HIV-infected women using assisted reproduction techniques. *Hum Reprod.* 2005; 20:3136–40.

第 4 章　HIV 检测呈阳性的男性
The HIV-positive male

Mark V. Sauer　Shelley Dolitsky　著

范蒙洁　杨　硕　译　李　蓉　林　芸　校

病例 1：一对 HIV 检测结果不一致的夫妻想要生育一个孩子。其中男方在青少年时期有静脉注射毒品史，因使用被感染的针头而感染了 HIV，他声称自 15 年前已经不再使用任何非法药物，并接受过高效抗逆转录病毒治疗。他的最近一次检测中，病毒载量已经无法测出，CD4 细胞计数为 800/mm³。这对夫妻的生育力评估结果完全无异常，使用既往的冷冻精子经过洗涤、上游后，进行了自然周期宫腔内人工授精。在冷冻及使用精液样本前，使用基于核酸序列扩增（nucleic acid sequence-based amplification，NASBA）的方法对一管精液进行了 HIV RNA 检测，结果是阴性的。他的妻子在第 3 次人工授精后妊娠，母亲和孩子在分娩时及产后 3 个月的血清 HIV 检测都是阴性。

病例 2：一名 HIV 血清检测阳性男性想要一个孩子，他病情稳定，因正在接受抗逆转录病毒治疗，病毒载量已无法测出，CD4 细胞计数大于 400/mm³，他的妻子每天服用暴露前预防（pre-exposure prophylaxis，PrEP）药物。他们使用试纸监测排卵，排卵期无保护同房，尝试 6 个月后仍未能成功妊娠。这名男性的生育力评估结果显示，他的睾酮水平偏低，患有少弱畸形精子症，医生建议口服氯米芬 25mg/d，每连续使用 25 天后停药 5 天，共计用药 6 个月。6 个月后再次进行精液分析，复查结果虽然整体指标略有改善，但精子计数和形态学评估结果总体上仍低于正常。他们决定接受卵胞质内单精子注射技术助孕，随后在数周后进行了精液样本的密度梯度洗涤及上游。妻子在移植 1 枚囊胚后妊娠，母亲和孩子在分娩时检测 HIV 均为阴性。

一、背景

据估计，全球有近 4000 万人感染和携带 HIV，每年新报道的感染人数为 170 万[1]。大多数感染者为年轻男性，许多人以后会想要孩子。有效的抗逆转录病毒疗法的出现使感染者有机会过上相对正常的生活，并延长他们的预期寿命。除非采取措施预防感染，如使用避孕套，否则 HIV 已知的性传播风险可能危及他们的伴侣及后代。既往研究估计男性对女性 HIV 性交传播风险为 1/200～1/100[2]，但如果未被感染的伴侣采取暴露前预防治疗，将大大降低性传播风险[3-5]。

自 1992 年以来，一种相对简单的处理血清 HIV 阳性男性精液的方法被用于从运动的精子中分离精浆及其他非运动细胞成分（如淋巴细胞及其他 CD4 受体阳性的细胞系）[6]。HIV 是一种逆转录病毒，主要感染 T 淋巴细胞及其他免疫细胞，它以游离病毒的形式存在于精液及其他体液中。精子不表达 CD4、CCR5 及 CXCR4 受体，因此不太可能成为 HIV 感染的重要载体[7]。

HIV 血清阳性男性的"精子洗涤"最好在专门处理病毒感染患者的实验室中进行。在胚胎实验室外的一个独立区域内使用 II 级生物罩处理样本。用于人工授精（intrauterine insemination，IUI）或卵胞质内单精子注射（intracytoplasmic sperm insemination，ICSI）的新鲜精液样本首先经过不连续的密度梯度离心处理，再采取两种不同的方法将精子从精浆中分离出来。最初描述的方法是在最终准备对精子进行上游前，先再次进行悬浮和离心。这样，精液标本在使用之前，经过了双重洗涤及上游[8]。另外一种不同的方法是在离心时插入聚丙烯管，从而减少了"双重洗涤"的步骤，后一种方法对精液样本中 HIV-DNA 和 HIV-RNA 的去除率分别为 98.1% 和 100%[9, 10]。

二、管理策略

根据一项对到诊所就诊的血清 HIV 阳性患者的调查结果，15%～30% 的 HIV 感染者对生殖保健感兴趣[11, 12]。提倡多学科团队来管理血清 HIV 阳性的患者。咨询传染病学专家，对于了解治疗中患者未来的整体健康状况是至关重要的。患者应病情稳定且有较好的治疗依从性。应评估所有正在使用的药物，以便发现其中可能干扰或影响患者生育相关治疗效果的药物，包括雄激素类药物的使用，众所周知，其可能显著降低精子数量并影响受精。社会工作者、心理学家及精神科医生也可能会需要参与，协助解决与焦虑、抑郁和药物滥用等一些可能在血清 HIV 阳性患者中更为普遍的问题。

对于性活跃的 HIV 阳性的男性，当其病毒载量已无法测出时，对其未被感染的性伴侣提供 PrEP，几乎不会发生性传播[13, 14]。这引发了新的争论，即对于其中一方 HIV 阳性的伴侣，无保护的指导同房是否是一种合理的选择。（英国）国家健康与护理卓越研究所（National Institute for Health and Care Excellence，NICE）支持那些 HIV 阳性男性，在病毒载量已检测不到的情况下，接受指导同房。在同房时机方面，鼓励患者使用排卵试纸或基础体温监测以减少反复性暴露。然而，据报道，选择这种方式的患者更反而有可能不严格使用避孕套，因此随着时间的推移，实际上可能会增加他们传播的风险[13]。在一项研究中，试图通过指导同房妊娠的患者血清转化率为 4.3%。因此，美国生殖医学学会不推荐这种受孕方式[15]。

对于有生育需求的 HIV 患者，IUI 或 IVF 哪一种最能满足患者的需求，仍存在争议。这两种方法都有其自身的优点和缺点，而且没有证据证明一种比另一种更安全。越来越多的研究尝试使用 IUI，与 IVF 相比 IUI 更加微创，技术上简单易行也更便宜[16, 17]。然而，IUI 的单治疗周期的成功率较低，因此往往需要多周期治疗，也就导致增加了暴露次数。作为预防感染的一项必要措施，通常建议对用于 IUI 的样本进行 HIV 检测，但这也需要一大笔额外费用，而且目前缺乏相关证据支持。IUI 样本制备包含数以万计的复苏细胞，如果未能进行适当处理，会包含白细胞。据报道，精液样本被 HIV 污染的发生率高达 5%[12]。为了预防感染，通常会先将样本冷冻，并在使用前进行检测，以确保进行人工授精的液体都是 HIV 阴性的。然而，对于那些精液检查指标处于临界水平或异常的男性，冷冻可能会降低受精能力[18]。在最佳状态下，IUI 每个周期的妊娠率通常为 5%～15%，夫妻双方需要了解可能需要在较长的一段时间内多次尝试 IUI。

近 30 年来，ICSI 已被广泛应用于男性因素不孕症的治疗。ICSI 要求仅选择单个精子注射进卵母细胞，但被选中的配子不能进行 HIV 检测。经过预处理后，只有活力好的精子才会被选择用于 ICSI，并且每位患者需要的精子数量通常最多不超过 30 条。人们认为从处理完毕的精液中提取的成熟精子不携带人类免疫缺陷病毒，因此在使用前不需要进行病毒检测，从而降低了操作的复杂性和费用。然而，ICSI 技术本身是侵入性的，并且费用高，除非进行单胚胎移植，否则与 IUI 相比，ICSI 术后多胎妊娠的风险更高。ICSI 每个周期的妊娠率为 35%～60%，取决于患者的年龄、治疗周期情况和移植的胚胎数目。ICSI 通常会形成多个胚胎，移植后剩余的胚胎可以被冷冻保存以供将来使用，这是其他方法无法实现的。

三、预防

通过精子洗涤技术预防 HIV 感染的患者，在疾病预防和妊娠结局方面的临床结果都很好。在整个治疗过程中，应该鼓励夫妻继续使用避孕套进行安全性行为。一名准备进行 ICSI 的女性未遵守安全性行为，从而发生了血清转阳[19]。自从 1990 年美国疾病控制预防中心报道了 1 例患者声称在使用处理后的精子进行人工授精后感染了 HIV[20]，在美国和其他地方的从业者一直不愿意为血清 HIV 阳性患者提供辅助生殖治疗[21]。然而，关于 IUI 和 IVF 用于预防夫妻一方 HIV 阳性患者感染的临床研究得到了越来越多的有利证据，对这两种方法的临床效用和安全性的接受度越来越高。累计公布的 4000 多例数据中，没有一例感染病例，这是令人信服的证据。加州等取消了限制此类服务的禁令，证明了医生和患者愿意共同努力，并采用新指南指导患者评估和治疗[22]。

美国妇产科医师学会（American College of Obstetricians and Gynecologists，ACOG）和美国生殖医学学会已经发布了针对病毒感染者的治疗建议，包括广泛的不歧视政策[15, 23]，还包括了应用于 IUI 和 IVF 中的精子洗涤技术。其对于所有临床工作的潜在目的是一致的，无论提供 IUI 还是 IVF，都是为了让患者能获得治疗。血清 HIV 阳性患者在不危害未感染伴侣和其他子女的情况下，应有机会拥有血亲子女，这也符合生命伦理的基本原则。作为有预防作用的治疗措施，IUI 和 IVF 在实现这一目标方面都有很大的前景。虽然目前还不确定是否一种方法优于另一种，但两种方法似乎都是安全有效的选择。

尽管可能性很小，但所有接受助孕治疗的患者理论上都有感染 HIV 的风险。因此，与患者一起进行 HIV 相关生物学讨论是非常重要的，并且需要告知他们其他传统的、安全的选择，包括供者授精和领养。一旦患者认识到在整个操作过程中都有感染风险，并不是所有的患者都会选择精子洗涤技术。不过应合理尊重患者的自主选择权，无论其是否接受治疗，因为感染的风险相当低，而生育的益处是如此之大[24]。

要点

挑战

- 满足血清 HIV 阳性男性患者的生育需求。

背景

- 目前有 4000 万人携带 HIV。
- 大多数 HIV 感染者为育龄期男性。
- 至少 1/3 的感染者希望组建家庭。
- 患者需要多学科治疗。
- 建议使用避孕套进行安全性行为，以防止伴侣感染，同时伴侣应与医生讨论 PrEP。
- 合并肝炎感染是常见的并发症。

管理策略

- 精液分析正常的男性，并且伴侣无生育问题的，建议 IUI 助孕。
- ICSI 的单周期治疗成功率最高。
- 如果病毒载量已检测不到，夫妻可以接受指导同房或自行人工授精，男性需接受高效抗逆转录病毒治疗，女性需要接受暴露前预防治疗。
- 伴侣应在治疗后和整个妊娠期均接受检测。
- 新生儿应在分娩时和产后 3 个月时接受 HIV 检测。
- 使用处理过的标本的女性，无须预防治疗。

预防

- 精子洗涤技术将精子与被感染的精浆分离。
- 精子缺乏病毒受体和共同受体，因此不可能成为病毒载体。
- 适当处理过的精子标本中，从未检测到人类免疫缺陷病毒。

四、一问一答

问题 1：精子携带 HIV 吗？

回答 1：HIV 可通过精液传播，因为在 HIV 感染者的白细胞中发现了病毒，所以其也可能存在于精液中。精子缺乏与病毒结合的受体，从而不太可能导致感染。通过"精子洗涤"将精子从精液中分离出来，基本上消除了感染传播的风险，这也为各种生殖治疗提供了基础。

问题 2：HIV 感染会影响男性的生育力吗？

回答 2：血清 HIV 阳性男性的精液分析指标异常的风险更高，包括精子数量减少、精子活力降低、受精潜能降低及射精量降低，这些都可能影响其生育力。许多 HIV 感染的男性血清睾酮水平也较低，这也可能是影响精液分析指标和性欲的因素。HIV 的药物治疗也可能会影响精子产生，进一步降低患者的生育能力。

问题 3：如果我的血清 HIV 阳性，血清 HIV 阴性的女性伴侣和我生育孩子安全吗？

回答 3：当男性接受正规高效抗逆转录病毒治疗，血液样本中病毒载量未检测到，没有其他性传播疾病，而且仅限制在女方排卵期进行无保护性生活，几乎没有传播风险。当男性血液样本中可检测出病毒载量，或在男性未遵医嘱进行治疗的情况下，必须进行精子洗涤。对于男性 HIV 感染的夫妻，常规会在 IUI 或 IVF 前进行精子洗涤，以进一步保障安全。

问题 4：使用精子洗涤技术助孕，能保证我的伴侣不会被感染吗？

回答 4：尽管良好的精子洗涤技术可以大大降低感染风险，但没有方法可以帮助血清 HIV 阴性的女性与血清阳性的男性在妊娠时完全避免感染风险。无论选择哪种治疗方法，感染者在尝试妊娠前均应达到最大限度的病毒抑制，以尽量减少未感染伴侣感染的风险。可使用未感染男性的捐赠精子，以完全消除 HIV 传播的风险，但孕育的后代与男性伴侣无遗传学关系。

问题 5：为了接受生育治疗，需要将我的精子冷冻并进行 HIV 检测吗？

回答 5：精液的病毒检测通常在对有助孕意愿的男性中进行，过去也经常用于助孕治疗的患者分类。然而，无法对单个精子细胞进行评估，其也不太可能携带病毒。大多数精液 HIV 阳性与血液中病毒载量阳性有关，可能是由精液中的游离病毒和白细胞相关病毒导致的。精液样本被冷冻后，在进行临床应用之前，对其中一份进行病毒检测会增加费用，并且其必要性也不确定。不过，希望对其精液进行病毒检测的患者可由具备许可证的实验室提供相关服务。对于接受高效抗逆转录治疗的男性，并且血液中病毒载量检测不到，几乎无传播病毒的风险，因此不需要对其精液进行检测。

参考文献

[1] Joint United Nations Programme on HIV/ AIDS. Global HIV & AIDS Statistics - 2019 Fact Sheet. 2019. https://www.unaids.org/en/ resources/fact-sheet.

[2] Boily MC, Baggaley RF, Wang L, Masse B, White RG, Haynes RJ, et al. Heterosexual risk of HIV-1 infection per sexual act: systematic review and meta-analysis of observational studies. *Lancet Infect Dis.* 2009; 9:118–29.

[3] Center for Disease Control and Prevention. Pre-Exposure Prophylaxis (PrEP). https:// www.cdc.gov/hiv/risk/prep/index. html. Published August 2019.

[4] U.S. Department of Health and Human Services: AIDS info. FEM-PrEP (Truvada): Study to assess the role of Truvada in preventing HIV acquisition in women. https:// aidsinfo.nih. gov/clinical-trials/details/ NCT00625404. Published June 2018.

[5] Nicol MR, Adams, JL, Kashuba, AD. HIV PrEP Trials: The road to success. *Clinical Investigation*. 2013; 3(3):10.4155/ cli.12.155. doi:10.4155/cli.12.155.

[6] Semprini AE, Levi-Setti P, Bozzo M, Ravizza M, Taglioretti A, Sulpizio P, et al. Insemination of HIV-negative women with processed semen of HIV positive partners. *Lancet.* 1992; 340:1317–19.

[7] Quayle AJ, Xu C, Tucker L, Anderson DJ. The case against an association between HIV-1 and sperm: molecular evidence. *J Reprod Immunol.* 1998; 41:127–36.

[8] Sauer MV. Sperm washing techniques address the fertility needs of HIV-seropositive men: a clinical review. *Reprod Biomed Online.* 2005; 10:135–40.

[9] Murphy DA. Processing, selecting, and ritualizing: ambivalent relationships to semen. *Reproductive Biomedicine Online.* 2015; 30(5):443–446.

[10] Fourie, JM, Loskutoff N, Huyser C. Semen decontamination

for the elimination of seminal HIV-1. *Reprod Biomed Online.* 2015 Mar; 30(3):296–302.

[11] Chen JL, Philips KA, Kanouse DE, Collins RL, Mui A. Fertility desires and intentions of HIV-positive men and women. *Fam Plann Perspect.* 2001; 33:144–52.

[12] Gilling-Smith C, Nicopoullos JDM, Semprini AE, Frodsham LCG. HIV and reproductive care: review of current practice 2006. *Br J Obstet Gynecol.* 2006; 113: 869–78.

[13] Pralat, R. Repro-sexual intersections: sperm donation, HIV prevention and the public interest in semen. *Reprod Biomed Online.* 2015; 30(3): 211–219.

[14] National Institute for Health and Clinical Excellence (NICE), National Collaborating Centre for Women's and Children's Health. *Fertility*: assessment and treatment for people with fertility problems. Royal College of Obstetricians and Gynaecologists, 2nd Edition, London, UK. February 2013; p. 16.

[15] Ethics Committee of the American Society for Reproductive Medicine. Human immunodeficiency virus (HIV) and infertility treatment: a committee opinion. *Fertil Steril.* 2015. doi: 10.1016/j. fertnstert.2015.04.004.

[16] van Leeuwen E, Repping S, Prins JM, Reiss P, van der Veen F. Assisted reproductive technologies to establish pregnancies in couples with an HIV-1-infected man. *Neth J Med.* 2009; 67:322–327.

[17] Vitorino RL, Grinsztejn BG, de Andrade CA, et al. Systematic review of the effectiveness and safety of assisted reproduction techniques in couples serodiscordant for human immunodeficiency virus where the man is positive. *Fertil Steril.* 2011; 95:1684.

[18] Pena JE, Thornton MH, Sauer MV. Reversible azoospermia: anabolic steroids may profoundly affect HIV seropositive men undergoing assisted reproduction. *Obstet Gynecol.* 2003; 101:1073–5.

[19] Sauer MV, Choi J. HIV seroconversion in a woman preparing for assisted reproduction: an inherent risk in caring for HIV infected couples. *Reprod Biomed Online.* 2006; 12: 375–7.

[20] Centers for Disease Control. Epidemiologic notes and reports: HIV-1 infection and artificial insemination with processed semen. *MMWR.* 1990; 249:255–6.

[21] Sauer MV. American physicians remain slow to embrace the reproductive needs of human immunodeficiency virus-infected patients. *Fertil Steril.* 2006; 85:295–7.

[22] Barnhart N, Shannon M, Weber S, Cohan D. Assisted reproduction for couples affected by human immunodeficiency virus in California. *Fertil Steril.* 2009; 91:1540–43.

[23] Practice Committee of the American Society for Reproductive Medicine. Guidelines for reducing the risk of viral transmission during fertility treatment. *Fertil Steril.* 2008;90. (Suppl 3): S156–62.

[24] Sauer MV. Providing assisted reproductive care to HIV-serodiscordant couples: time to re-examine healthcare policy. *Am J Bioethics.* 2003; 3:33–40.

第 5 章　乙型或丙型肝炎病毒携带者

The hepatitis B or C carrier patient

Justin Chu　著

孙　迪　龙晓宇　译　　李　蓉　林　芸　校

> 病例 1：一对不明原因不孕的夫妻拟行体外受精助孕。31 岁的女方检查提示乙型肝炎表面抗原和乙型肝炎核心抗体均呈阳性。
>
> 病例 2：一对因男方因素 3 年不孕的夫妻拟行 ICSI 助孕。女方检查提示感染丙型肝炎病毒。

一、背景

（一）乙型病毒性肝炎

乙型肝炎病毒（hepatitis B virus，HBV）是一种 DNA 病毒，是世界上最常见的慢性感染性病毒，已感染约 20 亿人[1]。据估计，有超过 3.5 亿人是乙型肝炎病毒的慢性携带者，该病毒造成每年约 78.6 万人死亡。HBV 相关死亡是由于慢性肝炎引起的肝衰竭、肝硬化和肝细胞癌。接种乙型肝炎疫苗对预防乙型肝炎是安全有效的。由于乙型肝炎疫苗接种计划不同，全球乙型肝炎患病率差异很大[2]。

HBV 通过血液及精液传播。在乙型肝炎患病率较高的地区，最常见的传播途径是垂直传播，即母婴传播；而在患病率较低的地区是性传播。HBV 也可通过输血、肾透析或针刺传播[3]。

慢性感染后的发病风险与年龄相关。在新生儿感染中发展为慢性肝病的风险为 95%。在儿童期感染，发展为慢性肝病的概率为 80%。在成年期感染，患慢性肝病的概率为 5%[4]。

HBV 感染由血清学检测诊断。乙型肝炎表面抗原（hepatitis B surface antigen，HBsAg）用于区别急性和慢性感染。HBsAg 阳性表明患者具有传染性。急性感染 2 周后，乙型肝炎核心抗体（hepatitis B core antibody，anti-HBc）IgG 血清学检测呈阳性，感染患者的肝脏转氨酶活性升高，并出现症状（流感样症状、食欲减退、腹泻、呕吐和黄疸）。在急性感染恢复期间或接种疫苗后，出现乙型肝炎表面抗体（hepatitis B surface antibodies，anti-HBs）。乙型肝炎感染的诊断应结合所有的血清学结果（表 5-1）[1]。

表 5-1　乙型肝炎病毒感染血清学标志物的临床解释[1]

乙型肝炎血清学检查	结　果	临床解释
乙型肝炎表面抗原	阴性	易感人群
抗 –HBc	阴性	
抗 –HBs	阴性	
乙型肝炎表面抗原	阴性	既往感染乙型肝炎而免疫
抗 –HBc	阳性	
抗 –HBs	阳性	
乙型肝炎表面抗原	阴性	既往注射乙型肝炎疫苗而免疫
抗 –HBc	阴性	
抗 –HBs	阳性	
乙型肝炎表面抗原	阳性	急性感染
抗 –HBc	阳性	
抗 –HBs	阴性	
抗 –HBc IgM	阳性	
乙型肝炎表面抗原	阳性	慢性感染 / 携带者
抗 –HBc	阳性	
抗 –HBs	阴性	
抗 –HBc IgM	阴性	
乙型肝炎表面抗原	阴性	不明，可能原因如下 • 已治愈的乙型肝炎病毒感染（最常见） • 低水平慢性感染 • 急性感染恢复期
抗 –HBc	阳性	
抗 –HBs	阴性	

（二）丙型病毒性肝炎

丙型肝炎病毒（hepatitis C virus，HCV）是一种 RNA 病毒，感染全球约 1.43 亿人。由于多数感染者是无症状感染者，丙型肝炎发病率还不明确，估计每年有 175 万人感染。发病率最高的是中亚和东亚、北非和中东。在这些感染者中，70%～85% 发展为慢性肝病，其中 20% 发展为肝硬化，5%～7% 死于 HCV 后遗症[5]。

HCV 传播途径主要为血液接触、输血和针刺传播，少数为母婴传播或性传播。20%～30% 的患者在感染后 4～12 周出现急性丙型肝炎症状，包括流感样症状、恶心、呕吐和黄疸。丙型肝炎通过检测血抗 HCV 抗体或 HCV RNA 来诊断，感染后 6～8 周抗 HCV 抗体呈阳性[6]。

目前没有针对丙型肝炎病毒的疫苗，主要通过安全使用针头和筛查血液制品来减少感染。抗病毒药物用于治疗由 HCV 引起的慢性肝病，如果不进行治疗，慢性丙型肝炎病毒感染也会导致肝硬化和肝癌[5]。

欧洲人类生殖与胚胎学学会（European Society of Human Reproduction and Embryology，ESHRE）建议，夫妻双方在辅助生殖技术助孕前应进行 HBV 和 HCV 筛查，不仅为降低伴侣和婴儿的感染风险，也为确保配子和胚胎得到更全面的保护。

二、管理策略

（一）乙型病毒性肝炎

携带慢性乙型肝炎病毒的不孕症患者应在有资质的机构进行诊疗。如果伴侣的 HBV 血清学状态异常，建议未感染乙型肝炎病毒的伴侣接种 HBV 疫苗。

对于 HBV 慢性携带者，HBV 对妊娠的影响尚不明确。总的来说，妊娠并不影响慢性 HBV 感染的病程。自然妊娠母婴传播的感染风险为 2%～15%[7]。如果母亲急性感染且 HBsAg 和抗 –HBc 阳性，则垂直传播的风险上升至 80%～90%。无论哪种情况，新生儿出生时都应该接种疫苗。在新生儿出生后的前 24h 内接种乙型肝炎疫苗并给予一定剂量的乙型肝炎免疫球蛋白可将 HBV 感染或携带的风险降低 90%[8]。

在 ART 的研究中，对夫妻中至少有一位 HBV 血清阳性的助孕结局的结论不一[9]。一些观察性研究表明，HBV 血清阳性夫妻的妊娠率较低，而其他研究则没有显示这一点[10, 11]。有人认为，HBV 血清阳性夫妻较低的妊娠率可能是由于对配子和胚胎中采取了额外的保护措施[9]。总的来说，在一方或双方感染 HBV 的夫妻中妊娠结局与未感染的夫妻相似。

男性感染 HBV 后精子质量较差、卵受精率较低，然而这并不影响 ART 结局[12]。对于男性 HBV 携带者，女性伴侣应接种 HBV 疫苗以降低性传播的风险。对此类人群，在 ART 过程中常规洗涤精子，但现在认为这种做法并无明显获益。以前，人们认为男性 HBV 携带者进行卵胞质内单精子注射助孕有乙型肝炎病毒整合到胎儿基因的风险，认为这一做法并不安全，然而，有新的证据证明并不增加这种风险。

对于女方 HBV 阳性的 ART 治疗中，有证据表明乙型肝炎病毒可能影响卵泡液、卵母细胞和卵巢，但并不会导致更差的妊娠结局[13]。总的来说，ART 在男性或女性乙型肝炎携带者中都是安全的，而且垂直传播的风险与自然妊娠的孕妇相似。因此，病例 1 中的夫妻应该放心，他们可以在完善孕前检查及肝病专家确定女方没有慢性肝病后开始 IVF 治疗。

（二）丙型病毒性肝炎

既往 HCV 感染并不直接影响生育[14]。因此，HCV 阳性夫妻可能自然妊娠。丙型肝炎病毒会增加自然妊娠的早产风险，可能是由于丙型肝炎病毒对滋养细胞的影响[15]。当抗 HCV 抗体阳性而 HCV RNA 阴性时，丙型肝炎垂直传播的风险约＜1%。如果抗 HCV 抗体和 HCV RNA 均阳性，则垂直传播风险约 11%，如果合并 HIV 感染将进一步增加 15% 的传播风险[16]。妊娠不会影响 HCV 感染继发的慢性肝病的病程。目前没有针对 HCV 阳性女性所生新生儿的预防免疫措施，可在新生儿 3 月龄时使用 HCV RNA PCR 检测或 18 月龄时使用血清抗 HCV 抗体检测来检查 HCV 感染状态。

抗病毒治疗可以治愈 90% 的丙型肝炎病毒携带者。因此，在开始助孕治疗前由肝病学家识别 HCV 携带者尤为重要。通过丙型肝炎病毒的抗病毒治疗可以明确肝功能水平，降低垂直传播风险。

在男性 HCV 携带者的精子中可以检测到 HCV RNA，但性传播的风险非常低。同样没有证据表明 HCV 可以从精子感染胎儿。与未感染 HCV 的男性相比，男性 HCV 携带者的精液质量、受精率和妊娠结局更差[17]，也有研究表明男性丙型肝炎病毒携带者夫妻与未感染夫妻的妊娠结局相似。

女性 HCV 携带者对促性腺激素的反应降低，这是由于在 Gn 刺激募集的卵泡颗粒细胞功能发生改变[18]。研究还表明 HCV 阳性女性的受精率、着床率和临床妊娠率降低，但也有证据表明 HCV 感染不会导致不良助孕结局[18]。

总的来说，HCV 阳性夫妻进行 ART 是安全的（病例 2），助孕应在肝病专家评估是否需要 HCV 抗病毒治疗后开始。如果抗病毒治疗无效，应在低 HCV 病毒载量时开始 ART。妊娠期间需监测 HCV 病毒载量。

三、预防

对于 HBV，医务人员和未感染的患者应接种疫苗以降低感染风险。约 90% 的成年人注射疫苗后会产生保护性抗体。HBV 阳性女性所生的新生儿应接种 HBV 疫苗。目前没有有效的丙型肝炎疫苗，抗病毒治疗在根除丙型肝炎病毒方面非常有效。

重要的是，ART 实验室应采取预防措施以降低 HBV 和 HCV 向处理感染配子和胚胎的技术人员的传播风险。同样，应采取保护措施以降低样本和胚胎冷冻保存期间 HBV 与 HCV 交叉污染的风险。

要点

挑战

• ART 患者中既往 HBV 和 HCV 感染。

背景

• HBV 和 HCV 是常见的病毒感染，可能导致慢性肝病。

• ART 的风险是病毒向未受感染的伴侣及新生儿传播。此外，ART 实验室的工作人员也有感染的风险。

• 所有接受 ART 治疗的患者应进行 HBV 和 HCV 筛查。

管理策略

- 在 HBV 或 HCV 感染夫妻进行 ART 是安全的。
- HBV 和 HCV 感染对 ART 结局没有负面影响。
- 在 HBV 中，未受感染的伴侣应该注射疫苗。目前没有丙型肝炎疫苗。
- HCV 阳性患者可进行有效的抗病毒治疗
- 母婴垂直传播风险在自然妊娠和 ART 妊娠中相似。
- HBV 阳性女性分娩的婴儿应在出生后 24h 内接受免疫预防。
- 应采取预防措施以减少实验室传播及冷冻保存期间配子样本和胚胎的交叉污染风险。

四、一问一答

问题 1：我是乙型肝炎病毒携带者，但我的丈夫未感染。我接受体外受精治疗安全吗？

回答 1：既往有乙型肝炎病毒感染的人群进行体外受精治疗是安全的。我们将要求您首先去看肝病科医生以确保没有慢性肝病的并发症。如果您的伴侣尚未免疫，则可能需要接种疫苗以降低传播风险。

问题 2：我既往 HBV（或 HCV）感染会影响体外受精的成功率吗？

回答 2：目前尚不清楚既往 HBV（或 HCV）感染是否会降低 IVF 成功率。

问题 3：我曾患过乙型肝炎，如果妊娠，我的孩子会被感染吗？

回答 3：其对婴儿的传播风险很小。如果您以前曾感染过 HBV，可通过在婴儿出生后立即接种疫苗来降低风险。

参考文献

[1] Trépo C, Chan HL, Lok A. Hepatitis B virus infection. *Lancet.* 2014; 384(9959):2053–2063.

[2] Lozano R, Naghavi M, Foreman K, et al. Global and regional mortality from 235 causes of death for 20 age groups in 1990 and 2010: a systematic analysis for the Global Burden of Disease Study 2010. *Lancet.* 2012;380(9859):2095–2128.

[3] Te HS, Jensen DM. Epidemiology of hepatitis B and C viruses: a global overview. *Clin Liver Dis.* 2010;14(1):i–vii.

[4] Beasley RP. Rocks along the road to the control of HBV and HCC. *Ann Epidemiol.* 2009;19(4):231–234.

[5] Ansaldi F, Orsi A, Sticchi L, Bruzzone B, Icardi G. Hepatitis C virus in the new era: perspectives in epidemiology, prevention, diagnostics and predictors of response to therapy. *World J Gastroenterol.* 2014;20(29):9633–9652.

[6] Wilkins T, Akhtar M, Gititu E, Jalluri C, Ramirez J. Diagnosis and management of hepatitis C. *Am Fam Physician.* 2015;91(12):835–842.

[7] Castillo E, Murphy K, van Schalkwyk J. No. 342-Hepatitis B and pregnancy. *J Obstet Gynaecol Can.* 2017;39(3):181–190.

[8] Society for Maternal-Fetal Medicine (SMFM), Dionne-Odom J, Tita AT, Silverman NS. #38: Hepatitis B in pregnancy screening, treatment, and prevention of vertical transmission. *Am J Obstet Gynecol.* 2016;214(1):6–14.

[9] Mak JSM, Lao TT. Assisted reproduction in hepatitis carrier couples. *Best Pract Res Clin Obstet Gynaecol.* 2020;S1521-6934(20)30041-9.

[10] Pirwany IR, Phillips S, Kelly S, Buckett W, Tan SL. Reproductive performance of couples discordant for hepatitis B and C following IVF treatment. *J Assist Reprod Genet.* 2004;21(5):157–161.

[11] Lam PM, Suen SH, Lao TT, Cheung LP, Leung TY, Haines C. Hepatitis B infection and outcomes of in vitro fertilization and embryo transfer treatment. *Fertil Steril.* 2010;93(2):480–485.

[12] Oger P, Yazbeck C, Gervais A, et al. Adverse effects of hepatitis B virus on sperm motility and fertilization ability during IVF. *Reprod Biomed Online.* 2011;23(2):207–212.

[13] Hu XL, Zhou XP, Qian YL, Wu GY, Ye YH, Zhu YM. The presence and expression of the hepatitis B virus in human oocytes and embryos. *Hum Reprod.* 2011;26(7):1860–1867.

[14] Yang L, Zhao R, Zheng Y, Song X. Effect of hepatitis C virus infection on the outcomes of in vitro fertilization. *Int J Clin Exp Med.* 2015;8(4):6230–6235.

[15] Giugliano S, Petroff MG, Warren BD, et al. Hepatitis C virus sensing by human trophoblasts induces innate immune responses and recruitment of maternal NK cells: potential implications for limiting vertical transmission. *J Immunol.* 2015;195(8):3737–3747.

[16] Benova L, Mohamoud YA, Calvert C, Abu-Raddad LJ. Vertical transmission of hepatitis C virus: systematic review and meta-analysis. *Clin Infect Dis.* 2014;59(6):765–773.

[17] Hofny ER, Ali ME, Taha EA, et al. Semen and hormonal parameters in men with chronic hepatitis C infection. *Fertil Steril.* 2011;95(8):2557–2559.

[18] Shaw-Jackson C, Capraro M, Ameye L, et al. In vitro fertilization for women infected by hepatitis C virus: a matched case-control study and a systematic literature review. *J Assist Reprod Genet.* 2017;34(5):587–597.

第6章 囊性纤维化患者

The patient with cystic fibrosis

Tarek El-Toukhy 著

张红霞 杨 蕊 译 李 蓉 林 芸 校

病例1：一对夫妻（均为28岁）因不孕2年咨询了他们的全科医生。2次精液分析均显示无精子症。因此，这对夫妻被转诊到当地的生殖中心，在那里发现男方是囊性纤维化"携带者"。

病例2：一对夫妻，女方32岁，男方35岁，因为他们女儿在出生后5个月死于急性肺炎，去当地遗传学中心进行了遗传咨询。女儿在出生后2周时被诊断出患有囊性纤维化。父母双方都是 δ-F508 囊性纤维化基因突变的携带者。

一、背景

囊性纤维化是白种人中最常见的危及生命的常染色体隐性遗传病，估计携带率为 1/25，发病率为 1/2500。囊性纤维化的常见表现是复发性胸腔感染、慢性鼻窦炎和消化道问题导致的慢性腹泻、营养不良、生长缓慢和体重减轻等。随着现代医学发展，目前患病者平均寿命可以延长到 40 岁，而过去这类患者在儿童期或青春期早期死亡。

被发现的囊性纤维化跨膜调节因子（cystic fibrosis transmembrane regulator，CFTR）基因突变有 800 多个，与这些突变基因相对应的临床表型多种多样。西欧最常见的突变是 δ-F508 突变，约影响到 75% 的患者[1]。

约 98% 的囊性纤维化男性是无精子症，这是由于先天性双侧输精管缺如（congenital bilateral absence of the vas deferens，CBAVD），阻碍精子从近端附睾输送到尿道[2]。CBAVD 占阻塞性无精子症病例的 6%。在其他方面健康的男性中，CBAVD 可能是囊性纤维化的唯一表型表现。这些人现在被认为是常见（但严重）突变和罕见（但轻微）突变的复合杂合突变，或者携带 2 个轻微囊性纤维化突变。这种情况被称为"生殖器囊性纤维化"[3, 4]。病例 1 中的男方属于这一情况，故强调在梗阻性无精子和 CBAVD 患者中广泛进行囊性纤维化突变基因筛查的重要性。大多数（>95%）男性只有 1 种囊性纤维化突变（真正的携带者），不表现出 CBAVD，并且通常可以生育，就像病例 2 中描述的夫妻中的男方一样。

二、管理策略

病例 1 和病例 2 中夫妻需要生殖专家和具有先进分子诊断设施的遗传中心协作管理。

（一）诊断和咨询

通过触诊很容易对 CBAVD 进行临床诊断。第二性征正常发育，睾丸大小通常正常，触诊时附睾可能充血和肿胀，这取决于它是否闭锁。通常情况下，两侧的输精管均不存在，但偶尔需要睾丸超声来确定诊断。肾脏超声用于排除相关的肾脏畸形。除了无精子症，精液分析显示体积正常或减少，酸度增加，果糖浓度降低。血清卵泡刺激激素、黄体生成素、睾酮和催乳素水平正常。

分子遗传学确诊是通过对突变基因扩增获得的，通常涉及 100 多种不同的囊性纤维化突变，不仅可以检测 32 种最常见的突变，还可以检测 CBAVD 不太常见的突变。如果存在反复性呼吸道或消化系统疾病史（病例 2），在常规囊性纤维化筛查中仅检测到一个突变，则需要进行详细的突变检测。对 CBAVD 患者的妻子进行筛查对于充分了解这对夫妻未来的生育风险至关重要（病例 1）。

在做出准确的基因诊断后，适当的遗传咨询是两对夫妻管理中不可或缺的一部分，以解释基因检测结果并强调生育风险和更广泛的家庭影响。

病例 1：如果在扩大突变筛查后发现女方是囊性纤维化突变的携带者，这对夫妻将有 50% 的风险生育患囊性纤维化的孩子，尽管表型表达的范围可能很广，并且临床表现从非常轻微到严重不等。此外，这对夫妻的孩子中有 50% 是囊性纤维化突变的携带者。如果女方囊性纤维化突变检测呈阴性，则生育患囊性纤维化孩子的风险将降至约 1/1000。

病例 2：如果对这对夫妻进行的扩展囊性纤维化检测未能发现任何一方的第二个突变，他们再生育第二个患有囊性纤维化的孩子的风险是 25%，并且他们的孩子将是 δ-F508 突变携带者的概率为 50%。据统计，这对夫妻的孩子中有 1/4 可能是健康的非携带者。

（二）治疗方案

病例 1 中这对夫妻可用的治疗方案与病例 2 中夫妻不同。

病例 1：历史上，患有 CBAVD 的男性不育，其妻子可接受非囊性纤维化突变阴性者的供精治疗。自手术取精和卵胞质内单精子注射发展以来，辅助生殖治疗使这些男性生育自己孩子成为现实。无论有无镇静，局部麻醉下经皮附睾精子抽吸术（percutaneous epididimal sperm aspiration，PESA）通常在取卵的同一天进行。通常可获得大量活动精子用于 ICSI，如果可能有剩余精子，可冷冻保存以备将来使用。

如果妻子被发现是囊性纤维化突变的携带者，在技术与设施允许的情况下，这对夫妻在行 ICSI 同时，将进行胚胎植入前遗传学检测（preimplantation genetic testing，PGT），以确保移植的不是将来罹患囊性纤维化疾病的胚胎。PGT 能够将这对夫妻生育此类疾病孩子的风险从 50% 降低到 <1%。通过对男方父母血标本筛查后，PGT 是从第 5 天或第 6 天囊胚滋养层活检细胞中提取 DNA，使用全基因组扩增（whole genome amplification，WGA）和植入前遗传单倍型（preimplantation genetic haplotyping，PGH）分析[5]。

或者，这对夫妻可以选择 PESA 和 ICSI，然后通过绒毛膜绒毛取样（chorionic villus sampling, CVS）活检或羊膜腔穿刺术进行产前诊断，并终止将来罹患囊性纤维化疾病的妊娠。如果病例 1 中的夫妻由于社会、文化或宗教原因反对终止妊娠，他们可以选择 PGT 或使用非囊性纤维化携带供精者精子助孕。

病例 2：这对夫妻可以生育，不一定需要辅助生殖技术助孕。他们可使用射精的精子进行 ICSI，然后对第 5 天或第 6 天囊胚滋养层活检进行 PGT，或者在自然受孕后进行产前诊断，若为囊性纤维化胎儿，终止此次妊娠。如果他们反对终止妊娠，则使用非囊性纤维化携带供精者精子助孕。

当妻子年龄低于 35 岁时，如这 2 例患者，每个 PGT 周期成功概率为 40%～50%。这种治疗的成本效益已被证实[6]。

三、伦理考虑

这两个病例中都涉及两个主要的伦理问题。第一个是关于终止受囊性纤维化影响的妊娠，该疾病表现多样，并且症状从非常轻微到严重不等，随着医学的进步发展，此类患者通常能相对满意地生活到 40 岁。第二个问题是 PGT 后囊性纤维化携带胚胎的处理。囊性纤维化携带者完全没有症状，从优生学角度可能会考虑丢弃 PGT 后携带囊性纤维化基因的胚胎。然而，这些情况都具有挑战性，难做决策，夫妻应该得到充分的咨询和适当的支持。

四、展望

提高 PGT 检测的准确性，降低 PGT 成本，可能会提高其在高危夫妻中的接受度[7]。此外，更好地了解囊性纤维化的遗传基础将为该疾病的潜在病理生理学提供新的线索，并有助于开发新的治疗方法，如 CFTR 替代和基因治疗[8]。它还将指导未来的研究方向，以帮助消除或减轻该疾病的实际负担。目前，PGT、产后早期诊断和积极治疗仍然是不孕夫妻囊性纤维化现代防治的主要手段。

要点

挑战

- 育龄夫妻囊性纤维化与生育的关系。

背景

- 囊性纤维化是白种人中最常见的危及生命的常染色体隐性遗传病，估计携带率为 1/25。
- 约 98% 的囊性纤维化男性患有无精子症，这是由于先天性双侧输精管缺如。
- 最常见的突变是 *δ-F508* 突变，存在于 75% 的病例中。
- 生育风险将取决于双方的准确基因诊断。

> **管理**
> - 提高生殖专家的专业知识和优化拥有先进分子诊断设施的遗传中心。
> - 诊断应包括双方的扩展的基因检测，以了解对未来孩子的遗传风险。
> - 治疗包括手术取精后进行 ICSI，随后行或者不行 PGT，产前诊断和终止受影响的妊娠，或使用非囊性纤维化携带者提供的精子。
> - PGT 的成功率相当可观，治疗被认为具有成本效益。
> - 适当的遗传和生育咨询在整个过程中至关重要。

五、一问一答

问题 **1**：是什么导致了囊性纤维化？

回答 **1**：囊性纤维化是由位于 7 号染色体上的 *CFTR* 基因的序列变异引起的。

问题 **2**：囊性纤维化有多常见？

回答 **2**：囊性纤维化是欧洲人口中最常见的遗传病之一，在英国每 2500 名出生的婴儿中就有 1 名患有囊性纤维化。西欧的携带者率约为 1/25。

问题 **3**：囊性纤维化的医学影响是什么？

回答 **3**：囊性纤维化导致各种身体器官（包括肺、胰腺、肠和胆管）中产生异常增厚的黏液分泌物。这会导致阻塞和慢性炎症及进行性器官衰竭。

问题 **4**：囊性纤维化如何导致不孕？

回答 **4**：男性囊性纤维化与双侧输精管缺如有关，输精管是将精子从睾丸输送到尿道的管道。在女性中，囊性纤维化产生黏稠的宫颈和输卵管分泌物，使得宫颈管或输卵管阻塞导致不孕。

问题 **5**：开始 PGT 治疗的第一步是什么？

回答 **5**：囊性纤维化是 PGT 最常见的适应证之一，全球约 10% 的 PGT 周期都是为了选择非囊性纤维化的胚胎。考虑行 PGT 的夫妻在开始治疗前接受充分的遗传咨询以选择可行的治疗方案至关重要。

参考文献

[1] Welsh MJ, Denning GM, Ostedgaard LS, Anderson MP. Dysfunction of CFTR bearing the delta F508 mutation. *J Cell Sci Suppl.* 1993;17:235–9.

[2] van der Ven K, Messer L, van der Ven H, Jeyendran RS, Ober C. Cystic fibrosis mutation screening in healthy men with reduced sperm quality. *Hum Reprod.* 1996;11: 513–7.

[3] Anguiano A, Oates RD, Amos JA, Dean M, Gerrard B, Stewart C, Maher TA, White MB, Milunsky A. Congenital bilateral absence of the vas deferens: a primarily genital form of cystic fibrosis. *JAMA.* 1992;267:1794–7.

[4] Grangeia A, Sá R, Carvalho F, Martin J, Girodon E, Silva J, Ferráz L, Barros A, Sousa M. Molecular characterization of the cystic fibrosis transmembrane conductance regulator gene in congenital absence of the vas deferens. *Genet Med.* 2007;9:163–72.

[5] Girardet A, Viart V, Plaza S, Daina G, De Rycke M, Des Georges M, et al. The improvement of the Best Practice Guidelines for Preimplantation Genetic Diagnosis of cystic fibrosis: towards an international consensus. *Eur J Hum Genet.* 2016;24(4): 469–78.

[6] Davis L, Champion S, Fair S, Baker V, Garber A. A cost-benefit analysis of preimplantation genetic diagnosis for carrier couples of cystic fibrosis. *Fertil Steril.* 2010;93:1793–1804.

[7] Chamayou S, Sicali M, Lombardo D, Alecci C, Ragolia C, Maglia E, et al. Universal strategy for preimplantation testing for cystic fibrosis based on next generation sequencing. *J Assist Reprod Genet.* 2019;37(1):213–212. DOI: 10.1007/s10815-019-01635-2.

[8] Guggino WB, Cebotaru L. Adeno-associated Virus (AAV) genetherapy for cystic fibrosis: current barriers and recent developments. *Expert Opin Bio Ther.* 2017;17:1265–73.

第 7 章 正在接受药物治疗的患者
The patient on medication

Pedro Melo　Arri Coomarasamy　著
涂彬彬　任　昀　译　李　蓉　校

> 病例 1：患者为一名年龄为 26 周岁的女性，身患克罗恩病，并且希望接受 IVF 治疗。患者既往无腹部手术史，并且通过服用硫唑嘌呤和阿达玛单抗，胃肠道症状得到了良好的控制，但其全科医生对其妊娠期继续服用这两种药物表示担忧。
>
> 病例 2：患者正在接受 IVF 治疗，医生建议其避免服用草药，但其依旧坚持服用紫锥菊。患者相信这种草药可增强免疫力，降低植入失败风险。在这之前她已经承受了 2 次 IVF 周期失败的痛苦。

一、背景

妊娠期用药可能产生不良影响，无论是孕妇还是医生都担心药物对胎儿生长和发育造成影响。早在史前时期，先天性发育障碍已经成为寓言故事的主题，并将其归因于超自然因素[1]。直到 19 世纪，I.G.de Saint-Hillaire 首次提出了畸胎学的概念，研究胚胎或胎儿的发育畸形[2]。后来，在 20 世纪 30 年代，Hale 进行了一系列实验，在这些实验中，研究人员发现对猪剥夺维生素 A 会导致猪胎无法正常发育出眼球，这些工作开创了实验畸形学这门现代科学的先河，旨在确定先天性缺陷的可能原因[3]。众所周知，20 世纪 60 年代沙利度胺用于孕妇止吐引起了海豹儿（四肢畸形），这一经典事件经常被人们用来举例描述药物毒性及其对健康母亲后代的潜在灾难性影响[4]。

目前，临床医生为妊娠期或备孕期女性开药时都会非常谨慎，因为缺乏关于孕妇用药安全性的高质量研究数据，大多数待批准药物的研究都将妊娠女性排除在外[5]。然而，给妊娠期和备孕期女性开出具有潜在致畸作用药物的现象仍不少见，可能是因为针对患者个体情况而言，该药物的治疗益处要大于致畸风险[6-13]。例如，1991—1999 年，英国每 164 名女性中就有 1 名在早孕期间被开具了在美国食品药品管理局妊娠药物分级中属于 X 类的处方药物[6]。除此之外，大多数孕妇在早孕期还会服用一些非处方药物[14, 15]。

计划妊娠的女性，特别是接受辅助生殖技术治疗的女性，也经常向临床医生咨询一些关于孕前期和孕早期用药安全的问题。

二、管理策略

（一）孕前期和孕早期用药

长期以来，临床试验都不愿纳入妊娠期女性，主要是因为研究人员担心试验过程会对胎儿产生不利影响[10]。因此，妊娠期女性在这种干预研究中人数不足，其用药疗效和安全性数据往往是由非妊娠期女性的研究数据推测而得的。队列、注册登记和病例对照研究是妊娠期药物安全性数据的主要来源，通常依赖于关联方法学[7-10, 15, 16]，但以上研究往往证据不足，并且主要集中于研究分娩过程，很少对药代动力学或致畸性进行研究[11, 14, 17]。不过，近年来，越来越多的研究者主张公正地、具有代表性地将妊娠个体纳入到相关研究之中[17, 18]。

1979 年，FDA 建立了五级风险分类法，将妊娠期用药导致先天性缺陷的风险分为 A、B、C、D、X 五类，供临床医生和妊娠期女性参考（表 7-1）[19]。最近，该分类系统被升级为一个包含陈述性摘要信息的标签系统，被认为更方便患者使用[20]。英国国家处方部门（British National Formulary, BNF）简单地将药物归类为可能对妊娠产生有害影响的药物（可能导致潜在异常和存在妊娠期风险）和未知是否对妊娠有害的药物[21]。

表 7-1　FDA 妊娠期用药风险分类系统[19]

A 类：关于动物和孕妇的充分良好的对照研究未显示对胎儿有害
B 类：在动物研究中并未显示对胎儿有害，但缺乏在孕妇中充分良好的对照研究
C 类：在动物研究中证实对胎儿有害，缺乏在孕妇中充分良好的对照研究。药物潜在益处可能大于风险
D 类：有证据显示对人类胎儿有害，但药物潜在益处仍可能大于风险
X 类：有证据显示药物对人类胎儿有害，并且明确大于益处。孕期明确禁用药物

需要注意的是，药物对妊娠的影响（特别是对胚胎发育的影响）取决于多种因素，如剂量、持续治疗时间、用药孕周、遗传易感性和胎盘清除功能[22]。在受精后的最初 2 周，药物对胚胎的影响表现为全或无，即药物要么会导致流产，要么允许妊娠继续，尽管这段时期暴露于某些药物依然可能会对存活的胚胎产生负面影响[23]。药物对胎儿影响最大的阶段是妊娠 3～11 周，因为在这一阶段，胚胎的器官开始形成[21]。妊娠 3 个月后，药物不良反应可能会导致生长受限或中枢神经系统和其他器官（如肾脏和心脏）的疾病[23]。

在为备孕女性开药时，医生要遵循以下总体原则[21, 24, 25]。

1. 定期评估备孕女性或妊娠女性是否需要接受药物治疗，并考虑采用可能的非药物干预措施。

2. 如有可能，避免在妊娠前 3 个月服用药物。

3. 只有在预期临床益处大于风险的情况下才用药。

4. 使用已在妊娠女性中长期使用且安全性良好的药物，而不是新药或未经测试的药物。

5. 使用病情所需的最小有效剂量和最短用药时间。

6. 如果对某种药物在妊娠期间的最新安全信息有疑问，请咨询药剂师或畸形学信息服务。

7. 始终让女性参与妊娠期药物干预的决策。

导致妊娠不良事件的情况有很多。例如，慢性高血压女性更容易发生子痫前期、胎儿生长受限

和胎儿宫内死亡[26]。除此之外，对于患有糖尿病和癫痫等其他疾病的孕妇而言，如果不治疗，也会增加胎儿出现先天畸形的风险[27, 28]。因此，对于患有上述疾病和其他疾病（如甲状腺功能障碍、肾脏疾病或抑郁症）的孕妇，继续接受孕前期使用的药物治疗或改用安全性更好的药物更为可取。为确保患者安全，临床医生必须受过充分培训，能够识别致畸剂，并且在给育龄女性开处方时严格遵循上述原则[25]。另外，对患有慢性疾病的备孕期女性进行管理时，应经常咨询专家的意见。因此，一些医院提供多学科孕前咨询门诊，配备产科保健医生和延伸的多学科专科医生团队，可以为复杂的病情治疗提供专家意见[29, 30]。对于接触致畸剂存在致畸风险的孕妇中尤其高风险的一部分，应将其及时转诊到具有多学科会诊能力的母胎医学中心，最好是三级转诊中心[31]。

表 7-2 列出了妊娠期间常用的处方药物类别及其安全性评价。

（二）接受 ART 治疗女性的用药

对于正接受 ART 治疗的女性，会使用多种药物，其中相当一部分为超说明书用药[34]。除了用于控制性卵巢刺激、诱导排卵和预防过早黄素化的药物外，接受 ART 治疗的女性还会采取某些附加治疗，其疗效尚未得到证实且缺乏附加治疗安全性的数据，而且这些药物还可能与其他药物发生相互作用[35]。一些常规用于 ART 治疗的药物不适合在妊娠期使用，该类药物在女性妊娠后会因可疑或被证实对胚胎发育有影响而被停用（表 7-3）[19, 21, 34, 36-38]。

表 7-2　妊娠期不同药物类别的安全性评价 [6, 21, 24, 25, 32, 33]

药物类别	妊娠期间被认为安全（必要时使用）	在妊娠期间要尽可能避免
镇痛药	• 阿片类药物（如可待因、曲马多、哌替啶、吗啡、苯妥英钠） • 对乙酰氨基酚	• COX-2 抑制药 • 巴喷丁：补充高剂量叶酸 • NSAID：应避免，尤其是在妊娠 30 周后 • 舒马普坦
抗生素	• 阿莫西林 + 克拉维酸 • 头孢菌素 • 克林霉素 • 红霉素 • 氟氯西林 • 庆大霉素 • 甲硝唑 • 呋喃妥因（妊娠晚期避免使用） • 青霉素 • 甲氧苄啶（妊娠前 3 个月避免使用）	• 阿奇霉素 • 复方磺胺甲噁唑 • 多西环素 • 亚胺培南 • 喹诺酮类药物（如环丙沙星和氧氟沙星） • 四环素
抗凝血药	• 低分子肝素 • 普通肝素	• 华法林 • 新型口服抗凝血药
抗抑郁药	• TCA（如阿米替林、丙米嗪）	• 锂盐 • SNRI（如文拉法辛） • SSRI（如氟西汀、帕罗西汀、舍曲林、西酞普兰）
糖尿病药	• 胰岛素 • 二甲双胍	• 磺酰脲类（如格列齐特、格列本脲）

（续表）

药物类别	妊娠期间被认为安全（必要时使用）	在妊娠期间要尽可能避免
抗惊厥药	· 卡马西平 · 拉莫三嗪 · 左乙拉西坦	· 苯妥英 · 苯巴比妥 · 丙戊酸钠 · 托吡酯
抗真菌药	· 克霉唑（外用） · 制霉菌素（外用）	· 氟康唑 · 灰黄霉素 * · 酮康唑 *
抗病毒药	· 阿昔洛韦 · 奈韦拉平 · 齐多夫定	· 金刚烷胺 * · 更昔洛韦 * · 利巴韦林 *
生物制剂	· 阿达木单抗（妊娠 28 周内） · 赛妥珠单抗（妊娠 32 周内） · 依那西普（妊娠 32 周内） · 英夫利昔单抗（妊娠 22 周内）	· 贝利木单抗 · 戈利木单抗 · 利妥昔单抗
心血管药物	· 拉贝洛尔 · 甲基多巴 · 硝苯地平（缓释片）	· ACE 抑制药 *（如卡托普利、依那普利、雷米普利） · ARB*（如氯沙坦、坎地沙坦） · β 受体阻滞药
细胞毒性药物		· 环磷酰胺（妊娠前 3 个月停止）* · 甲氨蝶呤（妊娠期间绝对禁忌，妊娠前 3 个月停止） · 霉酚酸酯（妊娠前 3 个月停止）
内分泌药物	· 奥曲肽	· 放射性碘 · 雌二醇（除非用于黄体期支持） · 孕激素（除非用于黄体期支持）
免疫抑制药	· 硫唑嘌呤 · 环孢素 · 柳氮磺吡啶 · 他克莫司	· 环磷酰胺（妊娠前 3 个月停止）* · 来氟米特（妊娠前 24 个月停止）*
胃肠药物	· 赛克力嗪 · 甲氧氯普胺 · 奥美拉唑 · 恩丹西酮（避免在妊娠前 3 个月服用） · 异丙嗪 · 雷尼替丁	· 兰索拉唑
其他		· 双膦酸盐 * · 贝特类药物 * · 米索前列醇 * · 他汀类药物 * · 他莫昔芬 * · 沙利度胺 * · 活疫苗（如风疹、MMR）*

ACE. 血管紧张素转换酶；ARB. 血管紧张素 Ⅱ 受体阻滞药；COX. 环氧合酶；MMR. 麻疹、腮腺炎和风疹；NSAID. 非甾体抗炎药；SNRI.5- 羟色胺 - 去甲肾上腺素再摄取抑制药；SSRI. 选择性 5- 羟色胺再摄取抑制药；TCA. 三环抗抑郁药物
*. 妊娠期间绝对禁忌服用

表 7-3　**ART 治疗中获批及超说明书用药** [19, 21, 34, 36-38]

药　物	作用机制	在 ART 治疗中的使用	FDA 分类 /BNF 建议	已知相互作用
芳香化酶抑制药（如来曲唑、阿那曲唑）	• 选择性芳香化酶抑制药	• 超说明书用药：IVF 治疗中诱导排卵和微 COS	• D 类 • BNF：妊娠禁忌	• 同时三苯氧胺给药降低其血药浓度
阿司匹林	• COX 抑制药	• 超说明书用药：促进着床的作用未经证实；治疗 APS	• 低剂量：未分类 • 全剂量：D 类 • BNF：可耐受（低剂量）；人体试验数据显示在妊娠早期和晚期使用存在风险（全剂量）	• 乙酰唑胺 • 抗凝血药 • 抗惊厥药 • β 受体阻滞药 • 利尿药 • 口服降糖药
枸橼酸氯米芬	• 选择性雌激素受体调节药	• FDA：诱导排卵 • 超说明书用药：IVF 中微 COS	• X 类 • BNF：受孕后禁忌	• 未知
地塞米松	• 多种作用机制	• 超说明书用药：氯米芬抵抗的多囊卵巢综合征的促排卵治疗；反复植入失败	• C 类 • BNF：唇腭裂风险增加	• CYP3A 诱导剂（如卡马西平、利福平）和抑制药（如克拉霉素）
脱氢表雄酮	• 睾酮前体	• 超说明书用药：适用于卵巢储备降低女性的 IVF 前治疗	• FDA 类别未分配 • BNF：动物实验数据提示风险，如女性胎儿男性化	• 溴隐亭 • 卡马西平 • 地塞米松 • 胰岛素 • 苯妥英
多巴胺受体激动药（如溴隐亭、卡麦角林）	• D₂ 受体激动药	• FDA：高催乳素血症 • 超说明书用药：垂体性不育症；OHSS 辅助治疗	• B 类 • BNF：溴隐亭在妊娠期间可用；卡麦角林的人体试验数据显示风险较低	• 多巴胺拮抗药 • 降压药
促性腺激素	• 人促性腺激素类似物	• FDA：卵巢刺激和诱导排卵	• X 类	• 未知
GnRH 激动药	• GnRH 受体激动药，长时间暴露导致脱敏	• FDA：预防 COS 女性过早出现 LH 峰 • 超说明书用药：高反应者诱发排卵	• X 类	• 未知
GnRH 拮抗药	• GnRH 受体阻滞药	• FDA：预防 COS 女性过早出现 LH 峰 • 超说明书用药：OHSS 治疗	• X 类	• 未知
hCG	• LH 类似物	• FDA：无排卵女性诱导排卵；COS 促卵泡成熟 • 超说明书用药：IVF 中的黄体期支持	• X 类：宫内死亡	• 未知

（续表）

药　物	作用机制	在 ART 治疗中的使用	FDA 分类 /BNF 建议	已知相互作用
hGH	• 产生 IGF-1	• 超说明书用药：IVF 低反应者的辅助治疗	• B 类	• 未知
脂肪乳剂输注	• 不清楚，可能发挥免疫调节药的作用	• 超说明书用药：反复植入失败 / 妊娠丢失	• C 类 • BNF：可在妊娠中使用	• 8– 羟基喹啉
静脉注射免疫球蛋白	• 免疫调节药	• 超说明书用药：反复植入失败 / 妊娠丢失	• C 类 • BNF：可在妊娠中使用；尚无已知的胚胎 – 胎儿风险	• 未知
二甲双胍	• 多种机制降糖作用	• 超说明书用药：改善 PCOS 月经周期或高雄激素血症	• B 类 • BNF：人类数据显示风险较低	• 呋塞米提高二甲双胍浓度 • 硝苯地平增加二甲双胍吸收
泼尼松龙	• 多种机制	• 超说明书用药：APS 的治疗	• D 类 • BNF：唇腭裂风险增加	• 抗凝血药 • CYP3A4 诱导药和抑制药 • NSAID
黄体酮	• 性类固醇激素	• FDA：ART 中的黄体期支持	• FDA 类别未分配	• 未知
西地那非	• 磷酸二酯酶 5 抑制药	• 超说明书用药：与子宫内膜因素有关的女性不孕症；增加子宫内膜厚度	• B 类 • BNF：人类数据有限，动物数据表明风险较低	• α 受体阻滞药 • 抗高血压药 • 硝酸盐 • CYP3A4 抑制药（提高西地那非浓度）
他莫昔芬	• 选择性雌激素受体调节药	• 超说明书用药：在氯米芬治疗 PCOS 或氯米芬治疗导致子宫内膜很薄的女性中的替代治疗	• D 类 • BNF：禁忌(胎儿生长受限、流产和早产)	• 红霉素 • 来曲唑 • 硝苯地平 • 利福平

APS. 抗磷脂综合征；ART. 辅助生殖技术；BNF. 英国国家处方部门；COS. 控制性卵巢刺激；COX. 环氧合酶；CYP. 细胞色素 P；FDA. 美国食品药品管理局；GnRH. 促性腺激素释放激素；hCG. 人绒毛膜促性腺激素；hGH. 人生长激素；IGF. 胰岛素样生长因子；IVF. 体外受精；LH. 黄体生成素；NSAID. 非甾体抗炎药；OHSS. 卵巢过度刺激综合征；PCOS. 多囊卵巢综合征

（三）草药在接受 ART 治疗患者中的应用

据世界卫生组织（World Health Organization，WHO）统计，在某些地区，80% 的人口在规律服用草药治疗[39]。接受 ART 治疗的夫妻也不例外，很多人倾向于使用草药，以期获得最大化的治疗效果[40]。一项来自爱尔兰的研究显示，在接受 ART 治疗的群体中，46% 的患者会规律使用草药，并且大多数会在治疗前几个月就开始使用这些药物[41]。在这类群体中，常用的草药包括紫锥菊、人参、"中草药"、不知道配方的"助孕草药"、圣·约翰草、银杏叶、缬草、仙人掌、圣洁莓、枸杞、益母草和马粟[41, 42]。尽管这类草药产品已经得到了广泛应用，但在英国和美国等国家被归类为膳食补充剂，因此不受许可证限制[43]，从而使人们对这些草药产品的有效性、成分和潜在毒性感到担忧[44]。另外，人们目前也不清楚这些膳食补充剂在 ART 治疗中的有效性及安全性[42]。对于接受麻醉下取卵或手术取精的患者而言，也必须考虑围术期使用草药的影响。相关研究已经证实，一些草药会导致患者出现出血、心律失常和低血糖的风险增加[43]。因此，美国麻醉学家协会建议患者术前 2～3 周就应该停止使用草药产品[43, 44]。

要点

挑战
- 接受 ART 治疗的患者中使用的常规用药和草药。

背景
- 接受 ART 治疗的患者和妊娠女性通常会服用处方药和（或）非处方药。
- 无论是医学用药还是草药，都可能对妊娠产生有害影响，其结果包括流产、发育畸形和胎儿生长受限。

管理策略
- 定期评估备孕女性或妊娠女性是否需要接受药物治疗，并考虑采用可能的非药物干预措施。
- 如有可能，避免在妊娠前 3 个月服用药物。
- 只有在预期临床效果大于其风险的情况下才用药。
- 使用已在妊娠女性中长期使用且安全性良好的药物，而不是新药或未经测试的药物。
- 使用病情所需药物的最小有效剂量和最短用药时间。
- 如果对某种药物在妊娠期间的最新安全方面有疑问，请咨询药剂师或畸形学信息服务。
- 始终让女性参与妊娠期药物干预的决策。

附加信息
- BNF（www.medicinescomplete.com）。
- 英国畸形学信息服务（www.uktis.org）。
- TOXBASE（www.toxbase.org）。
- MotherToBaby（www.mothertobaby.org）。
- Drugs in Pregnancy and Lactation，11th ed.G.G.Briggs，R.K.Freeman，C.V.Towers，A.B.Forinash。
- Micromedex（www.micromedexsolutions.com）。

三、一问一答

问题 1：我可以在接受 IVF 的同时继续服用草药吗？

回答 1：鼓励女性及其伴侣在接受辅助生殖技术期间停止服用草药，因为缺乏关于草药有效性和安全性的高质量数据。除此之外，未批准的草药可能会对患者的围术期护理和治疗结局产生负面影响。

问题 2：我正在服用治疗慢性疾病的药物，这会对我的 IVF 结局产生影响吗？

回答 2：服用慢性病药物的女性应该接受风险评估，通常由其全科医生进行，以确定是否有必要转诊到孕前专科诊所。虽然患者通常能够继续孕前用药或改用对妊娠影响小的替代药物，但仍需要专家来评估妊娠对病情的潜在影响及病情对妊娠的影响。

问题 3：妊娠期间是不是最好不要服用任何药物？

回答 3：有可能的话，所有参与妊娠女性诊治的临床医生都应定期评估妊娠期间继续用药的必要性。另外，患有复杂疾病（如炎症性肠病、哮喘、肾脏疾病、器官移植）的妊娠女性应该在具有多学科会诊能力的三级转诊医院随访，以得到最优化的治疗，并将疾病对胎儿生长发育的影响降到最小。

参考文献

[1] Wilson JG, Warkany, J. The history of organized teratology in North America. *Teratology.* 1985;31(2):285–96.

[2] Fraser FC. Drug-induced teratogenesis. *Can Med Assoc J.* 1962;87:683–4.

[3] Hale F. Pigs born without eye balls. *Journal of Heredity.* 1933;24(3):105–106.

[4] Lenz W, Knapp. K. Thalidomide embryopathy. *Arch Environ Health.* 1962;5:100–5.

[5] Lowe S. Prescribing in pregnancy. *Obstet Med.* 2016;9(1):3.

[6] Hardy JR et al. Safety of medications prescribed before and during early pregnancy in a cohort of 81,975 mothers from the UK General Practice Research Database. *Pharmacoepidemiol Drug Saf.* 2006;15(8):555–64.

[7] Gagne JJ et al. Prescription drug use during pregnancy: a population-based study in Regione Emilia-Romagna, Italy. *Eur J Clin Pharmacol.* 2008;64(11):1125–32.

[8] Engeland A et al. Trends in prescription drug use during pregnancy and postpartum in Norway, 2005 to 2015. *Pharmacoepidemiol Drug Saf.* 2018;27(9):995–1004.

[9] Irvine L et al. Drugs dispensed in primary care during pregnancy: a record-linkage analysis in Tayside, Scotland. *Drug Saf.* 2010;33(7):593–604.

[10] van Gelder MM et al. Drugs associated with teratogenic mechanisms. Part I: dispensing rates among pregnant women in the Netherlands, 1998–2009. *Hum Reprod.* 2014;29(1):161–7.

[11] Mitchell AA et al. Medication use during pregnancy, with particular focus on prescription drugs:1976–2008. *American Journal of Obstetrics and Gynecology.* 2011;205(1):51. e1–51.e518.

[12] Tinker SC et al. Challenges in studying modifiable risk factors for birth defects. *Curr Epidemiol Rep.* 2015;2(1):23–30.

[13] Dillon P et al. Prevalence of prescribing in pregnancy using the Irish primary care research network: a pilot study. *BMC Pregnancy Childbirth.* 2015;15:67.

[14] Adam MP, Polifka JE, Friedman JM. Evolving knowledge of the teratogenicity of medications in human pregnancy. *Am J Med Genet C Semin Med Genet.* 2011;157C(3):175–82.

[15] Daw JR et al. Prescription drug use during pregnancy in developed countries: a systematic review. *Pharmacoepidemiol Drug Saf.* 2011;20(9):895–902.

[16] Demailly R et al. Prescription drug use during pregnancy in France: a study from the national health insurance permanent sample. *Pharmacoepidemiol Drug Saf.* 2017;26(9):1126–1134.

[17] McCormack SA, Best BM. Obstetric pharmacokinetic dosing studies are urgently needed. *Front Pediatr.* 2014;2:9.

[18] van der Graaf R et al. Fair inclusion of pregnant women in clinical trials: an integrated scientific and ethical approach. *Trials.* 2018;19(1):78.

[19] HHS, FDA. Content and format of labeling for human prescription drug and biological products; requirements for pregnancy and lactation labeling. Final rule. *Fed Regist.* 2014;79(233):72063–103.

[20] Pernia S, GDeMaagd G. The new pregnancy and lactation labeling rule. *PT.* 2016;41(11):713–5.

[21] British National Formulary, Number 78 (BNF 78), September 2019–March 2020. 2019.

[22] Buhimschi CS, Weiner CP. Medications in pregnancy and lactation: part 1. Teratology. *Obstet Gynecol.* 2009;113(1):166–88.

[23] Cragan JD et al. Ensuring the safe and effective use of medications during pregnancy: planning and prevention through preconception care. *Matern Child Health J.* 2006;10(5 Suppl):S129–35.

[24] Nelson-Piercy C. *Handbook of obstetric medicine*. Boca Raton, FL: CRC Press.

[25] Henderson E, Mackillop L. Prescribing in pregnancy and during breast feeding: using principles in clinical practice. *Postgrad Med J*. 2011;87(1027):349–54.

[26] Bramham K et al. Chronic hypertension and pregnancy outcomes: systematic review and meta-analysis. *BMJ*. 2014;348:g2301.

[27] Mills JL. Malformations in infants of diabetic mothers. *Birth Defects Res A Clin Mol Teratol*. 2010;88(10):769–78.

[28] Tomson T, Xue H, Battino D. Major congenital malformations in children of women with epilepsy. *Seizure*. 2015;28:46–50.

[29] Genuis SJ, Genuis RA. Preconception care: a new standard of care within maternal health services. *Biomed Res Int*. 2016;2016:6150976.

[30] Lassi ZS et al. Preconception care: screening and management of chronic disease and promoting psychological health. *Reprod Health*. 2014;11 Suppl 3:S5.

[31] Ethics Committee of the American Society for Reproductive Medicine. Electronic address, A.A.O. and M. Ethics Committee of the American Society for Reproductive, Provision of fertility services for women at increased risk of complications during fertility treatment or pregnancy: an Ethics Committee opinion. *Fertil Steril*. 2016;106(6):1319–23.

[32] Bisson DL et al. Antenatal and postnatal analgesia: scientific impact paper no. 59. *BJOG*. 2019;126(4):e114–24.

[33] Soh MC, MacKillop L. Biologics in pregnancy–for the obstetrician. *Obstet Gynaecol*. 2016;18(1):25–32.

[34] Usadi RS, Merriam KS. On-label and off-label drug use in the treatment of female infertility. *Fertil Steril*. 2015;103(3):583–94.

[35] Wise J. Show patients evidence for treatment "add-ons,"

fertility clinics are told. *BMJ*. 2019;364:1226.

[36] Zhang T, et al. Successful treatment with intrauterine delivery of dexamethasone for repeated implantation failure. *Am J Reprod Immunol*. 2017;78(6).

[37] Salek FS, Bigos KL, Kroboth PD. The influence of hormones and pharmaceutical agents on DHEA and DHEA-S concentrations: a review of clinical studies. *J Clin Pharmacol*. 2002;42(3):247–66.

[38] Martini AE, et al. Evaluating the utility of intralipid infusion to improve live birth rates in patients with recurrent pregnancy loss or recurrent implantation failure. *J Hum Reprod Sci*. 2018;11(3):261–268.

[39] Tilburt JC, Kaptchuk TJ. Herbal medicine research and global health: an ethical analysis. *Bull World Health Organ*. 2008;86(8):594–9.

[40] Smith JF, et al. The use of complementary and alternative fertility treatment in couples seeking fertility care: data from a prospective cohort in the United States. *Fertil Steril*. 2010. 93(7):2169–74.

[41] Shannon J, et al. Usage of herbal medications in patients undergoing IVF treatment in an Irish infertility treatment unit. *Ir J Med Sci*. 2010;179(1):63–5.

[42] Cao H, et al. Can Chinese herbal medicine improve outcomes of in vitro fertilization? A systematic review and meta-analysis of randomized controlled trials. *PLoS One*. 2013;8(12):e81650.

[43] Wong A, Townley SA. Herbal medicines and anaesthesia. *Cont Ed in Anaesth Criti Care Pain*. 2010;11(1):14–7.

[44] Kam PC, Barnett DW, Douglas ID. Herbal medicines and pregnancy: A narrative review and anaesthetic considerations. *Anaesth Intensive Care*. 2019. 47(3):226–34.

第 8 章 血栓性疾病

The patient with thrombophilia

Yorain Sri Ranjan　Ying C. Cheong　著

梁 靓 杨 蕊 译　李 蓉 校

> 病例：一名 35 岁的律师，因不明原因不孕 3 年接受 IVF 治疗。在她 22 岁服用口服避孕药期间曾患有深静脉血栓形成（deep venous thrombosis，DVT），所有血栓形成倾向的调查均是阴性，健康状态良好，体重指数（body mass index，BMI）为 35，不吸烟，仅社交场合饮酒。她的丈夫 34 岁，健康状态良好，精液分析正常。夫妻双方前来咨询 IVF 治疗，但对既往深静脉血栓形成相关的风险有顾虑。

一、背景

血栓栓塞是 IVF 中卵巢刺激的罕见并发症，据统计，发病率为每 10 万个周期 1.6 个[1]。文献中报道的大部分血栓栓塞病例与血栓栓塞性疾病危险因素的存在相关[2]。2017 年的一项系统性分析显示，IVF 后，无论是否发生卵巢过度刺激综合征（ovarian hyperstimulation syndrome，OHSS），患者妊娠期静脉血栓栓塞（venous thromboembolism，VTE）的概率为 0.8‰~25‰（自然妊娠为 0.17‰~2.5‰）[3]。然而，患有卵巢过度刺激综合征的新鲜周期胚胎移植受孕的女性，与自然妊娠相比，孕早期患静脉血栓栓塞的风险增加 100 倍[4]。因此，识别出血栓栓塞高危的女性十分重要，以便提供适当的咨询和治疗，并在必要时采取预防措施。静脉血栓形成是一种潜在严重疾病，常常引起血栓形成后综合征，发展为慢性疾病。由于接受 IVF 的女性通常年轻且活跃，这可能会在今后很多年困扰她们的生活。

静脉血栓形成的发病机制复杂，迄今尚未完全阐明。卵巢刺激导致的高雌激素状态，被认为与高凝状态和深静脉血栓形成风险的增加相关。然而，近期一些研究表明，IVF 治疗期间凝血功能变化不大[5, 6]。服用雌激素含量高的口服避孕药可能引起凝血功能异常，近期研究显示卵巢刺激引起的高雌激素状态与之不同，并不显著增加血栓形成的风险。在降调节和黄体支持期，血浆抗凝蛋白水平的变化可以忽略不计。在 IVF 过程中，唯一可能发生显著变化的凝血指标是活化蛋白 C 抵抗；活化蛋白 C 抵抗患者的卵巢刺激过程中血栓形成风险增高。静脉注射人绒毛膜促性腺激素（human chorionic gonadotropin, hCG）后血栓前状态最为显著。注射 hCG 后，纤维蛋白原和凝血因子 Ⅱ、Ⅴ、Ⅶ、Ⅷ和Ⅸ的水平升高。在一项研究中，研究人员观察到凝血级联系统在 hCG 注射后 2 天内被激活，注射 hCG 后第 8 天达到高峰[7]，如果成功妊娠会持续 3 周以上。在卵巢刺激后 VTE 发病机制中起主要作用的是人绒毛膜促性腺激素，而不是雌二醇，因临床证据表明，在使用雌二醇的冻融胚胎周期中，VTE 的风险与自然妊娠相当[4]。

所有接受 IVF 治疗的患者均需单独评估血栓事件发生的风险（表 8-1）[8]。

表 8-1　静脉血栓栓塞症（VTE）的危险因素[8]

危险因素
家族史
• 既往静脉或动脉血栓栓塞史
• 肥胖（体重指数≥30kg/m²）
• 静脉曲张
• 既往或目前静脉吸毒
• ＞35 岁
• 产次≥3 次
• 吸烟
• 卵巢过度刺激综合征
• 脱水
• 制动
• 长期卧床
• 长途旅行
• 内科疾病：感染、癌症、心力衰竭、活动性系统性红斑狼疮、炎症性肠病、镰状细胞病、1 型糖尿病合并肾病、肾病综合征等
遗传性易栓症
• 凝血因子V Leiden 杂合突变（OR=9.20，95%CI 5.44～12.70）
• 凝血因子V Leiden 纯合突变（OR=34.40，95%CI 9.86～120.05）
• 抗凝血酶缺乏（OR=4.69，95%CI 1.30～16.96）
• 蛋白 C 缺乏（OR=4.76，95%CI 2.15～10.57）
• 凝血酶原 *G20210A* 杂合突变（OR=6.80，95%CI 2.46～19.77）
• 凝血酶原 *G20210A* 纯合突变（OR=26.36，95%CI 1.24～559.29）
• ≥1 个一级亲属 VTE 家族史（OR=2.70，95%CI 1.80～3.80）
获得性易栓症
• 狼疮抗凝物
• 抗心磷脂抗体

二、血栓性疾病

（一）遗传性易栓症

15%～25% 的高加索人种有血栓形成的危险因素。遗传性易栓症包括内源性抗凝血物质、抗凝血酶、蛋白 C 和蛋白 S 的缺乏，以及凝血因子V Leiden 和凝血酶原 *G20210A* 及亚甲基四氢叶酸还原酶（methylene tetrahydro-folate reductase，MTHFR）基因的不耐热（*C677T*）变异等基因突变。这些血栓形成的患病率是不同的，有明显的种族差异。例如，2%～7% 的西欧人是凝血因子V Leiden 和凝血酶原 *G20210A* 的杂合突变，而中国人的这一比例不到 1%。

（二）获得性血栓症

抗磷脂综合征是最常见的获得性血栓症，与反复流产和病理妊娠增加有关。如果框 8-1 中所示的临床标准和实验室标准中至少有一项存在，则表示存在抗磷脂综合征[9]。

框 8-1　抗磷脂综合征诊断的临床和实验室标准
临床标准 • 血栓形成：任何器官 / 组织发生的 1 次或 1 次以上动、静脉或小血管血栓形成（浅表静脉血栓不作诊断指标）；必须有客观证据（如影像学、组织病理学等）；组织病理学如有血栓形成，必须是血栓部位的血管壁无血管炎表现 • 病理妊娠 　- 1 次或多次无法解释的形态学正常的胎龄≥10 周的胎儿死亡，必须经超声检查或对胎儿直接体格检查表明胎儿形态学正常 　- 在妊娠 34 周前，因以下情况所致 1 次或多次形态正常的新生儿早产：①重度子痫或重度先兆子痫；②严重胎盘功能不全 　- 连续 3 次或 3 次以上无法解释的胎龄＜10 周的自然流产，需排除母亲生殖系统解剖异常或激素水平异常，或者母亲或父亲染色体异常等因素 **实验室标准** • 狼疮抗凝物阳性：需按照国际血栓与止血学会修正的抗磷脂综合征分类标准（2006 版），在血浆中测得狼疮抗凝物至少 2 次，每次间隔至少 12 周 • 采用标准化的 ELISA 法检测血清或血浆中的抗心磷脂抗体：IgG/IgM 型中高滴度阳性（aCL-IgG 抗体＞40GPL，aCL-IgG 抗体＞40MPL，或滴度大于第 99 百分位数），至少 2 次检测，每次间隔至少 12 周 • 采用标准化的 ELISA 法检测血清或血浆中的抗 β_2 糖蛋白 I（β_2GP I）抗体：IgG/IgM 型阳性（滴度大于第 99 百分位数），至少 2 次检测，每次间隔至少 12 周

三、管理策略

目前没有证据支持需要在妊娠期或 IVF 前常规筛查易栓症以预防静脉血栓栓塞的发生[10]。然而，对于有复发性流产史，或者有静脉血栓栓塞个人或家族史的女性，应考虑进行易栓症筛查。对于易栓症与卵巢过度刺激综合征之间的关系是有争议的。根据一项研究，卵巢过度刺激综合征的女性易栓症的发生风险增加[11]，这被认为是对在接受卵巢刺激之前有家族史或个人血栓史的女性和卵巢过度刺激综合征的女性筛查易栓症的另一个原因。然而，另一项研究显示，重度卵巢过度刺激综合征的女性易栓症发生率并未增加。因此，目前筛查的临床和成本效益尚未明确[12]。

易栓症的筛查包括以下内容。

• 血浆抗凝血酶。

• 蛋白 S 和蛋白 C。

• 抗磷脂抗体。

• 因子 V Leiden 突变。

• MTHFR *C677T*。

对有过一次静脉血栓栓塞症女性的处理一直存在争议，但来自妊娠相关的研究数据可能会指导

IVF 的治疗。对于既往发生过与妊娠或口服避孕药使用无关的静脉血栓栓塞症，目前无易栓症或其他高危因素的女性，预防血栓并不是必需的[13]。然而，对于既往有静脉血栓栓塞症、潜在易栓症的女性，或者静脉血栓栓塞症与妊娠或口服避孕药相关，或者存在其他危险因素，应考虑使用药物预防。这点需在病历中有记录。

在控制性卵巢刺激期间，当血栓形成的风险很低时，预防治疗是不必要的[14]。鉴于在 hCG 注射日之前静脉血栓栓塞症的罕见性，以及取卵可能导致腹腔内出血的潜在风险增加，医疗性血栓预防措施应推迟到取卵后。图 8-1 提供了一种可行的方法。如果控制性卵巢刺激期间同时使用血栓预防措施，可以在取卵前 24h 停用低分子肝素，并在手术 12h 后恢复使用[15]。

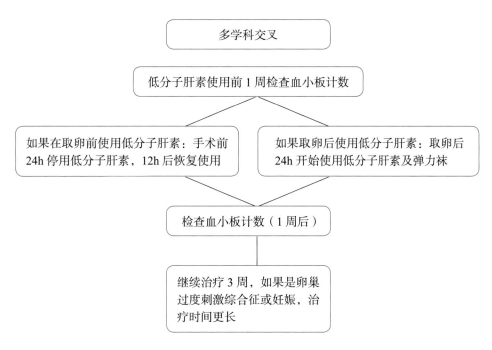

▲ 图 8-1　接受体外受精期间预防血栓措施方案

所有被诊断为中度至重度卵巢过度刺激综合征的患者，即使是门诊治疗的患者，也应接受预防血栓的治疗。综合考虑危险因素和妊娠与否，治疗的时长应进行个体化选择[8]。

四、IVF 后的随访

临床研究显示，IVF 后深静脉血栓形成常出现在 hCG 注射日后 5～10 周的早期妊娠中[16, 17]。为达到早发现、早治疗，随访涉及对高危患者实施预防措施的持续时间，以及临床监测的持续时间。文献报道显示，血栓形成倾向与卵巢过度刺激综合征相关，静脉血栓栓塞症可在 OHSS 缓解数周后出现。因此，延长预防的持续时间和增加警惕性是必要的[18]。2009 年的一项综述建议"对于发生中度至重度卵巢过度刺激综合征的患者血栓预防措施应持续至症状缓解 1～2 个月后"[19]。这种方法不仅被认为是安全的，而且被证明是节省成本的[20]。对于妊娠的患者，可能需要在整个妊娠期进行血栓预防措施。

　　此外，鉴于卵巢过度刺激综合征是 IVF 相关静脉血栓栓塞症的一个关键危险因素，应注意预防卵巢过度刺激综合征的发生，尤其是在高危患者中，可以采用的措施包括拮抗药周期[21]、温和刺激方案和使用促性腺激素释放激素激动药（gonadotropin releasing hormone agonists，GnRHa）代替 hCG 扳机。此外，全胚冷冻和自然周期（如果可能）冻融胚胎移植完全避免了外源性 hCG 的使用[22]。

　　许多报道的 IVF 后深静脉血栓形成发生在下肢以外的部位，但这可能是发表偏倚导致的[23]。颈静脉可能是一个相对频繁的部位，大多数与卵巢刺激相关[16]。应该强调的是，临床症状诊断深静脉血栓形成是高度不可靠的[24]。建议积极选用深静脉血栓形成的辅助检查，特别是在高危患者中。加压检查和彩色多普勒超声技术已被证明是诊断或排除深静脉血栓形成可靠的非侵入性手段，包括上肢和颈部静脉，而且很容易获得[25]。

重点

挑战

- 有血栓形成风险或易栓症的患者。

背景

- IVF 后发生深静脉血栓是一种罕见但可能危及生命的并发症。
- hCG 给药后，凝血和纤溶系统发生相当大的改变。
- 卵巢过度刺激综合征是所有接受 IVF 患者发生静脉血栓栓塞症的主要危险因素。

管理策略

- 所有进行 IVF 的患者在开始治疗前都应该进行个体风险评估。
- 对于既往血栓史、血栓家族史的女性，或患有卵巢过度刺激综合征的女性，应考虑筛查易栓症。
- 对于既往有深静脉血栓形成、发展为中度至重度卵巢过度刺激综合征及有易栓症的女性，应考虑采取血栓预防措施。此外，发生严重感染或制动的女性应接受血栓预防。
- 弹力袜和低分子肝素是一线血栓预防药物。
- 预防血栓通常应在取卵 24h 后开始，以减少出血性并发症的风险。这个过程应该在妊娠前 3 个月进行。在发现易栓症的情况下，应考虑在整个妊娠期间延长预防措施。

预防

- 采用正确的方法预防卵巢过度刺激综合征，特别是高危患者。

五、一问一答

问题 1：如果我在 IVF 过程中处于静脉血栓栓塞症的"高风险"，会向我推荐什么治疗方法？

回答 1：皮下注射低分子肝素是预防静脉血栓栓塞的首选治疗方法。该药剂量是根据体重计算的，每天使用。表 8-2 列出了常用低分子肝素的给药方案。

表 8-2　预防静脉血栓栓塞症时依诺肝素的给药方案 [8]

体　重	依诺肝素
<50kg	20mg/d
50～90kg	40mg/d
91～130kg	60mg/d*
131～170kg	80mg/d*
>170kg	0.6mg/(kg·d)*

*. 可以分 2 次给药

问题 2：我什么时候开始治疗？

回答 2：这将取决于就诊生殖中心的意见。处理可以在取卵后开始，甚至在更早的卵巢刺激过程中。如果是在取卵前开始的，则应在手术前 24h 内暂停。

问题 3：如果我在 IVF 期间出现深静脉血栓形成，该如何治疗？

回答 3：可以皮下注射低分子肝素治疗，剂量高于预防量，根据体重计算。

问题 4：这种治疗的风险是什么？

回答 4：使用低分子肝素在很大程度上是安全的。它有肝素诱发的血小板减少或骨质疏松症的发生风险低。患者也可能出现皮肤过敏反应，风险非常低 [8]。

参考文献

[1] Grandone E, Colaizzo D, Vergura P, Cappucci F, Vecchione G, Lo BA, et al. Age and homocysteine plasma levels are risk factors for thrombotic complications after ovarian stimulation. *Hum Reprod.* 2004;19(8):1796–9.

[2] Stewart JA, Hamilton PJ, Murdoch AP. (1997) Thromboembolic disease associated with ovarian stimulation and assisted conception techniques. *Hum Reprod.* 1997;12(10):2167–73.

[3] Sennstrom M, Rova K, Hellgren M, Hjertberg R, Nord E, Thurn L, et al. Thromboembolism and in vitro fertilization—a systematic review. *Acta Obstet Gynecol Scand.* 2017; 96:1045–52.

[4] Rova K, Passmark H, Lindqvist PG. Venous thromboembolism in relation to in vitro fertilization: an approach to determining the incidence and increase in risk in successful cycles. *Fertil Steril.* 2012;97(1):95–100.

[5] Lox C, Canez M, DeLeon F, Dorsett J, Prien S. Hyperestrogenism induced by menotropins alone or in conjunction with luprolide acetate in in vitro fertilization cycles: the impact on hemostasis. *Fertil Steril.* 1995;63(3):566–70.

[6] Lox C, Canez M, Prien S. The influence of hyperestrogenism during *in vitro* fertilization on the fibrinolytic mechanism. *Int J Fertil Womens Med.* 1998;43(1): 34–9.

[7] Kodama H, Fukuda J, Karube H, Matsui T, Shimizu Y, Tanaka T. Status of the coagulation and fibrinolytic systems in ovarian hyperstimulation syndrome. *Fertil Steril.* 1996; 66(3):417–24.

[8] Royal College of Obstetricians and Gynaecologists. Reducing the risk of venous thromboembolism during pregnancy and the puerperium. Green-top Guideline No. 37a. London;2015.

[9] Miyakis S, Lockshin MD, Atsumi T, Branch DW, Brey RL, Cervera R, et al. International consensus statement on an update of the classification criteria for definite antiphospholipid syndrome (APS). *J Thromb Haemost.* 2006;4(2): 295–306.

[10] Greer IA. Thrombosis in pregnancy: maternal and fetal issues. *Lancet.* 1999;353(9160):1258–65.

[11] Dulitzky M, Cohen SB, Inbal A, Seidman DS, Soriano D, Lidor A, et al. Increased prevalence of thrombophilia among women with severe ovarian hyperstimulation syndrome. *Fertil Steril.* 2002;77(3):463–7.

[12] Fábregues F, Tàssies D, Reverter JC, Carmona F, Ordinas A, Balasch J. Prevalence of thrombophilia in women with severe ovarian hyperstimulation syndrome and cost-effectiveness of screening. *Fertil Steril.* 2004;81:989–95.

[13] Greer IA. Thrombosis in pregnancy: maternal and fetal issues. *Lancet.* 1999;353(9160):1258–65.

[14] Ludwig M, Felberbaum RE, Diedrich K. Deep vein thrombosis during administration of HMG for ovarian stimulation. *Arch Gynecol Obstet.* 2000;263(3): 139–41.

[15] Yinon Y, Pauzner R, Dulitzky M, Elizur SE, Dor J, Shulman A. Safety of IVF under anticoagulant therapy in patients at risk for thrombo-embolic events. *Reprod Biomed Online.* 2006;12: 354–8.

[16] Arya R, Shehata HA, Patel RK, Sahu S, Rajasingam D, Harrington KF, et al. Internal jugular vein thrombosis after assisted conception therapy. *Br J Haematol.* 2001;115(1):153–5.

[17] Stewart JA, Hamilton PJ, Murdoch AP. Thromboembolic disease associated with ovarian stimulation and assisted conception techniques. *Hum Reprod.* 1997;12(10):2167–73.

[18] Rao AK, Chitkara U, Milki AA. A subclavian vein thrombosis following IVF and ovarian hyperstimulation syndrome: a case report. *Hum Reprod.* 2005;20:3307–12.

[19] Chan WS. The "ART" of thrombosis: a review of arterial and venous thrombosis in assisted reproductive technology. *Curr opin Obstet Gynecol.* 2009;21:207–18.

[20] Wormer KC, Jangda AA, El Sayed FA, Stewart KI, Mumford SL, Segars JH. Is thromboprophylaxis cost effective in ovarian hyperstimulation syndrome: A systematic review and cost analysis. *Eur J Obstet Gynecol Reprod Biol.* 2018;224:117–24.

[21] Al-Inany HG, Youssef MA, Aboulghar M, Broekmans F, Sterrenburg M, Smit J, et al. GnRH antagonists are safer than agonists: an update of a Cochrane review. *Hum Reprod Update.* 2011;17:435.

[22] Nelson SM. Venous thrombosis during assisted reproduction: Novel risk reduction strategies. *Thromb Res.* 2013;131 Suppl 1:S1–3.

[23] Grandone E, Di Micco PP, Villani M, Colaizzo D, Fernández-Capitán C, Del Toro J, et al. Venous thromboembolism in women undergoing assisted reproductive technologies: data from the RIETE registry. *Thromb Haemost.* 2018; 118(11):1962–8.

[24] Macklon NS. Diagnosis of deep venous thrombosis and pulmonary embolism. *Baillieres Clin Obstet Gynaecol.* 1997;11(3):463–77.

[25] Jesudason WV, Small M. Internal jugular vein thrombosis following ovarian hyperstimulation. *J Laryngol Otol.* 2003;117(3):222–3.

第 9 章　自身免疫性疾病患者
The patient with autoimmune disorders

Giulia Mariani　José Bellver　著

李　莉　龙晓宇　译　李　蓉　林　芸　校

病例：一名既往有 3 年系统性红斑狼疮（systemic lupus erthematosus，SLE）病史的 35 岁女性，因严重的男性因素，未避孕未孕 2 年，建议到生殖中心接受 ICSI 助孕。她的卵巢功能正常，最后一次活动性狼疮发作发生在 12 个月前，应用皮质类固醇治疗。在生殖中心，她没有接受任何 SLE 的治疗。在 28 岁时，患者因 "重度子痫前期、胎儿生长受限" 于妊娠 32 周剖宫产分娩一早产儿（与另一性伴侣）。产褥期深静脉血栓形成，应用肝素治疗。筛查血栓性指标，诊断为抗心磷脂抗体阳性。

一、背景

系统性红斑狼疮是一种慢性多系统自身免疫性疾病，发作和缓解过程高度多变[1]。其特点是产生自身抗体，并在各种器官中沉积免疫复合物，引起炎症反应和组织损伤[2]。SLE 在女性中更为多见，男女比例为 1 : 9，主要影响育龄期的年轻女性[3]。虽然该病的病因尚不完全清楚，但 SLE 女性的高患病率表明雌激素在其发病机制中起作用。一些 SLE 患者出现月经不规则[4]。抗凝血药或者更罕见的血小板减少症，可导致月经过多。下丘脑 – 垂体 – 卵巢（hypothalamic-pituitary-ovarian，HPO）轴功能障碍或狼疮性肾炎相关的高催乳素血症可导致闭经。永久性闭经也可由卵巢早衰、自身免疫或药物引起。尽管存在这些问题，轻度 SLE 女性的生殖功能与一般健康人群相当[5]。有 SLE 病史的患者卵巢储备正常。

治疗方法包括非甾体抗炎药、糖皮质激素和免疫抑制药等，旨在减少或阻止疾病进展和器官损害。环磷酰胺（CTX）是治疗严重疾病发作的首选药物，可因卵母细胞耗竭导致卵巢早衰[6]。CTX 的性腺毒性作用是永久性的，与累积剂量、暴露年龄和治疗时间有关。系统性红斑狼疮可能并发与其他自身免疫性疾病，如抗磷脂综合征（antiphospholipid syndrome，APS）。APS 是一种系统性获得性血栓性疾病，发生率为 40/10 万～50/10 万[7]。其特征是出现血栓和（或）产科并发症，并且存在抗磷脂抗体（antiphospholipid，aPL）[狼疮抗凝血药、抗心磷脂抗体（anticardiolipin antibodies，aCL）或抗 β_2 I 糖蛋白抗体][7]。诊断至少包括一项临床标准和一项实验室标准。aPL 的存在并不是导致生育能力下降的原因，因此不需要对不育患者常规筛查该抗体[8]。大约 40% 的 SLE 患者携带 aPL，aPL 已被证明是血管或产科不良事件的最有效的预测因子之一。在上述病历中，SLE 患者合并 aCL 阳性，严重的子痫前期和胎儿生长受限导致 <34 周的早产，以及产后血栓并发症。

二、管理策略

SLE 患者备孕前需要充分的孕前咨询，以评估疾病活动和药物及妊娠期用药。妊娠应在疾病稳定期进行，调整治疗方案使疾病缓解，或调整药物避免潜在的致畸作用。妊娠期间疾病控制良好会获得更好的母婴结局。然而，对于活动期 SLE 患者，建议推迟受孕直至达到临床缓解期或疾病稳定期至少 6 个月，这可能引起随着年龄增大导致的卵巢储备减少[9]。在上述病例中，促排卵应在最后一次狼疮发作后 12 个月开始。

通常用于不孕症治疗的药物并非 SLE 患者的禁忌药物。通常控制性卵巢刺激对合并 SLE 和（或）APS 的不孕症患者是安全的，尤其是对于病情稳定的患者。如果存在活动性 SLE、控制不良的高血压、心脏或肾脏疾病及之前发生过严重的血栓性事件，由于妊娠期间发生母体和胎儿并发症的概率高，不鼓励进行不孕症治疗[10]。

在接受促排卵治疗的 aPL 阳性女性中，强烈建议根据个体风险状况进行抗血栓治疗，以预防血管血栓形成[11]。

- 合并 aPL 和血栓疾病史的患者：从控制性卵巢刺激开始应接受治疗剂量的低分子肝素（low molecular weight heparin，LMWH）和小剂量阿司匹林（low dose aspirin，LDA）。
- 具有 aPL 但无血栓疾病史的女性：应在胚胎移植当天开始接受预防性低分子肝素，并结合小剂量阿司匹林[9]。

在所有情况下，低分子肝素应在取卵前 12~24h 停止，如果没有出现出血情况，则应在取卵 6~12h 后再次开始使用。小剂量阿司匹林应在取卵前 5~7 天停止，取卵后第 2 天恢复。根据 2017 年欧洲风湿病联盟（European League Against Rheumatism，EULAR）的建议，LDA 应在取卵前 3 天停止[9]。肝素和阿司匹林应维持到妊娠试验检测当天，妊娠后应继续使用[11]。

对于仅患有 SLE 而无 APS 的女性，不建议抗凝治疗，但应根据疾病活动考虑使用抗炎治疗（皮质类固醇、免疫抑制药），以防止 SLE 发作，尤其是在使用促性腺激素时和血清雌二醇水平升高时[12]。

每个患者的促排卵方案应因人而异，平衡安全性和风险性。SLE 患者，尤其是伴有 aPL 阳性的患者，更容易出现与激素刺激相关的并发症。雌激素在促排卵过程中达到峰值，增加血栓形成、卵巢过度刺激综合征和狼疮发作的风险。血栓并发症的发生率很低，通常与缺乏足够的预防性抗凝治疗有关。在促排卵过程中，主要涉及的雌激素是 17β- 雌二醇，其促凝作用比合成的低，雌激素只是暂时升高。不孕症治疗期间血栓形成的风险低于妊娠期，妊娠期雌激素比使用助孕药物时增加 10 倍。即使 OHSS 的发生风险与一般不孕症患者（3%~8%）中观察到的风险相当[13]，SLE 患者发生 OHSS 相关并发症的风险也较高。患有控制良好或静止性疾病的患者在不孕症治疗后的疾病恶化率似乎与患有 SLE 未进行促排卵者相当[10]。在上述病例中，在促排卵期间和之后使用抗凝血药（阿司匹林、肝素）可预防血栓并发症，应用皮质类固醇可控制狼疮活动。

由于血栓形成的风险增加，尤其是在 aPL 阳性的女性中，不鼓励使用口服避孕药进行助孕周期规划[14]。温和刺激方案、拮抗药方案、促性腺激素释放激素激动药作为扳机、应用低剂量人绒毛膜促性腺激素、全胚冷冻和单胚胎移植均是预防 OHSS 综合征的有效策略[11]。

SLE 和（或）APS 患者可在黄体期和妊娠期间服用孕激素。基于个体的血栓栓塞风险情况，孕

激素给药期间需要抗凝治疗（aPL 阳性）[9]。在预防血栓形成风险方面，非口服途径服用天然黄体酮
（progesterone，P）优于口服合成药物[11]。

三、妊娠和 SLE

妊娠期间必须进行严格的临床、血清学和实验室随访，以早期识别疾病发作或妊娠合并症的迹象。评估应包括体格检查，特别要注意血压监测，以及定期血液检查，包括血常规、肾和肝功能、尿常规、抗双链 DNA 和补体。此外，患有 SLE 和（或）APS 的孕妇，除了常规检查，还应在妊娠中期和晚期增加超声检查，以便早期发现胎儿生长受限和多普勒异常。对于抗 -Ro/SSA 阳性和（或）抗 -La/SSB 抗体阳性的患者，需要筛查胎儿超声心动图。与这些抗体相关的最严重并发症是完全性胎儿心脏传导阻滞（complete fetal heart block，CHB），约 2% 既往无 CHB 患者中发生这种情况。既往生育过的 CHB 患者的复发率为 16%，这些患者应在妊娠 16～26 周每周进行一次胎儿监护[15]。

SLE 患者妊娠期发生胎盘功能不全相关并发症的风险增加，包括流产、胎死宫内、高血压、子痫前期、宫内生长受限、低出生体重和早产[16]。

上述病例在促排卵前进行了详细的临床和实验室检查。由于她的血清学特征，aPL 阳性，以及既往的不良孕产史，该患者被认为有较高的并发症风险，在妊娠期和产褥期密切监测，这对预防 SLE 发作至关重要。

综上所述，如果 SLE 和（或）APS 患者的病情在临床上得到缓解，并给予充分的预防性抗凝或抗炎治疗，那么促排卵似乎是有效和安全的。只有在特定情况下，如活动性 SLE、肾衰竭、心脏病和既往血栓性疾病，才不鼓励不孕症治疗，因为妊娠期和产褥期母胎都有较高的并发症风险。

要点

挑战

- 伴或不伴 APS 的 SLE 患者的不孕症治疗。

背景

- SLE 主要影响育龄期的年轻女性。
- 大约 40% 的 SLE 女性 aPL 阳性。
- SLE 和 APS 都不是原发性不孕的原因。
- aPL 是血管或产科不良事件的危险因素。
- 在接受促排卵的 SLE 和（或）APS 女性中，母体并发症（狼疮发作、血栓形成）风险增加。

管理策略

- 微刺激。
- 根据个体风险状况进行联合治疗（抗凝、皮质类固醇、免疫抑制药）。
- 黄体支持，妊娠期间应用非口服途径天然黄体酮。

> **预防**
> - 狼疮发作至少 6 个月以后再考虑妊娠。
> - 避免 OHSS 和多胎妊娠。
> - 严格的妊娠监测，早期发现与胎盘功能不全相关的妊娠并发症。

四、一问一答

问题 1：SLE 会导致不孕吗？

回答 2：轻度 SLE 不是导致不孕的原因。然而，患有严重活动性疾病，尤其是狼疮性肾炎的患者，以及使用免疫抑制药的女性，生育力会降低。

问题 2：什么类型的 SLE 存在妊娠期并发症高风险？

回答 2：aPL 阳性 /APS、肾脏病或心脏病、肺动脉高压、不良孕产史、活动性狼疮、抗 Ro/La 抗体阳性和多胎妊娠的患者在妊娠期和产后出现并发症的风险增加。

问题 3：分娩后 SLE 并发症的风险降低了吗？

回答 3：没有，产褥期是 SLE 发作和血栓疾病发生的高危期。不仅在妊娠期，而且在产褥期也需要密切监测。

参考文献

[1] Stephenson JL, Shipman AR. The Systemic Lupus International Collaborating Clinics criteria have replaced the American College of Rheumatology guidelines for the diagnosis of systemic lupus erythematosus. *Clin Exp Dermatol.* 2014; 39(3): 431–2.

[2] Rúa-Figueroa Fernández de Larrinoa I. What is new in systemic lupus erythematosus. *Reumatol Clin.* 2015; 11(1): 27–32.

[3] Mackillop LH, Germain SJ, Nelson-Piercy C. Systemic lupus erythematosus. *BMJ.* 2007; 335: 933–6.

[4] Oktem O, Guzel Y, Aksoy S, Aydin E, Urman B. Ovarian function and reproductive outcomes of female patients with systemic lupus erythematosus and the strategies to preserve their fertility. *Obstet. Gynecol. Surv.* 2015; 70(3): 196–210.

[5] Gasparin AA, Souza L, Siebert M, Xavier RM, Chakr RM, Palominos PE, et al. Assessment of anti-Mullerian hormone levels in premenopausal patients with systemic lupus erythematosus. *Lupus.* 2016; 25: 227–232.

[6] Harward LE, Mitchell K, Pieper C, Copland S, Criscione-Schreiber LG, Clowse ME. The impact of cyclophosphamide on menstruation and pregnancy in women with rheumatologic disease. *Lupus.* 2013; 22: 81–86.

[7] Limper M, Scirè CA, Talarico R, Amoura Z, Avcin T, Basile M, et al. Antiphospholipid syndrome: state of the art on clinical practice guidelines. *Limper M. RMD Open.* 2018; 4(Suppl 1): e000785.

[8] Practice Committee of American Society for Reproductive Medicine. Anti-phospholipid antibodies do not affect IVF success. *Fertil. Steril.* 2008; 90: S172–S173.

[9] Andreoli L, Bertsias GK, Agmon-Levin N, Brown S, Cervera R, Costedoat-Chalumeau N. EULAR recommendations for women's health and the management of family planning, assisted reproduction, pregnancy and menopause in patients with systemic lupus erythematosus and/or antiphospholipid syndrome. *Ann. Rheum. Dis.* 2017; 76(3): 476–85.

[10] Guballa N, Sammaritano L, Schwartzman S, Buyon J, Lockshin MD. Ovulation induction and in vitro fertilization in systemic lupus erythematosus and antiphospholipid syndrome. *Arthritis Rheum.* 2000; 43(3): 550–6.

[11] Bellver J, Pellicer A. Ovarian stimulation for ovulation induction and in vitro fertilization in patients with systemic lupus erythematosus and antiphospholipid syndrome. *Fertil. Steril.* 2009; 92: 1803–10.

[12] Huong DLT, Wechsler B, Vauthier-Brouzes D, Duhaut P, Costedoat N, Lefebvre G, et al. Importance of planning ovulation induction therapy in systemic lupus erythematosus and antiphospholipid syndrome: a single center retrospective study of 21 cases and 114 cycles. *Semin. Arthritis Rheum.* 2002; 32: 174–88.

[13] Orquevaux P, Masseau A, Le Guern V, Gayet V, Vauthier D, Guettrot-Imbert G, et al. in vitro Fertilization in 37 Women with Systemic Lupus Erythematosus or Antiphospholipid Syndrome: A Series of 97 Procedures. *J. Rheumatol.* 2017; 44(5): 613–8.

[14] Petri M, Kim MY, Kalunian KC, Grossman J, Hahn BH, Sammaritano LR, et al. Combined oral contraceptives in women with systemic lupus erythematosus. *N. Engl. J. Med.* 2005; 353: 2550e2558.

[15] Brito-Zerón P, Izmirly PM, Ramos-Casals M, Buyon JP, Khamashta MA. The clinical spectrum of autoimmune congenital heart block. *Nat. Rev. Rheumatol.* 2015; 11: 301–12.

[16] Bundhun PK, Soogund MZ, Huang F. Impact of systemic lupus erythematosus on maternal and fetal outcomes following pregnancy: a meta-analysis of studies published between years 2001–2016. *J. Autoimmun.* 2017; 79: 17–27.

第 10 章　恶性肿瘤患者：生育力保存

The patient with malignant disease: fertility preservation

Arri Coomarasamy　Manal Elgendy　著

吕笑冬　张佳佳　译　　李　蓉　林　芸　校

病例 1：一名 32 岁女性被诊断为雌激素阳性的 2 期乳腺癌。其肿瘤团队的建议是肿瘤切除术、腋窝淋巴结清除、化疗及放疗。她结婚了但还没有孩子，这对夫妻希望保存生育力。

病例 2：一名 14 岁女孩被诊断患有急性髓系白血病。她在 11 岁月经初潮。她和她的父母有意愿保存她的生育力。

病例 3：一名 29 岁男性被诊断患有睾丸精原细胞瘤，为此医生建议他做右睾丸切除术，然后化疗。他没有孩子，也不愿失去生育力。他的精液分析是正常的。

一、背景

得益于肿瘤学近几十年来前所未有的进步，大多数年轻的癌症患者已经可以治愈或长期生存。例如，最常见的儿童恶性肿瘤白血病，80% 的患者预计可以治愈。因此，人们关注的问题不再仅仅是拯救生命，同时也要提高生活质量。在癌症患者和幸存者当中，生育相关的心理问题普遍存在，并且持续困扰着他们[1]，他们应有机会定期与生殖专家交流，探索能够获得生育力保存的各种方式。在育龄女性中最常见的癌症是乳腺癌，在该年龄段还会发生的肿瘤有白血病、淋巴瘤、黑色素瘤、宫颈癌和卵巢癌。癌症的类型、分期、生物学特征和患者因素影响着预后和治疗。治疗方法可以是手术、化疗、放疗和激素治疗中的一种或多种。化疗，尤其是与环磷酰胺等烷化剂一起使用时，对卵巢的原始卵泡有强毒性。化疗药物对卵巢储备的影响程度取决于所用药物种类、剂量、年龄和患者的基础卵巢储备水平。放疗，尤其是针对骨盆的放疗，可能会对患者卵巢储备产生不利影响。2019 年一篇关于癌症治疗对生育风险的综述表明，5～10Gy 的盆腔辐射会导致不孕症的风险增加 25%～75%，超过 10Gy 则会增加 75%[2]。诱发卵巢早衰和不孕症所需的辐射量随着年龄的增加而减少。哪怕低至 1Gy 的辐射也会增加提前绝经的风险[3]。

保持生育能力有两个关键：①尽量减少癌症治疗对生育力的影响；②提供保存配子、胚胎或生殖组织（如卵巢）的有效方法。

二、管理策略

对需要保留生育力的癌症患者的管理通常是复杂的；由于其复杂性和不确定性，需要多学科团队对患者，往往也包括伴侣进行详细的咨询，以下问题将需要由生殖专家进行评估。

- 病史：包括年龄、月经史、妊娠和生育意愿。
- 癌症：类型、部位、分期、预后和建议的治疗方案。
- 生育力保存所需要的时间。
- 患者的一般状况和既往史。
- 基础卵巢储备水平（抗米勒管激素和窦卵泡计数）。
- 生育力保存的费用。

表 10-1 给出了生育力保存的选择。

表 10-1 基于癌症发生时的性别和年龄进行的生育力保存的选择

分 组	生育力保存的选择	建 议
青春期前的女孩	• 腹腔镜下卵巢组织切除并冷冻保存，在需要生育时移植回体内	• 组织移植理论上有再引入肿瘤细胞的风险 • IVM 或许将来会成为一个可供选择的方案 • 未成年人的知情同意
青春期后的女孩	• COS、保存卵母细胞 • 卵巢组织冷冻保存，在需要生育时移植 • 化疗期间联合 GnRH 激动药治疗	• COS 会导致肿瘤治疗延迟
成年女性	• COS、保存卵母细胞或胚胎 • 卵巢组织冷冻保存，在需要生育时移植 • 化疗期间联合 GnRH 激动药治疗	• 形成胚胎需要精子 • 如果未来男方撤销协议，则女方不太可能使用胚胎
青春期前的男孩	• 没有既定的方案	• 试验性：干细胞提取，然后睾丸再生
青春期后的男孩	• 电刺激采精或手淫射精，精子库保存 • SSR，精子库保存	• 未成年人的知情同意
成年男性	• 射精后保存在精子库 • SSR，精子库保存（见第 91 章）	

COS. 控制性卵巢刺激；GnRH. 促性腺激素释放激素；IVM. 体外成熟；SSR. 手术取精

（一）卵巢组织冷冻保存

对于青春期前的女孩，或者急需在 2 周内进行治疗、不足以进行控制性卵巢刺激的恶性肿瘤患者，卵巢组织冷冻保存（ovarian tissue cryopreservation，OTC）可能是唯一的生育力保存方法。OTC 已经被用于在将来帮助女性获得排卵、妊娠及恢复内分泌功能[4]。据报道，截至 2017 年[5]，已有 130 多名通过卵巢组织移植后妊娠的婴儿出生，在许多国家，OTC 已经从试验转向一种更成熟的生育力保存方法[6, 7, 8]。然而，它应该只能由具有相关临床和实验室专业知识、设施和资格认证的专业中心提供，如英国获得许可的机构是人体组织管理局（Human Tissue Authority，HTA）。

　　一般来说，在日间腹腔镜手术中，切除每侧不超过 50% 的卵巢组织（图 10-1），然后将皮质组织切成厚度接近 1mm 的小块，进行冷冻保存[4]。如果女性患者在接受癌症治疗后绝经，她可以在决定尝试妊娠时进行卵巢皮质组织移植。

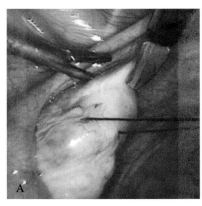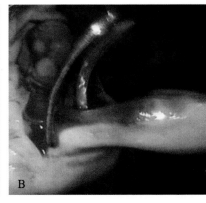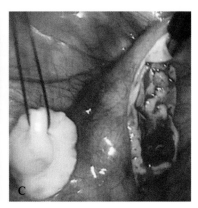

▲ 图 10-1　在腹腔镜下切除部分卵巢组织

A. 缝合以固定卵巢；B 和 C. 在不使用能量器械的情况下去除 1/3～1/2 的卵巢皮质（图片由 Mr.Yousri Afifi，Birmingham Women's Hospital，Birmingham，UK 提供）

　　理论上，组织移植有重新引入肿瘤细胞的风险。这种风险可以通过未成熟卵母细胞体外成熟（in vitro maturation，IVM）技术避免。2020 年报道了第 1 例恶性肿瘤女性患者通过 IVM 助孕获得活产[9]，这将使 IVM 成为生育力保存的一个重要方法。尽管如此，近期一份对所有同行评议后发表的关于女性接受卵巢组织移植报道的系统综述显示，没有证据证明冷冻保存的卵巢组织中的恶性细胞数量足以导致癌症复发。

（二）控制性卵巢刺激和卵母细胞或胚胎的冷冻保存

　　这是最成熟的女性生育力保存方法。然而，从治疗到取卵大约需要 2 周的时间。卵巢刺激可以在月经周期的任何阶段开始，这被称为随机启动方案（图 10-2）；但是，如果它是在卵泡晚期或黄体期开始的，需要关注以下要点。

- 仅使用卵泡刺激素制剂，而不是人类绝经期促性腺激素（human menopausal gonadotropin，hMG），因为它含有人绒毛膜促性腺激素，具有黄体生成素活性（可诱导卵泡黄素化）。
- 促性腺激素释放激素（gonadotropin releasing hormone，GnRH）拮抗药与 FSH 同时开始注射（如果在卵泡晚期开始，防止黄素化；如果黄体期开始，则诱导黄体溶解）。
- 除非有禁忌，应当用 GnRH 激动药来诱导卵泡最终成熟，因为它可以显著降低卵巢过度刺激综合征[10] 的风险。GnRH 激动药扳机在激素依赖性乳腺癌患者中还有一项附加价值，即它降低了扳机后黄体期的雌激素水平，并对获取的成熟卵母细胞数量没有负面影响（见第 51 章）[11]。

　　对于病例 1 和病例 2 中的患者，应向她们建议控制性卵巢刺激和卵母细胞提取，只要可以接受推迟 2 周左右的肿瘤治疗时间。对于病例 1 中的女性，应提供卵母细胞和（或）胚胎的冷冻保存的选择。然而，如果冷冻保存胚胎，她就需要面临一旦伴侣中途不同意使用胚胎，她也无法使用胚胎

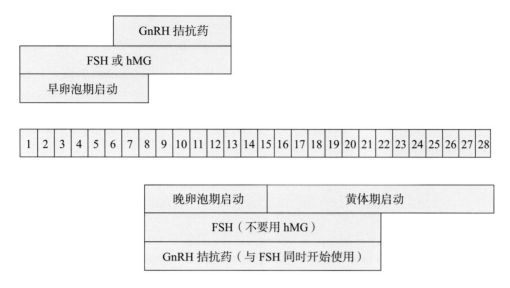

▲ 图 10-2　在不同月经周期的控制性卵巢刺激

FSH. 卵泡刺激素；GnRH. 促性腺激素释放激素；hMG. 人类绝经期促性腺激素

的风险（见第 108 章）。应对这种风险的一种方法是将获取的卵母细胞分成两份，一份形成胚胎进行冷冻保存，另一份作为卵母细胞进行冷冻保存；或者，也有女性会决定冷冻所有卵母细胞，而不是用她伴侣的精子形成任何胚胎。对于病例 1 中的女性还有两个问题值得考虑。

1. 由于她患有雌激素受体阳性乳腺癌，建议从第 2 天开始，每天同时服用 5mg 来曲唑，并持续使用整个促排卵周期，因为它可以降低雌二醇峰值的浓度，而不显著降低获卵数（见第 51 章）[12]。

2. 妊娠后雌激素水平会非常高[13]。

对于病例 2 中的女孩，应提供卵母细胞冷冻保存。卵母细胞冷冻保存的成功率提高，玻璃化冷冻技术的使用改善了最终结局，使得冻卵 IVF 的妊娠率与新鲜卵母细胞[14]的妊娠率相似。没有证据表明使用冻卵出生的婴儿患先天畸形[15]的风险增加。

（三）在化疗期间联合使用 GnRHa

在化疗期间同时使用 GnRHa 可以保护卵巢储备和生育能力。一种假说认为 GnRHa 可能通过关闭下丘脑 – 垂体 – 卵巢轴来保护卵巢，从而模拟青春期前的状态，此时卵巢可能不太容易受到化疗[16]的影响。另一种假说是，GnRHa 可能通过减少卵巢血流来提供保护，从而导致到达卵泡[16]的化疗药物剂量减少。关于化疗期间联合使用 GnRHa 治疗效果的多个研究结果尚存矛盾[16-19]。然而，2019 年一项循证医学综述得出结论，根据月经的维持和恢复、化疗相关的卵巢早衰和排卵，GnRHa 似乎对化疗期间保护卵巢是有效的。然而，其保护生育力的证据不足，需要进一步的研究[20]。在有更多证据之后，在化疗期间为女性提供 GnRHa 治疗将更加合理。

（四）精子库

男性育龄期最常见的癌症是白血病、霍奇金淋巴瘤和睾丸生殖细胞肿瘤[21]。男性如果患有生殖细胞肿瘤，则精液分析可能会出现异常。此外，有证据表明，即使在霍奇金淋巴瘤和睾丸癌[13]患者开始肿瘤治疗之前，精子 DNA 的完整性也已经受到影响。化疗药物，特别是烷基化药物（如环磷酰胺），具有严重的生殖毒性。放疗，即使是低剂量，也对精子[13]有毒性。因此，应该建议病例 3 中的男性储存精子。不能取精的睾丸癌患者或无精子症患者可以进行手术获取精子（见第 91 章）。

要点

挑战

- 癌症患者的生育力保存。

背景

- 许多年轻的癌症患者有良好的生存预后，应及时转诊以探讨其生育力保存的时机。
- 化疗对卵巢功能和生育力的影响取决于所使用的药物种类、剂量、治疗时间、患者年龄和卵巢基础储备。
- 放疗，特别是针对骨盆的放疗，会影响生育能力。

管理策略

- 多学科团队共同处理。
- 保留生育力的方式选择将取决于患者的发育阶段、基础卵巢储备、可以进行生育力保存的时间及患者是否与能够提供精子创造胚胎的伴侣保持稳定的关系。
- 生育能力保存方案如下。
  - 青春期前女孩：卵巢组织冷冻保存。
  - 青春期后女孩：控制性卵巢刺激和卵母细胞储存，卵巢组织冷冻保存，化疗期间联合使用 GnRHa。
  - 成年女性：控制性卵巢刺激及胚胎和（或）卵母细胞储存，卵巢组织冷冻保存，化疗期间联合 GnRHa 治疗。
  - 青春期前男孩：没有确定的选择。
  - 青春期后男孩：精子库（精子来自手淫、电刺激射精或手术取精）。
  - 成年男性：精子库。
- 卵巢组织冷冻保存和移植：通常需要切除冷冻保存的组织不超过卵巢的 50%，储存和移植应在专业机构中进行。
- COS：大约需要 2 周的治疗时间才能完成取卵。COS 可以在月经周期的任何阶段进行。然而，如果在晚卵泡期或黄体期开始，则仅能使用 FSH（而不是 hMG），并在 FSH 注射的同时注射 GnRH 拮抗药。
- 对于雌激素受体阳性癌症的女性，可以考虑在卵巢刺激期间使用抗雌激素药物（如来曲唑或他莫昔芬），以避免妊娠导致的体内高雌激素水平。
- GnRHa 似乎在化疗过程中对卵巢有一定的保护作用。因此，在化疗期间给予女性 GnRHa 治疗是合理的。然而，其保护生育力的证据不足，需要进一步的研究。

第 10 章　恶性肿瘤患者：生育力保存
The patient with malignant disease: fertility preservation

三、一问一答

问题 1：我如何发现癌症治疗对我的生育能力的影响？如果我不去保存生育力，我的选择有什么？

回答 1：我们可以在癌症治疗完成后至少 6 个月做生育力检查，以评估您的卵巢储备。应该记住的是，卵巢通常需要超过 6 个月才能恢复功能。卵巢功能将取决于年龄、癌症治疗前的卵巢储备水平和所接受的癌症治疗。根据您的生育能力，您可以选择自然受孕、促排卵、IVF、赠卵或胚胎治疗。

问题 2：通过冷冻保存卵母细胞的妊娠概率如何？

回答 2：根据现有证据，玻璃化冷冻后解冻的每个卵母细胞的活产率预计为 4%。因此，需要储存多个卵细胞以期给患者一个尚可的妊娠机会。然而，与年轻女性[22, 23, 24] 相比，高龄女性需要冷冻保存更多的卵母细胞才能实现活产[22, 23, 24]。

问题 3：我的胚胎可以储存多长时间？储存时间是否会影响成功率？

回答 3：在英国，胚胎的标准储存期为 10 年；然而，在某些情况下，这可以延长到 55 年。现有数据显示，存储时间对成功率[25] 没有负面影响。

问题 4：我进行了盆腔放疗，我能做些什么来减少它对我生育力的影响？

回答 4：通过微创手术（卵巢移位 / 卵巢固定术）[26]，将卵巢移出辐射区域，可以保护卵巢免受辐射损伤。卵巢固定术[27, 28] 后有自然妊娠或 IVF 治疗后妊娠的报道。

问题 5：通过 OTC 获得子代存在健康问题吗？

回答 5：从现有的证据来看，OTC 似乎不太可能影响[8] 通过此方法出生的儿童的健康。

参考文献

[1] Logan S, Perz J, Ussher JM, Peate M, Anazodo A. Systematic review of fertility-related psychological distress in cancer patients: Informing on an improved model of care. *Psychooncology.* 2019;28(1):22–30.

[2] Poorvu PD, Frazier AL, Feraco AM, Manley PE, Ginsburg ES, Laufer MR, LaCasce, AS, Diller LR, Partridge AH. Cancer treatmentrelated infertility: a critical review of evidence. *JNCI Cancer Spectrum.* 2019;3(1).

[3] Chemaitilly W, Mertens AC, Mitby P, Whitton J, Stovall M, Yasui Y, Robison L, Sklar CA. Acute ovarian failure in the childhood cancer survivor study. *J Clin Endocrinol Metab.*

2006;91(5):1723–28.

[4] Andersen CY, Mamsen LS, Kristensen SG. Fertility preservation, freezing of ovarian tissue and clinical opportunities. *Reproduction.* 2019;158:27–34.

[5] Donnez J, Dolmans MM. Fertility preservation in women. *N Engl J Med.* 2017;377(17): 1657–65.

[6] Beckmann MW et al. Concept paper on the technique of cryopreservation, removal and transplantation of ovarian tissue for fertility preservation. *Geburtshilfe Frauenheilkd.* 2019;79(1):53–62.

[7] Lotz L, Dittrich R, Hoffmann I, Beckmann MW. Ovarian tissue transplantation: experience from Germany and worldwide

efficacy. *Clin Med Insights: Reprod Health.* 2019;(13):1–8.

[8] Gellert SE, Pors SE, Kristensen SG. Transplantation of frozen-thawed ovarian tissue: an update on worldwide activity published in peer-reviewed papers and on the Danish cohort. *J Assist Reprod Genet.* 2018;35(4):561–70.

[9] Grynberg M, Mayeur L, Hesters L, Gallot V, Frydman N. First birth achieved after fertility preservation using vitrification of in vitro matured oocytes in a woman with breast cancer. *Annals of Oncology.* 2020;31 (4):541–2.

[10] Youssef M, Van Der Veen F, Al-Inany Mochtar M, Griesinger G, Mohesen M, Aboulfoutouh I, van Wely M. Gonadotropinreleasing hormone agonist versus hcg for oocyte triggering in antagonist-assisted reproductive technology. *Cochrane Database Syst Rev.* 2014;31(10).

[11] Oktay K, Turkcuoglu I, Rodriguez-Wallberg KA. GnRH agonist trigger for women with breast cancer undergoing fertility preservation by aromatase inhibitor/FSH stimulation. *Reprod Biomed.* 2010;20(6):783–8.

[12] Rodgers RJ, Reid GD, Koch J, Deans R, Ledger WL, Friedlander M, Gilchrist RB, Walters KA, Abbott JA. The safety and efficacy of controlled ovarian hyperstimulation for fertility preservation in women with early breast cancer: a systematic review. *Hum Reprod.* 2017;32(5):1033–45.

[13] Jeruss JS, Woodruff TK. Preservation of fertility in patients with cancer. *N Engl J Med.* 2009;360(9):902–11.

[14] Argyle CE, Harper JC, Davies MC. Oocyte cryopreservation: where are we now? *Hum Reprod Update.* 2016;22(4):440–9.

[15] Noyes N, Porcu E, Borini A. Over 900 oocyte cryopreservation babies born with no apparent increase in congenital anomalies. *Reprod Biomed Online.* 2009;18(6):769–76.

[16] Clowse ME, Behera MA, Anders CK, Copland S, Coffman CJ, Leppert PC, et al. Ovarian preservation by GnRH agonists during chemotherapy: a meta analysis. *J Womens Health (Larchmt).* 2009;18 (3):311–9.

[17] Ben-Aharon I, Gafter-Gvili A, Leibovici L, Stemmer SM. Pharmacological interventions for fertility preservation during chemotherapy: a systematic review and meta-analysis. *Breast Cancer Res Treat.* 2010;122(3):803–11.

[18] Blumenfeld Z, von Wolff M. GnRH-analogues and oral contraceptives for fertility preservation in women during chemotherapy. *Hum Reprod Update.* 2008;14(6):543–52.

[19] Beck-Fruchter R, Weiss A, Shalev E. GnRH agonist therapy as ovarian protectants in female patients undergoing chemotherapy: a review of the clinical data. *Hum Reprod Update.* 2008;14(6):553–61.

[20] Chen H, Xiao L, Li J, Cui L, Huang W. Adjuvant gonadotropin-releasing hormone analogues for the prevention of chemotherapy-induced premature ovarian failure in premenopausal women. *Cochrane Database of Syst Rev.* March 2019.

[21] Dohle GR. Male infertility in cancer patients: review of the literature. *Int J Urol.* 2010;17(4):327–31.

[22] Oktay K, Cil AP, Bang H. Efficiency of oocyte cryopreservation: a meta-analysis. *Fertil Steril.* 2006;86:70–80.

[23] The Practice Committee of the Society for Assisted Reproductive Technology and the Practice Committee of the American Society for Reproductive Medicine. Essential elements of informed consent for elective oocyte cryopresevation: a Practice Committee opinion. *Fertil Steril.* 2008;90:134–5.

[24] Goldman RH, Racowsky C, Farland LV, Munné S, Ribustello L, Fox JH. Predicting the likelihood of live birth for elective oocyte cryo- preservation: a counseling tool for physicians and patients. *Hum Reprod.* 2017;32:853–9.

[25] Aflatoonian N, Pourmasumi S, Aflatoonian A, Eftekhar M. Duration of storage does not influence pregnancy outcome in cryopreserved human embryos. *Iran J Reprod Med.* 2013;11(10):843–6.

[26] Turkgeldi L, Cutner A, Turkgeldi E, Al Chami A, Cassoni A, Macdonald N, Mould T, Nichol A, Olaitan A, Saridogan E. Laparoscopic ovarian transposition and ovariopexy for fertility preservation in patients treated with pelvic radiotherapy with or without chemotherapy. *Facts Views Vis Obgyn.* 2019;11(3):235–42.

[27] Terenziani M, Piva L, Meazza C, Gandola L, Cefalo G, Merola M. *Oophoropexy*: a relevant role in preservation of ovarian function after pelvic irradiation. *Fertil Steril.* 2009;91(3):15–6.

[28] Morice P, Thiam-Ba R, Castaigne D, Haie-Meder C, Gerbaulet A, Pautier P, Duvillard P, Michel G. Fertility results after ovarian transposition for pelvic malignancies treated by external irradiation or brachytherapy. *Hum Reprod.* 1998; 13(3):660–3.

第 11 章　心脏病患者

The patient with heart disease

Anna S. Herrey　Catherine Nelson-Piercy　著

邓　凤　杨　硕　译　　李　蓉　校

病例 1：一名 42 岁女性接受 IVF 治疗。她每天抽 20 根烟，患有慢性高血压病和 2 型糖尿病，通过饮食控制血糖。体重指数为 33kg/m²。她每天服用 1 次雷米普利 10mg 和辛伐他汀 20mg。由于她患缺血性心脏病的风险增加，建议她在接受不孕症治疗前进行相关检查。

病例 2：一名 27 岁患者与其伴侣一起咨询 IVF 治疗。她 2 年前因风湿性二尖瓣狭窄接受了机械二尖瓣置换术，目前服用华法林 7mg/d。她自诉运动耐受力正常。对她进行了充分的孕前咨询，包括抗凝血药的选择（维生素 K 拮抗药或低分子肝素和抗 X a 监测）；此外，她血栓栓塞和并发出血的风险高（直接口服抗凝血药对心脏机械瓣膜无效，并且为妊娠期禁用）。

病例 3：一名 53 岁女性，既往有乳腺癌化疗史和严重左心（left ventricular，LV）功能不全，现妊娠 14 周就诊于产科。她在另一个国家接受了赠卵 IVF 助孕，之前没有接受任何孕前咨询或心脏风险评估。医生建议她停止服用所有的心脏病药物，包括雷米普利和比索洛尔，告知她警惕左心室功能恶化、心律失常、心血管意外风险增加，以及胎儿预后不良的风险。她重新开始使用 β 受体阻滞药，并计划整个妊娠期持续服用（ACE 抑制药在妊娠期禁用，但哺乳期不禁用）。

一、背景

在西方国家，妊娠期心血管合并症占 1%～4%，仍然是孕产妇死亡的主要原因[1, 2]。妊娠和心脏病登记系统（Registry of Pregnancy and Cardiac Disease，ROPAC）显示，心脏结构异常显著增加了孕产妇患病率和死亡率[3]。妊娠期心脏负担增加，可能导致孕前已有的心血管疾病恶化，还可能诊断出之前未发现的心脏病。此外，越来越多的有多种心脏危险因素的高龄女性希望接受助孕治疗。这些女性应接受孕前咨询，包括咨询心脏病专家、产科医生或高危妊娠产科医生[1]。

二、管理策略

任何心血管疾病，只要会影响孕妇心脏排血量的增加和对血容量增加的耐受力，都可能导致妊娠期并发症。ROPAC 登记系统的数据显示，心脏结构异常显著增加孕产妇风险 [4]。因此，所有患心血管疾病的女性都应在计划妊娠前接受孕前咨询 [5]。辅助生殖技术可能会增加这类患者的风险，超促排卵会增加妊娠期血栓前状态的风险，尤其是对于有血栓性疾病风险的患者，如心脏机械瓣的患者、某些先天性和遗传性心脏疾病患者等。卵巢过度刺激综合征可导致显著的血容量变化，一些患心血管疾病的女性可能无法耐受。对所有患心血管疾病的女性进行助孕时，建议选择单胚胎移植。

根据欧洲妇科学会（European Society of Gynecology，ESG）的妊娠期心血管疾病管理指南（2018版），WHO 心功能分级Ⅳ级是 IVF 治疗禁忌证，对于心功能Ⅲ级和（或）接受抗凝治疗的女性，超促排卵的风险高，建议选择替代方案，如自然周期 IVF [6]。

（一）缺血性心脏病

一项关于妊娠期心肌梗死的 Meta 分析纳入了来自高收入国家的 66 470 100 名孕妇，发现妊娠期心肌梗死的总发病率为 3.34/10 万（95%CI 2.09～4.58），孕产妇死亡率约为 5% [7]。目前在英国，心血管疾病致死的孕妇中大约 1/4 是由心肌缺血导致的。随着肥胖、2 型糖尿病和高龄孕妇的增加，妊娠期急性冠状动脉综合征的发病率也随之上升，孕妇年龄每增加 1 岁，心肌梗死的风险增加20% [8]。因此，合并多种冠心病高危因素的女性，包括高血压、糖尿病、吸烟、血脂异常和高龄孕妇，应在接受 ART 治疗前进行心脏评估。

对于年轻孕产妇，需要高度警惕急性冠状动脉综合征（acute coronary syndrome，ACS）的诊断。与非妊娠期患者一样，患者常有胸痛、心悸和呼吸困难的病史。然而，症状也可能并不典型，可没有胸痛，而表现为头晕、恶心或上腹疼痛。没有冠状动脉缺血的孕妇，其心电图检查也常见 T 波倒置和 ST 段异常，给此类心电图结果的判断带来挑战。不过，ST 段抬高通常都是异常的，如果有肌钙蛋白水平升高，即使是合并子痫前期的孕妇，也应排查 ACS。治疗方法与非妊娠期患者相同。其并发症包括心律失常、心力衰竭、心源性休克和母儿死亡。

由于先天性心脏病（congenital heart disease，CHD）患者预后的改善，越来越多患先天性心脏病的女性达到生育年龄 [9, 10]。在大多数情况下，这些女性患者会在成人先天性心脏病专科获得个体化的孕前咨询。个体的风险取决于心脏疾病的种类和严重程度，一般来说，心脏病越严重，产科并发症的风险也越高。孕产妇风险主要取决于孕前心排血量和心功能分级，合并 CHD 的孕妇有发生心律失常的风险。发绀也影响子代结局，如果母亲的氧饱和度＜85%，活产率只有 12% [11]。早产和低出生体重是常见的并发症。

（二）心肌病

心血管疾病导致的孕妇死亡中，约 20% 归因于心肌病 [1]。肥厚型心肌病（hypertrophic cardiomyopathy，HCM）在规范的专科监护下通常耐受性很好，不是妊娠禁忌证。不过，25% 的

HCM 孕妇发生早产[12]。在扩张型心肌病（dilating forms of cardiomyopathy，DCM）患者中，妊娠可导致左心室功能严重恶化，孕前心功能 III 级或 IV 级和左心室射血分数＜40% 的患者预后不佳[13]。这些患者需要进行充分的孕前咨询，包括可能发生不可逆转的左心室功能恶化、孕产妇死亡和胎死宫内的风险。所有患有心肌病的女性都有发生心律失常的风险，有的可能比较严重（如 HCM 患者发生心房颤动或室性心动过速）。

（三）心脏瓣膜病

由于妊娠期心排血量和血容量增加，心脏瓣膜病可能发生失代偿。妊娠期心脏瓣膜病失代偿的表现与非妊娠期症状相似，包括心力衰竭和肺水肿。狭窄性瓣膜病患者的耐受性一般比反流性瓣膜病者差。在一些地区，风湿性心脏瓣膜病的患病率仍然很高，而且常常得不到诊断。特别是二尖瓣狭窄通常在妊娠时才发病，严重二尖瓣狭窄的女性不建议妊娠（或在妊娠前进行治疗）。一旦完成生育，可先行二尖瓣切开术，最终可能需行二尖瓣置换术。伴有严重症状的主动脉狭窄女性不建议妊娠，而无症状、左心室功能良好且运动耐受性正常的女性患者可在专家组的严密监测下妊娠[14]。此类患者母胎风险增加，包括宫内生长受限、早产和低出生体重。有严重瓣膜狭窄的孕妇中有 5% 发生胎死宫内[15]。使用机械瓣膜和抗凝治疗的女性发生并发症的风险高。英国 2017 年的一项研究表明，仅 28% 的妊娠有良好的母婴结局[16]。ROPAC 报告中，在使用生物瓣膜的女性中，79% 妊娠期顺利并获得活产，而在使用机械瓣膜的女性中这一比例仅为 58%[17]。对于这些女性，不仅妊娠期瓣膜血栓形成的风险较高，而且还有因需要足量抗凝导致的出血风险。

要点

挑战
- 合并心脏疾病的患者寻求 ART 助孕。

背景
- 缺血性心脏病。
  - 症状可能不典型，诊断需高度警惕。
  - 妊娠期或产后 ACS 患者的治疗方法与非妊娠期相同。
- 先天性心脏病。
  - 孕产妇风险取决于孕前的心排血量和心功能等级。
  - 患有 CHD 的女性在妊娠期有发生心律失常的风险。
  - 早产和低出生体重是常见的并发症。
- 心肌病。
  - 肥厚型心肌病通常不严重，不是妊娠的禁忌。
  - HCM 孕妇中 25% 的患者发生早产。
  - 对于扩张型心肌病患者，妊娠可导致左心室功能严重恶化。
  - 患有心肌病的女性有发生心律失常的风险。

- 心脏瓣膜病。
  - 狭窄性瓣膜病在妊娠期的耐受性一般比反流性瓣膜病差。
  - 对于大多数瓣膜置换术后的患者，只要持续进行适当的抗凝治疗，妊娠是安全的。
  - 在器官形成期和（或）整个妊娠期，用皮下注射低分子肝素联合口服阿司匹林替代华法林，并监测抗 X a 水平是一个安全的选择。

管理策略

- 选择单胚胎移植（以降低多胎妊娠和 OHSS 风险）。
- 降低 OHSS 风险（温和方案促排卵，GnRH 拮抗药方案联合 GnRH 激动药扳机）。
- 必须由产科医生或母胎医学专家和心脏病专家进行孕前评估。
- 必须对母胎风险进行充分的讨论。
- 一旦确认妊娠，应适当调整用药并转诊至多学科团队。
- 如果使用低分子肝素，在取卵前 24h 停药，并酌情在取卵当晚恢复用药。
- 对于有机械性心脏瓣膜的女性，在卵母细胞取出时，通常不需要应用抗生素来预防心内膜炎。

三、一问一答

问题 1：妊娠会加重我的心脏病吗？

回答 1：每位患有心脏病的女性都各不相同，应接受心脏病专家或参加过心脏病患者妊娠期保健培训的产科医生的孕前咨询。没有症状或只有轻微症状的患者一般妊娠期平顺，几乎不会不建议妊娠。有些患者可能需要更频繁的产检，如果有必要的话，妊娠期保健专家团队可能会建议提前终止妊娠。在辅助生殖技术助孕之前，可以用运动负荷超声心动图对心脏储备进行规范的评估，以更好地提供孕前咨询。

问题 2：我服用的药物会伤害孩子吗？

回答 2：由妊娠期保健专家团队开出的所有药物都是为了让您和您的孩子更安全。如果开具的药物可能对孩子有潜在危害，医生会提醒您，并且如果有可能的替代方案，也会与您讨论。选择性心脏 β 受体阻滞药一般来说是安全的，不过可能会导致孩子出生体重降低 200g（这通常不明显）。

问题 3：我可以正常分娩吗？还是需要剖宫产？

回答 3：这主要根据心脏情况来决定。大多数患有心脏病的孕妇可以经阴道分娩；然而，如心室功能严重受损的孕妇，剖宫产可能是必要的。您的专家团队将为您和您的孩子提供最好的建议。

参考文献

[1] Knight M, Nair M, Tuffnell D, Shakespeare J, Kenyon S, Kurinczuk JJ (Eds.). On behalf of MBRRACE-UK. Saving Lives, Improving Mothers' Care – Lessons learned to inform maternity care from the UK and Ireland Confidential Enquiries into Maternal Deaths and Morbidity 2013–15. Oxford: National Perinatal Epidemiology Unit, University of Oxford 2017.

[2] Khan KS, Wojdyla D, Say L, Gulmezoglu AM, Van Look PF. WHO analysis of causes of maternal death: A systematic review. *Lancet* 2006;367:1066–1074.

[3] van Hagen IM, Roos-Hesselink JW, Donvito V, Liptai C, Morissens M, Murphy DJ, Galian L, Bazargani NM, Cornette J, Hall R, Johnson MR. Incidence and predictors of obstetric and fetal complications in women with structural heart disease. *Heart* 2017;103:1610–1618.

[4] van Hagen IM, Boersma E, Johnson MR, et al. Global cardiac risk assessment in the Registry Of Pregnancy And Cardiac disease: results of a registry from the European Society of Cardiology. *Eur J Heart Fail.* 2016;18(5):523–533. doi:10.1002/ejhf.501.

[5] Roos-Hesselink JW, Budts W, Walker F, De Backer JFA, Swan L, Stones W, Kranke P, Sliwa-Hahnle K, Johnson MR. Organisation of care for pregnancy in patients with congenital heart disease. *Heart* 2017;103:1854–1859.

[6] Regitz-Zagrosek V, Roos-Hesselink JW, Bauersachs J, Blomström-Lundqvist C, Cífková R, De Bonis M, Iung B, Johnson MR, Kintscher U, Kranke P, Lang IM, Morais J, Pieper PG, Presbitero P, Price S, Rosano GMC, Seeland U, Simoncini T, Swan L, Warnes CA, ESC Scientific Document Group. 2018 ESC Guidelines for the management of cardiovascular diseases during pregnancy: The Task Force for the Management of Cardiovascular Diseases during Pregnancy of the European Society of Cardiology (ESC); *EHJ* 2018;39:3165–3241.

[7] Gibson P, Narous M, Firoz T, et al. Incidence of myocardial infarction in pregnancy: a systematic review and meta-analysis of population-based studies. *Eur Heart J Qual Care Clin Outcomes.* 2017;3(3):198–207. doi:10.1093/ehjqcco/qcw060.

[8] Bush N, Nelson-Piercy C, Spark P, Kurinczuk JJ, Brocklehurst P, Knight M. Myocardial infarction in pregnancy and postpartum in the UK. *Eur J Prev Cardiol* 2013;20:12–20.

[9] Elkayam U, Goland S, Pieper PG, Silverside CK. High-risk cardiac disease in pregnancy: *Part i. J Am Coll Cardiol* 2016;68:396–410.

[10] Mandalenakis Z, Rosengren A, Skoglund K, Lappas G, Eriksson P, Dellborg M. Survivorship in children and young adults with congenital heart disease in Sweden. *JAMA Intern Med* 2017;177:224–230.

[11] Presbitero P, Somerville J, Stone S, Aruta E, Spiegelhalter D, Rabajoli F. Pregnancy in cyanotic congenital heart disease. Outcome of mother and fetus. *Circulation* 1994;89: 2673–2676.

[12] Van Tintelen JP, Pieper PG, Van Spaendonck- Zwarts KY, Van Den Berg MP. Pregnancy, cardiomyopathies, and genetics. *Cardiovasc Res* 2014;101:571–578.

[13] Grewal J, Siu SC, Ross HJ, Mason J, Balint OH, Sermer M, Colman JM, Silversides CK. Pregnancy outcomes in women with dilated cardiomyopathy. *J Am Coll Cardiol* 2009;55:45–52.

[14] Nishimura RA, Otto CM, Bonow RO, Carabello BA, Erwin JPIII, Guyton RA, O'Gara PT, Ruiz CE, Skubas NJ, Sorajja P, Sundt TMIII, Thomas JD. 2014 AHA/ACC guideline for the management of patients with valvular heart disease. *J Am Coll Cardiol* 2014;63:e57–e185.

[15] van Hagen IM, Thorne SA, Taha N, Youssef G, Elnagar A, Gabriel H, ElRakshy Y, Iung B, Johnson MR, Hall R, Roos-Hesselink JW, ROPAC Investigators, EORP Team. Pregnancy outcomes in women with rheumatic mitral valve disease: Results from the Registry of Pregnancy and Cardiac Disease. *Circulation* 2018;137:806–816.

[16] Vause S, Clarke B, Tower CL, Hay C, Knight M. Pregnancy outcomes in women with mechanical prosthetic heart valves: A prospective descriptive population based study using the United Kingdom Obstetric Surveillance System (UKOSS) data collection system. *BJOG* 2017;124:1411–1419.

[17] van Hagen IM, Roos-Hesselink JW, Ruys TP, Merz WM, Goland S, Gabriel H, Lelonek M, Trojnarska O, Al Mahmeed WA, Balint HO, Ashour Z, Baumgartner H, Boersma E, Johnson MR, Hall R. Pregnancy in women with a mechanical heart valve: Data of the European Society of Cardiology Registry of Pregnancy and Cardiac Disease (ROPAC). *Circulation* 2015;132:132–142.

第 12 章　糖尿病患者

The patient with diabetes

Mohammed A. Khan　Neelam Potdar　Justin C. Konje　著

张红霞　杨　蕊　译　李　蓉　校

病例 1：30 岁女性，原发性不孕 3 年，宫腔内人工授精失败，拟接受 IVF 治疗。该患者患有 1 型糖尿病，体重指数为 24kg/m²，HbA1c 为 12%。她的丈夫精液检查正常。她被转诊到内分泌科进行更严格的血糖控制，随后开始进行体外受精治疗。在取卵当天，空腹血糖为 10mmol/L，HbA1c 为 8%。取卵前血清雌二醇水平为 10 120pmol/L，获卵 12 枚，其中 9 枚受精。取卵后 5 天自诉腹胀、恶心和阴道分泌物异味。

病例 2：39 岁男性，患有 2 型糖尿病，在辅助生殖门诊就诊时口服降糖药和预防性辛伐他汀治疗。该患者 BMI 为 36kg/m²，精液分析显示严重的少精子症，诉性欲降低，轻度勃起功能障碍（erectile dysfunction，ED）和持续疲劳感。体格检查正常，复查精液分析证实少精子症。就诊时他的 HbA1c 为 9%，血清 FSH 为 3.4U/L，LH 为 4U/L，睾酮为 3nmol/L；核型和囊性纤维化筛查正常。对女方的检查一切正常。

一、背景

通常情况下接受辅助生殖技术的患者是健康个体，但由于近几十年来全球糖尿病和糖耐量受损的患病率上升[1]，越来越多的糖尿病夫妻接受辅助生殖技术。对于提供 ART 的医生来说，管理这样的夫妻是具有挑战性的，尤其是患有 1 型糖尿病或血糖控制不佳的糖尿病。在动物中，研究表明：①糖尿病与卵巢萎缩、卵泡发育不良、类固醇生成受损和黄体酮水平降低有关[2]；②使用胰岛素可促进体外卵母细胞成熟和纠正早期胚胎发育的障碍[3]。在控制良好的 1 型（胰岛素依赖型）糖尿病女性中，对促性腺激素刺激的反应、受精和卵裂率已被证明与没有糖尿病的女性相同[4, 5]。除了缺乏表皮生长因子外，控制良好的 1 型糖尿病患者的卵泡液环境与未患糖尿病的女性几乎相同。

在男性中，已知 2 型糖尿病与继发于胰岛素抵抗的睾酮水平降低有关[6]。尽管胰岛素抵抗时性激素结合球蛋白（sex hormone binding globulin，SHBG）水平较低，但已证明 1/3 的男性糖尿病患者的游离睾酮水平较低[7]。在临床上，可能表现为性腺功能减退，伴有睾酮缺乏的症状。

二、管理策略

糖尿病患者的代谢紊乱不仅在胎儿器官形成期间具有致畸作用，而且还可能影响后代未来患心血管和代谢疾病的风险 [8]。与血糖控制佳的女性相比，血糖控制不佳的女性流产、先天性畸形和围产期死亡率的风险高出 3 倍 [9]。因此，无论考虑何种管理策略，这些风险都必须考虑到。

（一）患有糖尿病的女性

对于已患有糖尿病的女性，孕前保健和咨询（preconception care and counseling，PCC）旨在孕前优化女性的身体、社交和情绪健康，以确保发育中的胎儿拥有健康的子宫内环境 [10]。这已被证明可以显著降低女性糖尿病患者发生严重或轻微胎儿先天性畸形的风险 [11]，因此，对于计划通过 ART 妊娠的糖尿病患者来说，这是最重要的管理步骤。关于糖尿病患者孕前保健的国际指南有很强的一致性，尤其是相关建议，例如涉及社会卫生专业人员和顾问的多学科方法、孕前最好将 HbA1c 控制在 6%～7%、关于母儿安全用药审查、高剂量叶酸（每天 5mg）、筛查和管理糖尿病并发症，并建议达到最佳代谢控制前采取适当的避孕措施 [12]。在 HbA1c 高达 12% 的病例 1 中，该女性需要转诊至多学科团队，以根据国际指南建议优化其血糖控制和进行孕前咨询，以降低不良母儿结局风险。

对于任何接受过控制性卵巢刺激的有症状女性，应排除卵巢过度刺激综合征。在病例 1 中，取卵后第 5 天，其症状可能与感染有关，因此她需要排除盆腔感染（进行相应的诊断以开始治疗）。未控制的糖尿病和感染是一种危险的组合，可导致糖尿病酮症酸中毒。因此，要确保有专业的多学科团队对此保持警惕和早期干预。

（二）接受减重术的女性

通常在营养师的帮助下，减轻体重并保持最佳 BMI，有助于超重或肥胖患者的糖尿病控制和卵巢反应。如果患者病态肥胖且其他减轻体重的方法失败，减重术是公认的一种选择，可在特定的 2 型糖尿病病例中改善血糖控制 [13, 14]。在对计划进行减重术的女性进行的一项调查中，有 30% 的女性认为未来妊娠是一个重要的考虑因素 [15]。因此，现代辅助生殖门诊可能会遇到有减重术史并要求 ART 治疗的糖尿病女性。建议是在减重术后至少 12 个月后再受孕 [16-18]，以实现预期的手术目标。在这种情况下，再次需要包括手术团队的多学科管理。控制性超促排卵对于患有多囊卵巢综合征的糖尿病患者可能具有挑战性，需要考虑应用创新的卵巢刺激方法以获得最大收益，同时避免并发症 [19]。

（三）患有糖尿病的男性

在病例 2 中，症状和生化结果与性腺功能减退症一致，后者继发于患者控制的 2 型糖尿病和高 BMI。管理的第一步是减重，因为脂肪组织会产生导致代谢功能障碍和胰岛素抵抗的细胞因子和脂肪因子，这进一步导致血清总睾酮水平降低。降低 BMI 将有助于控制糖尿病，改善勃起功能障碍和睾酮水平 [20]。需要转诊给糖尿病治疗专家以帮助实现严格的血糖控制，这可能会改善精液水平。

对于性腺功能减退的诊断和治疗，欧洲和美国睾酮专家小组的建议对以下患者提供睾酮治疗：①总睾酮水平＜8nmol/L；②总睾酮为 8～12nmol 及性腺功能减退[21]。有证据表明，睾酮替代疗法可改善胰岛素敏感性和血糖控制[22]。然而，睾酮治疗会对精子发生产生不利影响，因此可能不是对试图受孕男性的适当干预，尤其是精子结果已经很差，或者这对夫妻已经计划通过 ICSI 进行 ART。

ED 在糖尿病男性中很常见，可能是由于性腺功能减退或糖尿病对血管和神经的影响。因此，患有 ED 的男性可能会对磷酸二酯酶抑制药产生反应。

他汀类药物是羟甲基戊二酰辅酶 A 还原酶抑制药，可通过降低睾酮生物合成必需的胆固醇而降低睾酮水平。研究表明，他汀类药物治疗对睾酮水平的影响有争议。然而，有证据表明，在 2 型糖尿病患者中，他汀类药物会降低睾酮水平[23]。在这种情况下应该复查血清脂质水平，如果正常，经过适当的咨询，在接受 ICSI 治疗期间可以暂时停用他汀类药物。

三、预防

对于接受 ART 的糖尿病患者，严格的血糖控制与正常的卵巢反应、受精率和卵裂率及胚胎前期发育有关，孕期咨询控制良好血糖是良好妊娠结果的基础。维持最佳 BMI 才能更好地控制血糖。对于糖尿病患者，应考虑在取卵期间使用预防性抗生素以降低感染风险。进行血栓栓塞风险评估，并在需要时采取适当的血栓预防措施。

对于患有糖尿病的男性，如果他们有性腺功能减退的症状或正在服用他汀类药物，则应检查雄激素水平。维持正常的血清睾酮水平和精液参数需要良好的血糖控制和最佳 BMI。ED 患者应考虑使用磷酸二酯酶抑制药，并建议储存冷冻精子备用，以防他们在取卵当天无精子，或者，如果没有精子，可以冷冻卵母细胞。

要点

挑战

• 需要 ART 助孕的糖尿病患者。

背景

• 由于全球糖尿病和糖耐量受损的患病率上升，越来越多的糖尿病夫妻寻求接受 ART。

• 糖尿病影响男性和女性配子。

• 在男性患者中，2 型糖尿病与性腺功能减退和勃起功能障碍有关。

• 妊娠期未控制的糖尿病不仅会在胎儿器官形成期间致畸，增加流产风险，还会增加后代患心血管和代谢疾病的风险。

管理策略

- 具有孕前咨询的多学科管理。
- 体重减轻和维持最佳 BMI。
- 糖尿病并发症的孕前筛查和管理。
- 严格控制血糖。
- 在 ART 开始前降低 HbA1c。
- 取卵时应考虑使用抗生素。
- 糖尿病男性如果有性腺功能减退的症状，尤其是服用他汀类药物时，应检查其雄激素水平。
- 治疗勃起功能障碍。
- 如果女性伴侣正在接受他汀类药物治疗，检查血脂并考虑在 ART 和妊娠期间停止治疗。
- 如果女性伴侣接受过减重术，除非有紧迫的理由尽早助孕，否则至少 12 个月后进行 IVF 助孕。

四、一问一答

问题 1： 为什么糖尿病女性需要孕前保健和咨询？

回答 1： 与未患糖尿病或糖尿病控制良好的女性相比，糖尿病控制不佳的妊娠结局较差。这些可以通过 PCC 最小化，旨在优化您的糖尿病控制和整体健康，降低妊娠风险。

问题 2： PCC 的潜在好处是什么？

回答 2： 除了降低后代出现异常的风险外，PCC 还旨在实现对糖尿病的最佳控制，以避免糖尿病对其他器官，尤其对心脏、肾脏和眼睛的破坏性影响，如果不重视，这些器官可能会随着妊娠而进一步恶化。

问题 3： 为什么糖尿病女性的 IVF 治疗与非糖尿病女性不同？

回答 3： 糖尿病女性的胰岛素产生及功能存在问题，这会引起代谢异常，并对包括内分泌系统在内身体造成损害。因此，对于糖尿病患者而言，卵巢刺激和胚胎发育（包括植入前和维持妊娠）具有挑战性及相关风险，糖尿病控制不佳者的风险进一步增加。

问题 4： 孕前最佳血糖控制是什么意思？

回答 4： 良好的血糖控制是受孕前所需的糖尿病总指标。一般来说，HbA1c 水平在 6%～7%，表明在过去 8～12 周内血糖控制良好。

问题 5： 我最近接受了减重术以减轻体重和控制糖尿病，什么时候可以进行试管婴儿？

回答 5： 减重术的全部益处需要 12～18 个月才能充分显现出来，包括最佳的减肥效果和代谢稳定性。建议至少等待 12 个月再计划妊娠，除非有特殊的理由需尽早开始，如卵巢储备低的高龄女性。

参考文献

[1] Cho N, Shaw JE, Karuranga S, Huang Y, da Rocha Fernandes JD, Ohlrogge AW, Malanda B. IDF Diabetes Atlas: Global estimates of diabetes prevalence for 2017 and projections for 2045. *Diabetes Research and Clinical Practice*. 2018; 138:271.

[2] Wallach EE, Diamond MP, Wentz AC, Cherrington AD. Alterations in carbohydrate metabolism as they apply to reproductive endocrinology. *Fertility and Sterility*. 1988; 50:387–97.

[3] Moley KH, Vaughn WK, Diamond MP. Manifestations of diabetes mellitus on mouse preimplantation development: effect of elevated concentration of metabolic intermediates. *Human Reproduction*. 1994; 9:113–21.

[4] Oehninger S, Hofmann GE, Kreiner D, Acosta AA, Muasher SJ. Gonadotropin stimulation for in vitro; fertilization and embryo transfer in insulin-dependent diabetics: follicular response, oocyte quality, embryo development, and follicular environment. *Fertility and Sterility*. 1990; 53:741–3.

[5] Dicker D, Ben-Rafael Z, Ashkenazi J, Feldberg D. in vitro; fertilization and embryo transfer in well-controlled, insulin-dependent diabetics. *Fertility and Sterility*. 1992; 58:430–2.

[6] Kapoor D, Aldred H, Clark S, Channer KS, Jones TH. Clinical and biochemical assessment of hypogonadism in men with type 2 diabetes: correlations with bioavailable testosterone and visceral adiposity. *Diabetes Care*. 2007; 30:911–7.

[7] Dhindsa S, Prabhakar S, Sethi M, Bandyopadhyay A, Chaudhuri A, Dandona P. Frequent occurrence of hypogonadotropic hypogonadism in type 2 diabetes. *The Journal of Clinical Endocrinology & Metabolism*. 2004; 89: 5462–8.

[8] Fraser A, Lawlor DA. Long-term health outcomes in offspring born to women with diabetes in pregnancy. *Current Diabetes and Reproduction* 2014; 14:489.

[9] Inkster ME, Fahey TP, Donnan PT, Leese GP, Mires GJ, Murphy DJ. Poor glycated haemoglobin control and adverse pregnancy outcomes in type 1 and type 2 diabetes mellitus: systematic review of observational studies. *BMC Pregnancy Childbirth* 2006;6:30

[10] Shannon GD, Alberg C, Nacul L, Pashayan N. Preconception healthcare delivery at a population level: construction of public health models of preconception care. *Maternal Child Health Journal* 2014;18: 512–1531.

[11] Ray JG, O'Brien TE, Chan WS. Preconception care and the risk of congenital anomalies in the offspring of women with diabetes mellitus: a meta-analysis. *Quarterly Journal of Medicine* 2001;94:435–44.

[12] Mahmud M, Mazza D. Preconception care of women with diabetes: a review of current guideline recommendations. *BMC Women's Health*. 2010;10:5.doi: 10.1186/1472-6874-10-5.

[13] Dixon JB, Le Roux CW, Rubino F, Zimmet P. Bariatric surgery for type 2 diabetes. *The Lancet*. 2012; 379:2300–11.

[14] Panunzi S, De Gaetano A, Carnicelli A, Mingrone G. Predictors of remission of diabetes mellitus in severely obese individuals undergoing bariatric surgery: do BMI or procedure choice matter? A meta-analysis. *Annals of Surgery*. 2014; 261: 459–67.

[15] Gosman GG, King WC, Schrope B, et al. Reproductive health of women electing bariatric surgery. *Fertility and Sterility*. 2010; 94:1426–1431.

[16] American College of Obstetricians and Gynecologists. Bariatric Surgery and Pregnancy. Practice Bulletin 105. *Obstetrics and Gynecology*. 2009; 113:1405–13.

[17] Germain A, Brunaud L. Visceral surgery and pregnancy. *Journal of Visceral Surgery* 2010; 147:e129–e135.

[18] Bebber FE, Rizzolli J, Casagrande DS, et al. Pregnancy after bariatric surgery: 39 pregnancies follow-up in a multidisciplinary team. *Obes Surg*. Sep 05, 2010 published online.

[19] Massin N. New stimulation regimens: endogenous and exogenous progesterone use to block the LH surge during ovarian stimulation for IVF. *Human Reproduction Update*. 2017 Mar 1;23(2):211–20.

[20] Diaz-Arjonilla M, Schwarcz M, Swerdloff RS, Wang C. Obesity, low testosterone levels and erectile dysfunction. *International Journal of Impotence Research*. 2009 Mar;21(2):89.

[21] Nieschlag E, Swerdloff R, Behre HM, Gooren LJ, Kaufman JM, Legros JJ, Lunenfeld B, Morley JE, Schulman C, Wang C, Weidner W. Investigation, treatment, and monitoring of late-onset hypogonadism in males: ISA, ISSAM, and EAU recommendations. *Journal of Andrology*. 2006 Mar 4;27(2):135–7.

[22] Kapoor D, Goodwin E, Channer KS, Jones TH. Testosterone replacement therapy improves insulin resistance, glycaemic control, visceral adiposity and hypercholesterolaemia in hypogonadal men with type 2 diabetes. *European Journal of Endocrinology*. 2006 Jun 1;154(6):899–906.

[23] Stanworth RD, Kapoor D, Channer KS, Jones TH. Statin therapy is associated with lower total but not bioavailable or free testosterone in men with type 2 diabetes. *Diabetes Care*. 2009 Apr 1;32(4):541–6.

第13章 甲状腺疾病患者

The patient with thyroid disease

Shiao-yng Chan 著

林明媚 张佳佳 译 李 蓉 校

病例 1：35 岁不明原因不孕的女性，在 2 年前被诊断为甲状腺功能减退，目前计划接受 IVF 助孕。在过去 18 个月，她口服左甲状腺素 100μg/d 来维持正常的甲状腺功能，临床甲状腺功能检查结果已达到正常水平。最近检测报告显示促甲状腺激素（thyroid stimulating hormone，TSH）水平为 3.8mU/L（0.4～4.2mU/L），游离甲状腺素（T₄）水平为 12.2pmol/L（9.5～20pmol/L）。

病例 2：26 岁的女性，4 年前初次分娩的 6 个月后确诊毒性弥漫性甲状腺肿。2 年前开始卡比马唑治疗，初期病情稳定，但 6 个月前疾病复发。她目前口服卡比马唑 30mg/d，临床甲状腺功能正常，有轻度的弥漫性甲状腺肿。近 2 年她已经有一个新的伴侣，因男方因素不孕，计划进行卵胞质内单精子注射。近 1 个月甲状腺功能检查 TSH 水平为 0.03mU/L（0.4～4.2mU/L），游离 T₄ 为 18pmol/L（9～20pmol/L），游离 T₃ 为 6pmol/L（3.5～6.8pmol/L）。

一、背景

合并甲状腺疾病女性的孕前和妊娠期管理是一个快速发展的临床领域，伴随着证据不断涌现，很多管理意见已被重新修订。尽管近期很多临床研究提供一些证据，但是关于妊娠期女性是否进行甲状腺疾病普遍筛查、对新发现的亚临床甲状腺疾病治疗的阈值或甲状腺过氧化物酶（thyroid peroxidase，TPO）抗体阳性女性是否进行治疗，仍存在争议。不同的专业机构纷纷更新自己的临床指南，但其结论不尽相同[1, 2]。因此，各中心采用的具体管理策略上存在差异，但基本原理大致相似。我们应该注意甲状腺功能检测的参考范围因实验室差异、种族和妊娠阶段各不相同。

（一）甲状腺功能减退

在碘含量丰富的国家，妊娠前甲状腺功能减退的发病率约 1%，最常见的原因主要是自身免疫性甲状腺炎所致的甲状腺功能衰竭。此外，约 2.5% 的孕妇患有亚临床甲状腺功能减退症，血清 TSH 水平升高而游离 T₄、游离 T₃ 水平正常[3]，这可以是甲状腺功能减退的早期表现或甲状腺素替代不足的表现。在世界范围内，碘缺乏仍然是导致甲状腺功能减退的主要原因。在这些国家，世界卫生组织推荐常规进行补碘，确保妊娠和哺乳期间每天碘摄入量为 $250\mu g$ [4]。

表 13-1 中列举了未经治疗的有症状的甲状腺功能减退在妊娠期的危害。现在一些研究也指出，亚临床甲状腺功能减退与妊娠早期流产[5]、早产[5, 6] 和子代神经心理缺陷的风险增加有关[7]。目前认为，母体甲状腺激素是胎盘和胎儿的正常发育至关重要的因素，尤其是对中枢神经系统，特别是妊娠的前 3 个月，即中期妊娠胎儿能自身产生甲状腺激素之前[8]。有良好的证据表明，对甲状腺功能减退适当治疗，使妊娠期间甲状腺功能迅速恢复正常，与良好的产科预后是相关的[3, 5]。然而，两项大型临床队列研究表明，在妊娠早期、中期进行亚临床甲状腺功能减退的筛查和治疗，并没有显示出对子代神经系统发育有益[9, 10]。妊娠并发症相关次要结局在治疗组之间无显著性差异。部分学者认为，这是因为在妊娠期间治疗开始得太晚。是否对妊娠前亚临床甲状腺功能减退进行治疗亦有争议。在 ART 相关的一项 Meta 分析的研究表明，通过左甲状腺素治疗使 TSH 在受孕前小于 2.5mU/L 可以提高活产率[11]。另外，在甲状腺功能正常的情况下，只有 TPO 抗体阳性则不推荐在妊娠前或妊娠期间进行左甲状腺素治疗，因为这不会改变妊娠结局[12]。

表 13-1　未经治疗的甲状腺功能减退相关的产科并发症[21]

• 流产（早期、中期）	• 早产
• 妊娠高血压	• 低出生体重
• 子痫前期	• 死胎
• 贫血	• 围产期死亡
• 产后出血	

（二）甲状腺功能亢进

超过 90% 的妊娠甲状腺功能亢进继发于毒性弥漫性甲状腺肿。在这种情况下，TSH 受体抗体刺激甲状腺导致循环中游离 T_4 和游离 T_3 浓度升高，从而抑制垂体产生 TSH。母体未经控制的甲状腺功能亢进与妊娠期许多并发症相关（表 13-2）。不到 1% 的患者中 TSH 受体的抗体可通过胎盘，引起胎儿或新生儿甲状腺亢进，然而抗甲状腺药物可诱发胎儿甲状腺功能减退。

表 13-2　未经控制的母体甲状腺功能亢进相关的产科并发症[22]

• 甲状腺危象（早期、中期）	• 胎儿生长受限
• 孕产妇充血性心力衰竭	• 胎儿甲状腺毒症
• 子痫前期	• 胎儿甲状腺功能减退
• 胎盘早剥	• 死胎
• 早产	• 围产期死亡
• 流产	

尚未证实卡比马唑（Carbimazole，CBZ）或甲巯咪唑（Methimazole，MMI）与胎儿罕见的良性皮肤发育不全、食管闭锁、后鼻孔闭锁和面部畸形存在因果关系[13]。

有文献报道 CBZ/MMI 与肌肉骨骼、泌尿、心血管和呼吸系统的先天畸形有关[14]。同样，丙基硫氧嘧啶（pylthiouracil，PTU）也与头颈部和泌尿系统异常有关，但总体上致畸风险略低于 CBZ/MMI。与未暴露的相比，后代暴露于任何一种药物后有 1.5 倍先天畸形的风险[14]。两种药物诱导胎儿甲状腺功能减退的可能性方面无显著性差异[15]。与未暴露的兄弟姐妹相比，暴露于这两种药物的儿童在神经发育方面也没有差异[16]。因此，在计划妊娠的女性中，PTU 比 CBZ/MMI 更受到青睐。由于 PTU 偶有严重的肝损伤不良反应（1∶10000），一些人主张在妊娠中期和晚期换回 CBZ 治疗。

二、管理策略

妊娠期对甲状腺功能减退和甲状腺功能亢进进行适当的治疗和控制，与良好的产科结局相关。因为适当的甲状腺激素水平对妊娠至关重要，特别是在妊娠的前 3 个月，可减少流产和后代神经发育受损的风险，理想情况下，妊娠前甲状腺疾病应控制满意，并在确认妊娠时制订明确的诊疗计划。

（一）甲状腺功能减退

一个由国际内分泌专家小组基于临床证据达成共识后的临床实践指南[1] 推荐：对于已经存在甲状腺功能减退的女性，TSH 水平应该保持在 2.5mU/L 以下再妊娠。在妊娠初期，机体对甲状腺素的需求增加，因此服用左甲状腺素应该在妊娠 4～6 周加量，在现有剂量的基础上增加 30%。同时应在调量后 30～40 天进行甲状腺功能检测。检测结果应参考妊娠期特定的范围，维持 TSH 在参考范围的下限。此外，TSH 浓度在整个孕期应保持在 2.5mU/L 以下（表 13-3）。

表 13-3　没有妊娠期特定参考范围的情况下进行妊娠期甲状腺功能监测的建议

	TSH 目标（mU/L）	甲状腺素调节（平均每天剂量）	甲状腺功能监测时机
妊娠前	<2.5	每次调整 25～50μg	每次剂量变化后 4～6 周
早期妊娠	<2.5	妊娠确认后，甲状腺素增加 30%～50%	每 4～6 周
中晚期妊娠	<2.5	每次调整 12.5～25μg	剂量变化后 4～6 周。如果稳定，每 3 个月至少 1 次
分娩后	—	将甲状腺素降低至妊娠前剂量	产后 6 周

另一个由英国甲状腺协会和临床生物化学家编写的指南[8]，建议在确诊妊娠时，甲状腺素应增加 25μg 或 50μg。调整甲状腺素期间，应参考妊娠期特定的范围，TSH 应保持在正常范围的下限（理想情况下为 0.4～2.0mU/L），游离 T4 在正常范围的上限。理想情况下，在孕前和妊娠时应监测甲状腺功能，孕期应每 3 个月监测 1 次并进行调整。

如同在妊娠期一样，控制性超促排卵的辅助生殖助孕期间对甲状腺素需求增加。因此，已经接受甲状腺素替代治疗的女性在开始此类不孕症治疗时，剂量也应增加 20%～30%[17]。

病例 1 中的女性应每次增加甲状腺素用量 25μg，在每次增加用量后的 4～6 周进行甲状腺功能检查，直至 TSH 浓度低于 2.5mU/L 再进行 IVF 治疗。在开始超促排卵时，应建议她服用甲状腺素剂量增加 25μg/d。一旦发现妊娠试验呈阳性，应该提醒她每周 2～3 天再增加甲状腺素 25μg（约占妊娠期总剂量的 30%）。同时，她还应检测 TSH 和游离 T_4 水平，如结果表明甲状腺激素替代不足，则适合在 1 周的剩余几天进一步增加 25μg。目标是预估妊娠期增加的剂量和防止妊娠期间甲状腺功能出现异常。由于没有证据表明亚临床或轻度甲状腺功能亢进与任何不良结局相关[18]，母体甲状腺功能减退者增加甲状腺素的剂量利于平衡风险。应及时建议增加药物剂量，并在每次治疗后 4～6 周进行甲状腺功能检查。

（二）甲状腺功能亢进

病例 2 中，虽然服用卡比马唑后游离 T_4 和游离 T_3 水平保持在正常范围，但是较低的 TSH 水平表明循环中 TSH 刺激抗体产生。因此，这时终止治疗是不明智的。考虑到妊娠期活动性毒性弥漫性甲状腺肿及抗甲状腺药物使用的风险，应该建议推迟 ICSI，直到甲状腺疾病缓解或治愈。卡比马唑的用量可逐渐减少，内分泌学家严密监测后可停药。如果这种保守措施无法控制疾病，可以考虑治疗效果更明确的放射性碘甲状腺消融或甲状腺次全切除术。

如果患者在服用抗甲状腺药物时选择进行 ICSI 治疗，她需要在咨询内分泌科医生后将卡比马唑改为 PTU（表 13-4）。

表 13-4　甲状腺功能亢进患者卡比马唑转为丙硫氧嘧啶治疗

卡比马唑（每天 1 次）	丙硫氧嘧啶（每天 2 次）
10mg	每次 50mg，每天 100mg
30mg	每次 150mg，每天 300mg
60mg	每次 300mg，每天 600mg

每次用量改变后 4～6 周应进行甲状腺功能检查。妊娠前和妊娠期的目的是，采用尽可能低剂量的抗甲状腺药物，将游离 T_4 水平维持在正常范围的上 1/3，以保护胎儿免受甲状腺功能减退的影响[11]。通常会发现 TSH 浓度保持在低水平或被完全抑制，这并不是疾病控制的良好指标。

PTU 治疗过程中，一旦甲状腺功能检查结果是稳定的，应该开始 ICSI 治疗。促排卵时，因为甲状腺素需求增加，PTU 的剂量可能需要减少。在控制性卵巢刺激期间应该行甲状腺功能检查。一旦确认妊娠，应该再进行一次甲状腺功能检查，之后每隔 2～4 周复查 1 次[1, 19]。妊娠的前 3 个月保持游离 T_4 在正常范围内的上限尤其重要，应避免轻度甲状腺功能减退对妊娠和胎儿的危害，在前文中已经讲过。毒性弥漫性甲状腺肿在妊娠中晚期出现病情缓解并不罕见，PTU 经常被减量或完全停药。

除了定期评估孕妇的血压和尿液作为筛查子痫前期的方式之外，妊娠晚期还应定期通过超声监测胎儿生长发育情况。

妊娠期应量化 TSH 受体抗体的水平，以助于预测胎儿甲状腺毒症的风险。抗体水平大于正常值上限的 3 倍时，胎儿和新生儿甲状腺毒症的风险较高[20]。妊娠 16 周开始，产检时规律听诊胎心，持续性胎儿心动过速可以用于筛查胎儿甲状腺功能亢进，因为这个阶段开始，胎儿甲状腺开始释放甲状腺激素进入循环。如果不治疗，胎儿甲状腺功能亢进与宫内生长受限、胎儿甲状腺肿、胎儿水肿、早产和胎儿死亡有关。因此，任何时候一旦怀疑这种诊断，需紧急进行胎儿超声检查，以及在专业胎儿医学中心进行治疗。

孕妇甲状腺肿的大小应在妊娠期间进行临床监测。如果甲状腺肿明显增大，或出现气管或食管压迫症状，应考虑进行甲状腺超声检查或呼吸流速 – 容量环监测。

超过 50% 的毒性弥漫性甲状腺肿可能会在产后发作，甲状腺功能监测应在产后持续 6～9 个月的时间。普遍认为，使用低剂量的卡比马唑和 PTU（分别最高 30mg 或 300mg/d）时，母乳喂养是安全的。若使用剂量较大时，应每月对婴儿进行甲状腺功能检查。

要点

挑战

- 辅助生殖技术在甲状腺疾病女性中的应用。

背景

- 甲状腺功能异常时妊娠风险增加，尤其是在妊娠的前 3 个月，并且对儿童神经系统发育有影响。
- 机体在控制性卵巢刺激和妊娠时对甲状腺素的需求增加。
- 卡比咪唑、甲咪唑和丙硫氧嘧啶与致畸有关，但丙硫氧嘧啶的风险最小。
- 甲状腺功能检测的参考范围因实验室、人群种族和妊娠期不同阶段而异。据此，甲状腺疾病治疗应合理地进行优化。

管理策略

- 针对已进行甲状腺素治疗的甲状腺功能低下的女性。
  - 在开始促排卵的时候和确认妊娠后应立即增加甲状腺素的剂量，避免疾病进展。
  - 妊娠期间每 4～6 周应进行 1 次甲状腺功能检查。
  - 应调整甲状腺素剂量，以将 TSH 维持在妊娠期特定参考范围的下限。
- 针对已进行抗甲状腺治疗的甲状腺功能亢进的女性。
  - 如果使用卡比马唑或甲咪唑，妊娠前改为丙硫氧嘧啶。
  - 在 COS 期间应进行甲状腺功能检查，妊娠期每 2～4 周应进行甲状腺功能检查。
  - 妊娠后应坚持抗甲状腺治疗，采用最小剂量维持游离 T_4 浓度在正常范围的上 1/3。

三、一问一答

问题 1：妊娠期间服用左甲状腺素是安全的吗？

回答 1：是的。左甲状腺素等同于天然产生的甲状腺激素，并弥补您的甲状腺激素不足。不充足的替代治疗会增加妊娠丢失和并发症的风险。卵巢刺激和妊娠期机体对甲状腺素的需求增加，所以我们建议一开始就增加左甲状腺素的剂量，以防止甲状腺功能异常。

问题 2：服用过量的左甲状腺素会伤害我的孩子吗？

回答 2：左甲状腺素服用过量短时间内就不会对您的妊娠有害，但过少的左甲状腺素更有可能导致并发症。所以，我们会监测您的甲状腺功能以保持在正常的范围内。这意味着我们必须在妊娠期间定期监测甲状腺功能并调整药物相应的剂量。

问题 3：如果我服用的控制甲状腺亢进的药物可能会导致我的孩子异常，那么我是否应该在发现妊娠时停药？

回答 3：这些药物引起异常的风险相对较小，为 2%～3%。然而，未控制的甲状腺功能亢进导致的妊娠丢失及其他严重的并发症的风险为 50%，甚至更多。因此，如果您的甲状腺功能亢进没有在发现妊娠时得到控制，考虑风险 - 效益比率高，建议妊娠后继续进行治疗。我们会定期监测您的甲状腺功能，以确保药物剂量尽可能最低。有时候，妊娠期药物剂量可以逐渐变小，继而停药。

问题 4：为什么妊娠期我要频繁进行甲状腺功能检查？

回答 4：妊娠期许多激素发生变化，特别是妊娠初期。这些变化会影响您的甲状腺情况，相应也影响甲状腺疾病的药物需求。常规的检查确保您的甲状腺功能处于最佳状态，以降低妊娠并发症，使疾病对胎儿的危害降至最低。

参考文献

[1] Alexander EK, Pearce EN, Brent GA, Brown RS, Chen H, Dosiou C, Grobman WA, Laurberg P, Lazarus JH, Mandel SJ, Peeters RP, Sullivan S. 2017. Guidelines of the American Thyroid Association for the Diagnosis and Management of Thyroid Disease During Pregnancy and the Postpartum. *Thyroid.* 2017;27(3):315–389.

[2] Lazarus JH, Brown RS, Daumerie C, Hubalewska-Dydejczyk A, Negro R, Vaidya B. 2014. European Thyroid Association Guidelines for the Management of Subclinical Hypothyroidism in Pregnancy and in Children. *Eur Thyroid J.* 2014;3(2):76–94.

[3] Okosieme OE, Marx H, Lazarus JH. Medical management of thyroid dysfunction in pregnancy and the postpartum. *Expert OpinPharmacother.* 2008;9(13):2281–2293.

[4] Andersson M, de BB, Delange F, Zupan J. Prevention and control of iodine deficiency in pregnant and lactating women and in children less than 2-years-old: conclusions and recommendations of the Technical Consultation. *Public Health Nutr.* 2007;10(12A):1606–1611.

[5] Abalovich M, Gutierrez S, Alcaraz G, Maccallini G, Garcia A, Levalle O. Overt and subclinical hypothyroidism complicating pregnancy. *Thyroid.* 2002;12(1):63–68.

[6] Casey BM, Dashe JS, Wells CE, McIntire DD, Byrd W, Leveno KJ, Cunningham FG. Subclinical hypothyroidism and pregnancy outcomes. *Obstetrics and Gynecology.* 2005;105(2):239–245.

[7] Haddow JE, Palomaki GE, Allan WC, Williams JR, Knight GJ, Gagnon J, O'Heir CE, Mitchell ML, Hermos RJ, Waisbren SE, Faix JD, Klein RZ. Maternal thyroid deficiency during pregnancy and subsequent neuropsychological development of the child. *NEnglJMed.* 1999;341(8):549–555.

[8] Chan S, Franklyn JA, Kilby MD. Maternal thyroid hormones and fetal brain development. *Current Opinion in Diabetes and Endocrinology.* 2005;12(1):23–30.

[9] Lazarus JH, Bestwick JP, Channon S, Paradice R, Maina A, Rees R, Chiusano E, John R, Guaraldo V, George LM, Perona M, Dall'Amico D, Parkes AB, Joomun M, Wald NJ. Antenatal thyroid screening and childhood cognitive function. *NEnglJMed.* 2012;366(6):493–501.

[10] Casey BM, Thom EA, Peaceman AM, Varner MW, Sorokin Y, Hirtz DG, Reddy UM, Wapner RJ, Thorp JM, Jr., Saade G, Tita AT, Rouse DJ, Sibai B, Iams JD, Mercer BM, Tolosa J, Caritis SN, VanDorsten JP, Eunice Kennedy Shriver National Institute of Child H, Human Development Maternal-Fetal Medicine Units N. Treatment of Subclinical Hypothyroidism or Hypothyroxinemia in Pregnancy. *The New England*

journal of medicine. 2017;376(9):815–825.

[11] Velkeniers B, Van MA, Poppe K, Unuane D, Tournaye H, Haentjens P. Levothyroxine treatment and pregnancy outcome in women with subclinical hypothyroidism undergoing assisted reproduction technologies: systematic review and meta-analysis of RCTs. *HumReprodUpdate.* 2013;19(3):251–258.

[12] Dhillon-Smith RK, Middleton LJ, Sunner KK, Cheed V, Baker K, Farrell-Carver S, Bender-Atik R, Agrawal R, Bhatia K, Edi-Osagie E, Ghobara T, Gupta P, Jurkovic D, Khalaf Y, MacLean M, McCabe C, Mulbagal K, Nunes N, Overton C, Quenby S, Rai R, Raine-Fenning N, Robinson L, Ross J, Sizer A, Small R, Tan A, Underwood M, Kilby MD, Boelaert K, Daniels J, Thangaratinam S, Chan SY, Coomarasamy A. Levothyroxine to increase live births in euthyroid women with thyroid antibodies trying to conceive: the TABLET RCT. Southampton (UK) 2019.

[13] Clementi M, Di GE, Pelo E, Mammi I, Basile RT, Tenconi R. Methimazole embryopathy: delineation of the phenotype. *AmJ Med Genet.* 1999;83(1):43–46.

[14] Andersen SL, Olsen J, Wu CS, Laurberg P. Birth defects after early pregnancy use of antithyroid drugs: a Danish nationwide study. *The Journal of clinical endocrinology and metabolism.* 2013;98(11):4373–4381.

[15] Momotani N, Noh JY, Ishikawa N, Ito K. Effects of propylthiouracil and methimazole on fetal thyroid status in mothers with Graves' hyperthyroidism. *J ClinEndocrinol Metab.* 1997;82(11):3633–3636.

[16] Eisenstein Z, Weiss M, Katz Y, Bank H. Intellectual capacity of subjects exposed to methimazole or propylthiouracil in utero. *EurJ Pediatr.* 1992;151(8):558–559.

[17] Krassas GE, Poppe K, Glinoer D. Thyroid Function and Human Reproductive Health. *EndocrRev.* 2010;31(5):702–755.

[18] Casey BM, Dashe JS, Wells CE, McIntire DD, Leveno KJ, Cunningham FG. Subclinical hyperthyroidism and pregnancy outcomes. *ObstetGynecol.* 2006;107(2 Pt 1):337–341.

[19] Association of Clinical B, British Thyroid A, British Thyroid F. UK guidelines for the use of thyroid function tests (http://www.acb. org.uk/docs/TFTguidelinefinal.pdf) 2006:39–43.

[20] Laurberg P, Nygaard B, Glinoer D, Grussendorf M, Orgiazzi J. Guidelines for TSH-receptor antibody measurements in pregnancy: results of an evidence-based symposium organized by the European Thyroid Association. *EurJ Endocrinol.* 1998;139(6):584–586.

[21] LaFranchi SH, Haddow JE, Hollowell JG. Is thyroid inadequacy during gestation a risk factor for adverse pregnancy and developmental outcomes? *Thyroid.* 2005;15(1):60–71.

[22] Mestman JH. Hyperthyroidism in pregnancy. *Best PractResClinEndocrinol Metab.* 2004;18(2):267–288.

第14章 高催乳素血症患者
The patient with hyperprolactinemia

John Ayuk 著

王琳琳 任 昀 译 李 蓉 校

> 病例：患者女性，29岁，不孕病史4年，医师建议其行体外受精助孕治疗。由于她最近变得情绪低落，经常哭泣，她的社区医生给她开具一种抗抑郁药物。患者没有其他疾病病史。月经初潮14岁，既往月经周期规律，但3年前开始出现月经稀发。患者第1次就诊时进行抽血化验结果提示血清催乳素为200μg/L（4000mU/L）。她的卵泡刺激素、黄体生成素水平正常，输卵管通畅性评估正常。丈夫精液检查正常。

一、背景

催乳素（prolactin，PRL）是一种由199个氨基酸残基组成的多肽激素。PRL主要在多巴胺的控制下由垂体前叶的催乳素细胞合成和分泌。80%～90%的血清PRL以生物活性单体PRL的形式循环，其余为二聚体和多聚亚型，称为巨催乳素[1, 2]。巨催乳素的生物活性和清除率低。PRL在人类中最主要的作用是支持产后泌乳[2]。在妊娠期间，PRL浓度增加高达10倍，并在哺乳刺激下在哺乳期保持较高水平[3]。PRL因阻断LH对卵巢或睾丸的作用而使性腺功能减退[2]。高催乳素血症患者因其排卵被抑制，从而导致不孕。因此，在研究排卵性不孕时，测定血清PRL浓度是必要的[4]。高催乳素血症可无临床症状，但在育龄女性中通常表现为月经稀发、性欲减退或溢乳[5]。

PRL水平的短暂升高可能发生在自然周期和刺激周期的卵泡后期[6]。有证据表明，卵巢高反应患者比正常反应患者、低反应患者更有可能出现瞬时的高催乳素血症[7]。此外，在ART周期中，血清PRL水平与雌二醇峰值水平密切相关[7]。然而，没有证据表明短暂的高催乳素血症会影响取卵、受精或妊娠率[6-9]。因此，在ART治疗中，这种短暂的高催乳素血症可能没有临床意义。

（一）高催乳素血症的病因

高催乳素血症的病因可分为生理性、药理性和病理性[10]。

1. 生理性原因

妊娠和哺乳期是高催乳素血症最常见的原因。巨催乳素（PRL的较大分子形式），没有生物活性及临床意义，但可在一些检测中被检出[2]。压力、过度运动和抽搐都会导致高催乳素血症，对胸壁、乳头的刺激亦是如此，包括非哺乳期女性。

2. 药理性原因

许多药物都可引起高催乳素血症，主要是通过抑制多巴胺合成或阻断内源性多巴胺受体[10, 11]。引起高催乳素血症最常见药物是抗精神病药物、抗抑郁药物和止吐药（表 14-1）。

表 14-1　引起高催乳素血症的药物[10, 11]

抗精神病药物
• 吩噻嗪类：氯丙嗪、三氟拉嗪、氟奋乃静、奋乃静
• 硫杂蒽：硫代噻吩
• 丁基苯酚
• 非典型抗精神病药物：利培酮、奥氮平、喹硫平
抗抑郁药
• 三环类抗抑郁药：丙米嗪、阿米替林
• 单胺氧化酶抑制药：反苯环丙胺
• SSRI：氟西汀、帕罗西汀、西酞普兰、氟伏沙明
胃肠道药物
• 甲氧氯普胺
• 多潘立酮
• 西咪替丁
抗高血压药
• α- 甲基多巴
• 利血平
• 维拉帕米
雌激素
阿片类药物

SSRI. 选择性 5- 羟色胺再摄取抑制药

3. 病理性原因

- 垂体瘤：垂体瘤可通过两种机制引起高催乳素血症。催乳素瘤分泌过多的 PRL，而大型无功能垂体腺瘤可引起垂体柄压迫，破坏控制 PRL 分泌的多巴胺神经元和催乳素细胞之间的通讯。垂体柄破坏也可发生在垂体手术或创伤后。垂体柄破坏通常引起中度高催乳素血症，PRL 很少超过 150μg/L（约 3000mU/L），而催乳素瘤患者的催乳素水平可能超过 1000μg/L（约 20 000mU/L）[12, 13]。

- 肾衰竭：高达 30% 的慢性肾脏病患者可发生高催乳素血症，很可能是由肾脏对 PRL 的清除减少或尿毒症对多巴胺的调节作用遭到破坏造成的[14]。

- 原发性甲状腺功能减退：原发性甲状腺功能减退症偶尔可引起 PRL 轻度升高，主要由 TRH 分泌介导增加[5]。

- 多囊卵巢综合征：早期文献报道，多达 30% 的 PCOS 女性存在轻度高催乳素血症[15]。然而，最近的研究表明，这些疾病之间的相关性较低，可通过严格的病因学方法来检测高催乳素血症的其他病因[16, 17]。这些研究结果表明，PCOS 患者的高催乳素血症是由血清催乳素水平短暂升高、巨催乳素血症或其他病因所致，这两种情况并无关联[16, 17]。

- 肝硬化：高达 20% 的肝硬化患者存在高催乳素血症[18]。确切的病理生理机制尚不清楚，但这种情况下的高催乳素血症被视为疾病预后不良的标志[18]。

- 胸壁病变和外伤：胸壁外伤后高催乳素血症的确切机制尚不清楚，有研究认为刺激 $T_{2\sim6}$ 肋间神经会导致 PRL 释放[19]。

- 特发性高催乳素血症：当不能确定高催乳素血症的具体原因时诊断特发性高催乳素血症。有些病例可能有催乳素瘤，但由于体积过小而无法通过磁共振成像（magnetic resonance imaging，MRI）扫描识别。在其他情况下，PRL 可能在适当的时候恢复正常，并不需要特殊干预。

（二）高催乳素血症的研究

在 PRL 升高的患者中，详细的病史和检查可以排除高催乳素血症的许多病因。重要的是要排除妊娠，记录详细的用药史，并询问患者是否存在压迫症状，如头痛、视野缺损或脑神经缺损，以排除垂体病理因素[10, 14]。尽管 PRL 分泌因其脉冲性及应激的影响可能导致其水平刚好超出正常范围，但在一天中的任何时间获得的血样中，单次 PRL 检测通常足以证明存在高催乳素血症[14]。在这种情况下，最实用的方法是每隔 20min 采集三份血样来确认或排除该诊断[13]。所有高催乳素血症样本均应进行巨催乳素筛查。

需要检测的指标包括尿素、电解质、甲状腺功能、肝功能和妊娠试验。如果有胸痛或胸部病变的病史，胸部 X 线检查可帮助诊断。如果高催乳素血症的其他原因均已被排除，MRI 是垂体瘤的首选检查[10]。

二、管理策略

在开始 ART 治疗之前，应排查高催乳素血症女性的发病原因，并应采取适当的措施治疗潜在病因，并使 PRL 水平降至正常。如果明确是药物引起的高催乳素血症，需在确保患者安全的情况下停止用药，并在 1 周后重复检测 PRL 水平[11, 13]。

高催乳素血症患者治疗的主要目标是通过使 PRL 水平正常化来恢复性腺和性功能[13]。如果治疗成功，育龄女性一般会恢复生育能力。也有部分有生育要求、月经规律、轻度高催乳素血症患者需要治疗[13]。如果成功治疗后仍未恢复生育力，可以尝试使用抗雌激素或促性腺激素诱导排卵助孕。

治疗高催乳素血症的主要方法是治疗或消除潜在病因。如果认为是药物引起的高催乳素血症，一些指南建议在咨询患者医生后停药 3 天或用其他替代药物，然后重复测量血清催乳素水平[1]。然而，这是基于低质量的证据，特别是对于抗精神病药物，其他指南并不认可这种做法[20]。

催乳素瘤的一线治疗用药是多巴胺受体激动药，传统手术治疗仅用于少数对药物抵抗或不耐受的患者，或以囊性肿瘤为主的患者[1, 13]。然而，有人呼吁扩大催乳素瘤的手术治疗的适应证[21]。大多数肿瘤在多巴胺受体激动药治疗开始后迅速缩小，PRL 水平恢复正常。溴隐亭是一种安全有效的治疗高催乳素血症的药物。然而，高达 12% 的患者由于不良事件（包括恶心和头晕）而无法耐受，25% 的患者对其产生抵抗[1, 22]。卡麦角林的耐受性优于溴隐亭，但尚未获准用于以妊娠为治疗目的的高催乳素血症。然而，没有证据表明两种药物与不良母胎结局相关[23]。在接受帕金森病治疗的患者中，当每天剂量超过 3mg 时，麦角源多巴胺受体激动药的使用与瓣膜性心脏病的相关性已得到证实[24]。最近，内分泌学家开始关注长期使用溴隐亭和卡麦角林等药物治疗高催乳素血症患者的安全性[25]。尽管大多数报道并未显示多巴胺受体激动药的使用与该患者组的临床相关瓣膜病之间存在关联，但世界各地的监管机构目前建议定期进行超声心动图检查[26]。喹高利特是一种非麦角类药物，导致此类不良反应少，并已成功用于治疗催乳素瘤[22]。多巴胺受体激动药的其他潜在不良反应包括心理障碍，可表现为新发精神疾病或既往精神疾病的症状恶化。接受多巴胺受体激动药治疗的高催乳素血症患者需要警惕和监测情绪和行为变化，如冲动控制障碍、抑郁、躁狂和其他类型的精神病[27]。

生育力、妊娠与催乳素瘤

患有催乳素瘤的孕妇或希望妊娠的女性应在内分泌学家的参与下接受治疗。需要解决的主要问题是高催乳素血症和生育能力、多巴胺受体激动药的安全性、肿瘤生长和哺乳[13]。

1. 高催乳素血症和生育能力

多巴胺受体激动药治疗后，排卵和生育能力可立即恢复，甚至在第 1 次正常月经之前即可恢复。应该告知患者夫妻，如果他们不想在本月妊娠，应该建议机械方法避孕[13]。

2. 多巴胺受体激动药的安全性

在世界范围内，溴隐亭的使用在诱导妊娠及妊娠期均有丰富经验。服用溴隐亭的孕妇流产、异位妊娠或先天性畸形的发生率并不高于普通人群[1, 28, 29]。尽管研究数量较少，卡麦角林也具有良好的安全性[1, 22]。尽管如此，建议出现停经并且妊娠试验阳性的患者应停用多巴胺受体激动药[1]。

3. 肿瘤生长

临床中妊娠期间肿瘤提及明显增大的发生率在微腺瘤（肿瘤直径＜1cm）女性中低于 3%，在大腺瘤（肿瘤直径＞1cm）女性中约为 30%[1]。因此，微腺瘤患者一旦确认妊娠，就可以安全地停用多巴胺受体激动药，并建议患者在出现严重头痛或视觉障碍时立即就医[1]。对于大催乳素瘤或有肿瘤增大迹象的病例，可考虑在妊娠期间继续使用多巴胺受体激动药治疗[1]。如果患有巨大催乳素瘤的女性停止多巴胺受体激动药治疗，建议每 3 个月进行 1 次视野检查，必要时可更频繁。催乳素腺瘤患者妊娠期间不应常规监测 PRL 水平和进行 MRI 检查，但如果出现视野缺损或进行性头痛，可以进行不含钆的限制性 MRI 检查[1]。

4. 哺乳期

有母乳喂养意愿的哺乳期女性不应给予多巴胺受体激动药，因为由此导致的血清 PRL 水平降低将对泌乳不利。没有证据表明母乳喂养会导致肿瘤体积增大[13]。

要点

挑战

- 高催乳素血症和 ART 治疗。

背景

- 高催乳素血症抑制排卵，导致不孕。
- 治疗高催乳素血症的可以恢复生育能力。
- ART 治疗期间出现短暂的高催乳素血症没有临床意义。
- 高催乳素血症有以下原因。
  - 生理学：妊娠和哺乳、巨催乳素、压力、过度运动、乳头刺激。
  - 药理学：抗精神病药物（吩噻嗪类、硫杂蒽类、非典型抗精神病药物），抗抑郁药（三环类抗抑郁药、单胺氧化酶抑制药、选择性 5- 羟色胺再摄取抑制药），胃肠道药物（甲氧氯普胺、多潘立酮、西咪替丁），抗高血压药（α- 甲基多巴、利血平、维拉帕米），雌激素，阿片类药物。
  - 病理性：①垂体瘤；②肾衰竭；③原发性甲状腺功能减退；④多囊卵巢综合征；⑤肝硬化；⑥胸壁损伤和创伤；⑦特发性高催乳素血症。

高催乳素血症的管理策略

- 治疗根本原因。
- 如果安全，停致病药物。
- 垂体瘤患者使用多巴胺受体激动药。
- 当出现多巴胺受体激动药抵抗、不耐受时可手术和（或）放疗治疗。
- 在 ART 周期内继续使用溴隐亭或卡麦角林是安全的，直到妊娠试验呈阳性。

妊娠及哺乳

- 妊娠期间监测垂体瘤生长情况。
- 有母乳喂养意愿的女性不应使用多巴胺受体激动药。

三、一问一答

问题 1：在开始体外受精治疗之前，为什么没有进行催乳素水平检测？

回答 1：在催乳素高的情况下会出现月经不规律或停经。但您有规律的月经周期，所以这种情况是不需要检查催乳素的。此外，我们从研究中了解到，在 IVF 治疗中，由于对卵巢的刺激会使催乳素略高，但这并不影响成功率。

问题 2：多巴胺受体激动药的治疗对妊娠或婴儿有影响吗？

回答 2：有大量证据证实，使用多巴胺受体激动药、溴隐亭和卡麦角林治疗对母亲和婴儿都是安全的。在服用溴隐亭或卡麦角林期间妊娠的母亲，其流产、异位妊娠或先天性畸形的发生率并不高于普通人群[1]。

问题 3：我可以母乳喂养吗？

回答 3：在妊娠后停止治疗的情况下，患者能够正常进行母乳喂养，但在整个妊娠期间持续接受治疗的情况下则不能母乳喂养。此外，没有证据表明母乳喂养会导致肿瘤增大。

参考文献

[1] Melmed S, Casanueva FF, Hoffman AR, et al. Diagnosis and treatment of hyperprolactinemia: an Endocrine Society clinical practice guideline. *J Clin Endocrinol Metab* 2011;96:273–88.

[2] Saleem M, Martin H, Coates P. Prolactin Biology and Laboratory Measurement: An Update on Physiology and Current Analytical Issues. *Clin Biochem Rev* 2018;39:3–16.

[3] Voogt JL, Lee Y, Yang S, et al. Regulation of prolactin secretion during pregnancy and lactation. *Prog Brain Res* 2001;133:173–85.

[4] Evers JL. Female subfertility. *Lancet* 2002;360:151–9.

[5] Chen AX, Burt MG. Hyperprolactinaemia. *Aust Prescr* 2017;40:220–4.

[6] Pattinson HA, Taylor PJ, Fleetham JA, Servis SA. Transient hyperprolactinemia has no effect on endocrine response and outcome in in vitro fertilization (IVF). *J In vitro Fert Embryo Transf.* 1990;7(2):89–93.

[7] Hofmann GE, Denis AL, Scott RT, Muasher SJ. The incidence of transient hyperprolactinemia in gonadotropinstimulated cycles for in vitro fertilization and its effect on pregnancy outcome. *Fertil Steril.* 1989;52(4):622–6.

[8] Gonen Y, Casper RF. Does transient hyperprolactinemia during ovarian hyperstimulation interfere with conception or pregnancy outcome? *Fertil Steril.* 1989;51(6):1007–10.

[9] Piekos MW, Binor Z, Rawlins RG, Radwanska E. Effects of induced hyperprolactinemia on in vitro fertilization cycles. *Fertil Steril.* 1995;63(2):371–6.

[10] Holt RI. Medical causes and consequences of hyperprolactinaemia. A context for psychiatrists. *J Psychopharmacol* 2008;22:28–37.

[11] Molitch ME. Drugs and prolactin. *Pituitary* 2008;11:209–18.

[12] Schlechte JA. Clinical practice. Prolactinoma. *N Engl J Med* 2003;349:2035–41.

[13] Casanueva FF, Molitch ME, Schlechte JA, et al. Guidelines of the Pituitary Society for the diagnosis and management of prolactinomas. *Clin Endocrinol (Oxf)* 2006;65:265–73.

[14] Chahal J, Schlechte J. Hyperprolactinemia. *Pituitary* 2008;11:141–6.

[15] Franks S. Polycystic ovary syndrome. *N Engl J Med* 1995;333:853–61.

[16] Filho RB, Domingues L, Naves L, et al. Polycystic ovary syndrome and hyperprolactinemia are distinct entities. *Gynecol Endocrinol* 2007;23:267–72.

[17] Delcour C, Robin G, Young J, et al. PCOS and Hyperprolactinemia: what do we know in 2019? *Clin Med Insights Reprod Health* 2019;13:1179558119871921.

[18] Koller T, Kollerova J, Huorka M, et al. [Impact of basal prolactin levels on the prevalence of complications and the prognosis of patients with liver cirrhosis]. *Vnitr Lek* 2009;55:468–73.

[19] Kolodny RC, Jacobs LS, Daughaday WH. Mammary stimulation causes prolactin secretion in non-lactating women. *Nature* 1972;238:284–6.

[20] Grigg J, Worsley R, Thew C, et al. Antipsychotic-induced hyperprolactinemia: synthesis of world-wide guidelines and integrated recommendations for assessment, management and future research. *Psychopharmacology* (Berl) 2017;234:3279–97.

[21] Honegger J, Nasi-Kordhishti I, Aboutaha N, et al. Surgery for prolactinomas: a better choice? *Pituitary* 2019.

[22] PG. Current treatment issues in female hyperprolactinaemia. *Eur J Obstet Gynecol Reprod Biol* 2006;125:152–64.

[23] Glezer A, Bronstein MD. Prolactinomas in pregnancy: considerations before conception and during pregnancy. *Pituitary* 2019.

[24] Schade R, Andersohn F, Suissa S, et al. Dopamine agonists and the risk of cardiacvalve regurgitation. *N Engl J Med* 2007;356:29–38.

[25] Valassi E, Klibanski A, Biller BM. Clinical Review#: Potential cardiac valve effects of dopamine agonists in hyperprolactinemia. *J Clin Endocrinol Metab* 2010;95:1025–33.

[26] Steeds R, Stiles C, Sharma V, et al. Echocardiography and monitoring patients receiving dopamine agonist therapy for hyperprolactinaemia: A joint position statement of the British Society of Echocardiography, the British Heart Valve Society and the Society for Endocrinology. *Clin Endocrinol* (Oxf) 2019;90:662–9.

[27] Ioachimescu AG, Fleseriu M, Hoffman AR, et al. Psychological effects of dopamine agonist treatment in patients with hyperprolactinemia and prolactin-secreting adenomas. *Eur J Endocrinol* 2019;180:31–40.

[28] Konopka P, Raymond JP, Merceron RE, et al. Continuous administration of bromocriptine in the prevention of neurological complications in pregnant women with prolactinomas. *Am J Obstet Gynecol* 1983;146:935–8.

[29] Krupp P, Monka C. Bromocriptine in pregnancy: safety aspects. *Klin Wochenschr* 1987;65:823–7.

第 15 章　多囊卵巢综合征患者
The patient with polycystic ovaries

Adam H. Balen　著

孙　迪　龙晓宇　译　李　蓉　校

> **病例 1**：一名 28 岁女性因男方患有严重少精子症拟行 ICSI 治疗。她身体健康，月经周期正常，体重正常，基础内分泌水平正常，没有多囊卵巢综合征的临床症状。通过超声检查发现有卵巢多囊样改变。
>
> **病例 2**：一名患有典型多囊卵巢综合征的 29 岁女性开始 IVF 周期。她月经稀发，多毛，BMI 为 28，总睾酮正常，超声显示多囊样改变。她已经用氯米芬诱导排卵，但没有排卵。在随后的 6 个周期中应用低剂量促性腺激素治疗监测到了排卵，但没有妊娠，因此计划进行 IVF。

一、背景

多囊卵巢综合征排卵障碍的女性应首先进行促排卵治疗，只有在反复促排卵仍不能妊娠的情况下才能进行体外受精治疗。当一线和二线药物未能成功实现妊娠，或存在其他不孕原因（如输卵管因素或男方因素）时，IVF 被视为 PCOS 的三线治疗。多囊卵巢综合征是发生卵巢过度刺激综合征的主要风险因素，因此在制订刺激方案时需要谨慎。在超声检查可提示多囊样卵巢的形态学表现，但并非所有多囊卵巢的女性都有多囊卵巢综合征的表现。20%～30% 的女性可能有多囊卵巢[1, 2]。

多囊卵巢综合征是一种异质性疾病，其病理生理表现为多因素和多基因相关。该综合征的定义一直备受争议，主要特征包括月经周期紊乱、高雄激素血症和肥胖，多囊卵巢综合征有许多卵巢之外的表现，但卵巢功能障碍是其核心。Rotterdam 诊断标准对多囊卵巢综合征的定义是目前较为接受的标准，以下三项中符合两项即可诊断：①月经周期紊乱［月经稀发和（或）闭经］；②高雄激素血症［临床和（或）实验室检查］；③多囊卵巢，排除导致月经不调或雄激素过量的其他病因[1, 2]。利用现代高分辨率超声技术，多囊样卵巢形态的被定义为具有 20 个或 20 个以上直径为 2～9mm 的卵泡和（或）卵巢体积增大（＞10cm³）[2]。

多囊卵巢的促排卵治疗已有大量研究，其与正常卵巢的反应显著不同，最初的反应往往缓慢，一旦开始卵泡募集，卵巢过度刺激的风险随之增加，因此在实现安全诱导排卵方面仍存在很大挑战[3]。无论是否存在全部典型表现，多囊卵巢在体外受精过程中的反应与正常人群不同，大量研究

第 15 章　多囊卵巢综合征患者
The patient with polycystic ovaries

表明，多囊卵巢女性每个周期的获卵率明显高于正常卵巢人群。此外，尽管多囊卵巢综合征女性在卵巢刺激过程中 Gn 总剂量较低，但其发生中重度 OHSS 的风险更高。

OHSS 的发病率不同研究结果差异很大，轻度 OHSS 的发病率为 20%～33%，中度或重度 OHSS 的发病率为 3%～8%，多囊卵巢女性的发病率可能更高[4]。2019 年的一项 Meta 分析[5] 比较了多囊卵巢综合征患者与其他原因不孕患者 IVF 妊娠结局和并发症，结果显示多囊卵巢综合征女性流产（OR=1.41，95%CI 1.04～1.91）、OHSS（OR=4.96，95%CI 3.73～6.60）、妊娠期糖尿病（OR=2.67，95%CI 1.43～4.98）、妊娠高血压（OR=2.06，95%CI 1.45～2.91）、早产（OR=1.60，95%CI 1.25～2.04）和巨大儿风险较高（OR=2.10，95%CI 1.01～4.37），而临床妊娠率、多胎妊娠率、胎儿生长受限和先天畸形率相似，活产率较高。PCOS 患者 IVF 治疗不良妊娠结局风险增加，这可能与多囊卵巢综合征患者肥胖和代谢紊乱相关，因此，在开始助孕治疗之前改善身体健康状况至关重要。

肥胖的多囊卵巢综合征女性 FSH 的剂量需求增加，她们可能对低剂量刺激方案无反应。然而，一旦 FSH 的剂量增加并达到阈值，随后的反应可能是爆炸性的，OHSS 的风险也急剧增加。对卵巢刺激的过度反应也有其他几种解释。PCOS 患者始基卵泡启动募集增加，窦卵泡增多，这些卵泡对外源性促性腺激素敏感。PCOS 患者的抗米勒管激素水平升高也提示窦卵泡计数量的增加。

二、管理策略

所有接受卵巢刺激的患者，无论是纠正无排卵还是 ART，都应进行超声检查，如果提示多囊样卵巢，促性腺激素的剂量应降低（根据年龄和其他因素，起始剂量不超过 150U）。

OHSS 通常与大量小到中等大小的卵泡（<14mm 直径）有关，而不是大的、成熟的卵泡。当血清雌二醇浓度为 10 000～15 000pmol/L 且有 20～30 个卵泡时，存在 OHSS 高风险，需要衡量是否继续取卵或冷冻保存所有胚胎，而非新鲜胚胎移植，因为会增加晚发性 OHSS 风险。如果血清雌二醇浓度超过 15 000pmol/L（5000pg/ml），卵泡数超过 30 个，则应取消治疗周期。

（一）GnRH 激动药长方案

在 PCOS 患者中，既往曾使用 GnRHa "长方案" 进行卵巢刺激，而现已被拮抗药方案所取代。在 GnRH 激动药长方案促排卵中，如果利用纯 FSH 或者重组 FSH 进行卵巢刺激时，由于 LH 的缺乏改变了卵泡数与循环中雌二醇水平的关系。在这种情况下，血清雌二醇浓度的测量低估了卵泡的发育。因此监测必须辅助高质量超声检查，否则循环中低雌二醇水平可能会误导继续使用促性腺激素，尽管卵泡已经发育成熟。如今，大多数人使用超声作为监测卵泡生长的关键手段。Meta 分析表明，应用不同促性腺激素对 OHSS 发生率的影响没有显著差异[6]。

对于卵巢过度刺激的患者，拟使用人绒毛膜促性腺激素时可考虑采取更安全的治疗策略。给予低剂量的 hCG 以启动卵母细胞成熟（即不超过 5000U 的单次注射，而不是许多中心在常规实践中使用的 10 000U），在接受 GnRH 激动药治疗的患者中，黄体支持给予孕酮而不是 hCG（作为黄体支持的一种形式，现在已经几乎不再使用了）。

胰岛素抵抗和代偿性高胰岛素血症是 PCOS 的发病机制之一，一些研究比较了使用胰岛素增敏剂（主要是二甲双胍）对接受 IVF 治疗的 PCOS 女性的影响。二甲双胍作为 IVF 辅助治疗其活产率无显著差异（OR=1.39，95%CI 0.81～2.40，5 项随机对照试验，551 名女性，低质量证据），但 OHSS 的发生率显著降低（OR=0.29，95%CI 0.18～0.49，8 项随机对照试验，798 名女性，中等质量证据），但胃肠道不良反应的发生率较高[7]。然而，如前所述，对于拟行 IVF 助孕的 PCOS 患者，GnRH 激动药方案已被 GnRH 拮抗药方案所取代。

（二）GnRH 拮抗药方案

GnRH 拮抗药方案被广泛认为在降低多囊卵巢女性 OHSS 风险方面优于激动药方案[8]，而妊娠率相当，采用这一方案是毫无疑问的。使用 GnRH 激动药扳机替代 hCG 可进一步降低高危人群发生 OHSS。

在对激动药与拮抗药两种方案的 Meta 分析中，GnRH 拮抗药方案与 OHSS 风险降低相关（OR=0.61，95%CI 0.51～0.72，36 项随机对照试验，n=7944，中等质量证据），同时不影响活产率（OR=1.02，95%CI 0.85～1.23，12 项随机对照试验，n=2303，中等质量证据）[8]。

拮抗药方案也允许使用 GnRHa 而非 hCG 作为扳机，进一步降低 OHSS 的风险（OR=0.15，95%CI 0.05～0.47，8 项随机对照试验，989 名女性，中等质量证据）[9]。然而，这种方式可能导致低活产率，与黄体功能不全相关（OR=0.47，95%CI 0.31～0.70，5 项随机对照试验，532 名女性，中等质量证据）[9]。有人提出了两种方法来克服黄体功能不全，即在黄体期补充外源性雌激素和孕激素，或在 GnRHa 扳机同时或取卵当日使用低剂量 hCG 来补救。使用改良黄体支持使 GnRHa 扳机获得与使用 hCG 相似的活产率（OR=0.84，95%CI 0.62～1.14，5 项随机对照试验，n=857）[10]。

另一种方法是在取卵后对胚胎冷冻保存，然后在解冻胚胎周期中进行移植，即"分段"方法[11]。最近一项包括 1508 名女性的多中心试验发现，"分段"方法活产率较高（49.3% vs. 42.0%，RR=1.17，95%CI 1.05～1.31），OHSS 风险较低（1.3% vs. 7.1%，RR=0.19，95%CI 0.10～0.37），但子痫前期风险较高（4.4% vs. 1.4%，RR=3.12，95%CI 1.26～7.73）[12]。

有新观点提出使用 Kisspepetin 作为排卵前扳机[13]，这引起了人们的极大兴趣。也可以使用多巴胺受体激动药，如卡麦角林，来抑制 VEGF 受体的磷酸化降低 OHSS 的发生率[14]。也可以采用未成熟卵母细胞体外成熟技术从未刺激或微刺激的卵巢中取卵，尽管一些中心证明这种方法有效，但这项技术需要在临床和实验室相关专家，因而并没有得到广泛普及[15]。

要点

挑战

- 多囊卵巢和多囊卵巢综合征的 IVF 治疗。

背景

- 20%～30% 的 IVF 患者存在多囊卵巢。
- 并非所有多囊卵巢女性都患有多囊卵巢综合征。
- 多囊卵巢对刺激反应敏感和 OHSS 风险增加有关。

评估

- 超声展示多囊卵巢的形态学外观。
- 基线内分泌水平决定不同的治疗方案。
- 如果超重，糖耐量评估非常重要。
- 超重对增加产科风险的咨询（妊娠期糖尿病、先兆子痫和围产儿患病率）。

管理策略

- 治疗计划旨在将 OHSS 风险降至最低，OHSS 是一种危及生命的疾病。
- 在拮抗药方案内使用低剂量促性腺激素。
- 二甲双胍治疗可降低长方案中的 OHSS 发生率。
- 黄体支持使用孕激素而非 hCG。
- 如果 OHSS 高风险，在拮抗药方案中考虑 GnRHa 扳机。
- 考虑"分段"方法，即所有胚胎冷冻保存，后续解冻胚胎移植。

三、一问一答

问题 1：什么是多囊卵巢？

回答 1：多囊卵巢是指卵巢中含有多于正常数量的小囊性结构（通常称为卵泡）的卵巢。女性卵巢中每个月都会有几个卵泡发育，这是正常的，而多囊卵巢女性的卵巢数量超过正常数量，每个卵巢通常超过 20 个。多囊卵巢可以通过超声检查，阴道内探头或腹部探头均可。

问题 2：什么是多囊卵巢综合征？

回答 2：多囊卵巢综合征是一种常见病，表现为多囊卵巢并伴有其他症状，通常是月经稀发或闭经，也有雄激素过多导致面部和身体不必要的毛发生长、痤疮，头部毛发稀疏。卵巢多囊的女性卵巢分泌的激素水平紊乱，雄激素过量。一些患有多囊卵巢综合征的女性容易体重增加，胰岛素水平升高，从而对代谢产生不利影响。多囊卵巢女性也有高水平的抗米勒管激素，因为这与小卵泡的数量相关。

问题 3：我可以有多囊卵巢而没有多囊卵巢综合征吗？

回答 3：20%～25% 的女性超声检查发现多囊卵巢；其中，1/4 的患者的症状与多囊卵巢综合征一致。因此，多囊卵巢可能没有任何综合征症状。症状有时会随着时间的推移而发展，尤其是那些体重增加的人。

问题 4：如果我要接受体外受精治疗，多囊卵巢对我有什么影响？

回答 4：多囊卵巢女性对用于刺激卵巢的药物有过度反应的倾向，因此发生卵巢过度刺激综合征的风险增加。出于这个原因，应用低剂量的刺激药物来降低风险。然而，如果确实发生卵巢过度刺激，要么中断治疗周期，冷冻保存胚胎而非新鲜周期移植。这可以使卵巢稳定，降低风险，同时增加妊娠率。

问题 5：体外受精是治疗多囊卵巢综合征的唯一方法吗？

回答 5：如果您患有多囊卵巢综合征并期望妊娠，首先要改善您的健康状况、体重和营养状况。如果您月经不规律，不能正常排卵，我们提倡使用药物诱导排卵，这必须通过超声监测。只有在这种治疗无效的情况下，IVF 才被视为一种选择。如果存在其他生育问题，如输卵管受损或堵塞，PCOS 或多囊卵巢患者需要直接进行体外受精。

参考文献

[1] The Rotterdam ESHRE/ASRM-sponsored PCOS consensus workshop group. Revised 2003. consensus on diagnostic criteria and long-term health risks related to polycystic ovary syndrome (PCOS). Authors: Fauser B, Tarlatzis B, Chang J, Azziz R, Legro R, Dewailly D, Franks S, Balen AH, Bouchard P, Dahlgren E, Devoto, Diamanti E, Dunaif A, Filicori M, Homburg R, Ibanez L, Laven J, Magoffin D, Nestler J, Norman R, Pasquali R, Pugeat M, Strauss J, Tan SL, Taylor A, Wild R, Wild S. *Human Reproduction* 2004; 19: 41–47.

[2] Teede HJ, Misso ML, Costello MF, Dokras A, Laven J, Misso ML, Moran L, Piltonen T, Norman RJ on behalf of the International PCOS Network. Recommendations from the international evidence-based guideline for the assessment and management of polycystic ovary syndrome. Simultaneous publication: *Fertility and Sterility*, 2018; 110:364–379; *Clinical Endocrinology*, 2018; 89: 251–268; *Human Reproduction*, 2018; 33:1602–1618.

[3] Balen AH, Morley LC, Misso M, Franks S, Legro RS, Wijeyaratne CN, Stener-Victorin E, Norman RJ, Fauser BJCM, Teede H. WHO recommendations for The Management of Anovulatory Infertility in Women with Polycystic Ovary Syndrome (PCOS), *Human Reproduction Update* 2016; 22: 687–708 doi: 10.1093/humupd/dmw 025.

[4] Mourad S, Brown J, Farquhar C. Interventions for the prevention of OHSS in ART cycles: an overview of Cochrane reviews. *Cochrane Database Syst Rev.* 2017 Jan 23;1:CD012103. doi: 10.1002/14651858.CD012103.pub2.

[5] Sha T, Wang X, Cheng W, Yan Y. A meta-analysis of pregnancy-related outcomes and complications in women with polycystic ovary syndrome undergoing IVF. *Reprod Biomed Online.* 2019 Aug;39(2):281–293. doi: 10.1016/j. rbmo.2019.03.203. Epub 2019 Mar 29.

[6] van Wely, M., et al., Recombinant versus urinary gonadotrophin for ovarian stimulation in assisted reproductive technology cycles. *Cochrane Database Syst Rev.* 2011;(2): CD005354.

[7] Tso LO, Costello MF, Albuquerque LET, Andriolo RB, Macedo CR. Metformin treatment before and during IVF or ICSI in women with polycystic ovary syndrome. *Cochrane Database Syst Rev.* 2014;CD006105.

[8] Al-Inany HG, Youssef MA, Ayeleke R, Brown J, Lam W, Broekmans FJ. Gonadotrophinreleasing hormone antagonists for assisted reproductive technology. *Cochrane Database of Syst Rev.* 2016, Issue 4. Art. No.: CD001750. DOI:10.1002/14651858.CD001750.pub4

[9] Youssef MAFM, Van der Veen F, Al-Inany HG, Mochtar MH, Griesinger G, Nagi Mohesen M, et al. Gonadotropin-releasing hormone agonist versus HCG for oocyte triggering in antagonist-assisted reproductive technology. *Cochrane Database Syst Rev.* 2014;CD008046.

[10] Haahr T, Roque M, Esteves SC, Humaidan P. GnRH Agonist Trigger and LH Activity Luteal Phase Support versus hCG Trigger and Conventional Luteal Phase Support in Fresh Embryo Transfer IVF/ICSI Cycles-A Systematic PRISMA Review and Metaanalysis. *Front Endocrinol* (Lausanne). 2017;8:116.

[11] Devroey P, Polyzos NP, Blockeel C. An OHSS-Free Clinic by segmentation of IVF treatment. *Hum Reprod.* 2011;26:2593–7.

[12] Chen Z-J, Shi Y, Sun Y, Zhang B, Liang X, Cao Y, et al. Fresh versus Frozen Embryos for Infertility in the Polycystic Ovary Syndrome. *N Engl J Med.* 2016;375:523–33.

[13] Abbara A, Jayasena CN, Christopoulos G, Narayanaswamy S, Izzi-Engbeaya C, Nijher GMK, et al. Efficacy of Kisspeptin-54 to Trigger Oocyte Maturation in Women at High Risk of Ovarian Hyperstimulation Syndrome (OHSS) During in vitro Fertilization (IVF) *Therapy. J Clin Endocrinol Metab.* 2015;100:3322–31.

[14] Siristatidis CS, Maheshwari A, Vaidakis D, Bhattacharya S. in vitro maturation in subfertile women with polycystic ovarian syndrome undergoing assisted reproduction. *Cochrane Database Syst Rev.* 2018 Nov 15;11:CD006606. doi: 10.1002/14651858. CD006606.pub4.

[15] Mourad S, Brown J, Farquhar C. Interventions for the prevention of OHSS in ART cycles: an overview of Cochrane reviews. *Cochrane Database Syst Rev.* 2017 Jan 23;1:CD012103. doi: 10.1002/14651858. CD012103.pub2.

第 16 章　肾移植患者

The renal transplant patient

Justin Chu　Lynne Robinson　著

范蒙洁　杨　硕　译　　李　蓉　校

病例 1：一位 30 岁女性因不明原因不孕准备接受体外受精助孕。她曾因 IgA 肾病接受肾移植。她现服用霉酚酸酯、泼尼松龙、依那普利和头孢氨苄。

病例 2：一位 24 岁女性因男方因素不孕，准备接受第 2 个周期的卵胞质内单精子注射助孕。她是一名肾移植术后的患者，在她前一次的 ICSI 周期中出现了卵巢过度刺激综合征（ovarian hyperstimulation syndrome，OHSS）。

一、背景

患有慢性肾脏疾病的女性可能由于下丘脑 – 垂体 – 卵巢轴功能受到影响，导致月经周期紊乱、排卵障碍，从而导致生育能力降低[1]。当慢性肾病达到终末期时，催乳素水平升高（由于肾脏清除率降低），并且由于缺乏促性腺激素释放激素的脉冲式刺激，黄体生成素和卵泡刺激素水平通常较低[2]。患者雌二醇和孕酮水平也处于低水平，其绝经年龄往往比普通人群提前 4.5 年[3]。因此，接受血液透析治疗的女性中妊娠概率很低，妊娠率仅有 0.3%[4]。随着更高效的血液透析技术的发展，透析治疗的女性，活产率逐渐提高[5]。在接受腹膜透析的女性患者中，由于弥漫性腹膜炎的风险，输卵管因素不孕的发生率升高[6]。

肾移植的发生率不断上升。肾移植成功后，终末期肾病的女性患者的低促性腺激素性腺功能减退可在 6 个月内恢复正常[7]。患者恢复排卵，月经周期也随之恢复正常[8, 9]。

关于肾移植后女性最佳妊娠的时间，仍然存在很多争论。不过，美国移植协会和欧洲移植协会都认为最佳妊娠时间是肾移植后 1 年[1]。

一旦妊娠，移植肾能够适应妊娠的生理变化，升高肾小球滤过率，肾脏内血管舒张，以满足妊娠所需的更高的肌酐清除率[10]。最近的数据表明，肾移植后妊娠的女性活产率约为 75%[6, 11]。令人欣慰的是，流产及异位妊娠率与一般人群没有区别[12]。

令人鼓舞的是，最近的数据表明，接受肾移植的患者，分娩不会对移植肾的功能及患者的长期生存产生不良影响[11]。该项研究还报道了肾移植女性产后 10 年生存率为 92%，20 年生存率为 75%[11]。

当肾移植者考虑进行 IVF 助孕治疗时，医生应格外注意一些特殊风险，患者在开始接受助孕治疗前，应针对相关风险充分咨询。需要重视的是，肾移植和 IVF 都是早产、小于孕龄儿及围产期死亡的独立高危因素[13]。仅有少数个案或小样本研究报道了肾移植女性在接受 IVF 治疗后获得活产[13, 14, 15]。

（一）IVF 和肾移植受体的风险

肾移植后的女性接受 IVF 治疗并发 OHSS 的风险比普通人群更高[13]。约 10% 的促性腺激素由肾脏代谢[1]。因此，如果肾脏清除率没有达到满意水平，可能将增强促性腺激素对肾移植患者的作用，导致发生 OHSS。这会导致血管内容量不足、少尿和肾功能恶化，所以必须在卵巢刺激过程中严密监测，并且谨慎地降低促性腺激素的剂量[13]。另外，OHSS 导致卵巢体积增大，可能造成输尿管梗阻，从而导致肾功能进一步恶化[16]。

在进行 IVF 治疗之前，应了解移植肾的位置。如果移植肾位于盆腔，取卵手术可能会很困难。卵巢刺激会导致雌二醇水平升高，可能增加肾移植患者发生血栓 – 栓塞性疾病的风险[13]。尤其是在一些可能合并血栓前状态的肾脏疾病患者中，如抗磷脂抗体阳性的系统性红斑狼疮（systemic lupus erythematosus，SLE）患者。

（二）对胎儿的风险

肾移植受者流产、早产、胎儿生长受限（fetal growth restriction，FGR）和死产的风险增加[1]。一项对 1418 例妊娠的研究显示，平均孕龄为 36 周，但 20% 的新生儿患有 FGR，10% 为极低出生体重儿（<1.5kg）[12]。来自（美国）国家移植妊娠登记处（National Transplant Pregnancy Registry，NTPR）的数据表明，在 5 岁以上的儿童中，有多达 26% 的儿童存在发育迟缓[17]。

（三）免疫抑制药的风险

肾移植受者终生需要免疫抑制以防止移植排斥反应[1]。患者在接受助孕治疗前，应先咨询肾脏科医生，以确保她们的免疫抑制治疗药物对胎儿没有致畸风险。肾移植患者使用的所有免疫抑制药物都能通过胎盘循环到达胎儿[18]。

钙调磷酸酶抑制药在妊娠期使用是安全的，如他克莫司和环孢素。这些药物在新生儿血液中的含量约是女性患者血液中含量的 50%[19]。使用钙调磷酸酶抑制药的女性，其新生儿重大先天性结构异常的发生率与普通人群相当[20]。然而，令人担心的是，钙调磷酸酶抑制药可能导致神经发育问题，并能增加儿童发生癌症的风险[21, 22]。宫内暴露于环孢素的儿童中，有 16% 发生发育迟缓[23]。从产科角度来看，现在也有证据表明，环孢素的使用增加了孕妇胆汁淤积症的可能。因此，所有接受环孢素治疗的孕妇从妊娠中期开始就应对相关病情进行严密监测[24]。

硫唑嘌呤在妊娠期也被认为是安全的，因为胎儿肝脏缺乏将该药物转化为其活性代谢物硫代肌苷酸的酶[25]。因此，胎儿可以免受其不良反应的影响。当孕妇使用大剂量皮质激素时，如泼尼松龙和甲强龙，可导致胎儿肾上腺抑制和腭裂。如果用于孕期免疫抑制或治疗异体移植排斥反应，它们被认为是安全的[26]。霉酚酸酯（mycophenolate mofetil，MMF）具有致畸性，可增加流产（49%）

和先天性畸形（23%）的风险，如肢体异常、腭裂、先天性心脏病和先天性膈疝[27]。MMF 应在妊娠前 6 个月停止使用[28]。

（四）妊娠期母体风险

据报道，妊娠高血压在肾移植患者中很常见，发生率为 52%～69%[20]。子痫前期或子痫也较为常见，据报道在肾移植患者中的发生率为 27%[20, 29]。阿司匹林可降低子痫前期的风险，所有肾移植受者都应服用[30]。

在轻度肾病的女性中，妊娠导致移植肾损伤的风险很小。然而，对于那些有危险因素的患者，妊娠对移植肾造成不可逆损伤的风险显著增加[31]。移植肾损伤的危险因素包括孕前高血压、孕期肌酐升高和蛋白尿[16]。

如果患者妊娠期尿蛋白加重，有发生静脉血栓栓塞的风险。如果同时出现抗磷脂抗体（狼疮也是一样），血栓形成的风险进一步增加。如果狼疮活动性，也会导致其他妊娠风险，如流产、子痫前期、血栓形成、FGR、早产和死产等[1]。

由于免疫抑制治疗，肾移植患者妊娠期泌尿系感染的风险进一步增加。如果泌尿系感染没有及时和充分的治疗，可能会继发肾盂肾炎[32]。接受免疫抑制治疗的肾移植患者感染巨细胞病毒、弓形虫、原发性水痘、人类免疫缺陷病毒、原发性疱疹感染、乙型或丙型肝炎病毒的风险也增加[1]。

最后，贫血在肾移植患者中很常见，可以用铁剂（必要时静脉注射）和促红细胞生成素治疗[13]。

二、管理策略

肾移植受者在接受任何助孕治疗前都应接受充分咨询。夫妻双方必须意识到 IVF 治疗及妊娠后可能发生的风险。患者在制订助孕治疗计划前应由他们的肾脏科医生和产科医生组成多学科团队进行评估。在开始治疗之前，必须确定是否适合 IVF 治疗，并调整肾功能和免疫抑制治疗方案。最好在患者开始助孕治疗前 3 个月停止使用 MMF，改为服用他克莫司或硫唑嘌呤（病例 1）。可能还需要调整降压治疗方案，特别是如果患者正在服用血管紧张素转换酶（angiotensin converting enzyme，ACE）抑制药。

美国移植学会的共识认为，当血清肌酐＜1.5mg/dl、24h 尿蛋白＜500mg 时，患者的肾功能处于最佳状态。患者在没有感染、没有使用致畸性的免疫抑制治疗且病情稳定的情况下，可以尝试妊娠。实际上，患者应在接受肾移植 1 年后再尝试妊娠，因为第 1 年发生排斥反应的风险最高[32, 33]。

整个妊娠期均应警惕移植肾排异反应，应监测血清免疫抑制水平。随着孕周增加，免疫抑制药物水平可能会随着肾小球滤过率的增加而改变[2, 33]。

在肾移植患者接受任何助孕治疗之前，考虑子代的安全与健康是很重要的。应考虑到早产的风险和遗传性肾脏疾病的风险。对于 Alport 综合征和多囊肾等情况，应进行适当的遗传咨询，考虑胚胎植入前遗传学检测。

应谨慎选择 IVF 方案。可使用促性腺激素释放激素拮抗药方案，选用促性腺激素激动药诱导卵母细胞最终成熟，以降低 OHSS 的风险（病例 2）[34]，也可以考虑使用多巴胺受体激动药来进一步降低 OHSS 的风险[35]。

应该有一名资深的 IVF 临床医生参与整个 IVF 治疗过程，并且由于同种异体移植肾的位置关系，取卵应由高年资的临床医生进行。由于多胎妊娠孕妇子痫前期、糖尿病、早产和低出生体重儿的风险显著增加，应建议肾移植患者进行单胚胎移植。

最后，有蛋白尿和（或）抗磷脂抗体阳性的患者，在 IVF 过程中，可考虑预防性的使用低分子肝素和阿司匹林，以降低血栓形成的风险。

要点

挑战

- 肾移植患者接受 IVF 助孕。

背景

- 希望接受 IVF 助孕治疗的肾移植受者人数逐渐增多。
- 应鼓励患者在肾移植 12 个月后再尝试妊娠。
- 肾移植患者一旦妊娠，其活产率约为 75%。
- 对于移植肾功能良好的患者，妊娠不会对移植肾及患者生存期产生不良的影响。在妊娠前有显著肾功能损害的患者中，妊娠和移植肾的风险均增加。
- 在 IVF 助孕治疗过程中，OHSS、取卵手术及静脉血栓栓塞的风险增加。
- 胎儿的风险包括免疫抑制药的致畸作用，早产、流产、胎儿生长受限和死产的风险。
- 与健康人群相比，肾移植患者高血压、子痫前期移植肾损伤及静脉血栓栓塞的风险更高。

管理策略

- 充分的孕前咨询，以确保患者了解 IVF 治疗对肾移植患者的风险，以及妊娠期间的产科和胎儿风险。
- 在 IVF 治疗开始之前，应由包括肾脏科医生的多学科团队进行孕前咨询。
- 需考虑子代的安全和健康。
- 使用最低有效剂量的促性腺激素和拮抗药方案，以降低 OHSS 风险。
- 充分预防血栓。
- 确保高年资的医师进行取卵。
- 考虑遗传性肾病的遗传咨询，可能需要胚胎植入前遗传学检测。

三、一问一答

问题 1：肾移植后妊娠风险会很高吗？

回答 1：在妊娠期间，子痫前期（升高 6 倍）和泌尿系感染的风险会增加，使用的药物也会增加胎儿的风险。因此，需要在妊娠前与产科专家进行一次全面的咨询，以优化治疗药物，并将移植肾的损伤和子痫前期的风险降至最低。一些免疫抑制药物应在妊娠前 3 个月停止使用，如 MMF。MMF 应改为他克莫司和硫唑嘌呤。在妊娠前，肾脏功能必须处于最佳状态。深静脉血栓栓塞的风险较高，对胎儿的生长也会有影响。令人欣慰的是，数据显示，肾移植的女性妊娠后活产率约为75%，其流产率和异位妊娠率并未增加。

问题 2：妊娠会改变移植肾的寿命吗？

回答 2：患有轻度肾病的女性，妊娠对移植肾的风险很小。然而，对于那些有危险因素的患者，妊娠导致不可逆移植肾损伤的风险显著增加。移植肾损伤的危险因素包括孕前高血压、肾功能异常及蛋白尿。

妊娠期间可能会发生移植排斥反应。患者需要在整个妊娠期间监测药物水平，以确保适当的免疫抑制水平。随着孕周增加，药物水平会改变。最近，有建议提出通过密切监测将血清免疫抑制药物水平维持在孕前水平，以避免移植排斥反应。

建议患者肾移植后至少 1 年，再考虑妊娠。

问题 3：如果我做过肾移植，IVF 助孕安全吗？

回答 3：IVF 治疗过程包括刺激卵巢。这会导致循环中的雌激素水平升高，并有过度刺激的风险，会增加肾脏负担及静脉血栓形成的风险。可以通过适当的 IVF 方案来避免过度刺激，使用抗凝血药物来降低血栓形成的风险，以将上述风险降至最低。由于移植肾的位置靠近卵巢，所以应由高年资医生取卵。为了避免双胎妊娠的风险，建议只移植 1 个胚胎。

参考文献

[1] Shah S, Verma P. Overview of pregnancy in renal transplant patients. *International Journal of Nephrology* 2016, Article ID 4539342.

[2] Matuszkiewicz-Rowinska J, Skorzewska K S. Radowicki S et al., Endometrial morphology and pituitary-gonadal axis dysfunction in women of reproductive age undergoing chronic haemodialysis—a multicentre study. *Nephrology Dialysis Transplantation.* 2004; 19(8):2074–2077.

[3] Weisinger JR, Bellorin-Font E. Outcomes associated with hypogonadism in women with chronic kidney disease. *Advances in Chronic Kidney Disease.* 2004;11(4):361–370.

[4] Bagon JA, Vernaeve H, De M, X, Lafontaine JJ, Martens J, Van RG. Pregnancy and dialysis. *Am J Kidney Dis* 1998; 31(5):756–765.

[5] Giatras I, Levy DP, Malone FD, Carlson JA, Jungers P. Pregnancy during dialysis: case report and management guidelines. *Nephrology Dialysis Transplantation.* 1998; 13(12):3266–3272.

[6] Piccoli GB, Conijn A, Consiglio V, Vasario E, Attini R, Deagostini MC et al. Pregnancy in dialysis patients: is the evidence strong enough to lead us to change our counseling policy? *Clin J Am Soc Nephrol* 2010; 5(1):62–71.

[7] Saha MT, Saha HHT, Niskanen LK, Salmela KT, Pasternack AI. Time course of serum prolactin and sex hormones following successful renal transplantation. *Nephron* 2002; 92(3):735–737.

[8] Anantharaman P, Schmidt RJ. Sexual function in chronic kidney disease. *Adv Chronic Kidney Dis* 2007; 14(2):119–125.

[9] Lim VS, Henriquez C, Sievertsen G, Frohman LA. Ovarian function in chronic renal failure: evidence suggesting hypothalamic anovulation. *Ann Intern Med* 1980; 93(1):21–27.

[10] Kim HW, Seok HJ, Kim TH, Han DJ, Yang WS, Park SK. The experience of pregnancy after renal transplantation: pregnancies even within postoperative 1 year may be tolerable. *Transplantation* 2008; 85(10):1412–1419.

[11] Levidiotis V, Chang S, McDonald S. Pregnancy and maternal outcomes among kidney transplant recipients. *J Am Soc Nephrol* 2009; 20(11):2433–2440.

[12] Armenti VT, Ahlswede KM, Ahlswede BA, Jarrell BE, Moritz MJ, Burke JF. National Transplantation Pregnancy Registry— outcomes of 154 pregnancies in cyclosporine-treated female kidney transplant recipients. *Transplantation* 1994; 57(4):502–506.

[13] Norrman E, Bergh C, Wennerholm UB, Pregnancy outcome and long-term follow-up after *in vitro* fertilization in women with renal transplantation, *Human Reproduction* 2015; 30(1):205–213

[14] Yaprak M, Doğru V, Sanhal CY, Özgür K, Erman M. In vitro fertilization after renal transplantation: a single-center experience. *Transplant Proc.* 2019;51(4):1089–1092.

[15] Warzecha D, Szymusik I, Grzechocińska B, Cyganek A, Kociszewska-Najman B, Mazanowska N, Madej A, Pazik J, Wielgoś M, Pietrzak B. In vitro fertilization and pregnancy outcomes among patients after kidney transplantation: case series and single-center experience. *Transplant Proc.* 2018; 50(6):1892–1895.

[16] Khalaf Y, Elkington N, Anderson H, Taylor A, Braude P. Ovarian hyperstimulation syndrome and its effect on renal function in a renal transplant patient undergoing IVF treatment: case report. *Hum Reprod* 2000; 15(6):1275–1277.

[17] Stanley CW, Gottlieb R, Zager R, Eisenberg J, Richmond R, Moritz MJ et al. Developmental well-being in offspring of women receiving cyclosporine post-renal transplant. *Transplant Proc* 1999; 31(1-2):241–242.

[18] Chambers CD, Braddock SR, Briggs GG et al. Postmarketing surveillance for human teratogenicity: a model approach. *Teratology* 2001; 64(5): 252–261

[19] Venkataramanan R, Koneru B, Wang CCP, Burckart GJ, Caritis SN, Starzl TE. Cyclosporine and its metabolites in mother and baby. *Transplantation* 1988;46(3): 468–469.

[20] Coscia LA, Constantinescu S, Moritz MJ et al. Report from the National Transplantation Pregnancy Registry (NTPR): outcomes of pregnancy after transplantation. *Clinical Transplants* 2010; 65–85.

[21] Scott JR, Branch DW, Holman J. Autoimmune and pregnancy complications in the daughter of a kidney transplant patient. *Transplantation* 2002; 73(5):815–816.

[22] Sgro MD, Barozzino T, Mirghani HM, Sermer M, Moscato L, Akoury H et al. Pregnancy outcome post renal transplantation. *Teratology* 2002; 65(1):5–9.

[23] Stanley CW, Gottlieb R, Zager R et al. Developmental wellbeing in offspring of women receiving cyclosporine post-renal transplant. *Transplantation Proceedings* 1999; 31(1-2):, 241–242.

[24] Day C, Hewins P, Sheikh L, Kilby M, McPake D, Lipkin G. Cholestasis in pregnancy associated with ciclosporin therapy in renal transplant recipients. *Transpl Int* 2006; 19(12):1026–1029.

[25] Saarikoski S, Seppal M. Immunosuppression during pregnancy: transmission of azathioprine and its metabolites from the mother to the fetus. *American Journal of Obstetrics and Gynecology* 1973;115(8): 1100–1106.

[26] Chhabria S. Aicardi's syndrome: are corticosteroids teratogens? *Archives of Neurology* 1981;38(70).

[27] Sifontis NM, Coscia LA, Constantinescu S, Lavelanet AF, Moritz MJ, Armenti T. Pregnancy outcomes in solid organ transplant recipients with exposure to mycophenolate mofetil or sirolimus. *Transplantation* 2006;82(12):1698– 1702.

[28] Jones A, Clary MJ, McDermott E et al. Outcomes of pregnancies fathered by solidorgan transplant recipients exposed to mycophenolic acid products. *Progress in Transplantation* 2013;23(2): 153–157.

[29] Bramham K, Nelson-Piercy C, Gao H et al. Pregnancy in renal transplant recipients: a UK national cohort study. *Clinical Journal of the American Society of Nephrology* 2013;8(2): 290–298.

[30] Duley L, Henderson-Smart DJ, Meher S, King JF. Antiplatelet agents for preventing pre-eclampsia and its complications. *Cochrane Database of Systematic Reviews*, no. 2, Article ID CD004659, 2007.

[31] Davison JM, Lind T, Uldall PR. Planned pregnancy in a renal transplant recipient. *Br J Obstet Gynaecol* 1976; 83(7):518–527.

[32] European best practice guidelines for renal transplantation. Section IV: long-term management of the transplant recipient. IV.10. Pregnancy in renal transplant recipient. EBPG Expert Group on Renal Transplantation, vol. 17, supplement 4, pp. 50– 55, 2002.

[33] McKay DB, Josephson MA, Armenti VT, August P, Coscia LA, Davis CL et al. Reproduction and transplantation: report on the AST Consensus Conference on Reproductive Issues and Transplantation. *Am J Transplant* 2005; 5(7):1592–1599.

[34] Youssef MAFM, Veen F, Al-Inany HG, Mochtar MH, Griesinger G, Nagi Mohesen M, et al. Gonadotropin-releasing hormone agonist versus HCG for oocyte triggering in antagonist-assisted reproductive technology. *Cochrane Database of Systematic Reviews* 2014, Issue 10.

[35] Tang H, Hunter T, Hu Y, Zhai SD, Sheng X, Hart RJ. Cabergoline for preventing ovarian hyperstimulation syndrome. *Cochrane Database of Systematic Reviews* 2012, Issue 2. Art. No.: CD008605.

第 17 章　曾接受盆腔放疗的患者

The patient with previous pelvic irradiation

Vishvanath C. Karande　著

潘宁宁　王　洋　译　　李　蓉　校

病例：一位 26 岁女性，18 岁时因治疗霍奇金淋巴瘤的放化疗出现卵巢早衰。她的卵泡刺激素为 85mU/ml，抗米勒管激素＜0.1ng/ml。超声检查显示卵巢体积小（每个卵巢体积约 1.5ml），无窦卵泡；子宫的体积为 40ml 且子宫内膜薄，约 4mm。她接受了赠卵治疗，在胚胎移植之前，接受了 3 个月的生理剂量的口服雌二醇（Estrace，4mg）和阴道用孕激素（黄体酮凝胶，8%）治疗。药物治疗后患者子宫体积略有增加（45ml），子宫内膜厚度增长到 9mm。移植后患者获得临床妊娠，很不幸在妊娠 8 周时自然流产。

一、背景

在过去 30 年里，高剂量化疗和放疗（radiotherapy，RT）的应用发展已经使多种儿童癌症患者的生存率得以提高。在欧洲，目前有近 50 万名儿童癌症幸存者，他们目前的平均年龄为 25—29 岁，每年新增约 1 万名儿童癌症幸存者。美国癌症协会关于癌症发病率、死亡率和生存率统计报告也证实，所有儿童和青少年癌症患者接受联合治疗后的 5 年相对生存率正在持续增加[1]。儿童的存活率从 20 世纪 70 年代中期的 58% 提高到 2007—2013 年的 83%，青少年的存活率从 68% 提高到 84%。

调强放射治疗（intensity modulated radiation therapy，IMRT）和质子放疗等新的放射技术明显改善了对正常组织的保护效果。生殖医学领域中的生育力保存方法也在不断优化[2]。约 3/4 未生育过的年轻癌症幸存者不仅表达了他们对生育下一代的渴望，而且还对癌症治疗可能导致的生育能力下降、妊娠期并发症和新生儿不良结局的增加表现出了担忧[3]。基于此，我们预计未来将有越来越多既往接受盆腔放射的患者可能来寻求生育咨询服务。

二、卵巢功能减退

人类卵巢有一个不可再生的原始卵泡池，在 5～6 个月胎龄时原始卵泡最多达到约 700 万，之后就呈指数下降。出生时卵巢内剩余的卵泡数量平均约 200 万，至月经初潮时下降到 30 万。此后，卵泡数量的下降速率呈双指数模式，当女性 37 岁时，其卵巢内的卵泡数量仅约 25 000 个。在女性整个生育阶段，只有约 400 个卵泡最终发育为成熟卵泡并排出，因此绝大多数卵泡会因闭锁和凋亡而丢失。当所剩卵泡数量为 1000 时，女性会步入绝经阶段[2]。

电离辐射可直接引起卵泡细胞 DNA 损伤，导致卵泡萎缩和卵巢卵泡储备减少，通过加速卵泡数量的下降，导致卵巢激素分泌异常和提前绝经。卵巢早衰的决定因素包括辐射剂量、范围和接受辐射照射时的年龄。

人类卵母细胞对放射治疗极为敏感。基于数学模型的推算，仅需小于 2Gy 的剂量就足以破坏 50% 的未成熟卵母细胞（LD_{50}）[4]。有效杀菌剂量（effective sterilizing dose，ESD）的放疗后，97.5% 的患者立即出现卵巢早衰。随着治疗年龄的增加，ESD 的剂量逐渐降低，估计出生时的 ESD 为 20.3Gy，10 岁时为 18.4Gy，20 岁时为 16.5Gy，30 岁时为 14.3Gy。由于患者的卵巢卵泡储备存在较大的个体差异，治疗时相似年龄患者的卵巢早衰发生时机各异[5]。

一项研究回顾性分析儿童癌症登记处的记录，评估了 100 名接受化疗和（或）放疗的女性癌症幸存者的卵巢功能，结果发现 17 例需接受激素替代治疗的卵巢早衰患者均存在卵泡衰竭或卵巢无法探及[6]。70 例月经规律患者的单侧卵巢体积明显小于对照组（$4.8cm^3$ vs. $6.8cm^3$，$P < 0.001$），窦卵泡计数也明显减少（7.5 vs. 11，$P < 0.001$）。此外，卵泡数量还与卵巢放疗、烷基化化疗、诊断年龄较大和随访时间长呈负相关。总之，癌症幸存者即使月经规律，其卵巢储备功能也会降低[6]。

当卵巢位于放疗照射范围之外，高能量光子可以减少散射，放疗时使用外部屏蔽可以保护周围组织。新的放射技术包括 IMRT 和质子 RT，可以保护卵巢降低其接受辐射的剂量，从而降低对生育力的潜在不利影响[2]。

三、卵巢功能评估

月经史及有无更年期症状可以帮助评估卵巢功能。卵巢体积测量和超声下窦卵泡计数仍然是评估卵巢功能的有效方法。相关的实验室检查包括月经第 3 天的卵泡刺激素、抑制素 B 和抗米勒管激素水平。

子宫功能异常

盆腔放疗增加了妊娠相关并发症的风险，包括自然流产、早产、低出生体重儿和胎盘异常（胎盘植入和副胎盘）。可能由子宫体积缩小、子宫肌层纤维化导致的弹性降低、子宫血管损伤和子宫内膜损伤所致。子宫损伤的程度取决于总辐射剂量、照射范围和治疗时的年龄。子宫受到盆腔放疗的影响在青春期前比性成熟期更为明显，剂量为 14～30Gy 就可能会导致子宫异常。子宫直接接受放疗的患者其子宫体积明显缩小。研究发现，儿童期接受保留卵巢功能的全腹放疗（20～30Gy）后妊娠者均发生晚期流产[7]。一项纳入既往接受放射治疗的 16 位孕妇的研究显示，接受全身放疗（10～15.75Gy）的 13 位患者中的 6 位在青春期前接受放疗，妊娠后均未获得活产（5 例自然流产，1 例选择终止妊娠）[8]。

四、子宫功能评估

超声检查可以评估子宫大小、形状、血供及子宫内膜厚度。通过多普勒超声可以评估子宫动脉血流，并量化为血流阻力指数。子宫内膜活检的组织学和免疫组化检查可进一步评估子宫内膜情况。子宫肌纤维的弹性不易评估，一项研究评估了曾接受分层全身放疗和骨髓移植的淋巴细胞白血病幸存者的子宫特征[7]，给予人工周期治疗 3 个月后，患者的血清雌二醇和孕酮水平达到生理水平，子宫体积增大、子宫动脉血流改善且子宫内膜厚度在正常范围。在接受赠卵前通过这种方式预处理能否改善妊娠结局尚不清楚。

妊娠结局

VandeLoo 等评估了盆腔放疗对儿童癌症幸存者（childhood cancer survivors，CCS）的子宫功能和妊娠结局的影响[9]。在此项队列研究中，研究对象为放疗暴露的 CCS（$n=55$）、匹配年龄和产次的未接受放疗的 CCS（非放疗暴露的 CCS，$n=110$）和一般人群（$n=110$）。通过三维超声测量计算子宫体积，以调查问卷的形式统计临床妊娠结局。放疗暴露的 CCS 中未妊娠患者子宫体积的中位数（四分位数区间）为 41.4ml（18.6～52.8ml），非放疗暴露的 CCS 患者子宫体积为 48.1ml（35.7～61.8ml），一般人群子宫体积为 61.3ml（49.1～75.5ml）。与一般对照人群相比，放疗暴露的 CCS 子宫体积缩小的风险明显增加（＜44.3ml）[OR=5.31（95%CI 1.98～14.23）]。同样，非放疗暴露的 CCS 子宫体积也明显小于一般人群 [OR=2.61（1.16～5.91）]。对比研究对象中已妊娠的患者发现，放疗暴露的 CCS 其妊娠并发症、早产和低出生体重儿的风险增加 [OR=12.70（2.55～63.40），OR=9.74（1.49～63.60），OR=15.66（1.43～171.35）]。与非放疗暴露的 CCS 相比，放疗暴露的 CCS 分娩低出生体重儿的风险明显增加 [OR=6.86（1.08～43.75）]。该研究表明，儿童期子宫的放疗暴露可使其性成熟期子宫体积明显缩小，并且妊娠期并发症和不良妊娠结局的风险明显增加。儿童癌症幸存患者应接受生育前咨询，预测相关风险，并在孕期定期监测。但本研究作者没有具体说明放疗暴露是在青春期前还是青春期后。

五、预防

（一）卵巢移位术（卵巢固定术）

如果将卵巢移到照射范围外可以保护卵巢功能。育龄女性患有盆腔恶性肿瘤时，在盆腔淋巴结放疗前，可以考虑先行开腹或腹腔镜单侧或双侧卵巢移位术以保护卵巢功能。卵巢移位的适当位置取决于后续放射治疗的辐射范围，对于宫颈癌患者可将卵巢移位至盆腔上方较高或靠近外侧的部位；而对于需盆腔放疗者（如霍奇金淋巴瘤），可选择将卵巢移位至盆腔中间或横向上转位。此类手术的并发症罕见，包括慢性盆腔痛、血管损伤、输卵管梗死和卵巢扭转。对于接受腔内放疗进行盆腔外放疗（45Gy）加或不加主动脉旁放疗（45Gy）的患者来说，卵巢横向转位后接受的放疗量（平均距离 14.4cm）约为 1.26Gy，而卵巢不移位时的盆腔外放疗（加或不加主动脉旁放疗），卵巢接受的放疗量分别为 1.35～1.90Gy 和 2.30～3.10Gy[10]。对患者的卵巢储备功能进行 32 个月的随访后发现，仅接受手术治疗的患者，其卵巢功能保留率为 100%，接受阴道近距离放疗和手术治疗患者的卵巢功能保留率为 90%，而采用盆腔放疗和阴道近距离放疗患者的卵巢功能保留率仅为 60%。

（二）生育力保存技术（见第 10 章）

其他保留生育力的方法，还包括性腺屏蔽、腹腔镜下子宫固定[11]、胚胎冷冻保存、卵母细胞冷冻保存、卵巢组织冷冻保存、卵巢自体移植到上肢和血管吻合术[12]。

要点

挑战

- 曾接受盆腔放疗患者的生育力损伤程度评估和保护保存方法。

背景

- 随着放疗和化疗技术的进步，儿童癌症患者的生存率显著增加。
- 放射治疗对生育能力的影响取决于辐射剂量、辐射照射时的年龄和辐射范围。
- 卵巢功能障碍可以表现为卵巢早衰或卵巢储备功能降低。
- 子宫功能障碍可表现为子宫体积缩小、子宫内膜变薄、子宫血流减少或弹性差。
- 盆腔放射治疗增加了妊娠相关并发症的风险，包括自然流产、早产、低出生体重儿和胎盘异常（胎盘植入和副胎盘）。

预防和管理策略

- 卵巢移位和其他生育力保存技术，如性腺屏蔽、赠卵，以及胚胎、卵母细胞或卵巢组织超低温保存。
- 在青春期前接受盆腔放疗者尚无活产的报道，青春期后接受盆腔放疗者都有活产。

六、一问一答

问题 1：作为一名癌症幸存者，我可以妊娠吗？

回答 1：许多癌症幸存者是可以妊娠的。这取决于许多因素，在尝试妊娠前，应确保您的癌症已"治愈"，具体的妊娠时机需要与您的肿瘤医生商议。

问题 2：放射治疗将对我的卵巢产生怎样的影响？

回答 2：放射治疗会直接对卵巢造成伤害，导致您的卵巢分泌激素的水平下降、更年期提前。所使用的辐射剂量、接受辐射治疗时的年龄和身体受辐射的范围是卵巢功能受损的决定因素。

问题 3：在放疗后，我能用自己的卵细胞妊娠吗？

回答 3：如果您月经仍然规律，您可以用自己的卵细胞妊娠。您的生育专家会做超声来测量您的卵巢体积（至少 3ml），并进行窦卵泡计数（卵巢中的小卵泡，直径为 2～5mm）。其他检查包括测量卵泡刺激素（应低于 10mU/ml）和抗米勒管激素（应＞1ng/ml）。如果您已经出现月经不规律的症状，那么您可能会提前绝经。在这种情况下，您可以接受赠卵来妊娠。

问题 4：我的妊娠过程会很复杂吗？

回答 4：有盆腔放疗史者流产的概率增加。其他孕期并发症包括早产、低出生体重儿等，剖宫产的发生率增加，并且会增加胎盘异常疾病风险。

参考文献

[1] Rodriguez-Wallberg KA, Olofsson JI. Future fertility in survivors of childhood cancer— examining the impact of cancer treatment on uterus function. *Fertil Steril.* 2019;111(2):262–3.

[2] Wo JY, Viswanathan AN. Impact of radiotherapy on fertility, pregnancy and neonatal outcomes in female cancer patients. *Int J Radiat Oncol Biol Phys.* 2009;73(5):1304–12.

[3] Schover LR, Rybicki LA, Martin BA, Bringelsen KA. Having children after cancer: a pilot survey of survivors' attitudes and experiences. *Cancer.* 1999;86(4):697–709.

[4] Wallace WH, Thomson AB, Kelsey TW. The radiosensitivity of the human oocyte. *Hum Reprod.* 2003;18:117–21.

[5] Wallace WH, Thomson AB, Saran F, Kelsey TW. Predicting age of ovarian failure after radiation to a field that includes the ovaries. *Int J Radiat Oncol Biol Phys.* 2005;62(3):738–44.

[6] Larsen EC, Muller J, Schmieglow K, Rechnitzer C, Andersen AN. Reduced ovarian function in long-term survivors of radiation- and chemotherapy-treated child- hood cancer. *J Clin Endocrinol Metab.* 2003;88:5307–14.

[7] Bath LE, Wallace WH, Critchley HO. Late effects of the treatment of childhood cancer on the female reproductive system and the potential for fertility preservation. *BJOG.* 2002;109(2):107–14.

[8] Sanders JE, Hawley J, Levy W, Gooley T, Buckner CD, Deeg HJ, et al. Pregnancies following high-dose cyclophosphamide with or without high-dose busulfan or total-body irradiation and bone marrow transplantation. *Blood.* 1996;87(7):3045–52.

[9] Van de Loo LE, Van den Berg MH, Overbeek A, Van Dijk M, Damen L, Lambalk CB, et al. Uterine function, pregnancy complications, and pregnancy outcomes among female childhood cancer survivors. *Fertil Steril.* 2019;11(2):372–80.

[10] Covens AL, van der Putten HW, Fyles AW, Leung PM, O'Brien PF, Murphy KJ, et al. Laparoscopic ovarian transposition. *Eur J Gynaecol Oncol.* 1996;17(3):177–82.

[11] Azais H, Canova C-H, Vesale E, Simon J-M, Canlorbe G, Usan C. Laparoscopic uterine fixation to spare fertility before pelvic radiation therapy. *Fertil Steril.* 2018;110(5):974–5.

[12] Schmidt KT, Larsen EC, Andersen CY, Andersen AN. Risk of ovarian failure and fertility preserving methods in girls and adolescents with a malignant disease. *BJOG.* 2010;117:163–74.

第 18 章　化疗后的女性生育力
Female fertility after chemotherapy

Nivedita Reddy　著

李　莉　龙晓宇　译　李　蓉　林　芸　校

病例 1：35 岁女性不孕 1 年。28 岁时诊断为乳腺癌，进行了手术治疗，随后接受了 6 个周期的化疗和联合 GnRH 激动药治疗，之后他莫昔芬治疗 5 年。月经周期既往不规律，但现在规律。在开始化疗之前，她已取卵和全胚冷冻保存以保存生育力。

病例 2：31 岁的单身女性，既往 1 年生育力低下和月经周期不规则。20 岁时患霍奇金淋巴瘤 2 期，接受了 3 个疗程的 ABVD（阿霉素、博来霉素、长春碱、达卡巴嗪）、GnRH 激动药和胸部局部放疗。由于未达到预期疗效，治疗升级为 BEACOPP（博来霉素、依托泊苷、阿霉素、环磷酰胺、长春新碱、丙卡巴嗪、泼尼松）。诊断时抗米勒管激素 12.3pmol/L。在化疗前建议卵细胞冷冻以保存生育力，但为了避免延误化疗，她拒绝了。在化疗期间同时给予 GnRH 激动药。

一、背景

乳腺癌是女性最常见的癌症，英国发病率为 1/9，其中 15% 发生在 40 岁以下的女性。生存率约为 85%[1]。霍奇金淋巴瘤（Hodgkin lymphoma，HL）在年轻成年人中发病率最高，目前总生存率为 90%[2, 3]。化疗在这两种肿瘤及大部分其他肿瘤的治疗中都有重要的作用。但它与治疗结束后不孕的风险增加有关。随着长期生存率的提高，患者关注的焦点已经转移到生活质量问题上，其中生育力是患者最关心的问题。现在肿瘤生育力咨询是癌症多学科管理的一个组成部分，但是目前缺乏关于特定药物方案的性腺毒性的全面信息，肿瘤生育力咨询可能具有挑战性。化疗后的生育力还受到年龄和卵巢储备等其他因素的影响，因此很难准确预测治疗后的不孕风险。肿瘤确诊时的生育力评估和提供生育力保存正在改善，但在肿瘤治疗结束后能够及时随访，提出未来生育的建议和早期发现卵巢功能不全，仍需要进一步提高。

（一）化疗效果

生育潜力与卵巢原始卵泡中卵母细胞的总数、质量，以及这些卵泡对垂体或外源性激素刺激的反应能力有关。化疗药物直接作用于卵巢，诱导凋亡细胞死亡和加速原始卵泡的丧失，并间接作用于血管减少和纤维化。卵泡丢失会导致卵巢储备下降，严重时还会导致卵巢早衰。卵泡丢失的程度和速率将决定卵巢早衰是即刻的还是延迟的，是暂时的还是永久的。只有成熟的卵泡被破坏会导致可逆性闭经，当所有原始卵泡都被破坏时，会导致卵巢早衰。

化疗后导致卵巢早衰女性的重要预测因素包括女性年龄、治疗时的卵巢储备、使用的化疗药物类型、化疗剂量和持续时间[4]。30 岁以上的女性不孕的风险增加，因为伴随着年龄的增大卵巢储备下降。

ABVD 治疗方案在早期淋巴瘤的治疗中已被证明有较好的治疗效果，并且与普通人群相比出生率相似[5-7]。然而，治疗乳腺癌的 FEC（氟尿嘧啶、表柔比星、环磷酰胺）和治疗复发或难治性 HL 的 BEACOP 等方案含有烷化剂环磷酰胺，环磷酰胺具有更高的不育风险[8, 9]。

（二）化疗后卵巢功能

女性在癌症治疗期间及 2 年内出现月经不规则或闭经的情况并不少见。长期药物性闭经的年轻女性在治疗结束时仍可能恢复月经。应该记住的是，随着年龄的增长，生育力自然下降，尽管月经周期正常可能是卵巢功能的标志，但它们并不等同于生育力，因为可能仍然存在排卵功能障碍。同样，月经不规律并不一定意味着不育。在年轻女性中，尽管卵巢储备很低，甚至出现明显的月经过少，但仍可能发生自发受孕。然而，即使卵巢功能明显恢复，卵巢储备仍可能减少，减少的程度将决定剩余的生育机会。

停止化疗后 2 年内不能恢复卵巢功能最有可能提示卵巢早衰。然而，在一些年轻女性中，卵巢功能恢复可能发生在几年后，甚至可能发生在复发性 HL 的干细胞移植后，后者通常具有卵巢早衰的高风险。

（三）化疗后的备孕时间

一般不建议在化疗结束后立即尝试受孕。化疗后的女性何时开始备孕，需要肿瘤科医生、妇科医生共同与患者讨论，并考虑以下因素。

1. 在癌症诊断后的前 2～3 年内复发风险较高，与疾病分期、淋巴结受累及乳腺癌患者受体状态有关。

2. 停止化疗后需要提供足够的时间间隔，以恢复卵巢功能，并避免化疗对发育中的卵母细胞产生任何有害的毒性作用。考虑到原始生殖细胞发育到初级卵母细胞阶段大约需要 6 个月，建议至少有 1 年的安全年限。

3. 然而，接受过 FEC 和 BEACOPP 等生殖毒性较高的治疗方案的女性，以及高龄女性应意识到发生卵巢早衰的风险较高，需要在安全的情况下尽快开始备孕。

考虑到所有这些因素，传统上建议在化疗结束后至少延迟 2～3 年，使女性度过复发风险最大的时期。雌激素受体（estrogen receptor，ER）阳性的乳腺癌患者，这使得她们在妊娠之前有充分的时间完成内分泌辅助治疗所需的最低要求[10]。停止服用他莫昔芬后，建议女性推迟备孕至少 3 个月，以尽量减少出生缺陷的风险[11, 12]。患者应在结束妊娠后恢复服用他莫昔芬。

二、管理策略

治疗结束后及时进行生育评估，使女性能够获得关于未来生育的适当建议，并讨论她的生育选择，尤其是当妊娠的时间受限时。有症状的闭经患者可以提前就诊，进一步确认卵巢早衰是暂时性的还是永久性的，是否应推荐并开始激素替代治疗[13]。

（一）评估卵巢储备功能

在化疗结束后 1 年左右，无论月经如何，建议评估性腺功能和卵巢储备功能。即使在月经周期正常的年轻女性中，卵巢储备功能也可能显著下降。卵巢储备功能可以通过测量血清抗米勒管激素水平和超声下的窦卵泡计数（antral follicle count，AFC）来评估。

卵泡刺激素、黄体生成素、抑制素 B 和雌二醇应在月经周期的早期进行评估，但在月经过少中的价值值得怀疑，并且通常不如 AMH 和 AFC 预测卵巢储备准确。

（二）早期应用辅助生殖技术

如果在简单的干预后仍未自然受孕（病例 1），在适当的情况下，应放宽辅助生育的指征。虽然获得的卵母细胞数量可能较低，从而降低了妊娠的概率，但患者还是希望尽可能抓住这个机会，尤其是在无法提前保存生育力的情况下。在该病例中，患者在服用他莫昔芬 5 年后，暂时停药备孕。经过 1 年的尝试，她还没有妊娠。因为她已经冷冻了胚胎，所以建议她应该解冻胚胎移植，最好是单胚胎移植以避免多胎妊娠，最大限度地提高妊娠率。

IVF 和冷冻胚胎移植需要使用外源激素。在 ER 阳性乳腺癌患者中，现有数据并未提示接受 ART 治疗的女性乳腺癌复发风险增加[14, 15]。

在病例 2 中，考虑到患者接受的化疗方案和不规则的月经周期，患者的卵巢储备功能显著下降，几乎不太可能自然妊娠或对卵巢刺激有反应。使用赠卵卵母细胞进行体外受精是她的最佳选择。当她的治疗方案升级为导致卵巢早衰高风险的 BEACOPP 时，仅有很短的时机在癌症治疗周期中冷冻卵巢组织保存生育力。这将给她在将来进行卵巢组织移植（ovarian tissue transplantation，OTT）的选择和自然受孕的机会。之前，淋巴瘤和乳腺癌患者并没有建议卵巢组织移植，因为有重新引入恶性细胞和诱发原发癌复发的风险。最近发表的一系列研究表明，经过适当筛查后，患有这些癌症的女性卵巢组织移植后妊娠成功，在 3～5 年的随访期内没有复发[16, 17]。不幸的是，在病例 2 中，纵隔肿块的持续存在增加了麻醉风险，使得该患者不适合腹腔镜冷冻保存卵巢组织。

在卵巢早衰的情况下，仍然可以选择赠卵或收养。

（三）孕前咨询

某些化疗药物会增加后期全身性问题的风险。ABVD 中的蒽环类药物和膈上放疗可导致后期心脏毒性。在存在亚临床心脏病的情况下，妊娠期间发生的生理变化，包括心输出量的增加，会首先诱发心脏症状。在病例 2 中，建议患者在受孕前进行超声心动图检查，如有必要，进行心脏病学检查[18, 21]。

病史 2 患者需要在接受生殖治疗前进行 CT 扫描，以确认没有任何乳腺癌复发。

（四）化疗后妊娠

化疗后妊娠的机会取决于患者的年龄和诊断。在孕期雌激素和孕酮水平较高的情况下，担心乳腺癌后妊娠会刺激微转移并增加疾病复发的风险，特别是在激素受体阳性乳腺癌患者中。目前尚未有数据提示，妊娠患者（无论原发肿瘤的激素受体状态如何）的生存率受到不利影响[15]。有趣的是，一些研究表明，与未生育的患者相比，妊娠女性的生存率更高，这可能是由于"健康母亲效应"（即妊娠女性是癌症预后更好的群体[19, 22]）。

三、预防

肿瘤诊断时的早期就诊使患者有机会讨论生育力，并且卵母细胞或胚胎的冷冻保存是保存生育力的最好方法（见第 10 章）。例如，在病例 2 中，虽然认为 HL 的 ABVD 方案不会显著影响生育力，但患者受益于治疗前的生育力保护，即使她的卵巢储备是 12.5pmol/L，低于她的同龄，减少她的生育机会。后来她的治疗升级为 BEACOPP，它比 ABVD 更具性腺毒性，在原本卵巢功能就已经减退的基础上，该患者很大可能出现卵巢早衰。总的来说，接受 ABVD 治疗的 35 岁以上女性将从早期生育讨论中受益，因为现在已经证明，当化疗结束 1 年后进行评估时，卵巢储备恢复者极少[13]。

可悲的是，目前还没有能够消除化疗后卵巢损害风险的治疗方法。这 2 个病例在化疗期间都应用促性腺激素释放激素激动药，尽管最近的研究表明在减少卵巢早衰风险方面有一些益处，但妊娠率的改善尚待证明[20, 21]。然而，它在避免血液系统恶性肿瘤化疗期间出现严重月经过多和不规则出血方面仍有重要用途，尤其是在白血病和凝血缺陷患者中[22]。

要点

挑战

• 化疗后的女性生育力。

背景

• 化疗通常会导致不孕和卵巢早衰。

• 生育力损伤的风险很难预测，因为目前癌症药物方案的性腺毒性的综合信息并不存在。

• 生育力损伤的因素：患者年龄、治疗前的卵巢储备、化疗类型和持续时间。

• 化疗后月经恢复并不一定意味着生育力恢复，月经过少也不一定意味着卵巢功能不全。

• 当卵巢功能恢复时，化疗后卵巢储备减少可能会限制生育机会。

管理策略

• 肿瘤生育咨询和管理需要多学科的服务。

- 治疗受患者年龄、化疗后卵巢储备及癌症治疗前是否保留生育功能的影响。
- 建议生育讨论和卵巢储备评估的早期就诊。
- 建议放宽辅助生殖技术的指征。
- 赠卵和收养是可能的选择。
- 适当的孕前咨询取决于化疗的类型。

预防
- 治疗前尽早就诊进行生育力保存。
- 同时使用促性腺激素释放激素是建议的，但尚未证实可以减少化疗的性腺毒性。

四、一问一答

问题 1：4 年前我得了乳腺癌，我的肿瘤科医生说我现在可以备孕。如果我妊娠了，我的癌症会复发吗？

回答 1：从目前的数据来看，没有证据表明妊娠会增加乳腺癌复发的风险，前提是您已经完成了所需的治疗，并且您的肿瘤科医生认为现在妊娠是安全的。

问题 2：我 3 年前接受过癌症治疗，现在想妊娠，癌症治疗会影响我的孩子吗？

回答 2：不。一般建议您在完成化疗后 1 年内不要妊娠，以避免药物对发育中的卵细胞产生任何残留影响。癌症治疗后新生儿的畸形发生率与普通人群相似。

问题 3：3 年前，我进行了生育力保存，冷冻了 8 个胚胎。我现在 40 岁了，月经变得不规律了。我还能妊娠吗？

回答 3：是的。无论月经是否正常，胚胎都可以通过适当的激素治疗并移植到子宫中以实现妊娠。成功的机会将取决于解冻后胚胎的质量。

问题 4：6 年前，我 22 岁时接受癌症治疗，在此之前，我没有机会冷冻卵细胞。现在我准备结婚了，有规律的月经，我生育的机会有多大？

回答 4：您的医生可以做一些检查来评估您的生育力。您的"卵巢储备"可能下降，但仍然可以自然受孕。如果您需要辅助生育，您的医生会给您提供最好的治疗方案。

问题 5：我 30 岁接受癌症治疗，目前已经闭经几年了，我还有生育的可能性吗？

回答 5：您可能已经卵巢早衰了。然而，如果您只是在癌症治疗中进行化疗，这不会影响子宫。虽然您可能无法用自身的卵细胞怀上孩子，但有可能通过赠卵妊娠。

参考文献

[1] cancerresearchuk.org>healthprofessional> breast cancer: Cancer Research UK -Office for National Statistics. Cancer survival in England: adults diagnosed in 2009 to 2013, followed up to 2014.

[2] cancerresearchuk.org>health-professional> Hodgkin-lymphoma: Cancer Research UK.

[3] Borchmann P, Topp MS, Behringer K, et al. Dacarbazine is an essential component of ABVD in the treatment of early favourable Hodgkin Lymphoma: results of the second interim analysis of the GHSG HD 13 trial. *Onkologie*. 2010;33:124–5.

[4] Meirow D. Reproduction post chemotherapy in young cancer patients. *Mol Cell Endocrinology*. 2000;169:123–31.

[5] Haukvik UK, Dieset I, Bjoro T, Holte H, Fossa SD. Treatment-related premature ovarian failure as a long- term complication after Hodgkin's lymphoma. *Ann Oncol*. 2006;17(9):1428–33.

[6] Hodgson DC, Pintilie M, Gitterman L, et al. Fertility among female Hodgkin lymphoma survivors attempting pregnancy following ABVD chemotherapy. *Hematol Oncol*. 2007;25(1):11–15.

[7] Brusamolino E, Baio A, Orlandi E, et al. Long-term events in adult patients with clinical stage IA-IIA non bulky Hodgkin's lymphoma treated with four cycles of doxorubicin, bleomycin, vinblastine, and dacarbazine and adjuvant radiotherapy: a single-institution 15-year follow-up. *Clin Cancer Res*. 2006;12(21):6487–93.

[8] Decanter C, Morschhauser F, Pigny P, Lefebvre C, Gallo C, Dewailly D. Anti- Mullerian hormone follow-up in young women treated by chemotherapy for lymphoma: preliminary results. *Reprod Biomed Online*. 2010;20(2):280–5.

[9] Yuksel A, Bildik G, Senbabaoglu F, et al. The magnitude of gonadotoxicity of chemotherapy drugs on ovarian follicles and granulosa cells varies depending upon the category of the drugs and the type of granulosa cells. *Hum Reprod*. 2015;30(12):2926–35.

[10] Iqbal J, Amir E, Rochon PA, Giannakeas V, Sun P, Narod SA. Association of the timing of pregnancy with survival in women with breast cancer. *JAMA Oncol*. 2017 May;3(5):659–65.

[11] Berger JC, Clericuzio CL. Pierre Robin Sequence associated with Tamoxifen exposure. *Am J Med Genet A*. 2008;146(16):2141–4.

[12] Braems G, Denys H, Wever O, Cocqut V, Van den Broecke R. Use of Tamoxifen before and during pregnancy. *Oncologist*. 2011;16:1547–51.

[13] Anderson RA, Remedios R, Kirkwood AA, Johnson PWM et al. Determinants of ovarian function after response-adapted therapy in patients with advanced Hodgkin's Lymphoma (RATHL): a secondary analysis of a randomized phase 3 trial. *Lancet Oncol*. 2018;19:1328–37.

[14] Goldrat O. Kroman N, Peccatori FA, Cordoba O, Pistilli B, Lidegaard O et al. Pregnancy following breast cancer using assisted reproduction and its effect on long term outcome. *Eur J Cancer*. 2015;51:1490–6.

[15] Lambertinin M. KromanN, Ameye L. et al. Long term safety of pregnancy following breast cancer according to oestrogen receptor status. *J Natl Cancer Inst*. 2018;110:426–9.

[16] Poirot C, Fortin A, Dhédin N, Brice P, Socié G, Boissel N et al. Post-transplant outcome of ovarian tissue cryopreserved after chemotherapy in haematologic malignancies. *Haematologica*. 2019;104(8):e360–3.

[17] Rosendahl M, Greve T, Andersen CY. The safety of transplanting cryopreserved ovarian tissue in cancer patients: a review of the literature. *J Asstd Reprod Genet*. 2013;30(1):11–24.

[18] Hodgson DC. Long-term toxicity of chemotherapy and radiotherapy in lymphoma survivors: optimizing treatment for individual patients. *Clinical Advances in Haematology & Oncology*. 2015;13(2).

[19] Sankila R, Heinavaara S, Hakulinen T. Survival of breast cancer patients after subsequent term pregnancy: "healthy mother effect." *Am J Obstet Gynaecol*. 1994;170:818–23.

[20] Lambertini M, Moore HCF, Leonard RCF, Del Mastro L et al. Gonadotropin-releasing hormone agonists during chemotherapy for preservation of ovarian function and fertility in premenopausal patients with early breast cancer: a systematic review and meta-analysis of individual patient-level data. *J Clin Oncol*. 2018;36(19):1981–90.

[21] Demeestere I, Brice P, Peccatori FA, et al. No evidence for the benefit of gonadotropinreleasing hormone agonist in preserving ovarian function and fertility in lymphoma survivors treated with chemotherapy: final long-term report of a prospective randomized trial. *J Clin Oncol*. 2016;34:2568–74.

[22] Reddy N, Furness CL, Davies MC. Fertility in the adolescent and young adult patient with cancer. In: Chisholm J, Hough R, Soanes L, eds. *A Practical Approach to the Care of Adolescents and Young Adults with Cancer*. New York:Springer;2018.

第 19 章　宫颈细胞学异常患者

The patient with abnormal cervical cytology

Martyn Underwood　William Rhys Parry-Smith　著

吕笑冬　张佳佳　译　　李 蓉　校

病例 1：一名 28 岁女性因不明原因不孕计划进行 IVF 助孕。她最近接受了宫颈筛查，结果为高危型 HPV 阳性伴低级别核异型。

病例 2：一名 30 岁女性因不明原因不孕通过她的全科医生转诊到不孕症诊所。常规预约检查时，发现该患者从未接受过宫颈筛查。做完筛查后结果为高危型 HPV 阳性伴有重度核异常。

病例 3：一名 33 岁不孕女性在进行不孕症治疗的同时进行了常规宫颈筛查。筛查报告为高危HPV 型阳性和可能的腺细胞异常。她被转诊到阴道镜诊所。

一、背景

世界各地的宫颈病变筛查流程差异很大，筛查的频率和开始筛查的年龄也显著不同。目前在英国，（英国）国民医疗服务体系（National Health Service, NHS）的宫颈筛查面向所有 25—64 岁的女性，每 3 年 1 次，直到 50 岁，然后每 5 年 1 次，直到 64 岁。筛查计划最近更改为首先提供人乳头瘤病毒（human papilloma virus, HPV）初步筛查，仅对高危 HPV 阳性者进行细胞学检测。所有宫颈筛查的目的都是及早发现癌前病变，避免发展为宫颈癌。

世界上有一些国家推出了 HPV 疫苗接种计划，目的是使女孩对最常见的致癌型 HPV 毒株产生免疫。在英国，自 2008 年开始的只针对女孩开展 HPV 疫苗接种[1]，到后来也对男孩开展接种。该疫苗由 6 个月内的 2 次注射组成，以对抗 HPV16 和 HPV18 这两个最常见的高风险致癌株，以及与尖锐湿疣相关的 HPV6 和 HPV11。这能够预防大约 70% 的宫颈癌。

早期发现和治疗宫颈病变可以预防 75% 的宫颈癌[1]。对于那些 HPV 筛查结果正常的人来说，在随后的 3～5 年内患上宫颈癌的概率较低[1]。

据估计，参加宫颈筛查的人中约有 4% 会检测到异常。理想情况下，那些报告为低级别病变的患者都应该在 6 周内或尽快进行阴道镜检查。那些报告为高级别病变（中度或重度核异常、腺体或可疑浸润）的患者都应在 2 周内进行阴道镜检查[2]。

英国及世界各地的筛查行为在过去几年中发生了变化，更趋于保守，尤其是针对那些计划生育的人。多项研究评估了宫颈治疗后的早产率和流产率。发现与宫颈筛查正常的人相比，即使没有经过治疗，宫颈筛查异常者的早产率似乎也更高。这可能是由吸烟和其他合并症等混杂因素造成的，但针对该领域的研究正在进行中。

研究表明，在英国 2.5% 的早产是由于宫颈治疗深度大于 10mm 或更多[3]。

2017 年一项 Cochrane 综述发现，接受切除治疗的患者，无论是移行区大环切除（large loop excision of transformation，LLETZ）还是冷刀锥切，都比接受消融治疗的患者早产率更高。然而，由于纳入的研究质量较低，应谨慎解释这些结果[4]。

二、管理策略

适宜的做法是确保所有转诊到生殖诊所的患者都及时参加当地最新的宫颈癌筛查计划，如果没有，则应鼓励她们利用这个机会进行筛查。这也包括处于女性同性关系中的伴侣。理想情况下，这应该在转诊患者之前在初级保健机构中完成，但如果尚未完成，则应再次鼓励患者在接受生殖咨询和治疗之前进行宫颈筛查。应该强烈建议所有患者戒烟，因为那些持续吸烟的人不易出现癌前病变消退。

计划进行辅助生殖技术治疗的女性通常会因为生育问题而倍感压力。任何额外的问题只会加剧这一点。宫颈细胞学异常的女性接受阴道镜检查时也承受着更大的压力，这种压力不亚于面临大手术的感受。目前没有针对不孕女性宫颈筛查异常的国家级临床指导意见。

应常规进行宫颈筛查评估，但不一定要患者进行治疗。为避免过度治疗，就诊目的不应是"看病治疗"。对于正在考虑接受 ART 的女性，明智的举措是立即进行阴道镜检查。这种方法的优点是，如果阴道镜评估正常，那么除 6 个月内重复宫颈采样外，不需要采取进一步的措施。

（一）低级别病变

高危 HPV 阳性结果伴有轻度核异常（病例 1），需要让患者在 6 周内于阴道镜门诊就诊。如果阴道镜检查提示低级别病变或根据病理活检提示宫颈上皮内瘤变（cervical intraepithelial neoplasia，CIN）1，则患者将返回初级保健机构，并在 12 个月后重复进行宫颈筛查。如果这种低级别病变持续超过 2 年，则应考虑治疗。

如果仅有低级病变且有阴道镜证实，则不应该延迟生育检查或治疗，但是如果患者出现疑似宫颈癌的症状，例如同房后阴道出血或月经间期出血，在临床上应进行适当的复查。

（二）高级别病变

另外，严重的核异常（病例 2）需要紧急转诊进行阴道镜检查。该患者应在 2 周内就诊。应进行阴道镜检查以明确诊断。应向患者提供详细的咨询，并围绕后续治疗的选择进行讨论：观察和治疗（LLETZ）与穿刺活检后单纯观察，或确诊后治疗。治疗选择包括 LLETZ 或消融治疗，如冷冻治疗，需要告知患者切除较深时可能增加早产率。如果诊断出 CIN 1~2，当地阴道镜多学科团队（multidisciplinary team，MDT）应当对这些病例进行审核，包括组织学和细胞学，可以选择保守观察，6 个月后复查阴道镜检查和宫颈筛查，如果患者出现疑似宫颈癌的症状或病变升至 CIN3 或病变持续 2 年细胞学异常未消退，则建议患者进行治疗。

如果检测到 CIN3 及任何提示腺体异常或癌症，则应立即选择切除而不是消融治疗。

对于此类 CIN 患者，目标是尽可能将切除深度保持在超过 7mm 但少于 10mm。所有 CIN 患者都应在治疗后 6 个月通过全科医生进行 HPV 检查，了解是否治愈，理想情况下，应在得知结果后再进行生殖相关治疗。

（三）腺体异常

腺体异常（病例 3）需要立即直接转诊至阴道镜检查，并应在 2 周内就诊[2]。在该患者群体中，侵袭性腺癌、宫颈腺上皮内瘤变（cervical glandular intraepithelial neoplasia，CGIN）和 CIN 的患病率很高[2]。在这种情况下单独进行宫颈活检缺乏足够的敏感性，而切除治疗（如 LLETZ）能够获得可靠的高级别 CGIN 的诊断。

鉴别浸润性腺癌只能通过组织病理学来实现，为此需要进行包括宫颈管在内的切除活检[2]。切除治疗需要包括整个移行区，并延伸至鳞柱交界上方至少 1cm[2]，尽管这可能会增加早产的风险。所有腺体细胞学和组织学样本都应在当地阴道镜 MDT 会议上进行讨论。

完全切除者应在治疗后 6 个月和 18 个月进行 HPV 检测，如果两个样本均正常，则恢复正常筛查[2]。如果当地卫生系统中没有 HPV 检测手段，则在 6 个月时进行细胞学随访，然后每年进行 1 次，连续 10 年。

那些没有进行完全切除的患者应当建议重新进行 LLETZ，患者需了解并接受未来可能增加早产的风险，或接受治疗后 6 个月进行阴道镜检查，然后每年进行，连续 10 年[2]，同时接受不完全切除增加宫颈疾病复发的风险，而这将来可能会导致癌症。

要点

挑战
- 接受不孕症检查或治疗的女性宫颈筛查异常。

背景
- 大约 4% 的女性会出现宫颈筛查异常，发生的高峰年龄组与不孕症患者的高峰年龄组一致。
- 未经治疗的宫颈病变会在某些人身上发展为癌症，但对于其他人来说可能会自然消退。
- 宫颈治疗，特别是深度大于 10mm 的治疗会增加早产率。
- 与那些筛查结果正常的人相比，即使没有接受治疗，宫颈筛查异常的人也有更高的早产率。

管理策略
- 如果宫颈细胞学轻微异常只需重复进行宫颈筛查，可继续进行生育治疗。
- 如果低级别变化，则需细胞学 / 阴道镜监测，但仍可继续进行生育治疗。
- 如果高级别病变，则需治疗。理想情况下，需要等待宫颈标本 ± 阴道镜检查恢复正常。特殊情况下，在局部治疗后及早进行生育管理。

> **预防**
> - 鼓励接种 HPV 疫苗。
> - 鼓励女性接受 HPV 筛查。
> - 鼓励所有吸烟的女性戒烟。

三、一问一答

问题 1：为什么要进行涂片检查？我担心测试结果可能会推迟我的治疗。

回答 1： 进行宫颈涂片检查以发现宫颈的上皮细胞是否有任何异常。如果不治疗，其中一些异常可能会随着时间的推移发展为癌症。因此，涂片检查可降低患者患宫颈癌的概率并挽救生命。此外，最好在您开始 IVF 治疗并妊娠之前确保无异常。如果发现任何异常，那么在妊娠前进行处理肯定容易得多。

问题 2：我接种了疫苗，难道不意味着我永远不会得宫颈癌或感染 HPV 吗？

回答 2： 疫苗涵盖了两种最常见的 HPV 致癌株，即 HPV16 和 HPV18。这些导致约 70% 的癌症。然而，还有更多的毒株没有被疫苗覆盖。

问题 3：如果我得了癌症怎么办？

回答 3： 大多数因涂片异常转诊的患者没有癌症。极少数人往往患有早期疾病。唯一知道的方法是接受检查。如果有癌症，有时可以在局部麻醉下通过简单的切除（如 LLETZ）进行治疗。许多患有 1 期癌症的患者之后会仍会获得生育。

参考文献

[1] https://www.gov.uk/guidance/ cervical-screening-programme-overview

[2] https://assets.publishing.service.gov.uk/ government/uploads/ system/uploads/ attachment_data/file/515817/NHSCSP_ colposcopy_management.pdf

[3] Wuntakal R, Castanon A, Landy R, Sasieni P. How many preterm births in England are due to excision of the cervical transformation zone? Nested case control study. *BMC Pregnancy Childbirth*. 2015;15:232. Published 2015. Sep 29. doi:10.1186/s12884-015-0664-3

[4] Kyrgiou M, Athanasiou A, Kalliala IE J, Paraskevaidi M, Mitra A, Martin-Hirsch PPL, Arbyn M, Bennett P, Paraskevaidis E. Obstetric outcomes after conservative treatment for cervical intraepithelial lesions and early invasive disease. *Cochrane Database of Systematic Reviews* 2017, Issue 11. Art. No.: CD012847. DOI: 10.1002/14651858.CD012847

第 20 章　既往卵巢交界性肿瘤患者

The patient with previous borderline ovarian tumor

Arri Coomarasamy　Kavita Singh　Jennifer Tamblyn　著

梁　靓　杨　蕊　译　李　蓉　校

> 病例：一位 35 岁女性在 IVF 过程中发现左侧卵巢囊肿 7cm×6cm×5cm，在妇科肿瘤多学科协作组的建议下，行腹腔镜左侧输卵管卵巢切除术。病理报告为交界性卵巢肿瘤。术后 6 个月，她再次来到生殖门诊，希望助孕治疗。

一、背景

卵巢交界性肿瘤（borderline ovarian tumor，BOT）是卵巢上皮性肿瘤的一个亚型，低度恶性潜能。组织学特点是细胞增生活跃和核异型，但无间质浸润[1]，占所有卵巢肿瘤的 10%～20%，在育龄女性中尤为常见，约 1/3 的卵巢交界性肿瘤发生在 40 岁以下的女性中[1]。

对无生育要求的女性，最佳治疗方式是全子宫切除、双侧输卵管卵巢切除、大网膜切除和腹膜多点活检[2]。卵巢交界性肿瘤常发生于育龄期女性，总体预后良好，故对于 BOT 保留生育功能手术的应用越来越广泛。卵巢交界性肿瘤保留生育功能的手术即保留子宫及至少一部分卵巢，腹腔镜手术是标准术式。虽然保守性手术复发率高，但并不增加死亡率[3]。

25%～50% 的 BOT 是双侧的，保留生育功能的手术方式是双侧卵巢囊肿切除术或单侧输卵管卵巢切除 + 对侧卵巢肿瘤切除术[4]。在接受双侧卵巢囊肿切除的女性中，BOT 的术后复发风险高，完成生育后，可行输卵管卵巢切除术。

二、管理策略

文献报道，BOT 保留生育功能术后自然妊娠率为 32%～65%[1, 5, 6]。一项系统性分析发现，早期 BOT 保守性手术后自然妊娠率为 54%，致死性复发风险低（约 0.5%）；晚期 BOT 自然妊娠率较低，为 34%，致死性复发风险较高（约 2%）[7]。

对希望进行促排卵或 IVF 治疗的女性，理论上有一种担忧，即卵巢刺激可能与 BOT 复发风险或卵巢癌风险增加有关。虽然证据很少，但目前无明确的证据支持这种联系。两项实验研究表明，雌二醇和卵泡刺激素对细胞增殖不产生有害影响[8, 9]。一项针对 BOT 术后接受促排卵治疗的系统性回顾纳入 15 个研究，包括 62 名患者，152 个促排卵周期，平均随访时间 52 个月[10]，每个促排卵周期活产率为 28%，总体复发率为 19.4%，高于既往报道的卵巢交界性肿瘤 11% 的复发率[11]。虽然接受促排卵患者的复发率显著增高，但其生存率为 100%（中位随访期为 52 个月）。尽管有上述数据，考虑到现有数据有限和不确定性，BOT 病史的女性接受促排卵治疗应慎重，需个体化处理和判断[1]。

　　BOT 保留生育功能术后试孕或进行辅助生殖技术的最佳时间尚存在争议，尽管已有患者在术后 3 个月就能成功妊娠的报道[12, 13]。在辅助生殖技术前，应该咨询妇科肿瘤团队，以评估是否可以妊娠。完善盆腔超声扫描以排除卵巢囊肿，卵巢囊肿可能提示 BOT 复发。CA125 是诊断 BOT 复发的一个有效肿瘤标志物[14, 15]，因此应在辅助生殖技术前检查。

　　在完成生育后，肿瘤多学科协作团队可能会考虑"根治性手术"来切除剩余的卵巢组织和子宫，特别是对于在初次手术时接受卵巢囊肿切除（相对于卵巢切除术）、晚期、黏液性肿瘤或腹膜种植的患者[1]。

　　保留生育功能的手术会为患有 BOT 的女性提供最佳的妊娠机会，同时一些女性可能会受益于生育力保护的技术，如卵母细胞、胚胎[16]或卵巢组织冷冻[6]，或者要求赠卵[17]。BOT 患者的窦卵泡计数和血清抗米勒管激素水平的作用尚不清楚。

　　关于生育治疗中如促性腺激素和氯米芬是否增加 BOT 的风险，长期随访数据有限[18]，但一项综述表明 BOT 的风险可能增加，特别是在 IVF 之后[19]。

要点

挑战

- 既往卵巢交界性肿瘤患者接受辅助生殖技术。

背景

- BOT 占所有卵巢肿瘤的 10%～20%，其中约 1/3 发生在育龄期女性。

- 低度恶性潜能。

- 保留生育功能是 BOT 治疗中的一个重要问题。

- 25%～50% 的 BOT 是双侧的。

- 保留生育功能手术即保留子宫及至少一部分卵巢。

- 保留生育功能手术复发风险约为 10%。接受促排卵治疗的女性复发率可能会增加 1 倍，但因果关系尚未明确。

- 几乎所有 BOT 复发后仍是交界性肿瘤，总体生存率良好。

管理策略

- 需与妇科肿瘤团队沟通。

- 在生育治疗前，完善盆腔超声排除卵巢囊肿。

- 血清标志物：CA125。

- 促排卵治疗可能会增加复发，尽量减少 ART 周期的次数。

- 完成辅助生殖技术后，肿瘤多学科协作团队可能会考虑"根治性手术"来切除剩余的卵巢组织和子宫，特别是对于在初次手术时接受卵巢囊肿切除（相对于卵巢切除术）、晚期、黏液性肿瘤或腹膜种植的患者。

三、一问一答

问题 1：什么是卵巢交界性肿瘤？

回答 1：卵巢交界性肿瘤是卵巢内细胞异常发育的结果，不是癌症，低度恶性潜能，这意味着从长远来看，可能会发展成癌症。10%～20% 的卵巢肿瘤是交界性的，常影响育龄期女性。

少数患有 BOT 的女性在疾病晚期扩散到双侧卵巢或腹膜（覆盖腹部器官的一层组织）被诊断出来。这些病灶可以通过手术方式去除，但有残留可能，您的医生将密切监测您的情况。

问题 2：BOT 如何治疗？

回答 2：由于卵巢交界性肿瘤生长缓慢，许多在早期就被诊断出来，可以通过手术治疗。对于您来说，最好的手术方式需与您的肿瘤科医生讨论，其中包括关于生育选择的讨论。

大多数年轻女性接受保留生育功能的手术，通常包括切除一侧卵巢或仅切除卵巢肿瘤。大约每 20 名女性中有 1 名（5%）肿瘤会复发。一些女性可能会在完成生育后根据病理类型和复发风险进行分期手术。大多数复发的肿瘤可以很容易地通过手术治疗，并不影响生存率。

对于已经完成生育或晚期的女性，建议手术切除子宫、输卵管卵巢。在手术过程中，手术医生将仔细探查盆腹腔，并进行多点活检。

问题 3：我将来可以妊娠吗？

回答 3：早期 BOT 的年轻女性接受保留生育功能的手术，未来有一定概率可以自然受孕。一些女性可能需要辅助生殖技术，如 IVF，治疗的时机和安全性需与肿瘤医生共同讨论。一些女性可从生育力保护的技术中获益，如胚胎冷冻，在拟行 BOT 手术时均应讨论。

参考文献

[1] Morice P. Borderline tumours of the ovary and fertility. *Eur J Cancer.* 2006;42(2):149–58.

[2] Morice P, Camatte S, Wicart-Poque F, Atallah D, Rouzier R, Pautier P, et al. Results of conservative management of epithelial malignant and borderline ovarian tumours. *Hum Reprod Update.* 2003;9(2):185–92.

[3] du Bois A, Ewald-Riegler N, de Gregorio N, et al. Borderline tumours of the ovary: a cohort study of the Arbeitsgmeinschaft Gynakologische Onkologie (AGO) Study Group. *Eur J Cancer.* 2013;49:1905–14.

[4] Palomba S, Zupi E, Russo T, Falbo A, Del NS, Manguso F, et al. Comparison of two fertilitysparing approaches for bilateral borderline ovarian tumours: a randomized controlled study. *Hum Reprod.* 2007;22(2):578–85.

[5] Fauvet R, Poncelet C, Boccara J, Descamps P, Fondrinier E, Darai E. Fertility after conservative treatment for borderline ovarian tumors: a French multicenter study. *Fertil Steril.* 2005;83(2):284–90.

[6] Nam JH. Borderline ovarian tumors and fertility. *Curr Opin Obstet Gynecol.* 2010;22(3):227–34.

[7] Daraï E, Fauvet R, Uzan C, Gouy S, Duvillard P, Morice P. Fertility and borderline ovarian tumor: a systematic review of conservative management, risk of recurrence and alternative options. *Hum Reprod Update.* 2013;19(2):151–66.

[8] Tourgeman DE, Lu JJ, Boostanfar R, Amezcua C, Felix JC, Paulson RJ. Human chorionic gonadotropin suppresses ovarian epithelial neoplastic cell proliferation *in vitro. Fertil Steril.* 2002;78(5):1096–9.

[9] Basille C, Olivennes F, Le Calvez J, Beron- Gaillard N, Meduri G, Lhommé C, et al. Impact of gonadotrophins and steroid hormones on tumour cells derived from borderline ovarian tumours. *Hum Reprod.* 2006;21(12):3241–5.

[10] Denschlag D, von Wolff M, Amant F, Kesic V, Reed N, Schneider A, et al. Clinical recommendation on fertility preservation in borderline ovarian neoplasm: ovarian stimulation and oocyte retrieval after conservative surgery. *Gynecol Obstet Invest.* 2010;70:160–5.

[11] Suh-Burgmann E. Long-term outcomes following conservative surgery for borderline tumor of the ovary: a large population-based study. *Gynecol Oncol.* 2006;103(3):841–7.

[12] Uzan C, Kane A, Rey A, Gouy S, Duvillard P, Morice P. Outcomes after conservative treatment of advanced-stage serous borderline tumors of the ovary. *Ann Oncol.* 2010;21(1):55–60.

[13] Boran N, Cil AP, Tulunay G, Ozturkoglu E, Koc S, Bulbul D, et al. Fertility and recurrence results of conservative surgery for borderline ovarian tumors. *Gynecol Oncol.* 2005;97(3):845–51.

[14] Zanetta G, Rota S, Chiari S, Bonazzi C, Bratina G, Mangioni C. Behavior of borderline tumors with particular interest to persistence, recurrence, and progression to invasive carcinoma: a prospective study. *J Clin Oncol.* 2001;19(10):2658–64.

[15] Zanetta G, Rota S, Lissoni A. Ultrasound, physical examination and CA125 measurement for the detection of recurrence after conservative surgery for early borderline ovarian tumours. *Gynecol Oncol.* 2001;81:63–6.

[16] Gallot D, Pouly JL, Janny L, Mage G, Canis M, Wattiez A, et al. Successful transfer of frozen-thawed embryos obtained immediately before radical surgery for stage IIIa serous borderline ovarian tumour: case report. *Hum Reprod.* 2000;15(11):2347–50.

[17] Lawal A, B-Lynch C. Borderline ovarian cancer, bilateral surgical castration, chemotherapy and a normal delivery after ovum donation and in vitro fertilisationembryo transfer. *Br J Obstet Gynaecol.* 1996;103:931–2.

[18] Bjørnholt S, Kjaer S, Nielsen T, Jensen A. Risk for borderline ovarian tumours after exposure to fertility drugs: results of a population-based cohort study. *Hum Reprod.* 2015;30(1):222–31.

[19] Rizzuto I, Behrens R, Smith L. Risk of ovarian cancer in women treated with ovarian stimulating drugs for infertility. *Cochrane Database Syst Rev.* 2013;(8), CD008215.

第21章　子宫内膜异位囊肿患者
The patient with an endometrioma

Spyros Chouliaras　Luciano G. Nardo　著

赵凡萱　赵军招　译　　鹿　群　校

> **病例 1**：35 岁女性，原发不孕，就诊于生育诊所，她的抗米勒管激素和她伴侣的精液分析均在正常范围。经阴道盆腔超声扫描发现她有双侧卵巢囊肿，具有子宫内膜异位囊肿的特征（低水平回声）。左侧卵巢囊肿大小为 2.8cm×2.5cm×2.3cm，右侧卵巢囊肿大小为 3.7cm×2.5cm×2.4cm。
>
> **病例 2**：一位 40 岁女性，原发不孕 3 年且患有子宫内膜异位症。2 年前曾做过腹腔镜下右侧卵巢囊肿剥除术。初步检查发现她的 AMH 为 1.2pmol/L，同时她的伴侣为少弱畸形精子症。经阴道盆腔超声显示左侧卵巢囊肿大小 4.5cm×4.2cm×5.2cm，具有子宫腺肌瘤的典型特征。部分卵巢间质内可见 3 个窦卵泡。右侧卵巢小，有 2 个窦卵泡。两侧卵巢均可取到卵母细胞。

一、背景

25%~35% 的不孕女性罹患子宫内膜异位症。卵巢是子宫内膜异位症已知的最常见部位之一，异位的子宫内膜侵犯卵巢的皮质，并在其内生长形成了子宫内膜异位囊肿。子宫内膜囊肿是一种含有异位子宫内膜沉积的假性囊肿[1, 2]。在接受体外受精治疗的女性中，约有 5% 患有单侧或双侧子宫内膜异位囊肿[3, 4]。根据 ASRM 分类(修订版)，卵巢子宫内膜异位囊肿的存在与中重度疾病有关。

卵巢和输卵管的解剖损伤，以及盆腔粘连的形成可能导致生育力受损。子宫内膜异位囊肿与卵泡数目减少和 IVF 期间卵巢对外源性促性腺激素刺激的反应降低有关[5, 6]。在子宫内膜异位囊肿和盆腔粘连同时存在时，取卵可能具有挑战性，发生盆腔脓肿的并发症也不少见。

二、管理策略

子宫内膜异位症在不孕女性中普遍存在，因此 IVF 治疗期间对子宫内膜异位症患者的管理是临床医生所面临的一个共同挑战。治疗计划应个体化，将患者的年龄、卵巢储备（抗米勒管激素或窦卵泡计数）的检测结果及既往药物或手术治疗的结果考虑在内。

为了解决子宫内膜异位症患者管理的争议并提供临床建议，多个国家颁布了诊治指南并共同制订了两个国际指南。然而，这些建议似乎仍有很大的差异，并且未必有高质量的证据来支撑。

经过严格评估，2013 年欧洲人类生殖与胚胎学学会制订的指南被认为是最高质量的指南[7, 8]。

IVF 经常被推荐为治疗子宫内膜异位症相关性不孕症的一种方法。一项 Meta 分析结果表明，子宫内膜异位症的不孕患者行促排卵联合宫腔内人工授精的妊娠率较其他不孕原因的低，但 IVF 后的妊娠率没有明显差异[9]。另一项 Meta 分析发现，与未接受手术干预的子宫内膜异位囊肿患者相比，手术治疗并不会改变 IVF 治疗的结果[10]。

IVF 前的处理方法包括保守、药物和手术治疗；然而，没有强有力的证据支持任何一种疗法优于其他。因此，治疗应个体化以获得最佳结果，并且把近期和远期的风险降至最低。

在 IVF 前，小的子宫内膜异位囊肿（<3cm）首选保守治疗。一项系统性回顾表明，IVF 前子宫内膜异位囊肿的手术治疗并不能提高妊娠率或对卵巢刺激的反应性[11]。手术切除或消融子宫内膜异位囊肿可能造成健康卵巢组织的损害，继而降低卵巢储备和功能[12, 13]。有多次卵巢手术史或已知卵巢储备功能下降的女性，如果试图通过 IVF 妊娠，应该建议不要进行手术治疗，因为这可能进一步损害已经低下的卵巢储备功能。

对于子宫内膜异位囊肿较大的女性（定义"较大"的常见阈值为 3cm 或 4cm），可提倡进行手术。腹腔镜是首选的手术方式，因为与开腹手术相比，腹腔镜手术可以减少术后疼痛，缩短住院时间，减少粘连风险和加速恢复[14]。就复发率和自然妊娠率而言，子宫内膜异位囊肿切除术已被证明优于囊肿穿刺引流或消融术[15]。Muzii 及其同事提出了一个可以帮助临床医生做出决策的评分系统[16]。由擅长治疗子宫内膜异位症和不孕症的妇科医生来计划和实施手术会较合理，因为他们可能会更加谨慎地保护正常卵巢组织。

药物治疗可使子宫内膜异位囊肿的体积减小多达 57%[17, 18]。较早的研究表明，在 IVF 前使用促性腺激素释放激素（GnRH）激动药 3～6 个月可显著提高临床妊娠率[19]，尽管 2020 年的一个随机安慰剂对照试验显示并无差异[20]。对于高龄患者而言，试管周期分段进行也是一种有效的治疗方法，随着冷冻技术的优化，这种方法越来越受欢迎。在后续的治疗周期中移植冷冻保存的囊胚可以有效降低控制性卵巢刺激引起的子宫内膜损伤[21, 22]。

目前，只有少数几个研究较好地评估了接受 IVF 的子宫内膜异位囊肿不孕女性的管理[23]。由于缺乏强有力的证据证明现有子宫内膜异位症治疗方法的益处，以及手术干预后卵巢储备受损的潜在风险，因此管理方式应高度个体化。此外，应让女性了解每一种方法的优缺点，以帮助她们做出明智的决定。

临床医师的培训应当考虑以下内容。

- 仔细监测月经周期，因为超声图像可能不太清晰。

- 经阴道取卵手术时进行评估，因为取卵是有一定难度的。

- 取卵过程中的感染风险。

在取卵时，很重要的一点就是避免引流或刺破子宫内膜异位囊肿，因为囊液对配子和胚胎有毒性作用，也可能引起盆腔感染。若在取卵时穿刺针意外进入子宫内膜异位囊肿，则在穿刺抽吸其他卵泡之前，必须先用培养液冲洗穿刺针。为了降低取卵后盆腔感染和脓肿的风险，建议对所有子宫内膜异位囊肿的患者术中使用抗生素。

要点

挑战

- 子宫内膜异位囊肿的患者。

背景

- 发生在大约 5% 的 IVF 患者中。
- 降低了对卵巢刺激的反应性。
- IVF 通常被推荐，尤其是同时存在其他不孕因素时。
- IVF 前的手术治疗并不增加妊娠率。

管理策略

- 经阴道超声诊断子宫内膜异位囊肿。
- 明确既往手术和（或）药物治疗的结果。
- 了解卵巢储备功能（AMH、AFC）。
- 评估获取卵母细胞的途径。
- 推荐 IVF 治疗，并考虑分段进行试管周期。
- 对于有症状的患者，如果子宫内膜异位囊肿较大（"大"的常见阈值为>4cm），既往无卵巢手术史，卵巢储备充足，经阴道取卵困难时，可考虑腹腔镜下切除。
- 避免对有手术史和卵巢储备减少的患者进行手术。
- 如果囊肿较大且未计划手术治疗，可考虑在进入 IVF 周期前至少连续 3 个月使用 GnRH 激动药预处理。
- 取卵时避免刺破或引流子宫内膜异位囊肿。
- 取卵时静脉注射抗生素。

三、一问一答

问题 1：IVF 会加重我的子宫内膜异位症吗？

回答 1：这是不可能的，因为卵巢刺激只持续很短的时间。但使用温和的刺激方案或许更可取。

问题 2：在取卵过程中，您能抽吸我的子宫内膜异位囊肿吗？

回答 2：这其实是我们试图避免的事情，因为这么做可能导致感染，有时会比较严重。但这也可能是无意中发生的，是该手术公认的并发症之一。在取卵过程中预防性使用抗生素可降低感染的风险。

问题 3：IVF 前我必须手术切除子宫内膜异位囊肿吗？

回答 3：这是一个有争议的问题，需要根据具体情况来回答。切除异位囊肿本身并不会增加 IVF 成功的机会。

问题 4：我的妊娠机会大吗？

回答 4：患有子宫内膜异位症女性与未患子宫内膜异位症的女性相比，IVF 的活产机会是相似的。

参考文献

[1] Brosens IA, Puttemans PJ, Deprest J. The endoscopic localization of endometrial implants in the ovarian chocolate cyst. *Fertil Steril.* 1994;61:1034–6.

[2] Nisolle M, Donnez J. Peritoneal endometriosis, ovarian endometriosis, and adenomyotic nodules of the rectovaginal septum are three different entities. *Fertil Steril.* 1997;68:585–96.

[3] Jenkins S, Olive DL, Haney AF. Endometriosis: pathogenetic implications of the anatomic distribution. *Obstetr Gynecol.* 1986;67:335–8.

[4] Redwine DB. Ovarian endometriosis: a marker for more extensive pelvic and intestinal disease. *Fertil Steril.* 1999;72:310–15.

[5] Al-Azemi M, Bernal AL, Steele J, Gramsbergen I, Barlow D, Kennedy S. Ovarian response to repeated controlled stimulation in in-vitro fertilization cycles in patients with ovarian endometriosis. *Hum Reprod.* 2000;15:72–5.

[6] Somigliana E, Infantino M, Benedetti F, Arnoldi M, Calanna G, Ragni G. The presence of ovarian endometriomas is associated with a reduced responsiveness to gonadotrophins. *Fertil Steril.* 2006;86:192–6.

[7] Dunselman GA, Vermeulen N, Becker C, Calhaz-Jorge C, D'Hooghe T, De Bie B, Heikinheimo O, Horne AW, Kiesel L, Nap A et al. ESHRE guideline: management of women with endometriosis. *Human Reprod.* 2014;29:400–12.

[8] Hirsch M, Begum MR, Paniz E, Barker C, Davis CJ, Duffy JMN. Diagnosis and management of endometriosis: a systematic review of international and national guidelines. *BJOG.* 2018;25:556–64.

[9] Kunz G, Kallat-Sabri S. Treatment of women with endometriosis and subfertility: results from a meta-analysis. *Geburtsh Frauenheilk.* 2008;68(3):236–43.

[10] Hamdan M, Dunselman G, Li TC, and Cheong Y. The impact of endometrioma on IVF/ICSI outcomes: a systematic review and meta-analysis, *Human Reproduction Update.* 2015;21:809–25.

[11] Tsoumpou I, Kyrgiou M, Gelbaya TA, Nardo LG. The effect of surgical treatment for endometrioma on in vitro fertilization outcomes: a systematic review and meta-analysis. *Fertil Steril.* 2009;92:75–87.

[12] Maouris P, Brett L. Endometriotic ovarian cysts: the case for excisional laparoscopic surgery. *Gynaecol Endosc.* 2002;11:231–4.

[13] Mais V, Ajossa S, Guerriero S, Piras B, Floris M, Palomba M, et al. Laparoscopic management of endometriomas versus laparotomy: a randomized trial. *J Gynecol Surg.* 1996;12:41–6.

[14] Hachisuga T, Kawarabayashi T. Histopathological analysis of laparoscopically treated ovarian endometriotic cysts with special reference to loss of follicles. *Hum Reprod.* 2002;17:432–5.

[15] Hart RJ, Hickey M, Maouris P, Buckett W, Garry R. Excisional surgery versus ablative surgery for ovarian endometriomata. *Cochrane Database Syst Rev 3.* 2005;CD004992. Update in: *Cochrane Database Syst Rev* 2008;2, CD004992.

[16] Muzii L, Di Tucci C, Di Feliciantonio M, Galati G, Verrelli L, Di Donato V, Marchetti C, Benedetti Panici P. Management of endometriomas. *Semin Reprod Med.* 2017;35:025–030.

[17] Farquhar C, Sutton C. The evidence for the management of endometriosis. *Curr Opin Obstetr Gynecol.* 1998;10:321–32.

[18] Rana N, Thomas S, Rotman C, Dmowski WP. Decrease in the size of ovarian endometriomas during ovarian suppression in stage IV endometriosis: role of preoperative medical treatment. *J Reprod Med.* 1996;41:384–92.

[19] Sallam HN, Garcia-Velasco JA, Dias S, Arici A. Long-term pituitary down-regulation before in vitro fertilization (IVF) for women with endometriosis. *Cochrane Database Syst Rev 1,* 2006;CD004635.

[20] Rodríguez-Tárrega E, Monzo AM, Quiroga R, Polo-Sánchez P, Fernández-Colom P, Monterde-Estrada M, et al. Effect of GnRH agonist before IVF on outcomes in infertile endometriosis patients: a randomized controlled trial. *Reprod Biomed Online.* 2020;41(4):653–62.

[21] Ozgur K, Bulut H, Berkkanoglu M, Coetzee K. Reproductive Outcomes of Segmented In Vitro Fertilization in Patients Diagnosed with Endometriomas. *J Minim Invasive Gynecol.* 2018;25:105–10.

[22] Mohamed AM, Chouliaras S, Jones CJ, Nardo LG. Live birth rate in fresh and frozen embryo transfer cycles in women with endometriosis. *Eur J Obstet Gynecol Reprod Biol.* 2011;156:177–80.

[23] Somigliana E, Viganò P, Benaglia L, Busnelli A, Paffoni A, Vercellini P. Ovarian stimulation and endometriosis progression or recurrence: a systematic review. *Reprod Biomed Online.* 2019;38:185–194.

第 22 章　子宫颈狭窄患者

The patient with cervical stenosis

Khaldoun Sharif　著

赵凡萱　赵军招　译　　鹿群　校

病例 1：一对有 5 年输卵管性不孕史的夫妻来寻求 IVF 治疗。她曾经尝试行子宫输卵管造影，却因导管不能通过宫颈而以失败告终。之后，她做了宫腹腔镜检查。然而宫腔镜的检查无法进行，因为即使尝试宫颈扩张后，宫腔镜也不能通过宫颈管。此外，也无法插入导管注射染料。腹腔镜检查发现中到重度的盆腔粘连。既往没有宫颈手术史。

病例 2：一位 38 岁的患者，她在 33 岁时因患宫颈早期腺癌（IA2）行经阴式子宫颈切除术。因为精子计数低而原发不孕 3 年，这对夫妻被推荐行 ICSI。

病例 3：一对不明原因不孕 4 年的夫妻寻求 IVF 治疗，她获得了 10 枚卵母细胞，6 枚受精，形成一个优质的囊胚计划在第 5 天移植。然而，在尝试移植时，导管插入宫颈管的深度不超过 0.5cm。

一、背景

子宫颈狭窄是一种很少见的疾病，在进行胚胎移植的女性中发生率约为 1%[1]，它的定义是宫颈外口小于 2.5mm[2]，但临床上表现为扩张器，子宫输卵管造影（hysterosalpingogram，HSG）或胚胎移植导管等器械无法轻易通过宫颈管[3]。一些宫颈狭窄的女性可能伴有痛经甚至闭经，但大多数是没有症状的，因此推测宫颈管仅允许经血通过而不是器械[4-7]。此外，插入器械的难度不仅仅取决于宫颈口的直径，还与宫颈管的弯曲度、子宫的曲张程度有关[3]。

宫颈狭窄可能是先天的，也可能是后天获得的。先天性的病例可能是子宫内接触己烯雌酚（diethylstilbestrol，DES）所致，而获得性病例可能是由先前的宫颈手术引起，如锥形活检、环形切除或根治性子宫颈切除术[3]。然而，许多患有宫颈狭窄的女性没有此类病史。

宫颈狭窄和困难胚胎移植（embryo transfer，ET）相关[4-7]，相较于容易移植的患者，困难 ET 又与显著降低的妊娠率有关[8,9]。

二、管理策略

（一）准确记录病史

在过去，许多接受 IVF 的女性曾尝试过宫颈扩张器。这包括子宫输卵管造影，宫腔镜检查，宫腔内人工授精甚至先前的胚胎移植。询问时要特别注意是否有宫颈插入困难的病史，这是非常重要的。这位女性可能已被她的临床医生告知这一情况，或者可能回忆起曾经艰难、痛苦或长时间的尝试。所有这些都可能提示存在宫颈狭窄。既往宫颈手术史也很重要。然而，由于痛经史非常常见，反而使其成为判断宫颈狭窄的不准确指标。

（二）模拟胚胎移植

在接受 IVF 或 IUI 治疗的患者中，如果检查发现有宫颈狭窄或有该病史（病例 1 和病例 2），建议进行"模拟"ET（也称为"假的"或"试验性"ET）[10]。这是指用一个空的移植管通过宫颈，模拟实际移植时发生的情形。这一步应当作为分开的独立操作，在 IVF 治疗开始之前进行，以便识别宫颈狭窄的女性，并预留出时间计划补救措施。由于大多数宫颈狭窄病例没有明确病史（病例 3），一些 IVF 中心将模拟 ET 作为所有患者的常规检查[10]。

（三）宫颈扩张

在已确诊的宫颈狭窄病例中，有报道称全身麻醉下行宫颈扩张能让后续的 ET 更加容易操作。有在促排卵期间间断进行的[6, 11]，也有在取卵日进行的[4, 12]。这两个时间的操作都能使后续的 ET 更加容易，但只有促排卵期间间断扩张宫颈提高了妊娠率。这可能是因为它允许子宫内膜有足够的时间从取卵时因扩张宫颈引起的任何创伤、炎症或细菌感染中恢复[13]。

其他报道的方法包括使用渗透性宫颈扩张术。其中包括在促排卵期间（第 4 天）将吸湿性宫颈棒（Dilapan）插入宫颈 4h[14] 和在取卵日或促排卵早期用海藻棒扩张宫颈 24h[13]。所有这些都与更容易 ET 和妊娠有关，但由于报道的例数太少以至于不能对这些不同方法进行有意义的比较。这些宫颈扩张方法可以在门诊进行，不需要行全身麻醉。

（四）经子宫肌层的胚胎移植

一种可替代经子宫颈胚胎移植的方法是经子宫肌层胚胎移植（transmyometrial embryo transfer，TMET），也称为 Towako 法[15-18]。该技术是在经阴道超声引导下进行的（见第 65 章），与取卵没有太大的区别。一种特殊的针头（Towako Needle Set，Cook IVF，Queensland，Australia），其针芯连接到阴道探头的针座上，经子宫肌层插入并在超声引导下进入宫腔。取下针芯，将装有胚胎的移植导管穿过针头植入宫腔[18]。

尽管大家担心子宫内膜可能受到损伤，但是 TMET 后的妊娠率与经阴道容易移植的妊娠率相似[15-17]。TMET 的优点包括无论宫颈狭窄的严重程度如何都能移植胚胎，如根治性子宫颈切除术后的病例（病例 2）[19, 20]。这个方法还可以在最少量或不使用镇静药的情况下进行，并为首次 ET 时发现宫颈狭窄的患者提供了一种即时解决方案 [18]。但是，它需要特殊的专业知识和导管，而这些可能不是每个中心都能提供的。

（五）经输卵管的胚胎移植

在输卵管正常的病例中，可以通过输卵管伞端移植胚胎 [21]。但这种操作需要在腹腔镜和全身麻醉下进行。

（六）宫腔镜下宫颈管重建术

在难治性病例中，有报道称可以在宫腔镜下削切宫颈以在宫颈管创造一条新的通道 [7]。但是，这种方法存在削弱宫颈结构导致后续妊娠中宫颈功能不全的风险。因此，此法只在严重闭经或由于宫颈粘连导致的痛经患者中保守使用。

（七）推迟 ET

如果在 ET 时发现宫颈狭窄，并且没有专家和设施可以立即采取补救措施（如 TMET），那么推迟移植比坚持进行困难移植会好得多。如果在取卵后第 2 天或第 3 天尝试移植时发现宫颈狭窄，那么可以延后到第 5 天或第 6 天进行移植 [22]。这样就有时间采取适当的措施使 ET 更容易。或者冷冻保存胚胎以便以后移植，从而有足够的时间去准备。无论是现在还是将来，最终目的就是为了一个轻松的移植。

要点

挑战

- 宫颈狭窄患者进行 IVF。

背景

- 在 IVF 患者中宫颈狭窄的发生率约 1%。
- 有些患者有严重痛经甚至闭经，但大多数是没有症状的。
- 可能是由于 DES 宫内暴露或之前的宫颈手术引起，但大多数病因不明。

管理策略

- 记录既往宫颈手术史或困难痛苦的宫颈器械操作史。
- 施行模拟 ET 以识别这些病例并计划后续的治疗方案。
- IVF 周期开始时行宫颈扩张术将使 ET 更容易，并增加妊娠率。
- 取卵时行宫颈扩张术能使 ET 更容易，但似乎不会增加妊娠率。
- 经子宫肌层的 ET 可以克服最困难或者是不可能的病例，因为它绕过子宫颈，并且能获得与经宫颈管容易移植病例相似的妊娠率。
- 输卵管 ET 对于输卵管正常的患者，也是一个可供选择的方法，但需要全身麻醉在腹腔镜下进行。
- 尽管宫腔镜下进行宫颈管重建手术已有报道，但仅适用于因宫颈狭窄导致闭经或严重痛经的患者。

三、一问一答

问题 1：为什么我的胚胎移植那么困难？

回答 1：通向子宫腔的管道（称为子宫颈管或子宫的颈部）非常紧。这种情况很少见，每 100 名女性中有 1 名发生，但并不会损害您的健康。这只会给胚胎移植带来困难，但是我们可以采取一些措施来克服。它可能是由以前的手术引起，但大多数情况下是原因不明的。

问题 2：我因为宫颈刮片异常做了宫颈手术，医生告诉我这可能会使得我的胚胎移植变得困难。这会影响我的成功率吗？您打算怎么处理？

回答 2：在某些情况下，宫颈手术可能导致宫颈狭窄，从而导致胚胎移植困难。而困难的胚胎移植可能会减少妊娠的机会，这就是我们需要提前做好准备的原因。在您开始 IVF 治疗之前，我们将做一个"试验性"的胚胎移植，我们尝试将胚胎移植导管（一个小的塑料管）穿过宫颈，就像真的胚胎移植一样，但里面是没有胚胎。如果进展顺利，那么您的胚胎移植将会是容易的。如果遇到困难，我们将计划如何克服它，通过扩张宫颈或使用特殊的移植导管。这样，当真正进行胚胎移植时，我们已做好准备，胚胎移植将会很顺利。

问题 3：如果在移植手术当天发现我的胚胎移植是困难的，那该怎么办呢？

回答 3：我们将尝试不同的导管或技巧来使移植变得容易，但如果仍无法顺利移植，我们将冷冻胚胎，然后制订治疗方案来克服宫颈狭窄（可能需要扩宫或使用特殊导管），日后再行胚胎移植。研究表明，冷冻胚胎的妊娠率与新鲜胚胎一样高。我们的目的是通过一次简单的移植术让您获得最高的妊娠率。如果移植不能在既定日期完成，那么最好是将胚胎冷冻。

参考文献

[1] Wood C, McMaster R, Rennie G, Trounson A, Leeton J. Factors influencing pregnancy rates following in vitro; fertilization and embryo transfer. *Fertil Steril.* 1985;43:245–50.

[2] Valle RF, Sankpal R, Marlow JL, Cohen L. Cervical stenosis: a challenging clinical entity. *J Gynecol Surg.* 2002 Dec 1;18(4):129–43.

[3] Wood MA, Kerrigan KL, Burns MK, Glenn TL, Ludwin A, Christianson MS, et al. Overcoming the challenging cervix: identification and techniques to access the uterine cavity. *Obstet Gynecol Surv.* 2018;73(11):641–9.

[4] Groutz A, Lessing JB, Wolf Y, Yovel I, Azem F, Amit A. Cervical dilatation during ovum pick-up in patients with cervical stenosis: effect on pregnancy outcome in an in vitro; fertilization-embryo transfer program. *Fertil Steril.* 1997;67(5):909–11.

[5] Glatstein IZ, Pang SC, McShane PM. Successful pregnancies with the use of laminaria tents before embryo transfer for refractory cervical stenosis. *Fertil Steril.* 1997;67:1172–4.

[6] Abusheikha N, Lass A, Akagbosu F, Brinsden P. How useful is cervical dilatation in patients with cervical stenosis who are participating in an in vitro; fertilization-embryo transfer program? The Bourn Hall experience. *Fertil Steril.* 1999;72:610–2.

[7] Pabuccu R, Ceyhan ST, Onalan G, Goktolga U, Ercan CM, Selam B. Successful treatment of cervical stenosis with hysteroscopic canalization before embryo transfer in patients undergoing IVF: A case series. *J Minim Invasive Gynecol.* 2005;12:436–8.

[8] Tomás C, Tikkinen K, Tuomivaara L, Tapanainen JS, Martikainen H. The degree of difficulty of embryo transfer is an independent factor for predicting pregnancy. *Hum Reprod.* 2002 Oct 1;17(10):2632–5.

[9] Agameya A-F, Sallam HN. Does a difficult embryo transfer affect the results of IVF and ICSI? A meta-analysis of controlled studies. *Fertil Steril.* 2014;101(2):e8.

[10] Sharif K, Serour GI. Dummy Embryo Transfer. In: Kovacs G, Salamonsen L, editors. How to Prepare the Endometrium to Maximize Implantation Rates and IVF Success. Cambridge: Cambridge University Press; 2019. p. 104–8.

[11] Prapas N, Prapas Y, Panagiotidis Y, Prapa S, Vanderzwalmen P, Makedos G. Cervical dilatation has a positive impact on the outcome of IVF in randomly assigned cases having two previous difficult embryo transfers. *Hum Reprod.* 2004;19:1791–5.

[12] Visser DS, Fourie F, Kruger HF. Multiple attempts at embryo transfer: effect on pregnancy outcome in an in vitro; fertilization and embryo transfer program. *J Assist Reprod Genet.* 1993;10:37–43.

[13] Mains L, Van Voorhis BJ. Optimizing the technique of embryo transfer. *Fertil Steril.* 2010;94(3):785–90.

[14] Serhal P, Ranieri DM, Khadum I, Wakim RA. Cervical dilatation with hygroscopic rods prior to ovarian stimulation facilitates embryo transfer. *Hum Reprod.* 2003;18(12):2618–20.

[15] Kato O, Takatsuka R, Asch RH. Transvaginal-transmyometrial embryo transfer: the Towako method; experience of 104. cases. *Fertil Steril.* 1993;59:51–3.

[16] Kato O. Four years' experience of transmyometrial embryo transfer. IXth World Congress on In vitro Fertilisation and Alternate Assisted Reproduction, Vienna. *J Assist Reprod Genet.* 1995;12 (Supple:11S).

[17] Sharif K, Afnan M, Lenton W, Bilalis D, Hunjan M, Khalaf Y. Transmyometrial embryo transfer after difficult immediate mock transcervical transfer. *Fertil Steril.* 1996;65(5):1071–4.

[18] Sharif K, Kato O. Technique of transmyometrial embryo transfer. *Middle East Fertil Soc J.* 1998;3(2):124–9.

[19] Jamal W, Phillips SJ, Hemmings R, Lapensée L, Couturier B, Bissonnette F, et al. Successful pregnancy following novel IVF protocol and transmyometrial embryo transfer after radical vaginal trachelectomy. *Reprod Biomed Online.* 2009;18(5):700–3.

[20] Wong I, Justin W, Gangooly S, Sabatini L, Al-Shawaf T, Davis C, et al. Assisted conception following radical trachelectomy. *Hum Reprod.* 2008 Dec 18;24(4):876–9.

[21] Yang YS, Melinda S, Ho HN, Hwang JL, Chen SU, Lin HR, et al. Effect of the number and depth of embryos transferred and unilateral or bilateral transfer in tubal embryo transfer (TET). *J Assist Reprod Genet.* 1992;9:534–8.

[22] Maxwell SM, Melzer-Ross K, McCulloh DH, Grifo JA. A comparison of pregnancy outcomes between day 3 and day 5/6 embryo transfers: does day of embryo transfer really make a difference? *J Assist Reprod Genet.* 2015;32:249–54.

第 23 章　疫苗接种与辅助生殖技术

Vaccination and ART

Arri Coomarasamy　Rima Dhillon-Smith　著

赵凡萱　赵军招　译　　鹿　群　校

> 病例 1：1 周前接受了囊胚移植的一名女性发现自己需要与生病的奶奶一起前往巴基斯坦，而这是个众所周知的疟疾感染流行区。
>
> 病例 2：一名 IVF 后妊娠 7 周的女性，她的初级保健医生建议她接种 H_1N_1 疫苗。她不确定这样做是否合理。

一、背景

孕妇或有可能妊娠的女性（病例 1）假如开始国际旅行，可能需要接种疫苗、疟疾预防或止泻治疗。没有一种疫苗可以被认为在妊娠期间是完全安全的，同样也没有任何一种疫苗能够对某一目标疾病提供完全保护[1]。因此，对于孕妇来说，最安全的选择就是避开流行病感染的地区。如果旅行不可避免，则应该对她可能需要接种的疫苗进行仔细的风险效益评估。

主动或被动免疫可以用来抵御感染。主动免疫指的是来自自然疾病或疫苗接种的保护。被动免疫是通过注射免疫球蛋白（如注射的制剂含有足够的针对目标疾病抗体水平的免疫个体血浆）。被动免疫效应快，但可能仅持续数周，但是可以反复接种[2]。疫苗的种类如下。

1. 减毒活疫苗（如麻疹、腮腺炎和风疹）或细菌［如卡介苗（Bacillus Calmette–Guérin，BCG）］。活疫苗通常只需接种 1 次就能提供持久的保护。

2. 死或灭活微生物（如流感疫苗）。灭活疫苗可能需要多剂量和定期的加强接种才能提供持续免疫。

3. 类毒素（如破伤风类毒素）。

4. 重组 DNA 疫苗（如乙型肝炎疫苗）。

由于存在胎儿感染的风险，孕妇不应接种减毒活疫苗，除非接种疫苗的益处大于风险（如黄热病）[2]。在确定疫苗的益处和风险时，应该记住大多数目标疾病对妊娠的危害比疫苗大。非活性疫苗和免疫球蛋白通常可以在妊娠期间使用，无须担心太多，但与任何药物一样，应该有明确的使用说明。

二、管理策略

（一）疫苗接种

如果病例 1 的女性无法避免前往巴基斯坦，可在英国国家旅游健康网络和中心（National Travel Health Network and Centre，NaTHNaC）（www.nathnac.org）查询其旅行目的地的疫苗接种要求。NaTHNaC 由英国的健康保护机构资助，并为健康专业人士和公众提供针对特定国家的全面旅行健康信息。另一个信息来源是 CDC 的指南，可访问 www.cdc.gov/vaccines/pubs/pregguide.htm。

NaTHNaC 指出以下疾病在巴基斯坦的全部或部分地区可能是一种风险，即霍乱、白喉、甲型肝炎、乙型肝炎、日本脑炎、脊髓灰质炎、狂犬病、破伤风、结核病和伤寒。除了用于结核病的卡介苗外，上述任何疫苗均无绝对禁忌。她很可能在儿童时期就接种了结核疫苗。应检查病例 1 女性的疫苗接种史，这样在她旅行前，可以接种必要的疫苗。表 23-1 给出了关于常用疫苗的建议。

（二）疟疾预防

疟疾对孕妇的影响是毁灭性的，风险包括经胎盘感染、流产、早产、胎儿生长受限、严重的孕产妇贫血和孕产妇脑型疟疾。孕妇对疟疾尤其敏感。疟疾在非洲、南美洲和中美洲、亚洲和中东流行。没有一种预防方案能完全预防疟疾，因此，建议孕妇避免前往疟疾高发国家。但是，如果旅行无法避免，则需要采取以下步骤[2-4]。

① 穿上长袖上衣、长裤和袜子。

② 使用孕期安全的驱蚊剂。

③ 睡在蚊帐里。

④ 化学预防。妊娠期可使用氯喹和氯胍。使用氯胍者需要补充叶酸。如果女性前往氯喹耐药区，可考虑在妊娠期使用甲氟喹。妊娠期禁用多西环素，除非找不到合适的替代药物，否则应避免使用马拉隆。

（三）H_1N_1 疫苗接种于妊娠

患有猪流感的孕妇患严重并发症的风险增加[5-7]。H_1N_1 疫苗为孕妇预防猪流感提供了保护。此外，如果母亲接种疫苗，她产生的抗体也将为新生儿提供被动免疫。各种机构，包括首席医疗官（英格兰）、皇家妇产科学院（Royal College of Obstetricians and Gynaecologists，RCOG）（英国）、美国妇产科学院、欧洲药品管理局（European Medicines Agency，EMEA）、疫苗和免疫联合委员会（Joint Committee on Vaccines and Immunisation，JCVI）和世界卫生组织，建议在妊娠期间接种 H_1N_1 疫苗。持续性的监测证明了 H_1N_1 疫苗的高度安全性[8]。

因此，应告知病例 2 中的女性，其初级保健医生的建议符合国家和国际建议。如果该女性有任何合并症（如糖尿病、哮喘或肥胖），那么接种 H_1N_1 和季节性流感病毒株疫苗尤为重要。

表 23-1　疫苗与妊娠

疾　病	免疫方法	评　论
霍乱	• 灭活疫苗，可用于孕妇。在旅行前至少 1 周完成接种	• 要求严格的食物、水和个人卫生。只有当女性前往已知的霍乱流行区时才需要接种疫苗
白喉	• 类毒素，在妊娠期间被认为是安全的	• 推荐在过去 10 年没有接种疫苗或加强剂的女性接种
甲型肝炎	• 虽然甲型肝炎疫苗是灭活的，但由于其在许多女性中引起发热反应，因此在妊娠期不宜使用 • 妊娠期最好使用人类正常免疫球蛋白进行被动免疫	• 在 6 个月内接种 3 剂甲型肝炎疫苗可提供 10 年的保护 • 免疫球蛋白被动免疫可提供 4 个月的保护
乙型肝炎	• 乙型肝炎疫苗是通过重组 DNA 技术制成的灭活乙型肝炎表面抗原	• 如果孕妇血清学为阴性，建议接种疫苗
甲型 H_1N_1 流感（猪流感）	• 灭活疫苗，在妊娠期间被认为是安全的	• 建议前往猪流感大流行地区的女性接种该疫苗。首选疫苗是 Pandemrix®。在美国，建议所有孕妇同时接种季节性流感疫苗和 H_1N_1 疫苗
日本脑炎	• 灭活疫苗，但是制造商建议妊娠期避免使用。尽管如此，前往高风险地区的孕妇仍应考虑接种该疫苗	• 应做好防蚊虫叮咬的措施。适用于前往亚洲或远东的旅客
麻疹、腮腺炎和风疹（MMR）	• 减毒活疫苗，妊娠期避免使用	• 大多数女性在幼年时都接种过 MMR 疫苗
流行性脑脊髓膜炎	• 没有针对 B 血清型（在英国最常见）的有效疫苗 • A、C、W135 和 Y 血清型的疫苗来源于纯化的细菌荚膜	• 前往撒哈拉以南非洲、亚洲和沙特阿拉伯的旅客将受益于 ACWY 疫苗的接种
脊髓灰质炎	• 妊娠期不宜口服减毒活疫苗（Sabin） • 妊娠期可接种注射型的灭活疫苗（Salk）	• 对于旅客来说，注射型脊髓灰质炎疫苗通常与白喉和破伤风疫苗联合使用 • 注射型脊髓灰质炎疫苗可提供长达 10 年的保护
狂犬病	• 疫苗由灭活狂犬病病毒制成，可用于预防及暴露后立即治疗 • 免疫球蛋白也可用于提供被动即时免疫	• 只有当存在重大暴露风险且无法快速到达可提供暴露后预防的医疗机构时，才建议孕妇进行免疫接种
破伤风	• 类毒素，妊娠期安全	• 建议每 10 年加强免疫一次
结核病	• 减毒活疫苗，妊娠期禁用	• 西方国家的大多数女性都在童年时期接种过疫苗
伤寒	• 口服活疫苗，妊娠期禁用 • Vi 荚膜多糖疫苗或热灭活单价疫苗可用于妊娠期	• 严格的食品卫生是必要的 • 疫苗可提供 3 年的保护
带状疱疹	• 减毒活疫苗，妊娠期禁用	
黄热病	• 减毒活疫苗，对胎儿的实际风险未知	• 如果无法避免前往高风险地区（特别是热带非洲和南美洲），与可能带来的潜在风险相比，免疫接种带来的益处可能会更大 • 需要做好防蚊虫叮咬的措施

要点

挑战

- ART 和妊娠期疫苗的使用。

背景

- 无法避免前往高风险感染地区的女性可能需要接种疫苗、疟疾预防和其他治疗。
- 妊娠期禁用活疫苗。这些疫苗包括卡介苗、MMR、口服型脊髓灰质炎疫苗、带状疱疹和口服型伤寒疫苗。有一个例外是黄热病疫苗，无法避免前往高风险地区的女性应接种。
- 灭活（死）疫苗或类毒素在妊娠期通常是安全的，包括霍乱、白喉、乙型肝炎、H_1N_1 流感、脑膜炎球菌性脑膜炎、注射型脊髓灰质炎疫苗、狂犬病和破伤风。
- 免疫球蛋白在妊娠期通常是安全的（如甲型肝炎免疫球蛋白）。

管理策略

- 疫苗接种和疟疾预防需求取决于国家，通常取决于孕妇前往的地区。可从英国国家旅游健康网络和中心（www.nathnac.org）获得针对具体国家的疫苗接种建议。
- 如果需要预防疟疾，建议如下。
  - 穿长袖上衣，长裤和袜子。
  - 使用孕期安全的驱蚊剂。
  - 睡在帐篷里。
  - 化学预防：氯喹和氯胍。在氯喹耐药地区，使用甲氟喹。
- 推荐所有孕妇接种 H_1N_1 猪流感疫苗，尤其是有糖尿病、哮喘和肥胖症等合并症的孕妇。

三、一问一答

问题 1：在接受体外受精治疗后，我可以在等待妊娠试验期间出国旅行吗？

回答 1：您需要获得最新的疫苗接种和疟疾预防指南，而这取决于您计划前往的国家。可从国家旅游健康网络和中心（www.nathnac.org）获得针对具体国家的疫苗接种建议。如果可能的话，您应该避开传染病高风险国家，尤其是寨卡病毒。有关寨卡病毒的信息可在世界卫生组织网站上找到。

问题 2：接种疫苗会伤害我的孩子吗？

回答 2：这取决于疫苗的类型。应该接种在妊娠期普遍推荐的疫苗，例如季节性流感和甲型流感（猪流感）疫苗在妊娠期接种是安全的，特别是您如果还合并有其他危险因素。您的医生会知道哪些疫苗是安全的，哪些是妊娠期应该避免的。

问题 **3**：新型冠状病毒（COVID-19）疫苗是否会影响生育能力？

回答 **3**：没有证据表明任何现有的 COVID-19 疫苗会影响女性或男性的生育能力，也没有证据表明疫苗会增加流产的风险。根据英国生育协会，在接种 COVID-19 疫苗后立即进行生育治疗是安全的。在生育治疗期间接种疫苗也是安全。

参考文献

[1] Centers for Disease Control and Prevention. Guidelines for vaccinating pregnant women. http://www.cdc.gov/vaccines/pubs/pregguide. htm. Published 2010.

[2] *British National Formulary*. London: BMJ Publishing Group;2010.

[3] UK malaria treatment guidelines. *J Infect*. 2007;54(2):111–21.

[4] Sevene E, Gonzalez R, Menendez C. Current knowledge and challenges of antimalarial drugs for treatment and prevention in pregnancy. *Expert Opin Pharmacother*. 2010;11(8):1277–93.

[5] ANZIC Influenza Investigators and Australasian Maternity Outcomes Surveillance System. Critical illness due to 2009. A/H$_1$N$_1$ influenza in pregnant and postpartum women:

population based cohort study. *BMJ*. 2010;340:c1279.

[6] Hewagama S, Walker SP, Stuart RL, Gordon C, Johnson PD, Friedman ND, et al. H$_1$N$_1$ influenza A and pregnancy outcomes in Victoria, Australia. *Clin Infect Dis*. 2009;50(5):686–90.

[7] Siston AM, Rasmussen SA, Honein MA, Fry AM, Seib K, Callaghan WM, et al. Pandemic 2009. influenza A(H$_1$N$_1$) virus illness among pregnant women in the United States. *JAMA*. 2010;303(15):1517–25.

[8] Tamma PD, Ault KA, del Rio C, Steinhoff MC, Halsey NA, Omer SB. Safety of influenza vaccination during pregnancy. *Am J Obstet Gynecol*. 2009;201(6):547–52.

第24章　输卵管积水患者
The patient with hydrosalpinx

Annika Strandell　著

赵凡萱　赵军招　译　　鹿　群　校

> 病例：一对均为 32 岁的夫妻有 2 年的不孕史。诊断性检查发现激素水平正常，但衣原体抗体滴度升高。经阴道超声可见右侧卵巢附近有一大小为 4cm×5cm 的囊性细长结构，影像诊断为输卵管积水。关于本案例的最佳方案讨论就开始了。

一、背景

输卵管积水描述的是远端输卵管阻塞的一系列病理学特征。严格的定义是输卵管内水样液体的积聚，发生于输卵管感染的终末期。沙眼衣原体是引起输卵管感染最常见的病原体。许多研究报道了输卵管积水患者 IVF 的妊娠结局不佳[1]。与其他类型的输卵管性不孕患者相比，输卵管积水患者的活产、妊娠和种植率降低 50%，流产率增加 1 倍。虽然提出了不同的理论，但输卵管积水是如何发挥其负面作用仍然没有完全研究透彻[2]。输卵管内液体的积存可能是一个重要因素，因为在超声下可见输卵管积液的患者亚组，其预后特别差。因此，最初的理论聚焦在输卵管积水含有潜在的胚胎毒性成分和生长抑制因子。另一种理论是，子宫内膜腔的液体渗漏可能将胚胎冲出去。输卵管积水也可能引起子宫内膜的改变，使子宫内膜不利于胚胎的着床和发育。

二、管理策略

尽管缺乏对其机制的准确认识，但为了在 IVF 前清除输卵管积水，人们提出了几种治疗方法。

（一）输卵管切除术

在一项大型随机试验显示，腹腔镜下输卵管切除术的疗效良好，对于超声下可见输卵管积水的患者，与 IVF 前未行任何手术的患者相比，接受输卵管切除术患者的活产率增加了 1 倍[3]。随机试验结果汇总显示，与未进行手术干预相比，输卵管积水患者在输卵管切除术后的临床和持续妊娠率增加了 1 倍[4, 5]。特别是对于超声下可见输卵管积水的患者，推荐行输卵管切除术。值得注意的是，正如一些病例所描述，当对侧输卵管健康时，单侧输卵管切除术对自然妊娠有积极影响。输卵管切除术有损害供应卵巢的血管和神经的潜在风险。许多研究探讨了输卵管切除术后卵巢对控制性卵巢刺激的反应。一篇包括 48 篇文章的系统性综述得出结论，输卵管切除术似乎没有显著影响卵巢反应性[6]。然而，对卵巢储备的影响取决于输卵管切除术的适应证，由于异位妊娠输卵管切除术已证实对卵巢功能有轻微损伤。如果术者具备了重建输卵管的手术技巧，可在术前评估输卵管黏膜。如果黏膜健康且患者足够年轻可以等待自然妊娠，则可以考虑为她们进行输卵管切开术[7]。

（二）输卵管阻塞术

当严重粘连导致输卵管切除术在技术上有困难或有损害卵巢功能风险时，输卵管堵塞是一种选择。一项 Cochrane 评价纳入了 2 项腹腔镜下输卵管堵塞的小型随机试验，其汇总结果显示，与不干预相比，临床妊娠率有所提高[4]，尽管这是基于低质量证据得出的结论。扩张的输卵管在近端堵塞后可以留在原位，也有人建议对留下的扩张输卵管进行硬化治疗，但此法没有随机试验支持。

对于腹腔镜手术有风险或禁忌的患者，通过宫腔镜进行输卵管堵塞可能是一种解决方案[8]。然而，唯一有关使用 Essure 装置的随机试验显示，与输卵管切除术相比，其妊娠结局较差[9]。其他微型置入物也已经开发出来，而且还测试了宫腔镜下的宫腔热疗术，但尚未在随机试验中评估过这些方法。

患者可能很难同意输卵管切除术或输卵管堵塞术，因为双侧手术肯定会导致不孕，并可能带来心理负担。然而如果同意手术干预，她通过 IVF 妊娠的机会将大大增加。

（三）经阴道抽吸术

为了在不进行任何消毒手术的情况下增加妊娠的机会，一个可供选择的方法是在取卵时经阴道抽吸输卵管积液。一个包含了三项随机试验的 Meta 分析表明，与没有干预相比，抽吸积液后的临床妊娠率增加[4]。然而，一项比较抽吸术和输卵管切除术的试验表明，抽吸术的疗效可能较差[10]。最主要的一个缺点就是积水的复发，从而对妊娠率产生负面影响。

如果在卵巢刺激期间出现液体，并且超声可见输卵管积水，则可考虑经阴道抽吸。在这种情况下，另一种选择是冷冻胚胎，取消新鲜移植，在冻融胚胎移植前进行输卵管切除术或输卵管堵塞术。

为了给上述治疗方案做一个总结，一项更新的 Cochrane 评价得出结论，在 IVF 治疗前，所有存在输卵管积水的女性都应考虑手术治疗[4]。此外，一项对各种方法进行了直接和间接比较的网络 Meta 分析也认可了这三种手术方法的益处[11]。腹腔镜下输卵管切除术仍然是提高妊娠率的具有循证依据的最佳干预措施，但如图 24-1 中的治疗方案所述，输卵管堵塞和输卵管积液抽吸在治疗方案中也占一席之地。

三、预防

理想情况是通过预防性传播疾病在群体水平上预防输卵管积水。国家层面的针对年轻人的预防项目，包括使用避孕套的推广使用、性传播疾病的全面治疗和性伴侣告知可能会降低今后输卵管积水的发病率。在一些国家输卵管积水已成为一种罕见的疾病。

精准的不孕症检查是重要的。患者的病史可能提示既往患盆腔炎性疾病。衣原体抗体检测可用

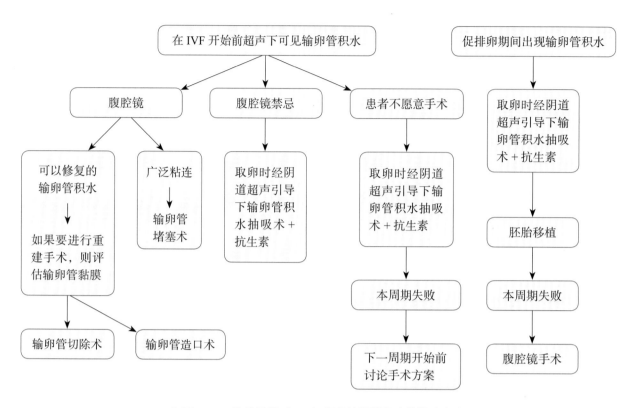

▲ 图 24-1　体外受精（IVF）患者输卵管积水的治疗方案

于检测既往亚临床感染。衣原体抗体的存在与输卵管病变的风险呈正相关。因此，高滴度的衣原体抗体可能会促使做腹腔镜检查的决定[12]。输卵管积液是一种仅使用灰阶和多普勒就能识别的附件的病理学改变[13]。最一致的超声特征是管状结构、清晰的回声壁和凸出到含水物中的褶皱结构（图 24-2）。

如果检查发现有输卵管积水，或者即使是高度怀疑有输卵管积水，与患者讨论预后和治疗方案

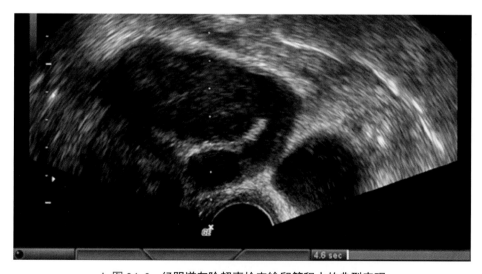

▲ 图 24-2　经阴道灰阶超声检查输卵管积水的典型表现

图片由 Associate Professor Seth Granberg，Oslo University，Norway 提供

是很重要的。患者在第 1 次 IVF 周期前可能没有做好行输卵管切除或输卵管堵塞术的心理准备，但如果合适，可在失败周期后重新讨论。在进行腹腔镜检查之前，与患者详细讨论术中可能发现的病变和相应的手术操作是非常重要的，以免因为没有充分的术前讨论导致术后后悔而再次手术。

要点

挑战

- IVF 前有输卵管积水的患者。

背景

- 输卵管积水是输卵管感染伴伞端闭锁的最终结果，导致管内水样液体的积聚。
- 沙眼衣原体感染是一种常见的病因。
- IVF 治疗期间输卵管积水与不良结局相关。活产、妊娠和种植率较低，流产率高于其他类型的输卵管性不孕患者。

管理策略

- 开始 IVF 前。
  - 腹腔镜下输卵管切除术。
  - 如果有附件粘连，则行腹腔镜下输卵管堵塞术。
- 促排卵期间。
  - 取卵时经阴道穿刺抽吸输卵管积水。
  - 冷冻所有胚胎，放弃新鲜移植，输卵管积水术后再行冻融周期移植。

预防

- 精准的不孕症检查可以发现输卵管积水。病史、衣原体抗体检测和经阴道超声检查很重要。
- 告知患者不进行手术干预的不良预后，并仔细讨论各种治疗方案。

四、一问一答

问题 1：为什么我会有输卵管积水？

回答 1：输卵管积水是输卵管受衣原体感染引起炎症的最终结果。输卵管积水也可在盆腔炎性疾病和手术后发生，如在严重阑尾炎后。

问题 2：在输卵管积水仍然存在情况下，我通过 IVF 的受孕机会有多大？

回答 2：机会很低，但不是零。在一项大型研究中，IVF 前没有进行任何手术的女性在她们首次胚胎移植后的活产率约为 16%[3]。

问题 3：如果我的输卵管积水被处理掉了，我可以不通过 IVF 妊娠吗？

回答 3：可以。如果只有一侧输卵管受影响，那么在移除患侧输卵管积水后，您自然妊娠的概率将会增加。

问题 4：为什么在开始治疗之前我的输卵管积水没有被发现？

回答 4：有时输卵管里没有充满液体。在这种情况下，它在超声波上是不可见的。只有通过子宫输卵管超声造影或腹腔镜检查才能确诊，但这些检查不是常规进行的，因为检查本身就有一定的风险。在 IVF 的促排卵过程中，液体可能会增加，从而在超声波下可见。

问题 5：如果我的输卵管在子宫附近堵塞（近端输卵管堵塞），我应该进行输卵管切除吗？

回答 5：目前还没有研究表明，切除没有积水的输卵管后会增加 IVF 的妊娠率，所以不建议这么做。

参考文献

[1] Zeyneloglu HB, Arici A, Olive DL. Adverse effects of hydrosalpinx on pregnancy rates after in vitro fertilization-embryo transfer. *Fertil Steril.* 1998;70:492–9.

[2] Savaris RF, Giudice LC. The influence of hydrosalpinx on markers of endometrial receptivity. *Semin Reprod Med.* 2007;25:476–82.

[3] Strandell A, Lindhard A, Waldenström U, Thorburn J, Janson PO, Hamberger L. Hydrosalpinx and IVF outcome: a prospective, randomized multicentre trial in Scandinavia on salpingectomy prior to IVF. *Hum Reprod.* 1999;14:2762–9.

[4] Melo P, Georgiou EX, Johnson N, van Voorst S, Sowter MC, Strandell A, Mol BWJ, Becker C, Granne IE. Surgical treatment for tubal disease in women due to undergo in vitro fertilisation. *Cochrane Database of Systematic Reviews* 2019, Issue 12. Art. No.: CD002125. DOI: 10.1002/14651858.CD002125.pub4.

[5] Xu B, Zhang q, Zhao J, Wáng, Xu D, Li Y. Pregnancy outcome of in vitro; fertilization after Essure and laparoscopic management of hydrosalpinx: a systematic review and meta-analysis. *Fertil Steril.* 2017;108:84–95.

[6] Kotlyar A, Gingold J, Shue S, Falcone T. The effect of salpingectomy on ovarian function. *J Minim Invas Gynecol.* 2017;24:563–78.

[7] Yu X, Cai H, Zheng X, Feng J, Guan J. Tubal restorative surgery for hydrosalpinges in women due to in vitro fertilization. *Arch Gynecol Obstet.* 2018;297:1169–73.

[8] Mijatovic V, Veersema S, Emanuel MH, Schats R, Hompes PGA. Essure hysteroscopic tubal occlusion device for the treatment of hydrosalpinx prior to in vitro fertilization-embryo transfer in patients with a contraindication for laparoscopy. *Fertil Steril.* 2010;93:1338–42.

[9] Dreyer K, Lier MC, Emanuel MH, Twisk LW, Mol BW, Schats R, Hompes PG, Mijatovic V. Hysteroscopic proximal tubal occlusion versus laparoscopic salpingectomy as a treatment for hydrosalpinges prior to IVF or ICSI: an RCT. *Hum Reprod.* 2016;31:2005–16.

[10] Fouda UM, Sayed AM, Abdelmoty HI, Elsetohy KA. Ultrasound guided aspiration of hydrosalpinx fluid versus salpingectomy in the management of patients with ultrasound visible hydrosalpinx undergoing IVF-ET: a randomized controlled trial. *BMC Women's Health* [Internet]. 2015;15(1):21. Available from: https://doi.org/10.1186/s12905-015-0177-2

[11] Tsiami A, Chaimani A, Mavridis D, Siskou M, Assimakopoulos E, Sotiriadis A. Surgical management for hydrosalpinx prior to invitro fertilization embryo transfer: a network meta-analysis. *Ultrasound Obstet Gynecol.* 2016;48:434–45.

[12] Land JA, Evers JL, Goossens VJ. How to use Chlamydia antibody testing in subfertility patients. *Hum Reprod.* 1999;14:268–70.

[13] Sokalska A, Timmerman D, Testa AC, Van Holsbeke C, Lissoni AA, Leone FP, et al. Diagnostic accuracy of transvaginal ultrasound examination for assigning a specific diagnosis to adnexal masses. *Ultrasound Obstet Gynecol.* 2009;34:462–70.

第25章 有输卵管积水及腹腔镜手术禁忌证者

The patient with hydrosalpinx and contraindication to laparoscopy

Basim Abu-Rafea 著

赵凡萱 赵军招 译 鹿 群 校

> 病例：35岁女性，原发不孕3年。她既往有克罗恩病、肥胖症和甲状腺功能减退。她的既往手术史包括1次带J形袋的结肠次全切除术和3次针对肠道相关并发症和广泛腹膜粘连的中线开腹手术。检查显示她的双侧输卵管阻塞和右输卵管积水，为10.6cm×3.8cm×1.6cm。她要求IVF治疗。

一、背景

输卵管性不孕是IVF的主要指征之一[1, 2]。在接受IVF的输卵管性不孕患者中，多达30%的患者通过子宫输卵管造影或腹腔镜检查诊断为输卵管积水[3, 4, 5]。

IVF周期中，输卵管积水与妊娠率和着床率的显著降低有关[1, 6, 7]。输卵管积水的病理生理学背景可能是由于输卵管积液反流入子宫腔，从而导致胚胎毒性和子宫内膜容受性下降，以及其他可能的机制[8]。因此，研究主要集中在干预措施上，以破坏宫腔和受累输卵管之间的连续性，从而消除输卵管积水对IVF结局的负面影响（见第24章）。

多项研究表明，IVF前腹腔镜下输卵管切除术或输卵管堵塞术可显著提高着床率、持续妊娠率和活产率[9, 10]。然而，因各种原因（如广泛的盆腹腔粘连、既往多次剖腹手术或病态性肥胖），IVF患者合并有输卵管积水和腹腔镜检查禁忌证的情况并不少见。这无疑是一个具有挑战性的情况，需要考虑微创治疗方案。

二、管理策略

（一）宫腔镜检查

1. 宫腔镜下使用 Essure 微型插入阻塞输卵管

该装置在美国被批准用于女性绝育，因为它会导致输卵管纤维化并最终达到输卵管阻塞的效果（见第31章）。2005年，首次报道了一名患有输卵管积水和广泛盆腔粘连的肥胖女性在置入Essure微型插入后获得了IVF活产[11]。值得注意的是，在输卵管积水存在时，使用Esuure微插入作为IVF预处理是不符合标准的。一项随机临床试验比较了 IVF 前宫腔镜下输卵管近端阻塞术（使用 Essure 微插入）与腹腔镜下输卵管切除术治疗输卵管积水的疗效，就持续妊娠率而言，使用 Essure 微插入的宫腔镜下近端输卵管阻塞术不及腹腔镜输卵管切除术[12]。一项系统回顾和 Meta 分析比较了 Essure 和腹腔镜治疗输卵管积水的 IVF 妊娠结局，并得出结论，宫腔镜手术的妊娠结局较差[13]。值得注意的是，2018 年 Essure 装置的经销商主动从北美和几个欧洲国家撤回了该产品，因此目前无法用于临床[14]。

2. 宫腔镜输卵管电凝术

这种方法在过去首次作为一种绝育方法进行研究。然而，据报道双侧输卵管阻塞的成功率约为 87%[15, 16]。2008 年，有一项关于 IVF 前对 10 例输卵管积水患者在宫腔镜下电凝输卵管近端开口的初步研究[17]。4 例患者采用滚球电极电凝输卵管口，6 例患者采用针状电极电凝输卵管口。滚球组的平均功率设置为 40~55W，电凝时间为 3~4s，而针电极组的平均功率设置为 40~50W，电凝时间为 4~6s。术后 8 周行 HSG，显示输卵管阻塞率分别为 17% 和 90%。这与 2015 年一项包括了 10 例因严重盆腔粘连而无法进行腹腔镜输卵管阻塞的患者的回顾性研究形成对比，这些患者采用了宫腔镜下 3mm 滚球电极电凝输卵管开口，功率设置为 40~60W，持续时间为 5~10s[18]。所有病例术后 HSG 均显示患侧输卵管完全闭塞，IVF 治疗后临床妊娠率为 50%[18]。

一项前瞻性研究对输卵管积水患者 IVF 时行宫腔镜下输卵管电凝术与腹腔镜下输卵管结扎术进行比较[19]。在这项研究中，63 名患者接受了腹腔镜下输卵管堵塞术，22 名患者因腹腔镜检查禁忌证而接受宫腔镜下输卵管电凝术。两组患者的输卵管阻塞率分别为 93% 和 96%，作者得出结论，腹腔镜检查禁忌时，宫腔镜输卵管电凝术是 IVF 前治疗输卵管积水的成功方法。遗憾的是，该研究未提及两组的 IVF 或妊娠结局。因此，由于缺乏强有力的证据，宫腔镜下电凝术只在不适合腹腔镜手术时才考虑。

（二）超声引导下输卵管阻塞术

超声引导下输卵管积水抽吸术

一项研究将 32 名在 IVF 刺激周期开始前 1 个月进行输卵管积水抽吸的女性与 32 名未进行输卵管积水抽吸的女性进行比较[20]。输卵管积水抽吸增加了卵巢反应性，改善了妊娠率。两项关于在取卵时超声引导下行输卵管积水穿刺抽吸的回顾性研究结果相互矛盾[21, 22]。两项随机临床试验评估了输卵管积水抽吸患者和未抽吸患者的 IVF 结局。第一项研究显示，有抽吸的临床妊娠率较高，但无统计学意义。然而，由于招募问题，该研究没有获得所需样本量，因此该研究是低效能的[23]。第二项研究表明抽吸组的临床妊娠率较高[24]。

一项随机对照研究纳入了 160 名接受 IVF 的患者，分为超声引导下输卵管积水穿刺抽吸组和输卵管切除组，两组患者的着床率和妊娠率无显著差异[25]。作者将此归因于样本量小。2019 年的一项 Meta 分析比较了超声引导下输卵管积水穿刺抽吸术与腹腔镜下输卵管切除术，结果显示，两组的获卵数和 FSH 的使用量相似；然而，输卵管切除术组的临床妊娠率和活产率更高[26]。

（三）超声引导下抽吸硬化术

这种治疗方法推荐在 IVF 之前进行，以减少输卵管积水进入子宫腔。该手术的目的是减少输卵管积水抽吸后的复发，从而提高 IVF 周期的妊娠率。手术步骤包括抽吸输卵管积水，然后注入 98% 的乙醇，体积约为抽吸液体的一半；乙醇在管腔内滞留 5～10min，然后再次抽吸。在手术前后建议使用抗生素。还建议使用不同的穿刺针抽吸每侧输卵管。通常在术后 2 周进行随访，以评估输卵管积水是否复发。如果超声提示体积小于原来的 10%，则认为该手术是成功的 [27, 28]。输卵管积水的复发率约为 30% [28, 29]。

　　超声引导硬化治疗的潜在并发症包括乙醇漏入腹腔、腹痛、盆腔粘连和感染 [29, 30]。一个系统性回顾评估了 10 项研究，发现硬化疗法组和输卵管切除组的临床妊娠率相似，并得出结论，该方法可作为输卵管切除术的替代方法 [31]。

（四）输卵管积水栓塞术

　　最近一项研究比较了输卵管积水患者在行 IVF 前，使用放射学引导下的经宫颈管将输卵管阻塞并栓塞输卵管积水近端部分与腹腔镜下输卵管切除术的疗效 [32]。研究人员将 42 例接受放射学引导的输卵管阻塞术和 113 例接受腹腔镜输卵管切除术的患者进行比较，发现两组患者的着床率或临床妊娠率没有差异，并得出结论，对于输卵管积水患者行 IVF 之前，该手术可能是输卵管切除术的替代方法。

要点

挑战

- 输卵管积水合并有腹腔镜禁忌证的 IVF 患者。

背景

- IVF 周期中输卵管积水与妊娠率和着床率的显著降低相关。
- IVF 前行腹腔镜下输卵管切除术或输卵管结扎术可显著提高着床率、持续妊娠率和活产率。
- 输卵管积水合并有腹腔镜禁忌证的 IVF 患者并不少见。

管理策略

- 以下情况使用宫腔镜。
  - 使用 Essure 微型插入进行宫腔镜下输卵管阻塞。
  - 宫腔镜下输卵管电凝术。
- 以下情况使用超声引导。
  - 超声引导下输卵管积水抽吸术。
  - 超声引导下输卵管积水抽吸硬化术。
- 输卵管积水栓塞术。
- 所有方法的证据都是有限的，因此只有在腹腔镜下输卵管切除 / 输卵管积水近端阻塞两个“金标准”手术对患者不安全时，才考虑上述治疗方法。

三、一问一答

问题 1：输卵管中积聚的液体会影响 IVF 成功率吗？

回答 1：输卵管积水可以使 IVF 的妊娠率降低 50%，而且如果您妊娠了，流产的概率会增加 1 倍。

问题 2：如果我不适合通过腹腔镜手术来切除患侧输卵管，我可以选择哪些方法来提高我的 IVF 的成功率？

回答 2：有几种方式可供选择，例如使用一个宫腔镜下插入物来封堵输卵管开口或超声引导下穿刺抽吸输卵管积水。但这些方法通常不会是我们的首选，因为它们在提高成功率方面不及腹腔镜手术。但就您的情况而言，在平衡利益和风险后，我们会使用它们。

参考文献

[1] Camus E, Poncelet C, Goffinet F, Wainer B, Merlet F, Nisand I, et al. Pregnancy rates after in-vitro fertilization in cases of tubal infertility with and without hydrosalpinx: a meta-analysis of published comparative studies. *Hum Reprod.* 1999;14(5):1243–9.

[2] Honoré GM, Holden AE, Schenken RS. Pathophysiology and management of proximal tubal blockage. *Fertil Steril.* 1999;71(5): 785–795. doi:10.1016/s0015-0282(99)00014-x

[3] Strandell A, Waldenström U, Nilsson L, Hamberger L. Hydrosalpinx reduces in-vitro fertilization/embryo transfer pregnancy rates. *Hum Reprod.* 1994;9(5):861–863. doi:10.1093/ oxfordjournals.humrep.a138606

[4] Blazar AS, Hogan JW, Seifer DB, Frishman GN, Wheeler CA, Haning RV. The impact of hydrosalpinx on successful pregnancy in tubal factor infertility treated by in vitro; fertilization. *Fertil Steril.* 1997;67(3):517–520. doi:10.1016/ s0015-0282(97)80079-9

[5] Ajonuma LC, Ng EH, Chan HC. New insights into the mechanisms underlying hydrosalpinx fluid formation and its adverse effect on IVF outcome. *Hum Reprod Update.* 2002;8(3): 255–264. doi:10.1093/humupd/8.3.255

[6] Strandell A, Lindhard A, Waldenström U, Thorburn J. Hydrosalpinx and IVF outcome: cumulative results after salpingectomy in a randomized controlled trial. *Hum Reprod.* 2001;16(11):2403–2410. doi:10.1093/ humrep/16.11.2403

[7] Zeyneloglu HB, Arici A, Olive DL. Adverse effects of hydrosalpinx on pregnancy rates after in vitro; fertilization-embryo transfer. *Fertil Steril.* 1998;70(3):492–499. doi:10.1016/ s0015-0282(98)00200-3

[8] Strandell A, Lindhard A. Why does hydrosalpinx reduce fertility? The importance of hydrosalpinx fluid. *Hum Reprod.* 2002;17(5):1141–1145. doi:10.1093/ humrep/17.5.1141

[9] Strandell A, Lindhard A, Waldenström U, Thorburn J, Janson PO, Hamberger L. Hydrosalpinx and IVF outcome: a prospective, randomized multicentre trial in Scandinavia on salpingectomy prior to IVF. *Hum Reprod.* 1999;14(11):2762–2769. doi:10.1093/humrep/14.11.2762

[10] Johnson N, van Voorst S, Sowter MC, Strandell A, Mol BW. Surgical treatment for tubal disease in women due to undergo in vitro; fertilisation. *Cochrane Database Syst Rev.* 2010;2010(1):CD002125. Published 2010. Jan 20. doi:10.1002/14651858. CD002125.pub3

[11] Rosenfield RB, Stones RE, Coates A, Matteri RK, Hesla JS. Proximal occlusion of hydrosalpinx by hysteroscopic placement of microinsert before in vitro; fertilizationembryo transfer. *Fertil Steril.* 2005;83(5): 1547–1550. doi:10.1016/ j.fertnstert.2004.10.056

[12] Dreyer K, Lier MC, Emanuel MH, et al. Hysteroscopic proximal tubal occlusion versus laparoscopic salpingectomy as a treatment for hydrosalpinges prior to IVF or ICSI: an RCT. *Hum Reprod.* 2016;31(9): 2005–2016. doi:10.1093/ humrep/dew050

[13] Xu B, Zhang Q, Zhao J, Wang Y, Xu D, Li Y. Pregnancy outcome of in vitro; fertilization after Essure and laparoscopic management of hydrosalpinx: a systematic review and meta-analysis. *Fertil Steril.* 2017;108(1): 84–95.e5. doi:10.1016/ j.fertnstert.2017.05.005

[14] www.essure.com

[15] Quiñones GR, Alvarado AD, Ley EC. Tubal electrocoagulation under hysteroscopic control (three hundred and fifty cases). *Am J Obstet Gynecol.* 1975;121(8):1111–1113. doi:10.1016/ s0002-9378(16)33599-2

[16] Richart RM, Neuwirth RS, Israngkun C, Phaosavasdi S. Female sterilization by electrocoagulation of tubal ostia using hysteroscopy. *Am J Obstet Gynecol.* 1973;117(6):801–804.

doi:10.1016/ 0002-9378(73)90495-x

[17] Abulghar, M., A. Nada, O. Azmy, and O. Shawky, Hysteroscopic tubal electrocoagulation in cases with communicating hydrosalpinx and planning for IVF—a pilot study, *The International Medical Journal*, 2008.

[18] Bao HC, Wang MM, Wang XR, Wang WJ, Hao CF. Clinical application of operative hysteroscopy in treatment of complex hydrosalpinx prior to IVF. *Iran J Reprod Med.* 2015 May;13(5):311–6. PMID: 26221131; PMCID: PMC4515239.

[19] El-Mazny A, Abou-Salem N, Hammam M, Saber W. Hysteroscopic tubal electrocoagulation versus laparoscopic tubal ligation for patients with hydrosalpinges undergoing in vitro; fertilization. *Int J Gynaecol Obstet.* 2015;130(3):250–252. doi:10.1016/j.ijgo.2015.04.039

[20] Aboulghar MA, Mansour RT, Serour GI, Sattar MA, Awad MM, Amin Y. Transvaginal ultrasonic needle guided aspiration of pelvic inflammatory cystic masses before ovulation induction for in vitro; fertilization. *Fertil Steril.* 1990;53(2):311–314. doi:10.1016/ s0015-0282(16)53287-7

[21] Sowter MC, Akande VA, Williams JA, Hull MG. Is the outcome of in-vitro fertilization and embryo transfer treatment improved by spontaneous or surgical drainage of a hydrosalpinx?. *Hum Reprod.* 1997;12(10):2147–2150. doi:10.1093/ humrep/12.10.2147

[22] Van Voorhis BJ, Sparks AE, Syrop CH, Stovall DW. Ultrasound-guided aspiration of hydrosalpinges is associated with improved pregnancy and implantation rates after in-vitro fertilization cycles. *Hum Reprod.* 1998;13(3):736–739. doi:10.1093/ humrep/13.3.736

[23] Hammadieh N, Coomarasamy A, Ola B, Papaioannou S, Afnan M, Sharif K. Ultrasound-guided hydrosalpinx aspiration during oocyte collection improves pregnancy outcome in IVF: a randomized controlled trial. *Hum Reprod.* 2008;23(5):1113–1117. doi:10.1093/humrep/den071

[24] Fouda UM, Sayed AM. Effect of ultrasoundguided aspiration of hydrosalpingeal fluid during oocyte retrieval on the outcomes of in vitro fertilisation-embryo transfer: a randomised controlled trial (NCT01040351). *Gynecol Endocrinol.* 2011;27(8):562–567. doi: 10.3109/09513590.2010.507290

[25] Fouda UM, Sayed AM, Abdelmoty HI, Elsetohy KA. Ultrasound guided aspiration of hydrosalpinx fluid versus salpingectomy in the management of patients with ultrasound visible hydrosalpinx undergoing IVF-ET: a randomized controlled trial. *BMC Womens Health.* 2015;15:21. doi:10.1186/ s12905-015-0177-2

[26] Volodarsky-Perel A, Buckett W, Tulandi T. Treatment of hydrosalpinx in relation to IVF outcome: a systematic review and meta-analysis. *Reprod Biomed Online.* 2019;39(3): 413–432. doi:10.1016/j.rbmo.2019.04.012

[27] Jiang H, Pei H, Zhang WX, Wang XM. A prospective clinical study of interventional ultrasound sclerotherapy on women with hydrosalpinx before in vitro fertilization and embryo transfer. *Fertil Steril.* 2010;94(7):2854–2856. doi:10.1016/j.fertnstert.2010.06.065

[28] Song XM, Jiang H, Zhang WX, Zhou Y, Ni F, Wang XM. Ultrasound sclerotherapy pretreatment could obtain a similar effect to surgical intervention on improving the outcomes of in vitro fertilization for patients with hydrosalpinx. *J Obstet Gynaecol Res.* 2017;43(1):122–127. doi:10.1111/jog.13152

[29] Na ED, Cha DH, Cho JH, Kim MK. Comparison of IVF-ET outcomes in patients with hydrosalpinx pretreated with either sclerotherapy or laparoscopic salpingectomy. *Clin Exp Reprod Med.* 2012;39(4):182–186. doi:10.5653/ cerm.2012.39.4.182

[30] Shokeir T. Letter to the Editor: Re: Comparison of IVF-ET outcomes in patients with hydrosalpinx pretreated with either sclerotherapy or laparoscopic salpingectomy. *Clin Exp Reprod Med.* 2014;41(1):37–38. doi:10.5653/cerm.2014.41.1.37

[31] Cohen A, Almog B, Tulandi T. Hydrosalpinx Sclerotherapy Before in vitro Fertilization: Systematic Review and Meta-analysis. *J Minim Invasive Gynecol.* 2018;25(4): 600–607. doi:10.1016/j.jmig.2017.12.004

[32] Yang X, Zhu L, Le F, et al. Proximal Fallopian Tubal Embolization by Interventional Radiology prior to Embryo Transfer in Infertile Patients with Hydrosalpinx: A Prospective Study of an Off-label Treatment. *J Minim Invasive Gynecol.* 2020;27(1):107–115. doi:10.1016/j. jmig.2019.02.026

第 26 章　卵巢储备低下患者

The patient with reduced ovarian reserve

Scott M. Nelson　著

赵凡萱　赵军招　译　　鹿　群　校

病例 1：一名 30 岁女性因不明原因不孕计划行 IVF 助孕。她的抗米勒管激素水平为 2.3pmol/L。她想知道这对她的妊娠概率意味着什么。

病例 2：一名 32 岁的输卵管性不孕患者进行了一个 IVF 周期，使用长效促性腺激素释放激素（GnRH）方案和每天使用 225U 的促性腺激素。促排卵刺激 14 天后，仅有 2 个明显可见的卵泡，获卵 1 枚。第 2 天移植了一个质量差的胚胎，她没有妊娠。她希望再做一个 IVF 周期，并咨询下一个周期的促排卵方案是否会有改变。

一、背景

卵巢储备

人类卵巢在胎儿期建立起完整的原始卵泡。这种休眠原始卵泡池的募集和消耗导致生殖衰老。原始卵泡持续募集（启动募集）。此外，在青春期后，每一个新的月经周期都会有一定数量的生长中的小卵泡被招募（周期性募集）。然后，这其中的部分卵泡被选中成为优势卵泡[1]。

因此，在任何特定时期，大多数卵泡处于原始状态。当最终被募集时，大多数卵泡不会进入排卵前阶段，注定要在卵泡发育早期通过闭锁去除。

二、管理策略

（一）抗米勒管激素作为卵巢储备的标志物

抗米勒管激素（AMH）目前被认为是调节原始卵泡池早期卵泡募集的主要机制[2]。AMH 敲除小鼠的原始卵泡消耗加速，小的生长卵泡数量增加了 3 倍[3]。此外，尽管血清卵泡刺激素（FSH）水平较低，但生长卵泡数量仍然增加[4]，这表明在缺乏 AMH 的情况下，卵泡对 FSH 更敏感，并在卵泡发育的早期阶段进展。在成年期，尽管 AMH 不是由原始卵泡产生的，而是在卵泡发育的后期产生[5-7]，但 AMH 的浓度与原始卵泡数量相关[8]。因此，在成年女性的一生中，循环中的 AMH 与原始卵泡池的下降平行[9-13]，呈现非线性下降，并且在绝经的前几年无法检测到[14]。Nelson 等建立了一个基于 9601 例不孕女性的有效的 AMH 标准诺莫图（图 26-1）[15]，其结果与之前一些关于生育力低下女性的小型研究相似[16]。该正态图强调了病例 1 中的女性在其年龄段的 AMH 非常低。AMH 已被证明是卵巢对控制性卵巢刺激反应的最佳预测因子之一[17]，与卵母细胞产量几乎呈线性关系[18]。此外，AMH 还可作为一个辅助助孕时有用的预测活产机会的指标[18-20]。因此，应告知病例 1 的女性，她极有可能对卵巢刺激反应不佳，仅产生 2～3 个卵母细胞[18]。低 AMH 也提醒临床医生确保在第 1 个周期中采用最佳的刺激方案[21, 22]。

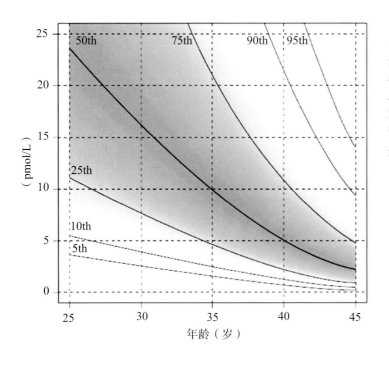

◀ 图 26-1　DSL-AMH 测定的抗米勒管激素（AMH）诺曼图，基于 DSL 测定关于年龄的 AMH 对数二次模型。该图显示了 AMH 预测值与年龄的关系并标明了第 5、第 10、第 25、第 75、第 90 和第 95 百分位数下的参考线

经 Nelson SM 等（2011）[15] 许可转载

尽管活产率不高，但不能仅仅凭 AMH 这一个因素就不做治疗，因为 AMH 对活产率的预测作用是有限的。尽管卵细胞捐赠等替代方法可能有较高的成功率，但并非所有患者都能接受。AMH 的预评估可以识别出有不良反应风险的女性，从而使患者能够调整她们对卵母细胞产量和活产概率的期望。

卵巢储备的其他标志物包括基础 FSH 水平和窦卵泡计数。窦卵泡计数的准确性与 AMH 相似。

（二）改善卵巢反应的策略

1. 促性腺激素的剂量、类型和时间

在病例 2 中，卵巢对外源性促性腺激素刺激的反应不良。卵巢反应不良（POR）的定义各不相同，尽管很多中心将其定义为在使用绒毛膜促性腺激素时募集到 3 个或更少的卵泡，并且血清雌二醇水平低于 300pg/ml。为了用简单和可重复的方式标准化 POR 的定义，有人提出了博洛尼亚标准[23]：为了确定 IVF 中的不良反应，至少满足以下 3 条中的 2 条：①高龄或存在卵巢反应不良的其他危险因素；②前次 IVF 周期卵巢反应不良；③卵巢储备试验（ovarian reserve test，ORT）异常。

此外，如果 2 个周期应用了最大剂量的刺激方案后仍出现 POR 足以将其定义为非高龄或 ORT 异常的卵巢反应不良患者[23]。

目前已有很多针对卵巢刺激低反应的策略。然而，由于缺乏设计严谨的随机对照试验和纳入标准的不一致性，很难证明单一方案的优势。一项有关低反应者研究的 Cochrane 分析得出结论，在低反应者的 IVF 管理中，没有足够的证据支持常规使用任何特定的干预措施进行垂体降调节、卵巢刺激或辅助治疗[24]。

考虑到达到 FSH 阈值的必要性，许多临床医生会将促性腺激素的日剂量增加到至少 300U/d。尽管有进一步增加剂量的倾向性，并且许多临床医生和患者都认为剂量越多效果可能越好，但没有证据表明剂量增加至 300U 以上更有效。大剂量的促性腺激素效果不佳反映了所有可被招募的卵泡都要达到 300U 的促性腺素阈值才能被选择。然而，在超促排卵的第 1 天和第 2 天每 12 小时注射 1 次促性腺素，可能会加快 FSH 浓度达到稳定状态的时间，从而增加优势卵泡群的募集。

有证据表明，卵泡生成早期阶段（即刺激方案早期）的黄体生成素（LH）活性有助于改善卵母细胞质量和增加可用于移植的胚胎数目。尽管有几项很小型的研究尝试在黄体期启动 FSH，以求扩宽卵泡募集期，其对 IVF 结局的总体影响可忽略不计[25-27]。

2017 年的一项随机研究纳入了 394 名卵巢储备低下患者，结果显示，微刺激组（GnRH 拮抗药 + 每天使用 150U 促性腺激素）和常规刺激组（长方案 GnRH 激动药 + 每天使用 450U 促性腺激素）的持续妊娠率相当，但微刺激组的刺激时间短得多，费用更低。对于卵巢反应低下的患者，应考虑这种低成本的治疗方法[28]。

2. 促性腺激素释放激素激动药和拮抗药

促性腺激素释放激素（GnRH）激动药一直是控制性卵巢刺激的主要药物，因为它们能够预防早发 LH 峰、卵泡发育不同步和提高妊娠率。GnRH 激动药的使用有多种方法，包括黄体期 GnRHa、GnRHa 点火、小剂量 GnRHa、微小剂量 GnRHa 点火，将来也必然会有新的修正方案被提出。虽然这些方法均未被证明可以持续改善结局，但点火方法在减少促性腺激素用量方面有显著优势，因此费用低，患者的接受度可能更高。

GnRH 拮抗药对潜在的不良反应者理论上会有一些实质性的益处，包括刺激持续时间更短、促性腺激素剂量更少、形成卵巢囊肿的风险降低、无更年期症状、减少患者费用、周期间隔时间缩短、患者的接受度增加。然而，与标准的长疗程激动药或点火方案相比，目前尚无研究显示拮抗药方案的总体活产率有改善[24]。拮抗药方案是否能加患者的接受度，从而使她们进一步尝试更多 IVF 周期而增加累积活产率，目前还是未知数。

3. 替代方法和辅助治疗

自然周期的 IVF 再次受到关注，特别是对反应差的女性。尽管有文献报道了自然周期 IVF 有着良好的妊娠率[29]，但并没有更多研究者提供类似结果[21]。

许多辅助疗法，包括阿司匹林、一氧化氮、硝酸甘油、枸橼酸西地那非、肝素和雌二醇补充疗法等，都发表了研究结果，但没有一种被所有研究证明均能获益[30]。然而，人们对补充给予生长激素（growth hormone，GH）和脱氢表雄酮（dehydroepiandrosterone，DHEA）在卵巢反应不佳的女性中的作用有很大的兴趣。在低反应患者中添加 GH 可以改善妊娠率已经被动物和人类两个水平的试验所证实：GH 在卵巢类固醇合成和卵泡发育中起着重要作用。缺乏 GH 受体和 GH 结合蛋白的小鼠，在促性腺激素刺激后卵泡发育显著减少。此外，GH 可增加卵巢内胰岛素样生长因子 1 的产生，该因子被认为在卵巢功能、刺激卵泡发育、雌激素生成和卵母细胞成熟中具有重要作用。随机对照试验的 Meta 分析表明，辅助使用 GH 有利于缩短取卵前所需的卵巢刺激时间，并且获得更多的卵母细胞，使用 GH 还可改善许多早期临床指标。但是没有证据表明 GH 在卵巢低反应患者中有提高活产率的作用[31]。

自 2000 年[32]首次描述 DHEA 的积极作用以来，有几项关于 DHEA 的队列研究表明，在治疗周期开始前数月内，每天服用 3 次 DHEA 且每次剂量为 25mg 可改善 AMH、卵母细胞质量、活产率，并降低流产率[33-36]。在一项小型安慰剂对照随机试验中也报道了类似的积极效果[37]。因此，迫切需要足够有力的随机对照试验来证实 GH 和 DHEA 的积极作用。

综上，对于有卵巢低反应史的女性，目前已有数种辅助治疗的策略可能改善其卵巢的反应性。但是，这些辅助治疗手段没有一种能被大部分研究一致证实临床获益的。目前 GH 和 DHEA 提供了一些令人惊喜的进展，但目前我们关注的重点仍是利用现有的已经明确的卵巢功能标志物，包括 AMH 和 AFC，在治疗开始前就更正就诊夫妻的期望值。

要点

挑战

- 卵巢储备下降的患者。

背景

- 卵母细胞的产量和活产率直接相关。
- IVF 时卵巢反应不良的女性活产率降低。

管理策略

- 评估卵巢储备。

  - 超声：窦卵泡计数（AFC）。

  - AMH：周期内和周期间的变异性较低，在整个月经周期内相对稳定。

  - AMH 和 AFC 可用于预测卵母细胞产量，并且个性化患者的期望和治疗策略。

- 低卵巢储备的治疗方案。

  - 现已提出多种治疗方法，但目前没有证据表明任何单一的刺激方法比使用 300U 促性腺激素的标准长疗程激动药方案更有效。

  - 低成本的治疗方法，例如使用 GnRH 拮抗药进行微刺激，可能有助于患者再次进行 IVF 周期从而获得更高的累积活产率。

- 支持使用辅助疗法（如 GH 或 DHEA）治疗卵巢储备不足的证据很少。

预防

- 戒烟，因为吸烟会加速卵巢储备的下降。

三、一问一答

问题 1：我很年轻（23 岁），但用来评估我卵巢储备的 AMH 值很低，这意味着我无法通过 IVF 妊娠吗？

回答 1：不会的。AMH 测试预示着您的卵细胞产量会低于平均值，但您仍会产生卵细胞，因此您仍有妊娠的机会。

问题 2：我只产生了 3 枚卵细胞。这是不是因为您每天只给我 2 安瓿（150U）剂量的刺激呢？既然已经事先知道我的 AMH 较低，所以您不应该给我用更高的剂量来产生更多的卵细胞吗？

回答 2：我能理解您为什么这么想，但研究表明，在像您这样的病例中，无论您使用这个剂量或者是更高的剂量，产卵的数量和妊娠的概率都是相同的。

参考文献

[1] McGee EA, Hsueh AJW. Initial and cyclic recruitment of ovarian follicles. *Endocr Rev.* 2000;21(2):200–14.

[2] Durlinger ALL, Gruijters MJG, Kramer P, Karels B, Ingraham HA, Nachtigal MW, et al. Anti-Müllerian hormone inhibits initiation of primordial follicle growth in the mouse ovary. *Endocrinology.* 2002;143(3):1076–84.

[3] Durlinger ALL, Kramer P, Karels B, de Jong FH, Uilenbroek JT, Grootegoed JA, et al. Control of primordial follicle recruitment by anti-Müllerian hormone in the mouse ovary. *Endocrinology.* 1999;140(12):5789–96.

[4] Durlinger ALL, Gruijters MJG, Kramer P, Karels B, Kumar TR, Matzuk MM, et al. Anti-müllerian hormone attenuates the effects of FSH on follicle development in the mouse ovary. *Endocrinology.* 2001;142(11):4891–9.

[5] Weenen C, Laven JSE, von Bergh ARM, Cranfield M, Groome NP, Visser JA, et al. Anti-Müllerian hormone expression pattern in the human ovary: potential implications for initial and cyclic follicle recruitment. *Mol Hum Reprod.* 2004;10(2):77–83.

[6] Bezard J, Vigier B, Tran D, Mauleon P, Josso N. Immunocytochemical study of anti- Müllerian hormone in sheep ovarian follicles during fetal and postnatal development. *J Reprod Fertil.* 1987;80(2):509–16.

[7] Baarends WM, Uilenbroek JT, Kramer P, Hoogerbrugge JW, van Leeuwen EC, Themmen AP, et al. Anti-Müllerian hormone and anti-Müllerian hormone type II receptor messenger ribonucleic acid expression in rat ovaries during postnatal development, the estrous cycle, and gonadotropin-induced follicle growth. *Endocrinology.* 1995;136(11):4951–62.

[8] Hansen KR, Hodnett GM, Knowlton N, Craig LB. Correlation of ovarian reserve tests with histologically determined primordial follicle number. *Fertil Steril.* 2010;95:170–5.

[9] Faddy MJ, Gosden RG, Gougeon A, Richardson SJ, Nelson JF. Accelerated disappearance of ovarian follicles in mid-life: implications for forecasting menopause. *Hum Reprod.* 1992;7(10):1342–6.

[10] Faddy MJ, Gosden RG. Ovary and ovulation: a model conforming the decline in follicle numbers to the age of menopause in women. *Hum Reprod.* 1996;11(7):1484–6.

[11] Faddy MJ. Follicle dynamics during ovarian ageing. *Mol Cell Endocrinol.* 2000;163(1–2):43–8.

[12] Hansen KR, Knowlton NS, Thyer AC, Charleston JS, Soules MR, Klein NA. A new model of reproductive aging: the decline in ovarian non-growing follicle number from birth to menopause. *Hum Reprod.* 2008;23(3):699–708.

[13] Wallace WH, Kelsey TW. Human ovarian reserve from conception to the menopause. *PLoS One.* 2010;5(1):e8772.

[14] Sowers MR, Eyvazzadeh AD, McConnell D, et al. Anti-Müllerian hormone and inhibin B in the definition of ovarian aging and the menopause transition. *J Clin Endocrinol Metab.* 2008;93(9):3478–83.

[15] Nelson SM, Messow MC, Wallace AM, Fleming R, McConnachie A. Nomogram for the decline in serum anti-Müllerian hormone: a population study of 9,601 infertility patients. *Fertil Steril.* 2011;95(2):736–41.e1–3.

[16] La Marca A, Sighinolfi G, Giulini S, Traglia NM, Argento C, Sala C, et al. Normal serum concentrations of anti-Müllerian hormone in women with regular menstrual cycles. *Reprod Biomed Online.* 2010;21:463–9.

[17] La Marca A, Sighinolfi G, Radi D, Argento C, Baraldi E, Artensio AC, et al. Anti- Müllerian hormone (AMH) as a predictive marker in assisted reproductive technology (ART). *Hum Reprod Update.* 2010;16:113–30.

[18] Nelson SM, Yates RW, Fleming R. Serum anti-Müllerian hormone and FSH: prediction of live birth and extremes of response in stimulated cycles implications for individualization of therapy. *Hum Reprod.* 2007;22(9):2414–21.

[19] Li HW, Biu Yeung WS, Lan Lau EY, Ho PC, Ng EH. Evaluating the performance of serum anti-Müllerian hormone concentration in predicting the live birth rate of controlled ovarian stimulation and intrauterine insemination. *Fertil Steril.* 2010;94:2177–81.

[20] Majumder K, Gelbaya TA, Laing I, Nardo LG. The use of anti-Müllerian hormone and antral follicle count to predict the potential of oocytes and embryos. *Eur J Obstet Gynecol Reprod Biol.* 2010;150(2):166–70.

[21] Nelson SM, Yates RW, Lyall H, Jamieson M, Traynor I, Gaudoin M, et al. Anti-Müllerian hormone-based approach to controlled ovarian stimulation for assisted conception. *Hum Reprod.* 2009;24:867–75.

[22] Nelson SM, Fleming R. Low AMH and GnRH antagonist strategies. *Fertil Steril.* 2009;92(2):e40; author reply e41.

[23] Ferraretti AP, La Marca A, Fauser BCJM, Tarlatzis B, Nargund G, Gianaroli L. ESHRE consensus on the definition of "poor response" to ovarian stimulation for in vitro fertilization: the Bologna criteria. *Hum Reprod.* 2011;26(7):1616–24.

[24] Pandian Z, McTavish AR, Aucott L, Hamilton MP, Bhattacharya S. Interventions for "poor responders" to controlled ovarian hyper stimulation (COH) in in-vitro fertilisation (IVF). *Cochrane Database Syst Rev.* 2010;1:CD004379.

[25] Kansal Kalra S, Ratcliffe S, Gracia CR, Martino L, Coutifaris C, Barnhart KT. Randomized controlled pilot trial of luteal phase recombinant FSH stimulation in poor responders. *Reprod Biomed Online.* 2008;17(6):745–50.

[26] Rombauts L, Suikkari AM, MacLachlan V, Trounson AO, Healy DL. Recruitment of follicles by recombinant human folliclestimulating hormone commencing in the luteal phase of the ovarian cycle. *Fertil Steril.* 1998;69(4):665–9.

[27] Kucuk T, Sozen E. Luteal start of exogenous FSH in poor responder women. *J Assist Reprod Genet.* 2007;24(12):635–8.

[28] Youssef MA, van Wely M, Al-Inany H, Madani T, Jahangiri N, Khodabakhshi S, et al. A mild ovarian stimulation strategy in women with poor ovarian reserve undergoing IVF: a multicenter randomized non-inferiority trial. *Hum Reprod.* 2017;32:112–8.

[29] Schimberni M, Morgia F, Colabianchi J, Giallonardo A, Piscitelli C, Giannini P, et al. Natural-cycle in vitro fertilization in poor responder patients: a survey of 500 consecutive cycles. *Fertil Steril.* 2009;92(4):1297–301.

[30] Nardo LG, Granne I, Stewart J. Medical adjuncts in IVF: evidence for clinical practice. *Hum Fertil (Camb).* 2009;12(1):1–13.

[31] Hart RJ. Use of growth hormone in the IVF treatment of women with poor ovarian reserve. *Front Endocrinol (Lausanne).* 2019;10:500.

[32] Casson PR, Lindsay MS, Pisarska MD, Carson SA, Buster JE. Dehydroepiandrosterone supplementation augments ovarian stimulation in poor responders: a case series. *Hum Reprod.* 2000;15(10):2129–32.

[33] Barad DH, Gleicher N. Increased oocyte production after treatment with dehydroepiandrosterone. *Fertil Steril.* 2005;84(3):756.

[34] Barad D, Gleicher N. Effect of dehydroepiandrosterone on oocyte and embryo yields, embryo grade and cell number in IVF. *Hum Reprod.* 2006;21(11):2845–9.

[35] Barad D, Brill H, Gleicher N. Update on the use of dehydroepiandrosterone supplementation among women with diminished ovarian function. *J Assist Reprod Genet.* 2007;24(12):629–34.

[36] Gleicher N, Weghofer A, Barad DH. Improvement in diminished ovarian reserve after dehydroepiandrosterone supplementation. *Reprod Biomed Online.* 2010;21(3):360–5.

[37] Wiser A, Gonen O, Ghetler Y, Shavit T, Berkovitz A, Shulman A. Addition of dehydroepiandrosterone (DHEA) for poorresponder patients before and during IVF treatment improves the pregnancy rate: a randomized prospective study. *Hum Reprod.* 2010;25(10):2496–500.

第 27 章　先天子宫异常患者

The patient with congenital uterine anomalies

Rima Dhillon-Smith　Pallavi Latthe　著

赵凡萱　赵军招　译　　鹿群　校

病例：一名 25 岁女性因原发男性因素不孕，并且长期有痛经和性交困难恶化史，寻求 ICSI 治疗。疼痛会在月经前几天开始，持续至月经结束后的 1～2 天。盆腔超声扫描显示，一个约 5cm 的混合内容物肿块似乎与她的左侧卵巢分离。盆腹腔的 MRI 显示右半子宫和左残角子宫内膜功能正常。卵巢和肾脏均正常。

一、背景

先天性子宫异常是由于 1 个或 2 个米勒管（子宫发育不全、单角子宫）发育不完全、导管融合不完全（双子宫、双角子宫）或在两个导管融合期间形成的中隔消退失败（纵隔子宫）而发生的先天性子宫异常。先前使用的由美国生殖医学学会制订的分类已被欧洲人类生殖与胚胎学学会和欧洲妇科内镜检查学会（European Society for Gynaecological Endoscopy，ESGE）联合共识所取代，共分为 7 个类别（$U_0 \sim U_6$）[1]，见图 27-1 [1]。

U_0 类包括所有子宫正常病例。U_1 类或畸形子宫包括所有子宫轮廓正常但子宫形状异常的病例。U_2 或纵隔子宫包括所有融合正常但纵隔吸收异常的病例。U_3 类或双角子宫包括所有融合缺陷病例。U_4 类或单角子宫合并所有单侧子宫。U_5 类或发育不全子宫，包含所有发育不全的子宫，它是一种形成缺陷，其特征是没有任何完全或单侧发育的宫腔。U_6 类是指未能归为上述分类的其他病例。

子宫异常通常没有症状，除非经血外流受阻引起闭经或痛经。在常规妇科检查中可以检测到某些异常，但更常在不孕症或复发性流产或评估产科并发症期间被诊断出来。因此它们的确切发病率是未知的，并因研究人群而异。

二、管理策略

（一）发育不全的子宫

子宫发育不全，也称为 Mayer-Rokitansky-Küster-Hauser 综合征（MRKH 综合征），每 5000 名女性中就有 1 名发生 [2]。患 MRKH 的女性通常有一个短的阴道盲端。目前的管理策略包括专科心

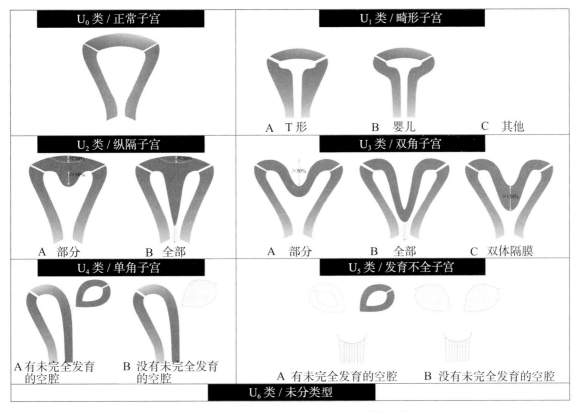

▲ 图 27-1　**ESHRE/ESGE 子宫异常分类的示意图**

U_2：宫底部内凸大于子宫壁厚度的 50%，宫底部轮廓呈直线或外凸小于子宫壁厚度的 50%；U_3：宫底部外凹大于子宫壁厚度的 50%；U_{3B}：宫底部中线处内凸的宽度大于子宫壁厚度的 150%（引自参考文献 [1]）

理支持和阴道扩张治疗，以便患者进行正常的性生活。当有了适当的咨询和心理准备时，几乎所有患者（90%～96%）都能在第 1 次阴道扩张后获得性交功能[3-5]。

子宫移植（UTx）在 50 多年前首次被提出，2014 年报道了首例子宫移植后获得活产的个案，这表明 UTx 可能是一种可行的恢复女性生育力的干预措施[6]。据报道，目前全球已经进行了 60 多次 UTx 手术，共有 18 名活产婴儿[7]。虽然 UTx 技术仍处于早期阶段，但它似乎确实是子宫缺失女性的可行选择。目前，UTx 的研究团队已经在全球范围内成立，预计未来子宫移植手术的数量将呈指数级增长。然而，该手术对活体供者和受者都有很大风险，并且存在相当大的移植失败的风险。

（二）单角子宫

单角子宫常无症状，除非对侧有含功能性内膜的残角子宫（病例）。女性单角子宫的发生率约为 1/4000。对侧残角子宫存在功能性腔是出现并发症（如在残角子宫内宫腔积血或异位妊娠）的一个重要临床因素，ESHRE/ESGE 指南建议通过腹腔镜切除残角子宫，即使它与对侧宫腔相通[1]，如病例所做的那样。如果在残角子宫内有积血或异位妊娠，即使残角子宫与单角子宫腔相通[1]，ESHRE/ESGE 指南也建议通过腹腔镜切除残角子宫，正如上述病例所做的那样。

告知女性其生育潜力降低很重要。单角子宫有 35% 的孕早期或中期流产风险，20% 的早产风险。因此，总体活产率约为 50%[8]。宫颈功能不全是一个常见问题，建议在妊娠期间对宫颈长度进行连续评估。必要时行宫颈环扎术。单角子宫比正常子宫小，这可能会影响女性行 IVF 的成功率[9]。

（三）部分双角子宫（以前称为双角子宫）

研究发现，部分双角子宫女性的活产率为 55%[10]。生育力的损害取决于两个腔的分离程度[11]。在过去，有人认为，对完全或部分双角子宫进行子宫成形术可以改善生育结局。然而，现在已不这么认为，并且不建议进行外科重建。如果进行了子宫成形术，由于有子宫破裂的高风险，需要剖宫产分娩。

对于接受 IVF 治疗的部分双角子宫女性，建议进行单胚胎移植。这是为了避免因多胎妊娠增加妊娠丢失和早产的风险，因为已证实这些风险会在部分双角子宫女性中增加。此外，胚胎应在超声引导下移植到两个角中较大的一个。

（四）完全双角子宫合并双宫颈（以前称为双子宫）

这种融合异常很少见，通常无症状。然而，它可能与阴道异常有关，如梗阻性阴道分隔及同侧肾畸形（obstructed hemivagina with ipsilateral renal agenesis, OHVIRA）或阴道纵隔。在这些情况下，由于经血外流受阻或性交困难引起的疼痛，通常在青春期或成年早期出现。生育的结局也略受损害；然而，在子宫异常中，双子宫的预后似乎是最好的，活产率为 75%[12]。除非出现不良症状，否则不建议进行手术干预。

（五）纵隔子宫

纵隔子宫是最常见的子宫畸形，可能影响多达 1% 的女性。它是由于中线隔未被吸收，可以是部分或完全的缺陷，从宫腔底部水平的微小凹陷，到从宫底延伸至宫颈或影响到宫颈的完全纵隔。

三维超声[13] 可以将纵隔子宫与其他子宫异常区分开来，这比磁共振成像更经济，比宫腹腔镜联合检查的侵入性更小。

在所有子宫异常中，有纵隔子宫的女性生殖表现最差，足月活产率为 30%[11]，主要是因为妊娠早期和中期流产率较高。这被认为是由于纵隔为妊娠提供了不良的植入环境[14]。一项多中心随机对照试验比较了宫腔镜下子宫纵隔切除术与期待疗法对复发性流产或生育能力低下女性的治疗效果，研究结果备受期待[15]。同时，应考虑到以前的生育情况，根据具体情况来决定纵隔切除术以改善生育结局。

要点

挑战

- 有先天子宫异常的患者。

背景

- 子宫异常是 1 个或 2 个米勒管（MRKH 综合征、半子宫）发育不全或发育不良、2 个米勒管之间不完全融合（完全或部分双角子宫）或连接的纵隔（纵隔子宫）未被吸收引起。
- 尽管发病率因研究人群而异，子宫异常的发生率仍有 2%～3%。
- 可见以下临床表现和并发症。
    - 残角子宫或阴道横隔导致经血排出受阻引发疼痛。
    - 妊娠早期和中期的流产率增加。
    - 早产和胎儿先露异常的风险更高。
    - 活产率为 50%～55%，纵隔子宫的女性预后最差。

管理策略

- 手术适用于有功能的残角子宫。
- 部分或完全双角子宫不建议行子宫成形术。
- 目前尚不清楚宫腔镜下子宫纵隔切除术能否改善生育力和妊娠结局。TRUST 试验的结果将为临床实践提供参考。
- 子宫移植日益普遍，但也有很大的风险。
- 对于部分双角子宫接受 IVF 治疗的女性，目标应该是在超声引导下将单个胚胎移植到两个子宫角中较大的一个（以减少妊娠丢失和早产的风险）。
- 鉴于早产和胎儿生长受限的风险较高，通常建议在妊娠期间进行宫颈长度评估和胎儿生长的连续监护。

三、一问一答

问题 1：我还能够妊娠吗？

回答 1：是的，您仍然可以妊娠，但并发症会更常见，所以在妊娠期间需要密切关注。研究表明，子宫异常会增加流产、早产和低出生体重婴儿的风险。还有一个更高的可能性是，您的孩子在子宫里的位置不正，这可能意味着您需要剖宫产分娩。

问题 2：我的孕期是否有更为特殊的管理方式以避免并发症？

回答 2：妊娠期间可能会做更多超声检查。在妊娠早期，这些可能是测量您的宫颈长度，您可能会进行一个手术，将一缝线置入您的子宫颈，以防止它扩张。您可能还会定期接受超声检查，以检查胎儿在妊娠期间是否生长良好。

参考文献

[1] Grimbizis GF, Gordts S, Di Spiezio Sardo A, Brucker S, De Angelis C, Gergolet M, et al. The ESHRE/ESGE consensus on the classification of female genital tract congenital anomalies. *Hum Reprod Oxf Engl.* 2013;28(8):2032–44.

[2] Aittomäki K, Eroila H, Kajanoja P. A population-based study of the incidence of Müllerian aplasia in Finland. *Fertil Steril.* 2001;76(3):624–5.

[3] Roberts CP, Haber MJ, Rock JA. Vaginal creation for Müllerian agenesis. *Am J Obstet Gynecol.* 2001;185(6):1349–52; discussion 1352–1353.

[4] Edmonds DK, Rose GL, Lipton MG, Quek J. Mayer-Rokitansky-Küster-Hauser syndrome: a review of 245 consecutive cases managed by a multidisciplinary approach with vaginal dilators. *Fertil Steril.* 2012;97(3):686–90.

[5] Committee on Adolescent Health Care. ACOG Committee Opinion No. 728: Müllerian agenesis: diagnosis, management, and treatment. *Obstet Gynecol.* 2018;131(1):e35–42.

[6] Brännström M, Johannesson L, Bokström H, Kvarnström N, Mölne J, Dahm-Kähler P, et al. Livebirth after uterus transplantation. Lancet Lond Engl. 2015;385(9968):607–16.

[7] Jones BP, Saso S, Bracewell-Milnes T, Thum M-Y, Nicopoullos J, Diaz-Garcia C, et al. Human uterine transplantation: a review of outcomes from the first 45 cases. *BJOG Int J Obstet Gynaecol.* 2019;126(11):1310–9.

[8] Reichman D, Laufer MR, Robinson BK. Pregnancy outcomes in unicornuate uteri: a review. *Fertil Steril.* 2009;91(5):1886–94.

[9] Chun SS, Chung MJ, Chong GO, Park KS, Lee TH. Relationship between the length of the uterine cavity and clinical pregnancy rates after in vitro fertilization or intracytoplasmic sperm injection. *Fertil Steril.* 2010;93(2):663–5.

[10] Grimbizis GF, Camus M, Tarlatzis BC, Bontis JN, Devroey P. Clinical implications of uterine malformations and hysteroscopic treatment results. *Hum Reprod Update.* 2001;7(2):161–74.

[11] Rackow BW, Arici A. Reproductive performance of women with Müllerian anomalies. *Curr Opin Obstet Gynecol.* 2007;19(3):229–37.

[12] Kachhawa G, Kriplani A. Management of reproductive tract anomalies. *J Obstet Gynaecol India.* 2017;67(3):162–7.

[13] Salim R, Jurkovic D. Assessing congenital uterine anomalies: the role of threedimensional ultrasonography. *Best Pract Res Clin Obstet Gynaecol.* 2004;18(1):29–36.

[14] Homer HA, Li TC, Cooke ID. The septate uterus: a review of management and reproductive outcome. *Fertil Steril.* 2000;73(1):1–14.

[15] Rikken JFW, Kowalik CR, Emanuel MH, Bongers MY, Spinder T, de Kruif JH, et al. The randomised uterine septum transsection trial (TRUST): design and protocol. *BMC Womens Health.* 2018 05;18(1):163.

第 28 章　先天性宫颈阴道异常患者

The patient with congenital cervico-vaginal anomalies

Rima Dhillon-Smith　Pallavi Latthe　著

赵凡萱　赵军招　译　　鹿　群　校

> **病例 1**：30 岁女性，原发不孕，有痛经和盆腔疼痛史。她在 15 岁时接受了处女膜闭锁手术。
>
> **病例 2**：32 岁女性，青春期时有痛经和月经期间不得不使用 2 条卫生棉条的病史。她在 14 岁时接受了矫正手术，并被告知她只有一个肾脏。她现在表现为原发性不孕和严重的浅表性性交困难。

一、背景

副中肾管（或米勒管）是沿着泌尿生殖嵴外侧延伸的导管，终止于胚胎原始泌尿生殖窦的窦结节。在女性中，它们会发育成输卵管、子宫、宫颈和阴道的上部 1/3。阴道的下 1/3 是泌尿生殖窦的衍生物。在阴道的两部分相遇的地方，最初会形成一个实心板，而后腔化成阴道[1]。各种先天性异常均可能出现。女性生殖道畸形的临床表现和治疗与缺陷的解剖状态直接相关。2013 年，欧洲人类生殖与胚胎学学会和欧洲妇科内镜检查学会制订了一个新的女性生殖器异常分类系统[2]。这个分类系统提供了所有异常类型的明确定义，并将异常分为描述完整的主类和子类[2]。图 28-1 为整体分类系统，包括宫颈阴道异常。

宫颈阴道异常既可以孤立，也可以伴有米勒系统的其他发育缺陷。由于泌尿系统与生殖系统一起发育，肾脏位置或形成异常也很常见[3]。

接受辅助生殖技术治疗的患者可能有宫颈阴道异常，要么是先前诊断的，要么是在就诊时发现的。

二、管理策略

（一）处女膜闭锁

处女膜闭锁是阴道下板完全无贯穿的表现，在 2000 名女性中约有 1 名发生。通常情况下，青少年在月经初潮后出现月经血滞留阴道导致隐匿性的月经周期性疼痛。几个月后，阴道扩张并导致

子宫异常			宫颈 / 阴道异常	
主要分类		亚类	共存类	
U₀	正常子宫		C₀	正常宫颈
U₁	畸形子宫	A.T 形 B. 婴儿 C. 其他	C₁	宫颈隔
			C₂	双 "正常" 宫颈
U₂	纵隔子宫	A. 部分 B. 全部	C₃	单宫颈发育不全
			C₄	宫颈发育不全
U₃	双角子宫	A. 部分 B. 全部 C. 双体隔膜	V₀	正常阴道
U₄	单角子宫	A. 有未完全发育的空腔（连通或不连通子宫角） B. 没有未完全发育的空腔（子宫角无腔 / 无子宫角）	V₁	纵向非阻塞性阴道隔膜
			V₂	纵向阻塞性阴道隔膜
U₅	发育不全	A. 有未完全发育的空腔（双侧或单侧子宫角） B. 没有未完全发育的空腔（双侧或单侧子宫残余 / 发育不全）	V₃	横向阴道隔和（或）处女膜闭锁
			V₄	阴道发育不全
U₆	未分类的畸形			
U			C V	

▲ 图 28-1　女性生殖器异常的 ESHRE/ESGE 分类

引自参考文献 [2]

阴道出血。在延迟诊断的情况下，也可能逐渐发展至子宫积血、输卵管积血。经血逆流可能导致子宫内膜异位症或罕见的输卵管卵巢肿块。

最终手术应在适当评估后进行。一般的梗阻只需要临床评估。更高水平的梗阻才需要超声波或 MRI 确诊。可以使用简单的垂直、T 形、十字形、X 形或梅赛德斯徽标形切口，但 X 形切口具有降低尿道损伤风险的优点。

虽然处女膜闭锁的出现比寻求不孕症专家的时间早得多，但其潜在后果（如子宫内膜异位症）可能会影响生育力。

（二）阴道隔膜

1. 阴道横隔

阴道隔横的发病率约为 80 000 名女性中有 1 人，可引起隐经的梗阻症状。它可以发生在阴道的不同部位，但似乎更常见于阴道的上部（46%），其次是中部（35%）和下部（19%）[4]。隔膜的厚度各不相同，通常在 1～5cm。如果它位于子宫颈附近的较高水平，则与宫颈异常更密切相关。

如果遇到缩短的阴道无法暴露宫颈，或发现子宫积血，则要怀疑是否存在阴道横隔。MRI 有助于识别宫颈是否存在，从而将高位阴道横隔与宫颈发育不全或不发育区分开来。

如果隔膜较薄且位于阴道的下 1/3 处，尝试从会阴重建阴道是合理的。这个过程类似于治疗处女膜闭锁。切除较厚的隔膜在技术上更为困难，需要必要的外科手术经验。在这种情况下，必须小心地将缺损两侧的阴道黏膜连接起来，并且需要采用经腹会阴联合入路。手术的一个可能风险是连接部位再狭窄，因此可能需要术后扩张治疗[5]。在其他情况下，当阴道缺损很广泛且要连接的间隙很长时，可能需要使用一段肠道来弥补缺损区域。关于生育预后和结局的长期数据很少，仅有少数病例组合和个案报道[6, 7]。

2. 阴道纵隔

双子宫、纵隔子宫常伴有阴道纵隔，双角子宫同时有阴道纵隔者较罕见。阴道纵隔的临床表现通常是月经初潮正常，需要 2 个棉条，以及性交困难。用内镜进行阴道检查通常能充分显示纵向隔膜、开放的阴道和宫颈。由于一侧阴道闭锁，可感觉到单侧阴道和盆腔包块。最常见的梗阻性侧融合缺损是单侧梗阻，见于生殖道完全重复和同侧肾发育不全的女性［梗阻性阴道斜隔和同侧肾畸形综合征（DHVIRA）][8]。阴道纵隔很容易通过手术矫正，但需要注意的是，阴道隔在靠近宫颈或宫颈的近端会变厚。建议进行阴道扩张，或术后早期性交，以避免粘连和狭窄的形成。

3. 阴道发育不全（阴道缺如）

每 5000 名女性中就有 1 人患有不同程度的米勒管发育不全或不发育。阴道闭锁、阴道远端或节段性发育不全伴子宫、宫颈和阴道上部发育正常的处理方式与阴道横隔相似。

4. 宫颈发育不全

先天性子宫颈发育不全是一种罕见的米勒管畸形，52% 的病例与部分或完全阴道发育不全有关，17.8% 的病例与肾脏异常有关。治疗方法包括在各种支架周围建立新的阴道和重建宫颈，这种方法既有挑战性又有争议[9, 10]。子宫阴道吻合术后的潜在并发症非常严重，包括子宫内膜炎、盆腔炎性疾病、持续性盆腔疼痛、肠道和膀胱损伤、输卵管吻合后再次梗阻或狭窄需要再次手术[11]。

三、管理策略

有梗阻性异常病史的女性常因经血逆流而发生子宫内膜异位症。虽然子宫内膜异位症被认为在梗阻解除后会缓解[12]，但对输卵管的损伤是不可逆的。病例 1 的患者应接受早期诊断性腹腔镜检查和输卵管染色试验，以评估输卵管通畅性和子宫内膜异位症的证据。医生将根据上述信息告知患者进一步进行手术或建议行 IVF 治疗。

病例 2 的诊断可能是 OHVIRA。她很可能在矫正手术后因粘连形成而出现阴道狭窄，导致浅表性性交困难，可能影响性生活频率及进行完全穿透性性交的能力。应切除阴道粘连，术后使用阴道扩张器保持阴道通畅，然后就可以决定是进行 IVF 还是自然受孕。

在先天性宫颈阴道异常患者中，胚胎移植可能是一个问题，主要是因为宫颈狭窄及无法轻易通过宫颈管进入宫腔。在更困难的病例中，已成功报道在超声引导下经子宫肌层胚胎移植（见第 65 章）[13-15]。

要点

挑战

- 先天性宫颈阴道异常患者。

背景

- 宫颈阴道异常由中线隔板吸收缺陷或阴道板腔化缺陷引起。
- 阴道横隔和宫颈发育不全是罕见的异常类型，每 8000 名女性中约有 1 人出现。
- 临床上有以下表现。
    - 梗阻性病变由于疼痛，症状出现较早，通常在青春期早期。
    - 非梗阻性病变症状出现较晚，通常由于浅表性性交痛或常规妇科检查中发现。
- 与不孕症的关系。
    - 在梗阻性病变中，经血逆流会导致子宫内膜异位症和输卵管损伤。
    - 宫颈阴道异常伴有子宫异常，包括子宫纵隔。子宫大小或功能异常可能导致不孕。
    - 既往矫正手术后的术后狭窄很常见，可能会导致性功能障碍和胚胎移植困难。

管理策略

- 使用超声波或 MRI 全面评估妇科和肾脏解剖，尤其是在制订术前计划时。
- 理想情况下，应在性发育障碍多学科团队（放射科医生、微创外科医生、心理学家等）中讨论病例。
- 使用阴道扩张器以便更易进入宫颈并保持阴道通畅。
- 早期借助腹腔镜检查以诊断输卵管疾病。
- IVF 治疗可能是适合的，超声引导下的经子宫肌层胚胎移植可能是必要的。

四、一问一答

问题 1：我能够自然受孕吗？

回答 1：这取决于您具体的生殖道异常情况。如果只有阴道受影响，并且通过手术得到矫正，那么自然妊娠应该没有问题。如果宫颈和子宫其他部位有问题，则可能需要更复杂的手术，而后进行生育治疗。

问题 2：我的流产和早产风险会更高吗？

回答 2：宫颈和子宫异常的女性流产和早产的风险增加。但这并不意味着您不能成功妊娠。妊娠期间，您将会得到产科专家的特别关照。

参考文献

[1] Acién P. Embryological observations on the female genital tract. *Hum Reprod Oxf Engl.* 1992;7(4):437–45.

[2] Grimbizis GF, Gordts S, Di Spiezio Sardo A, Brucker S, De Angelis C, Gergolet M, et al. The ESHRE/ESGE consensus on the classification of female genital tract congenital anomalies. *Hum Reprod Oxf Engl.* 2013;28(8):2032–44.

[3] Acién P, Ruiz JA, Hernandez JF, Susarte F, Martin del Moral A. Renal agenesis in association with malformation of the female genital tract. *Am J Obstet Gynecol.* 1991;165(5 Pt 1):1368–70.

[4] Kachhawa G, Kriplani A. Management of reproductive tract anomalies. *J Obstet Gynaecol India.* 2017;67(3):162–7.

[5] Lacy J, Correll GR, Walmer DK, Price TM. Simple vaginal mold for use in the postoperative care of patients with a transverse vaginal septum. *Fertil Steril.* 2007;87(5):1225–6.

[6] Acién P, Acién MI, Quereda F, Santoyo T. Cervicovaginal agenesis: spontaneous gestation at term after previous reimplantation of the uterine corpus in a neovagina: Case report. *Hum Reprod.* 2008;23(3):548–53.

[7] Aimen FM, Atef Y, Majed G, Radhouane A, Manel M, Monia M, et al. Spontaneous pregnancy after vaginoplasty in a patient presenting a congenital vaginal aplasia. *Asian Pac J Reprod.* 2016;5(4):351–3.

[8] Smith NA, Laufer MR. Obstructed hemivagina and ipsilateral renal anomaly (OHVIRA) syndrome: management and follow-up. *Fertil Steril.* 2007;87(4): 918–22.

[9] Nguyen DH, Lee C-L, Wu K-Y, Cheng M-H. A novel approach to cervical reconstruction using vaginal mucosa-lined polytetrafluoroethylene graft in congenital agenesis of the cervix. *Fertil Steril.* 2011;95(7):2433.e5–8.

[10] Kriplani A, Kachhawa G, Awasthi D, Kulshrestha V. Laparoscopic-assisted uterovaginal anastomosis in congenital atresia of uterine cervix: follow-up study. *J Minim Invasive Gynecol.* 2012;19(4):477–84.

[11] Rock JA, Roberts CP, Jones HW. Congenital anomalies of the uterine cervix: lessons from 30. cases managed clinically by a common protocol. *Fertil Steril.* 2010;94(5):1858–63.

[12] Sanfilippo JS, Wakim NG, Schikler KN, Yussman MA. Endometriosis in association with uterine anomaly. *Am J Obstet Gynecol.* 1986;154(1):39–43.

[13] Lai TH, Wu MH, Hung KH, Cheng YC, Chang FM. Successful pregnancy by transmyometrial and transtubal embryo transfer after IVF in a patient with congenital cervical atresia who underwent uterovaginal canalization during caesarean section: case report. *Hum Reprod Oxf Engl.* 2001;16(2):268–71.

[14] Anttila L, Penttilä TA, Suikkari AM. Successful pregnancy after in-vitro fertilization and transmyometrial embryo transfer in a patient with congenital atresia of cervix: case report. *Hum Reprod Oxf Engl.* 1999;14(6):1647–9.

[15] Khairy M, Shah H, Rajkhowa M. Transmyometrial versus very difficult transcervical embryo transfer: efficacy and safety. *Reprod Biomed Online.* 2016;32(5):513–7.

第 29 章 子宫肌瘤患者

The patient with uterine fibroids

Kugajeevan Vigneswaran　Haitham Hamoda　著

赵凡萱　赵军招　译　　鹿　群　校

> 病例 1：一名 36 岁女性，即将开始 IVF 治疗，发现子宫前壁内有一个 8cm×6cm×5cm 的肌瘤，以及后壁内有一个 9cm×7cm×6cm 的肌瘤。2 个肌瘤都引起宫腔形态的改变。
>
> 病例 2：一名 32 岁女性有 5 年不孕病史，即将开始 IVF 治疗。超声子宫造影显示她有一个 2cm 的黏膜下肌瘤，50% 以上的瘤体在子宫腔内。

一、背景

子宫肌瘤是育龄女性最常见的良性肿瘤。它们是由子宫平滑肌细胞增殖形成的旋涡状细胞束，通常认为，每个子宫肌瘤来源于单个肌细胞的突变。

据估计，20%～40% 的育龄女性存在有症状的子宫肌瘤[1]。虽然子宫肌瘤也可能无症状，但常见症状包括异常子宫出血、疼痛（伴有肌瘤变性或有蒂肌瘤扭转）、压迫症状（盆腔肿块、泌尿系统症状或肠道症状）和不孕症。

5%～10% 的不孕女性患有子宫肌瘤，然而只有在 2%～3% 的女性中，肌瘤才被认为是导致不孕的唯一原因[2]。

子宫肌瘤的主要危险因素是高龄和种族。从青春期到更年期，发病率逐渐增加。非裔加勒比女性的肌瘤发病率是白人女性的 2～3 倍，并且更容易在育龄期早期患上肌瘤，而且症状更严重，因为在这一人群中，肌瘤更容易增大，数量也更多。

在美国进行的一项超声研究中，非裔加勒比女性比白人女性早 10 年患上肌瘤，她们的肌瘤发病率在 25 岁左右急剧上升，而白人女性则是在 35 岁左右，到更年期时，可通过超声识别出大约有 80% 的非裔加勒比女性和近 70% 的白人女性患有此病[3, 4]。

初潮早期和产前暴露于己烯雌酚似乎也会增加肌瘤发生的风险，而胎产次和暴露于长效孕激素则会产生保护作用。这意味着肌瘤似乎是在周期性月经的影响下发生发展的。肌瘤的遗传基础可能与雌激素和孕激素调控的遗传变异及其对局部生长因子的影响有关。

肌瘤根据其解剖位置分为黏膜下、肌壁间或浆膜下。国际妇产科联合会（Federation of Gynaecology and Obstetrics，FIGO）根据肌瘤与子宫内膜的接近程度，对其进行了数字分类。该系统使用了 8 点数值分类来描述肌瘤相对于黏膜和浆膜表面的位置，数字越小，表示肌瘤离宫腔越近[5]。

黏膜下肌瘤（图 29-1）根据其位置的不同，可以使子宫内膜腔变形，分为 0 型（有蒂）、1 型（肌壁间的部分≤50%）和 2 型（肌壁间的部分>50%）。肌壁间肌瘤位于肌层内，而浆膜下肌瘤是指 50% 或更多的肌瘤从浆膜表面突出。

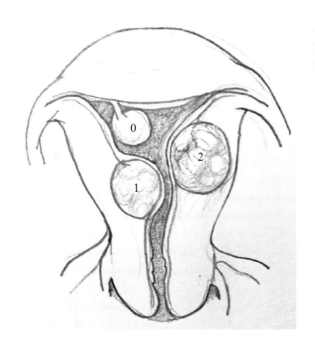

◀ 图 29-1 黏膜下肌瘤的类型：0 型（有蒂）、1 型（肌壁间的部分≤50%）和 2 型（肌壁间的部分>50%）

（一）肌瘤的诊断

盆腔检查可能显示一个从子宫延伸出的坚硬的多小叶肿块。对于大的子宫肌瘤，通常可以通过经阴道超声或腹部超声可靠地确诊。研究表明，超声诊断肌瘤具有较高的灵敏度（>90%）和特异性（>85%）[6]。

磁共振成像诊断肌瘤的敏感性和特异性接近 100%；但是，它比超声扫描要昂贵得多。与超声相比，MRI 在评估体积和计算总肌瘤数方面表现更好，尤其适用于体重指数高、子宫扩大到骨盆以外或无法耐受经阴道影像学检查的女性。

将生理盐水注入子宫腔（超声子宫造影）有助于将黏膜下小肌瘤和周围的子宫内膜区分开来[7]。然而，这种测试的缺点是注射生理盐水带来的不适感及小的感染风险（1%）。

黏膜下肌瘤诊断的金标准检查是宫腔镜检查，敏感性和特异性达到 100%[8]。也可以将这种诊断性检查和肌瘤的治疗性切除相结合。然而，它有与侵入性手术相关的风险（如感染和穿孔），以及需要麻醉。此外，宫腔镜检查无法评估 1 型和 2 型肌瘤的肌层成分，并且在估计肌瘤大小方面不太准确。因此，在宫腔镜检查前应进行术前影像学检查。

影像学检查可以确定肌瘤的数量、大小、位置及与子宫内膜腔的关系。这将有助于推测肌瘤与患者症状之间的关联，以便临床医生对每个患者进行个体化管理。

（二）肌瘤与不孕症

研究表明肌瘤和不孕症之间存在关联，尽管对这种关联的潜在机制知之甚少。有人提出了几种假说来解释肌瘤对生育力的影响，包括精子运输、着床、子宫收缩力的损害及子宫内膜容受性的改变。

子宫内膜 – 子宫肌层连接区（endomyometrial junction，EMJ）似乎对植入有重要作用。EMJ 包括子宫内膜基底层和子宫肌层的内 1/3，对子宫内膜蠕动波有重要作用。已经证明起源于 EMJ 的子宫蠕动可以促进精子和胚胎的运输。在月经周期的分泌中期，子宫蠕动波的频率显著降低以促进植入。已有研究表明，患有肌瘤的女性子宫蠕动波的频率显著增加，因此可能损害胚胎的植入。

组织学上，覆盖肌瘤的子宫内膜中的子宫内膜腺体减少，这可能导致子宫内膜成熟延后并损害着床。其他可能的机制包括炎症和子宫内膜血液供应的改变，导致不良的子宫内膜环境，从而影响精子活力和胚胎植入[9, 10]。

二、管理策略

（一）黏膜下肌瘤

黏膜下肌瘤与妊娠率降低有关，并且 IVF 治疗的结局被认为在手术切除肌瘤后可得到改善。

一项系统综述研究了所有影响正常宫腔形态的肌瘤（包括 FIGO 0～2 型），结果显示，黏膜下肌瘤患者的植入率（RR=0.28）、临床妊娠率（RR=0.36）和活产率（RR=0.32）显著降低，流产率（RR=1.68）显著升高[11]。黏膜下肌瘤女性行肌瘤切除术后的临床妊娠率明显高于未经治疗的女性。然而，在植入率、活产率或流产率方面没有显著差异。此外，2018 年 Cochrane 的一篇综述质疑了宫腔镜在治疗与黏膜下肌瘤相关的不孕症中的作用，认为没有足够的证据表明宫腔镜下子宫肌瘤切除术对临床妊娠率有益[12]。

尽管证据有限，许多临床医生仍建议对患有黏膜下肌瘤的女性进行宫腔镜下肌瘤切除术。

（二）肌壁间肌瘤

研究还表明，即使在没有任何宫腔变形的情况下，肌壁间肌瘤的存在也与生育力下降有关。然而，关于治疗不会扭曲子宫内膜腔的肌壁间肌瘤的证据是有限的。

两项系统性综述评估了肌壁间肌瘤和不孕症之间的关系。两者都认为研究的临床异质性限制了其得出有意义的结论。

一篇综述 Meta 分析了无宫腔受累的肌壁间肌瘤对 IVF 结局的影响，发现与无肌瘤的患者相比，其临床妊娠率和活产率显著降低[13]。另一项系统评价报道了与肌瘤位置相关的妊娠结局及手术治疗对结局的影响[11]。关于手术治疗的证据有限且表明手术治疗没有显著获益。

（三）病例讨论

病例 1 中的女性应接受有关证据局限性的咨询。医生应该告诉她，她的肌瘤可能会影响她接受

IVF 治疗的成功率。需要与她讨论在 IVF 开始治疗前手术切除肌瘤（肌瘤切除术）的方案，强调所有风险和潜在益处。

应该告知病例 2 中的女性，有证据表明她的肌瘤可能会降低其 IVF 的成功率，并且应讨论切除子宫肌瘤（宫腔镜切除术）的选择。

要点

挑战

- 患有子宫肌瘤的女性进行辅助生殖技术。

背景

- 据报道，20%～40% 的女性患有肌瘤。
- 与白人女性相比，非裔加勒比女性的患病率较高，她们更容易在早期患上更大的多发性肌瘤。
- 证据表明肌瘤与不孕症之间存在关联。
- 这种关联更可能发生在黏膜下肌瘤或扭曲子宫内膜腔的肌壁间肌瘤女性中。

管理策略

- 手术切除黏膜下肌瘤可能会提高 ART 患者的妊娠率。
- 关于肌壁间肌瘤手术治疗的证据有限。在实践中，临床医生通常会对使子宫内膜腔扭曲或直径大于 5cm 的肌壁间肌瘤的不孕女性提供手术治疗。
- 有证据表明，在子宫肌瘤女性中，子宫动脉栓塞术的生殖结局不如子宫肌瘤切除术，不孕症仍然是子宫动脉栓塞术的相对禁忌证。

三、一问一答

问题 1： 我为什么会得肌瘤？

回答 1： 确切原因尚不清楚。众所周知，它们对月经周期的激素敏感。肌瘤的危险因素包括高龄和种族，与白人女性相比，非裔加勒比女性更容易患子宫肌瘤。

问题 2： 在开始生育治疗之前，我需要切除子宫肌瘤吗？

回答 2： 研究表明，如果在子宫腔内发现子宫肌瘤，并且导致子宫内可能发生妊娠植入的宫腔部位变形，那么手术切除肌瘤可能会增加成功妊娠的概率。如果子宫肌瘤位于子宫肌层内且小于 5cm，或者位于子宫外，则通常可以在不进行手术的情况下进行生育治疗。

问题 3： 切除肌瘤有什么风险？

回答 3： 子宫肌瘤可以通过宫腔镜切除。该手术需全身麻醉，尽管并发症不常见但可有子宫穿孔、出血、感染、泌尿道或消化道损伤等，或者手术中人体吸收过多膨宫液及药物或麻醉反应引起并发症。子宫肌层内的大肌瘤需要经腹切除，可以采用开腹手术，也可以采用微创手术。

问题 4：肌瘤切除后会再次复发吗？

回答 4：手术后肌瘤复发的风险很高。研究表明，手术后 5 年内，肌瘤复发的概率为 50%～60%。如果需要切除的肌瘤只有一个或很小，复发的概率较低。手术后妊娠也可能降低肌瘤复发的概率。

问题 5：肌瘤会癌变吗？

回答 5：肌瘤几乎是良性的。可能发生一种类型的癌性肌瘤，但这是非常罕见的（小于 1/1000），被称为平滑肌肉瘤。

参考文献

[1] Cramer SF, Patel A. The frequency of uterine leiomyomas. *Am J Clin Pathol.* 1990;94: 435–8.

[2] Practice Committee of American Society for Reproductive Medicine in collaboration with Society of Reproductive S. Myomas and reproductive function. *Fertil Steril.* 2008;90 (5 Suppl):S125–30.

[3] Day Baird D, Dunson DB, Hill MC, Cousins D, Schectman JM. High cumulative incidence of uterine leiomyoma in black and white women: ultrasound evidence. *Am J Obstet Gynecol* 2003;188:100–7.

[4] Stewart EA, Laughlin-Tommaso SK, Catherino WH et al. Uterine fibroids. *Nature Reviews Disease Primers.* 2016;2:16043.

[5] Laughlin-Tommaso SK, Hesley GK, Hopkins MR, Brandt KR, Zhu Y, Stewart EA. Clinical limitations of the International Federation of Gynecology and Obstetrics (FIGO) classification of uterine fibroids. *International Journal of Gynecology & Obstetrics.* 2017 Nov;139(2):143–8.

[6] Somigliana E, Vercellini P, Daguati R, Pasin R, De Giorgi O, Crosignani PG. Fibroids and female reproduction: a critical analysis of the evidence. *Hum Reprod Update.* 2007;13(5): 465–76.

[7] Dueholm M, Forman A, Jensen ML, Laursen H, Kracht P. Transvaginal sonography combined with saline contrast sonohysterography in evaluating the uterine cavity in premenopausal patients with abnormal uterine bleeding. *Ultrasound Obstet Gynecol* 2001;18:54–61.

[8] Cicinelli E, Romano F, Anastasio PS et al. Transabdominal sonohysterography, transvaginal sonography, and hysteroscopy in the evaluation of submucous myomas. *Obstetrics and Gynecology.* 1995;85(1):42–7.

[9] Ng EH, Chan CC, Tang OS, Yeung WS, Ho PC. Endometrial and subendometrial blood flow measured by three-dimensional power Doppler ultrasound in patients with small intramural uterine fibroids during IVF treatment. *Hum Reprod.* 2005;20:501–6.

[10] Richards PA, Richards PD, Tiltman AJ. The ultrastructure of fibromyomatous myometrium and its relationship to infertility. *Hum Reprod Update.* 1998;4(5):520–5.

[11] Pritts EA, Parker WH, Olive DL. Fibroids and infertility: an updated systematic review of the evidence. *Fertil Steril.* 2009;91(4):1215–23.

[12] Bosteels J, van Wessel S, Weyers S, Broekmans FJ, D'Hooghe TM, Bongers MY, Mol BW. Hysteroscopy for treating subfertility associated with suspected major uterine cavity abnormalities. *Cochrane Database of Systematic Reviews.* 2018(12).

[13] Sunkara SK, Khairy M, El-Toukhy T, Khalaf Y, Coomarasamy A. The effect of intramural fibroids without uterine cavity involvement on the outcome of IVF treatment: a systematic review and meta-analysis. *Hum Reprod.* 2018; 25(2):418–29.

第 30 章　子宫腺肌病患者

The patient with adenomyosis

Andreas Athanasakis　Arri Coomarasamy　著

赵凡萱　赵军招　译　　鹿　群　校

病例 1：一名 27 岁的单身女性希望用供体精子进行宫腔内授精。在她的基本情况检查中，观察到子宫前壁和后壁肌层呈不对称增厚。子宫肌层的回声不均伴低回声条纹，与子宫腺肌病一致。

病例 2：一名患有子宫腺肌病的 37 岁女性，4 年前进行了一个 ICSI 周期行新鲜胚胎移植，2 个月后进行了一次冷冻胚胎移植（frozen embryo transfer，FET）。她在 FET 后成功妊娠，但在妊娠第 6 周时流产。她冷冻保存了 2 枚囊胚，希望再尝试一个 FET 治疗周期。

一、背景

子宫腺肌病是一种良性子宫疾病，最早于 1860 年被提出。其病因尚不清楚。高达 1/3 的病例可能无症状。有症状时，最常见的是盆腔疼痛和异常子宫出血[1]。子宫腺肌病可与肌瘤共存，并加重症状[2]。随着影像学的进步，子宫腺肌病的诊出率更高和确诊年龄更年轻。

解读关于子宫腺肌病患者 IVF 结果的研究结果可能很棘手，因为大多数研究都是回顾性的，而且病例数较少，而且各研究在纳入子宫腺肌病组的诊断标准和报道的结局指标存在显著的异质性。这种情况有望在经过验证的分类报告系统开发后得到改善[3]。

子宫腺肌病可能很难诊断。各种超声特征都被认为与子宫腺肌病有关（图 30-1），但目前尚不清楚哪些超声标准对诊断最重要。根据超声评估子宫形态专家组（Morphological Uterus Sonographic Assessment，MUSA）的一致意见[4]，某些特征可能比其他特征具有更大的诊断价值，并且当存在多个超声特征时可能会增加诊断的可能性。一项纳入了 14 项研究（含 1895 名受试者）的综述发现，将通过子宫切除术标本确诊的子宫腺肌病作为参考标准，经阴道二维超声检查诊断子宫腺肌病的敏感性和特异性分别为 83% 和 85%[5]。

子宫腺肌病和子宫内膜异位症之间似乎有很强的关联。甚至有人认为子宫内膜异位症和子宫腺肌病是同一疾病过程的不同变体，均涉及基底子宫内膜的异位。在一项研究中，子宫腺肌病在 36 岁以下患有子宫内膜异位症的女性中的患病率为 90%[6]。因此，在子宫内膜异位症女性的基线超声评估期间应特别注意，以确保排除子宫腺肌病。当基线超声扫描不确定时，经阴道三维超声或盆腔 MRI 可能会显示异常的交界区。正常交界区被认为应＜8mm[7, 8]。

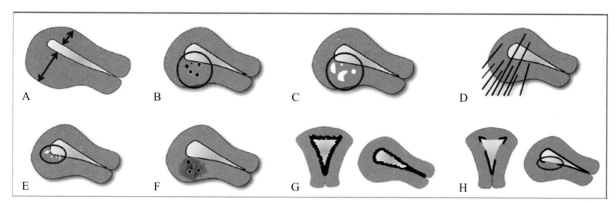

▲ 图 30-1　目前被认为是子宫腺肌病典型超声特征的示意图

A. 不对称增厚；B. 囊肿；C. 高回声岛；D. 扇形阴影；E. 子宫内膜下回声线和芽；F. 异位血管；G. 不规则连接区；H. 间断连接区

二、管理策略

（一）子宫腺肌病和宫腔内人工授精

有证据表明，子宫腺肌病可以降低人工授精（intrauterine insemination，IUI）的成功机会，特别是当检测到弥漫性子宫腺肌病存在时。在一项比较 35 例合并子宫腺肌病的子宫内膜异位症患者与 6 例无子宫腺肌病的子宫内膜异位症患者的研究中，子宫腺肌病与子宫输卵管过度蠕动和蠕动障碍有关[9]。另一项研究证实，健康对照组中 68% 的病例中具有生理性宫腔转运[10]，但在 24 例局灶性子宫腺肌病患者中，只有 10 例（42%）患者的转运能力未受损，在 11 例弥漫性子宫腺肌病患者中，只有 1 例（9%）患者的子宫输卵管转运未受影响[9]。应告知病例 1 中的女性，子宫腺肌病可能会降低其 IUI 成功的机会，而 IVF 可以绕过任何潜在的子宫输卵管运输障碍。

（二）子宫腺肌病和 IVF

一项回顾性队列研究表明，在长效激动药方案之前进行 GnRH 激动药预处理并未改善子宫腺肌病不孕女性在新鲜胚胎移植（embryo transfer，ET）周期中的活产率或 IVF 治疗后的累积活产率[11]。另一项回顾性研究发现，经 GnRH 激动药预处理和未经 GnRH 激动药预处理的新鲜 ET 周期之间临床妊娠率没有差异[12]。

尽管有报道称，子宫内膜异位症患者在接受 IVF 治疗前给予 GnRH 激动药 3～6 个月会提高临床妊娠率[13]，但对于子宫腺肌病患者，情况似乎并非如此。GnRH 激动药预处理可能会引发低雌激素效应，从而缩小子宫腺肌病的病灶和缓解症状[14]；然而，GnRH 激动药预处理后的控制性卵巢刺激将导致超生理雌激素水平，子宫再次增大。

尽管现有证据并不支持子宫腺肌病女性在新鲜 IVF 周期前使用 GnRH 预处理，但有一些证据表明在冷冻周期中有作用[14]。鉴于此，以及在子宫内膜异位症患者中用 GnRH 预处理有益的间接证据，很多临床医生可能主张行 FET 的子宫腺肌病患者用 GnRH 预处理。因此，病例 2 中的女性在进行 FET 前可考虑用 GnRH 预处理 3 个月。

对于一些女性，特别是那些卵巢储备功能较差的女性，全胚胎冷冻的方法可能值得考虑。在她们进行 FET 前可以用 GnRH 预处理 3 个月，从而尽可能地提高成功率。

在进行 IVF 时，应避免使用高强度聚焦超声（high intensity focused ultrasound，HIFU）或磁共振成像引导下的高强度聚焦超声（magnetic resonance imaging guided high intensity focused ultrasound，MRgHIFU）或子宫动脉栓塞（uterine artery embolization，UAE）等替代疗法，因为目前有关其对妊娠结局影响的数据很少[15]。

因为手术后子宫瘢痕、肌层壁缺陷和肌层厚度减少，子宫腺肌病保留子宫手术后妊娠女性的主要担忧是子宫破裂风险。对于希望保留生育力的女性，已经报道了几种手术技术，但支持此类干预的数据仍然有限[16]。

有两项关于子宫腺肌病的系统综述显示，子宫腺肌病可以增加植入失败率、降低临床妊娠率和增加流产率 1 倍以上，从而对 IVF 结局有负面影响[17]。结果，活产率降低了 41%[18]。因此，在开始治疗生育力低下之前筛查子宫腺肌病非常重要，但治疗方案仍有待研究。

要点

挑战

- 子宫腺肌病患者行辅助生殖技术。

背景

- 寻求 IVF 治疗的女性中子宫腺肌病的患病率为 7%～34%。
- 子宫腺肌病可能与子宫内膜异位症、生育力下降、植入失败、流产及不良妊娠结局（如早产和胎膜早破）有关。
- 它可能会对 IVF 结局产生不利影响，即降低妊娠率和活产率。
- 在制订治疗计划之前，建议在卵泡期进行基线超声扫描以诊断子宫腺肌病。

管理策略

- 对于卵巢储备正常的女性，建议新鲜周期行 GnRH 激动药的长方案。
- 对于冷冻胚胎移植，可以考虑使用 GnRH 激动药进行 3 个月的预处理。
- 对于卵巢储备功能下降的女性，可以考虑全胚胎冷冻方法。一旦获得了胚胎并冷冻，可以在胚胎移植之前用 GnRH 激动药进行 3 个月的预处理。
- 对患有弥漫性子宫腺肌病的女性行保留子宫的细胞减灭手术，在妊娠和分娩期间会有子宫破裂的风险。没有高质量的证据支持这种方法。

三、一问一答

问题 1：为什么我会得子宫腺肌病？

回答 1：子宫腺肌病是一种良性的妇科疾病，是子宫内膜的腺体和间质（即子宫内膜）侵入到子宫肌层（即子宫肌肉）造成的。病因尚不清楚，但发病率随年龄增长而增加。随着影像学技术的进步，如今子宫腺肌病的诊断越来越常见。

问题 2： 在我开始治疗前，通过手术切除它会更好吗？

回答 2： 目前仍缺乏强有力的证据支持对想要保留生育能力的子宫腺肌病患者进行子宫保留手术[16]。因为在大多数情况下，健康的子宫肌层组织和子宫腺肌病病灶之间没有明确的界限，因此可能导致健康子宫肌层的部分切除，或存在病灶切除不完全和子宫腺肌病复发的风险。因此，手术通常是没有帮助的。

问题 3： 我成功的机会是否更低？

回答 3： 一些研究表明，子宫腺肌病可能与植入失败、流产及 IVF 治疗后较低的妊娠率和活产率有关。然而，仅凭估计是不精确的。最近一项关于无症状子宫腺肌病患者的研究没有发现这类患者的植入率、临床妊娠率或活产率与正常人群有任何差异[19]。在我们得到明确的答案之前，还需要进行更多精心设计的研究。

问题 4： 子宫腺肌病是癌症吗？

回答 4： 不是。起源于子宫腺肌病的癌症极为罕见。大多数报道的病例发生在绝经后女性中[20]。

参考文献

[1] Gordts S, Grimbizis G, Campo R. Symptoms and classification of uterine adenomyosis, including the place of hysteroscopy in diagnosis. *Fertil Steril*. 2018;109(3):380–388.e1.

[2] Ates S, Ozcan P, Aydin S, Karaca N. Differences in clinical characteristics for the determination of adenomyosis coexisting with leiomyomas. *J Obstet Gynaecol Res*. 2016;42(3):307–312.

[3] Van den Bosch T, de Bruijn AM, de Leeuw RA, et al. Sonographic classification and reporting system for diagnosing adenomyosis. *Ultrasound Obstet Gynecol*. 2019;53(5):576–582.

[4] Van den Bosch T, Dueholm M, Leone FP, et al. Terms, definitions and measurements to describe sonographic features of myometrium and uterine masses: a consensus opinion from the Morphological Uterus Sonographic Assessment (MUSA) group. *Ultrasound Obstet Gynecol*. 2015;46:284–298.

[5] Meredith SM, Sanchez-Ramos L, Kaunitz AM. Diagnostic accuracy of transvaginal sonography for the diagnosis of adenomyosis: systematic review and meta-analysis. *Am J Obstet Gynecol*. 2009;201:107.

[6] Kunz G, Beil D, Huppert P, Noe M, Kissler S, Leyendecker G. Adenomyosis in endometriosis—prevalence and impact on fertility. Evidence from magnetic resonance imaging. *Hum Reprod*. 2005;20: 2309–16.

[7] Luciano DE, Exacoustos C, Albrecht L, et al. Three-dimensional ultrasound in diagnosis of adenomyosis: histologic correlation with ultrasound targeted biopsies of the uterus. *J Minim Invasive Gynecol*. 2013;20(6):803–10.

[8] Exacoustos C, Manganaro L, Zupi E. Imaging for the evaluation of endometriosis and adenomyosis. *Best Pract Res Clin Obstet Gynaecol*. 2014;28(5):655–81.

[9] Kissler S, Hamscho N, Zangos S, Wiegratz I, Schlichter S, Menzel C, Doebert N, Gruenwald F, Vogl T, Gaetje R, Rody A, Siebzehnruebl E, Kunz G, Leyendecker G, Kaufmann M. Uterotubal transport disorder in adenomyosis and endometriosis—a cause for infertility. *BJOG*. 2006;113:902–8.

[10] Kissler S, Hamscho N, Zangos S, Gätje R, Müller A, Rody A, et al. Diminished pregnancy rates in endometriosis due to impaired uterotubal transport assessed by hysterosalpingoscintigraphy. *BJOG*. 2005;112:1391–6.

[11] Chen M, Luo L, Wang Q, Gao J, Chen Y, Zhang Y and Zhou C. Impact of gonadotropin-releasing hormone agonist pre-treatment on the cumulative live birth rate in infertile women with adenomyosis treated with IVF/ICSI: a retrospective cohort study. *Front Endocrinol*. 2020;11:318.

[12] Park CW, Choi MH, Yang KM, Song OI. Pregnancy rate in

women with adenomyosis undergoing fresh or frozen embryo transfer cycles following gonadotropin-releasing hormone agonist treatment. *Clin Exp Reprod Med.* 2016;43:169–73.

[13] Sallam HN, Garcia-Velasco JA, Dias S, Arici A. Long-term pituitary down-regulation before in vitro fertilization (IVF) for women with endometriosis. *Cochrane Database Syst Rev.* 2006;CD004635.

[14] Niu Z, Chen Q, Sun Y, Feng Y. Long-term pituitary downregulation before frozen embryo transfer could improve pregnancy outcomes in women with adenomyosis. *Gynecol Endocrinol.* 2013;29:1026–30.

[15] Alabiso G, Alio L, Arena S, et al. Adenomyosis: what the patient needs. *J Minim Invasive Gynecol.* 2016;23:476–88.

[16] Grimbizis GF, Mikos T, Tarlatzis B. Uterussparing operative

treatment for adenomyosis. *Fertil Steril.* 2014;101(2):472–87.

[17] Vercellini P, Consonni D, Dridi D, et al. Uterine adenomyosis and in vitro fertilization outcome: a systematic review and meta-analysis. *Hum Reprod.* 2014;29:964–77.

[18] Younes G, Tulandi T. Effects of adenomyosis on in vitro fertilization treatment outcomes: a meta-analysis. *Fertil Steril.* 2017;108:483– 90.e3.

[19] Benaglia L, Cardellicchio L, Leonardi M, et al. Asymptomatic adenomyosis and embryo implantation in IVF cycles. *Reprod Biomed Online.* 2014;29(5):606–11.

[20] Yuan H, Zhang S. Malignant transformation of adenomyosis: literature review and meta-analysis. *Arch Gynecol Obstet.* 2019;299(1):47–53.

第 31 章　既往行 Essure® 绝育手术的患者
The patient with previous Essure® sterilization

T. Justin Clark　著

赵凡萱　赵军招　译　　鹿　群　校

> 病例：一名在 6 年前使用 Essure® 进行了宫腔镜下绝育手术的 33 岁经产妇，有了再生育计划。
> 男方精液分析正常。

一、背景

自 2017 年制造商拜耳出于商业原因将该技术撤市以来，使用 Essure® 永久性节育装置的宫腔镜绝育术现已不再可用。然而，生殖专家仍将面临那些后悔使用 Essure® 进行永久性节育并希望妊娠的女性。事实上，其他经宫颈、宫腔镜和非宫腔镜治疗输卵管阻塞的方法正在研发中，因此，如何处理这些渴望克服不孕不育的女性仍然是一个重要的问题。由于使用 Essure® 系统进行宫腔镜绝育是第一种可靠且有效的非切除性经宫颈输卵管阻塞方法[1, 2]，并在 2002—2017 年得到广泛应用，本章将重点介绍该系统。

多年来，Essure® 技术在常规妇科临床实践中获得了接受[3, 4]。该方法非常成功，5 年有效率为 99.8%[5]，与传统的腹腔镜绝育方法相比更为有利[6]。大多数手术在门诊或治疗室进行，无须全身麻醉或长期住院。据报道，女性绝育后的后悔率高达 30%，尤其是 30 岁以下的女性[7]。有人可能会说，可在门诊实施的有效的女性绝育方法可能会降低一些女性选择永久性绝育的门槛，导致绝育的后悔率上升。无论这种现象是否被证实，女性将会向生育专家提出逆转绝育、恢复生育力的需求，而她们可能之前接受了 Essure® 植入而不是腹腔镜下输卵管封堵手术。

（一）宫腔镜下 Essure® 绝育术

该手术包括将亲水输送导管（其中有一个保持向下卷绕状态的微小插入装置）穿过连续流动操作宫腔镜的工作通道，并插入输卵管口。微小插入装置由镍钛合金制成的外部线圈组成，其中包含柔性不锈钢内部线圈，一层聚对苯二甲酸乙二醇酯（PET，涤纶）纤维穿过该线圈。放置 Essure® 时，其外部线圈扩张，将微小插入装置固定在输卵管管壁及峡部近端，PET 纤维诱发良性局部组织反应，包括炎症和纤维化，导致输卵管腔闭塞 3 个月以上。Essure® 长约 4cm，使得它可以穿过整个子宫输卵管。当操作者在宫腔内观察到 5~10mm，相当于 3~8 圈 "牵引线圈" 时，即可确定最佳 Essure® 放置部位。

接受过宫腔镜 Essure® 绝育并希望妊娠的患者面临两个主要挑战。

1. 近段输卵管纤维样阻塞。

2. 子宫腔内存在锚定的金属异物。

（二）阻塞输卵管的长度和位置

纤维化反应的性质和持续时间不易克服，尝试输卵管插管很可能是徒劳的，还伴有发生输卵管穿孔的重大风险。同样，它不可能像在腹腔镜下用夹子行绝育术那样，可以通过手术轻松地切除受损的输卵管段从而逆转绝育。腹腔镜下移除 Essure® 微插入物是可能的，但不会解决纤维化阻塞过程，甚至可能会进一步损害远端输卵管。

（三）子宫腔内的异物

子宫腔内金属微插入物的尾部长度是可变的。虽然最佳方案是保留至可见 3～8 个尾部线圈（5～10mm），但 0～20 个尾部线圈可以起到同样的效果。显然，从胚胎移植和着床的角度看，尾部长度越长，机械干扰的可能性就越大。另一个重要的考虑因素是宫腔环境中的镍离子对发育中胎儿的潜在影响。因此，与 Essure® 微插入物相关的机械和化学原因，可能导致流产、早产和胎儿异常，从而使妊娠变得复杂。

二、管理策略

（一）逆转 Essure® 节育术

Essure® 绝育可导致近端输卵管段（输卵管壁内段、间质段和部分峡部段）完全闭塞。由于缺少近端输卵管节段，是不可能行输卵管吻合术的。然而，可以考虑输卵管子宫植入术，即通过子宫肌层形成一个新的开口，并将剩余的输卵管段插入宫腔内。

由于 IVF 的出现，以及这种术式在实现输卵管持久通畅和后续的妊娠方面普遍效果不佳[8, 9]，使得它不太可能在当代临床中应用。然而，美国生育诊所网站[10] 报道了 1 例曾接受过 Essure® 绝育手术的患者成功进行了"输卵管子宫角再植入术"，尽管迄今为止尚没有经过同行评议的出版物发表的公开数据可供审核。

解决壁内梗阻的另一种方法是宫腔镜插管术。有许多商品化的插管套件可用于该手术。宫腔镜可在子宫内膜腔内观察到输卵管开口[4]。一根金属导线插入输卵管开口，然后一根中空的导管沿着导线贯穿输卵管，当染料经过壁内段的小导管并通过输卵管伞端排出时，可以确认其通畅性。但该手术并不简单，有子宫穿孔的风险[4]。此外，已发表文献中引用的手术成功率[11] 是不能扩展到 Essure® 绝育术导致的近端输卵管阻塞的（迄今为止尚无报道病例），因为纤维性阻塞的长度和阻塞的部位（输卵管峡部近端）排除了宫腔镜插管成功的可能性。

（二）辅助生殖技术

宫腔镜 Essure® 绝育术后的女性实现妊娠的唯一可行解决方案是通过 IVF 绕过近端闭塞的输卵管。寻求生育的夫妻应该警惕 IVF 成功率和妊娠结局的不确定性。

第一个问题涉及宫腔内金属异物的存在，以及对胚胎植入和早期流产可能产生的影响。用宫腔镜剪刀剪断宫腔内的尾部微插入线圈是可能的，但最好避免，因为这在技术上有困难，并且可能会留下尖锐的突出边缘。然而，这种微插入物具有生物相容性，并能诱导良性组织反应[12]，而且令人安心的是，通过宫腔镜二次探查发现，组织逐渐长入并包裹尾部线圈[1, 13, 14]。

一项研究报道了荷兰 50 例 Essure® 的宫内妊娠[15]。妊娠包括意外（偶然）妊娠和在 IVF 前有意超适应证使用 Essure 封堵输卵管积水而导致的妊娠。共有 26 例足月分娩和 2 例健康早产儿。据报道，有 2 例 20 周后发生的死产，但作者认为这些死产不太可能与 Essure 微插入物的存在相关。因此，可以推断，输卵管内 Essure 微插入物的存在不会影响着床及发育中的羊膜囊和胎儿。尽管对 Essure® 后的妊娠确实存在潜在的担忧，但显然许多临床医生及患者相信任何风险都是很小的，因为他们更感兴趣该技术在封堵输卵管积水进而优化 IVF 结局的作用[16-19]。与腹腔镜输卵管夹闭术或输卵管切除术相比，该技术具有避免腹部切口和全身麻醉的优势。这些研究建议在子宫腔内留下不超过 3 个（3mm）的线圈。这种宫腔镜方法在 IVF 和胚胎移植后的妊娠结局方面令人鼓舞。然而，在存在病变输卵管和盆腔粘连时，Essure 的放置在技术上更为困难[16, 18]。这是因为输卵管闭塞和盆腔粘连会使子宫腔偏斜[17]。一个由 10 名患者组成的系列报道，在单个 IVF 周期后，临床妊娠率为 40%，活产率为 20%。其中 1 名女性在 24 周时早产，新生儿的死因是绒毛膜羊膜炎[16]。

最近的两项研究表明，宫腔镜下输卵管积水封堵术可能不如传统的腹腔镜方法有效。一项系统性回顾发现，与其他干预措施（如输卵管抽吸和夹闭）相比，该方式的流产率更高，但与无干预相比，输卵管积水女性在胚胎移植前进行 Essure 治疗可提高临床妊娠率[20]。一项随机对照试验对 85 名接受宫腔镜下输卵管封堵术（Essure）与腹腔镜下输卵管切除术的女性进行了比较，发现 Essure 术后的妊娠率低于腹腔镜下输卵管切除术，妊娠超过 10 周的持续妊娠率几乎仅仅是腹腔镜下输卵管切除术的一半[21]。

最后，尽管使用 Essure® 装置后宫内妊娠的报道例数很少，但尚未有胎儿异常的报道[14, 15, 17, 18]。此外，在动物研究中，镍钛（"镍钛合金"）合金没有显示出细胞毒性、过敏原性或遗传毒性[22]。

要点

挑战

• 既往接受过 Essure® 绝育术的患者现在要求进行生育治疗。

背景

• 2002—2017 年，使用 Essure® 永久节育系统的宫腔镜绝育术被广泛采用。

• 必须向要求绝育的女性提供充分的咨询，说明绝育手术的永久性及明确不再生育的需求。

• 少数女性会后悔她们的绝育决定，并且要求解决由此导致的不孕症。

管理策略

- 在使用 Essure® 方法进行女性绝育的情况下，IVF 是唯一有用的治疗方法，但应讨论其成功率和妊娠结局的不确定性。
- 有证据表明，宫腔内 Essure® 微插入的存在是可以在 IVF 后获得成功妊娠的。

三、一问一答

问题 1：我是因为曾植入 Essure 而进行的 IVF，妊娠后 Essure 的存在会对我的孩子产生风险吗？

回答 1：Essure 绝育术后妊娠的相关证据数量有限。然而，我们迄今为止获得的信息并未显示任何不良妊娠结局的风险增加，如更多的流产、早产、死产或异常婴儿。

问题 2：在进行 IVF 前，我应该将我的 Essure 植入物移除吗？

回答 2：Essure 植入物可以通过腹腔镜移除，包括移除输卵管和取出植入物。该手术方式是成功的，但和任何形式的手术一样，都可能导致出血等并发症，很少导致子宫切除。但是，没有证据表明 Essure 植入物的存在会影响妊娠，或者导致您或您的孩子的妊娠结局变差。鉴于这些事实，大多数医生不会建议在 IVF 前移除 Essure 植入物。

参考文献

[1] Kerin JF, Cooper JM, Price T, Van Herendael B, Cayuela-Font E, Cher D et al. Hysteroscopic sterilization using a micro-insert device: results of a phase II study. *Hum Reprod.* 2003;18:1223–30.

[2] Cooper JM, Carignan CS, Cher D, Kerin JF. Micro-insert non-incisional hysteroscopic sterilization. *Obstet Gynecol.* 2003;102:59–67.

[3] Sinha D, Kalathy, Gupta JK, Clark TJ. The feasibility, success and patient satisfaction associated with outpatient hysteroscopic sterilisation. *Br J Obstet Gynaecol.* 2007;114:676–83.

[4] Clark TJ, Gupta JK. *Handbook of Outpatient Hysteroscopy: A Complete Guide to Diagnosis and Therapy.* London: Hodder Arnold;2005.

[5] Connor VF. Essure: a review six years later. *J Minim Invasive Gynecol.* 2009;16:282–90.

[6] Peterson HB, Xia Z, Hughes JM, Wilcox LS, Tylor LR, Trussell J. The risk of pregnancy after tubal sterilization: findings from the US Collaborative Review of Sterilization. *Am J Obstet Gynecol.* 1996;174:1161–8.

[7] Kariminia A, Saunders DM, Chamberlain M. Risk factors for strong regret and subsequent IVF request after having tubal ligation. *Aust N Z J Obstet Gynaecol.* 2002;42(5):526–9.

[8] Perone N. Microsurgical reversal of tubal sterilization: a review. *Tex Med.* 1982)78:47–54.

[9] Ransom MX, Garcia AJ. Surgical management of cornual-isthmic tubal obstruction. *Fertil Steril.* 1997;68:887–91.

[10] http://pregnantagain.com/tubal_reversal/ essure.php

[11] Das K, Nagel TC, Malo JW. Hysteroscopic cannulation for proximal tubal obstruction: a change for the better? *Fertil Steril.* 1995;63:1009–15.

[12] Valle RF, Carignan CS, Wright TC. Tissue response to the STOP microcoil transcervical permanent contraceptive device: results from a pre-hysterectomy study. *Fertil Steril.* 2001;76:974–80.

[13] Kerin JF, Munday D, Ritossa M, Rosen D. Tissue encapsulation of the proximal Essure microinsert from the uterine cavity following hysteroscopic sterilization. *J Minim Invasive Gynecol.* 2007;14:202–4.

[14] Kerin JF, Cattanach S. Successful pregnancy outcome with the use of in vitro fertilization after Essure® hysteroscopic sterilization. *Fertil Steril.* 2007;87:1212. e1–4.

[15] Veersema S, Mijatovic V, Dreyer K, Schouten H, Schoot D, Emanuel MH, Hompes P, Brölmann H. Outcomes of pregnancies in women with hysteroscopically placed micro-

inserts in situ. *J Minim Invasive Gynecol.* 2014;21:492–7.

[16] Mijatovic V, Veersema S, Emanuel MH, Schats R, Hompes PG. Essure hysteroscopic tubal occlusion device for the treatment of hydrosalpinx prior to in vitro fertilizationembryo transfer in patients with a contraindication for laparoscopy. *Fertil Steril.* 2010;93:1338–42.

[17] Hitkari JA, Singh SS, Shapiro HM, Leyland N. Essure treatment of hydrosalpinges. *Fertil Steril.* 2007;88:1663–6.

[18] Galen DI. Utilization of the Essure® microinsert for the treatment of hydrosalpinx prior to IVF. *Fertil Steril.* 2007;88(Suppl 1):16.

[19] Rosenfield RB, Stones RE, Coates A, Matteri RK, Hesla JS. Proximal occlusion of hydrosalpinx by hysteroscopic placement of microinsert before in vitro fertilizationembryo

[20] Barbosa MW, Sotiriadis A, Papatheodorou SI, Mijatovic V, Nastri CO, Martins WP. High miscarriage rate in women treated with Essure® for hydrosalpinx before embryo transfer: a systematic review and meta-analysis. Ultrasound Obstet Gynecol. 2016;48:556–565.

[21] Dreyer K, Lier MC, Emanuel MH, Twisk JW, Mol BW, Schats R, Hompes PG, Mijatovic V. Hysteroscopic proximal tubal occlusion versus laparoscopic salpingectomy as a treatment for hydrosalpinges prior to IVF or ICSI: an RCT. Hum Reprod. 2016;31:2005–16.

[22] Wever DJ, Veldhuizen AG, Sanser MM, Schakenraad JM, van Horn JR. Cytotoxic, allergic and genotoxic activity of a nickeltitanium alloy. *Biomaterials.* 1997;18:1115–20.

transfer. *Fertil Steril.* 2005;83:1547– 50.

第32章 子宫内膜消融术后患者的生育管理

The patient with previous endometrial ablation

T. Justin Clark 著

赵凡萱 赵军招 译 鹿 群 校

病例1：一名34岁的女性在3年前接受了热球子宫内膜消融术，现在她想要一个孩子。起初她发现自己的月经有了明显改善，但最近几个月，月经量逐渐增多。在过去的1年里，她一直尝试自然妊娠但都没有成功，因此她请求助孕。

病例2：一名38岁健康女性在2年前接受了双极射频子宫内膜去除术后一直闭经。目前她正处于一段新的恋情中，并希望能帮助她妊娠。她在19年前剖腹生过一个女儿。

一、背景

子宫内膜消融术是治疗功能失调性子宫出血的一种常见、安全、有效的微创外科治疗方法[1, 2]。许多女性选择这种治疗方案是为了避免使用激素治疗，或者是因为她们的症状对过往的药物治疗已经耐受。对于同意进行全子宫内膜消融术（global endometrial ablation，GEA）的女性，应充分告知她们该手术对生育力的影响，虽然该治疗不应被视为避孕手段，但的确会对她们的生育能力产生不良影响。因此，如果患者将来有生育需求，那么GEA绝对是禁忌。

即便如此，仍需向所有未绝经的女性说明该手术治疗后仍有极低的妊娠可能，以免引起任何歧义；手术后生育能力显著降低，但并非完全丧失，因为子宫内膜可能未得到完全切除或部分有再生可能，因此仍然需要避孕。此外，由于（GEA导致的）生育力的降低，包括屏障避孕法在内的避孕方法将相对更加有效。因为子宫内膜消融术后的妊娠对母亲和婴儿的风险都大得多，从而加强了继续使用避孕药来避孕的重要性。

虽然有必要重申术前宣教的重要性，以减少术后患者反悔的抱怨，但实际情况是仍有患者会寻求辅助生殖技术（assisted reproductive techniques，ART）去帮助她们在子宫内膜消融术后妊娠。

子宫内膜消融技术是指破坏全层或大部分子宫内膜，从而防止周期性子宫内膜再生。这项技术最初需要在宫腔镜下进行，即称为"第一代"GEA。然而，内镜技术的进展推动了半自动消融系统（"第二代"设备）的发展，该项技术易于使用、安全，并且不需要使用价格昂贵且令患者不适的子宫内膜准备药物[3]。

第一代和第二代技术的闭经率在 6 个月时都在 40% 左右，但相对来说，热球子宫内膜消融术的效果稍差 [3]。闭经可能反映了子宫内膜被完全破坏或部分破坏伴子宫粘连（Asherman 综合征）。GEA 后仍有月经的大多数患者，其月经周期会得到显著改善，并且患者满意度在术后 6 个月内可达 80%～90% [3]。与闭经女性相比，经期正常的女性子宫内膜功能正常，流出道通畅，可以通过宫颈排出。尽管自然受孕和辅助受孕都涉及许多混杂因素，但从生育角度来看，GEA 后闭经的存在与否可能会带来不同的预后结局。

二、管理策略

（一）咨询

即使患者已经考虑接受 GEA 治疗，术前对其进行 ART 成功率的评估也是非常重要的。病例 1 中的女性比病例 2 中的女性有更好的自然或辅助妊娠机会；她更年轻，月经规律提示有正常排卵，子宫内膜活跃，子宫颈管流出道通畅。她做了侵入性较小的热球子宫内膜消融术，同 GEA 手术相比，对子宫内膜破坏程度较低，因此闭经发生率更低。病例 2 中的女性采用了侵入程度更深的消融技术，并已闭经，这意味着没有残留的功能性子宫内膜，或者充其量（从 ART 角度来看）残留的子宫内膜被子宫内的瘢痕组织遮盖。此外，虽然她在 20 年前妊娠过，但她已经快 40 岁了。因此，由于 GEA 手术对生育力和子宫解剖结构产生了灾难性的影响导致这 2 名患者 IVF 成功的可能性都很小，但病例 1 中的女性可能成功率更高。在 GEA 后的夫妻考虑开始 ART 这条高风险且昂贵的道路前，医生必须与他们明确地探讨上述问题。当夫妻犹豫不决时，大多数临床医生会明智地引导他们接受现状。

据估计，子宫内膜消融术后的总体自然妊娠率约为 0.7% [4-7]。然而，由于一些拥有潜在生育力的人群无法计算其妊娠率，因此生育率可能会更高（如许多 GEA 患者将进行绝育或使用避孕措施，因此，真实生育率也就不得而知）。一项回顾性分析纳入了 58 名接受了热球子宫内膜消融术后被认为有生育能力的女性（年龄 <50 岁且未使用避孕措施的女性），有 3 位妊娠（5%）[8]。有数个病例报道了宫腔镜子宫内膜消融术 [5, 6, 9] 或第二代消融术 [7, 10-15] 后妊娠。尽管很多文献简要描述了产前和围产期的过程，广泛报道了并发症，由于 "发表偏倚"，医学文献中（关于 GEA 后妊娠的）"阳性" 报道的确引人注意；更为常见的并发症包括早期和晚期流产、胎膜早破、早产，胎位不正和胎盘问题导致的宫内生长受限、宫内死亡、前置胎盘、胎盘早剥、子宫破裂和胎盘粘连引起的产后出血 [7, 10, 11, 13, 16-18]；也有正常阴道分娩的报道 [13]，但由于胎盘异常侵入子宫肌层，剖宫产术和子宫切除的发生率更高 [11]。2018 年一项评估大型临床数据库的研究强调了病理性胎盘粘连的风险，无子宫内膜消融史的产妇中，病理性胎盘粘连的风险发生率仅为 1/839，而子宫内膜消融术后的发生率高达 1/14，风险增加了 20 倍 [19]。

一项纳入了 70 例妊娠病例的回顾分析发现 [11]，23 例终止妊娠，15 例（21%）流产（3 例妊娠超过 10 周），1 例（1%）异位妊娠，30 例（43%）活产。有 2 例死产，表明围产期死亡率很高。近期一项更大规模的子宫内膜消融术后妊娠结局的系统综述报道了源自 99 个研究的 274 例妊娠，其中试验或观察性研究中 85% 的妊娠以终止妊娠、流产或异位妊娠告终。持续妊娠的早产、剖宫产、剖宫产子宫切除术和病理性胎盘粘连发生率较高。其他常见的不良后果包括未足月胎膜早破、宫内生长受限、死产、子宫破裂和新生儿死亡[20]。

　　因此，患者 GEA 后妊娠的胎儿更可能出现不良的妊娠结局，严密的产前胎儿监护至关重要。这一观点得到了该领域其他已发表的数据支持。一篇报道称，在 GEA 后受孕的女性中，有 50% 会早产[16]。胎儿宫内生长受限与肢体缺陷在 GEA 后的妊娠中也有报道[11, 18]，其中 1 例新生儿因子宫粘连导致羊膜带综合征死亡。直观地看，胎盘问题的发生率会在子宫腔内大部分子宫内膜被去除后增加。此外，宫腔缩窄和粘连导致的宫内环境异常可能会导致胎儿发育问题。GEA 后妊娠的孕产妇发病率也较高。据估计，多达 1/4 的孕妇有病理性胎盘粘连，因此，子宫切除术很常见[11]。曾有这样一个病例报道，一名产妇由于胎盘植入导致子宫破裂，行了子宫切除术最后仍然死亡[11, 16]。

　　因此，即使前述的 2 名有 GEA 史的女性在 ART 治疗后成功妊娠，她们的孕产妇和胎儿病死率的风险明显增加，不过就个体而言，这些风险很难量化。GEA 后妊娠带来的（负面）影响，特别是相关的风险和不确定性，应与夫妻双方在孕前仔细讨论，并给他们足够的时间来对上述信息进行反馈。

（二）宫腔镜下宫腔粘连松解术的评估

　　一旦夫妻进行了关于 GEA 后辅助受孕的风险和不确定性的咨询，就应该进行诊断性检查，以帮助他们做出决定。不利因素的确认可能有助于说服夫妻二人不要寻求 ART 治疗。经阴道超声（transvaginal ultrasound，TVS）是一种有用的一线检查，可以确定子宫内膜的量和完整性（子宫内膜厚度和内膜线的连续性），并排除明显的肌瘤或先天性子宫异常。在考虑对 ART 的潜在不利影响时，记录卵巢病理改变非常重要，特别是多囊卵巢、卵巢早衰或子宫内膜异位囊肿。

　　然而，评估子宫内膜腔的金标准是宫腔镜检查，通常可以在门诊使用微型仪器进行。该检查的目的是识别和记录可辨认的宫腔及有功能的子宫内膜的比例。在临床中，大多数女性，尤其是那些接受了侵入性更大的第二代技术的女性，闭经率为 40% 甚至更高，她们在宫颈内口或子宫峡部有致密的宫颈狭窄段，从而无法安全进入宫腔（病例 2）。在这种情况下，人们可以考虑在全身麻醉和超声引导下进行宫腔镜检查，但这应该限于那些已经 TVS 评估过子宫内膜的女性。应告知她们会有子宫穿孔的重大风险，并且需要额外的干预。如果通过宫颈阻塞段，进入宫腔后发现有宫腔粘连，患者应当被允许行宫腔粘连松解术。

　　对于那些可以通过宫腔镜检查进入宫腔的女性，定位应从输卵管口（也可从其他部位）和记录的宫腔大小开始，包括示意图和数字成像。所有粘连发生的部位和性质、子宫腔缩窄的程度都应记录。目前对宫腔粘连有很详细的分类，必要时可采用该分类描述，但与感染引起的宫腔粘连相比，GEA 后的宫腔粘连均匀厚实、纤维化，伴有严重的宫腔缩窄。应确定子宫内膜的外观、厚度和空腔覆盖面积，并尽可能进行活检以证实其功能。大多数女性会有明显的宫腔纤维化缩窄，通常在宫腔的一侧会有一条内膜"通道"，反映了未治疗的子宫内膜区域。尽管热球和微波消融术后的内膜变化已被报道，并且与术后月经相关，但再生的斑块状内膜是非常罕见的[21, 22]。

（三）子宫内膜消融术后辅助受孕

子宫内膜消融治疗后的不孕女性行 IVF 成功率的数据非常有限。目前尚不清楚妊娠率是否受到影响，但可以合理假设的是，任何 GEA 后的妊娠都是"高危妊娠"，GEA 后行 ART 妊娠者的严重妊娠期并发症发病率远大于没有子宫内膜破坏手术史的女性。该假设基于上文 [7, 10, 11, 13, 16-20] 讨论的 GEA 后自然妊娠的小规模系列个案报道中的可用数据。上述文献中仅报道了 1 例 GEA 后进行 IVF 和胚胎移植的病例 [10]。

这是一位 33 岁的患者，在未告知临床医生 6 年前曾行热球子宫内膜消融术的情况下进行了 IVF 和胚胎移植。因此，她在 IVF 前没有进行宫腔镜检查，她的妊娠也没有被标记为"高危妊娠"。她在妊娠 35 周时因胎膜早破剖宫产了一个健康、发育良好的婴儿。术中发现胎盘植入，行手剥胎盘，再用缝线缝合子宫壁缺损。

关于此病例的最后一个要点与对考虑 GEA 的女性进行咨询的重要性有关。这篇文献 [10] 描述的患者异常年轻，27 岁就接受了 GEA。毫无疑问，后来她以 30 岁出头的年龄行 IVF，对治疗结局是一个有利条件。然而，接受 GEA 女性的平均年龄是 40 多岁 [23, 24]，这些女性行 IVF 就难以期望达到和她相似的治疗结果。此外，30 岁以下女性绝育后的后悔率超过 30% [25]，因此对她们更应推荐长效且可逆的避孕方法。同样，应引导年轻女性采用有效的医疗方法来控制月经失调，特别是在她们尚未确定未来是否生育的情况下。

这个 IVF 成功的病例报道 [10] 没有记录患者早前消融术后的月经状态，而且没有宫腔镜检查记录宫腔内结构，这意味着我们无法可靠地推测子宫损伤程度和子宫内膜的功能。鉴于未行粘连松解术，并且产前过程不复杂，子宫损伤的程度可能有限。尽管如此，病理性胎盘粘连还是发生了，这很容易导致危及生命的产后出血。因此，GEA 后妊娠，无论是自然妊娠还是 IVF 妊娠，都应被视为高风险，并进行相应的管理。

要点

挑战

- 子宫内膜消融和 ART。

背景

- 全子宫内膜消融术是治疗严重月经出血的常见方法。约 90% 的女性术后月经减少，20%～40% 的女性会闭经。
- GEA 导致不同程度的永久性子宫内膜损伤、宫腔粘连和宫腔受限。
- 少数女性在 GEA 后仍想要妊娠，其中一些女性会寻求辅助受孕。
- 治疗可能包括宫腔镜下粘连松解术或 IVF 治疗。
- 尽管缺少公开发表的数据，以对 GEA 术后的 IVF 妊娠率进行量化预测，但成功率必然是很低的。
- 在 GEA 治疗后的妊娠对母亲和婴儿都是危险的，流产、生长受限、胎儿死亡和早产很常见。胎盘问题(病理性粘连、子宫破裂、需要剖宫产子宫切除术)导致危及生命的出血是一个严重风险。

管理策略

- 在 GEA 之前，为女性（尤其是 35 岁以下的女性）提供咨询至关重要，这样就不会有未来妊娠禁忌的不确定性，因为子宫内膜消融术会增加产科并发症的风险。
- GEA 后行 ART 和任何 GEA 后妊娠的风险及不确定性需要仔细地告知夫妻，并给予他们足够的时间进行考虑。
- GEA 后闭经和明显的宫腔闭塞可能把宫腔镜和（或）辅助生殖干预的成功率降至最低，而干预的风险却极大地增加了。
- 总的来说，鉴于 ART 的成功率不确定，以及更重要的是，对于母亲和婴儿来说，存在严重的潜在危及生命的风险，因此，有 GEA 病史的女性通常应避免妊娠。
- 任何妊娠都需要多学科的院内产前和围产期护理。

三、一问一答

问题 1：为什么我在子宫内膜消融术后不能妊娠？

回答 1：许多因素都会影响妊娠的概率。健康的子宫是这些因素之一。子宫内膜消融术是一种旨在破坏子宫内膜的治疗方法，这样您的经期就停止了；如果经期仍继续，是因为一些内膜又长回来了，至少会变得薄得多。这个过程需要热能，这通常会导致子宫变小，留下瘢痕。由于该疗法旨在损伤子宫内膜并诱发瘢痕，因此不适合希望再次妊娠的女性。

问题 2：我自然妊娠或 IVF 妊娠的概率有多大？

回答 2：这是一个很难回答的问题，因为有很多因素会影响您的自然生育能力，如您的年龄和以前的生育能力。子宫内膜消融术后，所有女性的生育能力都会大大降低。然而，这并不意味着她们不能妊娠，因此医生建议在消融治疗后继续使用避孕措施。我们拥有的关于随后生育的大部分证据来自自然妊娠的女性。最近的一项研究报道称，约 1/50（2%）接受子宫内膜消融术的女性随后妊娠。然而，我们不知道这些妊娠中有多少是计划好的。在积极尝试妊娠的女性中，子宫内膜消融术后的生育率可能更高。如果仍然有规律的月经，那么您在子宫内膜消融术后更有可能妊娠，因为这表明您的子宫内膜在消融过程中幸存了下来。

问题 3：如果我因为之前的子宫内膜消融术而妊娠，对我有风险吗？

回答 3：所有妊娠都有风险，但在子宫内膜消融术后，由于治疗对子宫造成的损害，尤其是其肌肉壁的强度及子宫内膜的数量和健康状况，有一些风险更高。由于这些原因，胎盘发育不正常的风险更高，可导致流产、早产、胎儿生长受限、死产和子宫破裂、子宫壁撕裂、分娩时大量出血，需要在剖宫产时进行子宫切除的风险增大。

参考文献

[1] Garside R, Stein K, Wyatt K, Round A, Price A. The effectiveness and cost-effectiveness of microwave and thermal balloon endometrial ablation for heavy menstrual bleeding: a systematic review and economic modelling. *Health Technol Assess*. 2004;8(3):iii, 1–155. [Review.]

[2] Cooper J, Gimpelson RJ. Summary of safety and effectiveness data from FDA: a valuable source of information on the performance of global endometrial ablation devices. *J Reprod Med*. 2004;49:267–73.

[3] Clark TJ, Gupta JK. *Handbook of Outpatient Hysteroscopy: A Complete Guide to Diagnosis and Therapy*. London: Hodder Arnold;2005.

[4] Roy KH, Mattox JH. Advances in endometrial ablation. *Obstet Gynecol Surv*. 2002;57:789–802.

[5] Pugh CP, Crane JM, Hogan TG. Successful intrauterine pregnancy after endometrial ablation. *J Am Assoc Gynecol Laparosc*. 2000;7:391–4.

[6] Goldberg JM. Intrauterine pregnancy following endometrial ablation. *Obstet Gynecol*. 1994;83:836–7.

[7] Lo JS, Pickersgill A. Pregnancy after endometrial ablation: English literature review and case report. *J Minim Invasive Gynecol*. 2006;13:88–91.

[8] Gervaise A, de Tayrac R, Fernandez H. Contraceptive information after endometrial ablation. *Fertil Steril*. 2005;84:1746–7.

[9] Pinette M, Katz W, Drouin M, Blackstone J, Cartin A. Successful planned pregnancy following endometrial ablation with the YAG laser. *Am J Obstet Gynaecol*. 2001;185:242–3.

[10] Kuzel D, Bartosova L, Rezabek K, Toth D, Cindr J, Mara M. Successful pregnancy after thermal balloon endometrial ablation followed by in vitro fertilization and embryo transfer. *Fertil Steril*. 2010;93:1006.

[11] Hare AA, Olah KS. Pregnancy following endometrial ablation: a review article. *J Obstet Gynaecol*. 2005;25:108–14.

[12] Shokouh-Amiri A, Kjaergaard N. Intrauterine pregnancy following balloon thermal endometrial ablation (Cavaterm). *Ugeskr Laeger*. 2009;171:621.

[13] Cook JR, Seman EI. Pregnancy following endometrial ablation: case history and literature review. *Obstet Gynecol Surv*. 2003;58:551–6.

[14] Palep-Singh M, Angala P, Seela R, Mathur R. Impact of microwave endometrial ablation in the management of subsequent unplanned pregnancy. *J Minim Invasive Gynecol*. 2007;14:365–6.

[15] Kir M, Hanlon-Lundberg KM. Successful pregnancy after thermal balloon endometrial ablation. *Obstet Gynecol*. 2004;103:1070–3.

[16] Laberge PY. Serious and deadly complications from pregnancy after endometrial ablation: two case reports and review of the literature. *J Gynecol Obstet Biol Reprod*. 2008;37:609–13.

[17] Bowling MR, Ramsey PS. Spontaneous uterine rupture in pregnancy after endometrial ablation. *Obstet Gynecol*. 2010;115:405–6.

[18] Mukul LV, Linn JG. Pregnancy complicated by uterine synechiae after endometrial ablation. *Obstet Gynecol*. 2005;105: 1179–82.

[19] Bauer AM, Hackney DN, El-Nashar S, Sheyn D. pregnancy outcomes after endometrial ablation in a multi-institutional cohort. *Am J Perinatol*. 2018;35:931–935.

[20] Kohn JR, Shamshirsaz AA, Popek E, Guan X, Belfort MA, Fox KA. Pregnancy after endometrial ablation: a systematic review *BJOG*. 2018;125:43–53.

[21] Leung PL, Tam WH, Yuen PM. Hysteroscopic appearance of the endometrial cavity following thermal balloon endometrial ablation. *Fertil Steril*. 2003;79:1226–8.

[22] Luo X, Lim CE, Li L, Wong WS. Hysteroscopic appearance of endometrial cavity after microwave endometrial ablation. *J Minim Invasive Gynecol*. 2010;17:30–6.

[23] Samuel NC, Karragianniadou E, Clark TJ. Outpatient versus day-case endometrial ablation using the NovaSure™ impedancecontrolled ablative system. *Gynecol Surg*. 2009;6:3–9.

[24] Clark TJ, Gupta JK. Outpatient thermal balloon ablation of the endometrium. *Fertil Steril*. 2004;82:1395–401.

[25] Royal College of Obstetricians and Gynaecologists. Male and female sterilisation: evidence-based clinical guideline no. 4. London: RCOG Press;2004, http://www.rcog.org.uk/resources/Public/ pdf/ Sterilisation_full.pdf.

第 33 章　反复种植失败的夫妻

The couple with recurrent implantation failure

Lukasz Polanski　Yakoub Khalaf　著

王　洁　马　翔　译　　李　萍　校

> 病例 1：患者夫妻均 38 岁，不明原因不孕，计划进行第 2 次控制性超促排卵周期。第 1 个周期采集 14 枚卵母细胞，移植了 1 枚第 5 天优质胚胎，冷冻保存 3 枚囊胚。这对夫妻经历了 2 次冷冻胚胎移植周期，第 1 次单胚胎移植，第 2 次双胚胎移植，均未妊娠。在第 2 次 COH 前的检查中，发现输卵管积水。
>
> 病例 2：患者女性，34 岁，正在进行第 4 次胚胎移植。之前的移植均未妊娠。薄型子宫内膜，内膜从未超过 7mm。据了解，女方 29 岁时曾与另一位伴侣进行了人工流产手术终止妊娠。

一、背景

反复种植失败（recurrent implantation failure，RIF）是指通过体外受精（in vitro fertilization，IVF）或卵胞质内单精子注射后进行数次胚胎移植后仍未获得临床妊娠。RIF 的定义仍有争议，最常见的定义是经过 3 个 IVF 周期后未能妊娠[1]。由于 RIF 的定义不同，RIF 的实际发生率尚不清楚；而因为情绪、经济或其他原因，部分患者经历几轮治疗后中途退出，这也会使 RIF 发生率难以统计。

对于患者夫妻双方和临床医生来说，反复种植失败都是一种令人沮丧的情况，因为在无明显诱因下高质量的胚胎未获得临床妊娠。这种情况可能是多因素的，因此确定某种单一因素并不保证下次治疗周期的成功妊娠。令人沮丧的部分原因是目前仍缺乏有效证据来支持大多数 RIF 治疗。即使最乐观的估计，在 35 岁以下的女性经历 3 次胚胎移植手术后的累积妊娠率也只有 67%[2]。因此，我们可以假设，某种未知的因素可能会阻碍妊娠，并非所有接受 IVF 的人最终都获得妊娠。

按照实用性，可以将 RIF 人群分为预期内的和非预期的 RIF。预期内的 RIF 患者包括卵巢储备差、高龄产妇、胚胎质量差、胚胎移植困难、多发性子宫肌瘤、输卵管积水或其他子宫异常[3]。非预期的 RIF 患者包括卵巢储备良好的年轻女性，胚胎质量良好，移植入完全正常的子宫内却未孕。在本章中，我们将阐述病因并讨论现有的治疗方法。

二、管理策略

（一）原因

母亲年龄是预测 IVF 助孕成功最重要的因素。这是由于卵母细胞库（卵巢储备）、卵细胞质量与年龄密切相关。在这种情况下，通常 IVF 失败与获得的卵母细胞数量和质量的下降相关，而与 COH 促性腺激素的剂量无关。此外，非整倍体胚胎与年龄相关，在 38—41 岁女性中比例高达 79%[4]。卵巢储备测试可以提供一些关于从体外受精周期获得卵母细胞的可能性的信息；然而，根据定义，RIF 患者已经经历了多次体外受精周期，对其反应评估已充分了解。在这种情况下，卵巢储备标记物应用的唯一好处在于有助于评估高龄女性 ART 助孕成功率[5]。先天性和后天性子宫异常与妊娠率下降及 RIF 有关。RIF 人群中先天性子宫异常的患病率似乎比正常育龄女性高，然而确切的概率无法提供，主要是基于不同的 RIF 定义和子宫异常的分类。获得性子宫病理（如子宫肌瘤和子宫腺肌病）可能与胚胎着床率降低有关，在 RIF 患者中发现相关异常时，需要仔细评估和进行个体化治疗。给予超生理水平的雌二醇（estradiol，E_2）对于薄型子宫内膜的诊断和治疗提出挑战。宫腔手术史、人工流产、胎盘取出可能会导致宫腔粘连，造成薄型子宫内膜，是子宫内膜发育异常的潜在原因。子宫解剖结构（宫颈宫体之间角度过于尖锐）或宫颈管狭窄均可导致胚胎移植困难。操作者对胚胎移植困难的主观评估是植入失败的独立风险因素，如果每次胚胎移植过程均出现相同的情况，将导致 RIF[6]。鉴于超过 1.5cm 的子宫内膜息肉和黏膜下肌瘤与胚胎着床失败有关，因此在 IVF 助孕前通常建议切除，特别针对 RIF 人群。子宫腺肌病指子宫内膜组织植入子宫肌层的情况，被强烈推荐为 RIF 的潜在原因，主要由于腺肌病子宫内膜巨噬细胞浓度的改变和氧自由基的增加[7]。输卵管积水与植入失败有关，切除病灶输卵管或阻断输卵管与子宫的连接，可将受孕机会恢复到"正常"水平[8]。二维或三维超声结合对比剂是诊断子宫异常的首选方法，三维超声自身的诊断准确率为 97.6%[9]。可以通过子宫输卵管造影或子宫超声造影（hystero-contrast sonography，HyCoSy）进行输卵管积水评估；但在某些情况下，HSG 提供了更可靠的信息[10]。宫腹腔镜检查是最佳的诊断和治疗的手段。

（二）其他因素

常规精子分析是男性精液检查的标准测试。计算机辅助精子分析（computer-assisted sperm analysis，CASA）是一种通过分析单个精子运动评估精子质量的新工具[11]，但尚未被证明能提高 RIF 夫妻的受孕机会。精子常规正常不排除精液 DNA 片段异常升高[12]，尽管精子仍然能够正常受精，但是随后的胚胎发育潜力可能受损。因此，更多评估精子 DNA 检测技术正在开发中，未来期待提供更多获得成功妊娠率的信息。然而，这些检测技术还处于开发早期阶段，缺乏数据支持临床日常使用[13]。

在 RIF 背景下，父母核型评估是相当有争议的一个问题。在复发性流产（recurrent miscarriage，RM）人群中，常规会对胚胎核型进行检测。在 RIF 人群中，不支持常规应用子代核型检测；有 RM 病史但无活产的情况下，建议采用更有选择性的父母核型的检测[14]。目前胚胎着床前非整倍体筛查（preimplantation genetic testing for aneuploidy，PGT-A）越来越受到关注，在高龄女性群体中，最可能导致 RIF 的原因是胚胎非整倍体。然而，目前缺乏足够高质量的数据推荐 RIF 的夫妻常规使用有侵入性且昂贵的技术，因为没有证据表明它能提高高龄人群的活产率[15, 16]。PGT-A 不会改变现有胚胎中的非整倍体，它只能排除那些被判定为非整倍体的胚胎。此外，被 PGT-A 认定为非整倍体的胚胎也可能产生健康活产，故目前没有充分的证据推荐常规使用 PGT-A。

与妊娠建立相关的免疫因子，特别是自然杀伤（natural killer，NK）细胞，被认为在妊娠建立中发挥重要作用。大多数评估子宫 NK（uterine NK，uNK）细胞和外周 NK（peripheral NK，pNK）细胞的研究都是针对复发性流产的女性，这些研究结果是矛盾的。在这些人群中，NK 细胞数量或活性的升高与不良妊娠结局有关；然而仍缺乏对 RIF 女性的高质量临床研究[17]。不同的 NK 细胞分析方法和免疫技术，以及评估的时间和 RIF 的定义混淆了这些结果。进行 pNK 细胞检测的时间也可能会影响结果，而 uNK 细胞检测在黄体中期以外的任何时间活检都会出现水平升高或降低[18]，导致无法解释的检测结果与临床结局相关性。由于缺乏可靠的 NK 细胞检测证据，目前的证据并不支持 RIF 患者的常规检测和进行后续治疗。

获得性或先天性凝血障碍的检测是 RM 评估的主要内容。在 RIF 的背景下，评估先天性血栓形成的实践缺乏强有力的证据支持[19]。然而，抗磷脂抗体（antiphospholipid antibody，APA）的存在可能直接干扰滋养细胞的分化和侵袭，有研究表明，与生育对照相比，RIF 人群中 APS 的患病率更高[20, 21]（分别为 8%～9% 和 1.5%，P=0.0001）。然而，在具有 APS 阳性的不育女性人群中，积极的治疗效果是否提高临床妊娠率尚未得到证实（活产率 OR=1.07，95%CI 0.66～1.75）[22]。

在 IVF 助孕前检查中，我们应检查 RIF 患者的促甲状腺激素水平。目前，TSH 检测在不育夫妻中几乎是例行公事。对于不孕症和 RIF 患者 TSH 的实际正常值存在很大的争议。由于 TSH 和 hCG 的分子相似性和功能拟态，妊娠早期 TSH 水平往往受到抑制。对于计划妊娠或 IVF 助孕的女性，大部分的临床共识建议 TSH 阈值为 2.5mU/L；如果超过这个水平，建议补充甲状腺素。然而，TSH 检测及治疗未获得更高的临床妊娠率[23]。在 RIF 人群中，缺乏高质量的研究评估甲状腺功能障碍和 RIF 患者预后的相关性。抗甲状腺抗体异常可能在 RIF 人群中更常见（23%），但使用卵母细胞供体作为对照，抗体异常发生率约为 16%[24, 25]。

（三）治疗

通常 RIF 女性采用高度个性化的治疗。对所有患者采用常规方法可能是不太有效。应该从一开始就提出切合实际的期望，提供心理支持，积极鼓励患者，这些措施可能对那些反复试管助孕失败的夫妻特别有帮助。患者夫妻需要准备好应对再次周期失败的结局。如果因为年龄、卵巢储备低下或反复胚胎质量不佳出现 RIF，建议停止再次尝试，考虑捐赠卵母细胞治疗。

如果最初的 COH 方案导致卵母细胞产量低下，通过改变诱导方案的类型（短到长或反之亦然），以及调整促性腺激素的剂量和类型，来尝试优化后续周期的助孕治疗。获得的卵母细胞数量与预测最高活产率之间存在非线性的关系，与年龄密切相关，并且最佳获卵数为 15～20[26]。可行的情况下，后续治疗方案应量身定制，尽可能安全地获得更多的卵母细胞。建议选择囊胚期的胚胎移植，促使自动选择发育潜力更佳的胚胎进行移植。一项小型研究证明，与卵裂期胚胎移植相比，RIF 女性囊胚期移植活产率有所提高（分别为 27.9% 和 19.7%）[27]。

同时，建议采取其他多项额外干预措施，提高 RIF 女性的妊娠机会。包括胞质内形态选择精子注射（intracytoplasmic morphologically selected sperm injection，IMSI）、辅助孵育（assisted hatching，AH）、时间延迟成像、PGT-A、透明质酸补充的胚胎移植培养基（"胚胎胶"）、子宫内膜活检（"搔刮"）、静脉注射免疫球蛋白（intravenous immunoglobulin，IVIg）、口服类固醇、肌内注射肝素或低分子肝素、应用西地那非、富集血小板血浆、脱氢表雄酮和粒细胞集落刺激因子（granulocyte colony stimulating factor，G-CSF）等。然而目前缺乏高质量的临床研究支持这些辅助疗法对 RIF 女性活产率的临床获益，因此它们的使用应限制在科学研究中。一项 Meta 分析提示，易栓症倾向的 RIF 女性应用低分子肝素可有效改善活产率（3 项研究共纳入 245 名女性，RR=1.79，95%CI 1.10～2.90），而在易栓症的女性中未发现这种差异（2 项研究共纳入 167 名女性，RR=1.73，95%CI 0.98～3.03）[28]。目前 RIF 人群中评估 PGT-A 的研究提供了相互矛盾的临床结局 – 妊娠率[15, 16]。RIF 人群中缺乏使用较新的测序技术的临床研究，因此 PGT-A 不推荐用于 RIF 夫妻。

由于 RIF 患者宫腔病变的发生率可能较高，如果超声发现宫腔异常，特别是子宫内膜较薄，应考虑进行宫腔镜评估。然而这种方法应因人而异。NICE 指南不支持在 IVF 前常规使用宫腔镜手术，即使发现先天性子宫异常[29]。目前最大的一项研究中发现，超过 2 个助孕周期失败的女性，子宫内膜搔刮术的优势比（odds ratio，OR）为 0.63（95%CI 0.35～1.15，P=0.14）[30]。因此，最初报道该项操作可能为 RIF 夫妻提高妊娠率，然而目前数据似乎未显示得到任何临床获益。如果怀疑子宫腺肌病是 IVF 失败的重要因素时，在卵巢刺激前使用 GnRH 激动药降调节垂体 6～8 周，可能对子宫内膜环境有一定的好处，提高成功的机会。然而，这种治疗方法缺乏良好的证据来证实[7]。

要点

挑战

- 反复种植失败的夫妻。

背景

- RIF 是一种多因素、共同影响所导致的反复种植失败，从广义上讲，分为预期 RIF 和非预期 RIF。
- 目前缺乏标准的 RIF 诊断方法，这些方法因临床而异，但应根据疑似的潜在病因进行调整。

管理策略

- 优化后续卵巢超刺激方案，尽可能安全地获取更多数量的卵母细胞，以确保获得更多的优质囊胚。
- 进行甲状腺功能检查，并考虑进行 APS 检查。
- 考虑切除＞1.5cm 的息肉和黏膜下肌瘤。
- 如果有证据表明有输卵管积水，建议腹腔镜检查和输卵管阻断或切除。
- 如果患者超声检查显示子宫内膜较薄，考虑宫腔镜检查。
- 如果有子宫腺肌病，考虑在卵巢刺激前 6～8 周使用 GnRHa 降调节垂体。
- 不明原因的 RIF 患者推荐以下治疗：IMSI、AH、PGT-A、子宫内膜搔刮术、IVIg 用药、口服类固醇、西地那非、富集血小板血浆、脱氢表雄酮和粒细胞集落刺激因子。
- 每个病例应遵从个体化管理。

三、一问一答

问题 1：是什么原因导致我 3 次 IVF 后都没有妊娠？

回答 1： 复发性着床失败有很多原因，在某些情况下，我们将无法找出您没有妊娠的原因。

问题 2：可以进行测试胚胎以检查它们是否"正常"吗？

回答 2： 可以，这被称为植入前染色体筛查，检查染色体情况。然而选择一个正常的胚胎并不意味着您一定会妊娠，因为其他因素也可能会起作用。虽然基因检测部分解释植入失败的原因，然而这项技术并不完美，可能导致胚胎受损或被错误丢弃。

问题 3：我能做些什么来帮助下次妊娠呢？

回答 3： 第一，保持健康的生活方式必不可少。为了保持健康的体重，限制咖啡因的摄入，停止吸烟和定期锻炼是非常重要的。第二，您还应该严格遵守提供的治疗方案，有任何问题都应及时和您的医生沟通。第三，保持心态放松，必要的心理支持和放松技巧也是有益的。

问题 4：我要经历多少个周期才能妊娠？

回答 4： 这个问题没有单一或简单的答案。在任何一个正规的诊所，进行 3 个周期移植，约一半的患者可以妊娠。

问题 5：我能一次性移植 4～5 个胚胎吗？

回答 5： 不可以。移植更多的胚胎只能略微增加妊娠的机会，但它会显著增加多胎妊娠（三胎、四胎或更高）的风险，这对于您和您未出生的孩子来说是非常危险的。

参考文献

[1] Polanski, LT, MN Baumgarten, S Quenby, J Brosens, BK Campbell, and NJ Raine- Fenning, What exactly do we mean by "recurrent implantation failure"? A systematic review and opinion. *Reprod Biomed Online*, 2014;28(4):409–23.

[2] Malizia, BA, MR Hacker, and AS Penzias, Cumulative live-birth rates after in vitro fertilization. *N Engl J Med*. 2009;360(3):236–43.

[3] Ferraretti, AP, A La Marca, BC Fauser, B Tarlatzis, G Nargund, L Gianaroli, et al., ESHRE consensus on the definition of "poor response" to ovarian stimulation for in vitro fertilization: the Bologna criteria. *Hum Reprod*. 2011;26(7):1616–24.

[4] Rubio, C, J Bellver, L Rodrigo, G Castillon, A Guillen, C Vidal, et al., In vitro fertilization with preimplantation genetic diagnosis for aneuploidies in advanced maternal age: a randomized, controlled study. *Fertil Steril*. 2017;107(5):1122–1129.

[5] Friden, B, P Sjoblom, and J Menezes, Using anti-Mullerian hormone to identify a good prognosis group in women of advanced reproductive age. *Aust N Z J Obstet Gynaecol*. 2011;51(5):411–5.

[6] Spandorfer, SD, J Goldstein, J Navarro, L Veeck, OK Davis, and Z Rosenwaks, Difficult embryo transfer has a negative impact on the outcome of in vitro fertilization. *Fertil Steril*. 2003;79(3):654–5.

[7] Tremellen, K and P Russell, Adenomyosis is a potential cause of recurrent implantation failure during IVF treatment. *Aust N Z J Obstet Gynaecol*. 2011;51(3):280–3.

[8] Johnson, N, S van Voorst, M Sowter, A Strandell, and B Mol, Surgical treatment for tubal disease in women due to

undergo in vitro fertilisation. *Cochrane Database Syst Rev.* 2010(1):CD002125.

[9] Grimbizis, GF, A Di Spiezio Sardo, SH Saravelos, S Gordts, C Exacoustos, D Van Schoubroeck, et al., The Thessaloniki ESHRE/ESGE consensus on diagnosis of female genital anomalies. *Hum Reprod.* 2016;31(1):2–7.

[10] Maheux-Lacroix, S, A Boutin, L Moore, ME Bergeron, E Bujold, P Laberge, et al., Hysterosalpingosonography for diagnosing tubal occlusion in subfertile women: a systematic review with meta-analysis. *Hum Reprod.* 2014;29(5):953–63.

[11] Vasan, SS, Semen analysis and sperm function tests: How much to test? *Indian J Urol.* 2011;27(1):41–8.

[12] Avendano, C, A Franchi, S Taylor, M Morshedi, S Bocca, and S Oehninger, Fragmentation of DNA in morphologically normal human spermatozoa. *Fertil Steril.* 2009;91(4):1077–84.

[13] Tomlinson, M, S Lewis, D Morroll, and S British Fertility, Sperm quality and its relationship to natural and assisted conception: British Fertility Society guidelines for practice. *Hum Fertil (Camb).* 2013;16(3):175–93.

[14] De Sutter, P, R Stadhouders, M Dutre, J Gerris, and M Dhont, Prevalence of chromosomal abnormalities and timing of karyotype analysis in patients with recurrent implantation failure (RIF) following assisted reproduction. *Facts Views Vis Obgyn.* 2012;4(1):59–65.

[15] Greco, E, S Bono, A Ruberti, AM Lobascio, P Greco, A Biricik, et al., Comparative genomic hybridization selection of blastocysts for repeated implantation failure treatment: a pilot study. *Biomed Res Int.* 2014;2014:457913.

[16] Blockeel, C, V Schutyser, A De Vos, W Verpoest, M De Vos, C Staessen, et al., Prospectively randomized controlled trial of PGS in IVF/ICSI patients with poor implantation. *Reprod Biomed Online.* 2008;17(6):848–54.

[17] Ledee, N, M Petitbarat, L Chevrier, D Vitoux, K Vezmar, M Rahmati, et al., The Uterine immune profile may help women with repeated unexplained embryo implantation failure after in vitro fertilization. *Am J Reprod Immunol.* 2016;75(3):388–401.

[18] Tang, AW, Z Alfirevic, and S Quenby, Natural killer cells and pregnancy outcomes in women with recurrent miscarriage and infertility: a systematic review. *Hum Reprod.* 2011;26(8):1971–80.

[19] Ata, B and B Urman, Thrombophilia and assisted reproduction technology-any detrimental impact or unnecessary overuse?

J Assist Reprod Genet. 2016;33(10):1305–1310.

[20] Tong, M, CA Viall, and LW Chamley, Antiphospholipid antibodies and the placenta: a systematic review of their in vitro effects and modulation by treatment. *Hum Reprod Update.* 2015;21(1): 97–118.

[21] Sauer, R, R Roussev, RS Jeyendran, and CB Coulam, Prevalence of antiphospholipid antibodies among women experiencing unexplained infertility and recurrent implantation failure. *Fertil Steril.* 2010;93(7):2441–3.

[22] Hornstein, MD, OK Davis, JB Massey, RJ Paulson, and JA Collins, Antiphospholipid antibodies and in vitro fertilization success: a meta-analysis. *Fertil Steril.* 2000;73(2):330–3.

[23] Carty, DM, F Doogan, P Welsh, AF Dominiczak, and C Delles, Thyroid stimulating hormone (TSH) >/=2.5mU/l in early pregnancy: Prevalence and subsequent outcomes. *Eur J Obstet Gynecol Reprod Biol.* 2017;210:366–369.

[24] Bellver, J, SR Soares, C Alvarez, E Munoz, A Ramirez, C Rubio, et al., The role of thrombophilia and thyroid autoimmunity in unexplained infertility, implantation failure and recurrent spontaneous abortion. *Hum Reprod.* 2008;23:278–284.

[25] Kim, CH, RM You, HY Nah, HJ Kang, S Kim, HD Chae, et al., Effect of granulocyte colony-stimulating factor on pregnancy outcome following IVF/ICSI in patients with repeated implantation failure. *Hum Reprod.* 2011;26:i244.

[26] Sunkara, SK, V Rittenberg, N Raine-Fenning, S Bhattacharya, J Zamora, and A Coomarasamy, Association between the number of eggs and live birth in IVF treatment: an analysis of 400 135 treatment cycles. *Hum Reprod.* 2011;26(7):1768–74.

[27] Guerif, F, R Bidault, O Gasnier, ML Couet, O Gervereau, J Lansac, et al., Efficacy of blastocyst transfer after implantation failure. *Reprod Biomed Online.* 2004;9(6):630–6.

[28] Potdar, N, TA Gelbaya, JC Konje, and LG Nardo, Adjunct low-molecular-weight heparin to improve live birth rate after recurrent implantation failure: a systematic review and meta-analysis. *Hum Reprod Update.* 2013;19(6):674–84.

[29] NICE. Hysteroscopic metroplasty of a uterine septum for recurrent miscarriage. 2015. 06.09.2019]; Available from: https:// www.nice.org.uk/guidance/ipg510.

[30] Lensen, S, D Osavlyuk, S Armstrong, C Stadelmann, A Hennes, E Napier, et al., A randomized trial of endometrial scratching before in vitro fertilization. *N Engl J Med.* 2019;380(4):325–334.

第 34 章　既往有子宫动脉栓塞病史的患者

The patient with previous uterine artery embolization

Kugajeevan Vigneswaran　Haitham Hamoda　著

王　洁　马　翔　译　李　萍　校

> 病例 1：女性 39 岁，继发性不孕 5 年，伴有尿频症状，计划接受试管婴儿助孕治疗（IVF）。最新的超声检查提示子宫前壁有一个 9cm×7cm×6cm 的肌壁间肌瘤，凸向宫腔。5 年前患者行子宫动脉肌瘤栓塞术，咨询是否需要在 IVF 治疗前再次进行肌瘤栓塞术。
>
> 病例 2：女性 35 岁，4 年不孕，即将接受 IVF 助孕治疗。她有一个 3cm 的子宫壁间肌瘤，未凸向宫腔。因在互联网上看到关于子宫肌瘤栓塞术的信息，希望在开始试管婴儿助孕前进行栓塞手术。

一、背景

子宫切除术和子宫肌瘤切除术是治疗有症状的子宫肌瘤的主要形式，其中子宫肌瘤切除术有可能保留生育力。1995 年，Ravina 等首次报道了子宫动脉栓塞术治疗子宫肌瘤的系列病例，随后又有其他几项研究显示其疗效高，并发症发生率低的优点[1]。

子宫动脉栓塞术作为一项有效治疗子宫肌瘤的保留子宫的手术，已成为一种被广泛接受的替代子宫肌瘤切除术的方法，全世界每年约有 25 000 例手术[2]。

（一）子宫动脉栓塞术后的月经症状

UAE 被认为是一种有效的治疗肌瘤相关症状的方法，包括严重的子宫出血，以及导致疼痛和压迫膀胱和直肠症状。

对已发表文献的总结表明，80%～90% 的女性在接受 UAE 治疗后，月经过多的症状得到了改善，1 年后肌瘤体积的平均减少率为 50%～60%。共有 1% 的女性随后需要进行子宫切除术，1% 的女性在手术后发生了感染。卵巢早衰可发生在 1%～2% 的 UAE 患者中，尽管卵巢衰竭主要局限于 45 岁以上的女性[3]。

2014 年一项更新的 Cochrane 综述（包括 7 项随机对照试验）汇总的数据显示，在 2 年或 5 年的治疗中，UAE 替代手术在女性治疗满意度方面，两者没有差异。

与子宫切除术和子宫肌瘤切除术相比，UAE 的手术时间更短（减少 16～50min），住院时间更短（1～4 天）和术后恢复更快（10～23 天）。

潜在的缺点包括：①使用 UAE 的 6 周内出现轻微术后并发症的风险更大（每 1000 名女性中各有 368 名及 226 名）；② 6 周内非计划再次入院人数增加（每 1000 名女性中各有 279 名及 144 名）；③ 2 年内需要进一步手术治疗的人数增加（每 1000 名女性中各有 166 名及 51 名）[4]。这可能是由于栓塞部位侧支循环的建立或已栓塞的血管再通，因此 UAE 的再干预率较高。也正是由于这种较高的再干预率，作为子宫切除术的替代方案，在 5 年随访中，UAE 最初的经济费用低的优势消失了[5]。

（二）子宫动脉栓塞术后的生育结局

与任何新的干预措施一样，早期共识是谨慎行事，认为备孕的女性应避免使用 UAE。然而这项指导缺乏实质性循证证据。很明显，从子宫肌瘤最初应用 UAE 治疗以来，这些女性依然可正常受孕并足月分娩。

随着之后临床应用，研究发现 UAE 对未来生育能力可能产生负面影响。推测 UAE 后导致的子宫缺血在一定程度上诱发了子宫内膜的损伤，增加流产率。

成功的 UAE 可以被定义为子宫动脉完全闭塞，导致子宫肌瘤症状的消退。众所周知，良好的侧支循环可以防止子宫完全梗死和坏死。这种侧支供给是否能够在妊娠期间维持子宫的血供，UAE 是否会影响未来妊娠期的子宫功能，都是必须要面临的挑战。

一项对 UAE 后 6 个月进行的宫腔镜和组织学检查的研究发现，90% 的病例组织学上提示存在有功能性的子宫内膜，而 63% 的病例宫腔镜检查发现异常子宫内膜，主要包括凸向宫腔的子宫肌瘤，子宫内膜变性，宫内或宫颈粘连和位于子宫肌瘤与子宫内膜腔之间的结合带异常[6]。

这些发现对生育潜力的影响还有待阐明。残余肌瘤的自身影响或 UAE 手术本身的后果可能会损害 UAE 后的生育能力。尽管子宫肌瘤切除术可彻底切除肌瘤组织，但从症状角度看，即使成功的 UAE 手术仍可能残留高达 40% 的肌瘤组织。

动物研究表明，阻断子宫动脉血流，可减少螺旋状动脉对绒毛间的浸润[7]。在大鼠模型中，结扎单边的子宫动脉，会导致仔鼠宫内生长受限和宫内死亡[8]。然而，截至目前仅一项关于 UAE 与子宫肌瘤切除术对妊娠和活产率影响的临床研究，该研究的妊娠率是基于有限的、试图妊娠的参与者队列进行计算（UAE 共 26 名女性，肌瘤切除术后 40 名女性）[9]。研究发现，UAE 后妊娠率为 50%，子宫肌瘤切除术后为 78%，无统计学差异；而 UAE 后流产率为 60%，子宫肌瘤切除术后流产率为 20%（$P < 0.05$）。对现有文献进行 UAE 后生育结果的系统性回顾分析发现，UAE 的累积妊娠率、早产率与普通人群相似[10]。流产率与未治疗的子宫肌瘤患者相似[10]。

一项系统综述（包括 1 项 RCT、2 项临床对照试验和 14 个病例系列）Meta 分析研究了 UAE 和子宫肌瘤切除术后的生育结果，发现 50% 的女性在 UAE 后实现了妊娠，子宫肌瘤切除术后则为 78%。UAE 组的流产率（60%）显著高于子宫肌瘤切除术后（20%）[11]。

二、管理策略

（一）国际共识

NICE 指南（2010 版）指出，"应告知有生育要求的患者，UAE 对未来生育和妊娠的结局影响是不确定的"[12]。

2013 年，皇家妇产科学院和皇家放射学院联合发布的一份指南指出，对于患有子宫肌瘤并希望保持生育能力的女性，不可能基于证据而提供治疗建议（无论是 UAE 或子宫肌瘤切除术）[13]。该指南的结论是，有生育力保存愿望应该被认为是 UAE 的相对禁忌证之一，需详细咨询生殖专科医生后，并通过相关检查才能进行该项手术。

9 个关于 UAE 的国际指南中，有 8 个将"保留生育力"列为 UAE 的禁忌，理由是子宫肌瘤切除术生育力相对更高[14]。

既往子宫肌瘤切除术的患者，可能更倾向于 UAE 而非子宫肌瘤切除术，对于这些患者来说，存在再次手术的挑战。针对存在合并症、特殊体型及多发子宫肌瘤而导致围术期高风险的患者，可能更适合选择 UAE。

一些指南建议，UAE 术后至少严格避孕 6 个月[15]。

（二）治疗

病史 1 中的女性应被告知重复 UAE 存在潜在不良生殖结果，建议在接受 IVF 助孕前选择子宫肌瘤切除术。

应告知病例 2 患者在这种情况下 UAE 的潜在不良影响，并建议直接进行 IVF，同时告知患者由于子宫肌瘤小且没有凸向宫腔，手术治疗对生育改善效果不明显，故对肌瘤无须任何治疗。

要点

挑战

• ART 助孕既往有 UAE 史的患者。

背景

• 在管理患有子宫肌瘤的女性的月经症状方面，UAE 已被用作手术治疗的替代方法。

• 有证据表明，UAE 可显著改善月经量和肌瘤大小。

管理策略

• 应告知患者，有证据表明与子宫肌瘤切除术相比，UAE 的生育结果并不理想，流产、剖宫产和产后出血率较高。

• 保存生育力仍然是 UAE 的相对禁忌之一，对希望保留生育力的女性进行栓塞治疗时，需要谨慎处理。

三、一问一答

问题 1：UAE 是否能解决由肌瘤引起的相关症状？

回答 1：有充分的证据表明，在缓解子宫肌瘤的症状方面，UAE 的效果与其他手术选择（子宫切除术或肌瘤切除术）一样好。在治疗后的 2 年和 5 年内，女性对 UAE 或手术治疗子宫肌瘤的满意度相同。

问题 2：子宫动脉栓塞有什么风险？

回答 2：大多数患者在 UAE 手术后会有轻微发热，大多数情况下会自动缓解。阴道分泌物异常很常见，在手术后可持续 2 周。每 200 个病例中就有 1 个可能发生子宫感染，表现为严重疼痛、阴道分泌物异味和发热。这种类型的感染对抗生素的反应非常好；然而，在非常严重的情况下，需要切除子宫以有效治疗持续感染的风险。该手术存在 2%～4% 比例发生过早绝经，然而，通常只发生在 45 岁或以上的女性身上。

问题 3：如果我想妊娠，可以进行 UAE 吗？

回答 3：UAE 后亦有可能成功妊娠，但一些证据表明，UAE 可能对生育力存在不利影响。因此，不考虑将 UAE 作为子宫肌瘤的一线治疗方法，只有详细咨询生殖专科的医生后，并通过相关检查后方可进行该手术。

参考文献

[1] Ravina JH, Herbreteau D, Ciraru-Vigneron N, Bouret JM, Houdart E, Aymard A, et al. Arterial embolization to treat uterine myomata. *Lancet.* 1995;346(8976):671–2.

[2] Glass Lewis M, Ekúndayò OT. Cost and distribution of hysterectomy and uterine artery embolization in the United States: regional/rural/urban disparities. *Med Sci* [Internet]. 2017;5(2).

[3] Lefebvre G, Vilos G, Asch M; Society of Obstetricians and Gynaecologists of Canada; Canadian Association of Radiologists; Canadian Interventional Radiology Association. Uterine fibroid embolization (UFE). *J Obstet Gynaecol Can.* 2004;26(10):899–911, 913–28.

[4] Gupta JK, Sinha A, Lumsden MA, Hickey M. Uterine artery embolization for symptomatic uterine fibroids. *Cochrane Database of Syst Rev.* 2014;(12).

[5] Moss JG, Cooper KG, Khaund A, Murray LS, Murray GD, Wu O, Craig LE, Lumsden MA. Randomised comparison of uterine artery embolisation (UAE) with surgical treatment in patients with symptomatic uterine fibroids (REST trial): 5-year results. *BJOG.* 2011;118(8):936–44.

[6] Mara M, Fucikova Z, Kuzel D, Maskova J, Dundr P, Zizka Z. Hysteroscopy after uterine fibroid embolization in women of fertile age. *J Obstet Gynaecol Res.* 2007;33(3):316–24.

[7] Misenhimer H, Ramsey E, Martin C, Donner M, Margulies S. Chronically impaired uterine artery blood flow. Effect on uteroplacental circulation and pregnancy outcome. *Obstet Gynecol.* 1970;36:415–9.

[8] Wigglesworth J. Fetal growth retardation. Animal model: uterine vessel ligation in the pregnant rat. *Am J Path.* 1974;72:347–50.

[9] Mara M, Maskova J, Fucikova Z, Kuzel D, Belsan T, Sosna O. Midterm clinical and first reproductive results of a randomized controlled trial comparing uterine fibroid embolization and myomectomy. *Cardiovasc Intervent Radiol.* 2008;31(1):73–85.

[10] Mohan PP, Hamblin MH, Vogelzang RL. Uterine artery embolization and its effect on fertility. *J Vasc Interv Radiol.* 2013;24(7):925–930.

[11] Karlsen K, Hrobjartsson A, Korsholm M, Mogensen O, Humaidan P, Ravn P. Fertility after uterine artery embolization of fibroids: a systematic review. *Arch Obstet*

Gynaecol. 2018;297(1):13–25.

[12] NICE. Uterine artery embolisation for fibroids. National Society for Health and Care Excellence;2010.

[13] The Royal College of Obstetricians and Gynaecologists and the Royal College of Radiologists. *Clinical Recommendations on the Use of Uterine Artery Embolization (UAE) in the Management of Fibroids*, 3rd ed. London: ROCG and RCR;2013.

[14] Chen HT, Athreya S. Systematic review of uterine artery embolisation practice guidelines: are all the guidelines on the same page? *Clin Radiol.* 2018;73(5):507–e9.

[15] Kröncke T, David M. Uterine artery embolization (UAE) for fibroid treatment– results of the 7th Radiological Gynecological Expert Meeting. Geburtshilfe und Frauenheilkunde. 2019 May 28.

第35章 子宫内膜息肉患者
The patient with endometrial polyp

Arri Coomarasamy　Laurentiu Craciunas　著

王　洁　马　翔　译　李　萍　校

病例 1：25 岁女性，不明原因不孕，拟行宫腔内人工授精，超声显示子宫内膜腔内 5mm 高回声区，提示子宫内膜息肉。

病例 2：5 年不明原因不孕女性，首次尝试 IVF 助孕。在控制性卵巢刺激第 9 天，超声提示子宫腔 1 个 12mm 的高回声区，提示子宫内膜息肉。

病例 3：30 岁多囊卵巢综合征患者，IVF 助孕前检查正常。在控制性卵巢刺激第 9 天，超声提示息肉样子宫内膜。

一、背景

子宫内膜息肉可能导致女性不孕、移植失败和流产[1]。众多的研究表明，在不孕女性中子宫内膜息肉的发病率差异很大，为 1.4%～41%；然而在两项大型研究发现，计划进行 IVF 或 ICSI 助孕的女性中，息肉发病率为 7%～8%[2, 3]。这两项研究采用了较好的分析方法（连续纳入符合条件的患者并均进行宫腔镜验证息肉），因此对于患病率的反映更加真实。

子宫内膜息肉的位置、数量和大小各不相同。一项针对患有息肉的不孕女性的研究发现，8%的息肉位于子宫输卵管交界处，32% 位于后壁，15% 位于前壁，9% 位于侧壁[4]。35% 的女性发现有多发息肉；值得注意的是，良性子宫内膜增生几乎只在有多发息肉的女性中发现[4]。

据报道，息肉的平均大小为 9～16mm[4]。息肉大小与自然妊娠或 ART 结局的关系尚未得到充分的评估。然而，有两项研究表明，小息肉可能不会影响 ART 助孕临床结局。其中一项研究认为，小于 2cm 的息肉不降低妊娠率，但会增加流产率[5]。另一项研究报道，小于 1.5cm 的子宫内膜息肉不影响 ART 助孕临床结局[6]。

现代高分辨率的超声检测提高了息肉诊断的准确性。然而，在卵巢刺激期间，超声诊断息肉的准确性可能较低；在卵巢刺激期间，超生理范围的雌激素水平（特别在 PCOS 女性中）伴随着子宫内膜增厚出现内膜褶皱，从而呈现出息肉或息肉状子宫内膜形态[7]。

二、管理策略

（一）息肉和宫腔内人工授精

在一项指导临床医生在 IUI 周期前是否需要处理子宫内膜息肉临床研究中，215 名经超声诊断有子宫内膜息肉的不孕女性被随机分配到宫腔镜息肉切除术组或诊断性宫腔镜检查和子宫内膜活检组[8]。经过 4 个周期的 IUI 之后，息肉切除组的妊娠率是对照组的 2 倍多（分别为 51% 和 25%，RR=2.1，95%CI 1.5～2.9）。有趣的是，息肉切除组中 65% 的妊娠发生在女性第 1 次 IUI 助孕周期之前，息肉切除组的自然妊娠率为 29%，而对照组仅为 3%（RR=10，95%CI 3～30）[9]；这些证据有力地证明，治疗子宫内膜息肉可以提高女性自然生育能力。由此，我们建议病例 1 中的女性进行宫腔镜下息肉切除术。尽管该本病例中的息肉较小（5mm），然而这项随机试验提示，无论息肉大小，切除组均可获得相当的临床获益：息肉小于 5mm 的女性与息肉大小为 5～10mm、11～20mm 和大于 20mm 的女性临床获益一样[8,9]。

（二）息肉和体外受精

目前尚缺乏拟 IVF 助孕并女性合并有息肉进行息肉切除术或随访观察组的随机对照临床试验。然而，在两项针对 2 次或 2 次以上 IVF 助孕周期失败的女性（"复发性种植失败"），被随机分配到宫腔镜检查组（治疗宫内病变，包括息肉）与未行宫腔镜检查组，发现在随后的 IVF 周期中，宫腔镜检查组的妊娠率大幅提高（合并 RR=1.6，95%CI 1.3～1.9）[9,10]。这些研究认为，IVF 助孕前发现内膜息肉的女性，应采用宫腔镜检查和息肉切除术。因此建议拟接受 IVF 助孕周期女性，如果发现息肉，应行内膜息肉切除术。

然而，如果在控制性卵巢刺激开始后发现息肉（病例 2），需要仔细斟酌以下四种方案的利弊。

方案 1：继续进行 IVF 助孕（如果治疗失败，建议进行息肉切除）。

方案 2：继续 COS，先获取卵母细胞并进行受精，全胚冷冻后行宫腔镜息肉切除术；2～3 个月后进行冷冻 / 解冻胚胎移植。

方案 3：取消本周期 IVF 助孕，首先行宫腔镜息肉切除术，再进行新鲜 IVF 助孕周期。

方案 4：继续进行 IVF 助孕，在控制性卵巢刺激期间进行宫腔镜息肉切除术，然后在同一周期内进行新鲜胚胎移植。

四种方案何为最佳方案，取决于息肉大小、女性生育史（是否有种植失败或反复流产）、就诊医院冷冻方案的成功率和患者夫妻的经济能力（如取消周期和冷冻胚胎的经济代价）。如果息肉较小（小于 1.5cm）[6]，患者没有既往种植失败或复发性流产史（病例 2），可选择继续新鲜胚胎移植的 IVF 助孕策略（方案 1）。然而，如果息肉较大（>1.5cm），或既往有种植失败或复发性流产病史，考虑全胚冷冻后切除息肉，然后进行 FET 策略（方案 2）。取消控制性卵巢刺激周期和取卵（方案 3）很少考虑，只有在 FET 成功率很低甚至无冷冻设施的诊所，才考虑此方案。既往两个研究小组[11,12]关于在卵巢刺激过程中同时行息肉切除术（方案 4）的研究发现，息肉切除术和移植之间的间隔时间应为 2～16 天；尽管这两项研究都显示了良好的妊娠率，然而因样本例数太少（两项研究中共有 15 名女性），无法评估此方法的有效性和安全性。

（三）息肉状子宫内膜

息肉样子宫内膜在体外受精人群中占 1.2%[3]，常与多囊卵巢综合征有关。息肉样子宫内膜与不孕、着床失败和自然流产之间的相关性尚不清楚。如果 IVF 助孕前超声检查正常（病例 3），此时发现息肉样子宫内膜无须额外治疗。因此，病例 3 中的女性应继续控制性卵巢刺激。

最后，关于息肉切除术需要注意的是，尽管许多临床医生通过刮宫术来切除子宫内膜息肉，然而部分息肉，特别是小的息肉（如病例 1）很可能在这种情况下被遗漏。因此，建议采用宫腔镜下息肉切除术，或者如果息肉的基底很宽（无蒂息肉），采用切除镜行息肉切除术。如果采用息肉盲切术或诊刮术，假定息肉被切除后，还应行二次宫腔镜，以确保息肉确实被切除。

三、预防

为了避免在 COS 时发现息肉，推荐 IVF 助孕前进行超声检查。该检查最好在卵泡期进行，即月经干净后不久进行。如果此时怀疑有息肉，应安排宫腔镜检查。一些生殖中心在 IVF 助孕前，采用常规盐水宫腔声学造影、三维超声扫描或宫腔镜检查，以排除息肉和其他子宫异常，然而在常规采用这些方法之前，需要仔细考虑这些方法的成本效益。

要点

挑战

- 患有子宫内膜息肉的 ART 患者。

背景

- 计划 IVF 的女性中子宫内膜息肉的患病率为 7%～8%。
- 子宫内膜息肉可能与生育能力低、着床失败和流产有关。

管理策略

- 在 IVF 或 IUI 之前发现息肉，建议先行息肉切除术。
- 在 COS 期间发现的息肉，需要综合考虑息肉大小、既往生育史和就诊医院冷冻胚胎复苏后移植的成功率，决定是否切除息肉。
  - 若息肉较小（<1.5cm），并且既往无种植失败或复发性流产史，继续新鲜周期 IVF+ 胚胎移植。
  - 若息肉较大（>1.5cm），或既往有种植失败史或复发性流产史，考虑全胚冷冻＋息肉切除，2～3 个月后行 FET。
- 从生育的角度看，子宫内膜息肉无须特别的治疗（但对于老年女性和月经紊乱女性可能需要进行活检，排除异常增生或癌症风险）。

- 建议宫腔镜直视下息肉切除术，如果息肉的基底较宽，推荐电切镜进行。

预防

- 为避免在控制性卵巢刺激过程中发现息肉，建议在卵泡期进行 B 超检查。

四、一问一答

问题 1：我为什么会得子宫内膜息肉？

回答 1：子宫内膜息肉的确切病因尚不清楚。但子宫内膜息肉对雌激素敏感，雌激素可以促进子宫内膜增厚。子宫内膜息肉高危因素包括肥胖、围绝经期或使用药物（如他莫昔芬）治疗。

问题 2：为什么在我助孕前没有切除息肉？

回答 2：子宫内膜息肉大小差别较大。诊断的难易程度与息肉大小成正比。如果息肉非常小，在超声扫描时可能无法明确。此外，在任何时候子宫内膜息肉都可能开始生长，甚至出现在助孕前检查后，因此导致息肉在随后的超声中才得以发现。

问题 3：息肉切除有什么风险？

回答 3：子宫内膜息肉通常使用宫腔镜进行切除，宫腔镜是一种带有摄像头的仪器，用于观察子宫腔内部。这种手术在局部或全身麻醉下进行，该手术的并发症非常罕见，但可能包括子宫穿孔、出血、感染、膀胱、肠管损伤，以及麻醉药物的过敏反应。

问题 4：息肉切除后还会复发吗？

回答 4：子宫内膜息肉复发的风险随着既往息肉切除次数、随访时间的延长而增加。随访的时间越长，未来再次诊断的可能性就越大。既往有研究报道指出，宫腔镜切除子宫内膜息肉后，复发率为 13%～43%[13, 14]。

问题 5：息肉会癌变吗？

回答 5：子宫内膜息肉癌变的风险很小。绝经前女性息肉癌变风险约为 1%[15]，绝经后女性癌变风险增高（5%）。这也是我们需要在宫腔镜下进行息肉切除术的原因，以便能发现早期病变、排除癌变。

参考文献

[1] Afifi K, Anand S, Nallapeta S, Gelbaya TA. Management of endometrial polyps in subfertile women: a systematic review. *Eur J Obstet Gynecol Reprod Biol* 2010; 151: 117–21.

[2] Fatemi HM, Kasius JC, Timmermans A, van DJ, Fauser BC,

Devroey P, et al. Prevalence of unsuspected uterine cavity abnormalities diagnosed by office hysteroscopy prior to in vitro fertilization. *Hum Reprod* 2010; 25: 1959–65.

[3] Karayalcin R, Ozcan S, Moraloglu O, Ozyer S, Mollamahmutoglu L, Batioglu S. Results of 2500 office-based diagnostic hysteroscopies before IVF. *Reprod Biomed Online* 2010; 20: 689–93.

[4] Yanaihara A, Yorimitsu T, Motoyama H, Iwasaki S, Kawamura T. Location of endometrial polyp and pregnancy rate in infertility patients. *Fertil Steril* 2008; 90: 180–2.

[5] Lass A, Williams G, Abusheikha N, Brinsden P. The effect of endometrial polyps on outcomes of in vitro fertilization (IVF) cycles. *J Assist Reprod Genet* 1999; 16: 410–5.

[6] Isikoglu M, Berkkanoglu M, Senturk Z, Coetzee K, Ozgur K. Endometrial polyps smaller than 1.5 cm do not affect ICSI outcome. *Reprod Biomed Online* 2006; 12: 199–204.

[7] Ayida G, Chamberlain P, Barlow D, Kennedy S. Uterine cavity assessment prior to in vitro fertilization: comparison of transvaginal scanning, saline contrast hysterosonography and hysteroscopy. *Ultrasound Obstet Gynecol* 1997; 10: 59–62.

[8] Perez-Medina T, Bajo-Arenas J, Salazar F, Redondo T, Sanfrutos L, Alvarez P, et al. Endometrial polyps and their implication in the pregnancy rates of patients undergoing intrauterine insemination: a prospective, randomized study. *Hum Reprod* 2005; 20:1632–5.

[9] Bosteels J, Weyers S, Puttemans P, Panayotidis C, Van HB, Gomel V, et al. The effectiveness of hysteroscopy in improving pregnancy rates in subfertile women without other gynaecological symptoms: a systematic review. *Hum Reprod Update* 2010; 16:1–11.

[10] El-Toukhy T, Sunkara SK, Coomarasamy A, Grace J, Khalaf Y. Outpatient hysteroscopy and subsequent IVF cycle outcome: a systematic review and meta-analysis. *Reprod Biomed Online* 2008; 16: 712–9.

[11] Batioglu S, Kaymak O. Does hysteroscopic polypectomy without cycle cancellation affect IVF? *Reprod Biomed Online* 2005; 10: 767–9.

[12] Madani T, Ghaffari F, Kiani K, Hosseini F. Hysteroscopic polypectomy without cycle cancellation in IVF cycles. *Reprod Biomed Online* 2009; 18: 412–5.

[13] Paradisi R, Rossi S, Scifo MC, Dall'O' F, Battaglia C, Venturoli S. Recurrence of endometrial polyps. *Gynecol Obstet Invest* 2014; 78: 26–32.

[14] Yang JH, Chen CD, Chen SU, Yang YS, Chen MJ. Factors Influencing the Recurrence Potential of Benign Endometrial Polyps after Hysteroscopic Polypectomy. *PLoS One* 2015; 10: e0144857.

[15] Uglietti A, Buggio L, Farella M, et al. The risk of malignancy in uterine polyps: A systematic review and meta-analysis. *Eur J Obstet Gynecol Reprod Biol* 2019; 237: 48–56.

第 36 章　女性肥胖患者

The obese female patient

Mostafa Metwally　Bolarinde Ola　著

王　洁　马　翔　译　李　萍　校

病例：女性 28 岁，无排卵性不孕，体重指数 38kg/m²。患者既往接受过 3 个周期的氯米芬治疗均失败，强烈要求直接进行 IVF 助孕。基础卵泡刺激素、黄体生成素和窦卵泡计数均在正常范围内，提示卵巢储备良好。然而，卵巢对 150U 的卵泡刺激素的反应并不理想，有 5 枚优势卵泡发育，获卵 2 枚，均未正常受精。予以减重处理（BMI 达到 33），同时增加 FSH 剂量至 250U 启动，最终有 8 枚优势卵泡，成功妊娠，然而在妊娠 10 周时流产。

一、背景

这个病例显示了肥胖女性患者在接受辅助受孕时遇到的常见问题。尽管患者年轻，卵巢储备正常，但对卵巢刺激反应不佳，妊娠常会流产。

既往大量文献研究表明，女性和男性的肥胖都对辅助受孕的结果有不利影响[1-13]。一项观察性研究的 Meta 分析发现，较 BMI 正常的女性，BMI≥25kg/m² 妊娠率显著下降（OR=0.71，95%CI 0.62～0.81）[12]。超重、肥胖女性可能出现妊娠高血压、剖宫产和 SGA 等产科并发症比正常女性高出 1.5～3 倍[14]。另一项 Meta 分析发现[13]，当男性患者 BMI 升高（>30kg/m²）时，接受 IVF/ICSI 治疗周期的临床妊娠率（OR=0.78，95%CI 0.63～0.98，P=0.03）和活产率（OR=0.88，95%CI 0.82～0.95，P=0.001）均显著下降。然而，既往研究更加关注于女性肥胖对 IVF 的影响，本章亦会进一步讨论男性患者。

肥胖患者可能需要更高剂量的促性腺激素来获得恰当的卵巢反应性[15]。体内代谢改变，如胰岛素抵抗、高胰岛素或高瘦素血症，可能直接或间接地干扰促性腺激素的作用。此外，肥胖女性炎症细胞参与调节促性腺激素的药代动力学，从而调节促性腺激素体内生物活性，这可能是由于皮下脂肪区增加而导致药物吸收不良[3, 16]。尽管没有明确证据表明肌内给药优于皮下给药，但仍对这些患者的最佳给药途径提出了思路。既往一项研究比较了肥胖女性肌内或皮下途径注射重组卵泡刺激素（recombinant follicle stimulating hormone，rFSH）的数据，发现无论采用肌内注射还是皮下注射，在最大浓度（C_{max}）、达到最大浓度的时间（T_{max}）和吸收程度（AUC）方面均无显著差异性[17]。

接受 IVF 助孕的肥胖女性的临床妊娠率较低，这可能与卵母细胞或胚胎质量差、子宫内膜缺陷或两者均有关[15]。一些研究发现，在年轻女性中，肥胖对平均胚胎等级、利用率、废弃数、冷冻保存数均有显著不利影响；然而另有研究表明，移植单个胚胎，肥胖对临床结局无显著影响[18]。目前，肥胖是否影响患者卵细胞和胚胎质量的研究仍然很少，卵母细胞和胚胎质量的评估方法相对主观，因此，肥胖是否影响卵细胞或胚胎质量的证据尚不明确。

肥胖女性可能同时合并子宫内膜缺损。既往一项使用卵母细胞捐赠模型的研究表明，当 BMI 正常女性的优质胚胎被移植给肥胖女性时，其妊娠率仍然会下降，这提示子宫内膜可能存在缺陷[19]。

两项 Meta 分析表明[12, 20]，胚胎或子宫内膜缺陷可能是肥胖女性流产风险较高的原因。尽管只有两项研究，但有证据表明肥胖女性出现复发性流产的风险更高[21-23]。

现代辅助受孕目的在于帮助患者夫妻获得临床妊娠，并且获得一个健康的活产儿。通过辅助生殖助孕成功妊娠后的肥胖患者，后续仍有可能出现其他妊娠并发症。除了早期妊娠丢失外，母体妊娠期糖尿病和妊娠高血压的风险也会增加（已有研究证实这两种情况与体重指数成正比）[16, 24]，与此同时胎儿并发症（如心脏间隔和神经管缺陷）的风险更高[25, 26]。

二、管理策略

改善肥胖患者生育结局关键是减重。即使患者体重下降 10%，也能快速改善激素水平，提高受孕的机会[27]。

我们建议患者通过改变生活方式和增加运动来减肥。但目前研究并没有明确推荐某种特定的饮食方式；同样，尽管研究表明每周进行 1h 的体育活动，患者无排卵不育的风险会下降 5%，但未推荐特定的运动方式[28]。

当患者在改变生活方式和控制饮食的情况下，体重仍不能减轻至少 10% 时，可以考虑使用药物减肥[29]。最有优势的药物是脂肪酶抑制药奥利司他。这种药物潜在优势在于其全身吸收率低，即使患者妊娠，该药物对胎儿的风险最小。此外，在一项随机对照试验中已证实，奥利司他能够有效地恢复排卵和平衡激素水平[30]。

如果通过上述方式依然无法有效减重的肥胖女性，可以选择减重手术。NICE 指南指出，"对于病态肥胖（BMI≥40kg/m²）或 BMI≥35kg/m² 同时有其他合并症患者，建议将手术作为一种治疗选择来改善减肥情况"。对于希望受孕的女性来说，最适合的手术方式是腹腔镜下胃束带调节术（laparoscopic adjustable gastric banding，LAGB），通过调整胃束带的松紧度，以适应妊娠引起的改变[31, 32]。尽管该技术后续妊娠结果已得到验证，然而仍需要更多的临床研究确保安全性。

为了有效改善肥胖女性的卵巢反应，可能需要增加促性腺激素的启动剂量。然而，这也增加了这些患者卵巢过度刺激的风险，因此需谨慎的增加剂量，特别是多囊卵巢综合征的肥胖女性。

要点

挑战

- 肥胖女性的 ART 结局。

背景

- 肥胖对辅助受孕的结果有不利影响。
- 诱导排卵或超排卵需要更高剂量的促性腺激素。
- 早期流产、妊娠期糖尿病和妊娠高血压的风险增加。
- 胎儿并发症（如心脏间隔和神经管缺陷）的并发症亦增加。

管理策略

- 改变生活方式及适当运动。
- 使用减肥药（奥利司他）。
- 减重术：腹腔镜下胃束带调节术。
- 诱导排卵和超排卵可能需增加促性腺激素的剂量，肥胖多囊卵巢综合征患者需预防卵巢过度刺激综合征的发生。

三、一问一答

问题 1：如何判断我的体重是否适合 IVF?

回答 1：在开始体外受精时，医生会对您进行综合评估。合适的体重指数应该为 18.5～30。当 BMI<18.5 时，意味着体重过轻；当 BMI 在 25～29.9，意味着超重；当 BMI>30 时，医学上评估为肥胖。

问题 2：BMI 是怎么计算的？

回答 2：首先我们需要知道身高（m）和体重（kg）。BMI= 体重（kg）/ 身高（m）的平方。

问题 3：为什么肥胖会影响我的生育能力？

回答 3：肥胖女性更易出现激素失衡和相关的合并症，这些可能会影响卵泡发育或导致根本不排卵。因此，肥胖女性通常需要更长的时间才能获得妊娠。

问题 4：为什么超重会影响 IVF 的成功率？

回答 4：肥胖女性治疗更加困难，而且费用更高。在试管婴儿助孕期间，肥胖女性需要更多的药物，却不能获得预期反应。即使最终妊娠，肥胖女性流产的发生率也更高。同时，肥胖女性也更易出现妊娠高血压、糖尿病等疾病，剖宫产发生的比例更高。

问题 5：肥胖是怎么影响到胎儿的？

回答 5：肥胖女性在孕早期更容易流产。在没有流产的婴儿中，胎儿出生缺陷包括心脏、大脑、脊椎或脊髓的风险都较高。

问题 **6**：在 IVF 助孕前，可以采取怎样的减肥方式？

回答 **6**：医生建议减肥，是因为减肥可以提高肥胖女性的生育力，增加成功妊娠的可能性。首先需要采取积极的态度，在大多数情况下，减肥完全可以通过自我调整饮食和增加运动来达到，使得消耗的热量大于摄入的热量。然而，在特殊情况下，您需要专业的帮助。在极少数情况下，超重与某种疾病有关；如果您有此类情况，需要其他专科医生的帮助。

参考文献

[1] Spandorfer SD, Kump L, Goldschlag D, Brodkin T, Davis OK, Rosenwaks Z. Obesity and in-vitro fertilization: negative influences on outcome. *J Reprod Med.* 2004;49:973–7.

[2] Wittemer C, Ohl J, Bailly M, Bettahar-Lebugle K, Nisand I. Does body mass index of infertile women have an impact on IVF procedure and outcome? *J Assist Reprod Genet.* 2000;17:547–52.

[3] Fedorcsak P, Dale PO, Storeng R, Ertzeid G, Bjercke S, Oldereid N, et al. Impact of overweight and underweight on assisted reproduction treatment. *Hum Reprod.* 2004;19:2523–8.

[4] Lintsen AM, Pasker-de Jong PC, de Boer EJ, Burger CW, Jansen CA, Braat DD, et al. Effects of subfertility cause, smoking and body weight on the success rate of IVF. *Hum Reprod.* 2005;20:1867–75.

[5] Loveland JB, McClamrock HD, Malinow AM, Sharara FI. Increased body mass index has a deleterious effect on in vitro fertilization outcome. *J Assist Reprod Genet.* 2001;18:382–6.

[6] Fedorcsak P, Dale PO, Storeng R, Tanbo T, Abyholm T. The impact of obesity and insulin resistance on the outcome of IVF or ICSI in women with polycystic ovarian syndrome. *Hum Reprod.* 2001;16:1086–91.

[7] van Swieten EC, van der Leeuw-Harmsen L, Badings EA, van der Linden PJ. Obesity and Clomiphene Challenge Test as predictors of outcome of in vitro fertilization and intracytoplasmic sperm injection. *Gynecol Obstet Invest.* 2005;59:220–4.

[8] Fedorcsak P, Storeng R, Dale PO, Tanbo T, Abyholm T. Obesity is a risk factor for early Pregnancy loss after IVF or ICSI. *Acta Obstet Gynecol Scand.* 2000;79:43–8.

[9] Dokras A, Baredziak L, Blaine J, Syrop C, VanVoorhis BJ, Sparks A. Obstetric outcomes after in vitro fertilization in obese and morbidly obese women. *Obstet Gynecol.* 2006;108:61–9.

[10] Leeners B, Rath W, Kuse S, Irawan C, Imthurn B, Neumaier-Wagner P. BMI: new aspects of a classical risk factor for hypertensive disorders in pregnancy. *Clin Sci* (Lond). 2006;111:81–6.

[11] Ku SY, Kim SD, Jee BC, Suh CS, Choi YM, Kim JG, et al. Clinical efficacy of body mass index as predictor of in vitro fertilization and embryo transfer outcomes. *J Korean Med Sci.* 2006;21:300–3.

[12] Maheshwari A, Stofberg L, Bhattacharya S. Effect of overweight and obesity on assisted reproductive technology: a systematic review. *Hum Reprod Update.* 2007;13:433–44.

[13] Mushtaq R, Pundir J, Achilli C, Naji O, Khalaf Y, El-Toukhy T. Effect of male body mass index on assisted reproduction treatment outcome: an updated systematic review and meta-analysis. *Reprod Biomed Online.* 2018;36(4):459–71.

[14] Frankenthal D, Hirsh-Yechezkel G, Boyko V, Orvieto R, Ron-El R, Lerner-Geva L, Farhi A. The effect of body mass index (BMI) and gestational weight gain on adverse obstetrical outcomes in pregnancies following assisted reproductive technology as compared to spontaneously conceived pregnancies. *Obes Res Clin Pract.* 2019;13(2):150–155.

[15] Zhang JJ, Feret M, Chang L, Yang, M, Merhi Z. Obesity adversely impacts the number and maturity of oocytes in conventional IVF not in minimal stimulation IVF. *Gynecol Endocrinol.* 2015;31(5):409–413.

[16] Dechaud H, Anahory T, Reyftmann L, Loup V, Hamamah S, Hedon B. Obesity does not adversely affect results in patients who are undergoing in vitro fertilization and embryo transfer. *Eur J Obstet Gynecol Reprod Biol.* 2006;127(1):88–93.

[17] Steinkampf MP, Hammond KR, Nichols JE, Slay-den SH. Effect of obesity on recombinant follicle-stimulating hormone absorption: subcutaneous versus intramuscular administration. *Fertil Steril.* 2003;80:99–102.

[18] Ben-Haroush A, Sirota I, Salman L, Son WY, Tulandi T, Holzer H, Oron G. The influence of body mass index on pregnancy outcome following single-embryo transfer. *J Assist Reprod Genet.* 2018;35(7): 1295–1300.

[19] Bellver J, Melo MA, Bosch E, Serra V, Remohi J, Pellicer A. Obesity and poor reproductive outcome: the potential role of the endometrium. *Fertil Steril.* 2007;88:446–51.

[20] Metwally M, Ong KJ, Ledger WL, Li TC. Does high body mass index increase the risk of miscarriage after spontaneous and assisted conception? A meta-analysis of the evidence. *Fertil Steril.* 2008;90:714–26.

[21] Cavalcante MB, Sarno M, Peixoto AB, Araujo Junior E, Barini R. Obesity and recurrent miscarriage: A systematic review and meta-analysis. *J Obstet Gynaecol Res.* 2019;45(1):30–8.

[22] Metwally M, Saravelos SH, Ledger WL, Li TC. Body mass index and risk of miscarriage in women with recurrent miscarriage. *Fertil Steril.* 2010;94:290–5.

[23] Lashen H, Fear K, Sturdee DW. Obesity is associated with increased risk of first trimester and recurrent miscarriage: matched case–control study. *Hum Reprod.* 2004;19:1644–6.

[24] Fiala JE, Egan JF, Lashgari M. The influence of body mass index on pregnancy outcomes. *Conn Med.* 2006;70:21–3.

[25] Cedergren MI, Kallen BA. Maternal obesity and infant heart defects. *Obes Res.* 2003;11:1065–71.

[26] Shaw GM, Todoroff K, Schaffer DM, Selvin S. Maternal height and prepregnancy body mass index as risk factors for selected congenital anomalies. *Paediatr Perinat Epidemiol.* 2000;14:2349.

[27] Farquhar CM, Gillett WR. Prioritising for fertility treatments: should a high BMI exclude treatment? *Br J Obstet Gynaecol.* 2006)113:1107–9.

[28] Rich-Edwards JW, Spiegelman D, Garland M, Hertzmark E, Hunter DJ, Colditz GA, et al. Physical activity, body mass index, and ovulatory disorder infertility. *Epidemiology.* 2002;13:184–90.

[29] Mathys M. Pharmacologic agents for the treatment of obesity. *Clin Geriatr Med.* 2005;21:735–46, vii.

[30] Metwally M, Amer S, Li TC, Ledger WL. An RCT of metformin versus orlistat for the management of obese anovulatory women. *Hum Reprod.* 2009;24:966–75.

[31] Skull AJ, Slater GH, Duncombe JE, Fielding GA. Laparoscopic adjustable banding in pregnancy: safety, patient tolerance and effect on obesity-related pregnancy outcomes. *Obes Surg.* 2004;14:230–5.

[32] Maggard MA, Yermilov I, Li Z, Maglione M, Newberry S, Suttorp M, et al. Pregnancy and fertility following bariatric surgery: a systematic review. *JAMA* 2008; 300:2286–96.

第 37 章 Asherman 综合征患者
The patient with Asherman syndrome

Alessandro Conforti　Giuseppe Iorio　Carlo Alviggi　著

赵飞燕　马　翔　译　　李　萍　校

病例 1：36 岁女性，输卵管因素继发不孕 4 年，拟行 IVF。经量减少 2 年，既往 3 次清宫术史。宫腔镜检查提示宫腔粘连。

病例 2：37 岁女性，宫腔粘连病史，曾行宫腔镜粘连松解治疗。虽术后提示宫腔粘连被完全清除，该患者仍有薄型子宫内膜和闭经问题，并且雌激素治疗效果不佳。

病例 3：31 岁女性，经量多和不孕症病史 4 年。丈夫精液分析提示精子计数和活力降低，建议行 ICSI。阴道 B 超提示患者有 3.5cm 的黏膜下肌瘤。建议在 ICSI 之前进行宫腔镜下肌瘤切除术。患者自诉，其已经了解到手术可能会造成宫腔粘连，即使行 ICSI，也可能会严重降低她妊娠的机会。咨询有无可采取的措施来减少这种情况的发生。

一、背景

尽管 1894 年 Heinrich Fritsch 就发表了第 1 例宫腔粘连，但直到 54 年后，Joseph Asherman 才对 Asherman 综合征（Asherman syndrome，AS）进行了完整的描述[1]。该综合征的特征是宫腔或宫颈管内形成粘连，常伴有子宫内膜纤维化[2]。AS 对生育的影响被广泛报道，患者不孕和流产的发生率较高[3]。约 40% 的 AS 患者存在不孕[4]。此外，AS 在妊娠期也会产生不良影响，导致胎盘异常[5]。AS 被诊断的频率越来越高，现在人们已经接受了它会对自然受孕或辅助受孕期间的胚胎植入产生不利影响。子宫内膜的正常发育是辅助受孕治疗成功的关键[6, 7]。

AS 发生的常见危险因素为流产和产后清宫（dilatation and curettage，D&C）[4]。然而，任何一种宫内操作都可能导致 AS[8]。

输卵管造影或子宫超声造影术可用于筛查这种情况。经阴道超声通常用于评估辅助受孕前或期间子宫内膜的正常情况。在严重的 AS 病例中，经阴道超声提示子宫内膜回声中断，伴纤维嵴和纤维性病变间的液体区的特征性表现。宫腔镜是诊断 AS 最准确的方法，即使是少量的粘连也能被检测出来。此外，同时可以宫腔镜下进行治疗。然而，重要的是要认识到，AS 手术通常具有技术挑战性，需要特殊设备，比诊断性宫腔镜有更高的并发症发生率。因此，如果宫腔镜诊断 AS 时没有合适的专业知识或设备，或术前没有得到适当的咨询，最好推迟治疗。

二、管理策略

（一）清除粘连

AS 治疗的目的是清除宫腔内粘连，促进被破坏的子宫内膜的修复和再生，防止粘连的复发。有时，需要重复多次手术才能成功消除宫内粘连[9-11]。

在宫腔镜引入之前，D&C 是宫腔粘连松解中采用最广泛的治疗策略。考虑到子宫穿孔的高风险和诊断价值不高，该技术被认为是过时的。

宫腔镜下粘连松解术是金标准方法。在条件适合的情况下，宫腔镜下粘连松解术可以在没有麻醉的情况下进行。考虑到残留子宫内膜的潜在损伤，冷刀入路被认为是首选方法。一些技术可用于解决宫腔粘连。位于中部的粘连可以用宫腔镜剪刀去除。然而，位于子宫侧壁的粘连即边缘粘连，最好的处理方法是使用带有尖刀的切除镜。为了尽量减少对子宫内膜的损害，应使用最小的电能。对于粘连严重、致密的病例，强烈建议在超声或腹腔镜引导下进行手术，以减少穿孔的风险。

严重的宫腔粘连伴宫腔完全闭塞的病例尤其具有挑战性，因此提出了几种创新性宫腔镜检查策略。其中一项技术是，在腹腔镜的监视下，将一个弯曲的 Pratt 宫颈扩张器（13F）从子宫颈插入一个子宫角，以创建一个"通道"，然后在另一侧重复。通过 5mm 宫腔镜检查每个通道，以确定输卵管开口。因此，闭塞的宫腔被转换成两个通道之间的子宫"隔膜"。在此之后，以常规的方式在宫腔镜下切除形成的"隔膜"，直到到达底部并"开放"腔体[9]。另一种创新的方法是"子宫肌层评分"技术，也可在腹腔镜或腹部超声监视下进行[10]。它包括子宫镜下使用电极刀从子宫底部到峡部切割6~8 个 4mm 深的切口，目的是暴露子宫内膜功能层。这两种技术分别在 6 例和 7 例患者中被报道，并与这些患者的月经和生育能力的恢复有关[9, 10]。

（二）子宫内膜修复及复发预防

粘连分离后，必须考虑到预防复发和促进子宫内膜生长。在过去，宫内避孕装置置入是常见的，但这种方法的有效性受到了质疑。相反，人们提倡放置宫内气囊（如充气的儿科 Foley 导管）。宫内球囊应留置至少 5 天，如果有广泛粘连，则留置时间更长。只要子宫球囊在适当的位置，就应使用抗生素，以减少感染的风险。另一种方法是在术后放置抗粘连屏障（如透明屏障）到宫腔。目前尚不清楚抗粘连屏障和宫内气囊联合使用是否比单独使用气囊或抗粘连凝胶效果更好。

促进子宫内膜再生的标准的做法是术后开始雌激素治疗[2, 12]。一个可能的方案是使用 6mg/d 的戊酸雌二醇共 6 周，并在第 5 周和第 6 周的雌激素治疗剂量上加用孕激素，例如醋酸甲羟孕酮 10mg，每天 3 次，可以形成完整的子宫内膜脱落的过程。可以使用超声检查来评估子宫内膜在周期不同阶段的发育[13]。通常采用二次宫腔镜检查来评估腔体的正常情况，这也为移除残余粘连提供一个机会，并为未来辅助受孕治疗提供预后指标。

完全消除宫内粘连可能并不意味着子宫内膜功能正常。纤维化损伤的子宫内膜可能无法再生。

其他的治疗方法（除雌激素外）包括低剂量阿司匹林[14]、阴道西地那非[15, 16]、已酮可可碱和高剂量维生素 E[17]，但这些研究要么太小，要么不适用于 AS。但是当雌激素 – 黄体酮治疗失败时，它们或许可以作为一种挽救策略（病例 2）。

三、预防

有一种观点认为，对稽留流产采用期待治疗或药物治疗，并仅在选定的情况下手术（清宫）。如果需要清宫，必须轻柔地进行，不能对妊娠子宫腔造成过度创伤。子宫内粘连也可能发生在子宫内手术后，如黏膜下肌瘤切除（病例 3）。必须使用最低的电能，以尽量减少对子宫内膜的损害。宫内节育器、宫内气囊或宫内手术后抗粘连凝胶的常规使用需要进一步评估[18, 19]。术后第 2 次宫腔镜检查可以清除可能残留宫腔粘连和检查宫腔的完整性。

要点

挑战

- 宫腔粘连（Asherman 综合征）的 ART 患者。

背景

- 40% 的 Asherman 综合征患者伴有不孕。
- 宫腔粘连对 IVF 成功产生的不利影响，可能是反复 IVF 失败的原因之一。
- 输卵管造影、超声和宫腔镜都是有用的检查方法。

管理策略

- 宫腔镜手术是诊断和治疗的金标准。
- 粘连严重的病例最好在超声或腹腔镜的引导下进行，以减少穿孔的风险。
- 宫腔粘连改变很常见，可通过使用雌激素治疗、宫内球囊或透明质酸凝胶来减少。

四、一问一答

问题 1：我的月经周期正常，但检查显示我的宫腔有粘连。如果是这种情况，我是不是应该根本就没有月经了？

回答 1：不一定。您来月经是因为子宫内膜脱落。如果只粘连部分，而不是全部，仍然会来月经，但它们会比正常情况下量少，跟您的情况一样。

问题 2：如果我子宫内膜的部分还有功能，而且我需要进行 IVF 助孕，为什么不能直接把胚胎放在那部分呢？

回答 2：不幸的是，事实并非如此。众所周知，在我们将胚胎放入子宫后，它们会在植入前移动。举个例子，这就是为什么，我们把胚胎放在子宫里，但它最终可能进入输卵管，导致异位妊娠。所以，最好的方法是做一个手术来切除所有的粘连，然后进行 IVF。

问题 3：我以前的医生告诉我，我有非常严重的宫腔粘连，完全封闭了我的宫腔，这就是为什么我没有月经或妊娠。他试着切开它，但没有成功，我也没有好转。您能为我做些什么呢？

回答 3：据报道，像您这样的患者经过治疗后病情会有所好转，但还需要做一些处理。根据近期报道的病例中，您需要一个有专业知识的团队来治疗。我们使用了专门为类似患者设计的特殊技术。手术使用两个镜，即一个宫腔镜和一个腹腔镜，以提供最大的安全性和有效性。手术后我们会给您一些药物来帮助子宫内膜生长，防止粘连复发。有时我们需要做不止一次手术来达到让您的子宫腔正常的目标。就像我说的，以前有过类似的案例，希望我们也能在您的案例中这样做。

参考文献

[1] Yu D, Wong Y-M, Cheong Y, Xia E, Li T-C. Asherman syndrome—one century later. *Fertil Steril.* 2008;89(4):759–79.

[2] Conforti A, Alviggi C, Mollo A, De Placido G, Magos A. The management of Asherman syndrome: a review of literature. *Reprod Biol Endocrinol.* 2013;11:118.

[3] Dreisler E, Kjer JJ. Asherman's syndrome: current perspectives on diagnosis and management. *Int J Womens Health.* 2019;11:191–8.

[4] Schenker JG, Margalioth EJ. Intrauterine adhesions: an updated appraisal. *Fertil Steril.* 1982;37(5):593–610.

[5] Chen L, Zhang H, Wang Q, Xie F, Gao S, Song Y, et al. Reproductive outcomes in patients with intrauterine adhesions following hysteroscopic adhesiolysis: experience from the largest women's hospital in China. *J Minim Invasive Gynecol.* 2017;24(2):299–304.

[6] Bakas P, Hassiakos D, Grigoriadis C, Vlahos N, Liapis A, Gregoriou O. Role of hysteroscopy prior to assisted reproduction techniques. *J Minim Invasive Gynecol.* 2014;21(2):233–7.

[7] Richter KS, Bugge K, Bromer J, Levy M. Relationship between endometrial thickness and embryo implantation, based on 1,294 cycles of in vitro; fertilization with transfer of two blastocyst-stage embryos. *Fertil Steril.* 2007;87(1):53–9.

[8] Taskin O, Sadik S, Onoglu A, Gokdeniz R, Erturan E, Burak F, et al. Role of endometrial suppression on the frequency of intrauterine adhesions after resectoscopic surgery. *J Am Assoc Gynecol Laparosc.* 2000;7(3):351–4.

[9] McComb PF, Wagner BL. Simplified therapy for Asherman's syndrome. *Fertil Steril.* 1997;68(6):1047–50.

[10] Protopapas A, Shushan A, Magos A. Myometrial scoring: a new technique for the management of severe Asherman's syndrome. *Fertil Steril.* 1998;69(5):860–4.

[11] Capella-Allouc S, Morsad F, Rongières- Bertrand C, Taylor S, Fernandez H. Hysteroscopic treatment of severe Asherman's syndrome and subsequent fertility. *Hum Reprod.* 1999 1;14(5):1230–3.

[12] Sugimoto O. Diagnostic and therapeutic hysteroscopy for traumatic intrauterine adhesions. *Am J Obstet Gynecol.* 1978;131(5):539–47.

[13] Bromer JG, Aldad TS, Taylor HS. Defining the proliferative phase endometrial defect. *Fertil Steril.* 2009;91(3):698–704.

[14] Weckstein LN, Jacobson A, Galen D, Hampton K, Hammel J. Low-dose aspirin for oocyte donation recipients with a thin endometrium: prospective, randomized study. *Fertil Steril.* 1997;68(5): 927–30.

[15] Zinger M, Liu JH, Thomas MA. Successful use of vaginal sildenafil citrate in two infertility patients with Asherman's syndrome. *J Womens Health (Larchmt).* 2006;15(4):442–4.

[16] Sher G, Fisch JD. Vaginal sildenafil (Viagra): a preliminary report of a novel method to improve uterine artery blood flow and endometrial development in patients undergoing IVF. *Hum Reprod.* 2000;15(4):806–9.

[17] Lédée-Bataille N, Olivennes F, Lefaix J-L, Chaouat G, Frydman R, Delanian S. Combined treatment by pentoxifylline and tocopherol for recipient women with a thin endometrium enrolled in an oocyte donation programme. *Hum Reprod.* 2002;17(5):1249–53.

[18] Guida M, Acunzo G, Di Spiezio Sardo A, Bifulco G, Piccoli R, Pellicano M, et al. Effectiveness of auto-crosslinked hyaluronic acid gel in the prevention of intrauterine adhesions after hysteroscopic surgery: a prospective, randomized, controlled study. *Hum Reprod.* 2004;19(6):1461–4.

[19] Healy MW, Schexnayder B, Connell MT, Terry N, DeCherney AH, Csokmay JM, et al. Intrauterine adhesion prevention after hysteroscopy: a systematic review and meta-analysis. *Am J Obstet Gynecol.* 2016;215(3):267–275.e7.

第 38 章　高龄患者

The older patient

Giselle Crawford　William Ledger　著

赵飞燕　马翔　译　李萍　校

病例 1：一对夫妻不孕病史 1 年。女性 43 岁，男性 37 岁，女性月经周期正常，盆腔超声和输卵管造影正常。月经周期第 2 天的基础内分泌测定显示卵泡刺激素 10.4U/L，黄体生成素 7.3U/L，雌二醇 115pmol/L，抗米勒管激素 1.2pmol/L。经阴道超声提示总窦卵泡计数为 2。2 次 IVF 失败后咨询。患者 2 次 IVF 均采取拮抗药方案，300U 高度纯化的人类绝经期促性腺激素促排。第 1 个周期卵母细胞无法通过体外受精受精。第 2 个周期产生 2 个卵母细胞，尝试卵胞质内单精子注射；一个卵母细胞未受精，另一个未达到卵裂期。

病例 2：一对新婚夫妻被转诊来接受生育治疗。男方 57 岁，有两个十几岁的孩子。女性 34 岁，未生育。基础检查包括第 2 天 FSH、雌二醇和 AMH 正常，盆腔超声和输卵管造影正常。精液分析显示，精子总数为 1300 万 /ml，前向运动率为 22%，严格的精子形态学检查为 3%，精子染色质结构 DNA 碎片指数为 33%。

一、背景

由于生育年龄过高而导致不孕的夫妻对生育治疗的需求持续增加。许多这样的夫妻会被归类为不明原因不孕。随着女性年龄的增长，生育力的下降是有据可查的，与原始卵泡数量的减少直接相关。卵巢储备测试（如抗米勒管激素和窦卵泡计数）有助于评估辅助生殖技术的预后，保证充分的预处理咨询。与女性的趋势相似，男性生育年龄提高（advancing paternal age，APA）也在增加。APA 的定义仍然是武断的，没有普遍接受的标准。衰老对精子参数（包括精液容量、活力和形态）有微小但显著的负面影响[1]。APA 与妊娠时间延长、妊娠率降低、流产率增加和活产率降低有关，尽管这些数据可能与女性伴侣年龄和随年龄而减少的性交频率相混淆。

二、管理策略

（一）高龄产妇（病例 1）

女性生育年龄提高（advanced maternal age，AMA）（高龄产妇）与对卵巢刺激反应不良风险的增加、周期取消情况增加、流产率增高、后代染色体缺陷、子痫前期和胎儿生长受限等产科风险有关。病例 1 中的患者 FSH 临界升高，AMH 浓度明显降低，与她的年龄相符。每个周期通过体外受精受孕的概率将低于 10%[2]。治疗前咨询应包括讨论该夫妻可用的选择，包括接受使用自己的卵母细胞低成功率的体外受精、使用捐赠的卵母细胞、收养和接受不孕结局。许多夫妻会选择第一种方法，但卵巢储备检测预处理可以为失败做更直接的"准备"，可能会让夫妻更快地从重复的 IVF 周期转向捐赠卵细胞治疗[3, 4]。使用供体卵母细胞治疗的成功几乎完全取决于供体的年龄，即使在年龄较大的受者中，每个周期超过 30% 的活产率也并不罕见[2, 5]。

对于使用女性伴侣自己的卵母细胞进行体外受精的夫妻，有各种各样的策略被提出来改善患者对超促排卵的反应；然而，没有一个是经过严格评估的。由于使用大剂量 FSH 刺激卵巢的方法对改善超促排卵的反应并不成功，而被大部分人放弃，转而采用与使用大剂量 FSH 刺激卵巢方法累积活产率并无明显差异但更温和的刺激方案[6, 7]。在控制性卵巢刺激方案中加用黄体生成素，一直以来都备受争议，其在 AMA 患者中使用的证据相互矛盾。可以使用促性腺激素释放激素拮抗药或微刺激方案[8]；针对高龄患者，长方案的缺点是，长时间的抑制被证明可能是不可逆的，卵巢反应性差，无法进行卵母细胞提取。延迟启动 GnRH 拮抗药方案可能有助于提高妊娠率，但尚缺乏改善活产率的数据[9]。该方案应根据患者的具体情况而定，可能包括最终决定在卵母细胞成熟时使用 hCG 扳机，并在卵泡数量达到必要标准时进行卵母细胞提取。许多辅助治疗已被考虑用于高龄患者，以改善结果。在这些提议中，脱氢表雄酮和睾酮等雄激素和生长激素最有希望，但由于缺乏随机对照试验的活产率数据、安全性数据及成本考虑，它们的使用仍受到阻碍[10, 11]。

在非男性因素不孕的情况下，使用 ICSI 使卵母细胞受精并没有提高受精率或妊娠率[12]。然而，在卵母细胞数量极低的情况下，在随后的周期中几乎不存在改善的可能性，谨慎的做法是尽量减少受精失败，使用 ICSI 而不是 IVF。考虑到随着女性年龄的增长，非整倍体率的增加，通过对囊胚滋养层细胞活检进行胚胎非整倍体植入前遗传学检测（preimplantation genetic testing for aneuploidy，PGT-A），提供了提高每个胚胎移植活产机会的可能性。然而，尽管最近的研究表明每周期妊娠率增加，流产率降低，但累计活产率仍保持不变[13]。

病例 1 中的结果很典型，2 个控制性卵巢刺激方案周期后没有妊娠也就不足为奇了。尽管辅助生殖技术取得了许多进展，但大多数数据仍然显示，在这个年龄组中，每个周期的妊娠率低于 10%，一些研究现在已经表明，抗米勒管激素低和妊娠率降低存在明确的联系。咨询的目的是确保夫妻充分了解治疗的预后，并劝阻夫妻，反复进行失败的治疗周期，这可能导致严重的心理负担和社会成本。如果病例 1 患者夫妻可接受供体卵母细胞治疗，这将提供给他们最佳的成功机会。

（二）男方高龄（病例 2）

APA 对生殖结果的影响受到的关注不如 AMA。关于父亲年龄对 IVF 结果的影响存在矛盾的证据，有些研究显示没有差异，而另一些研究显示男性年龄增加与精液参数下降、妊娠时间增加和受孕率降低有关[14-16]。

APA 可一定程度上增加流产风险，但其风险小于 AMA[17, 18]。此外，有证据表明，随着年龄的增长，男性的后代会出现少量但显著的异常，包括常染色体疾病、非整倍体、孤独症和精神分裂症[19-22]。然而，这些风险的总体规模小到可以忽略不计。

对于病例 2 中的这对夫妻来说，他们不太可能通过宫腔内人工授精受孕。女性伴侣年龄小，AMH 正常，妊娠概率较高。然而，这一努力可能会受精子 DNA 高度碎片化的影响。考虑到女性伴侣较年轻，及正常的 AMH，IVF/ICSI 治疗应包括囊胚期的单个胚胎移植，并将任何其他囊胚玻璃化冷冻。与双胚胎移植相比，这最大限度地增加了妊娠的机会，同时大大降低了多胎妊娠的风险。如果由于受精不良或囊胚发育不良而受阻，可以考虑使用睾丸精子来帮助克服 DNA 高度碎片化的影响[23]。其他治疗 DNA 高度碎片化的方法包括抗氧化治疗、改变生活方式、频繁射精、精索静脉曲张修复[24]。

三、预防

生殖医学专家应该尽最大努力教育公众，各种名人和媒体明星所描绘的将女性生育能力延长到生命的第 40 年的形象，从生物学上讲是不可信的。认为家庭是人生重要组成部分的男性和女性应该努力在女性 36 岁生日之前组建家庭，以最大地限度增加简单受孕和妊娠的机会。超过这个年龄，自然受孕的可能性会迅速下降，与许多患者预期相反，IVF 治疗不太可能在 40 岁以上的女性身上成功。因此，预防的策略是鼓励夫妻在女性的年龄成为问题之前尝试妊娠。同样，男性应该被告知，他们的生育能力也会随着年龄的增长而下降，谨慎的做法是在 40 多岁之前组建家庭。

输精管结扎前选择性冷冻精子是一种越来越普遍的做法。在进行输精管结扎术之前，精子冷冻保存应该与男性进行讨论，男性应该被告知输精管结扎术的不可逆性。长期有用且可逆的女性避孕方法的使用减少了输精管结扎手术的需求，在未来，可靠且无不良反应的男性避孕方法可能会问世。冷冻卵母细胞以使高龄女性受孕的可能性也越来越受欢迎，特别是随着玻璃化冷冻的使用。然而，卵母细胞低温保存不应让女性"被骗入一种虚假的安全感"，因为如果冷冻的卵母细胞不能生出健康的孩子，这可能会在以后的生活中导致极大的失望。

要点

挑战

- 接受 ART 治疗的高龄男性或高龄女性。

背景

- 接受试管受精治疗的男性和女性的平均年龄正在增加。
- 女性衰老会影响超促排卵方案后的卵母细胞质量和数量，降低妊娠率，增加流产率。
- 染色体缺陷随女性年龄增加而增加。
- 产科风险（如子痫前期和早产）在高龄女性中较高。
- 关于男性年龄对体外受精结果的影响，存在相互矛盾的证据，一些研究显示没有差异，而另一些研究显示，随着男性年龄的增加，妊娠率降低。

- 男性年龄越大，流产率越高。
- 父亲年龄较大的孩子出现异常的概率虽小但却显著增加，这些疾病包括某些类型的孤独症、精神分裂症，以及罕见的视网膜母细胞瘤。

管理策略

- 高龄女性患者应考虑到失败的高概率。
- 超高剂量的卵泡刺激素不能提高活产的机会。
- 促排卵方案应采用拮抗药或微刺激方案。
- 取卵超过 2 个卵细胞的可能性较小。
- 关于任何辅助治疗获益的证据有限。
- 如果卵母细胞数较少，受精最好采用 ICSI。
- PGT-A 可降低流产率，但对累积活产率无影响。
- 应该向高龄男性告知妊娠的风险。
- 应重视儿童福利，包括考虑到预定父母的预期寿命。

预防

- 预防的基础是关于女性与男性年龄和生育力关系的公共卫生教育。
- 学校的性教育应包括更广泛的生殖健康教育。
- 支持男性和女性在养育子女方面的社会政策，如改进的产假政策和幼儿教育，也可有助于预防。

四、一问一答

问题 1：通过辅助生殖助孕，我妊娠和活产的概率是多少？

回答 1：成功率存在个体化。然而，40 岁及以上女性患者每个周期的妊娠率和活产率低于 10%。这增加了卵巢反应不良和周期取消的概率，以及受精失败导致无可移植胚胎。

问题 2：我的孩子是否会出现与我的年龄有关的异常？

回答 2：对于大龄母亲来说，孕期受染色体问题（如唐氏综合征）影响的风险会增加。妊娠并发症的风险也会增加，如子痫前期、妊娠糖尿病和胎儿生长受限，这些都会对婴儿的健康造成影响。

问题 3：如果辅助生殖技术助孕不起作用，我还有什么其他的生育选择？

回答 3：选择包括使用捐赠卵母细胞或其他非传统方式的父母，包括收养。

参考文献

[1] Cardona MW, Berdugo J, Cadavid JA. The effects of male age on semen parameters: analysis of 1364 men attending an andrology center. *Aging Male.* 2009;12(4):100–3.

[2] HFEA. Fertility treatment 2017: trends and figures. Human Fertilisation and Embryology Authority, UK. www.hfea.gov. uk. Published 2017. Accessed November 2019.

[3] Dewailly D, Andersen CY, Balen A, Broekmans F, Dilaver N, Fanchin R, Griesinger G, Kelsey TW, La Marca A, Lambalk C, et al. The physiology and clinical utility of anti-Müllerian hormone in women. *Hum Reprod Update.* 2014;20(3):370–85.

[4] Broer SL, Broekmans FJ, Laven JS, Fauser BC. Anti-Müllerian hormone: ovarian reserve testing and its potential clinical implications. *Hum Reprod Update.* 2014;20(5):688–701.

[5] Martin JR, Bromer JG, Sakkas D, Patrizio P. Live babies born per oocyte retrieved in a subpopulation of oocyte donors with repetitive reproductive success. *Fertil Steril.* 2010;94(6):2064–8.

[6] van Tilborg TC, Torrance HL, Oudshoorn SC, Eijkemans MJC, Koks CAM, Verhoeve HR, Nap AW, Scheffer GJ, Manger AP, Schoot BC, et al. Individualized versus standard FSH dosing in women starting IVF/ICSI: an RCT. Part 1: The predicted poor responder. *Hum Reprod.* 2017;32(12):2496–2505.

[7] Lensen SF, Wilkinson J, Leijdekkers JA, La Marca A, Mol BWJ, Marjoribanks J, Torrance H, Broekmans FJ. Individualised gonadotropin dose selection using markers of ovarian reserve for women undergoing in vitro fertilisation plus intracytoplasmic sperm injection (IVF/ICSI). *Cochrane Database Syst Rev. 2.* 2018;CD012693.

[8] Mochtar MH, Danhof NA, Ayeleke RO, Van der Veen F, van Wely M. Recombinant luteinizing hormone (rLH) and recombinant follicle stimulating hormone (rFSH) for ovarian stimulation in IVF/ICSI cycles. *Cochrane Database Syst Rev 5.* 2017;CD005070.

[9] Cozzolino M, Franasiak J, Andrisani A, Ambrosini G, Vitagliano A. "Delayed start" gonadotropin-releasing hormone antagonist protocol in Bologna poor-responders: a systematic review and meta-analysis of randomized controlled trials. *Eur J Obstet Gynecol Reprod Biol.* 2019;23; 244:154–62.

[10] Nagels HE, Rishworth JR, Siristatidis CS, Kroon B. Androgens (dehydroepiandrosterone or testosterone) for women undergoing assisted reproduction. *Cochrane Database of Systematic Reviews.* 2015;Issue 11. Art. No.: CD009749. DOI: 10.1002/14651858.CD009749.pub2.

[11] Norman RJ, Alvino H, Hull LM, Mol BW, Hart RJ, Kelly TL, Rombauts L. Human growth hormone for poor responders: a randomized placebo-controlled trial provides no evidence for improved live birth rate. *Reprod Biomed Online.* 2019;38(6):908–15.

[12] Bhattacharya S, Hamilton MP, Shaaban M, Khalaf Y, Seddler M, Ghobara T, et al. Conventional in-vitro fertilisation versus intracytoplasmic sperm injection for the treatment of non-male-factor infertility: a randomised controlled trial. *Lancet.* 2001;357(9274):2075–9.

[13] Rubio C, Bellver J, Rodrigo L, Castillón G, Guillén A, Vidal C, Giles J, Ferrando M, Cabanillas S, Remohí J. In vitro fertilization with preimplantation genetic diagnosis for aneuploidies in advanced maternal age: a randomized, controlled study. *Fertil Steril.* 2017;107(5):1122–9.

[14] Hassan MA, Killick SR. Effect of male age on fertility: evidence for the decline in male fertility with increasing age. *Fertil Steril.* 2003;79 Suppl 3:1520.

[15] Begueriá R, García D, Obradors A, Poisot F, Vassena R, Vernaeve V. Paternal age and assisted reproductive outcomes in ICSI donor oocytes: is there an effect of older fathers? *Hum Reprod.* 2014;29(10): 2114–22.

[16] Johnson SL, Dunleavy J, Gemmell NJ, Nakagawa S. Consistent age-dependent declines in human semen quality: a systematic review and meta-analysis. *Ageing Res Rev.* 2015;19:22.

[17] Belloc S, Cohen-Bacrie P, Benkhalifa M, Cohen-Bacrie M, De MJ, Hazout A, et al. Effect of maternal and paternal age on pregnancy and miscarriage rates after intrauterine insemination. *Reprod Biomed Online.* 2008;17(3), 392–7.

[18] de la Rochebrochard E, Thonneau P. Paternal age and maternal age are risk factors for miscarriage; results of a multicentre European study. *Hum Reprod.* 2002;17(6):1649–56.

[19] Sharma R, Agarwal A, Rohra VK, et al. Effects of increased paternal age on sperm quality, reproductive outcome and associated epigenetic risks to offspring. *Reprod Biol Endocrinol.* 2015;13:35.

[20] Yang Q, Wen SW, Leader A, et al. Paternal age and birth defects: how strong is the association? *Hum Reprod.* 2007;22:696.

[21] Sipos A, Rasmussen F, Harrison G, et al. Paternal age and schizophrenia: a population based cohort study. *BMJ.* 2004; 329:1070.

[22] Wu S, Wu F, Ding Y, et al. Advanced parental age and autism risk in children: a systematic review and meta-analysis. *Acta Psychiatr Scand.* 2017;135:29.

[23] Esteves SC, Roque M, Bradley CK, Garrido N. Reproductive outcomes of testicular versus ejaculated sperm for intracytoplasmic sperm injection among men with high levels of DNA fragmentation in semen: systematic review and meta-analysis. *Fertil Steril.* 2017;108(3):456–67.e1.

[24] Esteves SC, Santi D, Simoni M. An update on clinical and surgical interventions to reduce sperm DNA fragmentation in infertile men. *Andrology.* 2019;Nov 6. doi: 10.1111/ andr.12724.

第 39 章　温和方案或自然周期 IVF 治疗的需求

Requests for mild or natural cycle IVF treatment

Brad B. Swelstad　Suheil J. Muasher　著

赵飞燕　马　翔　译　李　萍　校

病例 1：32 岁女性，输卵管因素引起的原发性不孕病史。月经周期第 3 天的卵泡刺激素水平为 6mU/ml，雌二醇水平为 30pg/ml，在正常范围内。男性伴侣的精液常规正常。这对夫妻接受了 IVF 助孕的咨询，他们比较担忧保险不报销的高昂药费。

病例 2：35 岁女性，卵巢储备功能不良。月经周期第 3 天的 FSH 水平为 18mU/ml，E_2 为 50pg/ml。男性伴侣患有少精子症。建议这对夫妻进行卵胞质内单精子注射，但是患者想选择"自然周期试管受精"。

一、背景

　　IVF 是辅助生殖技术治疗不孕症的主要治疗策略。IVF 包括昂贵和复杂的卵巢刺激方案，可能会导致严重的并发症、高昂的成本和患者严重的不适。卵巢刺激方案旨在产生许多卵母细胞，以弥补人类生殖和 IVF 实验室方法固有的效率低下。传统的长方案包括使用促性腺激素释放激素激动药，达到垂体降调节，防止黄体生成素激增。它们与相对高剂量的外源性卵泡刺激素联合使用，通过维持一组募集卵泡的生长来克服对单一优势卵泡的选择。促性腺激素的启动剂量为 150～450U/d，需个体化定制，变化较大。

　　GnRH 拮抗药通常被认为是温和方案 IVF 的一个组成部分，在月经周期的卵泡中后期给予，作为垂体 GnRH 受体的竞争性拮抗药。GnRH 拮抗药通过竞争性阻断 GnRH 受体及其下游二级信使来阻止 LH 和 FSH 的升高。GnRH 拮抗药不能如 GnRH 激动药一样，诱导内源性促性腺激素的最初爆发释放，但取而代之的是迅速和可逆的促性腺激素分泌抑制。与 GnRH 激动药相比，GnRH 拮抗药与促性腺激素治疗的持续时间和剂量减少有关。

　　温和或轻微的卵巢刺激与较低的花费和较少的药物，以及较低的卵巢过度刺激综合征风险有关。然而，一项包括 404 对夫妻的大型随机对照试验对温和方案 IVF 和传统 IVF 进行了比较，结果显示温和方案 IVF 每个周期的活产率为 16%，而传统 IVF 每个周期的活产率为 24%[1]。此外，温和方案 IVF 组的周期取消率（18%）高于常规 IVF 组（8.3%）。在这项研究中，温和方案 IVF 组有更多的新鲜周期（每个患者 2.2 次），高于传统 IVF 组（每个患者 1.6 次），在 1 年内的累积活产率相当。

相比之下，自然周期 IVF 有更高的取消率（27%～71%）、较低的获卵成功率和显著降低的持续妊娠率（0%～6.1%）[2]。

二、管理策略

温和卵巢刺激方案使用低剂量药物以获得多个卵母细胞，但最好小于 10 个[3]。温和刺激方案在卵泡早期使用促性腺激素 100～150U/d，用药 5 天后加用 GnRH 拮抗药（图 39-1）。

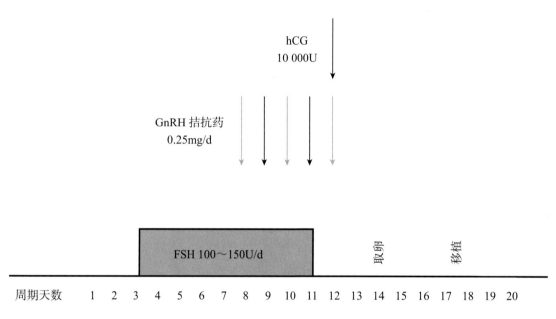

▲ 图 39-1　使用促性腺激素 /GnRH 拮抗药的温和方案

卵泡早期低剂量促性腺激素 100～150U/d，用药 5 天后加用 GnRH 拮抗药。FSH. 卵泡刺激素；GnRH. 促性腺激素释放激素；hCG. 人绒毛膜促性腺激素

自然周期试管受精包括监测一个正常周期，然后在黄体生成素自主激发之前进行取卵。在改良的自然周期中，GnRH 拮抗药被用来防止黄体生成素的提前上升，人绒毛膜促性腺激素扳机，触发最终的卵母细胞成熟。温和刺激和自然周期均可降低多胎妊娠和 OHSS 的风险；然而，在所有卵巢刺激方案中，自然周期体外受精的妊娠率始终是最低的[2]。

温和方案的优点包括用药少、血液检测和超声监测的天数少、针对患者依从性的方案较简化、改善子宫内膜容受性和最低的 OHSS 发生率。Meta 分析显示温和方案可获得的卵母细胞较少，但着床率明显较高[4]。使用 100mg/d 的枸橼酸氯米芬，随后使用 150U/d 的促性腺激素和 GnRH 拮抗药是一种有效的温和方案（图 39-2）[5]。一项随机临床试验比较了传统方案和温和方案，并证明温和方案的非整倍体率较低[6]。

体外受精的温和方案可能对高反应者有好处。在病例 1 中，患者卵巢储备良好，对卵巢刺激有潜在的高反应。温和方案 100mg/d 的枸橼酸氯米芬，随后使用促性腺激素 100～150U/d 和 GnRH 拮抗药可能是合适的选择，以降低严重 OHSS 的风险和药物成本[7]。在病例 2 中，考虑到自然周期

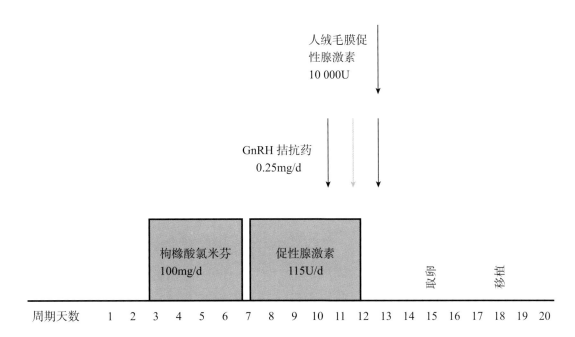

▲ 图 39-2　温和方案使用枸橼酸氯米芬 / 促性腺激素 /GnRH 拮抗药

卵泡早期服用枸橼酸氯米芬 100mg/d，随后服用低剂量促性腺激素和促性腺激素释放激素（GnRH）拮抗药[5]

IVF 的高取消率和非常低的妊娠率，应该劝阻夫妻。在病例 2 中，女性可以考虑温和方案 IVF，因为 2004 年一项低反应者随机研究表明，与使用 GnRH 激动药的常规长方案相比，使用枸橼酸氯米芬、促性腺激素和 GnRH 拮抗药的温和方案，有更高的妊娠率和着床率[8]。2017 年的一项类似的随机研究包括 394 名卵巢储备不足的患者，研究显示温和刺激组和常规刺激组的持续妊娠率相当，但温和刺激组持续时间更短，成本更低[9]。

　　与更激进的控制性卵巢刺激相比，温和卵巢刺激方案并发症的发生率和严重程度更低，但与传统体外受精相比，每个周期的妊娠率更低。温和刺激方案可能同时适用于低反应者和高反应者，为一些夫妻提供了潜在治疗风险和结果之间的合理平衡。

要点
挑战

- 温和方案或自然周期 IVF 治疗的需求。

背景

- 体外受精温和方案通常采用低剂量促性腺激素（100～150U/d）刺激卵巢，GnRH 拮抗药抑制垂体。也可以使用氯米芬或芳香化酶抑制药共同治疗。

- 温和方案可优化潜在治疗风险和结果之间的平衡。

- 对于一些夫妻来说，温和方案可能是一种更简单、负担得起的方法。

- 有证据表明，温和方案可能对卵母细胞、胚胎和子宫内膜有有益的影响。

- 自然周期 IVF 包括监测一个正常周期，然后在 LH 自发激增之前取出一个卵母细胞。

> **管理策略**
>
> - 对希望进行温和方案或自然周期 IVF 的夫妻进行详细的咨询是必要的。
>   - 一项比较温和方案 IVF 和常规 IVF 的大型随机试验表明，温和方案 IVF 每个周期的活产率为 16%，而常规 IVF 每个周期的活产率为 24%。温和方案 IVF 组的周期取消率（18%）高于常规 IVF 组（8.3%）。
>   - 微刺激 IVF 的 OHSS 风险（1.4%）比常规 IVF 的 OHSS 风险（3.7%）降低了 50% 以上。
>   - 自然周期 IVF 有更高的取消率（27%～71%）、较低的获卵成功率和显著降低的持续妊娠率（0%～6.1%），因此不被推荐为一种有效的治疗方法。
> - 温和方案 IVF 与减少 FSH 治疗时间和剂量有关，治疗时间总体减少。与传统的 IVF 相比，这可能使更多的 IVF 周期适合在给定的时间内进行。

三、一问一答

问题 1：我读到世界上第一个试管婴儿是自然周期产生的。为什么还要给我用这些昂贵的刺激药？

回答 1：您说得对，Louise Brown 是自然周期的产物，是因为我们今天使用的控制下丘脑、垂体和使 IVF 更成功的药物还没有被发现。现在有了这些药物，我们可以显著增加您 IVF 成功的机会，这就是我们使用药物的原因。

问题 2：在我上一个 IVF 周期中，您给我用了高剂量药物刺激，因为您说我的卵巢储备很低，而我只产生了 2 个卵细胞，这没有起作用。下次会用更大的剂量吗？

回答 2：实际上，下次我们将使用一种叫作温和刺激的方案，在最初 5 天我们使用口服药物，然后肌内注射小剂量的性腺刺激药物。研究表明，在与您类似的情况下，与标准的高剂量方案相比，温和方案能产生类似或更好的效果。

参考文献

[1] Heijnen EM, Eijkemans MJ, De Klerk C, Polinder S, Beckers NG, Klinkert ER, et al. A mild treatment strategy for in-vitro fertilization: a randomized noninferiority trial. *Lancet.* 2007;369:743–49.

[2] Verberg MF, Macklon NS, Nargund G, Frydman R, Devroey P, Broekmans P, et al. Mild ovarian stimulation for IVF. *Hum Reprod Update.* 2009;15:13–29.

[3] Muasher SJ, Garcia JE. Fewer medications for in vitro fertilization can be better: thinking outside the box. *Fertil Steril.* 2009;92:1187–9.

[4] Verberg MF, Eijkemans MJ, Macklon NS, Heijnen EM, Baart EB, Hohmann FP, et al. The clinical significance of the retrieval of a low number of oocytes following mild ovarian stimulation for IVF: a meta-analysis. *Hum Reprod.* 2009;15:5–12.

[5] Williams SC, Gibbons WE, Muasher SJ, Oehninger S. Minimal ovarian hyperstimulation for in vitro fertilization using sequential clomiphene citrate and gonadotropin with or without the addition of a gonadotropin releasing hormone antagonist. *Fertil Steril.* 2002;78:1068–72.

[6] Baart EB, Martini E, Eijkemans MJ, Van Opstal D, Beckers

NG, Verhoeff A, et al. Milder ovarian stimulation for in-vitro fertilization reduces aneuploidy in the human preimplantation embryo: a randomized controlled trial. *Hum Reprod.* 2007;22:980–8.

[7] Hubayter Z, Muasher SJ. Stimulation of the high responders and strategies to prevent ovarian hyperstimulation syndrome. *Middle East Fertil Soc J.* 2008;3:147–55.

[8] D'Amato G, Caroppo E, Pasquadibiscegli A, Carone D, Vitti A, Viziello GM. A novel protocol of ovarian induction with delayed gonadotropin-releasing hormone antagonist administration combined with high-dose recombinant follicle stimulating hormone and clomiphene citrate for poor responders and women over 35 years. *Fertil Steril.* 2004;81:1572–7.

[9] Youssef MA, van Wely M, Al-Inany H, Madani T, Jahangiri N, Khodabakhshi S, et al. A mild ovarian stimulation strategy in women with poor ovarian reserve undergoing IVF: a multicenter randomized non-inferiority trial. *Hum Reprod.* 2017;32:112–8.

第 40 章　存在性功能障碍（性交困难）的患者
The patient with psychosexual problems

Penny Goold　Elizabeth Howland　著

王　洁　马　翔　译　李　萍　校

病例 1：一对夫妻不明原因不孕 10 年，诊断为原发性不孕症，来生育诊所就诊前，他们接受了由国家医疗服务体系资助的 1 个周期的试管婴儿治疗，但不幸的是还没有受孕，目前也没有任何冷冻胚胎留存。在询问病史时，这对夫妻表示他们性生活频率正常，针对女性患者的检查均没有发现问题。他们在所有检查都正常的情况下仍没有受孕是不正常的。这时，女方主动提出存在性生活障碍，男方提及勃起障碍（无法插入阴道）。这对夫妻存在正常性生活障碍。

病例 2：患者女性，因婚后 4 年不能有插入阴道内的性行为而不孕，转到生殖诊所。

一、背景

对于寻求辅助生殖技术的夫妻，我们首先需要解决双方性生活问题，以防止浪费时间和不适当的检查，确定实施 ART 的潜在挑战（如卵母细胞提取和胚胎移植），并提供适当的支持。尽早解决性功能障碍可以帮助患者夫妻实现成功的自然受孕，而不需要进行 ART 助孕，也可以防止一些女性在妊娠后出现 Tokophobia（即对妊娠和分娩的严重恐惧）。

性生活问题也应从心理和夫妻双方关系的角度来解决。不孕症会给夫妻带来心理上的困扰，对性欲和性交频率产生负面影响[1]。所有参与 ART 的医护人员都有责任确保一对夫妻可以成为好父母，而令人满意的性关系可能是其中的一个重要组成部分。

人们对于由性生活问题导致不孕不育的这一类人群了解有限。由于不孕不育或治疗的压力而产生的性功能障碍的情况更为常见。研究表明，不孕不育女性的性功能障碍发生率为 36%～87%[2]。现实情况是，即使是在 ART 环境中，性心理问题也并不总是被发现或被特殊处理。

（一）发现性功能问题

由于各种原因，包括羞愧、尴尬、否认、恐惧、不信任、忠诚和缺乏知识，在转诊到 ART 之前，患者可能没有提过性生活方面问题。她们往往会有失败和孤立的感觉。这些障碍可能会导致在最初的询问中未能发现相关问题，或患者不愿意回答相关问题。我们可以在亲密的检查或调查和治疗中发现相关迹象，但另一个重要病史了解障碍是医疗人员在与患者讨论性问题时，会让患者感到不舒服。有可能一对夫妻在 ART 治疗时，他们的性功能障碍仍没有得到解决，此时认识和适当处理性功能障碍非常重要。

导致不孕症或心理困扰的性功能障碍可能同时出现在女性或男性患者中，因此双方都应列入评估。

（二）女性

导致女性不孕的性心理问题通常包括生殖器盆腔痛 / 插入障碍（genito-pelvic pain/penetration disorders，GPPD）。这一术语包括外阴 – 阴道疼痛、盆底的肌张力过高和阴道痉挛（试图插入时肌肉不自主地痉挛，收缩阴道），同时合并其他症状 [3]。对疼痛或阴道插入的恐惧和焦虑往往是一种压倒性的表现特征。

GPPD 的病因对每个患者存在高度异质性，并且复杂多样，包括对可能出现问题的幻想（如阴道太小或堵塞）、对性生活消极态度（如宗教或文化驱动）或既往创伤性或妇科检查的经历。性功能障碍可能是终身的，也可能是由于一个或几个事件而获得的，如终止妊娠、宫颈发育不良的治疗、对感染的恐惧或受虐待的关系。在某些情况下，也可能没有明显诱发因素，但对疼痛或插入的焦虑或恐惧已成为关键问题，往往导致夫妻间回避性行为。

一项研究不孕女性性功能障碍的 Meta 分析发现，受影响最大的方面是润滑、性高潮和满意度，这表明在 ART 助孕中，评估这些因素也非常重要 [2]。

（三）男性

对男性性功能障碍的研究并不广泛，定义不统一而使之变得复杂，但被认为是男性不育的一个罕见原因 [4]。相比普通人群或已育人群，不育症的男性勃起功能障碍的发病率一直较高（约 18%）[5]。而对不育男性早泄（premature ejaculation，PE）的研究结果存在矛盾，推测部分原因可能是定义不统一，也可能是由于地域和文化的差异 [5, 6]。不育夫妻报告的其他男性性功能障碍包括无性愿望的性欲障碍和满意度降低 [7]。逆行射精和不射精将在第 90 章中讨论。

虽然 ED 可能是精神性的，但它也可能是心血管疾病、糖尿病或药物不良反应（如抗抑郁药）的早期指标，因此对这些进行筛查很重要，适当的管理可能导致性功能改善和更佳的 ART 助孕结果。识别 PE 可以消除那些由自我或伴侣主导人工授精的夫妻自然受孕的潜在障碍。

（四）了解病史并进行评估

我们需要首先告知患者，性问题在出现生育问题并接受 ART 治疗的人群中是很常见的，这样有助于夫妻对性生活这些敏感问题进行询问。

1. 询问性生活的频率和时间

我们需要询问有关性交频率和时间的具体问题。许多患者可能在排卵期前后或每天都进行性交。有些夫妻可能每月只性交 1 次或更少。夫妻双方在受孕方面有压力会使性交变得不那么自然和有情趣，并导致缺乏性兴奋和享受。建议夫妻每 2～3 天进行 1 次性交，以提高自然受孕的机会 [8]。

2. 了解性交时疼痛或困难

我们必须确定问题的本质是性生活疼痛还是无法插入，或者两者都是。问题是先天的还是后天的，或者是条件性的 [如只是进行性生活困难还是使用卫生棉条和（或）窥器都有困难]，是否有任何诱发因素或过去的创伤性事件（如性虐待），是否有任何恶化因素（如既往失去亲密关系、痛苦的妇科检查、虐待关系），是否有任何其他特定的恐惧或幻想（如阴道感染或堵塞）。

为了诊断 GPPD，我们首先需要排除病理学或解剖学异常。区分深层和浅层的性生活障碍很重要。深层的性交困难可能是子宫内膜异位症或其他盆腔病变的征兆。同时需要排除由生殖器皮肤病（如硬化性苔藓）或复发性念珠菌病引起的浅层性性交困难，因为它们可能是诱发或加重的因素。

3. 其他问题

我们也向患者夫妻询问他们发生了什么，从而起到启发作用。了解他们目前在性生活中发生了什么，有助于确定是否需要进一步评估。如果发现有性心理问题，特别是性生活唤醒、润滑和性高潮的情况，有助于确定并解决问题[2]。与女性单独交谈可能帮助医生寻找到一些隐藏问题的答案。

4. 相关的辅助测试

首先需要对有性障碍问题的女性进行生殖盆腔检查，以了解问题的性质，但也要防止强化任何幻想或对疼痛的恐惧。排除 GPPD 的任何生理原因是很重要的。在检查之前，我们要向患者明确解释检查的目的。

建议在进行窥器检查之前，先使用润滑凝胶并从手指检查开始。女性对生殖器插入或疼痛的恐惧困难，会导致任何妇科检查都很困难；此时女性可能会将膝盖并拢，并退到床上去。建议患者使用自己的手指可能是有用的，这使她们重新获得一些控制权，这也可能暴露出对自己的解剖结构缺乏了解或对触摸生殖器的厌恶。如果可能的话，对患者进行仔细、缓慢的检查，并就正常的解剖结构、是否存在阴道痉挛、盆底肌的张力亢进做出评估，同时对患者进行友好的解释。

二、管理策略

（一）心理教育

我们需积极倾听和观察他们对检查的反应，这可以帮助我们理解发生性功能障碍的原因。向患者清楚而简单地解释什么方式可以继续为他（她）作为治疗性干预。如实反映阴道肌肉痉挛或盆底肌肉张力过高的情况，并回避周期内肌肉张力高、疼痛、恐惧、焦虑是很有用的。参考女性性反应周期及疼痛和恐惧对性唤起和性愉悦的影响，可以帮助她们理解和选择[9]。对于一些患者来说，在家里进行自我探索是有益的，可以加强检查结果，讨论如何降低生殖器区域的敏感刺激。

（二）使用润滑剂

在自我探索、按摩、阴道训练和性交中使用润滑剂是至关重要的。一项研究表明，每 4 对试图受孕的夫妻中就有 1 对使用润滑剂[10]。应选择为患者所接受的无刺激性和低过敏性的润滑剂。没有证据表明润滑剂会减少自然受孕的机会[11]。这也有助于避免生殖区域的皮肤干燥及炎症而引起的不必要的刺激。

（三）利多卡因

局部利多卡因（5% 软膏或 2% 凝胶）可用于治疗 GPPD，但现有的证据有限且相互矛盾。唯一的一项双盲安慰剂对照试验显示，在治疗外阴痉挛方面，利多卡因和安慰剂没有明显差异，然而样本量较小[12]。其他研究显示其在促进性交成功有一些益处[13, 14]。现有阴道痉挛的证据是基于病例报道的研究，局部麻醉药可能会引起伴侣生殖器刺痛、敏感或麻木，有时会限制其的使用。

（四）阴道训练器

阴道训练器（也称为扩张器）是由包括妇科医生、性心理治疗师和物理治疗师在内的广泛的卫生保健专业人员发起的用于治疗 GPPD 的器材。然而目前使用这些训练器的证据有限[15, 16]。一种假设是，它们通过脱敏来发挥作用，但它们的成功可能是多方面的，包括帮助患者了解自己的生殖器解剖结构；教育她，她对疼痛和插入的恐惧是没有根据的；增加信心，帮助她获得成功性生活。

然而，阴道训练器并非对所有患者都有效，一个在检查时退到床上的女性很可能被一系列的阴道训练器吓坏了。在个人不了解自己的恐惧或对插入的身体和情绪反应的情况下单独使用这些器材，效果较差。心理教育和从性心理治疗或物理治疗中寻求支持的转诊可能更有价值。

（五）性心理治疗

性心理治疗在治疗 GPPD 和其他性功能障碍方面已被证实。具有不同的治疗方法。认知行为疗法（cognitive behavioral therapy，CBT）是使用最广泛的方法[17, 18]，已发现对阴道痉挛的治疗是有效的。这种方法以问题为导向，包括心理教育，并为患者或夫妻布置家庭作业。利用感觉焦点来消除对性行为的压力，并专注于对感觉的认识，这些感觉可能从穿戴整齐的非生殖器官快感开始尝试性交。认知重组、放松技术和使用阴道训练器都可以构成 CBT 方法的一部分，同时对夫妻的关系进行评估。

心理动力学是另一种的心理治疗方法，它探讨患者与性问题有关的情绪和防御，利用治疗关系来帮助解决性问题。使用生殖器检查可以在这个过程中发挥重要作用。很多时候，治疗师采取综合方式，将不同的方法融合在一起，以适应患者的需要。

（六）临床物理疗法

盆底理疗已被发现有助于 GPPD 的女性实现满意的性交，特别是那些引起生殖器官疼痛的女性[19]。这可能是由于多模式方法，包括患者教育，可以使用如手工组织操作、拉伸和放松练习、阴道训练器的使用、肌电图生物反馈（electromyographic biofeedback，EMG）和电刺激等技术。所有这些方法都可能有助于改善盆底功能，增加知识和信心，通过脱敏和开发有效的放松技巧来减少恐惧。

（七）肉毒杆菌毒素

肉毒杆菌注射已被用于治疗生殖器或盆腔疼痛疾病，包括阴道痉挛。尽管在病例研究和小病例系列中报道了积极的结果，但仍需要临床试验证据来确定其真正疗效，特别是与无创的治疗相比。对心理教育、性心理治疗或物理治疗无效的难治性病例可以考虑使用肉毒杆菌毒素。

（八）男性性心理问题的管理

在接受抗逆转录病毒治疗的夫妇中，管理有性障碍的男性可能不是抗逆转录病毒治疗专家的职责，但识别和初步评估将有助于适当的转诊。

1. 勃起功能障碍

询问勃起功能障碍的细节是很重要的。判断它是先天性还是后天性，是条件性的（如手淫时不发生），是否有任何诱发因素（如只是在尝试妊娠后）。突然发病更有可能表明是由精神因素引起的。如果该男性仍有清晨勃起的经历，并能通过手淫维持勃起，那么这更有可能是精神性的。丧失清晨的勃起，暗示有器质性病变可能性更大。在所有的 ED 病例中，应该对该男性进行心血管疾病、糖尿病和睾丸激素缺乏的检查。常规的病史应包括识别可诱发 ED 的药物、家族史（心血管疾病或糖尿病）和社会心理史，包括吸烟、使用娱乐性药物和酒精及任何背景的精神健康问题。

2. 早泄

询问 PE 的细节同样是很重要的。通过询问先天的还是后天的，平均射精时间，以判断真正的PE 还是条件性 PE，是否可以插入阴道，如果不能，是否尝试过第 2 次性交，它对伴侣是否是个问题，是否阻碍了尝试受孕，这些均有助于治疗。偶尔早泄可能是男性焦虑表现，然而女性伴侣可能不这么认为。

（九）对有性心理问题的女性进行 ART 治疗

对于不能成功进行阴道性交的患者，宫腔内人工授精可能是一种选择[8]。IUI 周期需要用经阴道超声（transvaginal ultrasound，TVUS）进行监测，而人工授精则需要进行内镜检查。不过在治疗之前需要考虑到，有性心理问题的女性可能无法忍受经阴道超声检查或窥器检查。

也可以尝试体外受精，并且 IVF 比人工授精有更高的妊娠机会，尽管在用 TVUS 监测和胚胎移植时可能再次遇到困难，但取卵通常是在镇静或全身麻醉下进行的，所以一般来说问题不大。建议对镇静或麻醉下的任何过程都进行仔细的解释，以防止强化潜在的焦虑情绪。

要点

挑战

- 有性困难心理的 ART 夫妻。

背景

- 在 ART 患者中，性心理问题的程度很难确定。
- 性心理问题会导致不孕、人际关系问题和对生育的恐惧。

管理策略

- 需要询问详细的病史。
- 性心理的测试。
- 心理教育。
- 润滑剂和适当的使用利多卡因。
- 寻求心理治疗。
- 临床物理疗法。

预防

- 为了及早发现和解决问题，并寻求适当的专家意见，早期询问夫妻的病史和夫妻关系是关键。

三、一问一答

问题 1：我们应该多久性生活一次，用什么姿势性生活？

回答 1：建议情侣们每 2～3 天进行一次定期的性交。目前没有证据表明性交过程中任何特定的体位能改善受孕概率。

问题 2：我的伴侣无法进入，因为他觉得好像有一堵墙挡住了入口，我们该怎么办？

回答 2：首先我们要给您检查一下，看看是否有什么身体问题。然而，在大多数情况下，我们发现这并不是身体上的问题，而是夫妻双方心理的一种感觉。

参考文献

[1] Luk BH, Loke AY. The impact of infertility on the psychological well-being, marital relationships, sexual relationships, and quality of life of couples: a systematic review. *J Sex Marital Ther.* 2015;41(6):610–25.

[2] Mendoça C, Arruda JT, Noll M, Campoli PMO, Amaral WND. Sexual dysfunction in infertile women: A systematic review and meta-analysis. *Eur J Obstet Gynecol Reprod Biol.* 2017;(215):153–63.

[3] American Psychiatric Association. Genitopelvic pain/penetration disorder. In: *Diagnostic and Statistical Manual of Mental Disorders.* 5th ed. (pp. 437–440). Arlington VA: American Psychiatric Association;2013.

[4] Krausz, C. Male infertility: pathogenesis and clinical. *Best Pract Res Clin Endocrinol Metab.* 2011;25, 271–85

[5] Gao J, Zhang X, Su P, Liu J, Shi K, Hao Z, Zhou J, Liang C. Relationship between sexual dysfunction and psychological burden in men with infertility: a large observational study in China. *J Sex Med.* 2013;10:1935–42.

[6] Lotti F, Corona G, Rastrelli G, Forti G, Jannini EA, Maggi M. Clinical correlates of erectile dysfunction and premature ejaculation in men with couple infertility. *J Sex Med.* 2012;9:2698–2707.

[7] Lara LA. Effect of infertility on the sexual function of couples: state of the art. *Recent Pat Endocr Metab Immune Drug Discov.* 2015;9:46–53.

[8] NICE. Fertility problems: assessment and treatment. United Kingdom: National Institue for Health and Care Clinical Guidelines [CG156];2013.

[9] Basson R, Brotto LA, Laan E, Redmond G, Utian WH. Assessment and management of women's sexual dysfunctions: problematic desire and arousal. *J Sex Med.* 2005;2:291–300.

[10] Ellington J, Daughty S. Prevalence of vaginal dryness in trying to conceive couples. *Fertil Steril.* 2003;79 (Suppl 2):21–2.

[11] McInnery KA et al. Lubricant use during intercourse and time to pregnancy: a prospective cohort study. *BJOG*. 2018;(125)12:1541–8.

[12] Foster DC et al. Oral desipramine and topical lidocaine for vulvodynia. *Obstet Gynecol*. 2010;116:583–93.

[13] Danielsson I, Torstensson T, Brodda-Jansen G, Bohm-Starke N. EMG biofeedback versus topical lidocaine gel: a randomized study. *Acta Obstet Gynecol*. 2006;85(11):1360–7.

[14] Zolnoun DA, Hartmann KE, Steege JF. Overnight 5% lidocaine ointment for treatment of vulvar vestibulitis. *Obstet Gynecol*. 2003;102(1):84–7.

[15] Macey K, Gregory A, Nunns D, das Nair R. Women's experiences of using vaginal trainers (dilators) to treat vaginal penetration difficulties diagnosed as vaginismus: a qualitative interview study. *BMC Womens Health*. 2015;15:49.

[16] Idama TO, Pring DW. Vaginal dilator therapy an outpatient gynaecological option in the management of dyspareunia. *J Obstet Gynaecol*. 2000;20(3):303–5.

[17] Bergeron S, Merwin KE, Dubé JP. Couple sex therapy versus group therapy for women with genito-pelvic pain. *Curr Sex Health Rep*. 2018;10:79–87.

[18] Masheb RM, Kerns RD, Lozano C, Minkin MJ, Richman S. A randomized clinical trial for women with vulvodynia: cognitivebehavioural therapy vs. supportive psychotherapy. *Pain*. 2009;141:31–40.

[19] Morin M, Carroll MS, Bergeron S. Systematic review of the effectiveness of physical therapy modalities in women with provoked vestibulodynia. *Sex Med Rev*. 2017;5:295–322.

第 41 章　需要第三方配子（供精或供卵）辅助生育的夫妻

The patient needing third-party reproduction

Imad Aboujaoude　Teddy Tadros　著

王　洁　马　翔　译　　李　萍　校

病例 1：一对夫妻，均为 35 岁，生育门诊就诊中。4 年不孕史。男方有非梗阻性无精子症，既往 2 次睾丸显微取精手术中均未发现精子。他们考虑用精子库的精子进行治疗。

病例 2：一位女性，23 岁，结婚 1 年，最近被诊断卵巢早衰，现咨询未来生育方式的选择。

一、背景

对于妊娠来说，精子、卵细胞和子宫是最基础的必要条件。如果缺少其中一项，可以通过第三方（供精或供卵）生殖来妊娠。精子捐赠最初在 1884 年美国费城的杰斐逊医学院开展[1]，直到 20 世纪 70 年代，精子库才在美国逐渐变得流行和商业化[1]。在 1978 年英国试管受精技术成功后[2]，1983 年澳大利亚首次报道了卵细胞捐赠助孕技术[3]。1985 年，美国首次报道了代孕婴儿出生的情况[4]。2000 年，沙特阿拉伯首次尝试在人类中进行子宫移植[5]，2015 年瑞典报道了子宫移植后的首次活产[6]。由此，采用第三方形式进行辅助生殖助孕成为全球领域开展的项目。

1992 年，布鲁塞尔的一个小组报道了卵胞质内单精子注射后的第 1 例妊娠[7]，这是治疗男性不育症的一个里程碑，此后对供精进行授精的需求减少了[8]。尽管如此，对于少数夫妻来说，精子捐赠给他们带来与拥有自身基因相关孩子的唯一机会。精子捐献治疗的常见适应证包括最严重的男性因素不孕症（如睾丸中没有精子的无精子症）、男性伴侣无法进行胚胎移植前遗传学或染色体疾病的检测、单身女性或有非男性伴侣的女性。然而，一些有可能通过 ICSI 实现妊娠的夫妻也会选择供体授精（donor insemination，DI），他们认为 ICSI 无论是经济上、身体上还是精神上都对他们来说太过沉重。卵母细胞捐献的常见适应证包括卵巢早衰、高龄且卵巢储备能力差、卵母细胞质量差、存在遗传基因或染色体异常等。

采用第三方进行辅助生殖技术助孕存在特定的技术、伦理和法律问题，因此，最理想的应该由专业的人员来处理这类问题[9]。

二、管理策略

采用第三方进行辅助生殖技术助孕引起了人们对寻求治疗的患者的社会心理检查和咨询的关注[10]。一方面，它提出了关于精子捐赠者的隐私和与使用其精子出生孩子关系性质的伦理困境，另一方面，它对夫妻和孩子的福利都有影响。因此，在美国、英国、澳大利亚和新西兰等国发布的指南中，心理咨询已成为一项核心建议。在欧洲，精子捐赠者是根据专业准则和欧洲组织指令的监管要求进行仔细筛选的[11]。此外，还要详细询问捐赠者相关的医疗和家族史，特别是目前已知的遗传性疾病、性和其他传染病史相关的细节，以确保没有任何问题。捐赠者要接受基因筛查，包括核型、常见遗传病的携带者状况（如囊性纤维化基因突变）和传染病检查，以检测巨细胞病毒（cytomegalovirus，CMV）和性传播疾病，如淋病、梅毒、乙型肝炎、丙型肝炎和获得性免疫缺陷综合征。

（一）精子捐赠

在筛选潜在的精子捐赠者时，最重要的是要确认捐赠者健康状况良好，确保没有遗传性疾病、性传播疾病史及基因异常。此外，建议对所有精子捐赠者进行心理评估，以发现潜在的心理风险，并确定捐赠者对所供精液的用途、权利和义务完全知情，以及是否存在任何未来接触子代的想法。此外，捐献者年龄必须在 22—40 周岁，以便最大限度地排除与年龄有关的潜在危害[12]。捐献者需进行精液常规分析，以确保其正常，并应进行冷冻复苏率检查，保证其冷冻耐久性。一旦审核通过，精液样本将被多次采集，并在液氮中隔离 6 个月后，需再次对供精者进行 HIV、B 型和 C 型肝炎检测，检测阴性方可使用该冷冻精液。

对于受孕夫妻来说，评估女性伴侣以选择正确的治疗方法（DI 或 IVF）非常重要，包括输卵管通畅性和卵巢储备功能。精子捐赠者和女性接受者之间应匹配 CMV 状态。如果女方输卵管是通畅的，可以进行 DI，建议最多 6 个周期。如果仍未孕，则需要做 IVF。

2019 年对 1805 个 DI 周期的回顾性分析表明，临床妊娠率 24.8%，导致活产率 21.3%[13]。在 6630 对夫妻中，报道了不同受孕年龄组 DI 后的累积分娩率[14]。每个周期活产率为 14%，12 个周期后累积率为 77%。亚组分析显示，经历 12 个周期助孕治疗后，20—29 岁组的理论预期累积率为 87%，30—34 岁为 77%，35—37 岁为 76%，38—39 岁为 66%，40—45 岁为 52%。研究表面，不同适应证和卵巢刺激方案对活产率都没有明显的影响[14]。与所有的生育结果（无论是自然还是辅助生育）类似，女性（受孕者）的年龄是影响 DI 成功的最重要因素[15, 16]。在每次授精的总活力精子超过 2000 万的情况下，捐赠者的精子情况并不影响妊娠率。

（二）卵细胞捐赠

2015 年，卵母细胞捐赠占美国 ART 周期的 10% 左右，活产率约为 50%[17]。由于卵细胞质量随年龄增长而下降，捐赠者年龄应小于 36 岁，他们将接受与精子捐赠者相同的筛选过程。考虑到每个国家关于卵细胞捐赠的规定不同，一些夫妻可能面临的最大问题是缺乏足够数量的捐赠者。为克服这种短缺，尝试包括跨境生殖医疗（见第 113 章）和使用"卵细胞共享"，即接受试管婴儿的女性，如果符合年龄和筛选要求，可以提供卵细胞捐赠。已有研究表明，共享和直接采用捐赠者的卵细胞，临床预后是相似的[18]。

为了实现成功的胚胎移植，必须满足两个要素，即接受者子宫内膜和捐赠者卵细胞的同步性。随着胚胎玻璃化的有效性得到证实，可以使用玻璃化冷冻胚胎进行移植。此外，为供体使用 GnRH 拮抗药方案和激动药扳机，可以有效降低供者的卵巢过度刺激综合征的风险[19]。

（三）子宫移植

针对因绝对子宫因素导致女性植入失败或胎盘缺陷而不孕的，子宫移植已作为一种治疗选择。主要因素包括先天性子宫缺失（Mayer-Rokitansky-Küster-Hauser 综合征）、先天性子宫畸形（发育不良的子宫）、手术切除子宫或继发（如子宫内粘连、子宫肌瘤等）导致的子宫功能失调[20]。尽管许多中心已有子宫移植后活产的报道[6, 20]，但该手术非常复杂，并且需要活体或死亡患者的子宫供体、免疫抑制及试管婴儿助孕，以及为避免继续使用免疫抑制药，需要在实现活产后手术切除移植子宫[21]。因此，尽管该手术仍处于起步阶段，但子宫移植的接受度很高，在临床推广前需要更多的实践[20]。

要点

挑战

- 需要第三方辅助生育的夫妻。

背景

- 精子捐献的常见适应证包括最严重的男性因素不孕症（如睾丸中没有精子的无精子症）、男性伴侣无法进行胚胎移植前遗传学、染色体疾病的检测、单身女性或有非男性伴侣的女性。
- 卵母细胞捐献的常见适应证包括卵巢早衰、高龄且卵巢储备能力差、卵母细胞质量差、遗传性或染色体异常等。
- 子宫移植的适应证是绝对的子宫性不孕，包括先天性子宫缺失（Mayer-Rokitansky-Küster-Hauser 综合征）、先天性子宫畸形（发育不良的子宫）、手术缺失子宫或与子宫功能障碍相关的疾病（如子宫内粘连、子宫平滑肌瘤等）导致着床失败或胎盘缺陷。
- 供体授精每个周期的活产率为 11%～14%，12 个周期后的预期累积分娩率为 77%。
- 影响供精受精成功的最主要的因素是女方年龄。
- 影响供卵活产率的最主要的因素是供者年龄。

管理策略

- 为捐精者和受助者夫妻提供详细的咨询服务。
- 我们需要了解所有供者详细的既往病史和家族史，特别是已知的遗传病和性传播疾病。

- 我们需要对供者进行具体的筛查，以确保核型正常、未携带常见遗传疾病（如囊性纤维化基因突变）、巨细胞病毒和性传播疾病（如淋病、梅毒、乙型、丙型肝炎和人类免疫缺陷病毒，包括易感人群中的 HTLV）。
- 选择供体授精或是体外受精，临床妊娠率取决于女方的年龄和输卵管通畅情况。
- 供卵助孕治疗需要供卵者和受卵者的月经周期同步。
- 尽管目前已有子宫移植后有活产的报道，该项技术前景较好，患者接受度高，然而仍处于起步阶段。

三、一问一答

问题 1：如何将男方的特征与捐赠者匹配起来？

回答 1：我们会首先进行种群匹配，并尽可能地进行身体特征的匹配，如身高、身材和头发颜色。然而，众所周知，孩子通常不是父母的复制版，所以完全匹配并非真的需要。另外，孩子通常会通过与我们的互动来模仿我们的行为，例如我们说话或走路方式，这也是看起来相似的原因。

问题 2：由于我患有卵巢早衰，所以我需要接受卵细胞捐赠。我可以使用姐妹捐的卵吗？

回答 2：卵巢早衰可能有遗传因素，所以一级女性亲属患此病的风险较高，而且可能存在质量不佳的卵细胞。事实上，研究表明与非亲属捐赠者相比，患有卵巢早衰的女性通过其姐妹的卵细胞捐赠获得妊娠的概率较低。因此，我们不建议您使用您的姐妹捐赠的卵。

问题 3：我从来没有过月经，检查发现我的子宫没有正常发育，请问我要怎么做才能有孩子？

回答 3：可供选择的是子宫移植或领养。子宫移植这种方法已经在一些病例中成功应用，但仍有很长的道路要走。

参考文献

[1] Ombelet W, Van Robays J. Artificial insemination history: hurdles and milestones. *Facts, views Vis ObGyn.* 2015;7(2):137–43.

[2] Steptoe PC, Edwards RG. Birth after the reimplantation of a human embryo (letter). *Lancet.* 1978;ii:366.

[3] Trounson A, Leeton J, Besanko M, Wood C, Conti A. Pregnancy established in an infertile patient after transfer of a donated embryo fertilised in vitro. *Br Med J (Clin Res Ed).* 1983;286(6368):835–8.

[4] Utian WH, Sheean L, Goldfarb JM, Kiwi R. Successful pregnancy after in vitro fertilization and embryo transfer from an infertile woman to a surrogate. *N Engl J Med.* 1985;313:1351–2.

[5] Fageeh W, Raffa H, Jabbad H, Marzouki A. Transplantation of the human uterus. *Int J Gynaecol Obstet.* 2002;76(3):245–51.

[6] Brännström M, Johannesson L, Bokström H, Kvarnström N, Mölne J, Dahm-Kähler P, et al. Livebirth after uterus transplantation. Lancet (London, England).

[7] Palermo GD, Joris H, Devroey P, Van Steirteghem AC. Pregnancies after intracytoplasmic injection of single spermatozoon into an oocyte. *Lancet.* 1992;340(8810):17–8.

[8] Hamilton M. Sperm donation in the United Kingdom in 2010.

Hum Fertil (Camb). 2010 Dec;13(4):257–62.

[9]　Black JJ. Egg donation: issues & concerns. *MCN Am J Matern Child Nurs.* 2010;35(3):132–9.

[10]　Benward J. Mandatory counseling for gamete donation recipients: ethical dilemmas. *Fertil Steril.* 2015;104(3):507–12.

[11]　Human Fertilisation and Embryology Authority. Code of Practice. 9th ed. Human Fertilisation and Embryology Authority; 2019.

[12]　ASRM. 2006 Guidelines for Gamete and Embryo Donation. *Fertil Steril.* 2006;86(5 Suppl 1):S38–50.

[13]　Zhang A, Ma X, Zhang L, Zhang X, Wang W. Pregnancy and offspring outcomes after artificial insemination with donor sperm: A retrospective analysis of 1805 treatment cycles performed in Northwest China. *Medicine (Baltimore).* 2019;98(16):e14975.

[14]　De Brucker M, Haentjens P, Evenepoel J, Devroey P, Collins J, Tournaye H. Cumulative delivery rates in different age groups after artificial insemination with donor sperm. *Hum Reprod.* 2009 1;24(8):1891–9.

[15]　Williams RS, Alderman J. Predictors of success with the use of donor sperm. *Am J Obstet Gynecol.* 2001;185(2):332–7.

[16]　Shenfield F, Doyle P, Valentine A, Steele SJ, Tan SL. Effects of age, gravidity and male infertility status on cumulative conception rates following artificial insemination with cryopreserved donor semen: analysis of 2998 cycles of treatment in one centre over 10 years. *Hum Reprod.* 1993 Jan;8(1):60–4.

[17]　Centers for Disease Control and Prevention, American Society for Reproductive Medicine, Society for Assisted Reproductive Technology. 2015 Assisted Reproductive Technology Fertility Clinic Success Rates Report. 2017.

[18]　Oyesanya O, Olufowobi O, Ross W, Sharif K, Afnan M. Prognosis of oocyte donation cycles: a prospective comparison of the in vitro fertilization-embryo transfer cycles of recipients who used shared oocytes versus those who used altruistic donors. *Fertil Steril.* 2008;92(3):930–6.

[19]　Devroey P, Polyzos NP, Blockeel C. An OHSS-Free Clinic by segmentation of IVF treatment. *Hum Reprod.* 2011;26(10):2593–7.

[20]　Brännström M. Uterus transplantation and beyond. J Mater Sci Mater Med. 2017;28(5):70.

[21]　Jones BP, Saso S, Bracewell-Milnes T, Thum M-Y, Nicopoullos J, Diaz-Garcia C, et al. Human uterine transplantation: a review of outcomes from the first 45 cases. *BJOG.* 2019;126(11):1310–9.

第 42 章　社会因素冻卵

Social oocyte freezing

Valerie L. Peddie　Smriti Ray Chaudhuri Bhatta　著

赵飞燕　马　翔　译　李　萍　校

> 病例 1：30 岁女性，曾因克罗恩病行多次腹部手术，希望因社会因素行卵母细胞冷冻。患者的姐姐和朋友都经历过生育问题，这增加了患者对卵母细胞冷冻的意识和兴趣。
>
> 病例 2：39 岁职业女性，因社会因素要求咨询卵母细胞冷冻。患者无恋爱经验，也不确定自己是否能找到"白马王子"。患者担心年龄增长对生育力的影响。目前评估，患者的卵巢储备尚可，患者了解到年龄对卵母细胞质量有影响，并且也知晓卵母细胞冷冻并不能保证未来有活产。

一、背景

决定女性生育力最重要的独立因素是年龄；在女性胎儿胚胎发育期间（妊娠 20 周），卵母细胞数最多可达 700 万，在出生时减少至约 200 万，其中约 450 个卵母细胞在排卵期被释放出来[1]。女性生育力在 30 岁左右开始下降，在 32 岁左右进一步下降，37 岁后迅速下降[2]。随着女性年龄的增长，卵母细胞的数量和质量都有所下降。卵母细胞发育能力（雌性配子充分成熟，以促进受精和支持胚胎发育的能力）依赖于卵母细胞的质量[3, 4]。因此，存在与年龄相关的受孕概率下降，并且流产和胎儿畸形的风险增加。

在世界范围内，社会已经发生了转变，推迟生育，女性越来越意识到存在着先进的技术和机会来取代与年龄有关的不孕症[5]。近年来，由于性别平等原因，女性获得更多的机会，社会因素卵母细胞冷冻成功率的提高，意味着一些女性可以利用这个机会推迟妊娠和分娩[6]。卵母细胞冷冻技术可以延长单身女性找到合适伴侣的窗口期，并在她们的生育力可能下降时给她们带来妊娠的希望[7]。然而人们也意识到，卵母细胞冷冻技术是一场生育"赌博"，它不仅不能保证成功，而且还会带来经济上的压力，还要承担 IVF 过程可能带来的不良反应[8]。一些人担心，高龄女性考虑保留生育能力的时机太晚，导致可能会行昂贵的方案，而不是在她们 30 岁左右做出一个有计划的、知情的选择[9]。媒体报道，工作雇主及保险政策[10]进一步向考虑推迟生育的女性施加压力，同时就经济上来说，也涉及绝对风险和福利[11]。尽管整个欧洲对社会因素卵母细胞冷冻技术越来越感兴趣，但很少使用社会因素卵母细胞冷冻技术[12]。现有证据表明，社会因素冷冻的卵母细胞利用率仅为 3.1%～9.3%[10]。然而，在生育自由的时代，这种需求很可能会增长。

二、管理策略

要求社会因素卵母细胞冷冻的大多数女性（90%）是单身[13]。据推测，"缺少伴侣"的原因可能反映了国际社会在教育成就方面的人口差异，在全球许多社会中，受过教育的女性人数超过了男性[14]。还有一些人认为，一些女性为了职业发展而求助于社会因素卵母细胞冷冻技术。

生殖专家有责任就社会因素卵母细胞冷冻技术的各个方面向女性提供充分的咨询，并为共同决策做出贡献[10]。因此，咨询应包括以下内容。

（一）实际的成功机会

成功率取决于卵母细胞被冷冻时患者的年龄，35 岁以下的女性成功的概率更高。然而，来自人类受精与胚胎学管理局（Human Fertilisation and Embryology Authority，HFEA）[15] 的数据显示，在 1 年内完成的 1173 个卵母细胞玻璃化冷冻周期中，35 岁以下只有 32% 成功率[9]。2017 年的 HFEA 数据表明[16]，女性再次使用冷冻卵母细胞周期的成功率仅 19%，这意味着在大约 4/5 的案例中，治疗是不成功的。研究表明，36 岁以下的女性至少需要 12 个 MII 型卵母细胞，而 36—39 岁的女性平均需要 30 个 MII 卵母细胞才能实现一次活产[17, 18]。

（二）卵母细胞冷冻过程及未来用途

在这个过程中，需要注射约 2 周的激素，刺激卵巢在一个治疗周期内产生多枚卵母细胞。在阴道超声引导下，将卵母细胞从卵巢中取出。将卵母细胞从堆积的细胞中剥离出来，并立即通过快速冷冻（玻璃化冷冻）保存下来，将卵母细胞转移到非晶态固体中，将其淹没在液氮中。当未来希望妊娠时，将卵母细胞解冻（存活率约 85%），并通过卵胞质内单精子注射授精以产生胚胎；然后将其中的 1 个或 2 个移植到子宫。玻璃化冷冻的卵母细胞不再供个人使用时，可以丢弃或捐赠给第三方治疗或研究用途。

（三）卵母细胞储存时间

英国的生殖中心必须遵守 1990 年《人类受精和胚胎学法案》（Human Fertilisation and Embryology Authority，HFEA）（修订后）、2008 年 HFE 法案及相关立法规定，卵母细胞和胚胎的标准储存期为 10 年。然而，有了"过早不孕"（与癌症和特定的医疗条件有关）的预测，在医学指导下可有选择地将储存时间延长至 55 年[19]。配子和胚胎储存的调控策略存在一定差异。

（四）治疗的风险

总的来说，控制性卵巢刺激被认为是安全的[20]，使用激素注射会导致轻微的不良反应，如轻微的腹部不适和头痛。卵巢过度刺激综合征的风险较小，其会导致卵巢增大、腹胀、恶心、呕吐、呼吸短促、多处积液和尿量减少，有时还需住院治疗。在使用解冻的卵母细胞 IVF 周期中发现流产风险略有增加，年龄较大（40 岁）的女性妊娠期间出现的相关并发症也需重视[15]。

（五）潜在的好处

社会因素卵母细胞冷冻带来的两个主要好处是，女性有机会拥有具备自己遗传物质的孩子，并降低妊娠时子代缺陷出生或染色体异常的风险，因为 35 岁以上女性的孩子患非整倍体疾病的概率会增加。从心理学的角度来看，可能还有进一步的"好处"，即心理支持[16]和"卵母细胞冷冻过程中提供的绝对积极的体验"即具有内在价值的选择自由[21]。

（六）治疗成本

需要考虑当前和未来的治疗成本，当前的费用包括 IVF 治疗周期、控制性卵巢刺激的药物和快速储存等。未来的费用包括复苏、孵化、卵母细胞受精和胚胎移植。所产生的费用与持续储存年数的费用相关。

（七）卵母细胞冷冻的另一种选择

基于年龄、病史和卵巢储备测试的评估可以提供生育状况的指标，并作为确定卵母细胞冷冻的临床理由。根据个人情况，其他的选择包括尝试自然受孕，或在未来使用自己或捐赠的卵细胞（或精子）进行体外受精。卵巢组织冷冻也可作为一些女性的一种选择。

（八）使用玻璃化冷冻卵母细胞的可能性

玻璃化冷冻卵母细胞用于生育治疗的利用率低。除了 HFEA（2016 版）[15]公布的数据外，还有来自 1382 名因非癌症相关原因选择了卵母细胞冷冻的女性的数据，其中只有 120 名（8.7%）在平均持续 2.2 年[18]后使用了她们的卵母细胞。同样，另一项研究发现，只有 6% 的人使用了她们玻璃化冷冻的卵母细胞，剩余的 21% 打算使用它们，而 69% 表示将依据个人情况决定使用情况[22]，延迟或不使用冷冻保存的卵母细胞的主要原因与对单亲家庭的担忧有关[13]。

（九）结论

女性首次妊娠的年龄较前增加；目前，英国每 25 个新生儿中就有 1 个是 40 岁以上的女性所分娩。技术允许卵母细胞冷冻，因此给一些女性带来了希望。对于一些女性来说，这是在没有男性伴侣的情况下的"保险单"。生殖医学专家应该实施全面的生育评估，并提供现实的成功预期，同时说明所涉及的风险和成本，从而促进充分知情的决策。

要点

挑战

- 社会因素卵母细胞冷冻的需求。

背景

- 社会因素卵母细胞冷冻是指在生育能力随着女性年龄下降之前，出于非医学原因在健康可育的女性中行卵母细胞冷冻保存以保持生育能力或推迟生育的过程。
- 女性生育能力在 30 岁时下降，35 岁时卵巢储备迅速下降。
- 由于单身（90%）或职业前景，女性求助于社会因素卵母细胞冷冻来推迟生育。
- 虽然卵细胞冷冻为单身女性提供了找到合适伴侣的机会，并在自然生育能力下降时提供了妊娠希望，但这一过程需要昂贵的侵入性治疗，而且不能保证成功。
- 目前冷冻的卵母细胞的利用率＜10%。然而，后期需求可能会有所增加。
- 生育专家有责任提供准确和现实的治疗成功的预期，同时说明所涉及的风险和成本，从而促进充分知情的同意，尊重患者的储存时间和未来使用玻璃化卵母细胞。

管理策略

- 就以下事项进行充分讨论和建议。
- 当在 35 岁以下储存卵母细胞时，治疗成功的机会增加。
- 虽然使用自身冷冻卵母细胞的女性活产率有所提高，但总体活产率约为 19%，远低于 IVF 的总体活产率（26%）。
- 卵母细胞冷冻并不能保证妊娠成功。
- 在英国，根据 HFEA 立法，目前卵母细胞或胚胎的最大储存期为 10 年。因此，在储存卵母细胞时应考虑女性的年龄。在其他国家，限制了不同年龄人群的申请。
- 40 岁或以上女性卵母细胞冷冻风险是与卵巢刺激、取卵操作及妊娠并发症有关。
- 应当考虑当前、未来和储存费用。
- 应当考虑其他选择。

三、一问一答

问题 1：我可以要求社会因素卵母细胞冷冻吗？

回答 1：如果您不到 35 岁，还没有准备成家，或者担心自己的生育能力会随着年龄的增长而下降，您可以去找生殖专家进行生育评估，并讨论社会因素卵母细胞冷冻的问题。

问题 2：社会因素卵母细胞冷冻的好处是什么？

回答 2：卵母细胞冷冻可以给您在心理上安慰，让您有希望在未来用自己的卵细胞生下有自己基因的孩子。如果年龄影响了您的生育能力，冷冻卵细胞也是一种备用选择。

问题 3：这个过程包括什么？

回答 3：这个过程包括注射激素来刺激您的卵巢，然后进行外科手术，在麻醉和超声引导下收集您的卵细胞，然后将卵母细胞冷冻以备将来使用。

问题 4：有什么风险？

回答 4：您可能会对刺激卵巢的激素产生过度反应。其他风险与冷冻卵细胞和高龄（40 岁）导致的妊娠有关，包括流产、早产或医疗并发症（如高血压并发症）。

问题 5：成本是什么？

回答 5：这将取决于您选择的生殖中心和国家。在英国，2020 年的平均成本为 7000～8000 英镑。

问题 6：成功率如何？

回答 6：根据英国的数据，平均活产率（35 岁以下冷冻卵细胞的女性）为 19%。如果冷冻卵母细胞的年龄在 35 岁以上，成功率会降低；如果是 40 岁以上，成功率极低。

问题 7：我可以把卵细胞储存多久？

回答 7：在英国，合法的保存期最长为 10 年，但如果您被诊断出患有可能导致过早不孕的疾病，保存期可能会有所不同（最长可达 55 年）。

问题 8：我还有什么其他选择？

回答 8：您可以进行生育评估，以确定您的生育潜力是否适合您的年龄。一旦准备好了，您也可以尝试自然妊娠，或者考虑将来使用您自己或捐赠的卵细胞和精子进行 IVF，这取决于您的个人情况。

参考文献

[1] Baker TG. A quantitative and cytological study of germ cells in human ovaries. *Philos Trans R Soc Lond.* 1963;158:417–33. https://www.ncbi. nlm.nih.gov/pubmed/14070052

[2] American College of Obstetricians and Gynaecologists (ACOG). Female age-related fertility decline; committee opinion. (Replaces committee opinion number 413, August 2008) (Reaffirmed 2018). *2014*;589. https://www. acog.org/ Clinical-Guidance-and-Publications/ Committee-Opinions/ Committee-on- Gynecologic-Practice/Female-Age-Related-Fertility-Decline?IsMobileSet=false

[3] Vollenhoven B, Hunt S. Ovarian ageing and the impact on female fertility. Version 1;7:F1000 Faculty Rev-1835 https:// www.ncbi. nlm.nih.gov/pmc/articles/PMC6259486. Published November 22, 2108.

[4] Conti M, Franciosi F. Acquisition of oocyte competence to develop as an embryo: integrated nuclear and cytoplasmic events. *Hum Reprod Update.* 2018;24(3):245–66. https://doi. org/10.1093/humupd/dmx040

[5] Igarashi H, Takahashi T, Nagase S. Oocyte aging underlies female reproductive aging: biological mechanisms and therapeutic strategies. *Reprod Med Biol.* 2015;14(4):159– 169. https://www.ncbi.nlm.nih.gov/pmc/ articles/PMC5715832

[6] Lemoine ME, Ravitsky V. Sleepwalking into infertility: the need for a public health approach toward advanced maternal age. *Am J Bioeth.* 2015;15(11): 37–48. https://www. ncbi.nlm. nih.gov/pubmed/26575814

[7] Jones BP, Serhal P, Ben-Nagi J. Social egg freezing should be offered to single women approaching their late thirties: FOR: Women should not suffer involuntary childlessness because they have not yet found a partner. *BJOG.* 2018;125(12):1579. doi: 10.1111/1471-0528.15291

[8] Royal College of Obstetricians and Gynaecologists. RCOG suggests caution over egg freezing, https://www.rcog.org. uk/en/ news/rcog-suggests-caution-over-social-eggfreezing. Published August 8, 2018.

[9] Bracewell-Milnes T, Norman-Taylor J, Nikolaou D. Against:

women should be freezing their eggs earlier (debate). *BJOG.* 2018;125(12):1580. https://obgyn. onlinelibrary.wiley.com/doi/ epdf/10.1111/1471-0528.15295

[10] Ben-Rafael Z. The dilemma of social oocyte freezing: usage rate is too low to make it cost-effective, *RBM Online.* 2018;37(4):443. https://www.rbmojournal.com/article/S1472-6483(18)30353-5/pdf

[11] Petropanagos A, Patacan A, Baylis F, et al. Social egg freezing: risk, benefits and other considerations. *Can Med Assoc J.* 2015;187(9):666–9. https://www.ncbi.nlm. nih.gov/pmc/articles/PMC4467930

[12] ESHRE Working Group on Oocyte Cryopreservation in Europe, Shenfield F, de Mouzon J, et al. Oocyte and ovarian tissue cryopreservation in European countries: statutory background, practice, storage and use. *Hum Reprod Open.* 2017;2017(1):hox003. Published March 29, 2017. doi:10.1093/ hropen/hox003

[13] Pritchard N, Kirkman M, Hammarberg K, et al. Characteristics and circumstances of women in Australia who cryopreserved their oocytes for non-medical indications. *J Reprod Infant Psychol.* 2017;35(2):108–18. https:// www.tandfonline.com/doi/abs/10.1080/0264 6838.2016.1275533?journalCode=cjri20

[14] Inhorn MC, Birenbaum-Carmeli DJ, Birger J, Westphal LM, et al. Elective egg freezing and its underlying socio-demography: a binational analysis with global implications. *Reprod Biol Endocrinol.* 2018;6:70.

[15] Human Fertilisation and Embryology Authority. Egg freezing in fertility treatment: trends and figures (2010–2016). https://

www. hfea.gov.uk/media/2656/egg-freezing-infertility-treatment-trends-andfigures- 2010-2016-final.pdf

[16] Stoop D, Maes E, Polyzos NP, et al. Does oocyte banking for anticipated gamete exhaustion influence future relational and reproductive choices? A follow-up of bankers and non-bankers. *Hum Reprod.* 2015;30(2):338–44. https://academic. oup. com/humrep/article/30/2/338/727419

[17] Cil AP, Bang H, Oktay K. Age-specific probability of live birth with oocyte cryopreservation: an individual patient data meta-analysis. *Fertil Steril.* 2013;100(2):492– 9. https:// www.ncbi.nlm.nih.gov/ pubmed/23706339

[18] Cobo A, Garcia-Velasco JA, Coello A, et al. Oocyte vitrification as an efficient option for elective fertility preservation. *Fertil Steril.* 2016;105(3):755–64. https://www. ncbi.nlm. nih.gov/pubmed/26688429

[19] Human Fertilisation and Embryology Authority. What you need to know about our new egg freezing report. https:// www.hfea. gov.uk/about-us/news-and-pressreleases/ 2018-news-and-press-releases/ what-you-need-to-know-about-our-new-eggfreezing- report

[20] NICE. Fertility problems: assessment and treatment: clinical guideline. http://nice.org. uk/guidance/cg156

[21] Alteri A, Pisaturo V, Nogueira D, et al. Elective egg freezing without medical indications: Review. *Acta Obstet Gynae Scan.* 2019;98(5):647–52. https://obgyn. onlinelibrary.wiley. com/doi/pdf/10.1111/ aogs.13573

[22] Hammerberg K, Kirkman M, Pritchard N, et al. Reproductive experiences of women who cryopreserved oocytes for non-medical reasons. *Hum Reprod.* 2017;32(3):575–81.

第 43 章　男性和女性患者减重术
The male and female patients following bariatric surgery

Zaher Merhi　Ali Ahmed Bazzi　著

王　洁　马　翔　译　李　萍　校

病例 1：一对夫妻多年不孕，既往所有的不孕症检查结果正常，诊断为不明原因不孕症。在控制性卵巢刺激下完成了若干周期的宫腔内人工授精未获得妊娠。这对夫妻希望接下来做试管婴儿（IVF）。在进一步了解病史后，女方在就诊前 6 个月接受了胃旁路手术。

病例 2：继发性不孕的 6 对夫妻，所有男性伴侣与前伴侣均生育了后代，并有 Roux-en-Y 胃旁路手术的历史。术后所有男性伴侣都出现了非梗阻性无精子症，尽管外观健康，性激素谱正常，但精子生成完全停止。这表明精子生成的发育障碍发生在与性激素对睾丸作用无关的方面。这些数据表明，在这些男性患者中，手术可能影响对精子形成所需营养物质吸收，或者产生了对生殖系统不可逆的其他影响。

病例 3：31 岁患者因输卵管因素有 10 年不孕史。患者在 IVF 助孕前 5 年接受了 Roux-en-Y 胃旁路手术，体重下降了 45kg。她在 IVF 时的 BMI 为 23kg/m²。患者接受了 1 个体外受精周期。获得 10 个卵细胞，并有 4 个正常受精，另外 11 个卵细胞通过 ICSI 受精 9 枚。最终她移植了 2 个囊胚，结果是双胎妊娠。她的 IVF 周期因卵巢过度刺激综合征而变得复杂，出现腹水、腹围增加、呼吸急促和胸痛的症状，对症处理后康复，但不幸的是在妊娠 24 周流产了。

一、背景

自 1975 年以来，全世界的肥胖人数增加了 2 倍，2014 年有超过 19 亿成年人超重，其中 6 亿人为肥胖[1]。目前，对于病态肥胖的育龄患者，常用的治疗方法之一是减重术[1]。患者进行减重术的医学指征是体重指数＞40kg/m²，或 BMI＞35kg/m² 合并有严重的并发症，如糖尿病、心血管疾病、严重睡眠呼吸暂停或关节疾病。这种手术通常是在结合饮食、运动和行为调整的非手术减重方案失败后进行[2]。由于减重术已作为肥胖患者不孕不育治疗的一种选择，在进行试管婴儿的夫妻中，男方或女方曾做过上述减重术的情况并不少见。

二、管理策略

与正常体重的女性相比,肥胖女性更易出现不良生殖后遗症,如月经周期不规律、下丘脑 – 垂体 – 卵巢轴的改变、黄体功能障碍和卵巢储备功能减退[3-8]。这些变化导致了肥胖女性普遍出现生殖能力下降。在不孕不育管理方面,肥胖与卵巢反应受损有关,尽管使用了更多的外源性促性腺激素,但体外受精周期取消率仍较高,成熟卵细胞和冷冻周期数较少,胚胎植入率和活产率较低[9-12]。肥胖不仅影响排卵,同时对子宫内膜的发育和着床也有不利影响[13]。在一项对 139 名体重指数 > 25kg/m² 的女性进行的 180 个周期 IVF 的病例对照研究中,观察到这一人群的着床率和妊娠率均降低,流产率升高[14]。然而,另一项研究发现 BMI 与胚胎种植率之间没有关系,但这项研究规模较小,可信度不高[15]。在 IVF 妊娠中,肥胖被认为是流产的独立风险因素[16, 17]。

与病态肥胖相关的生殖激素似乎在减重手术后部分或完全恢复到正常范围[18-20]。随着手术后减重,2/3 以上既往有不规则月经出血的女性月经恢复正常[21],黄体功能部分恢复[22],在肥胖患者中经常升高的激素如血清雌二醇、睾酮和 DHEA-S 水平下降[18, 22]。

美国妇产科医师学会建议,所有行减重术的患者都应术后严格避孕 12～18 个月,因为可能存在营养匮乏和胎儿生长受限的潜在风险[23]。已有大量研究表明,减重术后的生育状况得到了改善[24-27]。通过恢复正常的月经周期和纠正排卵功能障碍,减重术后女性自然受孕的机会更大[25]。减重术后,自发性流产的风险可能会降低[25]。然而,在手术减肥后也可能更需要生育治疗[28]。此外,患者接受的减重术的类型(即 Roux-en-Y 胃旁路术、胃束带术或袖状胃切除术)是很重要的,特别是当患者在 IVF 周期中出现不良反应时[29]。尽管通过减重术减轻体重对女性的整体健康有益,但生殖功能可能会受损,因为这项手术已经被发现会影响卵泡和卵母细胞的形成[30]。对于男性来说,减重术可以解决与肥胖有关的问题,如性腺功能低下及勃起功能障碍[31]。然而,行减重术的男性患者可能出现精液质量受损[31],一项研究发现减重术后 18 个月男方精子的各方面指标显著降低[32]。另一项研究发现,减重术后几个月,精液参数严重恶化,包括极端的少精子症[33]。肥胖男性在减重术后,游离睾酮和总睾酮的血浆水平得到改善[34]。即使减重术后各种激素得到改善,60% 的男性患者精子数量在术后出现小幅下降,精子浓度存在异常[35]。因此,建议在手术前冷冻精液。

然而也有研究发现,减重术可以减少 IVF 治疗费用,并不影响卵细胞或胚胎质量[36]。尽管接受减重术的女性的试管婴儿成功率的数据很少,然而一项回顾性研究分析了 5 名减重术后进行 IVF 的患者,其中有 3 例患者在第 1 次体外受精周期助孕后获得妊娠[37]。

有报道称,在减重术后的 IVF 周期中,选择皮下注射重组人绒毛膜促性腺激素进行扳机,可能会导致空卵泡综合征(即尽管进行了抽吸和细致的冲洗卵泡,但仍无法回收卵母细胞)[25]。然而,在同一患者的后续周期中将 hCG 改为肌内注射后,卵巢反应良好,获得了 19 个卵母细胞,并成功妊娠[25]。皮下注射的方式是否会影响 hCG 的吸收,肌内注射的途径是否更有效,这仍有待大规模的研究来确定。

抗米勒管激素是评估卵巢储备功能的一项标志物,与 BMI 正常的女性相比,肥胖女性的 AMH 水平较低[7]。目前缺乏足够的证据认为肥胖会影响女性窦卵泡计数和卵巢体积[26]。有报道 35 岁以下女性,减重术后 3 个月,其 AMH 水平似乎会进一步下降[27]。在一项研究发现,减重术后 6 个月和 12 个月的 AMH 中位数明显降低，但这一结果可能受限于实验对于 AMH 检测方法的不同[38]。这可能是由于手术后体重迅速减轻导致的急性卵母细胞损耗。另一项研究发现了相反的结果，在腹腔镜下袖状胃切除术后的早期随访中，女性血清的 AMH 显著增加[39]。在一项针对尿液代谢物的研究中发现[18]，减重术后患者雌二醇水平显著下降，这很可能是由于脂肪组织的损失；卵泡刺激素水平并未发生变化；尿黄体酮代谢物部分增加，反映了患者黄体功能可能部分恢复，也同样意味着病态肥胖的女性在手术后能够更好地排卵。

已有研究表明，肥胖的不孕女性减重术后，临床妊娠率和活产率分别增加了 37.5% 和 35%[40]。减重手术后应该再次评估患者的卵巢储备功能，并与术前水平进行比较，在控制性卵巢刺激使用高剂量促性腺激素启动，再根据卵巢反应逐渐减量。为了更好地促进药物吸收，可能需要进行肌内注射而非皮下注射。对于男性患者，术后应重复进行精液分析，同时手术前考虑冷冻精子，以便将来用于 IVF 助孕。

要点

挑战

• 有减重术史并有生育要求的患者。

背景

• 肥胖女性常表现为不规则月经周期，HPO 轴改变，黄体功能障碍和卵巢储备减少。

• 肥胖会导致卵巢反应性降低，IVF 周期取消率升高，成熟卵母细胞和冷冻胚胎移植周期减少，活产率降低。

• 在临床可观察到肥胖女性的胚胎着床率和临床妊娠率降低。

• 在减重术后，部分激素可恢复到正常范围。

• 随着女性患者手术后体重的减轻，异常的月经趋于正常，血清类固醇水平部分恢复。

• 患者进行减重术的医学指征是体重指数＞40kg/m² 或 BMI＞35kg/m²，合并有严重的并发症，如糖尿病、心血管疾病、严重睡眠呼吸暂停或关节疾病。

管理策略

• 减重术可改善男性和女性生殖激素的变化。

• 减重术可以改善生育结果，并可能降低流产的风险。

• 减重术后女性血清 AMH 水平可能下降。

• 由于皮肤冗余，体外受精药物皮下吸收不良。

• 建议所有接受减重术的患者术后严格避孕 12～18 个月。

• 减重术后，部分女性可自然妊娠，并且流产率降低。

• 减重术可能影响健康的卵泡和成熟的卵母细胞的形成，损害生殖能力。

• 有报道称，接受过减重术的女性在体外受精过程中出现空卵泡综合征。

- 肌内注射药物相比于皮下注射更易起效。
- 减重术后，作为衡量卵巢储备功能的指标，血清 AMH 和 AFC 应重新测量评估。
- 减重术通过降低妊娠期糖尿病、妊娠高血压和巨大儿的发生率来改善肥胖女性的妊娠结局。
- 对于男性，减重术可以改善性功能勃起障碍和精子质量。
- 部分男性减重术后也可能出现精子质量的降低，故建议术前常规进行精液冷冻保存。

三、一问一答

问题 1：我是否需要进行减重术？

回答 1：男性和女性接受减重术有多种原因。减重术需要多学科合作会诊，包括初级保健医生、外科医生、营养师和生殖医生。患者进行减重术的医学指征是体重指数＞40kg/m² 或 BMI＞35kg/m²，合并有严重的并发症，如糖尿病、心血管疾病、严重睡眠呼吸暂停或关节疾病。

问题 2：减重术有助于提高我们的生育能力吗？

回答 2：减重术可以提高男性和女性的整体生育能力。对女性，它可以帮助调节月经周期，使之与生育有关的各种激素趋于正常。然而，由于减重后身体会发生变化，建议手术后严格避孕 12～18 个月。此外，手术后 IVF 治疗需要做一些改变，例如药物改为肌内注射而非皮下注射。对男性，它可以改善性功能勃起障碍和精子质量，尽管部分男性减重术后也可能出现精子质量的降低，所以建议术前常规进行精液冷冻保存。

参考文献

[1] Moussa HN, Alrais MA, Leon MG, Abbas EL, Sibai BM. Obesity epidemic: impact from preconception to postpartum. *Future Sci OA.* 2016;2(3): FSO137.

[2] Consensus Development Conference Panel. Gastrointestinal surgery for severe obesity. *Ann Intern Med.* 1991;115(12):956–61.

[3] Santoro N, Lasley B, McConnell D, Allsworth J, Crawford S, Gold EB, et al. Body size and ethnicity are associated with menstrual cycle alterations in women in the early menopausal transition: the Study of Women's Health across the Nation (SWAN) Daily Hormone Study. *J Clin Endocrinol Metab.* 2004;89(6):2622–31.

[4] Pasquali R, Pelusi C, Genghini S, Cacciari M, Gambineri A. Obesity and reproductive disorders in women. *Hum Reprod Update.* 2003;9(4):359–72.

[5] Jain A, Polotsky AJ, Rochester D, Berga SL, Loucks T, Zeitlian G, et al. Pulsatile luteinizing hormone amplitude and progesterone metabolite excretion are reduced in obese women. *J Clin Endocrinol Metab.* 2007;92(7):2468–73.

[6] Bray GA. Obesity and reproduction. *Hum Reprod.* 1997;12(Suppl 1):26–32.

[7] Freeman EW, Gracia CR, Sammel MD, Lin H, Lim LC, Strauss JF 3rd. Association of anti-Müllerian hormone levels with obesity in late reproductive-age women. *Fertil Steril.* 2007;87(1):101–6.

[8] Merhi Z, Bazzi AA, Bonney EA, Buyuk E. Role of adiponectin in ovarian follicular development and ovarian reserve. *Biomed Rep.* 2019;1(1):1–5.

[9] Esinler I, Bozdag G, Yarali H. Impact of isolated obesity on ICSI outcome. *Reprod Biomed Online.* 2008;17(4):583–7.

[10] Lintsen AM, Pasker-de Jong PC, de Boer EJ, Burger CW, Jansen CA, Braat DD, et al. Effects of subfertility cause, smoking and body weight on the success rate of IVF. *Hum Reprod.* 2005;20(7):1867–75.

[11] Fedorcsak P, Dale PO, Storeng R, Ertzeid G, Bjercke S, Oldereid N, et al. Impact of overweight and underweight on assisted reproduction treatment. *Hum Reprod.* 2004;19(11):2523–8.

[12] Styne-Gross A, Elkind-Hirsch K, Scott RT Jr. Obesity does not impact implantation rates or pregnancy outcome in women attempting conception through oocyte donation. *Fertil Steril.* 2005;83(6):1629–34.

[13] Brewer CJ, Balen AH. The adverse effects of obesity on conception and implantation. *Reproduction.* 2010;140(3):347–64.

[14] Loveland JB, McClamrock HD, Malinow AM, Sharara FI. increased body mass index has a deleterious effect on in vitro fertilization outcome. *J Assist Reprod Genet.* 2001;18:382–386.

[15] Wattanakumtornkul S, Damario MA, Stevens SA, Thornhill AR, Tummon IS. Body mass index and uterine receptivity in the oocyte donation model. *Fertil Steril.* 2003;80:336–340.

[16] Bellver J, Rossal LP, Bosch E, Zuniga A, Corona JT, Melendez F, et al. Obesity and the risk of spontaneous abortion after oocyte donation. *Fertil Steril.* 2003;79(5):1136–40.

[17] Fedorcsak P, Storeng R, Dale PO, Tanbo T, Abyholm T. Obesity is a risk factor for early pregnancy loss after IVF or ICSI. *Acta Obstet Gynecol Scand.* 2000;79(1):43–8.

[18] Bastounis EA, Karayiannakis AJ, Syrigos K, Zbar A, Makri GG, Alexiou D. Sex hormone changes in morbidly obese patients after vertical banded gastroplasty. *Eur Surg Res.* 1998;30(1):43–7.

[19] Gerrits EG, Ceulemans R, van Hee R, Hendrickx L, Totte E. Contraceptive treatment after biliopancreatic diversion needs consensus. *Obes Surg.* 2003;13(3):378–82.

[20] Victor A, Odlind V, Kral JG. Oral contraceptive absorption and sex hormone binding globulins in obese women: effects of jejunoileal bypass. *Gastroenterol Clin North Am.* 1987;16(3):483–91.

[21] Teitelman M, Grotegut CA, Williams NN, Lewis JD. The impact of bariatric surgery on menstrual patterns. *Obes Surg.* 2006;16(11):1457–63.

[22] Rochester D, Jain A, Polotsky AJ, Polotsky H, Gibbs K, Isaac B, et al. Partial recovery of luteal function after bariatric surgery in obese women. *Fertil Steril.* 2009;92(4):1410–15.

[23] American College of Obstetricians and Gynecologists. ACOG Committee Opinion number 315. Obesity in pregnancy. *Obstet Gynecol.* 2005;106(3):671–5.

[24] Deitel M, Stone E, Kassam HA, Wilk EJ, Sutherland DJ. Gynecologic–obstetric changes after loss of massive excess weight following bariatric surgery. *J Am Coll Nutr.* 1988;7(2):147–53.

[25] Bilenka B, Ben-Shlomo I, Cozacov C, Gold CH, Zohar S. Fertility, miscarriage and pregnancy after vertical banded gastroplasty operation for morbid obesity. *Acta Obstet Gynecol Scand.* 1995;74(1):42–4.

[26] Martin LF, Finigan KM, Nolan TE. Pregnancy after adjustable gastric banding. *Obstet Gynecol.* 2000;95 (6 Pt 1):927–30.

[27] Marceau P, Kaufman D, Biron S, Hould FS, Lebel S, Marceau S, et al. Outcome of pregnancies after biliopancreatic diversion. *Obes Surg.* 2004;14(3):318–24.

[28] Sheiner E, Menes TS, Silverberg D, Abramowicz JS, Levy I, Katz M, et al. Pregnancy outcome of patients with gestational diabetes mellitus following bariatric surgery. *Am J Obstet Gynecol.* 2006;194(2):431–5.

[29] Doblado MA, Lewkowski BM, Odem RR, Jugheim ES. In vitro fertilization after bariatric surgery. *Fertil Steril.* 2010;94(7):2812–4.

[30] Christofolini J, Bianco B, Santos G, Adami F, Christofolini D, Barbosa CP. Bariatric surgery influences the number and quality of oocytes in patients submitted to assisted reproduction techniques. *Obesity (Silver Spring).* 2014;22(3):939–42.

[31] Rosenblatt A, Faintuch J, Cecconello I. Abnormalities of reproductive function in male obesity before and after bariatric surgery–a comprehensive review. *Obes Surg.* 2015;25 (7):1281–92.

[32] Lazaros L, Hatzi E, Markoula S, Takenaka A, Sofikitis N, Zikopoulos K, Georgiou I. Dramatic reduction in sperm parameters following bariatric surgery: report of two cases. *Andrologia.* 44(6):428–32.

[33] Sermondade N, Massin N, Boitrelle F, Pfeffer J, Eustache F, Sifer C, Czernichow S, Levy R. Sperm parameters and make fertility after bariatric surgery: three case series. *Reprod Biomed Online.* 24(2):206–10.

[34] Di Vincenzo A, Busetto L, Vettor R, Rossato M. Obesity, male reproductive function and bariatric surgery. *Fron Endocrinol (Lausanne).* 2018;9:769.

[35] Calderón B, Huerta L, Galindo J, González Casbas JM, Escobar-Morreale HF, Martín- Hidalgo A, Botella-Carretero JI. Lack of improvement of sperm characteristics in obese males after obesity surgery despite the beneficial changes observed in reproductive hormones. *Obes Surg.* 2019;29(7):2045–50.

[36] Tsur A, Orvieto R, Haas J, Kedem A, Machtinger R. Does bariatric surgery improve ovarian stimulation characteristics, oocyte yield, or embryo quality? *J Ovarian Res.* 2014;7(116).

[37] Tan O, Carr B. The impact of bariatric surgery on obesity-related infertility and in vitro fertilization outcomes. *Semin Reprod Med* 30(06):517–528.

[38] Nilsson-Condori E, Hedenbro JL, Thurin- Kjellberg A, Giwercman A, Friberg B. Impact of diet and bariatric surgery on anti- Müllerian hormone levels. *Hum Reprod.* 2018;33(4):690–3.

[39] Pilone V, Tramontano S, Renzulli M, Monda A, Cutolo C, Romano M, Schiavo L. Impact of diet and bariatric surgery on anti- Müllerian hormone levels. *Gynecol Endocrinol.* 2019;35(6):548–51.

[40] Milone M, Sosa Fernandez LM, Sosa Fernandez LV, Manigrasso M, Elmore U, De Palma GD, Musella M, Milone F. Does bariatric surgery improve assisted reproductive technology outcomes in obese infertile women? *Obes Surg.* 2017;27(8):2106–12.

第 44 章　子宫内膜容受性检测

Endometrial receptivity testing

Laurentiu Craciunas　Arri Coomarasamy　著

王　洁　马　翔　译　　李　萍　校

病例 1：第 1 次 IVF 助孕，新鲜周期控制性超促排卵，经历 10 天卵巢刺激，超声监测卵泡发育良好，然而取卵日子宫内膜厚度仅为 4mm。

病例 2：女性 29 岁，不明原因不孕，既往经历过 3 个 IVF 周期，新鲜周期及冻胚周期共移植 5 次，未孕，胚胎质量均良好，女方接受了 PGT-A 助孕以增加成功妊娠的机会。尽管移植了 1 枚整倍体胚胎，并且移植日子宫内膜厚度 10mm，然而依然未孕。

病例 3：女性 33 岁，备孕 2 年内经历反复流产 6 次，现移植了 1 枚中等质量的囊胚，2 周后确认生化妊娠，然而移植后 8 周超声检查时未见胎心。妊娠组织送检，检查结果显示胎儿为 13 号染色体三体。

一、背景

众所周知，成功的胚胎移植取决于优质的囊胚及子宫内膜具备对胚胎同步接受的能力[1]。当患者在移植了一个（或多个）形态学评估优质胚胎后未获得时，往往认为是子宫内膜容受性的问题。然后，目前有专家认为，即使是看起来形态良好的胚胎也可能是非整倍体，并建议进行常规的非整倍体植入前遗传学检测，然而这一建议尚无足够的临床证据[2]。当后续移植了 1 枚优质的整倍体胚胎依然未孕后，问题再一次回到子宫容受性。这时候患者可能会询问是什么原因导致未孕，并且寻求相应的解决方法。这个问题的逻辑很简单且直接，但答案却不是这样。我们目前对子宫内膜容受性的理解是不完整的，我们对它的假设可能是错误的，尚未得到验证[3]。

尽管从表面上看，这个问题听起来很理论化，并且非常深奥，然而实际上它是非常实际的。在每天的体外受精实践中，患者总会反复询问有关子宫内膜接受能力的问题。她们要求解释、检查和治疗。事实上，我们并不知道所有的答案，因此我们更应该向她们解释这一点，并帮助她们评估在互联网上经常看到的许多检测和治疗方法。本章试图简要解释我们目前对子宫内膜容受性的理解，并评估目前可用的检测方法。

子宫内膜容受性和选择性

容受性是指子宫内膜接受胚胎着床的一种状态，子宫内膜为胚胎发育和胎盘形成提供最佳环境来实现和支持植入过程。在自然周期中，子宫内膜不是任何时候都接受胚胎的，子宫内膜的接受能力只在一个狭窄的时间范围内达到最佳，称为"植入窗口"。

与容受性相反，子宫内膜选择性是一种互补的状态，其旨在识别和排斥发育潜力低的胚胎。这两个概念使得子宫内膜成为胚胎质量的信号传导器[4]。子宫内膜容受性或选择性功能的失衡可能通过两种不同的机制导致辅助生殖的失败。

一方面，增加子宫内膜容受性而没有选择性的对抗，将使得任何质量或发展潜力的胚胎都可以植入。这就类似于病例 3，在相对较短的时间内自然发生多次受孕，其中包括体外受精移植了非整倍体胚胎后妊娠试验阳性，提示子宫内膜选择性存在潜在缺陷。这是复发性流产最常见的情况。

另一方面，增加了子宫内膜选择性而降低了接受性，将导致任何胚胎都无法着床，尽管胚胎为较高的发育潜力整倍体胚胎，正如病例 2 不明原因不孕年轻女性，即使连续移植多枚优质胚胎却仍不孕。

尽管子宫内膜容受性 / 选择性相互矛盾看起来比较简单，实际中非常复杂。例如，我们尚不清楚整倍体胚胎（PGT-A 测试）是否在亚整倍体水平上会导致遗传缺陷，这些缺陷是否为植入失败的因素。部分缺陷可以通过染色体微阵列（chromosome microarray，CMA）检测到（如微缺失和微重复），然而仍存在目前检测手段无法检测到的遗传缺陷。这就解释了尽管患者有多个优质胚胎，然而仅有 1 枚优质胚胎种植成功。当然，子宫内膜的接受能力对所有移植的胚胎都是一样的。在许多情况下，我们根本不知道缺陷是在胚胎层面、子宫内膜水平，或者两者都有。

二、管理策略

子宫内膜容受性检测

子宫内膜选择性是一个相对较新的概念，目前缺乏有效的辅助检查来量化它；因此，只能根据患者夫妻的临床病史来怀疑子宫内膜选择性的缺陷。

自从 1937 年 Rock 和 Bartlett 首次提出了"子宫内膜着床窗口期"的概念，该项研究已经进行了 80 多年[5]。如今，临床医生有广泛的选择，使用不同的方法来检测子宫内膜容受性，如盆腔超声、子宫内膜活检或液体抽吸和宫腔镜检查。

1. 超声

在 IVF 治疗周期中，由于超声检查的无创性和普遍性应用，子宫内膜厚度测量仍然是最常用的子宫内膜容受性的检测方法。新鲜周期中注射人绒毛膜促性腺激素当天或冷冻复苏周期中开始使用黄体酮当天，子宫厚度低于 6mm 时，一定程度上反应子宫内膜接受性不佳；然而，内膜厚度大于 6mm 并不能完全代表子宫内膜的接受能力良好[3]。

子宫内膜体积可采用三维超声测量，然而对于临床妊娠的预测准确性并不优于子宫内膜厚度。子宫内膜接受性良好的内膜结构为三层结构，然而这一项检查并非必须。

在假设子宫和子宫内膜组织血流灌注与子宫内膜容受性成正比的前提下，测量子宫动脉血流阻力、内膜和内膜下血管增生和血流指数等各项数据评估子宫内膜容受性，但这些数据预测临床妊娠的准确性较低。

子宫内膜波状活动或"收缩波"的存在是内膜接受能力下降的标志，在胚胎移植时，每分钟存在 3 个或以上的波状活动，临床妊娠率明显降低[6]。

目前唯一使用的方法（也是最有效的方法）是通过超声波测量子宫内膜厚度。

2. 子宫内膜活检和液体抽吸

子宫内膜组织学测定最早是在 1950 年提出[7]，然而，目前其临床应用仍然有限，特别是认为在治疗周期内行子宫内膜活检可能会影响 IVF 成功率。

子宫自然杀伤细胞在反复性植入失败或反复性流产中常表现为异常，但其预测后续妊娠或胚胎移植的能力较差，暂不推荐临床上常规使用，目前更多应用于科研[3, 8]。

子宫内膜组学是指联合高通量测序与人工智能手段，分析子宫内膜容受性相关基因的表达，准确评估子宫内膜的容受状态。这些技术包括基因组学、转录组学、蛋白质组学或代谢组学。目前转录组分析的数据很有前景，并为几种商业化子宫内膜容受性测试奠定了基础，如子宫内膜容受性阵列（endometrial receptivity array，ERA）、ER 图 /ER 等级和 ER 峰值[9, 10]；但目前尚无足够的科学验证来推荐它们的使用。

患者（和一些临床医生）经常认为，一种检测方法的商业应用标志着其科学性和临床验证可行性。然而应该告知，其可应用于临床，但临床应用并非必须。

3. 宫腔镜检查

宫腔镜检查可发现子宫内膜腔的异常变化，如慢性炎症、子宫内膜粘连或 Asherman 综合征、子宫内膜息肉、导致子宫内膜腔变形的肌瘤，这些异常情况降低子宫内膜容受性。如果在植入窗口期进行宫腔镜检查，根据子宫内膜腺体和血管可以评估子宫内膜发育。若在黄体中期观察到子宫内膜腺体开口呈环状、存在发育良好的弯曲样静脉血管，认为子宫内膜容受性"良好"[11]。

然而，在 IVF 治疗周期，宫腔镜检查可能会影响 IVF 的成功率。目前缺乏足够的证据证实无论是在首次移植周期前[12]还是在反复植入失败后[13]，常规的宫腔镜检查无法改善生殖结果。推荐宫腔镜检查只有在子宫有病变时使用。

要点

挑战

- ART 患者子宫内膜容受性。

背景

- 移植了高质量的整倍体胚胎后仍未孕。患者经常会问，这是否反映了子宫内膜容受性差，应该做什么检查来发现问题，并采取什么治疗措施来纠正。
- 子宫内膜容受性指子宫内膜对于胚胎的接受能力，通过为胚胎发育提供一个最佳的环境来支持着床过程。

- 子宫内膜选择性是一种互补功能，旨在识别和拒绝发育潜力降低的胚胎。
- 现在认为，子宫内膜接受性／选择性是两个互补的功能，使子宫内膜作为胚胎质量的生物传感器。
- 目前，我们对子宫内膜容受性和选择性的理解仍不够完全，现在的假设或检测方式缺乏足够的科学性。

管理策略

- 目前尚缺乏有效的子宫内膜选择性检测技术。
- 目前评估子宫内膜容受性的技术包括超声子宫内膜检测、子宫内膜活检和液体抽吸，以及宫腔镜检查。
- 由于超声检查的无创性和普遍应用性，超声测量子宫内膜厚度，仍然是最常用的检测子宫内膜容受性的方法。目前认为内膜低于 6mm 预示胚胎移植失败可能，但内膜高于 6mm 并不代表成功妊娠。
- 其他超声指标，如子宫内膜体积、形态和多普勒指数与子宫内膜厚度，为增加评估准确性。
- 目前子宫内膜组织学和细胞学标记物临床应用价值有限，IVF 周期中不应常规开展活检。
- 基于转录组学的检测，如子宫内膜容受性阵列、ER 图谱 //ER 等级和 ER 峰值可能有用，但推向临床前仍需要充分的科学性验证。
- 宫腔镜检查可发现子宫内膜腔的异常变化，如慢性炎症、子宫内膜粘连或 Asherman 综合征、子宫内膜息肉、导致子宫内膜腔变形的肌瘤。
- 目前缺乏足够的证据证实无论是在首次移植周期前还是在反复植入失败后，常规的宫腔镜检查无法改善生殖结果。
- 在行子宫内膜容受性相关检查前，应告知患者，目前的检测方法临床获益不显著，甚至可能导致不良的临床结局。

三、一问一答

问题 1：为什么较厚子宫内膜和良好的胚胎并不能保证妊娠成功？

回答 1：成功的妊娠需要很多方面的因素。目前认为一定程度上子宫内膜厚度在 6mm 以下内膜容受性降低，而大于 6mm 并非获得成功妊娠。PGT-A 并不能检测胚胎所有的遗传缺陷，依然存在许多整倍体胚胎不会植入。如果存在优质胚胎和子宫内膜不同步，可能会导致妊娠失败，在此领域尚存在众多的研究空白，目前可以确定的是，再次尝试 IVF 助孕会增加妊娠的成功率。

问题 2：我应该在首次体外受精周期前常规进行宫腔镜检查吗？

回答 2：研究表明，这并不会增加胚胎种植成功的机会。

问题 3：我需要检查我的子宫自然杀伤细胞吗？

回答 3：子宫自然杀伤细胞不能准确预测是否成功妊娠，研究表明，这种检测也不增加胚胎种植成功的机会。

问题 4：做子宫内膜容受性阵列测试会增加我成功妊娠的机会吗？

回答 4：目前有反复种植失败患者使用 ERA 检测，采用个性化的胚胎移植时机获得妊娠的研究报道。缺乏 ERA 检测子宫内膜不同步患者与胚胎种植率的相关性比较的数据发表，从而限制了 ERA 的临床应用有效性。我们尚不确定 ERA 检测是否会增加妊娠的机会，或者更糟糕的是减少妊娠机会。迄今为止，该方法缺乏有效的临床研究。

问题 5：目前 ERA 商业性应用已经通过了监管机构的审查，ERA 在临床应用某种意义上是有效的吗？

回答 5：事实并非如此。目前测试不应该直接应用于患者，而是应该由了解其利弊及有经验的医生来安排。如果直接向患者推销 ERA（如在互联网上），或者由该领域专业知识匮乏的医生订购（无论他们的意图），可能会产生不恰当的 ERA 检测。

参考文献

[1] Tabibzadeh S, Babaknia A. The signals and molecular pathways involved in implantation, a symbiotic interaction between blastocyst and endometrium involving adhesion and tissue invasion. *Hum Reprod.* 1995;10(6):1579–602.

[2] Munné S, Kaplan B, Frattarelli JL, Child T, Nakhuda G, Shamma FN, et al. Preimplantation genetic testing for aneuploidy versus morphology as selection criteria for single frozen-thawed embryo transfer in good-prognosis patients: a multicenter randomized clinical trial. *Fertil Steril.* 2019;112(6):1071–1079.e7.

[3] Craciunas L, Gallos I, Chu J, Bourne T, Quenby S, Brosens JJ, et al. Conventional and modern markers of endometrial receptivity: a systematic review and meta-analysis. *Hum Reprod Update.* 2019;25(2):202–23.

[4] Macklon NS, Brosens JJ. The human endometrium as a sensor of embryo quality. *Biol Reprod.* 2014 1;91(4):98.

[5] Rock J, Bartlett MK. Biopsy studies of human endometrium: criteria of dating and information about amenorrhea, menorrhagia, and time of ovulation. *J Am Med Assoc.* 1937;108(24):2022–8.

[6] Zhu L, Che HS, Xiao L, Li YP. Uterine peristalsis before embryo transfer affects the chance of clinical pregnancy in fresh and frozen-thawed embryo transfer cycles. *Hum Reprod.* 2014;29(6):1238–43.

[7] Noyes R, Hertig A, Rock J. Dating the endometrial biopsy. *Fertil Steril.* 1950;1:3.

[8] Bender Atik R, Christiansen OB, Elson J, Kolte AM, Lewis S, Middeldorp S, et al. ESHRE guideline: recurrent pregnancy loss. *Hum Reprod* open. 2018; 2018(2):hoy004.

[9] Díaz-Gimeno P, Horcajadas JA, Martínez- Conejero JA, Esteban FJ, Alamá P, Pellicer A, et al. A genomic diagnostic tool for human endometrial receptivity based on the transcriptomic signature. *Fertil Steril.* 2011;95(1):50–60.

[10] Enciso M, Carrascosa JP, Sarasa J, Martínez- Ortiz PA, Munné S, Horcajadas JA, et al. Development of a new comprehensive and reliable endometrial receptivity map (ER Map/ER Grade) based on RT-qPCR gene expression analysis. *Hum Reprod.* 2018;33(2):220–8.

[11] Inafuku K. [Hysteroscopy in midluteal phase of human endometrium evaluation of functional aspect of the endometrium]. *Nihon Sanka Fujinka Gakkai Zasshi.* 1992;44(1):79–83.

[12] Smit JG, Kasius JC, Eijkemans MJC, Koks CAM, van Golde R, Nap AW, et al. Hysteroscopy before in-vitro fertilisation (inSIGHT): a multicentre, randomised controlled trial. *Lancet* (London, England). 2016;387(10038):2622–9.

[13] El-Toukhy T, Campo R, Khalaf Y, Tabanelli C, Gianaroli L, Gordts SS, et al. Hysteroscopy in recurrent in-vitro fertilisation failure (TROPHY): a multicentre, randomised controlled trial. *Lancet* (London, England). 2016;387(10038):2614–21.

第二篇
垂体抑制与卵巢刺激期
Pituitary suppression and ovarian stimulation phase

第 45 章　卵巢刺激低反应
Poor response during ovarian stimulation

Pedro Melo　Lynne Robinson　Arri Coomarasamy　著

何雪梅 译　李 萍 鹿 群 校

> 病例 1：一名 31 岁女性，基础卵泡刺激素和抗米勒管激素水平均正常，因为不明原因不孕开始第 1 个 IVF 周期，每天使用 200U 人类绝经期促性腺激素，刺激 12 天后超声检查只有 2 个卵泡，分别为 18mm 和 20mm。
>
> 病例 2：一名 32 岁女性，在第 1 个 IVF 周期每天接受 150U 人类绝经期促性腺激素刺激，促排卵第 9 天超声检查发现共有 10 个卵泡，虽然卵泡直径都小于 10mm，但子宫内膜厚度却达到了 9mm。

一、背景

辅助生殖技术的主要目标是以尽可能少的控制性卵巢刺激（controlled ovarian stimulation，COS）周期获得健康的单胎活产。然而，据英国 NICE 称，大多数接受 IVF 的女性需要 1 个以上的治疗周期才能受孕[1]。单周期 IVF 后活产率较低（20%~35%），部分原因是缺乏预测 COS 期间卵巢反应不佳的可靠标志物[2]。研究表明，当获卵数多达 15~20 个时，卵母细胞数量与活产率存在密切关联。超过 20 个卵母细胞，新鲜周期的活产率逐步下降，这可能是由于胚胎与子宫内膜不同步[3, 4]。

卵巢反应因人而异，取决于各种因素，如女性年龄和卵巢储备，卵巢储备通常使用抗米勒管激素水平和窦卵泡计数进行评估。尽管没有卵巢低反应的标准定义，但据估计有 9%~24% 的 IVF 周期出现 COS 低反应[2]。2011 年，欧洲人类生殖与胚胎学学会引入了博洛尼亚标准，即必须至少具备以下三个特征中的两个才能将女性定义为低反应：①高龄女性（≥40 岁）；②前次 COS 周期 POR（取消周期或使用常规 COS 方案获卵数≤3 个）；③卵巢储备功能异常（AFC<7 枚卵泡或 AMH<1.1ng/ml）[5]。然而，由于患者的异质性和广泛的卵巢生物标志物，应用博洛尼亚标准来判别低反应的研究产生了相互矛盾的截断值[6]。最近，波塞冬（以患者为导向的策略，包括个体化卵母细胞数量）（patient-oriented strategies encompassing individualized oocyte number，POSEIDON）小组提出了一种新的分类系统[7]。尽管波塞冬系统依赖于与博洛尼亚标准相同的变量（年龄、卵巢生物标志物和既往的 COS 周期获卵数），但它进一步将不孕女性分为"预期"或"非

预期"卵巢低反应组[8, 9]。

有许多可能的因素导致非预期低反应和卵母细胞数量少，包括卵巢储备不足、促性腺激素启动剂量低、颗粒细胞中 FSH 受体数量减少、卵泡液中存在 FSH 受体结合抑制药、卵泡发育不同步及与触发卵母细胞成熟或取卵相关的技术问题[9]。

在卵巢非预期低反应后取消周期会让女性及其伴侣感到沮丧，并且通常会招致与中断治疗费用相关的经济损失。然而，取消周期为临床医生提供了一个可以批判性分析发生低反应潜在原因的机会，并认真调整再次尝试治疗方案。

二、管理策略

临床医生处理非预期卵巢低反应的选择是有限的，可以通过增加促性腺激素的剂量以尝试增加卵泡募集，有证据表明，有效的 FSH 剂量至少要高于 300U[10-12]。也可采用延长促性腺激素的使用天数来促进卵泡发育。有些证据表明，对非预期的低反应患者延长使用 FSH 天数（＞14 天）可以增加获卵数，减少周期取消率，而且活产率与正常反应患者相当[13]。

对于那些即使增加 FSH 剂量或延长 COS 时间仍未募集卵泡的患者，周期取消可能是不可避免的。然而，对于有 1～2 个成熟卵泡的女性，需要决定患者是取卵进行试管婴儿，还是转为宫腔内人工授精或放弃周期。

（一）只有 1～2 个成熟卵泡的患者管理（病例 1）

对于卵巢低反应女性（至少有一侧输卵管通畅且男方精液分析正常），通常认为从 IVF 转为 IUI 是一种有价值的选择[14]。然而，一项大型研究表明，对于卵巢低反应（定义为 1～2 个成熟卵泡）女性，转为 IUI 的结果最差，持续妊娠率为 2%，而进行取卵的患者持续妊娠率为 6.8%[15]。研究还发现，与进行取卵的患者相比，放弃该周期并在随后的治疗期间提供改进的方案并没有带来更好的妊娠结果。值得注意的是，与其他两组相比，接受取卵女性的预后虽不乐观，但对于只有 1～2 个成熟卵泡的女性建议取卵，而不是转 IUI 或取消周期。

一项大型研究进一步分析（＞400 000 个 IVF/ICSI 周期）支持卵泡数很少的女性选择进行取卵、体外受精及胚胎移植，该研究根据获卵数分组计算活产率[4]。表 45-1 提供了不同年龄段 1 个、2 个及 3 个获卵数的活产率。

表 45-1　基于＞ 400 000 个 IVF/ICSI 周期[4]，按照获卵数和年龄划分的活产率（95%CI）[4]

获卵数（个）	年　龄			
	18—34 岁	35—37 岁	38—39 岁	≥ 40 岁
1	7%（7，8）	6%（6，7）	4%（4，5）	2%（2，3）
2	16%（15，17）	14%（13，14）	9%（9，10）	5%（5，5）
3	22%（21，22）	19%（18，19）	13%（13，14）	7%（7，8）

在 40 岁以上卵巢低反应女性中，每取卵周期的活产率约为 3.5%，仍高于选择取消周期不到 1% 的活产率，因为只有 4/10 的人会返院接受再次周期治疗[6]。

还有一些证据表明，对于低反应人群，取卵后第 2 天进行胚胎移植可能比第 3 天更获益。一项对 281 名低反应患者（≤5 个卵泡）的随机对照试验发现，如果在第 2 天进行胚胎移植，第 3 天的移植取消率将下降 7%[8]。此外，第 2 天移植组比第 3 天移植组有更高的取卵周期临床妊娠率（37.2% vs. 21.4%，$P<0.05$）和移植周期临床妊娠率（38.9% vs. 24.1%，$P<0.05$）。当然，必须参考患者个人意愿决定移植时间。

（二）卵泡募集失败女性的管理

在这种情况下，可能需要增加促性腺激素的剂量以改善卵泡的募集。大多数临床医生会使用高达 450U 的 FSH 作为最大剂量。延长使用促性腺激素（>14 天）也可能会增加获卵数，从而减少取消周期数[13]。或者，可以考虑使用二次刺激。二次刺激需要在第 1 次取卵后继续给予促性腺激素，以挽救在卵巢周期的前半段可能尚未募集或未成熟的较小卵泡。尽管黄体期促排比传统的卵泡期 COS 平均长 1.5 天，但它可能会产生更多的卵母细胞[16, 17]。使用该方案的第 1 例患者，就是在第 1 个卵巢刺激周期中没有获得卵细胞，而在其后的黄体期刺激中获得了成熟卵母细胞，形成了卵裂期胚胎[18]。

除了二次刺激外，波塞冬的作者还推荐了以下策略，以最大限度地增加非预期低反应患者的卵母细胞数量[9]。

1. 使用重组 FSH 代替尿促性腺激素制剂，一些证据表明使用 rFSH 可能获得更多的卵母细胞数量[19]。

2. 在刺激的第 7～10 天补充重组 LH（recombinant LH，rLH），研究表明在挽救较小的卵泡方面具有潜在益处[20]。

值得注意的是，波塞冬小组提出的实践建议基于有限的数据，需要以随机对照试验的形式进行进一步的科学证实。最后，对多囊卵巢综合征患者增加促性腺激素剂量可能是一个挑战，因为 PCOS 患者有突发卵巢过度反应的风险。建议对这些患者谨慎地增加促性腺激素剂量。例如，可以考虑以下方案。

- 起始剂量为 100U FSH。
- 第 7 天经阴道超声检查评估卵泡发育。
- 如果卵巢没有反应（卵泡直径不超过 13mm），对于 BMI≤30kg/m² 和 >30kg/m² 的患者，FSH 的剂量应分别增加至 150U 或 200U。
- 隔天复查阴道 B 超，直到主导卵泡直径超过 15mm 后每天复查。
- 在刺激第 11 天卵巢仍没有反应的情况下，FSH 剂量应再增加 100U 并隔天复查，直到卵泡达到 15mm 后每天复查。

本方案仅供参考。重要的是，要根据患者的特征进行个体化治疗，并对卵巢过度反应保持警惕。

（三）后续周期治疗

没有证据表明任何特定方案对预期低反应更有效[21, 22]。此外，虽然长时间的降调方案提供了较好的卵泡同步，但尚不清楚这是否会转化为更多或质量更好的卵细胞。长方案需要更大剂量的促性腺激素，而且通常费用更高。

一种务实的方法是选择使用较高剂量促性腺激素的短期拮抗药方案，也可以考虑添加辅助药物，尽管这些辅助药物的有效性存在相互矛盾的证据。一项包括 2677 名进行 IVF 的女性的 19 项 RCT 的网络 Meta 分析发现，与对照组相比，服用脱氢表雄酮（OR=2.46，95%CI 1.16～5.23）和辅酶 Q_{10}（Coenzyme Q_{10}，CoQ_{10}）（OR=2.22，95%CI 1.08～4.58）的女性临床妊娠的概率更高。没有证据表明，其他辅助治疗（包括枸橼酸氯米芬、来曲唑、重组 LH、雌二醇、生长激素、睾酮和 hCG）与对照组存在差异；然而，该评价具有明显的局限性，包括缺乏 POR 定义的通用标准，以及不同试验研究之间存在显著临床异质性[23]。

要点

挑战

- ART 周期中的卵巢低反应。

背景

- 很难预测 ART 周期中的卵巢反应，并且应对手段有限。
- 取消周期或未能进入胚胎移植阶段是令人失望的，并且对助孕夫妻造成了经济损失。

管理策略

- 募集 1～2 个成熟卵泡的管理。
  - 征求患者意见并考虑。
    - ➢ 继续试管婴儿周期（最佳选择）。
    - ➢ 转为 IUI（至少有一侧输卵管是通畅的，并且精液分析正常）。
    - ➢ 放弃周期，并以更高剂量的促性腺激素重新开始促排周期。
  - 考虑取卵后第 2 天胚胎移植。
- 未募集到卵泡的管理。
  - 将促性腺激素剂量增加到最大量 450U（PCOS 患者慎用）。
  - 延长使用促性腺激素时间（PCOS 患者慎用）。
  - 如果没有募集到卵泡，则取消周期，并以更高剂量的促性腺激素重新开始下一个周期。
  - 对多囊卵巢综合征患者采用缓慢递增 COS 方案。

三、一问一答

问题 1：在体外受精过程中，我的卵巢对药物的刺激反应不太好，这是否意味着我将提前绝经？

回答 1：虽然缺乏关于 IVF 过程中卵巢反应减退与早期卵巢功能不全两者关系的长期随访数据，但现有研究表明，卵巢低反应女性更有可能出现早绝经[24, 25]。尽管如此，仍需要长期的前瞻性队列研究来获得更确切的答案。

问题 2：我 43 岁了。在我助孕前咨询中，IVF 医生告诉我，我的 AMH 和窦卵泡计数比预期要好。这是不是意味着我会得到很多卵细胞？

回答 2：高龄是一个强有力的预测因子，预示着女性对控制性卵巢刺激的反应。由于高龄女性卵母细胞中染色体有问题的概率很高，因此无论 AMH 或 AFC 水平如何，43 岁及以上的女性用自己的卵细胞进行 IVF 助孕，能够活产的情况很少。

问题 3：我的医生给我开了一种雄激素凝胶，以提高我的卵巢对 IVF 药物的反应。但我认为雄激素只会对男性有用，是这样吗？

回答 3：十多年来，人们一直在对卵巢低反应的女性尝试使用雄激素。最近对包括 345 名女性在内的 4 项临床试验进行的系统评价和 Meta 分析表明，在 IVF 前接受雄激素治疗女性的活产率平均比未接受雄激素治疗的女性高 2.6 倍（OR=2.6，95%CI 1.3～5.2，中等质量证据）[26]。然而，这些结果并未得到后续网络 Meta 分析的证实，因此证据存在不确定性[23]。

参考文献

[1] NICE. The importance of 3 full cycles of IVF. 2014; Available from: https://www.nice.org.uk/ news/blog/the-importance-of-3-full-cycles-of-ivf.

[2] Badawy, A., et al., Prediction and diagnosis of poor ovarian response: the dilemma. *J Reprod Infertil*. 2011;12(4):241–8.

[3] Polyzos, N.P., et al., Cumulative live birth rates according to the number of oocytes retrieved after the first ovarian stimulation for in vitro fertilization/intracytoplasmic sperm injection: a multicenter multinational analysis including ~15,000 women. *Fertil Steril*. 2018;110(4):661–670.e1.

[4] Sunkara, S.K., et al., Association between the number of eggs and live birth in IVF treatment: an analysis of 400 135 treatment cycles. *Hum Reprod*. 2011;26(7):1768–74.

[5] Ferraretti, A.P., et al., ESHRE consensus on the definition of "poor response" to ovarian stimulation for in vitro fertilization: the Bologna criteria. *Hum Reprod*. 2011;26(7):1616–24.

[6] Venetis, C.A., The Bologna criteria for poor ovarian response: the good, the bad and the way forward. *Hum Reprod*. 2014;29(9):1839–41.

[7] Alviggi, C., et al., A new more detailed stratification of low responders to ovarian stimulation: from a poor ovarian response to a low prognosis concept. *Fertil Steril*. 2016;105.

[8] Esteves, S., et al., The POSEIDON criteria and its measure of success through the eyes of clinicians and embryologists. *Frontiers in Endocrinology*. 2019;10:814.

[9] Conforti, A., et al., Management of women with an unexpected low ovarian response to gonadotropin. *Frontiers in Endocrinology*. 2019;10(387).

[10] Tarlatzis, B.C., et al., Clinical management of low ovarian response to stimulation for IVF: a systematic review. *Human Reproduction Update*. 2003;9(1):61–76.

[11] Siristatidis, C.S. and M.P. Hamilton, What should be the maximum FSH dose in IVF/ ICSI in poor responders? *J Obstet Gynaecol*. 2007;27(4):401–5.

[12] Ovarian Stimulation, T.E.G.G.o., et al., ESHRE guideline: ovarian stimulation for IVF/ICSI. *Human Reproduction Open*. 2020;2020(2).

[13] Wei, Z., et al., Effects of prolonging administration

gonadotropin on unexpectedly poor ovarian responders undergoing in vitro fertilization. *RB&E*. 2010;8:26–26.

[14] Freour, T., et al., IVF conversion to IUI in poor responders: an observational study. *Arch Gynecol Obstet*. 2010;282(4):445–9.

[15] Nicopoullos, J.D. and H. Abdalla, Poor response cycles: when should we cancel? Comparison of outcome between egg collection, intrauterine insemination conversion, and follow-up cycles after abandonment. *Fertil Steril*. 2011;95(1):68–71.

[16] Vaiarelli, A., et al., DuoStim – a reproducible strategy to obtain more oocytes and competent embryos in a short time-frame aimed at fertility preservation and IVF purposes. A systematic review. *Upsala Journal of Medical Sciences*. 2020;125(2):121–130.

[17] Boots, C.E., et al., Ovarian stimulation in the luteal phase: systematic review and meta-analysis. *Journal of Assisted Reproduction and Genetics*. 2016;33(8):971–980.

[18] Xu, B. and Y. Li, Flexible ovarian stimulation in a poor responder: a case report and literature review. *Reproductive BioMedicine Online*. 2013;26(4):378–383.

[19] Lehert, P., J.C. Schertz, and D. Ezcurra, Recombinant human follicle-stimulating hormone produces more oocytes with a lower total dose per cycle in assisted reproductive technologies compared with highly purified human menopausal gonadotrophin: a meta-analysis. *Reproductive Biology and Endocrinology*. 2010;8(1):112.

[20] Alviggi, C., et al., Recombinant luteinizing hormone supplementation in assisted reproductive technology: a systematic review. *Fertil Steril*. 2018;109(4):644–664.

[21] Pandian, Z., et al., Interventions for 'poor responders' to controlled ovarian hyper stimulation (COH) in in-vitro fertilisation (IVF). *Cochrane Database Syst Rev*. 2010(1).

[22] Lambalk, C.B., et al., GnRH antagonist versus long agonist protocols in IVF: a systematic review and meta-analysis accounting for patient type. *Human Reproduction Update*. 2017;23(5):560–579.

[23] Zhang, Y., et al., Adjuvant treatment strategies in ovarian stimulation for poor responders undergoing IVF: a systematic review and network meta-analysis. *Human Reproduction Update*. 2020;26(2):247–263.

[24] Nikolaou, D., et al., Is there a link between an extremely poor response to ovarian hyperstimulation and early ovarian failure? *Human Reprod*. 2002;17(4):1106–1111.

[25] Szmidt, N., S. Bhattacharya, and A. Maheshwari, Does poor ovarian response to gonadotrophins predict early menopause? A retrospective cohort study with minimum of 10-year follow-up. *Human Fertility (Cambridge, England)*. 2016;19:1–8.

[26] Nagels, H.E., et al., Androgens (dehydroepiandrosterone or testosterone) for women undergoing assisted reproduction. *Cochrane Database Syst Rev*. 2015(11):Cd009749.

第46章 卵巢过度刺激综合征高风险患者的IVF促排

Ovarian stimulation for IVF in a patient at high risk of ovarian hyperstimulation syndrome

Khaldoun Sharif　Ahmed G. Serour　著

何雪梅　译　　李萍鹿群　校

病例1：一对夫妻因多囊卵巢综合征不孕3年，促排卵、卵巢打孔及宫腔内人工授精均未受孕，因此被转诊进行IVF。此前，他们在其他地方接受了1次不成功的试管婴儿助孕。在此期间，该女性在胚胎移植后出现了严重的卵巢过度刺激综合征，住院7天并引流腹水。

病例2：一对夫妻因盆腔粘连而有5年不孕史，被转诊接受IVF。他们之前在其他地方有试管婴儿助孕失败史。前次治疗中，取了12个卵母细胞并移植了2个胚胎。她回忆说，取卵后，她出现了明显的下腹痛和腹胀。她没有要求住院治疗，症状在第4天自然消退。

病例3：一对夫妻不明原因不孕5年被转诊进行IVF。女性AMH为5.8ng/ml，月经规律。

一、背景

在辅助生殖技术中，任何一种卵巢刺激方案都会造成不可避免的一定程度的卵巢过度刺激。然而，这偶尔会升级到卵巢过度刺激综合征，这是一种可能危及生命的并发症。OHSS的特征是卵巢囊性增大，体液从血管内转移到第三间隙，主要是腹腔，导致血液浓缩。过度刺激发展的诱发因素是人绒毛膜促性腺激素，它通过血管内皮生长因子（vascular endothelial growth factor，VEGF）[1]发挥作用。

因严重OHSS住院的患者约占接受IVF助孕患者的1/50（1.8%）[2]。其中许多患者具有发生OHSS的危险因素，如多囊卵巢综合征和卵巢高储备（如高抗米勒管激素和窦卵泡计数）。此外，既往有严重OHSS史是其在后续周期中复发的强预测因素[1]。当此类患者接受新的试管婴儿周期助孕时，临床医生应接收预警，必须考虑、讨论和实施预防措施[3]。

二、管理策略

（一）获取准确的病史

当患者既往有 OHSS 病史时，重点是尽可能清楚地了解实际发生的情况。从以前的诊所获得诊疗经过是最好的办法，但如果不可能获得，只能依赖病史的准确。有住院史，特别是腹水引流史或全胚冷冻史，高度提示严重的 OHSS。然而，取卵后的腹痛和腹胀是相当常见的，它们本身并不表明 OHSS。在病例 1 中，很明显患者患有严重的 OHSS；而在病例 2 中，该女性很可能没有 OHSS，就算有，也绝对不严重。如果不确定，假设既往发生过 OHSS，并计划相应的后续周期治疗方案，临床医生应该谨慎行事。

对于第 1 个周期的患者，PCOS、高 AMH 或 AFC 等风险因素都提醒临床医生，该患者发生 OHSS 的可能性较高[1]。

本章将讨论对于有风险的患者，在决定方案时（一级预防）应采取的一些管理策略。将分别在第 52 章和第 70 章中讨论如果患者表现出卵巢过度反应的迹象（二级预防）或实际发展为 OHSS（治疗）的管理策略。

（二）GnRH 拮抗药方案

使用促性腺激素释放激素拮抗药代替长效激动药方案已被证明可显著降低高危患者 IVF 卵巢刺激后的 OHSS 风险（RR=0.53，95%CI 0.30～0.95）[4]。而且，拮抗药对持续妊娠率或活产率没有影响[4]。此外，它允许使用激动药代替 hCG 进行扳机，这进一步降低了 OHSS[5] 的风险。因此，它应该是 OHSS 高风险患者的首选方案[6]。

（三）较温和的卵巢刺激

用较低剂量的促性腺激素开始卵巢刺激是一种选择。尽管长期以来观察到 OHSS 的发生率与所用促性腺激素的总剂量没有直接关系[7]，但一项随机对照试验（randomized controlled trial，RCT）报道了较低起始剂量发生轻度和中度 OHSS 的概率更低，但未降低重度 OHSS 的发生率[3]。但需要注意的是，有些 PCOS 患者的治疗窗很窄。她们会对某个剂量产生过度反应，但对下调后的剂量完全没有反应。

（四）在长效激动药方案中联合使用二甲双胍

伴有代偿性高胰岛素血症的胰岛素抵抗是 PCOS 相关的卵巢功能障碍的病理生理基础，这也是使用胰岛素增敏剂二甲双胍治疗 PCOS 的原因。一项 RCT Meta 分析发现，PCOS 女性 IVF 促排期间联合服用二甲双胍后 OHSS 的发生率显著降低（RR=0.29，95%CI 0.18～0.49）[8]。因为几乎所有这些研究都是采用长效 GnRH 激动药方案，所以如果使用长效 GnRH 激动药方案，建议对 OHSS 高风险的 PCOS 女性 IVF 治疗期间使用二甲双胍。典型的治疗方案是从降调开始到取卵当天服用二甲双胍，每天 2 次，每次 850mg。

在使用 GnRH 拮抗药方案的情况下（如前所述，这是有 OHSS 风险患者的首选方案），证据表明使用二甲双胍不会降低 OHSS 的风险[6, 9]。

（五）拮抗药方案中使用 GnRH 激动药扳机

另一个治疗策略源自长效激动药方案中 hCG 扳机是 OHSS 发展的诱因的认识，由于垂体受抑制无法产生内源性 LH，所以必须在取卵前 34～38h 使用 hCG 作为黄体生成素替代物，以诱导最终卵母细胞成熟。与 LH 相比，hCG 半衰期更长，因此更有可能诱发 OHSS[10]。此外，如果使用拮抗药方案，垂体仍然有反应，可以使用 GnRH 激动药刺激内源性 LH 激增。这对卵母细胞成熟和降低严重 OHSS 的发生都有效[5]。然而，由于 GnRH 激动药对黄体的影响可能会降低妊娠率，因此应使用全胚冷冻或改良的黄体支持方案[11]。

（六）避免使用 hCG 进行黄体支持

当对垂体降调（激动药）或抑制（拮抗药）时，黄体支持是必要的。hCG 和黄体酮均可用于黄体支持，并能有效提高妊娠率。然而，hCG 会增加 OHSS 发生率，因此在高危患者中最好避免使用 hCG[12]。

（七）全胚冷冻

根据发生的时间不同，OHSS 分为两种类型。早期 OHSS 出现在取卵后 9 天内，与卵巢对刺激的反应程度有关，由促进卵母细胞最终成熟而使用外源 hCG 诱发。晚期 OHSS 在取卵 9 天后出现，并且（尤其是严重的）几乎总是与妊娠产生的内源性 hCG 相关[6]。可以通过全胚冷冻和取消胚胎移植来避免妊娠，从而预防晚期 OHSS[13]。这种方法的主要优点是，在不影响妊娠率的情况下显著降低 OHSS。一项 RCT 研究比较了 PCOS 患者的冻胚移植和鲜胚移植结局，结果表明 PCOS 患者的全胚冷冻策略不仅降低了 OHSS 的风险，而且增加了活产的机会[14]。缺点是全胚冷冻和随后的移植所带来的不可避免的时间延迟和额外的经济费用。

（八）患者咨询

最后，适当地为助孕夫妻提供咨询非常重要。应告知他们，尽管采取了必要的措施，但不可能预防所有情况，发生严重的 OHSS 或复发的可能性仍然存在。如果出现严重的 OHSS，还应预先告知他们，有可能全胚冷冻和取消新鲜移植，以及可能需要住院和相关治疗过程（如腹水引流）和费用。

要点

挑战

- IVF 助孕中的 OHSS 高风险患者。

背景

- 50 个 IVF 周期中大约有 1 个发生严重 OHSS。
- 高 AMH、高 AFC、PCOS 和既往有 OHSS 史的患者具有发生 OHSS 的风险。

管理策略

- 告知助孕夫妻发生 OHSS 的可能性和预防策略。
- 对于 PCOS 患者，在长效激动药方案使用促性腺激素促排卵阶段联合使用二甲双胍。一个典型的方案是从降调开始到取卵日，口服二甲双胍 850mg，每天 2 次。
- 减少促性腺激素的起始剂量。
- 使用 GnRH 拮抗药代替激动药方案，并使用单次激动药代替 hCG 进行最终扳机。
- 使用黄体酮代替 hCG 来支持黄体。
- 考虑全胚冷冻。

三、一问一答

问题 1：我有发生 OHSS 的风险吗？

回答 1：虽然任何人接受卵巢刺激都有 OHSS 风险，但某些患者的卵巢对药物高度敏感，更容易发生 OHSS，包括多囊卵巢综合征、卵巢高储备及在之前的试管婴儿周期中出现这种情况的患者。但是我们可以采取很多措施来降低风险。

问题 2：您能做些什么来减少我发生 OHSS 的概率？

回答 2：我们将采用一些已经证实可以降低 OHSS 概率的方案。例如我们将使用拮抗药，并以比平时更低的刺激剂量开始治疗，而对于扳机药物，我们将使用一种称为激动药的特殊替代药物。我们可能需要取消新鲜胚胎移植并冷冻所有胚胎。

问题 3：取消新鲜移植并冷冻所有胚胎会降低我妊娠的机会吗？

回答 3：不会。相反，研究表明全胚冷冻不仅会减少 OHSS 的机会，还会增加妊娠的机会。

参考文献

[1] Humaidan P, Quartarolo J, Papanikolaou EG. Preventing ovarian hyperstimulation syndrome: guidance for the clinician. *Fertil Steril.* 2010;94(2):389–400.

[2] Mocanu E, Redmond ML, Hennelly B, Collins C, Harrison R. Odds of ovarian hyperstimulation syndrome (OHSS)—time for reassessment. *Hum Fertil.* 2007;10(3):175–81.

[3] Oudshoorn SC, van Tilborg TC, Eijkemans MJC, Oosterhuis GJE, Friederich J, van Hooff MHA, et al. Individualized versus standard FSH dosing in women starting IVF/ICSI: an RCT. Part 2: The predicted hyper responder. *Hum Reprod.* 2017;32(12):2506–14.

[4] Lambalk CB, Banga FR, Huirne JA, Toftager M, Pinborg A, Homburg R, et al. GnRH antagonist versus long agonist protocols in IVF: A systematic review and meta-analysis accounting for patient type. *Hum Reprod Update.* 2017;23(5):560–79.

[5] Youssef MAFM, Van der Veen F, Al-Inany HG, Mochtar MH, Griesinger G, Nagi Mohesen M, et al. Gonadotropin-releasing hormone agonist versus hCG for oocyte triggering in antagonist-assisted reproductive technology. *Cochrane Database Syst Rev.* 2014.

[6] OS Guideline Development Group. Ovarian Stimulation for IVF/ICSI. European Society of Human Reproduction and Embryology (ESHRE). 2019. p. 1–136.

[7] Wallach E, Schenker JG, Weinstein D. Ovarian Hyperstimulation Syndrome: A Current Survey. *Fertil Steril.* 1978;30(3):255–68.

[8] Tso LO, Costello MF, Albuquerque LET, Andriolo RB, Marjoribanks J, Macedo CR. Metformin treatment before and during in vitro fertilization or intracytoplasmic sperm injection in women with polycystic ovary syndrome: summary of a Cochrane review. *Fertil Steril.* 2015;104(3):542–4.

[9] Jacob SL, Brewer C, Tang T, Picton HM, Barth JH, Balen AH. A short course of metformin does not reduce OHSS in a GnRH antagonist cycle for women with PCOS undergoing IVF: a randomised placebocontrolled trial. *Hum Reprod.* 2016;31(12):2756–64.

[10] Ezcurra D, Humaidan P. A review of luteinising hormone and human chorionic gonadotropin when used in assisted reproductive technology. *Reprod Biol Endocrinol.* 2014;12:95.

[11] Elgindy EA, Sibai H, Mostafa MI, Gibreel A, Darwish E, Maghraby H. Towards an optimal luteal support modality in agonist triggered cycles: a randomized clinical trial. *Hum Reprod.* 2018;33(6):1079–86.

[12] van der Linden M, Buckingham K, Farquhar C, Kremer JAM, Metwally M. Luteal phase support for assisted reproduction cycles. *Cochrane Database Syst Rev.* 2015.

[13] Wong KM, van Wely M, Mol F, Repping S, Mastenbroek S. Fresh versus frozen embryo transfers in assisted reproduction. *Cochrane Database Syst Rev.* 2017.

[14] Chen ZJ, Shi Y, Sun Y, Zhang B, Liang X, Cao Y, et al. Fresh versus frozen embryos for infertility in the polycystic ovary syndrome. *N Engl J Med.* 2016;375:523–33.

第 47 章　垂体降调失败

Unable to achieve pituitary down-regulation

K. Jayaprakasan　Nicholas Raine-Fenning　著

何雪梅　译　李　萍　鹿群　校

> 病例 1：一名第 1 次 IVF 助孕的 33 岁女性，在接受促性腺激素释放激素激动药治疗 3 周后，雌二醇水平为 95pg/ml，子宫内膜厚度为 5mm，超声监测提示双侧卵巢处于"静止"状态。
>
> 病例 2：一名 30 岁排卵功能障碍女性接受试管婴儿助孕，黄体中期开始使用 GnRH 激动药。14 天后，经阴道超声显示出现直径 25mm 的卵巢囊肿，血清雌二醇水平为 100pg/ml。
>
> 病例 3：一名 25 岁的女性，使用传统的长效降调方案 IVF 助孕，GnRH 激动药治疗的第 19 天，尽管血清雌二醇水平为 31pg/ml，但超声检查中发现子宫内膜达 10mm。

一、背景

作为辅助生殖技术治疗的一部分，促性腺激素释放激素激动药经常用来降调垂体以便控制下丘脑 – 垂体 – 卵巢轴[1]。降调可以防止黄体生成素峰过早出现，以避免提前取卵。当单独使用促性腺激素时，多达 23% 的周期会发生 LH 峰提前出现的情况[2]。已证实，使用 GnRH 激动药可以增加获卵数，提高妊娠率并显著降低治疗周期取消的概率[3]。GnRH 激动药给药最初会诱导对下丘脑 – 垂体轴的刺激点火效应，导致卵泡刺激素和 LH 的释放，进而启动卵泡募集。这种激发作用是短暂的，之后随着垂体 GnRH 受体的脱敏而对 FSH 和 LH 释放产生更深度和持续的抑制，因此称为降调[1]。

ART 周期中，用于预防 LH 上升的两种常见方案是 GnRH 激动药短方案和长方案。在短方案中，GnRH 激动药与促性腺激素同时使用，利用 GnRH 激动药在诱导垂体降调之前对卵巢刺激的点火效应。这与在开始使用促性腺激素之前通常给予 2 周或更长时间 GnRH 激动药以实现垂体降调的长方案不同，因此后者所需的促排卵时间更长。大多数生殖中心首选长方案，因为它在卵泡募集、获卵率、受精率、可用于移植和冷冻胚胎数量及持续妊娠率方面优于短方案[3]。

降调成功的标准

作为长方案降调的一部分，GnRH 激动药通常在月经周期的黄体中期开始，即预期月经来潮的前 7 天，以便在使用促性腺激素进行卵巢刺激之前实现"卵巢静止"。对于判定是否达到理想的垂体降调和卵巢抑制效果，似乎普遍认为通过对血清雌二醇水平和子宫内膜形态测量综合评估，两者都应该处于绝经后的数值，与卵巢卵泡活动停止有关[4]。然而，判定理想的降调状态没有最佳雌二醇浓度或子宫内膜厚度，也没有对雌二醇水平和子宫内膜厚度的绝对要求。血清雌二醇临界值的推荐阈值为 20[5]～100pg/ml[6-8]，而且垂体不同的抑制程度似乎不会影响治疗结果[7]。一些诊所使用 55pg/ml，因为在一项对 727 个 IVF 周期的研究中，该水平代表第 95 百分位[9]。此外，还有关于子宫内膜厚度的各种阈值。大多数研究将内膜厚度测量与雌二醇水平相关联，虽然建议使用 55pg/ml 的雌二醇阈值预测降调时相对应的最佳子宫内膜厚度为 6mm 或更薄[4]，但也有其他研究报道的截断值为 4mm[10] 或 5mm[11]。使用三维超声[12, 13] 和子宫卵巢多普勒指数[14] 评估的子宫内膜体积也被用于评估降调效果，但效果似乎并不比用简单的二维超声评估子宫内膜厚度更好。

二、管理策略

垂体抑制失败的确切发生率很难明确，因为它的计算与所使用的定义、截止水平及 GnRH 治疗的时间长度有关。大多数患者在开始使用 GnRH 激动药后 10～14 天内降调，但约 15% 的患者将被认为降调不充分[6, 15]。这些患者需要考虑和排除妊娠及功能性卵巢囊肿或局灶性子宫内膜病变。然而，在许多情况下，没有可明确的病因，未降调成功仅仅表明患者没有达到该诊所制订的垂体抑制临界水平。

（一）妊娠

对于所有不符合成功降调标准且没来月经的女性，应考虑通过检测尿液或血清人绒毛膜促性腺激素来排除妊娠。由于大多数接受 ART 的夫妻并非完全不育，因此当已经自然受孕时，可能已经开始使用 GnRH 激动药了（见第 48 章）。尽管生殖中心会向夫妻双方提供明确的口头和书面信息告知避免在前 1 个周期进行无保护的性交，但报道出来的此类妊娠发生率约达 1%[16]。这些患者可以放心，GnRH 激动药的使用不会增加流产率，胎儿出现先天性异常的风险似乎也不会更大[17]。

（二）雌二醇水平升高

使用 GnRH 激动药 2～3 周后，在没有任何功能性卵巢囊肿的情况下雌二醇水平升高（病例 1）并不少见。因为雌二醇水平升高的发生率与诊所用来定义成功降调的临界水平有关，所以其确切的发生率尚不清楚，但据报道多达 10%～15% 的女性会发生雌二醇水平升高[15]。在这种情况下，继续使用 GnRH 激动药以达到卵巢抑制是最常用的方法。实现降调所需的时间［由预定义的血清雌二醇水平和（或）子宫内膜厚度确定］及 GnRH 激动药应继续使用的确切持续时间尚不清楚。在很多情况下，生殖中心可以在 3～4 天后再次对患者进行评估，但更多患者在延迟 1 周或更长时间达到成功降调。在某些情况下，有些患者需要长达 5 周或更长时间才能实现充分的垂体抑制。这可能会增加治疗的困难和夫妻的焦虑，但不会带来负面作用，因为延长降调时间的妊娠率与在 2 周内实现降调女性的妊娠率相当[18]。如果患者对持续的 GnRH 激动药用药没有反应，则应提示排除妊娠，并且在某些情况下重复妊娠试验可能是谨慎的做法。

月经通常被认为是雌二醇水平受到抑制的一种生物表现[11]。大多数雌二醇水平未受抑制的女性可能会月经推迟，可以建议患者出血时告知诊所，以重新评估是否达到降调。有研究已尝试在此类患者中使用黄体酮诱导撤退性出血。虽然这种方法似乎加快了月经来潮，但它似乎不会影响血清雌二醇浓度达到基础水平所需的时间长度，或者改变卵巢对促性腺激素的反应[19]。

（三）功能性卵巢囊肿

垂体降调期间出现功能性卵巢囊肿是一个常见问题（见第 49 章）。据报道，它的发生率为 6%～20%[20, 21]，并且在有排卵功能障碍病史的女性中更为常见[20]。许多囊肿是分泌雌激素的卵泡囊肿，而不是黄体囊肿，因此会导致子宫内膜增生和月经延迟（病例 2）。囊肿的出现反映了 GnRH 激动药治疗的药效学，即最初对下丘脑 – 垂体轴的刺激作用，导致 FSH 和 LH 的释放，从而启动卵泡募集并促进表达促性腺激素受体的卵泡的发育。预防总是胜于治疗，最好在月经周期的黄体中期使用 GnRH 激动药来避免这些囊肿的形成，因为此时孕酮和黄体本身的反馈作用会减弱初始的激发反应[20]。

在分泌雌激素的功能性卵巢囊肿的影响下，继续 IVF 治疗和开始使用促性腺激素促排已被证明对卵巢反应和受孕率都有不利影响[9]。在 1317 个试管婴儿周期的大型研究中，发生卵巢囊肿的女性（$n=122$）与没有卵巢囊肿的女性（$n=1195$）比较，其获卵数、受精率和临床妊娠率均显著降低（分别为 5.2 vs. 10.1，48% vs. 73%，9.6% vs. 29.7%，$P < 0.01$）[22]。

许多临床医生对卵巢囊肿采取保守的治疗方法，简单地继续使用 GnRH 激动药直至达到降调，降调标准取决于预先确定的血清雌二醇水平和子宫内膜厚度[18]。

另一种更直接的方法是从功能性囊肿中抽吸出富含雌激素的卵泡液。这可能有助于在 3 天内使血清雌二醇低于阈值。然而，在卵泡反应或妊娠率方面，与保守方法相比，囊肿抽吸似乎并没有任何优势[22]。考虑到需要镇静或麻醉及相关的成本和压力，一般情况下，囊肿抽吸术用于那些保守方法失败或喜欢更省时方法的女性。

在使用 GnRH 激动药和囊肿抽吸之外的另一种方法是皮下注射 hCG，这模拟了 LH 峰的作用。如果囊肿是卵泡囊肿，hCG 可能会导致卵泡破裂并抑制血清雌二醇，但如果囊肿是黄体囊肿，则不太可能有帮助。这是一种不太常用的做法，而且（据我们所知）没有试验或病例报道确认其使用价值。我们自己的经验表明，它可以在特定的患者中发挥作用，但在缺乏对照证据的情况下，无法确定这种效果是否与 hCG 注射有关，或是降调需要更多时间实现这一事实。

（四）棘手的降调失败

最终，会有一些患者对上述方法没有反应，除了取消治疗别无选择。没有证据表明患者应该推迟多久再开始下一个治疗周期，但有必要在治疗前进行超声扫描以确认之前出现的囊肿已消失。血清雌二醇水平取决于月经周期所处的阶段，因此检测血清雌二醇来做出判断的价值不大。没有明确的证据表明在后续周期中是否应该避免使用传统的激动药长方案，但在大多数情况下激动药长方案似乎是有效的，并且大多数患者囊肿不会复发或降调失败。对于那些对 GnRH 激动药反复出现异常反应的患者，应考虑采用拮抗药方案进行治疗。

异常卵泡发育在高龄女性和卵巢储备功能受损的女性中更为常见，这类人群的卵泡群（包括小窦卵泡和大窦卵泡）通常具有异质性，而且大窦卵泡群异质性的比例相对较高[23]。这些较大的卵泡可以通过服用联合口服避孕药（combined oral contraceptive pill，COCP）[24] 来抑制。COCP 可以在月经来潮或月经来潮后的 7 天内开始服用，并持续 14～21 天，直到开始使用 GnRH 激动药。另一个可供选择的方案是在使用 GnRH 激动药前 2 天开始服用孕激素，连续服用 7 天 [20, 24]。

（五）增厚的子宫内膜

子宫内膜厚度反映了血液中雌激素水平，因此是垂体降调失败的另一个常见指标。现有研究报道了提示降调成功的子宫内膜厚度不同的阈值，但大多数诊所似乎使用＜6mm 作为阈值 [13]。如果子宫内膜仍然很厚，特别是当女性完全没有阴道出血时，首先需要排除妊娠。大多数临床医生似乎主张继续使用 GnRH 激动药直至月经来潮，这被认为是另一种表明雌激素被有效抑制的体内"生物测定"[11]。在血清雌二醇低水平的情况下出现月经干净后持续增厚的子宫内膜是不正常的，这需要进一步检查以排除子宫内膜息肉和黏膜下肌瘤等子宫内膜病变（病例 3）。虽然宫腔镜检查是金标准检查，但我们的做法是进行基础二维超声扫描，并在必要时用多普勒和三维扫描进行补充。如果这些方法无法帮助判断，则可以进行盐水灌注超声子宫造影（saline infusion sonohysterography，SIS）。只有这些影像方法无法做出明确诊断或已能确定为病理状态，才采取宫腔镜检查。我们认为这种方法是最方便的，可以将宫腔镜阴性检出率降到最低。

要点

挑战

- IVF 中的垂体降调失败。

背景

- GnRH 激动药作为 IVF 治疗的一部分，通过诱导垂体"降调"来控制下丘脑 – 垂体 – 卵巢轴，这项治疗有以下益处。
  - 防止卵泡过早成熟和排卵。
  - 有利于确定取卵时机。
  - 增加获卵数和妊娠率。
- 虽然没有明确直接的办法衡量垂体抑制是否充分，但成功的降调与雌二醇水平低、子宫内膜薄和超声显示卵巢活动不明显有关。
- 降调成功的定义为无 15mm 或更大的囊肿或卵泡，并且与以下一项或两项相关：①雌二醇水平为 55pg/ml 或更低；②子宫内膜厚度为 5mm（或 6mm）或更薄。

管理策略

- 应排除妊娠。
- 雌二醇水平升高的管理。
  - 继续使用 GnRH 激动药。
  - 如果患者有月经，则 3～7 天后复查或下次月经出血后复查。

- 功能性卵巢囊肿的管理。
  - 最常见的方法是继续使用 GnRH 激动药。
  - 如果囊肿很大，或者延长 GnRH 激动药给药仍未达到降调，考虑经阴道囊肿抽吸术。
- 增厚的子宫内膜的管理。
  - 继续使用 GnRH 激动药。
  - 如果存在持续增厚的子宫内膜，请考虑进行三维扫描、SIS 或宫腔镜检查以排除子宫内膜病变。
- 如果所有措施都失败，请停止使用 GnRH 激动药，并在下一个月经周期后重新超声检查，以确认全部卵巢囊肿已经消失。
- 考虑替代方案，例如使用联合口服避孕药或孕激素进行预处理的长方案，或拮抗药方案。

三、一问一答

问题 1：我已经使用这些药物超过 2 周，它们导致了我头痛和潮热。我为什么要承受这些不良反应？

回答 1：您是对的，它们确实会引起这些不良反应，但正如许多研究表明的那样，它们也确实增加了治疗成功的机会。您会有更多成熟的卵细胞和更好的胚胎，并且您更有可能通过 IVF 妊娠。所以，忍受它们是有回报的。

问题 2：我以为这些药物只需要 2 周就可以起效，但我已经使用了 3 周多，还没有达到标准。为什么会这样？

回答 2：一小部分女性需要比平时更长的时间，但这似乎不会影响她们妊娠的机会。我们做了检查，明确您没有妊娠（总是有可能），并且您的卵巢上没有囊肿。研究表明，最好的方法是继续使用药物，希望它们很快就会开始起作用。

参考文献

[1] Marcus SF, Ledger WL. Efficacy and safety of long-acting GnRH agonists in in vitro fertilization and embryo transfer. *Hum Fertil (Camb).* 2001;4:85–93.

[2] Janssens RM, Lambalk CB, Vermeiden JP, Schats R, Bernards JM, Rekers-Mombarg LT, et al. Dosefinding study of triptorelin acetate for prevention of a premature LH surge in IVF: a prospective, randomized, double-blind, placebo-controlled study. *Hum Reprod.* 2000;15:2333–40.

[3] Hughes EG, Fedorkow DM, Daya S, Sagle MA, Van de Koppel P, Collins JA. The routine use of gonadotropin-releasing hormone agonists prior to in vitro fertilization and gamete intrafallopian transfer: a meta-analysis of randomized controlled trials. *Fertil Steril.* 1992;58:888–96.

[4] Barash A, Weissman A, Manor M, Milman D, Ben-Arie A, Shoham Z. Prospective evaluation of endometrial thickness as a predictor of pituitary down-regulation after gonadotropinreleasing hormone analogue administration in an in vitro fertilization program. *Fertil Steril.* 1998;69:496–9.

[5] Golan A, Herman A, Soffer Y, Bukovsky I, Ron-El R. Ultrasonic control without hormone determination for

ovulation induction in in-vitro fertilization/ embryo transfer with gonadotrophin-releasing hormone analogue and human menopausal gonadotrophin. *Hum Reprod.* 1994;9:1631–3.

[6] Sampaio M, Serra V, Miro F, Calatayud C, Castellvi RM, Pellicer A. Development of ovarian cysts during gonadotrophin-releasing hormone agonists (GnRHa) administration. *Hum Reprod.* 1991;6:194–7.

[7] Calhaz-Jorge C, Leal F, Cordeiro I, Proenca H, Barata M, Pereira-Coelho AM. Pituitary down-regulation in IVF cycles: is it necessary to use strict criteria? *J Assist Reprod Genet.* 1995;12:615–9.

[8] Develioglu OH, Cox B, Toner JP, Oehninger S, Muasher SJ. The value of basal serum follicle stimulating hormone, luteinizing hormone and oestradiol concentrations following pituitary down-regulation in predicting ovarian response to stimulation with highly purified follicle stimulating hormone. *Hum Reprod.* 1999;14:1168–74.

[9] Jenkins JM, Davies DW, Anthony F, Wood P, Gadd SG, Watson RH, et al. The detrimental influence of functional ovarian cysts during in-vitro fertilization cycles. *Hum Reprod.* 1992;7:776–80.

[10] Sharif K, Afnan M, Yassen I, Awanouga A. Endometrial thickness and vaginal bleeding as predictor of pituitary desensitization using long protocol GnRH-agonists in IVF. *Middle East Fertil Soc J.* 2001;6:116–22.

[11] Kavic S, Sauer MV, Lindheim SR. Menses predict successful ovarian down-regulation using GnRH-a prior to IVF-ET. *J Assist Reprod Genet.* 2000;17:296–8.

[12] Yaman C, Ebner T, Sommergruber M, Hartl J, Polz W, Tews G. Three-dimensional endometrial volume estimation as a predictor of pituitary down-regulation in an IVF-embryo transfer programme. *Hum Reprod.* 2000;15:1698–702.

[13] Child TJ, Sylvestre C, Tan SL. Endometrial volume and thickness measurements predict pituitary suppression and non-suppression during IVF. *Hum Reprod.* 2002;17: 3110–13.

[14] Dada T, Salha O, Allgar V, Sharma V. Uteroovarian blood flow characteristics of pituitary desensitization. *Hum Reprod.* 2001;16:1663–70.

[15] Lockwood GM, Pinkerton SM, Barlow DH. A prospective randomized single-blind comparative trial of nafarelin acetate with buserelin in longprotocol gonadotrophinreleasing hormone analogue controlled invitro fertilization cycles. *Hum Reprod.* 1995;10:293–8.

[16] Cahill DJ, Fountain SA, Fox R, Fleming CF, Brinsden PR, Hull MG. Outcome of inadvertent administration of a gonadotrophin-releasing hormone agonist (buserelin) in early pregnancy. *Hum Reprod.* 1994;9:1243–6.

[17] Lahat E, Raziel A, Friedler S, Schieber-Kazir M, Ron-El R. Long-term follow-up of children born after inadvertent administration of a gonadotrophin-releasing hormone agonist in early pregnancy. *Hum Reprod.* 1999;14:2656–60.

[18] Biljan MM, Lapensee L, Mahutte NG, Bissonnette F, Hemmings R, Tan SL. Effects of functional ovarian cysts detected on the 7th day of gonadotropin-releasing hormone analog administration on the outcome of IVF treatment. *Fertil Steril.* 2000;74:941–5.

[19] Shaker AG, Pittrof R, Zaidi J, Bekir J, Kyei-Mensah A, Tan SL. Administration of progestogens to hasten pituitary desensitization after the use of gonadotropin-releasing hormone agonist in in vitro fertilization: a prospective randomized study. *Fertil Steril.* 1995;64:791–5.

[20] Jenkins JM, Anthony FW, Wood P, Rushen D, Masson GM, Thomas E. The development of functional ovarian cysts during pituitary down-regulation. *Hum Reprod.* 1993;8:1623–7.

[21] Firouzabadi RD, Sekhavat L, Javedani M. The effect of ovarian cyst aspiration on IVF treatment with GnRH. *Arch Gynecol Obstet.* 2010;281:545–9.

[22] Qublan HS, Amarin Z, Tahat YA, Smadi AZ, Kilani M. Ovarian cyst formation following GnRH agonist administration in IVF cycles: incidence and impact. *Hum Reprod.* 2006;21:640–4.

[23] Pohl M, Hohlagschwandtner M, Obruca A, Poschalko G, Weigert M, Feichtinger W. Number and size of antral follicles as predictive factors in vitro fertilization and embryo transfer. *J Assist Reprod Genet.* 2000;17:315–18.

[24] Biljan MM, Mahutte NG, Dean N, Hemmings R, Bissonnette F, Tan SL. Pretreatment with an oral contraceptive is effective in reducing the incidence of functional ovarian cyst formation during pituitary suppression by gonadotropinreleasing hormone analogues. *J Assist Reprod Genet.* 1998;15:599–604.

第48章 垂体降调阶段发现妊娠

The patient discovered pregnant during pituitary down-regulation

Mohammed Khairy Mahmoud   Arri Coomarasamy   著

白巧媚 译   李 萍 鹿 群 校

> 病例：一名 32 岁的输卵管性不孕女性被转诊进行 IVF 助孕治疗。在黄体中期（周期第 21 天）开始，使用每天皮下注射促性腺激素释放激素激动药降调的长方案。18 天后第 1 次复诊，患者无任何阴道流血主诉，经阴道超声检查显示子宫内膜厚度 11mm，无附件肿块或盆腔积液。激素检查结果显示，雌二醇 400pmol/l，孕酮 55nmol/l，FSH 2U/L，LH 1.5U/L，尿妊娠试验阳性，血清 β-hCG 水平为 364U/L。予停用 GnRH 激动药，复查血清 β-hCG 水平翻倍正常。之后经阴道超声检查显示正常宫内妊娠。

一、背景

在控制性卵巢刺激前使用 GnRH 激动药降调垂体的长方案被广泛用于 IVF 治疗中，因为该方案显著降低了取消率，增加了获卵数，提高了妊娠率[1, 2]。在长方案中，GnRH 激动药一般在早卵泡期（第 2 天）或黄体中期（月经周期为 28 天的在第 21 天）开始使用[3]。早卵泡期开始使用可以确保患者不会妊娠。但据报道，形成滤泡性囊肿的发生率较高，而且通常需要 3 周才能实现垂体降调，然而黄体中期开始则能在较短的时间（2 周）实现降调，但有可能存在特别早期的自然妊娠。

在 IVF 治疗中，垂体降调初始阶段的自然妊娠发生率约为 1%[4]，在已发表的病例中，其范围为 0.6%～6%[5-7]。这一发病率接近非绝对不孕不育夫妻（如输卵管性、精子畸形、排卵障碍和不明原因不孕）的单月预期自然妊娠率[8]。越来越多的人使用 IVF 来治疗多种病因的不孕症，这意味着垂体降调阶段发生自然妊娠的情况在临床实践中并不罕见。

在垂体降调过程中无意中暴露于 GnRH 激动药的主要问题如下。

1. 可能会增加流产或异位妊娠的风险。

2. GnRH 激动药的潜在致畸作用。

3. 对子代的远期影响。

（一）流产和异位妊娠

现有证据表明，垂体降调阶段自然妊娠流产的发生率为 22%～28%，这与自然受孕或 IVF 助孕治疗的流产风险没有显著差异[4, 9]。在一份报道中，降调阶段自然妊娠的流产、早产和先天性畸形的发生率低于通过 IVF 助孕治疗获得的妊娠[9]。然而，据报道，自然受孕中暴露于 GnRH 激动药的异位妊娠发生率为 4%～6%，这高于普通人群自然受孕的异位妊娠发生率，但与不孕人群的异位妊娠率相似[4]。GnRH 激动药暴露的患者异位妊娠率较高的原因之一可能是输卵管性不孕患者的比例较高[4]。

（二）致畸性

根据美国食品药品管理局（Food and Drug Administration，FDA），GnRH 激动药被归为 X 类药物（即有明确的证据表明胎儿危害或畸形风险超过了任何潜在的好处），这主要基于动物研究的数据[10]。在一系列关于 GnRH 激动药暴露的人类妊娠报道中，先天性畸形的发生率为 1.7%～2.1%，并不高于自然妊娠或辅助受孕的畸形发生率[4, 9]。此外，在报道的畸形（腭裂、双足畸形、尿道下裂、动脉导管未闭、双侧腹股沟疝、单侧肾缺如和复杂畸形）中并没有明确的模式表明有特异性致畸作用。这些数据，再加上大多数 GnRH 激动药暴露发生在胎儿器官发生的关键时期之前的事实，可能为 GnRH 激动药在人类中缺乏致畸作用提供了证据。

基于对恒河猴和绵羊的研究证据，人们担心 GnRH 激动药对胎儿下丘脑 – 垂体 – 性腺轴的潜在抑制作用，表现为睾丸体积缩小和支持细胞数量减少。在人类中缺乏类似数据，因大多数 GnRH 激动药暴露于胎儿下丘脑 – 垂体 – 性腺轴活跃前的 6 周，其影响仍然是一个可能性理论[11, 12]。

由于非整倍体疾病的罕见性，目前还没有关于 GnRH 激动药暴露胎儿非整倍体风险的可靠数据，在所有 GnRH 激动药暴露的人类妊娠的报道中，只有 2 例 13 三体和 18 三体病例[13, 14]。

（三）对子代的远期影响

关于身体和认知发展等远期影响的数据有限，现有的报道提供了相互矛盾且不确定的信息，其中三份报道提供了主观可靠的数据[6, 7, 15]，另一份报道显示 4/6 的儿童存在注意力缺陷障碍方面的神经发育障碍，如多动、言语困难和癫痫发作[16]。建议持续登记随访所有 GnRH 激动药暴露的自然妊娠，以解决关于 GnRH 激动药对胎儿致畸性和远期发育影响证据不足的问题[4, 9]。

二、管理策略

在开始使用 GnRH 激动药 14 天或更长时间后没有月经出血，或存在异常孕酮、雌激素升高，或子宫内膜异常增厚（>5mm），应提示进行尿妊娠试验或血清 β-hCG 水平检查，以排除妊娠。如果诊断为妊娠，应立即停止使用 GnRH 激动药，结合血清 β-hCG 水平及经阴道超声检查，以排除异位妊娠。应向夫妻双方提供适当的医学咨询，告知目前缺乏胎儿致畸性或非整倍体风险增加的证据，以及远期影响的不确定性。

目前没有证据表明垂体降调阶段的自然妊娠需要黄体支持，因为报道的大量妊娠是在没有黄体支持的情况下成功地维持到足月[4, 9]，这可能是由于胚胎种植后血清 β-hCG 水平升高挽救了黄体。β-hCG 将促进黄体和早期胎盘分泌黄体酮，这可能会减轻 GnRH 激动药的溶解黄体作用。然而，有人担心注射长效 GnRH 激动药的溶黄体作用可能持续长达 9 周，导致流产风险升高[6]。因此，在妊娠的前 3 个月给予黄体期支持可能是谨慎的。

三、预防

虽然目前证据并不表明无意中暴露于 GnRH 激动药对自然受孕有显著的有害影响，但是考虑到对远期发育影响的不确定性和与在妊娠早期接触任何药物相关的焦虑，仍然需要慎重地采取措施预防妊娠。可以在控制性卵巢刺激开始前采取屏障避孕等避孕方法预防此类妊娠发生，或采用"双重降调"，即从早卵泡期开始使用口服避孕药联合黄体中期开始使用 GnRH 激动药。另一种选择是在自然月经周期开始即使用 GnRH 拮抗药，以在卵泡中期直接实现垂体抑制。早卵泡期开始降调的长方案也是一种选择。

要点

挑战

- 在 IVF 周期垂体降调阶段自然妊娠。

背景

- 所有自然妊娠中，GnRH 激动药暴露的发生率为 1%。
- 开始使用 GnRH 激动药 14 天后无月经出血，或子宫内膜异常增厚，或雌激素、孕激素异常升高，应开始检查是否妊娠。

管理策略

- 如果确认妊娠，治疗应针对以下方面。
  - 排除异位妊娠。
  - 确认胎儿存活情况和准确的妊娠日期。
  - 应立即停止使用 GnRH 激动药。停止后，不需要予以黄体支持。
  - 应告知夫妻双方目前缺乏胎儿致畸性或非整倍体风险增加的证据，以及远期影响的不确定性。

预防

- 适当预防措施包括早卵泡期开始降调、使用屏障避孕法、联合口服避孕药与 GnRH 激动药"双重降调"和 GnRH 拮抗药方案的使用。
- 需要一个国家或国际数据库，以整理关于畸形发生率、非整倍体风险和远期发育影响的可靠数据。

四、一问一答

问题 1：我应该在 IVF 助孕前或期间采取避孕措施吗？

回答 1：在治疗的早期，即在开始使用 GnRH 激动药之前到卵巢刺激开始之前，均应采取屏障避孕法等预防措施。

问题 2：在使用 GnRH 激动药时，自然受孕的风险是什么？

回答 2：目前没有证据表明流产或晚期胎儿丢失的风险增加，也没有证据表明重大的先天性畸形或对婴儿的远期不良影响会增加。胎儿畸形的发生率与自然受孕无任何不同，目前也没有具体畸形的相关报道。没有证据表明染色体异常或其他遗传疾病的风险会增加。主要风险是异位妊娠发生率较高，可能是由于 IVF 患者输卵管性不孕比例较高。

问题 3：在这种情况下，对自然妊娠的管理方案是什么？

回答 3：首先，应该立即停止使用 GnRH 激动药。其次，安排连续的血清 β-hCG 水平和经阴道超声检查以排除异位妊娠，确认胎儿存活情况和准确的妊娠日期。除非您使用的是长效 GnRH 激动药，否则一般不需要黄体支持。

问题 4：我本来计划做 PGT-A，现在发生自然妊娠了，我该做什么？

回答 4：PGT-A 的另一种替代方法是进行无创产前检测（noninvasive prenatal test，NIPT），即检测血液循环中游离胎儿 DNA 的非整倍体性。这是一种可以在妊娠 10 周后安排进行的血液检测，在检测常见染色体问题（21- 三体、18- 三体和 13- 三体）方面具有近 99% 的准确性。

参考文献

[1] Rutherford AJ, Subak-Sharpe RJ, Dawson KJ, Margara RA, Franks S, Winston RM. Improvement of in vitro fertilisation after treatment with buserelin, an agonist of luteinising hormone releasing hormone. *Br Med J* (Clin Res Ed). 1988;296:1765–8.

[2] Hughes EG, Federkow DM, Daya S, Sagle M, De Koppel P, Collins J. The routine use of gonadotropin-releasing hormone agonists prior to in vitro fertilization and gamete intrafallopian transfer: a meta-analysis of randomised controlled trials. *Fertil Steril.* 1992;58:888–96.

[3] Ron-El R, Herman A, Golan A, van der Ven H, Caspi E, Diedrich K. The comparison of early follicular and midluteal administration of long-acting gonadotropin-releasing hormone agonist. *Fertil Steril.* 1990;54:233–7.

[4] Platteau P, Gabbe M, Famelos M, Kovacs G, Healy D. Should we still advise infertile couples to use (barrier) contraception before IVF down-regulation? *Fertil Steril.* 2000;74:655–9.

[5] Smitz J, Camus M, Devroey P, Bollen N, Tournaye H, Van Steirteghem AC. The influence of inadvertent intranasal buserelin administration in early pregnancy. *Hum Reprod.* 1991;6:290–3.

[6] Herman A, Ron-El R, Golan A, Nachum H, Soffer Y, Caspi E. Impaired corpus luteum function and other undesired results of pregnancies associated with inadvertent administration of a long-acting agonist of gonadotropin-releasing hormone. *Hum*

Reprod. 1992;7:465–8.

[7] Cahill DJ, Fountain SA, Fox R, Fleming CF, Brisden PR, Hull MG. Outcome of inadvertent administration of gonadotropinreleasing hormone agonist (buserelin) in early pregnancy. *Hum Reprod.* 1994;7:1243–6.

[8] Hull MGR, Glazener CMA, Kelly NJ, Conway DI, Foster PA, Hinton RA, et al. Population study of causes, treatment, and outcome of infertility. *Br Med J.* 1985;291:1693–7.

[9] Tan HH, Yeong CT, Loh KES. Perinatal outcome of pregnancies after inadvertent exposure to gonadotrophin-releasing hormone analogue. *Aust N Z J Obstet Gynaecol.* 2006;46:336–40.

[10] http://www.accessdata.fda.gov/drugsatfda_ docs/label/ 2009/019943s029,020011s036lbl. pdf. Accessed on June 26, 2011.

[11] Thomas GB, McNeilly AS, Gibson F, Brooks AN. Effect of pituitary-gonadal suppression with a gonadotrophin-releasing hormone agonist on fetal gonadotrophin secretion, fetal gonadal development and maternal steroid secretion in sheep. *J Endocrinol.* 1994;141:317–24.

[12] Chardonnens D, Sylvan K, Walker D, Bischof B, Sakkas D, Campana A. Triptorelin acetate administration in early pregnancy: case reports and review of literature. *Eur J Obstet Gynaecol Reprod Biol.* 1998; 80:143–9.

[13] Wilshire GB, Emmi AM, Gagliardi CC, Weiss G.

Gonadotropin releasing hormone agonist administration in early human pregnancy is associated with normal outcomes. *Fertil Steril.* 1993;60:980–3.

[14] Abu-Heija AT, Fleming R, Yates RWS, Coutts JRT. Pregnancy outcome following exposure to gonadotrophin-releasing hormone analogue during early pregnancy: comparisons in patients with normal or elevated luteinizing hormone. *Hum Reprod.* 1995;10:3317–19.

[15] Gartner B, Moreno C, Marinaro A, Remohi J, Simon C,

Pellicer A. Accidental exposure to daily longer acting gonadotropin-releasing hormone analogue administration and pregnancy in an in-vitro fertilization cycle. *Hum Reprod.* 1997;12:2557–9.

[16] Lahat E, Raziel A, Friedler S, Schieber-Kazir M, Ron-El R. Long-term follow-up of children born after inadvertent administration of a gonadotrophin-releasing hormone agonist in early pregnancy. *Hum Reprod.* 1999;10:2656–60.

第 49 章　垂体降调后的卵巢囊肿
Ovarian cysts following pituitary down-regulation

Alison Taylor　著

白巧媚　译　李　萍　鹿　群　校

病例 1：一位 37 岁的女性患者在月经周期第 1 天开始注射布舍瑞林降调，周期第 16 天的超声检查显示右侧卵巢有一个直径 18mm 的单纯性囊肿，子宫内膜的厚度为 7.6mm。

病例 2：一位不明原因生育力低下的 28 岁患者，月经规律，周期 28 天，在月经周期的第 21 天开始使用那法瑞林鼻喷雾剂。直到月经周期的第 35 天才出现少量阴道流血。要求其到门诊进行评估，超声检查显示左侧卵巢有一个直径 23mm 的黄体囊肿，子宫内膜厚度 9mm。

一、背景

据报道，使用促性腺激素释放激素激动药降调后发生卵巢囊肿周期的概率为 8%～53%[1]，这也是体外受精治疗过程中一个常见的临床问题。在降调过程中发生的囊肿大多数是单纯性薄壁囊肿，可能有分泌激素的功能，也可能是无功能的囊肿。接受 IVF 助孕治疗的子宫内膜异位症患者中，20%～40% 有子宫内膜异位囊肿，而且是在降调扫描时首次发现[2, 3]。不太常见的卵巢病理（如皮样囊肿、浆液性或黏液性囊腺瘤和其他肿瘤），以及卵巢外病理（如输卵管系膜囊肿或输卵管积水），需要考虑作为鉴别诊断的一部分。

（一）囊肿形成机制

卵巢囊肿形成的确切机制尚不清楚，对于降调过程形成的囊肿有许多可能的解释。
① GnRHa 点火效应[4] 刺激卵泡生长，但随后的垂体抑制意味着没有 LH 峰、排卵和囊肿的消退。
② 垂体促性腺激素分泌的抑制不完全[5]。
③ GnRHa 对卵巢的直接刺激作用[6, 7]。
④ 在前一个周期中形成的持续存在性的卵泡囊肿或黄体囊肿。

（二）GnRHa 的类型和所采用的方案

一项较早期的卵泡期使用布舍瑞林、曲普瑞林和亮丙瑞林的研究显示，三种不同的 GnRHa 的囊肿发生率（分别为 13.9%、14.2%、15.7%）没有差异[8]。据报道，降调长方案在卵泡早期降调要比黄体中期降调有更高的囊肿发生率[9]。据报道，口服避孕药或孕激素预处理可降低囊肿的发生率[10, 11, 12, 25]。

（三）卵巢囊肿的影响

关于 IVF 治疗中囊肿对临床的影响存在相互矛盾的证据，一些作者认为没有影响[8]，而另一些作者报道了对周期结果的负面影响[13, 14]。一项前瞻性研究对采用标准化黄体期曲普瑞林降调长方案的 1317 名 IVF 患者，排除了无功能卵巢囊肿，进行了囊肿穿刺抽吸治疗效果的研究。功能性囊肿定义为薄壁卵巢内透明结构，平均直径＞15mm，血清雌二醇水平＞50pg/ml。患者被随机分配到囊肿抽吸组或保守治疗组。122/1317（9.3%）的患者被发现有功能性卵巢囊肿，其中 76 例进行囊肿抽吸，46 例未进行干预。在 1195 例无囊肿的患者中，在取卵前因出现反应不良的周期取消率为89/1195（7.5%），因 OHSS 的周期取消率为 33/1195（2.8%）。囊肿抽吸治疗组中因不良反应的周期取消率为 17/76（22.4%），保守治疗组为 12/46（26.1%）。所有卵巢囊肿患者均未因 OHSS 而被取消周期。卵巢囊肿患者经期第 3 天 FSH 水平显著升高，hMG 使用时间较长且使用量较大，周期取消率和流产率较高，胚胎种植率和妊娠率较低。双侧卵巢囊肿患者的卵母细胞数量明显低于单侧卵巢囊肿患者，但在周期结局上没有显著差异。

采用卵泡期开始降调的长方案而发生卵巢囊肿的患者，明显需要更长的时间才能实现垂体降调，需要的 FSH 的量更多，形成更少的卵泡和较低质量的胚胎[15]。然而，尽管该研究周期数少（51个周期），但两组患者在胚胎种植率和妊娠率方面没有显著差异。

一些研究表明，功能性卵巢囊肿的存在可能与较差的周期结局有关，但在这些患者中观察到第3 天的基础 FSH 水平较高，这可能反映了卵巢储备不良和降调期间囊肿形成倾向之间的关联，或者较差的周期结局与卵巢储备下降有关，而不是囊肿本身存在的原因。事实上，有报道称黄体期使用GnRHa 后形成囊肿是卵巢反应不良的一个指标[14]。

目前还没有大型的随机对照研究来确定功能性卵巢囊肿是与较差的 IVF 周期预后存在因果关系，还是仅仅反映了一组预后较差的患者在治疗期间更有可能发生卵巢囊肿。

二、管理策略

囊肿的处理措施有取消周期、继续降调、囊肿抽吸或注射 hCG[16]。关于应该选择哪种处理措施的研究数据有限。

非功能性囊肿的存在与获卵数减少无关，也不是周期取消的指征[17]。

一项观察性研究报道，有囊肿但在卵巢开始刺激前已经穿刺抽吸了大部分囊肿的患者和在降调中没有形成囊肿的患者之间的妊娠率没有差异[8]。在一项小型研究中，59/936（5.5%）的患者在黄体期开始注射 GnRHa 后卵巢形成功能性囊肿（囊肿 + 雌二醇＞50pg/ml），其中 45 名患者分配到保守治疗组（继续注射 GnRHa 直到雌二醇＜50pg/ml），14 名患者分配到囊肿抽吸治疗组，两组间结局无显著差异[18]。

一项关于囊肿抽吸治疗（90 例患者）与保守治疗（90 例患者）的随机研究显示，抽吸治疗组

hMG 使用量更高，周期取消率更高，保守治疗组的胚胎评分更好[19]。然而，该研究也发现，抽吸治疗组女性的 FSH 水平显著升高，这表明该组中卵巢反应不良的比例更高。两组的妊娠率没有显著差异，作者认为保守治疗更好，因为囊肿抽吸治疗需要麻醉，而且费用较高，对妊娠结局没有显著影响。

部分患者需要超过 14 天的时间才能实现垂体降调，延长 GnRHa 的使用时间可能会达到抑制 E_2 水平和缩小囊肿的效果[6]。

一篇 Cochrane 综述回顾[24] 探讨了 IVF 患者的功能性卵巢囊肿抽吸治疗与保守治疗的有效性和安全性的文献，只发现了三项符合条件的研究（$n=339$），所有研究都使用了 GnRHa 降调方案[1, 19, 23]。作者得出结论，没有足够的证据来确定功能性卵巢囊肿的抽吸治疗是否影响活产率、临床妊娠率、募集的卵泡数量或获卵数。考虑到麻醉的需要、额外的成本、心理压力和手术并发症的风险，目前还缺乏支持囊肿抽吸治疗的证据。

病例 1：由于这个单纯性囊肿很可能是在周期开始注射 GnRHa 时一过性点火作用下出现的卵泡，因此应该检查血清 E_2 水平。由于子宫内膜较厚，E_2 很可能是升高的。如果血清 E_2 升高，在开始注射 FSH 前，应继续使用 GnRHa，直到 E_2 水平被抑制，子宫内膜变薄。另一种选择是使用 hCG 来诱导排卵，等待囊肿消退和开始阴道出血，同时继续使用 GnRHa。该患者正在注射布舍瑞林，因此应检查患者的注射技术和自行给药剂量的正确。

病例 2：对于任何在黄体期开始使用 GnRHa 后没有正常出血的患者，均应考虑妊娠的可能性，并检查 hCG 水平。如果妊娠试验呈阳性，则停止使用 GnRHa（见第 48 章）。如果这个患者没有妊娠，那么可能是功能性黄体囊肿，通常会继续降调，引发子宫内膜脱落。使用鼻喷雾剂的情况下，患者若因为鼻部问题难以使用喷雾剂（如上呼吸道感染或花粉热），应考虑改用注射。

三、预防

所有接受 IVF 的患者都应进行基础超声检查，以确定已存在的卵巢病理性囊肿。

在 IVF 周期中，以下方式可以减少囊肿的发生率。

1. 在黄体期而不是卵泡期开始使用 GnRHa，这可能是因为孕酮负反馈抑制 GnRHa 的激发作用，从而减少 FSH 的释放[20]。

2. 应用孕激素，例如使用 GnRHa 的前 3 天开始每天注射醋酸甲羟孕酮 10mg 连续 7 天[21]，或者在开始降调的前 8 天给予醋酸炔诺酮与较低的囊肿形成率相关[25]。

3. 开始使用 GnRHa 前口服避孕药[10]。

4. 应用 GnRH 拮抗药方案，而不是激动药降调[22]。

要点

挑战

• 垂体降调后的卵巢囊肿。

背景

- 据报道，IVF 患者垂体降调阶段卵巢囊肿的发生率为 8%～53%。
- 卵巢囊肿可能与较差的 IVF 周期结局相关，并可能是卵巢储备较差的一个标志。

管理策略

- 确定囊肿是否具有功能性（产生激素：雌激素 ± 孕酮）。
- 如果囊肿有功能，继续降调（如果怀疑鼻喷剂吸收不良，可考虑改用注射 GnRHa），直到雌二醇水平被抑制，子宫内膜变薄，或者改用联合口服避孕药。
- 如果是无功能的单纯性囊肿，则周期继续。
- 考虑到额外的费用、麻醉的需要和手术风险，没有良好的证据支持常规囊肿抽吸治疗。
- 应考虑其他卵巢病理性囊肿或输卵管积液的可能性。

预防

- 为了降低降调过程功能性囊肿发生的风险，应注意以下情况。
  - 在黄体中期开始使用 GnRHa，而不是在卵泡期的早期开始。
  - 在开始 GnRHa 前使用额外的激素抑制，如避孕药或孕激素。
  - 使用 GnRH 拮抗药方案来抑制卵巢。
- 1 个周期开始之前，扫描所有患者，以确定患者并存的卵巢病理。

四、一问一答

问题 1：1 个月前的最后一次超声检查没有卵巢囊肿，为什么发现我现在有一个卵巢囊肿？

回答 1：在 IVF 周期中用于阻止排卵的药物有时可以刺激卵泡生长，但不能排卵，所以在超声检查中表现为一个囊肿。

问题 2：这个囊肿会是卵巢癌吗？

回答 2：这种"功能性"囊肿在育龄女性的卵巢中很常见，是良性的。卵巢的癌性囊肿会持续存在，通常不具有薄壁囊肿的外观，囊肿中含有透明液体，看起来像一个简单的卵泡。

问题 3：囊肿会影响我妊娠的机会吗？

回答 3：一些研究表明，囊肿的存在可能与体外受精成功的机会减少有关，但其他研究并没有发现有什么区别。囊肿可能在卵巢储备下降的女性中更为常见，这与对卵巢刺激的反应下降和妊娠率降低有关。

问题 4：我需要做手术切除囊肿吗？

回答 4：卵巢内的小囊肿不需要手术治疗。囊肿通常可以自然消退或通过使用药物消退。进行囊肿抽吸治疗（类似于取卵手术）也是可能的，但没有研究表明抽吸治疗将改善 IVF 周期的结局，因为它增加了额外的费用，需要麻醉，还有手术并发症的风险，通常不推荐。

参考文献

[1] Qublan HS, Amarin Z, Taha YA, Smadi AZ, Kilani M. Ovarian cyst formation following GnRH agonist administration in IVF cycles: incidence and impact *Human Reprod* 2006; 21: 640–644.

[2] Jenkins S Olive D Haney A. Endometriosis: pathogenetic implications of the anatomic distribution. *Obstet Gynaecol* 1986; 67:335–338.

[3] Vercellini P, CHapron C, De Giorgi O, Consoon D, Frontino G, Crosignani PG. Coagulation or excision of ovarian endometriomas? *Am J Obstet Gynaecol* 2003; 188: 606–610.

[4] Feldburg D, Yeshaya A, Ashkenazi J, Goldman GA, Dicker D, Goldman JA. Ovarian cyst formation: a complication of gonadotrophin releasing hormone agonist therapy. *Fertil Steril* 1989; 51: 4245.

[5] Jenkins JM, Davies DW, Anthony FW, Wood P, Gadd SC, Watson RH, Masson GM. The detrimental influence of functional ovarian cysts during in-vitro fertilization cycles. *Hum Reprod* 1992; 7: 776–780.

[6] Parinaud J, Cohen K, Oustry P, Perineau M, Monrozies X, Reme JM. Influence of ovarian cysts on the results of in vitro; fertilization outcome. *Fertil Steril* 1992; 58: 1174–1177.

[7] Mehta RH, Anand Kumar TC. Can GnRH agonists act directly on the ovary and contribute to cyst formation? *Human Reprod* 1999; 15: 505–7.

[8] Tarlatzis BC, Bili H, Bontis J, Lagos S, Vatev I, Mantalenakis S. Endocrinology: Follicle cyst formation after administration of different gonadotrophin-releasing hormone analogues for assisted reproduction. *Human Reprod* 1994; 11: 1983–1986.

[9] Jenkins JM. The influence, development and management of functional ovarian cysts during IVF cycles. Journal of the British Fertility Society, 1(2). *Hum Reprod* 1996 Natl Suppl 132–136.

[10] Biljan MM, Mahutte NK, Dean N, Hemminsg R, Bissonnette F, Tan SL. Effects of pretreatment with an oral contraceptive on the time required to achieve pituitary suppression with gonadotropin-releasing hormone analogues and on subsequent implantation and pregnancy rates. *Fertil Steril* 1998; 70: 1063–9.

[11] Ditkoff EC, Sauer MV. A combination of norethindrone acetate and leuprolide acetate blocks the gonadotrophin-releasing hormone agonistic response and minimizes cyst formation during ovarian stimulation. *Human Reprod* 1996; 11:1035–1037.

[12] Smulders B, van Oirschot SM, Farquhar C, Rombauts L, Kremer JAM. Oral contraceptive pill, progestogen or estrogen pre-treatment for ovarian stimulation protocols for women undergoing assisted reproductive techniques. *Cochrane Database of Sys Rev* 2010, Issue 1.

[13] Segal S, SHifren JL, Isaacson KB, Leykin L, Chang,Y, Pal L, Toth TL. Effect of a baseline ovarian cyst on the outcome of in vitro fertilization-embryo transfer. *Fertil Steril* 1999; 71: 274–277.

[14] Keltz MD, Jones EE, Duleba AJ, Plicz T, Kennedy K, Olive DL. Baseline cyst formation after luteal phase gonadotropinreleasing hormone agonist administration is linked to poor in vitro fertilization outcome. *Fertil Steril* 1995; 64: 568–72.

[15] Biljan MM, Lapensee L, Mahutte NG, Bissonette F, Hemmings R, Tan SL. Effects of functional ovarian cysts detected on the 7th day of gonadotropin-releasing hormone analog administration on the outcome of IVF treatment. *Fertil Steril* 2000; 74: 941–945.

[16] Jenkins JM, Anthony FW, Wood P, Rushen D, Masson GM, Thomas E. Endocrinology: The development of functional ovarian cysts during pituitary down-regulation. *Human Reprod* 1993; 8: 1623–1627.

[17] Karande VC, Scott RT, Jones GS, Muasher SJ. Non-functional ovarian cysts do not affect ipsilateral or contralateral ovarian performance during in-vitro fertilisation. *Human Reprod* 1990 5: 431–433.

[18] Fiszbajn GE, Lipowicz RG, Elberger L, Grabia A, Papier SD, Brugo Olmedo SP, Chillik CF. Conservative management versus aspiration of functional ovarian cysts before ovarian stimulation for assisted reproduction. *Journal of Assisted Reproduction and Genetics* 2000; 17: 260–263.

[19] Firouzabadi RD, Sekhavat L, Javedani M. The effect of ovarian cyst aspiration on IVF treatment with GnRH. *Arch Gynecol Obstet* 2010 281: 545–9.

[20] Araki S, Chikazawa K, Motoyama M, Ijima K, Abe N, Tamada T. Reduction of pituitary desensitization and prolongation of gonadotrophin release by estrogen during continous administration of gonadotrophin releasing hormone in women: its antagonism by progesterone. *J Clin Endocrinol Metab* 1985; 60: 590–598.

[21] Aston K, Arthur I, Masson GM, Jenkins JM. Progestogen therapy may prevent the development of functional ovarian cysts during pituitary downregulation with GnRH agonists. *Br J Obstet & Gynaecol* 1995; 102: 835–837.

[22] Devroey P, Aboulghar M, Garcia-VelascoJ, Griesinger G, Humaide P, Kolibianakis E, Ledger W, Tomas C, Fauser BCJM. Improving the patient's experience of IVF/ ICSI: a proposal for an ovarian stimulation protocol with antagonist co-treatment. *Human Reprod* 2009; 24: 764–774.

[23] Rizk B, Steer C, Tan SL, Mason BA, Kingsland C, Campbell S. Ovarian Cyst aspiration and the outcome of in vitro fertilisation. *Fertil Steril* 1990; 54: 661–664.

[24] McDonnell R, Marjoribanks J, Hart RJ. Ovarian cyst aspiration prior to in vitro fertilization treatment for subfertility. *Cochrane Database Syst Rev* 2014 (12): CD005999.

[25] Farquhar C, Rombauts L, Kremer JAM, Lethaby A, Ayeleke RO. Oral contraceptive pill, progestogen or oestrogen pretreatment for ovarian stimulation protocols for women undergoing assisted reproductive techniques. *Cochrane Database Syst Rev* 2017 Issue 5 CD006109.

第50章　贻误试管婴儿用药
Missed IVF medications

Pedro Melo　Lynne Robinson　Arri Coomarasamy　著

林　津　译　　李萍鹿群　校

病例1：一名36岁女性接受垂体降调长方案进行体外受精助孕。在应用人类绝经期促性腺激素进行卵巢刺激前，她接受了促性腺激素释放激素激动药降调。经过11天的卵巢刺激，她接受超声检查时，医生发现她自开始注射hMG以后未继续应用GnRH激动药。

病例2：一名32岁接受试管婴儿助孕的女性，经过长效降调后以150U/d的hMG开始促排卵。经过10天的卵巢刺激，超声检查提示卵巢反应似乎满意，决定于第13天取卵。然而，经过仔细问诊，发现她前2天没有注射hMG。

病例3：一名30岁女性在第一个试管婴儿周期中，拟于卵巢刺激后第13天接受取卵。就在手术前，她意识到本应该注射人绒毛膜促性腺激素，但其实自己仅注射了注射用水。

一、背景

近年来，用于辅助受孕的治疗方案变得越来越复杂，通常需要在数周内每天自行应用多种药物[1-4]。尽管这些药物很少会危及生命，但也有可能引起有害的不良反应，如皮肤反应、血管舒缩症状和令人不悦的阴道分泌物。一些接受ART的夫妻从生育治疗中退出，同时亦有报道相当一部分女性偶尔未能遵守药物治疗方案[1, 5, 6]。临床医生在确保每位患者在整个治疗周期中能够坚持执行医嘱方面发挥着至关重要的作用。已经证明以患者为中心的方法可以提高女性对药物治疗方案和监测时间表的理解，让患者能够掌控自己的生育治疗过程[7, 8]。

据估计，一旦过了4个半衰期，94%~97%的药物将被消除，但每种药物都有自己的半衰期和生物利用度[9]。由于每种药物的药理特性，接受错误的药物或错误的剂量，其后果可能会有很大差异。这包括给药方法、分布容积、药物吸收程度、体重指数和药物清除模式等因素，都可以确定用错药物或漏服剂量对治疗结果的影响[9-11]。

本章回顾了辅助生殖技术中使用的药物的药代动力学和药效学的现有证据，同时提供了有关管理贻误用药的实用建议。

（一）促性腺激素释放激素激动药

促性腺激素释放激素激动药常用于长效降调卵巢刺激方案，以防止过早排卵。通过持续刺激垂体，GnRH 激动药诱导受体脱敏并减少卵泡刺激素和黄体生成素的分泌[12]。GnRH 激动药的使用增加了卵泡数量，可以轻松安排卵巢刺激周期，并且与单纯使用刺激药物的促排方案相比，已证明激动药方案可以显著提高治疗成功率[13]。此外，研究表明，对促性腺激素反应过度且使用 GnRH 拮抗药方案的女性，使用 GnRH 激动药触发卵母细胞成熟时，可能会降低卵巢过度刺激综合征风险[14]。

GnRH 激动药可以通过鼻腔喷雾或皮下注射给药。内源性 GnRH 的半衰期仅为 2～4min，以脉冲方式释放，而 GnRH 激动药的半衰期可长达 240min，皮下注射的生物利用度接近 100%（C_{max} 注射后 1h）[15]。需要长期抑制垂体的患者（如患有严重子宫内膜异位症的女性）应用长效降调药物允许给药间隔长达 3 个月[16]。在辅助受孕中，长效 GnRHa 制剂产生与每天给药的短效制剂相似的结果，尽管它们需要更多的促性腺激素来刺激卵巢，因此可能会增加治疗的总体成本[17]。

有证据表明，即使漏用了几次 GnRH 激动药治疗，也不会发生过早的 LH 峰。在一项 80 个周期的研究中，平均漏用了 10.6 天 GnRH 激动药，只有 1 名患者在 hCG 扳机前出现过早的 LH 峰[18]。这表明人类垂体抑制的时间比其他灵长类动物更长，在这些灵长类动物中，已显示药物诱导后垂体降调的状态持续不超过 6 天[19]。

对于病例 1 中的女性，应检测血清 LH 水平；如果 LH＜6U/L（表明未出现过早的 LH 峰），并且经阴道超声检查未显示卵泡塌陷，则可以进行 IVF 治疗。如果未出现早发的 LH 峰，并且患者已达取卵标准，那么可以进行 hCG 扳机并继续治疗。如果患者尚未达到取卵标准，则不应使用 GnRH 激动药来抑制垂体，因为激发效应可能引发过早排卵[20]。相反，她应该使用 GnRH 拮抗药（如 0.25mg/d，西曲瑞克皮下注射），直到她准备好进行 hCG 扳机。

如果 LH＞6U/L，则不能排除早发的 LH 峰（盆腔超声扫描可能显示游离液体和张力欠佳的卵泡），应放弃治疗。虽然有可能从早排卵的女性的盆腔取到一些卵细胞，但没有证据表明这种方法会导致成功的结局。

（二）促性腺激素释放激素拮抗药

GnRH 拮抗药与内源性促黄体激素释放激素（luteinizing hormone releasing hormone，LHRH）竞争结合垂体受体，从而以剂量依赖性方式抑制 LH 和 FSH 的分泌。抑制作用几乎是立即开始的，并通过持续给药得以维持，没有激动药初始的激发效应[21]。

单剂量 GnRH 拮抗药后，作用持续时间至少为 4 天，第 4 天抑制水平高达 70%。皮下注射后药物的生物利用度约为 85%，而多剂量方案（每天给药持续 14 天）的半衰期可达 80h[22]。

关于漏用 1 剂 GnRH 拮抗药的影响，已发表证据很少，但它们的长半衰期表明将药物从体内清除需要几天时间。3 天以内不使用 GnRH 拮抗药不太可能导致早发的 LH 峰。然而，对于漏用 GnRH 拮抗药超过 1 天的女性，应检测血清 LH 水平，同时进行超声检查，并按照上文所述进行管理。

（三）人类绝经期促性腺激素和重组卵泡刺激素

各种 FSH 和 LH 制剂用于控制性卵巢刺激。hMG 的使用可以追溯到 20 世纪 60 年代，当时从绝经后女性的尿液中获得的 hMG 用于卵巢刺激试验[23]。早期的制剂缺乏纯度，含有不同剂量的 FSH、LH 和 hCG。然而，随着时间的推移，技术进步已经可以提高纯度。目前的 hMG 制剂的 FSH 和 LH 活性水平大致相当，并且所含蛋白质污染程度低[23]。

在 20 世纪 90 年代，随着重组 DNA 技术的出现，rFSH 的制造成为可能，并成为 hMG 的替代品。与 hMG 相比，rFSH 不含 LH 活性成分。rFSH 的药代动力学特征与纯人尿源 FSH 相似，绝对生物利用度约为 70%[24]。重复给药后，两种制剂均可在 3～4 天内观察到稳定状态[25]。

漏用 1 剂 FSH 不太可能影响卵泡生长，因为其半衰期为 1 天[24]。即使漏用了多剂 FSH，卵泡发育也可能不会受到影响，因为完全清除药物需要几天时间。尽管如此，是否影响将取决于漏用 rFSH 或 hMG 的总持续时间。漏注射 FSH 类似于滑行治疗，即故意停用或减量 FSH 以降低 OHSS 的风险。除了检测血清雌二醇和 FSH 外，还应通过超声测量卵泡评估漏用 FSH 剂量（病例 2）的影响。如果雌二醇水平适合刺激当天（表 50-1），并且卵泡生长令人满意，那么继续注射 FSH 是合理的。但是，如果雌二醇水平急剧下降，则可能需要放弃该周期。

表 50-1　按刺激日测定的目标雌二醇水平

刺激日	目标雌二醇水平范围（pg/ml）	目标雌二醇水平范围（pmol/L）
第 6 天	500～700	1800～2500
第 7 天	950～1100	3500～4000
第 8 天	1400～1600	5100～5800
第 9 天	1800～2000	6600～7300
第 10 天	2200～2600	8000～9500
第 11 天	2700～3500	9900～12 800
hCG 当天最高 E_2 水平	3800	14 000

尚不清楚检测 FSH 水平是否可以提供与血清雌二醇一样多的信息，从而确定遗漏 1 剂促性腺激素的潜在影响。然而，已经证明单次注射 150U rFSH 会导致血清 FSH 值最多升高超过基线（3±1）mU/ml[26]。当每天使用 FSH 时，一旦达到稳定状态，累积因子约为 3。利用该信息可以推测每注射 150U FSH，血清 FSH 的稳态水平约为 9mU/ml[11]。

一种新的长效形式的 rFSH 称为卵泡刺激素 α，由包含 FSH-β 和 hCG-β 亚基序列的嵌合基因制成，其半衰期是标准 FSH 的 3 倍。由于其半衰期较长，单剂量的卵泡刺激素 α 足以支持卵泡生长长达 1 周，避免需要每天给药，从而最大限度地降低用药错误的风险[27]。

（四）人绒毛膜促性腺激素

与 FSH 类似，hCG 也可以从孕妇的尿液中提取或通过重组 DNA 技术获得。hCG 通过发挥类似于 LH 的生物效应来刺激类固醇生成，在女性体内促进雌激素的合成，尤其是排卵后孕酮的合成。注射后约 20h 血浆 hCG 达到最高水平，半衰期超过 24h[28]。取卵通常安排在 hCG 给药后 34~36h。

可以说，最严重的药物遗漏错误是 hCG，因为这是模拟 LH 峰并触发卵母细胞恢复减数分裂、排卵、卵泡细胞黄素化和黄体形成所必需的。不遵守 hCG 给药通常会导致在取卵时缺乏成熟的卵母细胞和周期治疗失败。对于病例 3 中的女性，检测 hCG 的尿妊娠试验可以立即评估以确定是否确实进行了扳机用药。可以获得 hCG 和 LH 的血清样本，以进行更可靠的评估。如果未注射 hCG，则应推迟取卵，等待正确注射 hCG 后再取卵。

（五）孕酮和孕激素

人们早就认识到试管婴儿周期中存在黄体不足[29]。有不同类型的黄体支持药物可使用，包括微粒化黄体酮、合成孕激素（如地屈孕酮）、hCG 和雌激素，单独或联合给药[30]。微粒化黄体酮是目前最常用的黄体支持药物，通常在取卵当天或取卵后 48h 内开始使用。微粒化黄体酮和合成孕激素的半衰期因给药途径不同而有所差异，从几分钟（口服）到最长约 20h（阴道用药）不等[31, 32]。合成孕激素的口服生物利用度低至 25%，因此通常首选阴道、直肠、皮下或肌肉内途径[30, 33]。

当一名女性忘记使用黄体酮阴道栓时，制药公司的建议是尽快补用阴道栓。她不需要加用阴道栓。漏用单次剂量孕激素对黄体支持的可能影响尚不清楚，但影响不太可能是显著的。

二、预防

应利用每一个合理的机会共同努力防止发生用药错误。尽量减少用药错误的措施如下。

1. 给患者明确的书面说明，说明药物使用的时间、日期和剂量。流程图可能会有所帮助。

2. 生殖中心的工作人员讲解注射教学课程，以便患者清楚地了解该程序。

3. 使用已经完全合成的药物，以避免发生误解和错误。

4. 确保为非本地语言使用者提供足够的口译设施。

5. 定期检查患者注射了多少药物或剩余多少药物，以识别给药错误并防止发生进一步错误。

6. 通过电话或即时消息应用程序（如 WhatsApp），为患者提供 24h 直接咨询服务。

要点

挑战

• ART 中贻误的药物。

背景

• 在 IVF 治疗过程中，无意识未遵从医嘱有时可能是一个问题，原因包括缺乏明确的说明或理解、术语混淆、需要在自我注射前重新配制药物、焦虑。

管理策略

- 贻误 GnRH 激动药：检测 LH 水平并进行超声扫描。
  - 如果 LH<6U/L，并且卵泡张力好，则不太可能出现 LH 峰。
  - 如果患者已准备好取卵，则应进行安排。
  - 如果患者还没有准备好取卵，则改用 GnRH 拮抗药来抑制垂体。
  - 如果不能排除 LH 峰（LH≥6U/L，超声可见盆腔积液和张力欠佳的卵泡），则可能需要放弃该周期。
- 贻误 GnRH 拮抗药：检测 LH 水平并进行超声扫描，并按照上文进行管理。
- 贻误促性腺激素：检测雌二醇和 FSH 水平并进行超声扫描。
  - 如果雌二醇水平合适（表 50-1），并且超声扫描显示卵泡生长合适，则继续治疗。
  - 如果雌二醇水平"剧降"，则可能需要放弃周期。
- 贻误 hCG：如有必要，除了检测血清 hCG 和 LH 水平外，还进行尿妊娠试验。如果这些表明尚未注射 hCG，则应注射 hCG 并重新安排取卵时间。
- 贻误孕激素：尽快服用漏服的药物剂量，但不要服用额外的剂量。

预防

- 给患者清晰的书面说明和足够的口译设施。
- 一名工作人员讲解注射教学课程。
- 优先选择完全合成的药品。
- 应通过电话或消息应用程序（如 WhatsApp）为患者提供 24h 咨询服务。

三、一问一答

问题 1：我今天晚了几个小时注射促排药，我应该担心吗？

回答 1：延迟几个小时使用 hMG/rFSH 应该不会对治疗效果产生显著影响。尽管如此，如果错过用药超过 12h，患者应该联系她的 IVF 护士，以确定是否需要调整剂量和监测计划。这不适用于扳机药物注射，扳机药物注射是一种时间关联的注射，应按计划进行。如果患者未能做到这一点，她们应该联系生殖中心并寻求进一步的指导，因为取卵时间可能需要改变。此外，临床医生最好在取卵当天术前检查患者时确认扳机药物的实际给药时间。

问题 2：我注意到自己注射 GnRH 类似物后出现皮疹。这是正常的吗？

回答 2：注射 GnRH 类似物后，局部皮肤刺激很常见，但很少引起关注。如果发红在 24h 后持续存在或逐渐变大，患者应联系她的 IVF 护士。此外，在进行注射教学时应提供有关过敏反应（如瘙痒加重、肿胀或呼吸困难）的安全网络，以便患者知道何时应立即就医。

问题 3：我的试管婴儿周期没有妊娠。我应该什么时候来月经？

回答 3：您通常会在停止使用黄体支持药物（黄体酮阴道栓或注射剂）后的几天内来月经。

参考文献

[1] Barriere P, et al. Patient perceptions and understanding of treatment instructions for ovarian stimulation during infertility treatment. *Reprod Biomed Soc Online.* 2019;9:37–47.

[2] Rothwell E, et al. Patient perspectives and experiences with in vitro fertilization and genetic testing options. *Ther Adv Reprod Health.* 2020;14:2633494119899942.

[3] Kamath MS, et al. Clinical adjuncts in in vitro fertilization: a growing list. *Fertil Steril.* 2019;112(6):978–986.

[4] Brod M, Fennema, H. Validation of the controlled ovarian stimulation impact measure (COSI): assessing the patient perspective. *Health Qual Life Outcomes.* 2013;11:130.

[5] Crawford NM, Hoff HS, Mersereau, JE. Infertile women who screen positive for depression are less likely to initiate fertility treatments. *Hum Reprod.* 2017;32(3):582–587.

[6] Gameiro S, et al. Why we should talk about compliance with assisted reproductive technologies (ART): a systematic review and meta-analysis of ART compliance rates. *Hum Reprod Update.* 2013;19(2):124–35.

[7] Duthie EA, et al. A conceptual framework for patient-centered fertility treatment. *Reprod Health.* 2017;4(1):114.

[8] Gonen LD. Satisfaction with in vitro fertilization treatment: patients' experiences and professionals' perceptions. *Fertil Res Pract.* 2016;2:6.

[9] Ito S. Pharmacokinetics 101. *Paediatr Child Health.* 2011;16(9):535–6.

[10] Ben-Rafael Z, Levy T, Schoemaker, J. Pharmacokinetics of follicle-stimulating hormone: clinical significance. *Fertil Steril.* 1995;63(4):689–700.

[11] Noorhasan DJ, et al. Follicle-stimulating hormone levels and medication compliance during in vitro fertilization. *Fertil Steril.* 2008;90(5):2013.e1–2013.e3.

[12] Kiesel LA, et al. Clinical use of GnRH analogues. *Clinical Endocrinology.* 2002;56(6):677–87.

[13] Hughes EG, et al. The routine use of gonadotropin-releasing hormone agonists prior to in vitro fertilization and gamete intrafallopian transfer: a meta-analysis of randomized controlled trials. *Fertil Steril.* 1992;58(5):888–96.

[14] Herrero L, et al. Avoiding the use of human chorionic gonadotropin combined with oocyte vitrification and GnRH agonist triggering versus coasting: a new strategy to avoid ovarian hyperstimulation syndrome. *Fertil Steril.* 2011;95(3):1137–40.

[15] Plosker GL, Brogden, RN. Leuprorelin: a review of its pharmacology and therapeutic use in prostatic cancer, endometriosis and other sex hormone-related disorders. *Drugs.* 1994;48(6):930–67.

[16] Periti P, Mazzei T, Mini E. Clinical pharmacokinetics of depot leuprorelin. *Clin Pharmacokinet.* 2002;41(7):485–504.

[17] Albuquerque L, et al. Depot versus daily administration of gonadotrophin-releasing hormone agonist protocols for pituitary down regulation in assisted reproduction cycles. *Cochrane Database of Syst Rev.* 2013. DOI: 10.1002/14651858.CD002808.pub3.

[18] Faber BM, et al. Cessation of gonadotropinreleasing hormone agonist therapy combined with high-dose gonadotropin stimulation yields favorable pregnancy results in low responders. *Fertil Steril.* 1998;69(5):826–30.

[19] Winslow KL, et al. Interval required for gonadotropin-releasing hormone-agonist induced down regulation of the pituitary in cynomolgus monkeys and duration of the refractory state. Prize Paper Award. Presented at the 48th Annual Meeting of the American Fertility Society, New Orleans, Louisiana, October 31 to November 5, 1992. *Fertil Steril.* 1992;58(6):1209–1214.

[20] Aust TR, et al. A potential new use for gonadotropin-releasing hormone antagonists. *Fertil Steril.* 2003;80(3):641–2.

[21] Kumar P, Sharma, A. Gonadotropinreleasing hormone analogs: Understanding advantages and limitations. *J Hum Reprod Sci.* 2014;7(3):170–4.

[22] Duijkers IJ, et al. Single and multiple dose pharmacokinetics and pharmacodynamics of the gonadotrophin-releasing hormone antagonist Cetrorelix in healthy female volunteers. *Hum Reprod.* 1998;13(9):2392–8.

[23] Practice Committee of American Society for Reproductive Medicine, Birmingham, Alabama. Gonadotropin preparations: past, present, and future perspectives. *Fertil Steril.* 2008;90(5 Suppl):S13-20. doi: 10.1016/j. fertnstert.2008.08.031. PMID: 19007609.

[24] le Cotonnec JY, et al. Clinical pharmacology of recombinant human follicle-stimulating hormone (FSH). I. Comparative pharmacokinetics with urinary human FSH. *Fertil Steril.* 1994;61(4):669–78.

[25] le Cotonnec JY, et al. Comprehensive pharmacokinetics of urinary human follicle stimulating hormone in healthy female volunteers. *Pharmaceutical Research.* 1995;12(6):844–50.

[26] le Cotonnec JY, et al. Clinical pharmacology of recombinant human follicle-stimulating hormone. II. single doses and steady state pharmacokinetics. *Fertil Steril.* 1998;69(3,

Supplement 2):25S–31S.

[27] Fauser BC, et al. Pharmacokinetics and follicular dynamics of corifollitropin alfa versus recombinant FSH during ovarian stimulation for IVF. *Reprod Biomed Online.* 2010;21(5):593–601.

[28] Castillo JC, Humaidan P, Bernabéu R. Pharmaceutical options for triggering of final oocyte maturation in ART. *BioMed Research International.* 2014:580171.

[29] Annos T, Thompson IE, Taymor ML. Luteal phase deficiency and infertility: difficulties encountered in diagnosis and treatment. *Obstet Gynecol.* 1980;55(6):705–10.

[30] van der Linden M, et al. Luteal phase support for assisted reproduction cycles. *Cochrane Database of Syst Rev.* 2015;2015(7).

[31] Paulson RJ, Collins, MG Yankov, VI. Progesterone pharmacokinetics and pharmacodynamics with 3 dosages and 2 regimens of an effervescent micronized progesterone vaginal insert. *J Clin Endocrinol Metabol.* 2014;99(11):4241–9.

[32] Levy T, et al. Pharmacokinetics of the progesterone-containing vaginal tablet and its use in assisted reproduction. *Steroids.* 2000;65(10-11):645–9.

[33] Maxson WS, Hargrove, JT. Bioavailability of oral micronized progesterone. *Fertil Steril.* 1985;44(5):622–6.

第51章　雌激素受体阳性癌症病史的 ART 患者

The ART patient with a history of estrogen-receptor positive cancer

Murat Sönmezer　Volkan Turan　著

林　津　译　李　萍　鹿群　校

病例 1：一名 35 岁女性，既往有乳腺浸润性导管癌病史，原发不孕 1 年。6 年前，她接受了乳腺改良根治术和腋窝淋巴结清扫术，随后接受了 4 个疗程的联合化疗；她的化疗药物包括阿霉素和环磷酰胺。她还接受了 5 年他莫昔芬治疗。不孕评估显示卵巢储备减少和轻度的男方因素。这对夫妻担心卵巢刺激后乳腺肿瘤复发。

病例 2：一位 33 岁的单身女性诊断出乳腺局部晚期浸润性导管癌，被转诊讨论乳腺癌手术后保留生育功能的选择。肿瘤的雌 / 孕激素受体和 Her-2-Neu 呈阳性。她计划在 2～3 周内接受化疗。她的月经是规律的，她的下一次月经将在 14 天后来潮。

一、背景

乳腺癌是女性最常见的恶性肿瘤，7%～10% 的病例在 40 岁前确诊，25% 在绝经前确诊[1]。筛查方法和治疗方式的不断提高显著降低了死亡率。超过 90% 的乳腺癌在局部或区域性疾病阶段得以诊断，相应的 5 年生存率分别为 99% 和 85%[2]。生存率的提高促使临床医生关注癌症治疗后的长期生活质量问题。由于化疗的高性腺毒性作用，抗癌治疗可能导致不孕和卵巢早衰。此外，患雌激素受体阳性肿瘤的女性需要他莫昔芬治疗，可延长至 10 年以降低复发率，导致治疗期间卵巢功能随年龄增长而下降[3]。因此，在诊断癌症时，肿瘤科医生应考虑到女性想要生育的愿望，患者应咨询生殖内分泌科医生以选择保留生育能力（fertility preservation，FP）的方法。

肿瘤治疗对卵巢功能的影响取决于年龄、卵巢储备、化疗药物的类型和剂量。烷化剂（如环磷酰胺）（广泛与其他药物联合使用）与性腺毒性的高风险有关，蒽环类药物（如阿霉素）具有中等风险[4]。据报道，在乳腺癌化疗后，40 岁以下患者中有 18%～61% 卵巢早衰，而 40 岁以上患者中有 80% 以上出现闭经[5, 6]。

胚胎、卵母细胞和卵巢组织的冷冻保存是生育力保存的选择[7]。尽管胚胎冷冻保存已在世界范围内使用了 30 多年，但卵母细胞玻璃化冷冻（主要用于没有伴侣的女性）现在已成为标准做法，并于 2013 年被美国生殖医学学会从实验类别中删除[8]。两者都需要接受控制性卵巢刺激，持续约 2 周。大多数研究表明，玻璃化冷冻的胚胎和卵母细胞解冻后存活率很高（超过 90%）。2018 年的一项 Meta 分析包括 10 项病例对照研究，旨在研究癌症诊断是否与保留生育力时对卵巢刺激的反应降低有关，结果表明它不会导致较差的生育结局[9]。

卵巢组织冷冻保存是另一种 FP 技术，用于青春期前女孩和癌症治疗时间受限的女性。采用这种技术后，全世界已有超过 150 名儿童出生[10]。然而，在血液系统恶性肿瘤和晚期癌症中应考虑移植后的肿瘤细胞转移的风险。

促性腺激素释放激素激动药预防化疗引起的性腺损伤的疗效仍存在争议[11]。尽管一些研究表明 GnRH 激动药可能会在化疗后维持卵巢功能，但美国临床肿瘤学会指南不支持将其用作保留生育力的方法[12]。

二、管理策略

传统的卵巢刺激方案会导致血清雌二醇水平超生理性增加，从而诱导乳腺癌细胞增殖和扩散。因此，含有芳香化酶抑制药（如来曲唑）或他莫昔芬（一种选择性雌激素受体拮抗药）的新方案被认为是乳腺癌患者进行卵巢刺激更安全的方案[13]。研究者发现，他莫昔芬是一种有效的促排卵药，其结构与枸橼酸氯米芬非常相似。来曲唑是一种具有选择性且高效的第三代芳香化酶抑制药，可通过抑制雄激素向雌激素的转化降低血浆雌激素浓度。临床研究表明，无论是单独使用还是与促性腺激素联合使用，它都有利于促排卵[13, 14]。当比较两种特定的卵巢刺激方案时，低剂量促性腺激素与来曲唑或他莫昔芬的组合比单独使用他莫昔芬的胚胎形成数量更高[13]。在 2015 年的一项研究中，与不依赖激素的癌症患者相比，对接受卵巢刺激以进行卵母细胞 / 胚胎冷冻保存的雌激素敏感性癌症女性使用来曲唑，似乎可以增强对卵巢刺激的反应[15]。值得注意的是，由于使用来曲唑，雌激素敏感性癌症女性的平均雌二醇水平显著低于非激素依赖患者。基于这些研究，卵巢刺激同时使用来曲唑似乎为乳腺癌女性提供了一种安全的生育力选择，可用于短期和长期随访，在接受来曲唑联合促性腺激素方案进行卵巢刺激的乳腺癌女性，以及选择不接受任何生育力保护措施的乳腺癌女性之间观察到类似的癌症复发情况[16, 17]。2015 年的一项前瞻性研究，涉及 131 名接受来曲唑（5.0mg/d）和促性腺激素刺激以保存生育力的乳腺癌女性的临床结局，结果表明，这些女性的妊娠率与接受 IVF 的非癌症人群的预期妊娠率相当[18]。此外，这项研究没有发现卵母细胞暴露于来曲唑会增加先天性出生缺陷的证据。总之，来曲唑 – 促性腺激素方案导致较低的雌二醇水平和较高的获卵率，并且该方案应该是接受 IVF 进行胚胎或卵母细胞冷冻保存的乳腺癌患者的首选方案。

因此，使用促性腺激素和来曲唑（5.0mg/d）的 IVF 方案是病例 1 中患者最合适的选择。该方案中，在整个卵巢刺激期间给予来曲唑以抑制血清雌二醇水平。来曲唑通常在扳机当天停用。此外，在 GnRH 拮抗药周期中使用 GnRH 激动药促使卵母细胞最终成熟可以减少扳机后雌二醇的暴露。如果使用 hCG 扳机，应在取卵后 3 天重复检测雌二醇。如果雌二醇＞250pg/ml，来曲唑需持续 3～6 天，直到雌二醇降低至＜50pg/ml[13]。

患有乳腺癌的女性通常在手术和开始辅助化疗之间有 6～8 周的间隔。在传统方案中，卵巢刺激在月经周期的第 2 天开始并持续约 2 周。术前尽早咨询和启动冷冻保存周期可以在不延迟化疗的情况下进行连续的卵巢刺激周期，从而提高冷冻保存胚胎 / 卵母细胞的数量[19]。

在延迟转诊的情况下，为了防止癌症治疗的延误，已经制订了随机启动卵巢刺激方案，其中无论月经周期是哪一天都可以启动卵巢刺激[20]。许多研究报道了与传统卵巢刺激方案类似的成功率[2, 22]。这种方法基于这样一个事实，即在周期的任何一天，无论是在卵泡期还是黄体期，都会有一组卵泡在发育。因此，病例 2 中的患者可以在黄体期立即开始用来曲唑和促性腺激素刺激卵巢。现有数据表明，晚卵泡期或黄体期开始卵巢刺激后的妊娠率良好[21]。此外，与常规刺激周期相比，随机启动刺激周期中未观察到出生缺陷风险增加[22]。如果不可能延迟化疗，卵巢组织移植可能是病例 2 的另一种选择。

三、预防

由于肿瘤的潜在激素敏感性，患有乳腺癌的女性代表了保留生育力的特殊群体。毫无疑问，化疗会损害这些女性的卵巢储备。在为乳腺癌患者提供咨询时，应讨论所有可用的保留生育力的方法选择，并应提出更安全的替代方案。胚胎和卵母细胞冷冻保存是最常见的生育力保存选择，但两者通常都需要控制性卵巢刺激。使用来曲唑加促性腺激素的刺激方案在这一人群中似乎是有效和安全的，因为它不引起雌激素水平上升到标准刺激方案常见的水平。随机启动卵巢刺激方案或卵巢组织冷冻保存可用于有时间限制的女性。

要点

挑战

- 对雌激素受体阳性癌症病史的女性进行 ART。

背景

- 乳腺癌是育龄女性最常见的癌症。

- 乳腺癌化疗，特别是烷化剂，具有高度的性腺毒性。

- 建议雌激素受体阳性肿瘤幸存者接受他莫昔芬治疗，该治疗可延长至 10 年以降低复发率，从而导致治疗期间出现与年龄相关的卵巢功能下降。

- 冷冻保存卵母细胞和胚胎的常规卵巢刺激方案会导致超生理的血清雌二醇水平，这可能会促进乳腺肿瘤细胞的再生长。

管理策略

- 使用芳香化酶抑制药和促性腺激素进行控制性卵巢刺激，限制了血清雌二醇的升高。在整个控制性卵巢刺激期间，经典的方案可以是 5.0mg/d 的来曲唑。

- 在 GnRH 拮抗药周期中使用 GnRH 激动药使卵母细胞最终成熟可以减少扳机后雌二醇的暴露。

- 在短期和长期随访期间，同时使用来曲唑刺激卵巢似乎为乳腺癌女性提供了一种安全的生育力保护选择。

- 为了防止癌症治疗的延误，已经开发了随机启动的卵巢刺激方案。

> **预防**
>
> • 在乳腺癌卵巢刺激期间，血清雌二醇水平应保持在更安全的范围内。

四、一问一答

问题 1：乳腺癌治疗对我未来的生育能力有什么影响？

回答 1：对未来生育力的影响取决于年龄、卵巢储备、所用化疗药物的类型和剂量。在 20%～60% 的女性中，卵巢会在乳腺癌化疗后丧失功能。

问题 2：如何保护生育力？

回答 2：在接受化疗之前冷冻胚胎、卵母细胞或卵巢组织。治疗方式的选择取决于您是否有伴侣，以及在开始癌症治疗之前有多少时间可用。

问题 3：生育力保存程序需要多长时间？

回答 3：胚胎和卵母细胞冷冻保存都需要接受控制性卵巢刺激。在传统方案中，卵巢刺激在月经周期的第 2 天开始，持续约 2 周。随机启动方案，无论月经周期的哪一天都可以开始卵巢刺激，其结果与传统方案相似，适用于有时间限制的女性。

问题 4：我患有雌激素受体阳性乳腺癌，控制性卵巢刺激对我的癌症有什么影响吗？

回答 4：标准的卵巢刺激会增加雌激素水平，这可能会使您的癌症生长和扩散。为了减少这种潜在的有害影响，特殊药物（芳香化酶抑制药）与标准刺激药物（促性腺激素）一起使用并保持较低的雌激素水平。许多研究表明，这种治疗方案与通常的方案一样具有良好的生育结局，并且不会增加癌症生长或扩散的风险。

参考文献

[1] Siegel RL, Miller KD, Jemal A. Cancer statistics, 2019. *CA Cancer J Clin.* 2019;69: 7–34.

[2] American Cancer Society. Cancer Facts & Figures 2019. Atlanta, Ga: American Cancer Society;2019.

[3] Davies C, Pan H, Godwin J et al. Long-term effects of continuing adjuvant tamoxifen to 10. years versus stopping at 5 years after diagnosis of oestrogen receptor-positive breast cancer: ATLAS, a randomised trial. *Lancet* 2013;381:805–816

[4] Turan V, Oktay K. Sexual and fertility adverse effects associated with chemotherapy treatment in women. *Expert Opin Drug Saf.* 2014;13:775–83.

[5] Pagani O, O'Neill A, Castiglione M, et al. Prognostic impact of amenorrhoea after adjuvant chemotherapy in premenopausal breast cancer patients with axillary node involvement: results of the International Breast Cancer Study Group (IBCSG) Trial VI. *Eur J Cancer* 1998;34:632–40.

[6] Jonat W, Kaufmann M, Sauerbrei W, et al. Goserelin versus cyclophosphamide, methotrexate, and fluorouracil as adjuvant therapy in premenopausal patients with node-positive breast cancer: The Zoladex Early Breast Cancer Research Association Study. *J Clin Oncol* 2002;20:4628–35.

[7] Sönmezer M, Oktay K. Fertility preservation in young women undergoing breast cancer therapy. *Oncologist* 2006;11:422–34.

[8] Practice Committees of American Society for Reproductive

Medicine; Society for Assisted Reproductive Technology Mature oocyte cryopreservation: a guideline. *Fertil Steril.* 2013;99:37–43.

[9] Turan V, Quinn MM, Dayioglu N, Rosen MP, Oktay K. The impact of malignancy on response to ovarian stimulation for fertility preservation: a meta-analysis. *Fertil Steril.* 2018;110:1347–1355.

[10] Rivas Leonel EC, Lucci CM, Amorim CA. Cryopreservation of human ovarian tissue: a review. *Transfus Med Hemother.* 2019;46:173–181.

[11] Turan V, Bedoschi G, Rodriguez-Wallberg K, Sonmezer M, Pacheco FS, Oktem O, Taylor H, Oktay K. Utility of gonadotropinreleasing hormone agonists for fertility preservation: lack of biologic basis and the need to prioritize proven methods. *J Clin Oncol.* 2019;37:84–86.

[12] Oktay K, Harvey BE, Partridge AH, et al. Fertility preservation in patients with cancer: ASCO clinical practice guideline update. *J Clin Oncol.* 2018;36:1994–2001.

[13] Oktay K, Buyuk E, Libertella N, Akar M, Rosenwaks Z. Fertility preservation in breast cancer patients: a prospective controlled comparison of ovarian stimulation with tamoxifen and letrozole for embryo cryopreservation. *J Clin Oncol.* 2005;23:4347–53.

[14] Mitwally MF, Casper RF. Aromatase inhibition reduces the dose of gonadotropin required for controlled ovarian hyperstimulation. *J Soc Gynecol Invest.* 2004;11:406–1.

[15] Turan V, Bedoschi G, Emirdar V, Moy F, Oktay K. Ovarian stimulation in patients with cancer: impact of letrozole and brca mutations on fertility preservation cycle outcomes. *Reprod Sci.* 2018;25:26–32.

[16] Azim AA, Costantini-Ferrando M, Oktay K. Safety of fertility preservation by ovarian stimulation with letrozole and gonadotropins in patients with breast cancer: a prospective controlled study. *J Clin Oncol.* 2008;26:2630–5.

[17] Kim J, Turan V, Oktay K. Long-term safety of letrozole and gonadotropin stimulation for fertility preservation in women with breast cancer. *J Clin Endocrinol Metab.* 2016;101:1364–71.

[18] Oktay K, Turan V, Bedoschi G, Pacheco FS, Moy F. Fertility preservation success subsequent to concurrent aromatase inhibitor treatment and ovarian stimulation in women with breast cancer. *J Clin Oncol.* 2015;33:2424–9.

[19] Turan V, Bedoschi G, Moy F, Oktay K. Safety and feasibility of performing two consecutive ovarian stimulation cycles with the use of letrozole-gonadotropin protocol for fertility preservation in breast cancer patients. *Fertil Steril.* 2013;100:1681–5.e1.

[20] Sönmezer M, Türkçüoğlu I, Coşkun U, Oktay K. Random-start controlled ovarian hyperstimulation for emergency fertility preservation in letrozole cycles. *Fertil Steril.* 2011;95:2125. e9–11.

[21] Kuang Y, Hong Q, Chen Q, Lyu Q, Ai A, Fu Y, Shoham Z. Luteal-phase ovarian stimulation is feasible for producing competent oocytes in women undergoing in vitro fertilization/ intracytoplasmic sperm injection treatment, with optimal pregnancy outcomes in frozen-thawed embryo transfer cycles. *Fertil Steril.* 2014;101:105–11.

[22] Chen H, Wang Y, Lyu Q, Ai A, Fu Y, Tian H, Cai R, Hong Q, Chen Q, Shoham Z, Kuang Y. Comparison of live-birth defects after luteal-phase ovarian stimulation vs. conventional ovarian stimulation for in vitro fertilization and vitrified embryo transfer cycles. *Fertil Steril.* 2015;103: 1194–1201.e2.

第 52 章　患者 IVF 过程中对控制性卵巢刺激过度反应

The patient over-responding to controlled ovarian stimulation during IVF

Khaldoun Sharif　著

林　津　译　李　萍　鹿群　校

病例 1：一对夫妻因严重输卵管疾病而不孕 3 年，被转诊接受 IVF 治疗。这位 27 岁的女性接受了 GnRH 激动药长方案，随后每天用 150U 促性腺激素刺激卵巢。在刺激的第 7 天，经阴道超声扫描显示每个卵巢中有 13 个卵泡（直径范围 12～16mm）。

病例 2：一对夫妻因 PCOS 而不孕 5 年，被转诊接受 IVF 治疗。这位 32 岁的女性接受了每天 150U 的促性腺激素和 GnRH 拮抗药方案的卵巢刺激。在刺激的第 7 天，经阴道超声监测显示卵泡没有生长，最大的平均直径为 10mm。促性腺激素剂量增加到 225U。7 天后（刺激第 14 天），再次超声检查未见生长，剂量增加至 300U。5 天后（刺激第 19 天），右侧卵巢出现 13 个卵泡（直径范围 12～16mm），而左侧卵巢也有 14 个直径相似的卵泡。

一、背景

任何辅助生殖技术的卵巢刺激方案都会有一定程度的卵巢过度刺激。然而，这偶尔会发展到卵巢过度刺激综合征，这是一种可能危及生命的并发症。OHSS 的特点是卵巢囊性增大，血液从血管腔内转移到第三间隙（主要是腹腔），导致血液浓缩。严重时可能并发低血容量、低血压、肾灌注减少、急性肾功能不全和血栓栓塞[1]。使用 GnRH 激动药长方案和促性腺激素卵巢刺激进行 IVF 助孕后，严重 OHSS 的发生率为 0.6%～1.9%[2]。使用 GnRH 拮抗药方案与 OHSS 风险显著降低相关[3]。

许多患者具有 OHSS 的危险因素，如多囊卵巢综合征、抗米勒管激素高或窦卵泡计数多[1]。然而，一些患者只会通过对控制性卵巢刺激的过度反应来提示其易患 OHSS 的倾向（病例 1）。在此阶段，临床医生必须判断 OHSS 发生的可能性，并应采取某些措施来预防或降低其严重程度。

二、管理策略

（一）评估 OHSS 发生概率

卵巢刺激监测的目的之一是预测和试图预防 OHSS，并且已有许多卵巢反应的标志物用于评估预测 OHSS 发生的可能性[1, 4]。它们包括卵泡数量和大小、血清 E_2 的绝对水平或增加率、获卵数。不幸的是，这些变量都没有被证明在预测 OHSS 方面是准确的[1]。

有人提出，在人绒毛膜促性腺激素扳机当天，直径≥10mm 的卵泡超过 15 个，会使患者处于发生严重 OHSS 的高风险中[4, 5]。然而，在拥挤的卵巢中准确测量卵泡直径难度较大，而且不同医生采用的测量标准差异很大，使人们怀疑卵泡数量和直径在准确预测 OHSS 方面的真实能力[1]。

已证明在发展为 OHSS 的患者中，血清 E_2 峰值水平及其上升速度显著增高[6]。预计有可能定义血清 E_2 的上限，如果高于该上限，OHSS 的风险将非常高，以至于治疗周期将被取消或调整，从而避免 OHSS[7]。事实上，这是许多体外受精治疗的做法。然而，对于被认为构成 OHSS 重大风险的 E_2 的上限缺乏一致意见，不同的研究人员引用的数值范围广泛（1500～6000pg/ml[7]）。此外，这些阈值大部分是通过对数据的回顾性分析来估计的。当进行前瞻性测试时，发现它们的预测值通常较低[8]。因此，一些研究项目完全放弃了激素监测的使用，转而仅采用超声监测，未报道增加 OHSS 的发生率或严重程度[9-11]。因此，支持使用 E_2 监测的可靠科学数据有限。

总体而言，文献表明卵泡数在预测严重 OHSS 方面优于 E_2 水平[4]。这可能是因为血管生成分子（血管内皮生长因子）的释放与 OHSS 的发病机制有关，并与卵泡的数量有关，而不是与 E_2 的产生有关[12]。

因此，在缺乏普遍认可和验证的标准情况下，每个体外受精诊所都应该有自己的方案来识别卵巢刺激期间发生 OHSS 的高危患者。建议的标准是 hCG 当天≥18 个卵泡和（或）E_2≥5000pg/ml，据报道，这可预测 83% 的严重 OHSS 病例，可接受的特异性为 84%[12]。

在上述 2 个病例中，刺激的第 9 天均有大约 30 个卵泡，因此患者属于高风险类别，需要采取预防措施。

（二）周期取消

通过停止注射促性腺激素和 hCG 来取消周期是唯一有保证的预防措施[13]。如果这样做，患者应继续使用 GnRH 激动药或拮抗药几天，以抑制过度刺激的卵巢，并防止自发排卵，这也可能导致 OHSS。

然而，取消周期对于一对夫妻来说需要付出高昂的情感和经济成本。此外，还有一个重要的问题是，如果这对夫妻再次尝试助孕，下一个周期会采取什么不同的方案。因此，在实践中，仅在不慎忽略有效预防措施（如高危患者使用 GnRH 拮抗药而不是激动药）的情况下才考虑取消周期。而下一次实施预防措施的计划将是取消该周期。此外，如果 OHSS 的风险非常高，并且存在其他可能使问题进一步复杂化的医学因素（如既往患有血栓栓塞或肾移植的患者），则可以考虑取消治疗。

（三）滑行

滑行包括在维持 GnRH 激动药给药的同时保留促性腺激素，直到血清 E_2 水平下降到预期的假定安全水平以下，此时给予 hCG 扳机。该名称取自航海术语，指在以全功率或全帆接近陆地后，船只利用之前消耗的能量，无须任何额外的努力即可缓慢到达并沿着海岸前进[14]。据报道，滑行可以降低 OHSS 的发生率和严重程度[1, 14, 15]。

当经阴道超声检测到 18 个直径为 16mm 的卵泡，并且 hCG 扳机当天的血清 E_2 水平为 5000pg/ml（或选择任何阈值）时，通常开始滑行。在维持 GnRH 激动药的同时停止使用促性腺激素。每天检测血清 E_2 水平。通常，E_2 在滑行的第 1 天增加，然后开始逐渐下降。然而，每天检测是必要的，因为 E_2 的变化是不可预测的，并且可能会发生意外下降[14]。E_2 突然下降，尤其是低于 1000pg/ml 的水平与获卵数少有关，通常卵细胞质量差且妊娠率较低[14, 15]。在这样的周期中发生下降，值得考虑取消治疗，因为妊娠的机会极低。

当 E_2 水平低于 3500pg/ml（或选择的任何其他阈值）时，给予 hCG 扳机并照常完成治疗。

尽管滑行被广泛采用并声称可以有效降低 OHSS 的发生率和严重程度，但支持这一观点的科学证据基础并不牢固，并且文献中关于滑行的大多数报道都是回顾性的[1]。

（四）GnRH 拮抗药补救

该方案包括用 GnRH 拮抗药替代 GnRH 激动药，同时继续减量注射促性腺激素。多项研究表明，该方案会导致 E_2 水平快速降低，防止周期取消，并降低中/重度 OHSS 的风险[16, 17]。治疗起点和 hCG 扳机标准类似于滑行方案中使用的标准。

（五）减少 hCG 剂量

OHSS 发展的触发因素是注射 hCG，它通过产生 VEGF 起作用[1]。当停止注射 hCG，如在周期取消方案中，OHSS 将得以阻止发生[13]。这种反应被认为是剂量依赖性的，因为 OHSS 的发生率已被证明与 hCG 注射后第 2 天的血清 hCG 水平相关[18]。此外，回顾性研究表明，减少 hCG 剂量（从标准的 10 000U 降到 5000U）可以降低 OHSS 的发生率和严重程度，而不影响周期结果[19, 20]。许多 ART 诊所现在使用 5000U hCG 作为他们在 IVF 周期中扳机的标准剂量。

（六）拮抗药方案中的 GnRH 激动药扳机

另一个治疗方案来自认识到 OHSS 发展的触发因素是 hCG。在激动药长方案周期中，必须在取卵前 34～38h 应用 hCG 作为 LH 替代物，以诱导卵母细胞最终成熟，因为降调使垂体无法产生内源性 LH。与 LH 相比，hCG 的半衰期更长，因此更有可能诱发 OHSS[21]。另一方面，如果使用拮抗药方案，垂体仍然有反应，可以使用一剂 GnRH 激动药来刺激内源性 LH 激增，这是由于其最初的点火效应。这对卵母细胞成熟和显著降低严重 OHSS 的发生率均有效[22]。然而，由于其对黄体期的影响，可能会降低妊娠率，应使用改良的黄体支持[23]。建议的方案是取卵后给予 1500U hCG，加上口服雌二醇，以及黄体期肌内注射或皮下注射孕酮[23]。可以理解的是，许多临床医生对在 OHSS 高危患者中使用任何剂量的 hCG 均会焦虑。另一种方法是冷冻全部胚胎[24]。

（七）多巴胺受体激动药

多巴胺受体激动药已被证明可抑制 VEGF 受体磷酸化，从而降低血管通透性，这是 OHSS 病理生理学中的一个重要步骤。回顾性和前瞻性随机研究显示，许多多巴胺受体激动药可显著降低

OHSS 的发生率和严重程度[25-27]。经典的治疗方案是从 hCG 注射当天起，每天服用 500ug 卡麦角林，持续 8 天[26]，这种治疗已知的不良反应是困倦。因此，建议在睡前服用。

（八）静脉注射白蛋白

据报道，在取卵时应用白蛋白可通过与血管活性剂结合并促进其从循环中清除，从而降低 OHSS 的发生率和严重程度。然而，支持其应用的证据并不充分，并且有许多潜在的不良反应。因此，在具备更有效和更安全的替代品的情况下，不推荐使用白蛋白来预防 OHSS[1]。

（九）避免使用 hCG 支持黄体

当使用垂体降调（激动药）或抑制（拮抗药）时，黄体期支持是必要的。hCG 和黄体酮均可用于黄体支持，并能有效提高妊娠率。然而，hCG 会增加 OHSS 发生率，因此在高危患者中最好避免使用[28]。

（十）全部胚胎冷冻保存（全胚冷冻）

根据发病的时间，OHSS 分为两种类型。早期 OHSS 出现在取卵后 9 天内，与卵巢对促排刺激的反应程度有关，并因为卵母细胞最终成熟而使用外源 hCG 而触发。晚期 OHSS 在取卵 9 天后出现，并且（尤其是严重的 OHSS）几乎总是与妊娠产生的内源性 hCG 相关[29]。可以通过冷冻保存所有胚胎和取消胚胎移植来预防晚期 OHSS，从而避免妊娠[24]。

这种方法的主要优点是在不影响妊娠率的情况下显著降低 OHSS。一项 RCT 表明，当冷冻胚胎移植与新鲜胚胎移植相比时，PCOS 患者的全胚冷冻策略不仅降低了 OHSS 的风险，而且增加了活产的机会[30]。另一个优点是使用冷冻保存的时间窗很宽，一直延伸到既定的胚胎移植时间。因此，该方案对在胚胎移植前意外出现 OHSS 症状的患者很有用。它也适用于接受激动药扳机（替代 hCG）的患者，因为他们的黄体似乎不足，并可降低新鲜移植后的妊娠率。

缺点是全胚冷冻和随后的移植所造成的治疗延迟和额外成本。当新鲜胚胎移植被延迟时，可以理解许多夫妻感到失望，因此在治疗前咨询过程解释这种可能性很重要。

三、患者咨询

最后，适当地为这对夫妻提供咨询非常重要。他们应该被告知，尽管采取了必要的措施，仍不可能预防所有 OHSS 病例。应该预先告知，他们可能需要冷冻所有胚胎和取消新鲜周期移植以防发生 OHSS，甚至需要住院，并告知相关治疗措施（如腹水引流）及可能需要的费用。

病例处理

在病例 1 中，由于对卵巢刺激的过度反应，患者显然处于发生严重 OHSS 的高风险中。检测患者的 E_2 不太可能改变风险预测，因此并不推荐，除非考虑滑行或 GnRH 拮抗药补救。至于预防措施，建议她接受 5000U hCG 以促进卵母细胞成熟，并从 hCG 当天开始口服多巴胺受体激动药卡麦角林 0.5mg，持续 8 天。此外，她还应该接受黄体酮而不是 hCG 来支持黄体。

在病例 2 中，患者也有发生严重 OHSS 的高风险，但她接受了 GnRH 拮抗药方案。因此，她应该考虑使用 GnRH 激动药扳机而不是 hCG，同时使用多巴胺受体激动药和黄体酮支持黄体。

如果患者在胚胎移植前出现 OHSS 的症状或体征，或者认为风险太高而无法耐受，则都应考虑全胚冷冻。

要点

挑战

- IVF 中对卵巢刺激反应过度的患者。

背景

- 使用 GnRH 激动药长方案的 IVF 病例中发生严重 OHSS 的发生率为 0.6%～1.9%，但使用拮抗药时发生率较低。
- 对卵巢刺激反应过度的患者发生严重 OHSS 的风险更高。

管理策略

- 评估发生严重 OHSS 的可能性取决于卵泡数量和大小，以及 E_2 水平和上升速度，但没有普遍认可和验证的阈值。
- 建议的标准是，在 hCG 当天≥18 个卵泡和（或）E_2≥5000pg/ml。据报道，这可以预测 83% 的严重 OHSS 病例。
- 取消周期（停止使用促性腺激素并停止使用 hCG）将预防 OHSS，但这对夫妻会在经济和情感上付出代价。
- 停药（停用促性腺激素，同时维持 GnRH 激动药直到血清 E_2 降至安全水平以下）可降低 OHSS 风险，但支持它的证据主要是回顾性的，该方案可能导致 E_2 突然下降，妊娠率非常低。
- GnRH 拮抗药补救（用拮抗药代替激动药，同时维持促性腺激素直到血清 E_2 降至安全水平以下）可降低 OHSS 风险，而不影响周期治疗结果。
- 在 GnRH 激动药或拮抗药周期中减少 hCG 扳机剂量（5000 而不是 10 000U）可降低 OHSS 风险，而不影响周期治疗结果。
- 在拮抗药周期中使用 GnRH 激动药（如 0.1mg 曲普瑞林皮下注射）代替 hCG 扳机可降低 OHSS 风险，但由于黄体不足会导致妊娠率降低。因此，应使用改良的黄体支持方案，或者全胚冷冻保存。
- 多巴胺受体激动药（如 0.5mg/d 卡麦角林从 hCG 注射当天开始，持续 8 天）可降低 OHSS，而不影响周期治疗结果。
- 使用黄体酮代替 hCG 支持黄体可降低 OHSS 风险。
- 冷冻保存所有胚胎将预防晚发型 OHSS。

四、一问一答

问题 1：为什么我患 OHSS 的风险很高？

回答 1：因为促排药物使您生长了大量卵泡，表明您可能会产生大量卵细胞，这将增加您受孕的机会；但是，这也意味着您患 OHSS 的风险更高。我们可以采取很多措施来降低这种风险。

问题 2：是因为我用药太多，还是用错了药？

回答 2：不是。每位女性对药物的反应不同。有时，我们从她们的激素水平或诊断中预先得知。其他时候只会在促排期间表现出来，这也是定期监测的目的之一。

问题 3：做些什么可以减少我患 OHSS 的机会？

回答 3：我们将使用已被证明可以减少 OHSS 概率的方案调整您的药物。这可能包括您在促排期间服用的药物、扳机药物或我们在胚胎移植后给予的黄体支持药物。我们可能需要取消新鲜胚胎移植并冷冻所有胚胎。

问题 4：这些步骤会影响我妊娠的机会吗？

回答 4：不会。我们用来降低您患 OHSS 概率的方法已经过科学测试，已经发现可以减少 OHSS，而不会影响您受孕的机会。

问题 5：取消新鲜周期移植并冷冻所有胚胎会降低我妊娠的机会吗？

回答 5：一点也不会。研究表明，与新鲜胚胎移植相比，全胚冷冻将带来相似的妊娠率，或在某些患者中获得更高的妊娠率。

参考文献

[1] Humaidan P, Quartarolo J, Papanikolaou EG. Preventing ovarian hyperstimulation syndrome: guidance for the clinician. *Fertil Steril.* 2010;94(2):389–400.

[2] Mocanu E, Redmond ML, Hennelly B, Collins C, Harrison R. Odds of ovarian hyperstimulation syndrome (OHSS) - time for reassessment. *Hum Fertil.* 2007; 10(3):175–81.

[3] Lambalk CB, Banga FR, Huirne JA, Toftager M, Pinborg A, Homburg R, et al. GnRH antagonist versus long agonist protocols in IVF: A systematic review and meta-analysis accounting for patient type. *Hum Reprod Update.* 2017;23(5):560–79.

[4] Tarlatzi TB, Venetis CA, Devreker F, Englert Y, Delbaere A. What is the best predictor of severe ovarian hyperstimulation syndrome in IVF? A cohort study. *J Assist Reprod Genet.* 2017;34(10):1341–51.

[5] Steward RG, Lan L, Shah AA, Yeh JS, Price TM, Goldfarb JM, et al. Oocyte number as a predictor for ovarian hyperstimulation syndrome and live birth: an analysis of 256,381 in vitro fertilization cycles. *Fertil Steril.* 2014;101(4):967–73.

[6] Asch RH, Hey-Po L, Balmacedo P, Weckstein LN, Stone SC. Severe ovarian hyperstimulation syndrome in assisted reproductive technology: definition of high risk groups. *Hum Reprod.* 1991;6:1395–9.

[7] Mathur RS, Joels LA, Akande A V, Jenkins JM. The prevention of ovarian hyperstimulation syndrome. *Br J Obstet Gynaecol.* 1996;103:740–6.

[8] Morris RS, Paulson RJ, Sauer M V, Lobo RA. Predictive value of serum oestradiol concentrations and oocyte number in severe ovarian hyperstimulation syndrome. *Hum Reprod.* 1995;10:811–4.

[9] Wikland M, Borg J, Hamberger L, Svalander P. Simplification

of IVF: minimal monitoring and the use of subcutaneous highly purified FSH administration for ovulation induction. *Hum Reprod.* 1994;9:1430–6.

[10] Golan A, Herman A, Soffer Y, Bukovsky I, Ron-El R. Ultrasonic control without hormone determination for ovulation induction in in-vitro fertilization/embryo transfer with gonadotrophin-releasing hormone analogue and human menopausal gonadotrophin. *Hum Reprod.* 1994;9:1631–3.

[11] Tsirigotis M, Hutchon S, Yazdani N, Craft I. The value of oestradiol estimations in controlled ovarian hyperstimulation cycles. *Hum Reprod.* 1995;10(4):972–3.

[12] Papanikolaou EG, Pozzobon C, Kolibianakis EM, Camus M, Tournaye H, Fatemi HM, et al. Incidence and prediction of ovarian hyperstimulation syndrome in women undergoing gonadotropin-releasing hormone antagonist in vitro fertilization cycles. *Fertil Steril.* 2006;85(1):112–20.

[13] Wallach E, Schenker JG, Weinstein D. Ovarian hyperstimulation syndrome: a current survey. *Fertil Steril.* 1978;30(3):255–68.

[14] García-Velasco JA, Isaza V, Quea G, Pellicer A. Coasting for the prevention of ovarian hyperstimulation syndrome: much ado about nothing? *Fertil Steril.* 2006;85(3):547–54.

[15] Waldenstrom U, Kahn J, Marsk L, Nilsson S. High pregnancy rates and successful prevention of severe ovarian hyperstimulation syndrome by "prolonged coasting" of very hyperstimulated patients: a multicentre study. *Hum Reprod.* 1999;14(2):294–7.

[16] Gustofson RL, Segars JH, Larsen FW. Ganirelix acetate causes a rapid reduction in estradiol levels without adversely affecting oocyte maturation in women pretreated with leuprolide acetate who are at risk of ovarian hyperstimulation syndrome. *Hum Reprod.* 2006;21(11):2830–7.

[17] Aboulghar MA, Mansour RT, Amin YM, Al-Inany HG, Aboulghar MM, Serour GI. A prospective randomized study comparing coasting with GnRH antagonist administration in patients at risk for severe OHSS. *Reprod Biomed Online.* 2007;15(3):271–9.

[18] Shapiro BS, Daneshmand ST, Garner FC, Aguirre M, Ross R, Morris S. Effects of the ovulatory serum concentration of human chorionic gonadotropin on the incidence of ovarian hyperstimulation syndrome and success rates for in vitro fertilization. *Fertil Steril.* 2005;84(1):93–8.

[19] Schmidt D, Maier D, Nulsen J, Benadiva C. Reducing the dose of human chorionic gonadotropin in high responders does not affect the outcomes of in vitro fertilization. *Fertil Steril.* 2004;82(4):841–6.

[20] Kashyap S, Leveille M, Wells G. Low dose hCG reduces the incidence of early and severe ovarian hyperstimulation syndrome. *Fertil Steril.* 2006;86(3):S182–3.

[21] Ezcurra D, Humaidan P. A review of luteinising hormone and human chorionic gonadotropin when used in assisted reproductive technology. *Reprod Biol Endocrinol.* 2014;12;95.

[22] Youssef MAFM, Van der Veen F, Al-Inany HG, Mochtar MH, Griesinger G, Nagi Mohesen M, et al. Gonadotropin-releasing hormone agonist versus hCG for oocyte triggering in antagonist-assisted reproductive technology. *Cochrane Database of Syst Rev.* 2014.

[23] Elgindy EA, Sibai H, Mostafa MI, Gibreel A, Darwish E, Maghraby H. Towards an optimal luteal support modality in agonist triggered cycles: a randomized clinical trial. *Hum Reprod.* 2018;33(6):1079–86.

[24] Wong KM, van Wely M, Mol F, Repping S, Mastenbroek S. Fresh versus frozen embryo transfers in assisted reproduction. *Cochrane Database Syst Rev.* 2017 Mar 28;

[25] Garcia-Velasco JA. How to avoid ovarian hyperstimulation syndrome: a new indication for dopamine agonists. *Reprod Biomed Online.* 2009;18:S71–5.

[26] Alvarez C, Alonso-Muriel I, Garcia G, Crespo J, Bellver J, Simon C, et al. Implantation is apparently unaffected by the dopamine agonist Cabergoline when administered to prevent ovarian hyperstimulation syndrome in women undergoing assisted reproduction treatment: a pilot study. *Hum Reprod.* 2007;22(12):3210–4.

[27] Busso C, Fernandez-Sanchez M, Garcia- Velasco JA, Landeras J, Ballesteros A, Munoz E, et al. The non-ergot derived dopamine agonist quinagolide in prevention of early ovarian hyperstimulation syndrome in IVF patients: a randomized, double-blind, placebo-controlled trial. *Hum Reprod.* 2010;25(4):995–1004.

[28] van der Linden M, Buckingham K, Farquhar C, Kremer JAM, Metwally M. Luteal phase support for assisted reproduction cycles. *Cochrane Database of Syst Rev.* 2015.

[29] OS Guideline Development Group. Ovarian Stimulation for IVF/ICSI. European Society of Human Reproduction and Embryology (ESHRE). 2019. p. 1–136.

[30] Chen ZJ, Shi Y, Sun Y, Zhang B, Liang X, Cao Y, et al. Fresh versus frozen embryos for infertility in the polycystic ovary syndrome. *N Engl J Med.* 2016;375:523–33.

第三篇
取 卵
Oocyte retrieval

第 53 章　全身麻醉还是镇静取卵

General anesthesia or sedation for oocyte retrieval?

Claire Scanlon　David Green　著

郝桂敏　译　　李　萍　校

> 病例 1：一名拟在全身麻醉下进行取卵的患者，她很焦虑，并询问是否可以在手术过程中保持清醒。她还想知道自己是否要进行全身麻醉，这是否会影响她 IVF 的成功率。
>
> 病例 2：在建立新型辅助生殖技术诊所期间，临床医生对于在全身麻醉、清醒镇静或同时使用两种方法下进行取卵的争论尚无结果。支持全身麻醉的人认为它可减轻患者的痛苦，而支持镇静的人则认为这是其他大多数 ART 诊所的运行方式。

一、背景

取卵最初是在全身麻醉（general anesthesia, GA）下通过腹腔镜进行的。在 20 世纪 80 年代中期，记录了由超声引导下的经阴道入路[1, 2]，这仍然是目前取卵的首选方式。但是，尽管技术有所进步，但结局仍不令人满意，所以需要麻醉或镇静；美国 95% 的 IVF 诊所[2, 3]和英国 80% 以上的诊所在清醒镇静下进行取卵术，但很大一部分继续使用 GA[4, 5]，尤其是在欧洲。

二、管理策略

取卵可在镇静、GA、区域和局部麻醉下进行。理想的技术应该易于管理、起效快、代谢快、提供最佳手术条件并对卵母细胞没有毒性作用[2]。在实践中，选择麻醉或镇静技术时需要考虑几个因素，包括技术类型、护理者的经验和患者的合并症。

该操作经常在独立诊所进行，那里的设施和工作人员的专业知识水平意味着无法进行 GA。在这种情况下，患者的选择很重要，应该排除具有高体重指数和严重合并症的患者，她们应该在综合医院中进行处理。

（一）镇静

镇静是药物引起的意识抑制。在英国，清醒镇静被定义为一种技术，在这种技术中，使用一种或多种药物导致中枢神经系统处于抑制状态，从而能够进行治疗，但在此镇静期可始终与患者保持语言交流。所使用的药物和技术应具有足够广的安全范围，以使意识丧失的可能性很小。气道通常不受影响，因此患者的自主通气充足且心血管功能得以维持[6, 7]。

英国 NICE 建议对进行取卵的患者进行清醒镇静[8]。镇静药用于缓解焦虑、减轻疼痛和便于遗忘不适记忆。它使取卵过程对患者来说更加舒适和可接受。然而，过多的镇静药可能是危险的，太少则无效[5]，并且可能出现危及生命的并发症。例如，曾有过关于"无论是否使用阿片类药物，在使用咪达唑仑后均会发生缺氧和呼吸暂停"的报道[9]。

一些镇静药物（如咪达唑仑）可由接受过适当培训的非麻醉人员，根据规定的镇静方案给药。药效更强的药物（如丙泊酚和短效阿片类药物瑞芬太尼）只能由麻醉师给药。

已有的许多研究评估了丙泊酚在生育治疗中的安全性。尽管已发现它会在卵泡液中积聚，但它被认为是一种安全的药物选择[10-12]，通常用于镇静。

静脉注射阿片类药物通常用于补充镇静作用，并且已被证明不会影响卵母细胞质量[13-15]。使用宫颈旁阻滞可进一步增强镇静和镇痛作用[5]。

任何接受镇静药的患者都应进行适当的生理监测。在提供镇静药时，建议使用脉搏血氧饱和度、无创血压记录、心电图和二氧化碳图[16]。

（二）患者自控镇痛

患者自控镇痛（patient controlled analgesia，PCA）使患者能够自主应对对镇痛药需求的不断变化，并能够采用个体化的方法来缓解疼痛。这种技术在取卵过程中可能是有效的，因为与阴道壁和卵巢穿刺相关的疼痛是间歇性的。

使用瑞芬太尼 PCA 在 1min 内提供镇痛作用，2min 达到峰值效果，代谢迅速。然而，患者倾向于仅在疼痛变得无法忍受时使用 PCA，因此与医生控制的镇静和镇痛相比，使用 PCA 的疼痛评分更高[5, 17]。然而，与医师对照组相比，PCA 组的患者总体满意度评分相似或略高[5, 18, 19]。

（三）全身麻醉

使用全静脉麻醉（total intravenous anesthesia，TIVA）或挥发性麻醉药的 GA 可提供良好的操作条件，并且患者不会感觉到疼痛[20]。缺点包括复苏时间增加、术后存在恶心、呕吐及心肺抑制的风险。此外，资源保障对 GA 的实施是至关重要的，如合适的监测设备和训练有素的工作人员。

关于 GA 对卵母细胞回收和 IVF 成功率的影响，存在混合证据[12]。尽管总体妊娠率没有差异[20, 21]，但已发现，由于方便的操作条件，使用 GA 可以增加获卵数。在一些研究中，与 TIVA 相比，挥发性麻醉药与卵裂减少和增加流产率有关。然而，其他研究表明，将使用丙泊酚和异氟醚进行 GA 与使用咪达唑仑、地西泮或丙泊酚进行镇静相比没有显著差异。由于可以减少恶心和呕吐，TIVA 可能优于挥发性麻醉药[2]。

一氧化二氮的作用是有争议的。在一些研究中，它的使用与 IVF 成功率的增加有关，这可能是由于使用一氧化二氮挥发时物质浓度降低[22]，但同时也有其他研究发现它具有有害作用[23]。

（四）局部麻醉

局部麻醉取卵对体外受精结果的影响是有争议的。一些研究表明，与 GA 相比，它可能会增加妊娠率 [12, 24-26]，这可能是由于应激反应的减少。其他研究表明无显著差异 [27]。在实践中，它很少使用，因为与 GA 或镇静相比，它可能需要更长的时间来建立麻醉效果，并且恢复时间更长。此外，它的给药需要合格的麻醉师，并且存在不良反应的风险，包括硬膜穿刺后头痛、低血压和尿潴留。

短效局部麻醉药（包括 1%～2% 氯普鲁卡因在内）可用于蛛网膜下腔麻醉，与标准局部麻醉药相比，它们用于其他外科手术中，可使出院时间更早和总体成本更低，这可能使蛛网膜下腔麻醉成为 GA 的安全、有效和经济的替代方案 [28]。

在目前的实践中，局部麻醉仅用于取卵时不适合 GA 或镇静的患者。

（五）宫旁阻滞术

宫颈旁阻滞是在邻近宫颈的每个阴道穹窿浸润局部麻醉药，以阻断疼痛冲动向颈旁神经节的传递。在有意识镇静的情况下，它能增强疼痛的缓解，在一些临床中心，它被用作唯一的镇痛技术 [5, 12]。该技术并非没有风险，因为存在无意血管内注射局部麻醉药和局部麻醉药毒性 [29] 的风险。

三、管理策略

在病例 1 中，患者可能在治疗前的咨询期间被告知该医疗机构使用 GA。然而，由于患者在体外受精治疗期间通常需要获取大量信息，因此经常在取卵之前才担心 GA 所带来的相关风险。如果该机构可提供其他方法，如清醒镇静，则应与患者讨论。虽然如此，仍必须在患者的选择、舒适且在护理者的能力范围内之间取得健康平衡。即使是成熟的技术，也只有在有能力、训练有素的技术人员手中，并且在设备齐全的场所内实施才能安全有效。

无论使用何种方法，都应使患者理解，IVF 的成功不受麻醉、镇静或镇痛方法的影响。

在病例 2 中，选择的方法应以迄今为止可用的最好证据及工作人员的能力和设备的可用性为指导。此外，当地对某些场所的许可规定也将产生影响。

要点

挑战

- 选择用于取卵的麻醉和镇痛技术。

背景

- 经阴道取卵是一个痛苦的过程。

- 选择合适的镇痛 / 麻醉技术是多方面的。

- 给药方便、起效快、代谢快、手术条件最佳、对卵母细胞无不良反应，患者可接受。

管理策略

- 清醒镇静。
  - 英国 NICE 推荐用于取卵。
  - 用于英国和美国的大多数诊所。
  - 由受过培训的工作人员在可控的环境中安全有效地提供抗焦虑作用。
- 全身麻醉。
  - 在有设施齐全的诊所内是安全的。
  - 应考虑使用 TIVA，避免挥发性麻醉药。
  - 对心肺系统影响较大，术后恶心呕吐增加。
- 局部麻醉。
  - 有效且安全。
  - 实施和恢复更耗时。
  - 较新的药物可能会使其成为未来更可行的替代方案。
- PCA。
  - 疼痛评分高于医师自控镇痛，但患者满意度更高。
- 宫旁阻滞术。
  - 可以作为单独的技术使用，也可以作为镇静或 GA 的辅助手段。
  - 存在局部麻醉药毒性或血管内注射的风险。

四、一问一答

问题 1：取卵痛吗？

回答 1：取卵可能会很痛苦，因此在手术过程中会给予镇静药或麻醉药使其无痛。一些患者在手术后长达 48h 内可能会经历不同程度的不适或疼痛，但通常只需给予简单的镇痛药（如对乙酰氨基酚）即可。

问题 2：什么是清醒镇静？

回答 2：有意识的镇静使您在手术过程中放松并减轻焦虑。这是一种药物诱发的状态，意识水平降低，但您将足够清醒，能够在整个过程中交谈。通常，事后几乎没有任何回忆。镇静药由训练有素的技术人员通过静脉给药。需要监测您的生命体征。

问题 3：如果我应用了镇静药，我什么时候才能醒来并回家？

回答 3：您将在手术结束后 5~10min 内恢复完全意识。您通常在手术后 1~2h 就做好了出院的准备，此时您应该已经喝了水、活动并排了尿。GA 或蛛网膜下腔麻醉后的恢复时间较长。使用镇静药后 24h 内不得开车，回家途中必须有可负责任的成年人陪同。

参考文献

[1] Tanbo T, Henriksen T, Magnus O, Abyholm T. Oocyte retrieval in an IVF program. A comparison of laparoscopic and tranvaginal ultrasound-guided follicular puncture. *Acta Obstet Gynecol Scand* 1988;67(3):243–246.

[2] Sharma A, Borle A, Trikha A. Anaesthesia for in vitro fertilization. *J Obstet Anaes Crit Care* 2015;5(2):62–67.

[3] Ditkoff E, Plumb J, Selick A, Sauer M. Anesthesia practices in the United States common to in vitro fertilisation (IVF) centers. *J Assist Reprod Genet* 1997;14(3):145-147.

[4] Elkington N, Kehoe J, Acharya U. Intravenous sedation in assisted conception unit: a UK survey. *Hum Fertil* 2003;6:74-76.

[5] Kwan I, Wang R, Pearce E, Bhattacharya S. Pain relief for women undergoing oocyte retrieval for assisted reproduction. *Cochrane Database of Systematic Reviews* 2018, Issue 5. Art. No.: CD004829. DOI: 10.1002/14651858. CD004829.pub4

[6] Implementing and ensuring safe sedation practice for healthcare procedures in adults. Academy of Medical Royal Colleges, London 2013:1–22 https://www.aomrc.org.uk/reports-guidance/safe-sedationpractice- 1213/.

[7] Blayney M. Procedural sedation for adult patients: an overview, *Cont Educ Anaes Crit Care Pain* 2012;12(4):176–180.

[8] National Institute of Clinical Excellence, UK. Fertility problems: assessment and treatment. Clinical Guideline CG156. Published 20 Feb 2013, updated 2017. https://www.nice.org.uk/guidance/CG156

[9] Bailey P, Pace N, Ashburn M, Moll J, East K, Stanley T. Frequent hypoxemia and apnea after sedation with midazolam and fentanyl. *Anesthesiol* 1990;73(5):826–830.

[10] Ben-Shlomo I, Moskovich R, Golan J, Eyali V, Tabak A, Shalev E. The effect of propofol anaesthesia on oocyte fertilization and early embryo quality. *Hum Reprod* 2000;15(10): 2197–2199.

[11] Christiaens F, Janssenswillen C, Verborgh C, Moerman I, Devroey P, Van Steirteghem A, et al. Propofol concentrations in follicular fluid during general anaesthesia for transvaginal oocyte retrieval. *Hum Reprod* 1999;14(2):345–348.

[12] Matsota P, Kaminioti E, Kostopanagiotou G. Anesthesia related toxic effects on in vitro fertilization outcome: burden of proof. *Biomed Res Int* 2015: 475362. doi:10.1155/ 2015/475362.

[13] Jarahzadeh M, Davar R, Hajiesmaeili M, Entezari A, Musavi F. Remifentanil versus fentanyl for assisted reproductive technologies: effect on haemodynamic recovery from anaesthesia and outcome of ART cycles. *Int J Fertil Steril* 2011;5(2):86–89.

[14] Wilhelm W, Hammadeh M, White P, Georg T, Fleser R, Biedler A. General anaesthesia versus monitored anaesthesia care with remifentanil for assisted reproductive technologies: effect on pregnancy rate. *J Clin Anesth* 2002;14(1):1–5.

[15] Milanini M, D'Onofrio P, Melani Novelli A, Dabizzi S, Cozzi C, Evangelisti P, Quitadamo L, et al. Local anaesthesia versus intravenous infusion of remifentanil for assisted reproductive technologies: a retrospective study. *Minerva Ginecologica* 2008;60(3):203–207.

[16] Association of Anaesthetists of Great Britain and Ireland. Recommendations for standards of monitoring during anaesthesia and recovery 2015. *Anaesth* 2016;71(1):85–93.

[17] Chumbley G, Hall G, Salmon P. Patient-controlled analgesia: an assessment by 200 patients. *Anaesth* 1998;53(3):216-221.

[18] Lier M, Douwenga W, Yilmaz F, Schats R, Hompes P, Boer C, et al. Patient-controlled remifentanil analgesia as alternative for pethidine with midazolam during oocyte retrieval in IVF/ICSI procedures: a randomized controlled trial. *Pain Practice* 2015;15(5):487-495.

[19] Thompson N, Murray S, MacLennan F, Ross J, Tunstall M, Hamilton M, et al. A randomised controlled trial of intravenous versus inhalational analgesia during outpatient oocyte recovery. *Anaesth* 2000;55(8):770-773.

[20] Jain D, Kohil A, Gupta L Bhadoria P, Anand R. Anaesthesia for in vitro fertilisation. *Ind J Anaesth* 2009;53(4):408–413.

[21] Hammadeh M, Wilhelm W, Huppert A, Rosenbaum P, Schmidt W. Effects of general anaesthesia vs sedation on fertilization cleavage and pregnancy rates in an IVF program. *Arch Gynaecol Obstet* 1999;263:56–59.

[22] Hadimioglu N, Titz T, Dosemeci L, Erman M. Comparison of various sedation regimes for trans vaginal oocyte retrieval. *Fertil Steril* 2002;78:648–649.

[23] Gonen O, Shulman A, Ghetler Y, Shapiro A, Judeiken R, Beyth Y, et al. The Impact of different types of anesthesia on in vitro fertilization-embryo transfer treatment outcome. *J Assist Reprod Genet* 1995;12(10):678–682.

[24] Azmude A, Agha'amou S, Yousefshahi F, Berjis K, Mirmohammad'khani M, Sadaat'ahmadi F, et al. Pregnancy outcome using general anesthesia versus spinal anesthesia for *in vitro* fertilization. *Anesth Pain Med* 2013;3:239–242.

[25] Aghaamoo S, Azmoodeh A, Yousefshahi F, Berjis K, Ahmady F, Qods K, et al. Does spinal analgesia have advantage over general anaesthesia for achieving success in in-vitro fertilization? *Oman Med J* 2014;29(2):97–101.

[26] Cai Q, Wan F, Huang R, Zhang H. Factors predicting the cumulative outcome of IVF/ ICSI treatment: a multivariable analysis of 2450. patients. *Hum Reprod* 2011;26(9):2532–2540.

[27] Botta G, D'Angelo A, D'Ari G, Merlino G, Chapman M, Grudzinskas G. Epidural anesthesia in an in-vitro fertilization and embryo transfer program. *J Assist Reprod Genet.* 1995;12(3):187–90.

[28] Rattenberry W, Hertling A, Erskine R. Spinal anaesthesia for ambulatory surgery. *Brit J Anaes Ed* 2019;19(10):321–328.

[29] Corson S, Batzer F, Gocial B, Kelly M, Gutmann J, Go K, et al. Is paracervical block anaesthesia for oocyte retrieval effective? *Fertil Steril* 1994; 62(1):133–136.

第 54 章　延迟取卵

Delayed oocyte retrieval

Khaldoun Sharif　著

郝桂敏　译　　李　萍　校

病例 1：一名 32 岁的女性接受 IVF 治疗，长方案降调后促性腺激素促排卵。在促排卵的第 12 天，长出了 9 个大小为 15~17mm 的卵泡。她被安排在第 2 天晚上 9 点接受人绒毛膜促性腺激素 5000U 注射。取卵时间安排在 2 天后的上午 9 点（hCG 后 36h）。然而，当她入院进行取卵时，发现她比安排的时间提前了 24h 注射 hCG（在预定的取卵时间前 60h）。

病例 2：一名 29 岁女性接受 ICSI 治疗，接受 GnRH 拮抗药方案和促性腺激素促排卵。在卵巢反应良好，她被安排在晚上 11 点接受 hCG 5000U 注射，并安排在 2 天后（hCG 扳机后的 35h）的上午 10 点取卵。然而，在取卵当天，她延迟了 3h（直到下午 1 点）才送她到手术室，因为前一个患者有并发症而需要更多时间。在术前检查时，患者询问这种延迟是否会影响获卵数、卵细胞质量或妊娠的概率。

一、背景

早期困扰 IVF 的最大问题是在取卵前发生早发黄体生成素峰和排卵。即使没有发生排卵，排卵前暴露于高水平的 LH 也会对发育中的卵母细胞产生不良影响[1]。在没有垂体抑制的情况下，高达 20% 的促排卵周期会出现早发 LH 峰。此外，促排卵减弱了 LH 峰的幅度并使其异常，因此难以检测[2]。需要频繁监测激素水平，在晚卵泡期入院后每 3 小时采集尿样，以检测 LH 峰[3]。规定可以随时行取卵术，因为取卵必须在尿液中检测到 LH 峰后 25~28h，或在血液中首次检测到 LH 峰后 30~34h 进行[4]。这是监测卵泡和取卵计划中的重大问题，不规则的监测或因此造成的未经发现的早发 LH 峰导致 15%~30% 的周期在取卵之前被取消[5]。

然而，随着包括激动药和拮抗药在内的促性腺激素释放激素类似物的引入，IVF 的促排卵变得更加简单。在 Schally 及其同事发现天然 GnRH 分子后[6]，使其成为可能。这是生殖内分泌学的一个重要里程碑，他们因此获得了 1977 年的诺贝尔奖。1984 年首次记录了在 IVF 中使用 GnRH 类似物[7]。

GnRH 激动药由天然 GnRH 合成，该天然 GnRH 在蛋白水解位点第 6 位被 D- 氨基酸取代，并且在 C- 端的甘氨酰胺残基通常会被乙胺基团代替，这将导致生物活性增加，并且相对效能比天然激素高 100~200 倍[8]。当持续给药时，它们通过在前 48h 内产生初始刺激（点火效应），以及接下来的抑制阶段来作用于垂体促性腺激素。在抑制阶段垂体对 GnRH 完全脱敏[9]。因此，在促排卵之前给予 GnRH 激动药，则不会发生内源性 LH 峰，并且不再需要频繁监测。此外，便于安排取卵时间[10]。这些合成物不仅简化了 IVF 治疗，并且改善了结局[11]。一项对常规使用 GnRH 激动药的随机和半随机研究的 Meta 分析发现，周期取消率显著降低，卵母细胞数量和临床妊娠率提高[12]。

与 GnRH 激动药不同，GnRH 拮抗药通过直接与内源性 GnRH 竞争结合受体，立即抑制促性腺激素和卵巢类固醇的分泌，没有初始刺激作用[13]。它们在参与受体激活的 NH_2 末端结构域中替换了许多氨基酸，同时伴有 D- 氨基酸对 Gly6 的替代，这增强了受体结合所必需的 β Ⅱ 型弯曲。与激动药一样，拮抗药在 IVF 中被广泛用于抑制内源性 LH 峰[14]。

然而，卵母细胞的成熟需要 LH 峰。卵母细胞成熟在胎儿晚期开始，但该过程停止在第 1 次减数分裂的双线期。并一直保持该阶段至成年，直至周期中期出现 LH 峰，在此期间已选出包含有特定卵母细胞的卵泡。LH 水平的升高通过破坏卵母细胞与卵丘颗粒细胞的微解剖学联系，导致其环磷酸腺苷（cyclic adenosine monophosphate，cAMP）含量降低。这反过来又可重启和完成卵母细胞第 1 次减数分裂。约 36h 后，发生排卵，同时释放出适于受精的成熟的卵母细胞[15]。在 GnRH 类似物用于垂体抑制的促排卵周期中，没有内源性的 LH 峰，并且必须给予 hCG 以诱导卵母细胞实现这些排卵前的最终变化。这种 hCG 注射通常被称为扳机注射[16]。

hCG 给药后，如果等待时间过长，卵泡会破裂并自发排卵。因此，hCG 注射后及时取卵至关重要。研究表明，卵泡破裂最早约发生于 hCG 扳机（称为替代 LH 峰）后 39h，最晚约发生于 41h[17-19]。此外，并不是所有的卵泡都一起破裂，最大的也不一定最先破裂[17]。因此，取卵通常安排在 hCG 扳机后的 36h（范围为 34~38h）。在拮抗药周期中，可以使用单次激动药扳机代替 hCG 扳机（通常是为了降低卵巢过度刺激综合征的风险），并且时间范围同样适用于该方案[20]。

二、管理策略

在病例 1 中，患者取卵较晚，在 hCG 扳机后 60h，而非 36h。卵泡很可能已经破裂，并且卵母细胞可能已经排于腹腔中。

（一）取消取卵和周期

当取卵延迟超过 40h（病例 1，60h）时，取消取卵是最谨慎的做法，因为继续取卵会使患者在希望不大的情况下面临麻醉和手术过程中所带来的成本，以及潜在风险。在 hCG 扳机后这么晚再取卵的机会非常低，即使行取卵术，卵母细胞很可能是过熟的，妊娠的机会很低[1]。

（二）如果没有排卵迹象，则行取卵术

有病例报道，在 hCG 扳机后长达 60h 内从卵泡中获得卵母细胞[21]，或在自发排卵后从直肠子宫陷凹中的液体中采集到卵母细胞[22]。然而，这些都是偶发事件，获得卵母细胞的机会非常低，更不必说妊娠了。如果选择这种操作方案，那么必须在患者充分了解结果的不确定性和低成功率的

情况下进行。此外，在进行此类操作之前，为谨慎起见，最好通过超声检查确认是否有排卵迹象（之前明显的无回声卵泡转变为包含低回声的不太明显的"松弛"区域），尽管该检测并不是完全可靠的[23]。

三、预防

因为试管婴儿治疗过程中涉及的药物不同和各种流程安排，少数患者将其中一些流程做错的情况并不少见。对治疗结果最关键的药物也许是 hCG 扳机。时效窗只有数小时，在该周期内没有第 2 次机会。因此，应努力向患者清楚地解释 IVF 流程中的 hCG 时间的重要性，给予她们口头和书面的指导，并最好通过电话或短信来提醒患者。许多人携带智能手机，所有智能手机都带有内置警报设施。在向患者解释 hCG 时间时，护理人员可以提倡患者在手机上设置适当的提醒。

四、病例的建议管理策略

在病例 1 中距离 hCG 注射已有 60h，如前所述，最好的管理策略是取消周期。在病例 2 中，尽管该操作已延迟 3h，但仍处于 34~38h 的最佳窗口内。应该告诉患者放心，当前的延迟不会对结果产生影响[24]。但是，必须告知胚胎学家，因为 ICSI 的最佳时机与 hCG 后的时间间隔有关，最佳时效为 37~41h[25]。

要点

挑战

- 在 hCG 扳机后延迟进取卵术。

背景

- 自发 LH 峰是卵母细胞成熟及排卵所必需的。

- 在垂体抑制周期中，在取卵前 34~38h 给予 hCG（替代 LH）。在 GnRH 拮抗药周期中，可以使用激动药代替 hCG。

- 最早的自发排卵发生在 hCG 扳机后 39h，最迟为 41h。并不是所有的卵泡都一起破裂，最大的也不一定最先破裂。

管理策略

- 如果延迟后仍处于 39h 时效窗内，则可继续行取卵术。

- 如果延迟后超过 41h，因获卵率低且妊娠率低，则取消取卵和周期。

- 如果延迟后处于 39~41h，可选择取消，或继续寄希望于卵泡尚未破裂或从直肠子宫陷凹中收集卵母细胞等罕见情况。如果行此操作，则必须得到患者的充分知情同意并可接受低成功率。

预防
- 明确告知，书面指导关于 hCG 扳机的时间及重要性。
- 及时电话和短信提醒。
- 在诊所向患者解释 hCG 时间的同时，协助患者使用智能手机设置提醒。

五、一问一答

问题 1：我取卵延迟了 60h。为什么建议取消取卵？我看到即使发生自发排卵，仍然可以从盆腔中采集到卵细胞？

回答 1：现在已超过从扳机至取卵的最佳时机（34～38h），我们不能保证能够获得卵细胞。即使我们取到一些，它们也可能已经"老化"，并且妊娠率很低。我们理解您的失望，因为促排卵的努力和成本几乎都浪费了，但我们认为现在最好取消取卵，在成功率很低的情况下，这样可以节省您在取卵上的进一步付出和成本。

问题 2：我会因延迟取卵和取消取卵而受到一些伤害吗？

回答 2：不会，这类似于您每个月都会发生的自发性排卵被放大了。您可能会感到腹痛和腹胀，如果有任何异常情况，您必须与我们联系并来复诊，由我们进行评估。

问题 3：我的取卵时间延迟了 3h，是继续还是取消？如果继续取卵，会影响我的妊娠率吗？

回答 3：从扳机到取卵，我们仍然处于小于 39h 的理想时效内，因此将继续进行取卵，并且不会影响结果。

参考文献

[1] Stanger JD, Yovich JL. Reduced in vitro fertilisation of human oocytes from patients with raised basal luteinizing hormone levels during the follicular phase. *Br J Obstet Gynaecol.* 1985;92:385–93.

[2] 2Talbert LM. Endogenous luteinising hormone surge and superovulation. *Fertil Steril.* 1988;49:24–5.

[3] Edwards RG, Steptoe PC, Purdy JM. Establishing full-term human pregnancies using cleaving embryos grown in vitro. *Br J Obstet Gynaecol.* 1980;87:737–56.

[4] Howels C, Macnamee M. Endocrine monitoring for assisted human conception. In: Edwards R, editor. *British Medical Bulletin.* London: Churchill Livingstone; 1990. p. 616–27.

[5] Smitz J, Devroey P, Braeckmans P, Camus M, Khan I, Staessen C, et al. Management of failed cycles in an IVF/ GIFT programme with the combination of a GnRH analogue and HMG. *Hum Reprod.* 1987;2:309–14.

[6] Schally A V., Kastin AJ, Arimura A. Hypothalamic Follicle-Stimulating Hormone (FSH) and Luteinizing Hormone (LH)-Regulating Hormone: Structure, Physiology, and Clinical Studies. *Fertil Steril.* 1971 Nov;22(11):703–21.

[7] Porter RN, Smith W, Craft IL, Abdulwahid NA, Jacobs HS. Induction of ovulation for in-vitro fertilisation using buserelin and gonadotropins [letter]. *Lancet.* 1984;2(8414):1284–5.

[8] Schally A V, Kastin AJ, Coy DH. LH-releasing hormone and its analogues: Recent basic and clinical investigations. *Int J Fertil.* 1976;21:1–30.

[9] Bider D, Ben-Rafael Z, Shalev J. Pituitary and ovarian supression rate after high dosage of gonadotrophin-realsing hormone analog. *Fertil Steril.* 1989;51:578–81.

[10] Tan SL, Kingsland C, Campbell S, Mills C, Bradfield J,

Alexander N, et al. The long protocol of administration of gonadotropin-releasing hormone agonist is superior to the short protocol for ovarian stimulation for in vitro fertilization. *Fertil Steril.* 1992;57:810–4.

[11] Rutherford AJ, Subak-Sharpe RJ, Dawson KJ, Margara RA, Franks S, Winston RM. Improvement of in vitro fertilisation after treatment with buserelin, an agonist of luteinising hormone releasing hormone. *Br Med J* (Clin Res Ed). 1988;296(6639):1765–8.

[12] Hughes EG, Federkow DM, Daya S, Sagle M, De Koppel P, Collins J. The routine use of gonadotropin-releasing hormone agonists prior to in vitro fertilization and gamete intrafallopian transfer: a meta-analysis of randomised controlled trials. *Fertil Steril.* 1992;58:888–96.

[13] Klingmüller D, Schepke M, Enzweiler C, Bidlingmaier F. Hormonal responses to the new potent GnRH antagonist Cetrorelix. *Acta Endocrinol* (Copenh). 1993;128(1):15–8.

[14] Lambalk CB, Banga FR, Huirne JA, Toftager M, Pinborg A, Homburg R, et al. GnRH antagonist versus long agonist protocols in IVF: A systematic review and meta-analysis accounting for patient type. *Hum Reprod Update.* 2017 Sep 1;23(5):560–79.

[15] Jacobs HS, Homburg R. The endocrinology of conception. In: Franks S, editor. *Bailliere's clinical endocrinology and metabolism.* London: Bailliere Tindall; 1990. p. 195–205.

[16] Vuong LN, Ho TM, Pham TD, Ho VNA, Andersen CY, Humaidan P. The early luteal hormonal profile in IVF patients triggered with hCG. *Hum Reprod.* 2020 Jan 22;35(1):157–66.

[17] Andersen AG, Als-Nielsen B, Hornnes PJ, Andersen LF. Time interval from human chorionic gonadotropin (hCG) injection to follicular rupture. *Hum Reprod.* 1995 Dec 1;10(12):3202–5.

[18] Taymor ML, Seibel MM, Smith D, Levesque L. Ovulation timing by luteinizing hormone assay and follicle puncture. *Obstet Gynecol.* 1983;62(2):191–5.

[19] Gudmundsson J, Fleming R, Jamieson ME, McQueen D, Coutts JRT. Luteinization to oocyte retrieval delay in women in whom multiple follicular growth was induced as part of an in vitro fertilization/gamete intrafallopian transfer program. *Fertil Steril.* 1990 Apr 1;53(4):735–7.

[20] Youssef MAFM, Van der Veen F, Al-Inany HG, Mochtar MH, Griesinger G, Nagi Mohesen M, et al. Gonadotropin-releasing hormone agonist versus hCG for oocyte triggering in antagonist-assisted reproductive technology. *Cochrane Database of Systematic Reviews.* 2014.

[21] Al-Mizyen ESS, Balet R, Lower AM, Wilson C, McClure AF, Al Shawaf T, et al. Unexpected successful fertilization in vitro of oocytes retrieved 60 hours after human chorionic gonadotrophin injection. *Hum Reprod.* 1998 Apr 1;13(4):1020–1.

[22] Matson P, Yovich JM, Junk S, Bootsma B, Yovich JL. The successful recovery and fertilization of oocytes from the pouch of Douglas. *J Vitr Fertil Embryo Transf.* 1986 Aug;3(4):227–31.

[23] Seibel MM, McArdle CR, Thomspon IE, Berger MJ, Taymor ML. The role of ultrasound in ovulation induction: a critical appraisal. *Fertil Steril.* 1981;36:573–6.

[24] Bosdou JK, Kolibianakis EM, Venetis CA, Zepiridis L, Chatzimeletiou K, Makedos A, et al. Is the time interval between hCG administration and oocyte retrieval associated with oocyte retrieval rate? *Reprod Biomed Online.* 2015 Nov;31(5):625–32.

[25] Dozortsev D, Nagy P, Abdelmassih S, Oliveira F, Brasil A, Abdelmassih V, et al. The optimal time for intracytoplasmic sperm injection in the human is from 37 to 41 hours after administration of human chorionic gonadotropin. *Fertil Steril.* 2004 Dec;82(6):1492–6.

第55章 空卵泡综合征
Empty follicle syndrome

Aboubakr Mohamed Elnashar 著

郝桂敏 译 李 萍 校

> 病例 1：一对夫妻不明原因不孕长达 5 年，这位 27 岁的女性采用 GnRH 激动药长方案，促排卵期间每天给予重组促性腺激素 150U 共 11 天。在 hCG 给药当天，有 11 个直径超过 16mm 的卵泡，最大为 20mm。给予 10 000U hCG 后 36h 行取卵术，抽吸 5 个卵泡后未见卵母细胞。
>
> 病例 2：一位患有 PCOS 相关不孕症的 30 岁女性，因其他管理策略失败而被建议进行 IVF 助孕。采用拮抗药方案，每天给予 150U。在扳机当天有 19 个直径超过 14mm 的卵泡，其中最大的一个为 18mm。皮下注射 0.2mg 激动药（曲普瑞林），36h 后取卵，抽吸 8 个卵泡后未见卵母细胞。
>
> 病例 3：一对输卵管因素不孕的夫妻前来就诊。他们之前曾在另一家诊所接受过 IVF 助孕周期，尽管卵泡发育良好，但没有取到卵母细胞。

一、背景

在 IVF 周期中是否能够从卵泡中获得卵母细胞不仅取决于卵泡是否充分发育，还取决于卵母细胞的成熟度，以及是否能够从颗粒细胞的附着中释放出来。在自然周期中，卵母细胞成熟需要 LH 峰。这种成熟始于胎儿晚期，该过程停滞于第 1 次减数分裂的双线期，并一直保持该阶段至成年，直至周期中期出现 LH 峰，在此期间已选出包含有特定卵母细胞的卵泡。LH 水平的升高通过破坏卵母细胞与卵丘颗粒细胞的微解剖学联系，导致其 cAMP 含量降低。这反过来又可重启和完成卵母细胞第 1 次减数分裂。约 36h 后，发生排卵，同时释放出适于受精的成熟的卵母细胞[1]。

在 GnRH 类似物用于垂体抑制的促排卵周期中，没有内源性的 LH 峰，并且必须给予 hCG 以诱导卵母细胞实现这些排卵前的最终变化。在拮抗药周期中，可以使用单次激动药扳机代替 hCG 扳机，通过其初始作用的点火效应，可诱发 LH 峰。这种 hCG 或 GnRH 激动药的注射通常被称为"扳机"，应在取卵前 34～38h 注射[2]。如果无意中遗漏了扳机，则在取卵时将不会吸出任何卵母细胞，因为它们不会成熟，或从卵泡壁上脱落。

空卵泡综合征（empty follicle syndrome，EFS）是指在促排卵后，尽管卵泡发育正常，并且卵泡类固醇生成充足，但完全无法获得卵母细胞[3]。据报道，它在 IVF 周期中的发生率为 0.05%～3.5%[4, 5]。并且无论使用 hCG 还是 GnRH 激动药来扳机，其发生率都相似[5]。EFS 不可与仅未能从一部分（非全部）卵泡中获得卵母细胞的情况相混淆。在实际操作中，最终获得的卵母细胞数量通常低于穿刺卵泡的数量，因为一些发育中的卵泡不含卵母细胞[6]。在 EFS 中则无获卵。

目前 EFS 有两种定义：① "真型 EFS"（约占 33%），发生于取卵时有足够的血 hCG 水平；② "假型 EFS"（约占 67%），与无 hCG 或血 hCG 水平低于临界阈值相关[7]。然而，文献中尚未就 hCG 扳机后的临界阈值达成一致意见。

"假型 EFS" 通常由扳机错误引起[7]。或使用了错误的药物，或正确药物溶解错误（如仅含有溶剂或含有极少量活性药物的溶液），或取卵时间相关错误[3]。hCG 扳机通过肌内或皮下注射途径同样有效[8]，但在减重术后大量体重减轻导致皮肤松弛的情况下，皮下吸收可能会受损，因此首选肌内注射途径[9]。不常见的是由于部分批次工业生产的 hCG，生物活性低，可被肝脏迅速代谢而引起的 "假型 EFS"。这可能与使用了经过去涎酸处理的特定 hCG 有关[10]。

此外，药品分销商、药店及患者对药物的不当储存也可能会影响其生物活性。药品制造商建议将 hCG 远离光源并保持在 25℃ 的温度以下，部分人可能不知道或不采取该保存方式[3]。

"真型 EFS" 原因尚不明确。卵泡生成功能障碍，特别是在卵巢早衰的女性中[11]，尽管 hCG 的生物活性正常，但成熟的卵母细胞存在生物学异常[12]，这可能与遗传因素有关[13]。在 IVF 周期中，这种情况往往是偶发事件，发生于取卵周期的某个周期中。然而，已有报道提出 EFS 可复发，这表明患者存在相关易感性[3]。

二、管理策略

（一）预测 EFS

预测 EFS 唯一可靠的指标是既往的病史。既往周期内发生 EFS 的患者有 15%～20% 的复发概率，无论刺激方案或扳机有什么变化[3]。

（二）取卵时 EFS 的诊断

临床医生和胚胎学家对 EFS 的临床认识在取卵时非常重要，他们需要在取卵过程中进行沟通，以确定在穿刺剩余所有卵泡之前，首批穿刺的卵泡中是否至少获得 1 个卵母细胞。穿刺卵泡液的颗粒细胞非常少是 EFS 发生的迹象之一[14]。如果在穿刺 3～5 个大小成熟卵泡（≥14mm）后没有发现卵母细胞，则发生 EFS 的可能性很高，术者必须停下来考虑进一步的处理。在实际操作中，如果双卵巢卵泡发育良好，在采取进一步措施之前，通常会将单侧卵巢所有的卵泡都取出。

（三）尿 hCG 检测

在首批卵泡中未发现卵母细胞后进行，以确定是否给予了合适的 hCG。显然，本检测仅适用于使用 hCG 扳机的患者（病例 1）。在手术室里，由于患者仍处于麻醉 / 镇静状态，因此应通过导尿获取尿液样本，并行床旁尿妊娠试验。如果无尿，则可使用尿妊娠检测试剂盒对吸出的卵泡液进行检测 [15]。大部分尿妊娠试验的敏感度低至 25～50mU/ml，据报道，经皮下注射给予 hCG 10 000U 后的 hCG 水平（血清和尿液）为（348.6±98）mU/ml，肌内注射给药后为（259.0±115）mU/ml [8]。

一个阴性结果提示，无论是药物效能低、未给药或配药错误，都会增加补救扳机的使用率。阳性结果表明，如果已采取了适当的 hCG 扳机，则建议继续取卵，以期在剩余卵泡中获取卵母细胞。如果仍未获取卵母细胞，则可能是"真型 EFS"，这可能与患者本身（而非扳机）的未知因素相关。其他可能是由所使用的 hCG 具有免疫活性（在免疫妊娠试验中得到阳性结果），但无生物活性所致。

（四）hCG 扳机周期中的扳机补救

对于采用 hCG 为首次扳机的患者，若在首批穿刺卵泡中未获得卵母细胞，并且妊娠试验为阴性，谨慎处理为暂停取卵。给予不同批次的 hCG 10 000U，并于 36h 后重新安排取卵。在 1997 年首次提出后 [14]，该方法已在 GnRH 激动药 [16] 和拮抗药方案 [17] 中有过成功的报道。尽管大多数报道表明二次取卵后可获得卵母细胞，但新鲜周期的妊娠率可能会存在一定的差异 [4, 16, 17]，部分研究者提议最好选择全胚冷冻，并采取冻融周期移植 [18]，然而此类报道较少，关于实际妊娠率无可靠的结论。

（五）GnRH 激动药扳机周期中的扳机补救

对于采用 GnRH 激动药为首次扳机的患者，若在首批穿刺卵泡中未发现卵母细胞（病例 2），则妊娠试验无效，因其体内无 hCG。有研究者提议可检验血 LH 水平，或使用尿排卵试纸检测 [19]，文献尚未就适当的阈值达成一致，所以尚无实用价值 [3]。因此，考虑是否补救扳机，将仅依据首批卵泡中未获得卵母细胞 [20]。几位研究者报道了在使用 GnRH 激动药扳机后发生 EFS 的患者中使用 hCG 10 000U 补救扳机，并在 36h 后重新安排取卵的成功病例 [21, 22]。然而，这可能会增加高危患者发生重度 OHSS 的概率，这是使用 GnRH 激动药扳机的原因，即预防 OHSS 的发生 [22]。为了避免这种情况的发生，有研究者建议采用全胚冷冻方案 [21]。

（六）专业咨询

对于所有 IVF 患者，尤其是既往 EFS 病史的患者来讲，专业咨询在 EFS 患者管理中至关重要。在治疗前咨询期间影响患者解释（口头和书面），尽管所有治疗均正确，但仍有一小部分患者不能获卵，可能由于卵巢反应不佳（卵泡未发育），或者 EFS。此外，在卵巢监测阶段，我们通过超声扫描看到的是卵泡，而不是实际的卵细胞。同时，作为取卵知情同意书的一部分，应告知"不保证获卵"。

对于既往 EFS 病史的患者，应最好通过医疗报告的形式获取其上一个周期出现的所有情况。不乏患者将生成不成熟和异常的卵母细胞与 EFS 相混淆。显然，病例不同，预后也不同。在 EFS 患者中，有 15%～20% 的复发概率，并将采取哪些预防和补救措施，这均应向患者夫妻解释并记录在案。然而，应该强调的是，在大多数情况下，首次出现 EFS 并不意味着在未来的 IVF 助孕中生育潜力的降低[7]，即使在先前复发的情况下，也有成功的报道[23]。所以应给予谨慎且乐观（而不是消极）的预测，即使是既往 EFS 复发病史的患者，也有成功的病例[23]。但是，患者既往发生 EFS 的周期越多，该患者是"真型 EFS"的概率就越大，也就越容易复发。

对于周期出现 EFS 并考虑补救扳机的患者，在继续进行二次取卵前，应充分告知患者妊娠的概率。

三、预防

根据定义，"假型 EFS"由错误治疗引起，是可以预防的。也许对 IVF 结局最重要的是扳机药物。有效时间窗只有几个小时，在特定周期中不保证第 2 次时机。因此，IVF 的安排中，应尽力向患者清楚解释扳机药物储存、给药方式和时间的重要性，给予口头和书面指导，并尽可能给予电话或短信提醒。

在多语言，多文化及跨境患者多地区施行该技术时，应该注意由于语言不同而引起的误解。更需要为该类患者付出更多的时间和资源来减少错误用药的概率。如果发现这类易发生误解或错误用药的特殊患者，应对她的医嘱进行标记，并落实规定，以确保她能得到合适且准时的扳机。

有研究者建议，在给予 hCG 后 12h 左右检测血 hCG 的水平[24]。高于 50mU/ml 的水平应该是令人放心的[14, 24]。而低水平或检测不到则应该进一步询问患者（检查剂量、时间、储存方式），给予另一剂不同批次的 hCG，并重新安排取卵时间。该检查是否应该在所有周期中常规进行[24] 或仅在患者有既往 EFS 病史的情况下进行，这是每个 IVF 诊所需要做出的决定。

入院行取卵时，必须与患者确认扳机注射的药物、剂量和时间。

针对既往发生 EFS 的患者，提出许多扳机方案来防止复发，包括使用更高剂量的 hCG，使用 GnRH 激动药代替 hCG 扳机，使用重组 hCG，或者使用双扳机（hCG 和 GnRH 激动药）[3, 23, 25]。然而，鉴于病情的散发性及病因不明，没有证据表明这些措施优于标准方法。

要点

挑战

- 空卵泡综合征，即在扳机后未能从成熟卵泡中获得卵母细胞。

背景

- 在 IVF 周期中发生率为 0.05%～3.5%。
- 回顾性诊断。
- 两种类型：假型（通常是扳机药物错误）和真型（不明原因）。
- 可在 hCG 或 GnRH 激动药扳机后发生。
- 大部分是散发的，但据报道有 15%～20% 的病例会复发。

管理策略

- 临床医生应具有的确存在 EFS，同时是可以补救的意识。
- 在 hCG 扳机的周期中，应在首个卵巢未获得卵母细胞后使用妊娠试验尿（或卵泡液）hCG，如果无法检测到，应安排重新给予 hCG "补救"，并重新安排另一侧卵巢取卵。
- 在 GnRH 激动药扳机的周期中，如果在首个卵巢未获得卵母细胞，应给予 "补救" hCG，并重新安排另一侧卵巢取卵。
- 在 "补救" 周期中，应考虑行全胚冷冻。

预防

- 正确储存 hCG。
- 确保扳机剂量和时机的准确。
- 注射 hCG 12h 后检测血 hCG 水平。
- 为防止复发，可考虑更换不同类型的 hCG，或采用拮抗药方案，并使用 GnRH 激动药扳机或双扳机。

四、一问一答

问题 1：为什么在监测期间，我的卵巢在超声扫描中可看到很多卵泡，却未获得卵母细胞？

回答 1：我们在扫描中看到的是卵泡，这是包含卵细胞的空间。卵母细胞太小，无法在扫描中看到。有些卵泡是空的，在极少数情况下，所有卵泡都是空的，和您一样，我们称之为 "空卵泡综合征"。这通常是因为扳机有问题，没有正确使用，或者由于一些未知的原因，没有在您体内起作用。

问题 2：您告诉我，需要在 2 天后继续取卵，为什么？会影响我妊娠的概率吗？

回答 2：我们认为扳机在您的身体中无效，因此我们留下了一侧卵巢的所有卵泡，今晚将给您再次进行扳机注射（使用不同批次的药物），并在 36h 后尝试从该侧卵巢采集卵细胞。有许多类似病例的医学报告报道了患者获得了卵母细胞，并且有些人获得了妊娠。

问题 3：在最后一个 IVF 周期中，我的卵泡中仍没有发现卵母细胞。这意味着我将永远这样，并且没有机会妊娠吗？

回答 3：大多数类似的病例都是单次发生的，不会再次发生，也不会影响您通过 IVF 妊娠的机会。但是，大约 1/6 的病例会复发，因此我们将采取某些措施来减少复发的概率。

参考文献

[1] Jacobs HS, Homburg R. The endocrinology of conception. In: Franks S, editor. *Bailliere's clinical endocrinology and metabolism*. London: Bailliere Tindall; 1990. p. 195–205.

[2] Youssef MAFM, Van der Veen F, Al-Inany HG, Mochtar MH, Griesinger G, Nagi Mohesen M, et al. Gonadotropin-releasing hormone agonist versus hCG for oocyte triggering in antagonist-assisted reproductive technology. *Cochrane Database of Systematic Reviews*. 2014.

[3] Revelli A, Carosso A, Grassi G, Gennarelli G, Canosa S, Benedetto C. Empty follicle syndrome revisited: definition, incidence, aetiology, early diagnosis and treatment. *Reprod Biomed Online*. 2017;35(2):132–8.

[4] Reichman DE, Hornstein MD, Jackson K V., Racowsky C. Empty follicle syndrome—does repeat administration of hCG really work? *Fertil Steril*. 2010;94(1):375–7.

[5] Castillo JC, Garcia-Velasco J, Humaidan P. Empty follicle syndrome after GnRHa triggering versus hCG triggering in COS. *J Assist Reprod Genet*. 2012 12; 29(3):249–53.

[6] Aktas M, Beckers NG, van Inzen WG, Verhoeff A, de Jong D. Oocytes in the empty follicle: a controversial syndrome. *Fertil Steril*. 2005;84(6):1643–8.

[7] Stevenson T, Lashen H. Empty follicle syndrome: the reality of a controversial syndrome, a systematic review. *Fertil Steril*. 2008;90(3):691–8.

[8] Stelling JR, Chapman ET, Frankfurter D, Harris DH, Oskowitz SP, Reindollar RH. Subcutaneous versus intramuscular administration of human chorionic gonadotropin during an in vitro fertilization cycle. *Fertil Steril*. 2003;79(4):881–5.

[9] Hirshfeld-Cytron J, Kim HH. Empty follicle syndrome in the setting of dramatic weight loss after bariatric surgery: case report and review of available literature. *Fertil Steril*. 2008;90(4):1199.e21–1199.e23.

[10] Zegers-Hochschild F, Fernandez E, Mackenna A, Fabres C, Altieri E, Lopez T. The empty follicle syndrome: a pharmaceutical industry syndrome. *Hum Reprod*. 1995;10(9):2262–5.

[11] Zreik TG. Empty follicle syndrome: evidence for recurrence. *Hum Reprod*. 2000;15(5):999–1002.

[12] Awonuga A, Govindbhai J, Zierke S, Schnauffer K. Continuing the debate on empty follicle syndrome: can it be associated with normal bioavailability of beta-human chorionic gonadotrophin on the day of oocyte recovery? *Hum Reprod*. 1998;13(5):1281–4.

[13] Onalan G. Empty follicle syndrome in two sisters with three cycles: Case report. *Hum Reprod*. 2003;18(9):1864–7.

[14] Ndukwe G, Thornton S, Fishel S, Dowell K, Aloum M, Green S. 'Curing' empty follicle syndrome. *Hum Reprod*. 1997; 12(1):21–3.

[15] Enien WM, Sahwy SEI, Harris CP, Seif MW, Elstein M. Human chorionic gonadotrophin and steroid concentrations in follicular fluid: the relationship to oocyte maturity and fertilization rates in stimulated and natural in-vitro fertilization cycles. *Hum Reprod*. 1995;10(11):2840–4.

[16] Papier S, Lipowicz R, De Vincentiis S, Nodar F, Olmedo SB, Acosta A. Pregnancy obtained by the transfer of frozen-thawed embryos originating from a rescued empty follicle syndrome cycle. *Fertil Steril*. 2000;74(3):603–4.

[17] Snaifer E, Hugues J, Poncelet C, Sifer C, Pasquier M, Cedrindurnerin I. "Empty follicle syndrome" after human error: pregnancy obtained after repeated oocyte retrieval in a gonadotropin-releasing hormone antagonist cycle. *Fertil Steril*. 2008;90(3):850.e13–850.e15.

[18] Ubaldi F, Nagy Z, Janssenwillen C, Smitz J, Van Steirteghem A, Devroey P. Ovulation by repeated human chorionic gonadotrophin in "empty follicle syndrome" yields a twin clinical pregnancy. *Hum Reprod*. 1997;12(3):454–6.

[19] D'Angelo A, Panayotidis C, Amso N, Marci R, Matorras R, Onofriescu M, et al. Recommendations for good practice in ultrasound: oocyte pick up† *Hum Reprod* Open. 2019;2019(4):1–25.

[20] Blazquez A, Guillén JJ, Colomé C, Coll O, Vassena R, Vernaeve V. Empty follicle syndrome prevalence and management in oocyte donors. *Hum Reprod*. 2014;29(10):2221–7.

[21] Asada Y, Itoi F, Honnma H, Takiguchi S, Fukunaga N, Hashiba Y, et al. Failure of GnRH agonist-triggered oocyte maturation: its cause and management. *J Assist Reprod Genet*. 2013;30(4):581–5.

[22] Christopoulos G, Vlismas A, Barsoum-Derias E, El-Shawarby S, Trew G, Lavery S. Rescue hCG to treat empty follicle syndrome after the use of a GnRH agonist as oocyte maturation trigger: First report on fresh embryo transfer and clinical pregnancy. *Hum Fertil*. 2015;18(4):248–52.

[23] Peñarrubia J, Balasch J, Fábregues F, Creus M, Cívico S, A.Vanrell J. Recurrent empty follicle syndrome successfully treated with recombinant human chorionic gonadotrophin: Case report. *Hum Reprod*. 1999;14(7):1703–6.

[24] Head JG, Giannios NM, Weil SJ, Liu JH, Hurd WW. Measuring serum hCG levels between hCG injection and egg retrieval is an effective approach to avoiding "empty follicle syndrome." *Fertil Steril*. 2008; 90:S232.

[25] Deepika K, Rathore S, Garg N, Rao K. Empty follicle syndrome: Successful pregnancy following dual trigger. *J Hum Reprod Sci*. 2015;8(3):170.

第 56 章　取卵后出血
Bleeding following oocyte retrieval

Annika K. Ludwig　Barbara Sonntag　著

郝桂敏　译　李　萍　校

> 病例：一位 30 岁的女性接受 IVF 治疗。卵泡生长满意，给予 hCG 扳机，并接受了全身麻醉下超声引导下经阴道取卵。整个过程中患者生命体征正常，共获卵 20 枚。在实验室记录中，注意到卵泡液中有大量血液污染。该过程在技术上并不复杂，监测卵巢的视野很好，并且完全没有阴道出血。术后 2h，她的血压和心率正常，离开诊所，只有轻微的腹部不适。
>
> 4h 后，患者丈夫因患者腹痛剧烈、呼吸困难加重而打来电话，医生建议她去医院。入院时，她的脉率为 115 次 / 分，血压为 90/50mmHg，血红蛋白为 8.9g/dl，血细胞比容为 28%。腹部超声显示直肠子宫陷凹中有大量液体。

一、背景

超声引导下经阴道取卵（transvaginal oocyte retrieval，TVOR）用于辅助生殖与 1985 年被首次报道[1]。因为其简单有效，它得到了广泛的普及，现在已成为取卵的金标准。然而，尽管有这些优点，但穿刺针是有创的，从而可能导致严重的并发症。尽管 TVOR 全世界范围内已是常规操作，但关于其并发症的系统数据很少。除了有限的回顾性分析和两个前瞻性数据采集[2-4]，世界文献中只有病例报道。

（一）阴道出血

与 TVOR 相关的最常见问题是轻微的阴道出血（表 56-1）。在我们自己的共 1000 多例样本的前瞻性研究中，2.8% 的 TVOR 发生阴道出血[2]。大部分 TVOR 后发生的阴道出血，经过局部压迫 1min 以上后可止血。有一个病例（0.1%）在使用填塞物 3h 后才停止出血。

在我们的研究中未发现严重的腹腔内出血病例。另一项评估取卵后阴道出血的前瞻性研究认为其发生率为 8.6%[3]。然而，在大多数情况下，失血量都很少。取卵过程中出血量超过 100ml 的病例仅占 0.8%，需要局部压迫止血的仅占 1.0%。取卵过程中发生了严重的腹腔内出血的病例仅占 0.11%。在 Bennett 等的研究中，阴道出血的定义及失血量的评估尚不清楚[3]。Berg 和 Lunqvist[4] 在 12 个 IVF 中心共 10 125 个取卵周期使用问卷调查来了解其并发症。他们发现，手术中发生阴道出血的占 0.5%。目前尚不清楚该报告中心如何评估其周期的并发症，以及如何定义阴道出血[4]。

表 56-1　超声引导下经阴道取卵后阴道出血的发生率

作 者	样本量	诊 断	发生率
Ludwig 等[2]	1059	需要局部压迫>1min 的阴道出血	28/1049（2.7%）
		需要使用填塞物止血>2h 的阴道出血	1/1049（0.1%）
		需要缝合止血的阴道出血	0
Bennett 等[3]	2670	阴道出血（所有病例）	229/2670（8.6%）
		阴道出血（>100ml）（1 例需要缝合）	22/2670（0.8%）
		需要局部压迫的阴道出血	28/2670（1.0%）
Berg 和 Lunqvist[4]	10 125	阴道出血	35/10 125（0.5%）

Dessole 等[5] 通过测定 TVOR 前后几天的血红蛋白和血细胞比容，计算了 TVOR 后 24h 内的失血量。估计平均失血量为 232ml（标准差 ±131ml）。在一项含有 220 例 TVOR 的研究中，抽吸卵泡的数量、获取卵母细胞的数量、排卵前雌二醇水平和 TVOR 的持续时间均与失血量无关[5]。

（二）腹腔内出血

严重的腹腔内出血非常罕见；但是，它可能会危及生命。它可能是由卵巢、宫旁或盆腔血管的直接损伤或盆腔器官的创伤引起的。由于将髂血管误识为卵巢卵泡，导致严重的髂血管损伤的危重病例也曾被报道[4]。也报道过需要紧急剖腹手术的骶静脉严重出血[6]。卵泡内小血管出血后也可能发生腹腔积血，尤其是在用含有肝素的溶液进行卵泡冲洗后[7]。

表 56-2 总结了有关腹腔内出血的文献。在仅有的两项关于 TVOR 并发症的前瞻性研究中，1059 例中无腹腔内出血病例[2]，2670 例中有 3 例（0.11%）[3] 发生腹腔内出血。

在回顾性研究中，据报道 TVOR 后严重腹内出血的发生率为 0.08%～0.2%[7-11]。在芬兰一项关于 9175 个 IVF 周期的注册研究中，认为 0.09% 的女性因出血而需要住院[12]。大多数病例出血发生在开始治疗后的 2 个月内。然而，作者没有提供关于是否是由于取卵，或是其他原因导致的出血的相关信息。将购买药物的日期定义为治疗的开始。因此，尚不清楚这项研究是否真的评估了取卵所引起的并发症。出血性疾病和影响凝血的治疗也可能导致严重出血。Battaglia 等[13] 和 El-Shawarby 等[14] 报道了 2 例凝血因子Ⅸ[13] 和原发性血小板增多症[14] 患者严重出血的病例。

二、管理策略

（一）阴道出血

TVOR 后通常有轻微的阴道出血。1%～3% 的病例有明显阴道出血，需警惕[2-4]。在手术结束时通常用纱布拭子擦拭阴道，如果被新鲜血液过度浸润，则应引起临床医生的警醒，并借助窥器检查阴道壁。如果发现活动性出血点，大多数情况下可以通过局部加压或缝合出血点来治疗。

表 56-2 超声引导下经阴道取卵后腹腔内出血的发生率

作 者	样本量	诊 断	发生率	治疗方式
Zhen 等[10]	10 251	腹腔内出血	22/10 251（0.2%）	5 例行剖腹手术或腹腔镜，17 例观察
Ludwig 等[2]	1059	腹腔内出血	0	
Berg 和 Lunqvist[4]	10 125	腹腔内出血	2/10 125（0.02%）	剖腹探查
Bennett 等[3]	2670	腹腔积血	2/2670（0.07%）	1 例需要剖腹探查
		髂血管穿刺伤	1/2670（0.04%）	自行愈合
Dicker 等[7]	3656	重度腹腔内出血	3/3656（0.08%）	剖腹手术和输血
Tureck 等[8]	674	腹腔内出血	1/674（0.3%）	腹腔镜探查
Govaerts 等[9]	1500	腹腔内出血	3/1500（0.2%）	腹腔镜探查
Levi-Setti 等[11]	23 827	腹腔内出血	54/23 827（0.23%）	18 例腹腔镜检查，1 例剖腹手术

如果此时未发现，但在恢复室注意到阴道流血过多，则应检查阴道壁并采取适当的措施（见上文）。有时若不能重新麻醉患者则不易进行，因为他们经常感到不适和困倦，不能配合。此外，恢复室的床及灯光不利于准确的阴道检查。

（二）腹腔内出血

TVOR 后腹腔内出血的患者可能会出现腹痛、腹胀的症状，以及低血容量（心动过速和低血压）的征兆。然而，由于 IVF 患者通常年轻且健康，她们在一段时间内可以很好地代偿，症状可能会延迟数个小时或更久才出现，就像病例中的患者一样。

盆腔超声可能提示直肠子宫陷凹积液。然而，即使未发现，也并不能排除明显的内出血，因为也存在腹膜后出血的可能性。

TVOR 后导致腹痛、腹胀及直肠子宫陷凹积液的常见原因是卵巢过度刺激综合征（见第 70 章）。然而，在 OHSS 中，血红蛋白和血细胞比容由于体液转移到第三腔隙后血液浓缩而升高。此外，OHSS 通常出现较晚。出血时，血红蛋白和血细胞比容均较低，通常在 TVOR 后数小时出现。然而，这两种情况可能并存，需要高度注意。

根据临床症状，可能需要腹腔镜或剖腹探查。然而，在这些情况下，卵巢可能会因多个囊肿而增大，这可能需要额外的手术措施和预防措施。例如，应考虑使用腹腔镜技术（Hasson 技术），以避免对显著增大的卵巢造成伤害[15]。此外，在剖腹手术中应使用可扩展的切口（如中线脐下），因为术前通常不知道出血位置和损伤程度。

在手术过程中，对于对卵巢过度刺激没有经验的妇科手术医生来说，卵巢可能看起来"异常"（如多囊肿、肿大、水肿、血管丰富、盆腔中可能有游离液体）。如果患者被转往其他医院，并由不同团队进行手术，则可能出现上述情况，而且可能导致不必要的操作，如膀胱切除术，甚至卵巢切除术。所以，应给予患者 24h 沟通热线。通过电话，可以让她们的 ART 团队获悉所有不同医院的急诊情况。ART 团队和手术团队之间的术前联络是必要的。独立的诊所（医院外的）应与当地医院制订服务协议，以便接收这些病例，并根据商定的协议对其进行管理。

在手术中，找到并固定出血点。出血点可能表现为从卵巢上的小出血点到髂血管撕裂伤[3]。因此，术中采取的必要措施应在术前获得同意，包括在极少数情况下作为挽救生命而进行的卵巢切除术。

在病例中，患者进行了腹腔镜诊断，结果显示右侧卵巢出血导致腹腔积血，并已凝固。术后恢复良好，3 天后出院。

三、预防

在进行 ART 之前，对患者进行全面的术前评估至关重要。应识别和管理可能存在出血倾向和凝血障碍等危险因素的患者。

在取卵期间，临床医生应避免在阴道壁内反复穿刺和移动针尖，因为这会导致撕伤和出血。我们的目的应该是手术过程中尽可能少地穿刺阴道。同样重要的是，避免反复穿刺卵巢和卵泡以减少腹膜内出血的可能。必须避免在取卵术中卵泡冲洗泡导致的过度扩张，以降低卵泡破裂的风险。

如果临床医生仔细观察矢状面和横断面上的所有圆形结构以区分血管和卵泡，就可以避免将髂血管误认为卵泡而对造成的髂血管的严重损伤。解剖情况如图 56–1 和图 56–2 所示。使用彩色多普勒也可以预防此类并发症。

在撤出超声探头之前，均应检查盆腔以确保直肠子宫陷凹中没有大量积液。如果想检测到这一点，则需要进行更密切和长时间的术后观察。

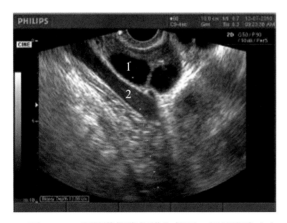

▲ 图 56–1 经阴道超声扫描矢状面，显示卵泡（**1**）和髂外血管（**2**）

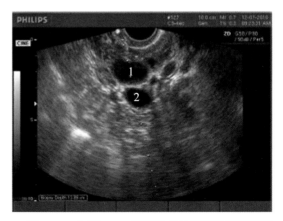

▲ 图 56–2 与图 **56–1** 相同患者的经阴道超声扫描横断面，显示卵巢卵泡（**1**）和可能被误认为是卵泡的髂外血管（**2**）

> **要点**
>
> **挑战**
> - TVOR 后的大量出血。
>
> **背景**
> - 阴道出血是 TVOR 最常见的并发症，发生在 1%~3% 的病例中。
> - 1000 名 TVOR 中存在不到 1 名发生腹腔内出血，但是它可能会危及生命。
>
> **管理策略**
> - 在大多数情况下，阴道出血可通过局部加压或缝合出血点来治疗。
> - 严重的腹痛，即使没有腹腔积液，也必须认真处理，并考虑出血的可能性。
> - 根据临床表现，可能需要进行腹腔镜或剖腹探查，以寻找和确定出血源。
> - 在卵巢增大明显的情况下，腹腔镜推荐使用开放式，开腹手术推荐使用可扩展切口。
> - 过度刺激的卵巢在没有经验的医生看来可能存在异常，ART 团队和手术团队之间的术前沟通是必要的。
>
> **预防**
> - 在进行 ART 治疗之前，必须通过全面的术前评估来识别出血倾向和凝血障碍。
> - 良好的手术技术，避免不必要的反复穿刺阴道和卵巢，敏感识别髂血管可降低出血风险。

四、一问一答

问题 1：取卵导致出血的风险有多大？

回答 1：少量阴道出血很常见，可以在手术后通过局部压迫轻松处理。约 1% 的患者会出现较严重的阴道出血，我们可能需要缝合止血。约 0.2% 的患者出现非常罕见的腹腔内出血。

问题 2：我将怎么发现我有腹腔内出血？

回答 2：这是罕见的。在手术过程中，如果出血严重，我们会通过超声注意到。更常见的是，它可能发生缓慢，直到您回家后才发现。如果您在家时发现头晕、头晕或恶心和呕吐，出现剧烈腹痛或腹胀，您必须立即给我们打电话或拨打紧急电话。

问题 3：万一出现出血并发症，我是否必须住院？

回答 3：如果怀疑有出血，您可能需要住院观察，每 1000 例患者中约有 1 例需要进行手术。

参考文献

[1] Wickland M, Lennart M, Hamberger L. Transvesical and transvaginal approaches for the aspiration of follicles by the use of ultrasound. *Ann N Y Acad Sci.* 1985;442:184.

[2] Ludwig AK, Glawatz M, Griesinger G, Diedrich K, Ludwig M. Perioperative and postoperative complications of ultrasoundguided oocyte retrieval: prospective study of more than 1000 oocyte retrievals. *Hum Reprod.* 2006;21:3235–40.

[3] Bennett SJ, Waterstone JJ, Cheng WC, Parsons J. Complications of transvaginal ultrasounddirected follicle aspiration: a review of 2760 consecutive procedures. *J Assist Reprod Genet.* 1993;10:772–8.

[4] Bergh T, Lundkvist Ö Clinical complications during in-vitro fertilization treatment. *Hum Reprod.* 1992;7:625–6.

[5] Dessole S, Rubattu G, Ambrosini G, Miele M, Nardelli GB, Cherchi PL. Blood loss following noncomplicated transvaginal oocyte retrieval for in vitro fertilization. *Fertil Steril.* 2001;76:205–6.

[6] Azem F, Wolf Y, Botchan A, Amit A, Lessing JB, Kluger Y. Massive retroperitoneal bleeding: a complication of transvaginal ultrasound-guided oocyte retrieval for in vitro fertilization-embryo transfer. *Fertil Steril.* 2000;74:405–6.

[7] Dicker D, Ashkenazi J, Feldberg D, Levy T, Dekel A, Ben Rafael Z. Severe abdominal complications after transvaginal ultrasonographically guided retrieval of oocytes for in vitro fertilization and embryo transfer. *Fertil Steril.* 1993;59:1313–15.

[8] Tureck RW, Garcia, C, Blaso, L, Mastroianni L. Perioperative complication arising after transvaginal oocyte retrieval. *Obstet Gynecol.* 1993;81:590–3.

[9] Govaerts I, Devreker F, Delbaere A, Revelard P, Englert Y. Short-term medical complications of 1500 oocyte retrievals for in vitro fertilization and embryo transfer. *Eur J Obstet Gynecol Reprod Biol.* 1998;77:239–43.

[10] Zhen X, Qiao J, Ma X, Fan Y, Liu P. Intraperitoneal bleeding following transvaginal oocyte retrieval. *Int J Gynaecol Obstet.* 2010;108:31–4.

[11] Levi-Setti PE, Cirillo F, Scolaro V, Morenghi E, Heilbron F, Girardello D, Zannoni E, Patrizio P. Appraisal of clinical complications after 23,827 oocyte retrievals in a large assisted reproductive technology program. *Fertil Steril.* 2018;109:1038–43.

[12] Klemetti R, Gissler M, Hemminki E. Comparison of perinatal health of children born from IVF in Finland in the early and late 1990s. *Hum Reprod.* 2002;17:2192–8.

[13] Battaglia C, Regnani G, Giulini S, Madgar L, Genazzani A. Severe intraabdominal bleeding after transvaginal oocyte retrieval for IVF-ET and coagulation factor XI deficiency: a case report. *J Assist Reprod Genet.* 2001;18:178–87.

[14] El Shawarby SA, Margara RA, Trew GH, Laffan MA, Lavery SA. Thrombocythemia and hemoperitoneum after transvaginal oocyte retrieval for in vitro fertilization. *Fertil Steril.* 2004;82:735–7.

[15] Hasson HM. Open laparoscopy as a method of access in laparoscopic surgery. *Gynaecol Endosc.* 1999;8:353–62.

第 57 章　取卵时的卵泡冲洗

To flush or not to flush follicles at oocyte retrieval

Anne E. Martini　Micah J. Hill　著

郝桂敏　译　李　萍　校

> **病例**：在 ART 诊所定期举行的结果回顾会议上，注意到在过去 3 个月中平均获卵数减少了。胚胎学家指出，在诊所工作的 5 名临床医生中有 3 名在取卵时定期卵泡冲洗，而另外 2 名则没有。因为行非卵泡冲洗处理的患者在过去 3 个月内的获卵数明显减少，建议所有临床医生应在取卵时将卵泡冲洗作为一项常规处理。行非卵泡冲洗者认为，与行卵泡冲洗者相比，过去他们从患者身上获得的卵母细胞平均数相似。更重要的是，他们认为自己治疗的患者成功率始终高于该诊所的平均水平。讨论未能达成一致，诊所主任负责起草一份有循证依据的政策。

一、背景

卵泡冲洗利用双腔取卵针，一个通道吸入卵泡液，另一个通道将冲洗介质注入卵泡进行二次抽吸[1, 2]。支持卵泡冲洗的人坚持认为，进行额外的穿刺可以通过获取原本会被遗留的卵母细胞来增加获卵数[1, 3]，包括 2018 年 Cochrane 评价在内的几项研究驳斥了这些说法，并指出卵泡冲洗的理论获益并未转化为 ART 治疗结果的改善[2, 4-6]。尽管目前在生殖专家中的卵泡冲洗率尚不清楚，但 2001 年的一项调查研究表明，接受调查的 ART 临床医生超过 50% 在常规操作基础上行卵泡冲洗[7]。

二、管理策略

（一）正常反应人群中行卵泡冲洗

卵泡冲洗的目的是增加获卵数[1-5, 8]，只有 3 项前瞻性非随机研究证实了这一观点[3, 8, 9]。在这些研究中，患者首先直接行卵泡抽吸，然后在首批抽吸未获得卵母细胞的情况下进行卵泡冲洗。仅从卵泡冲洗后额外卵泡穿刺中，获得的卵母细胞占总获卵数的 40%～83%。

虽然有限的研究证明了卵泡冲洗的益处，但一些研究未能证实这些发现，包括关于该问题的随机对照试验（表 57-1）[1, 2, 4, 5, 10, 11]。所有这些试验都未能证明卵泡冲洗会增加获卵数，并且均提示取卵时间增加（大约延长 10min）。2012 年一项包括了大部分这些试验的系统评价和 Meta 分析得出的结论是，在获卵数或卵母细胞产量（定义为获卵数除以穿刺卵泡数）方面没有显著差异[12]。虽然无效并不足以反驳该技术的理论获益，但大量证据不支持卵泡冲洗所谓的好处，即提高总卵母细胞的收益。

卵泡冲洗可能会导致获得更多受精潜力较低的卵母细胞（即未成熟卵母细胞）。因为这些卵母细胞更有可能会持续附着在卵泡壁上。因此，预计该卵泡穿刺会降低总体受精率。然而，在迄今为止进行的对照试验中，只有一项研究表示从卵泡冲洗中获得的卵母细胞的受精率存在无统计学意义的下降[5]。该研究表明，初次穿刺获得的卵母细胞受精率为 56%，前 3 次冲洗获得的卵母细胞受精率为 43%，后 3 次冲洗获得的卵母细胞受精率为 24%。虽然有一些证据支持受精减少，但大多数研究并未证实这一发现[1, 4, 7, 8, 10, 11, 13, 14]。

表 57-1　迄今为止发表的比较直接取卵与卵泡冲洗取卵的随机对照试验总结

	患者（n）		获卵数（n）			手术时间（min）		
研究	直接取卵	冲洗	直接取卵	冲洗	P 值	直接取卵	冲洗	P 值
Haines 等[1]	18	18	6.8	5.6	0.22	—	—	—
Tan 等[5]	50	50	11.0	9.0	NS*	15	30	<0.001
Scott 等[2]	22	22	6.3	5.9	NS*	—	—	—
Kingsland 等[4]	16	18	8.5	7.0	NS*	20	35	<0.01
Levens 等[13]†	15	15	6.5	7.2	0.38	3.1	6.1	<0.001
Haydardedeoglu 等[10]	125	149	13.1	12.3	0.1	8.3	12.5	0.01
Kara 等[11]	100	100	11.5	10.8	0.42	7.6	12.2	0.02
Mok-Lin 等[15]†	25	25	4.0‡	3.0‡	0.41	4.7	7.0	0.001
Haydardedeoglu 等[16]†	40	40	2.3	2.3	0.1	3.0	3.9	0.01
Von Horn 等[17]†	39	39	3.1	2.4	0.27	—	—	—
平均			7.3	6.6		8.8	15.2	

*. 作者未报道 P 值
†. ART 低反应人群，其余的是行 ART 的正常人群
‡. 报道的是卵母细胞数量的中位数

（二）低反应人群中行卵泡冲洗

对促性腺激素刺激反应不佳的女性占 ART 总人群的大部分（约 10%）[18]。由于卵泡数量有限，这些患者的妊娠结局显著降低[19, 20]。因此，最大限度地提高这些患者的卵母细胞恢复率可能具有临床意义。虽然在正常反应的 ART 患者中很难证明总体妊娠结局有明确的改善，但在卵巢反应不佳的情况下，任何额外获取的卵母细胞均可能在总获卵数中占大部分。因此，卵泡冲洗可能在该人群中具有重要的作用[8, 13]。

迄今为止，4 项随机对照试验已经在被认为对促性腺激素刺激反应不佳的患者中评估了卵泡冲

洗的作用[13, 15-17]。2018 年的一项系统评价和 Meta 分析展示了来自最近 3 项试验的数据，结果表明卵泡冲洗对总获卵数、MII 卵母细胞数量、平均胚胎数、患者胚胎移植率、临床妊娠率或活产率没有益处[21]，值得注意的是，Von Horn 等确定了与直接穿刺相比，卵泡冲洗的患者中卵母细胞获取数为 0 的患者数量相似[17]。与对正常反应的 ART 患者的研究一样，与直接穿刺的患者相比，卵泡冲洗的操作时间在统计学上有所增加，但由于总体的卵泡数量有限，增加范围为 1～3min[13, 15, 16]。

目前，卵泡冲洗似乎不能提高卵母细胞的收益。然而，与正常反应的患者不同，手术时间的增加是最小的（约 2min）。因此，在对低反应的患者使用卵泡冲洗进行取卵时，应根据临床判断。

（三）自然周期和微刺激周期中行卵泡冲洗

自然周期和微刺激 ART 直接穿刺时与空卵泡的高发生率有关。同一组研究人员的两项研究调查了卵巢卵泡冲洗在这些人群中的作用[22, 23]。在这些前瞻性非随机试验中，作者发现从卵泡冲洗中获得的卵母细胞可产生更多优质胚胎和更高的植入率。然而，取卵后的总获卵数没有明显改善。

第二个团队发表了他们在 164 个单卵泡 IVF 周期中使用卵泡冲洗的经验，并记录直接穿刺后，与进行 1 次、2 次和 3 次卵泡冲洗后产生卵母细胞的患者的百分比。他们发现，44.5% 的患者通过直接穿刺获得了卵母细胞，而 20.7% 需要 1 次卵泡冲洗，10.4% 需要 2 次卵泡冲洗，4.3% 需要 3 次卵泡冲洗。作者得出结论，必要时可持续冲洗 3 次，总卵母细胞数量显著增加（44.5% vs. 80%，$P < 0.01$）[24]。他们还评估了继续接受胚胎移植的患者百分比，发现由于通过卵泡冲洗获得了额外的卵母细胞，接受移植的患者百分比增加了 18.3%。

在所有这 3 项研究中，患者首先行直接卵泡穿刺而没有冲洗；在那些从首批穿刺中没有获得卵母细胞的患者中，随后进行了卵泡冲洗。这样的试验设计使得到结论变得困难，并强调了随机对照试验的必要性。此外，15%～20% 的取卵者尽管卵泡冲洗，但未能在取卵中获得任何卵母细胞，这一比率与其他微刺激研究相似（微刺激 IVF 取卵失败率为 15%～40%）。在前两项研究中，这些患者被排除在分析之外[22, 23]。总体而言，由于研究设计不佳，自然周期 IVF 中卵泡冲洗的获益仍然很小。应进一步阐明对该人群的妊娠率或活产率的益处。

（四）卵泡冲洗对手术时间的影响

虽然缺乏支持常规使用卵泡冲洗的数据，但有数据表明冲洗会增加取卵的时间。在正常反应者中进行的 4 项随机对照试验表明，卵泡冲洗可显著增加取卵的时间[4, 5, 10, 11]。手术时间的增加在早期试验中更为显著，在早期试验中，冲洗使取卵的平均时间增加了 15min[4, 5]。最近的试验表明手术时间的增加幅度较小（平均为 4.4min），但两者均具有统计学意义[10, 11]。最近，3 项关于低反应人群的研究表明，取卵时间平均增加了 2min[13, 15, 16]。虽然这些发现在统计学上是有意义的，但如果冲洗被证明对这一特定的患者群体有益，就不会有临床损害。

三、结论

卵泡冲洗可能是许多 ART 临床医生的常见做法。然而，在对正常反应的患者进行的随机对照试验中，它并没有被证明是有益的（无论是增加卵母细胞数量还是妊娠率）。此外，它使取卵时间平均增加了约 10min。这表示在每天执行大量取卵工作的繁忙的 ART 诊所中，增加的操作时间并没有为患者带来好处。对低反应的患者进行卵泡冲洗似乎同样没有明显的获益，并且增加了手术时间。鉴于该人群的手术时间仅平均延长了 2min，因此对诊所效率的影响可能可以忽略不计。然而，在正常或低反应的患者中进行卵泡冲洗似乎没有证据支持有益。

证明其他特定患者群体（如微刺激或自然周期 ART）受益的现有证据很少。然而，在卵泡发育受限的情况下，卵泡冲洗可能会起作用，并且在这种情况下进行的研究很少。最终，没有数据表明卵泡冲洗会使活产率增加，后者是任何不孕症治疗的主要目标 [24]。

要点

挑战

- 在取卵时是否进行卵泡冲洗。

背景

- 双腔穿刺针允许同时或间歇性冲洗和抽吸卵巢卵泡。
- 取卵时的卵泡冲洗旨在增加获卵数并最终提高妊娠率。
- 许多不孕症专家（超过 50%）常规进行卵泡冲洗。
- 卵泡冲洗可能在低反应的患者中最终有一定的作用（约 10% 的 ART 人群）。
- 自然周期 / 微刺激 ART 与取卵高比率的空卵泡相关。

管理策略

- 迄今为止发表的所有随机试验都未能证明卵泡冲洗可提高卵母细胞数量收益或妊娠率，但均认为导致更长的操作时间。
- 在关于低反应患者的卵泡冲洗的随机对照试验表明，在获卵数、受精率或妊娠率方面均没有改善。
- 冲洗使低反应者的取卵时间增加 2min，而正常反应者则增加 10min。
- 自然周期和微刺激 ART 中的卵泡冲洗的研究相互矛盾，并受到其研究设计的限制。
- 现有证据表明，卵泡冲洗不会增加活产率。
- 目前的数据几乎不支持常规使用卵泡冲洗。

四、一问一答

问题 1：如何进行卵泡冲洗？

回答 1：在取卵过程中，使用双腔穿刺针，其中一个通道用于吸取卵泡液，另一个用于将生理盐水注入卵泡进行二次抽吸。这与传统的单腔穿刺针形成对比，传统的单腔针只对卵泡液抽吸 1 次。

问题 2：卵泡冲洗对我有何潜在益处？

回答 2：如果在首次穿刺中没有获得卵母细胞，则使用少量盐水进行卵泡冲洗有破坏卵母细胞与卵泡壁的连接的可能，从而获得原本会被遗留的卵母细胞。从理论上讲，这种技术可能会增加获卵数，并可导致更多的胚胎可用于移植或冷冻保存。对于取卵时卵泡数量较少的患者（低反应者，自然周期 IVF），增加卵泡的卵母细胞数量收益似乎是最有价值的。然而，关于该话题的高质量证据并未表明总获卵数有所增加。

问题 3：卵泡冲洗对我或我的卵母细胞有什么潜在风险吗？

回答 3：随着卵泡冲洗增加手术时间，麻醉的总时间会更长，这增加了麻醉相关并发症的可能性。此外，通过受精潜力或随后的胚胎发育和能力来衡量，卵泡冲洗未显示对卵母细胞质量有有害的影响。

问题 4：卵泡冲洗会提高我的活产率吗？

回答 4：迄今为止，关于该话题的最高质量研究尚未证明在任何接受 IVF 的患者中，活产率会随着卵泡冲洗而增加。

参考文献

[1] Haines CJ, Emes AL, O'Shea RT, Weiss TJ. Choice of needle for ovum pickup. *J In Vitro Fert Embryo Transf.* 1989;6(2):111–2.

[2] Scott RT, Hofmann GE, Muasher SJ, Acosta AA, Kreiner DK, Rosenwaks Z. A prospective randomized comparison of single- and double-lumen needles for transvaginal follicular aspiration. *J In Vitro Fert Embryo Transf.* 1989;6(2):98–100.

[3] Waterstone JJ, Parsons JH. A prospective study to investigate the value of flushing follicles during transvaginal ultrasounddirected follicle aspiration. *Fertil Steril.* 1992;57(1):221–3.

[4] Kingsland CR, Taylor CT, Aziz N, Bickerton N. Is follicular flushing necessary for oocyte retrieval? A randomized trial. *Hum Reprod.* 1991;6(3):382–3.

[5] Tan SL, Waterstone J, Wren M, Parsons J. A prospective randomized study comparing aspiration only with aspiration and flushing for transvaginal ultrasound-directed oocyte recovery. *Fertil Steril.* 1992;58(2):356–60.

[6] Georgiou EX, Melo P, Brown J, Granne IE. Follicular flushing during oocyte retrieval in assisted reproductive techniques. *Cochrane Database Syst Rev.* 2018;4:CD004634.

[7] Knight DC, Tyler JP, Driscoll GL. Follicular flushing at oocyte retrieval: a reappraisal. *Aust N Z J Obstet Gynaecol.* 2001;41(2):210–3.

[8] Bagtharia S, Haloob AR. Is there a benefit from routine follicular flushing for oocyte retrieval? *J Obstet Gynaecol.* 2005;25(4):374–6.

[9] el Hussein E, Balen AH, Tan SL. A prospective study comparing the outcome of oocytes retrieved in the aspirate with those retrieved in the flush during transvaginal ultrasound directed oocyte recovery for in-vitro fertilization. *Br J Obstet Gynaecol.* 1992;99(10):841–4.

[10] Haydardedeoglu B, Cok T, Kilicdag EB, Parlakgumus AH, Simsek E, Bagis T. In vitro fertilization-intracytoplasmic sperm injection outcomes in single- versus double-lumen oocyte retrieval needles in normally responding patients: a randomized trial. *Fertil Steril.* 2011;95(2):812–4.

[11] Kara M, Aydin T, Turktekin N. Is follicular flushing really effective? A clinical study. *Arch Gynecol Obstet.* 2012;286(4):1061–4.

[12] Levy G, Hill MJ, Ramirez CI, Correa L, Ryan ME, DeCherney AH, et al. The use of follicle flushing during oocyte retrieval in assisted reproductive technologies: a systematic review and meta-analysis. *Hum Reprod.* 2012;27(8):2373–9.

[13] Levens ED, Whitcomb BW, Payson MD, Larsen FW. Ovarian follicular flushing among low-responding patients undergoing assisted reproductive technology. *Fertil Steril.* 2009;91(4 Suppl):1381–4.

[14] Mehri S, Levi Setti PE, Greco K, Sakkas D, Martinez G, Patrizio P. Correlation between follicular diameters and flushing versus no flushing on oocyte maturity, fertilization rate and embryo quality. *J Assist Reprod Genet.* 2014;31(1):73–7.

[15] Mok-Lin E, Brauer AA, Schattman G, Zaninovic N, Rosenwaks Z, Spandorfer S. Follicular flushing and in vitro fertilization outcomes in the poorest responders: a randomized controlled trial. *Hum Reprod.* 2013;28(11):2990–5.

[16] Haydardedeoglu B, Gjemalaj F, Aytac PC, Kilicdag EB. Direct aspiration versus follicular flushing in poor responders undergoing intracytoplasmic sperm injection: a randomised controlled trial. *BJOG.* 2017;124(8):1190–6.

[17] von Horn K, Depenbusch M, Schultze- Mosgau A, Griesinger G. Randomized, open trial comparing a modified double-lumen needle follicular flushing system with a single-lumen aspiration needle in IVF patients with poor ovarian response. *Hum Reprod.* 2017;32(4):832–5.

[18] Fasouliotis SJ, Simon A, Laufer N. Evaluation and treatment of low responders in assisted reproductive technology: a challenge to meet. *J Assist Reprod Genet.* 2000;17(7):357–73.

[19] Mohamed KA, Davies WA, Allsopp J, Lashen H. Agonist "flare-up" versus antagonist in the management of poor responders undergoing in vitro fertilization treatment. *Fertil Steril.* 2005;83(2):331–5.

[20] Ulug U, Ben-Shlomo I, Turan E, Erden HF, Akman MA, Bahceci M. Conception rates following assisted reproduction in poor responder patients: a retrospective study in 300. consecutive cycles. *Reprod Biomed Online.* 2003;6(4):439–43.

[21] Neumann K, Griesinger G. Follicular flushing in patients with poor ovarian response: a systematic review and meta-analysis. *Reprod Biomed Online.* 2018;36(4):408–15.

[22] Lozano DH, Fanchin R, Chevalier N, Feyereisen E, Hesters L, Frydman N, et al. Optimising the semi natural cycle IVF: the importance of follicular flushing. *J Indian Med Assoc.* 2006;104(8):423–7.

[23] Mendez Lozano DH, Brum Scheffer J, Frydman N, Fay S, Fanchin R, Frydman R. Optimal reproductive competence of oocytes retrieved through follicular flushing in minimal stimulation IVF. *Reprod Biomed Online.* 2008;16(1):119–23.

[24] von Wolff M, Hua YZ, Santi A, Ocon E, Weiss B. Follicle flushing in monofollicular in vitro fertilization almost doubles the number of transferable embryos. *Acta Obstet Gynecol Scand.* 2013;92(3):346–8.

第58章 取卵时卵巢无法进入
Inaccessible ovaries at oocyte retrieval

Aboubakr Mohamed Elnashar 著

郝桂敏 译 李萍 校

> 病例1：患者因严重的子宫内膜异位症而不孕3年。她对促排卵反应良好，右侧卵巢发育了8个卵泡，左侧卵巢发育了7个。在取卵时，发现右侧卵巢固定在子宫底的后方，尽管进行了处理，但仍无法触及。
>
> 病例2：一名22岁的单身患者，无性生活，被转诊进行卵母细胞冷冻以保留生育能力。她在2周前被诊断出患有淋巴瘤，即将开始化疗。她表示不希望进行任何阴道扫描或手术。

一、背景

在人类IVF早期，取卵主要通过腹腔镜进行[1]。然而，这需要全身麻醉，盲目进入腹部（有潜在的风险），并且（在有严重粘连的情况下）需要进行初步开腹手术来松解卵巢，从而使卵巢在进行IVF前可触及。20世纪80年代中期，引入了超声引导下经膀胱和经阴道取卵术[2]。由于其简单、有效和患者的可接受性，经阴道取卵已广受欢迎，现已成为取卵的金标准[3]。

在解剖学上，卵巢位于子宫的外侧。当它们在促排卵过程中变大并变重时，往往会"沉入"直肠子宫陷凹中，从而使它们更容易经阴道进入。然而，在0.4%～1.7%的病例中，一侧或两侧卵巢可能在TVOR过程中无法触及[4, 5]。这可能是由于既往的盆腔手术、子宫肌瘤、粘连、子宫内膜异位症和肥胖所导致的解剖学改变[4, 6-8]。在这些情况下，对TVOR技术进行改善是必要的。

此外，女性生殖道的先天性异常（如米勒管发育不全和Mayer-Rokitansky-Kuster-Hauser综合征）使经阴道取卵几乎不可能[9-11]。同时，一些患者被转诊通过卵母细胞冷冻保存生育力，但从未进行过性交，出于文化原因拒绝经阴道方式[12]。在这些情况下，必须使用TVOR的替代方式。

二、治疗方法

（一）排空膀胱

膀胱是骨盆器官所在的"解剖架"。当它充满时（即使是中等程度），它会上升到腹部并可以抬起盆腔器官（包括卵巢）。因此，即使患者没有排尿的感觉，也应要求患者在 TVOR 前彻底排空膀胱。如果术中发现一侧或双侧卵巢无法接触到且膀胱已充满，则应使用一次性导管排空膀胱，因为这可以使卵巢更靠近阴道并使其易于触及。

（二）手法、定位和腹压

阴道扫描探头控制（即将探头压在阴道穹窿上，伴或不伴随腹压）可以使难以触及的卵巢更靠近阴道壁。有时，头高脚低位和操作台倾斜也有帮助[4]。

（三）牵引线

据报道，当卵巢位于子宫后方时，在患者宫颈上使用宫颈钳向下牵引有助于 TVOR，因为这种操作可以使卵巢更靠近阴道探头[6]。

（四）经阴道经子宫肌层取卵

有时，卵巢牢固地固定在子宫后面（病例 1），尽管有各种方案和操作，但经阴道的唯一方法是通过子宫，即经子宫肌层[4, 13]。尽管理论上担心子宫肌层损伤会对植入产生不利影响，但据报道，经阴道经子宫肌层取卵与标准 TVOR 产生的妊娠率相当[4, 13]。

根据卵巢的位置，取卵针可能需要穿过子宫颈组织或子宫体。然而，建议避开宫底子宫内膜（通常的植入部位），即使这意味着不能取到所有的卵母细胞[4]。建议对子宫内穿刺针的拟行路径进行多普勒扫描，以避开任何主要的异常脉管系统，如动静脉畸形或假性动脉瘤[14]。

为避免取卵针可能被厚的肌层组织阻塞，建议在穿过肌层时施加轻微的正压。

（五）超声引导下经腹取卵

如果经阴道尝试无法进行，则可以使用超声引导经腹取卵，需要与标准 TVOR 设置相同[7, 15, 16]，并且得到相似的结果[17]。它同样使用阴道扫描探头和取卵针进行操作。这在由于先天性原因[9, 11]、继发于盆腔手术或病理，或因为患者无性生活而无法经阴道进入卵巢的情况下很有用（病例 2）[12]。

（六）超声引导下经尿道膀胱取卵

这是用于取卵的传统技术之一[2]，如果无法通过阴道途径[12]，并且腹部途径不安全[17]，则可以将其用作替代方法。这可能用于在有多个腹部瘢痕和广泛粘连的情况下，卵巢卡在骨盆深处，导致经阴道和经腹部的路径都不合适。

（七）腹腔镜下取卵

在没有阴道通路的情况下，可能仍然需要传统的取卵途径[1]（如米勒管发育不全[10]），但它需要特殊的设施和专业知识，独立的 ART 诊所（即医院外的诊所）可能不具备这些条件。

三、预防

（一）病史

有盆腔粘连、严重子宫内膜异位症、肥胖和剖宫产史的患者在 TVOR 时更有可能无法进入卵巢，这可能是因为盆腔解剖结构改变和卵巢位置异常[4, 8]。然而，这些患者中的大多数不存在这个问题，并且不应依赖病史来准确地预测其发生。另外，患有先天性生殖道异常或既往在 TVOR 中有卵巢无法进入病史的患者可能存在此问题。

（二）经阴道超声检查

在 IVF 周期的促排卵阶段进行经阴道卵泡监测时，操作者应特别注意卵巢的位置，以及是否经阴道途径可触及。这应记录在病历中。

（三）识别、告知并规划

在 TVOR 中被确定为具有卵巢难以进入较高风险的患者应标记并进行讨论。这将有足够的时间来告知患者，基于专业知识的支撑，选择最合适的方法、设施来进行取卵。

（四）卵巢移位

近年已很少在体外受精的早期进行卵巢移位术[1]。它应该保留于在所有其他治疗方案都无效的情况下。这种手术是侵入性的，可能会导致进一步的粘连并影响卵巢血流。

要点

挑战

- 经阴道取卵时无法进入卵巢。

背景

- 患者发生率为 0.4%～1.7%。
- 多见于既往有盆腔手术、肌瘤、粘连或子宫内膜异位症的患者。
- 一些先天性异常，如阴道缺失或发育不全，则不能行 TVOR。
- 一些无性生活而被转诊进行卵细胞冷冻保存生育力的患者可能会拒绝通过阴道途径取卵。

管理策略

- 排空膀胱。
- 阴道扫描探头操作 ± 腹压。
- 使用宫颈钳牵引宫颈。
- 经阴道经子宫肌层取卵。
- 经腹经腹腔取卵。

- 超声引导下经尿道膀胱取卵。
- 腹腔镜下取卵。

预防

- 通过详细的病史和经阴道超声识别有风险的患者。
- 告知有风险的患者，并为她们规划相应的取卵方案。

四、一问一答

问题 1：在超声监测过程中，我经常被告知我的卵巢很高，而且看不清楚。这意味着您将无法采集我所有的卵母细胞吗？

回答 1：不，并不是这样的。当您入睡 / 在镇静下，我们将能够进行彻底的超声扫描，并且通常我们可以达到高位卵巢。但如果仍不能达到，我们将通过其他方式进行取卵，例如行腹部扫描，并用取卵针穿刺腹部。

问题 2：我还是处女，您将如何采集我的卵细胞？我不希望经过阴道完成取卵。

回答 2：这不是问题。正如我们在监测期间对您进行腹部扫描一样，我们也会以同样的方式采集您的卵细胞。

参考文献

[1] Edwards RG, Steptoe PC, Purdy JM. Establishing full-term human pregnancies using cleaving embryos grown in vitro. *BJOG An Int J Obstet Gynaecol.* 1980;87(9):737–56.

[2] Wikland M, Enk L, Hamberger L. Transvesical and Transvaginal Approaches for the Aspiration of Follicles by Use of Ultrasound. *Ann N Y Acad Sci.* 1985;442(1 In Vitro Fert):182–94.

[3] D'Angelo A, Panayotidis C, Amso N, Marci R, Matorras R, Onofriescu M, et al. Recommendations for good practice in ultrasound: oocyte pick up. *Hum Reprod Open.* 2019;2019(4):1–25.

[4] Davis LB, Ginsburg ES. Transmyometrial oocyte retrieval and pregnancy rates. *Fertil Steril.* 2004;81(2):320–2.

[5] Barton SE, Politch JA, Benson CB, Ginsburg ES, Gargiulo AR. Transabdominal follicular aspiration for oocyte retrieval in patients with ovaries inaccessible by transvaginal ultrasound. *Fertil Steril.* 2011;95(5):1773–6.

[6] Licciardi FL, Schwartz LB, Schmidt-Sarosi C. A tenaculum improves ovarian accessibility during difficult transvaginal follicular aspiration: a novel but simple technique. *Fertil Steril.* 1995;63(3):677–9.

[7] Baldin D, Lavopa C, Vizziello G, Sciancalepore A, Malvasi A. The safe use of the transvaginal ultrasound probe for transabdominal oocyte retrieval in patients with vaginally inaccessible ovaries. *Front Women's Heal.* 2018;3(2):1–3.

[8] Romanski PA, Farland L V., Tsen LC, Ginsburg ES, Lewis EI. Effect of class III and class IV obesity on oocyte retrieval complications and outcomes. *Fertil Steril.* 2019;111(2):294–301.e1.

[9] Damario MA. Transabdominal-transperitoneal ultrasound-guided oocyte retrieval in a patient with müllerian agenesis. *Fertil Steril.* 2002;78(1):189–91.

[10] Rama Raju GA, Haranath GB, Krishna KM, Prakash GJ, Madan K. Successful pregnancy with laparoscopic oocyte retrieval and invitro fertilisation in müllerian agenesis. *Singapore Med J.* 2006;47:329–31.

[11] Raziel A, Vaknin Z, Schachter M, Strassburger D, Herman A, Ron-El R, et al. Ultrasonographic-guided percutaneous transabdominal puncture for oocyte retrieval in a rare patient with Rokitansky syndrome in an in vitro fertilization surrogacy program. *Fertil Steril.* 2006;86(6):1760–3.

[12] Khrouf M, Bouyahia M, Berjeb K, Braham M, Elloumi H, Merdassi G, et al. Perurethral transvesical route for oocyte retrieval: an old technique for a new indication. *Fertil Steril.* 2016;106(3):e129.

[13] Wisanto A, Bollen N, Camus M, De Grauwe E, Devroey P, Van Steirteghem AC. Effect of transuterine puncture during transvaginal oocyte retrieval on the results of human in-vitro fertilization. *Hum Reprod.* 1989;4(7):790–3.

[14] Takeda A, Koike W, Hayashi S. Delayed hemorrhage as a result of ruptured uterine artery pseudoaneurysm after transmyometrial oocyte retrieval: management by transcatheter arterial embolization using Nbutyl- 2-cyanoacrylate. *J Obstet Gynaecol Res.* 2017;43(10):1655–9.

[15] Holiva N. Single operator ultrasound guided transabdominal oocyte retrieval in patients with ovaries inaccessible transvaginally: a modified technique. *Gynecol Obstet.* 2014;04(03).

[16] Sekhon L, Said T, Del Valle A. Percutaneous transabdominal oocyte retrieval using vaginal ultrasound probe: a novel, effective and safe method for oocyte retrieval in patients with vaginally inaccessible ovaries. *Fertil Steril.* 2014;101(2):e26.

[17] Roman-Rodriguez CF, Weissbrot E, Hsu C-D, Wong A, Siefert C, Sung L. Comparing transabdominal and transvaginal ultrasoundguided follicular aspiration: a risk assessment formula. *Taiwan J Obstet Gynecol.* 2015;54(6):693–9.

第 59 章　取卵时的子宫内膜异位囊肿

Endometriotic cysts at oocyte retrieval

Graciela Kohls Ilgner　Juan Antonio García-Velasco　著

郝桂敏　译　李　萍　校

> 病例：一位既往右侧卵巢巧克力囊肿病史，并且因子宫内膜异位症切除左侧卵巢的女性被建议接受 IVF 助孕。经过 10 天的控制性超促排卵之后，她已准备好取卵。超声扫描显示只有 2 个卵泡发育，较大的一个在子宫内膜异位囊肿后面，卵巢是被固定的。但是她不想推迟治疗。

一、背景

　　子宫内膜异位性卵巢囊肿（子宫内膜异位症）是该病的一种常见形式，在计划进行 IVF 的患者中存在高达 20%～40% 的子宫内膜异位症[1, 2]。

二、管理策略

　　患者的处理取决于囊肿的大小和位置、卵巢卵泡是否可及、既往手术史和卵巢反应。

（一）取卵时穿入或不穿入子宫内膜异位囊肿

　　在一些患者中，无须穿刺子宫内膜异位囊肿即可穿刺大部分卵泡，在这种情况下，即应行如此处理（即避免穿刺子宫内膜异位囊肿）。这是因为人们担心在取卵时穿刺子宫内膜异位囊肿可能会导致感染，因为它血中的成分可以作为良好的培养基；有报道称，取卵时行子宫内膜异位囊肿穿刺可继发盆腔感染和卵巢脓肿[3]。然而，在患有子宫内膜异位症的女性所进行的一系列 214 个 IVF 周期中，至少有 6 例子宫内膜异位囊肿在取卵时被穿刺，并且没有提示感染，表明这种并发症可能并不常见[4]。

　　因此，在对促排卵呈低反应的患者中，大部分卵泡可能位于子宫内膜异位囊肿的后面，另一种选择是穿刺所有卵泡，但存在刺破子宫内膜异位囊肿的风险。如果巧克力状物质进入穿刺管，谨慎的做法是给予抗生素。

（二）取卵时抽吸或不抽吸子宫内膜异位囊肿

在取卵时为去除子宫内膜异位囊肿而行抽吸是不可取的，因为疾病复发的风险很高，并且存在感染的风险[5]。

三、预防

（一）在体外受精前切除或不切除子宫内膜异位症

传统上，建议在需要行 IVF 的患者通过手术切除卵巢子宫内膜异位囊肿，因为这可以提高卵巢反应性并易于取卵。然而，有证据质疑手术在这些病例中的益处[6]。

（二）手术的风险

手术费用昂贵，而且并非没有并发症。根据一项 Meta 分析，与腹腔镜检查相关的主要和次要并发症的发生率分别为 1.4% 和 7.5%[7]。这一点特别重要，因为许多选择行 IVF 的子宫内膜异位症患者都处于疾病晚期，并且通常既往接受过手术。她们中的大多数人已经形成了较厚的粘连，因此进一步手术并发症的风险增加。尽管不常见，但应该预估会出现输尿管和肠道损伤等相关后遗症。

（三）期待治疗的风险

然而，期待治疗也有潜在风险，包括遗漏隐匿性早期恶性肿瘤[8, 9]，取卵后发生盆腔脓肿[4, 10]，子宫内膜异位症进展，子宫内膜异位囊肿破裂[8, 9]，子宫内膜异位症可能导致卵泡液污染[11, 12]，取卵困难[13]，并且增加产科并发症的发生率，如早产或宫内生长受限[14]。尽管知道这些，但与期待治疗相关的风险大多是偶发事件，并且临床相关性尚存疑虑，而产科并发症不一定能通过手术消除。

一项基于回顾性研究文献的综述评估卵泡液污染的概率为 5%～16%[15, 16]。Benaglia 等前瞻性招募了行 IVF 的女性，并比较有（n=56）和没有（n=227）子宫内膜异位囊肿的女性之间的技术的困难性。在患有子宫内膜异位囊肿的女性中，8 例（14%）必须穿过囊肿，9 名女性（16%）卵泡液意外被子宫内膜异位囊肿内容物污染。此外，卵泡经常不可全部穿刺（14% vs. 4%）。相比之下，医生认为取卵在技术上并不困难，并且单卵泡获卵率没有差异。没有发现盆腔感染或囊肿破裂。该研究未能观察到受污染病例和未受污染病例在胚胎发育和妊娠率方面的显著差异，因为样本量（9 名女性）太小，无法得出有意义的结论[16]。

（四）对卵巢反应性的影响

与无子宫内膜异位症的女性相比，有卵巢异位囊肿的患者获卵数减少，基础 FSH 水平较高，这些均使我们推测卵巢子宫内膜异位症疾病本身会对卵巢产生一些不利的影响[17]。该疾病的影响可能不仅仅在于卵母细胞数量减少，更重要的是对卵母细胞质量的影响。来自卵母细胞供体受体研究的支持性证据表明，接受患有子宫内膜异位症供体的卵母细胞的受者，比接受非子宫内膜异位症供体的卵母细胞的受者妊娠率低[18]。

有令人信服的证据表明，卵巢囊肿切除术后对卵巢促性腺激素的反应实际上降低了（而不是改善了），获卵数和卵母细胞质量也没有提高[5, 6]。最普遍被接受的致病理论认为，子宫内膜异位症是一种假性囊肿，以变性的卵巢皮质为壁[19]。在这方面不足为奇，因为囊肿去除的同时也会不经意间去除包括带有原始卵泡的卵巢组织[20]。

（五）对 ART 结果的影响

在一项病例对照研究中，133 名在 IVF 前接受子宫内膜异位囊肿手术的女性（25.4%）与 56 名未经子宫内膜异位囊肿切除而直接进行 IVF 的女性（22.7%）的妊娠率没有显著差异[21]。关于这个问题的一项随机对照试验也显示了类似的结果[22]。一组有 99 名计划进行 ICSI 的患有子宫内膜异位囊肿的患者，被分配接受 ICSI 前的保守手术（n=49），或者不进行手术即刻行 ICSI（n=50）。在受精率（86% vs. 88%）、植入率（16.5% vs. 18.5%）或妊娠率（34% vs. 38%）方面没有发现显著差异。

一项前瞻性观察研究在延时摄像技术下胚胎动力学参数方面，未发现任何差异。该研究分析了 20 名女性的胚胎，比较有子宫内膜异位囊肿的卵巢和无患子宫内膜异位囊肿的对侧卵巢的胚胎得出结论，就更好的卵母细胞质量和胚胎发育而言，在 IVF 前切除子宫内膜异位囊肿并不是必需的[23]。

被子宫内膜异位囊肿内容物意外污染后的卵泡液可能对卵母细胞有毒性。一项回顾性研究分析了 19 名卵巢子宫内膜异位囊肿女性的胚胎，这些女性在取卵过程中均意外抽吸出子宫内膜异位囊肿的内容物。暴露于污染的卵泡液中的卵母细胞得到的优质胚胎明显更高，但妊娠率降低了 37%。作者推测，子宫内膜异位囊肿含有大量可以改善早期胚胎发育的因子，但这种长期暴露的影响可能是有害的[24]。本研究强调了在取卵过程中避免穿刺子宫内膜囊肿的重要性。当意外污染发生时，应立即中断吸引，并在继续进行卵泡抽吸之前用卵母细胞培养基冲洗，或者更换取卵针。他们得出的结论是，卵泡液意外污染是一种虽然不常见，但可能发生的事件，可能会影响 IVF 的结果，不过也不能证明在周期前进行系统性手术切除是合理的[24]。

四、结论

总体而言，在 IVF 前行腹腔镜下切除卵巢子宫内膜异位囊肿并没有带来任何额外的获益。如果患者无症状，通常建议直接进行 IVF 以缩短妊娠时间，避免潜在的手术并发症，并且控制患者的费用。在特定情况下应考虑手术，如药物难以治疗的伴随性疼痛、不能肯定排除恶性肿瘤或囊肿过大。

对于那些需要手术但拒绝手术或有手术禁忌的患者，行囊肿穿刺可能有助于取卵，尽管该疾病复发率很高，并且有盆腔感染的风险。为了减少复发，一些研究人员将穿刺抽吸与原位注射硬化剂相结合。使用的硬化物质包括四环素[25]、甲氨蝶呤[26]、重组白细胞介素 –2[27] 和（或）乙醇[28]。注射硬化剂也有液体外渗的风险。无论是单纯的囊肿穿刺抽吸，还是穿刺抽吸加冲洗或注射硬化剂，现已发表的证据并不具有较强的说服力，显然也不是没有风险的，但对于经过认真和详细咨询后仍拒绝手术的特殊患者，这是一种可替代的处理方法。

要点

挑战

• 取卵时的子宫内膜异位囊肿。

背景

• 在计划进行 IVF 的患者中高达 20%~40% 存在子宫内膜异位症[1, 2]。

• 手术费用高昂，并且可能有并发症，也不能改善生育结果。

• 如果在囊肿后面发现良好的卵泡，卵巢被粘连固定，进行手术可能有助于取卵。

管理策略

• 推迟治疗并进行囊肿切除术，但有切除正常卵巢组织的风险。

• 只取出可触及的良好卵泡，并且不损害子宫内膜异位囊肿。

• 穿刺低反应者的所有卵泡，有穿刺子宫内膜异位囊肿的风险。由于存在感染风险，建议同时使用抗生素。

预防

• 在特定情况下应考虑手术。
  – 当药物治疗对疼痛无效时。
  – 无法肯定排除恶性肿瘤时。
  – 囊肿遮挡健康的卵巢组织。

• 当不能选择手术时，囊肿穿刺抽吸或穿刺抽吸加冲洗或注射硬化剂是特定患者的替代治疗方法。

五、一问一答

问题 1：在进行 IVF 前是否需要切除子宫内膜异位囊肿吗？

回答 1：大多数情况下不需要。有证据表明手术后卵巢反应可能会更差，取卵数量和质量没有提高，妊娠率相似，因此无症状患者在进行 IVF 前不建议切除子宫内膜异位囊肿。我们只建议在有其他因素（如疼痛显著），或者我们在不切除它的情况下无法进行取卵时切除。

问题 2：会因子宫内膜异位囊肿，而使取卵变得更加困难吗？

回答 2：取卵困难并不常见，大多数卵泡可以在不穿破子宫内膜异位囊肿的情况下取到。发生这种情况时，可给予抗生素预防感染。

问题 3：子宫内膜异位囊肿是癌症的前兆吗？

回答 3：子宫内膜异位症相关癌症的总体风险报道为＜1%。这种情况很少见，但可能发生，当不能肯定排除恶性肿瘤时，必须进行手术。

参考文献

[1] Jenkins S, Olive DL, Haney AF. Endometriosis: pathogenetic implications of the anatomic distribution. *Obstet Gynecol.* 1986;67(3):335–8.

[2] Vercellini P, Chapron C, De Giorgi O, Consonni D, Frontino G, Crosignani PG. Coagulation or excision of ovarian endometriomas? *Am J Obs Gynecol.* 2003;188(3):606–10.

[3] Padilla SL. Case Report: Ovarian abscess following puncture of an endometrioma during ultrasound-guided oocyte retrieval. *Hum Reprod.* 1993;8(8):1282–3.

[4] Benaglia L, Somigliana E, Iemmello R, Colpi E, Nicolosi AE, Ragni G. Endometrioma and oocyte retrieval-induced pelvic abscess: a clinical concern or an exceptional complication? *Fertil Steril.* 2008;89(5):1263–6.

[5] Garcia-Velasco JA, Somigliana E. Management of endometriomas in women requiring IVF: To touch or not to touch. *Hum Reprod.* 2009;24(3):496–501.

[6] Tsoumpou I, Kyrgiou M, Gelbaya TA, Nardo LG. The effect of surgical treatment for endometrioma on in vitro fertilization outcomes: a systematic review and meta-analysis. *Fertil Steril.* 2009;92(1):75–87.

[7] Chapron C, Fauconnier A, Goffinet F, Bréart G, Dubuisson JB. Laparoscopic surgery is not inherently dangerous for patients presenting with benign gynaecologic pathology. Results of a meta-analysis. *Hum Reprod.* 2002;17(5):1334–42.

[8] Mostoufizadeh M, Scully RE. Malignant tumors arising in endometriosis. *Clin Obstet Gynecol.* 1980;23(3):951–63.

[9] Stern RC, Dash R, Bentley RC, Snyder MJ, Haney AF, Robboy SJ. Malignancy in endometriosis: frequency and comparison of ovarian and extraovarian types. *Int J Gynecol Pathol.* 2001;20(2):133–9.

[10] Tsai Y-C, Lin MYS, Chen S-H, Chung M-T, Loo T-C, Huang K-F, et al. Vaginal disinfection with povidone iodine immediately before oocyte retrieval is effective in preventing pelvic abscess formation without compromising the outcome of IVF-ET. *J Assist Reprod Genet.* 2005;22(4):173–5.

[11] Dicker D, Ashkenazi J, Feldberg D, Levy T, Dekel A, Ben-Rafael Z. Severe abdominal complications after transvaginal ultrasonographically guided retrieval of oocytes for in vitro fertilization and embryo transfer. *Fertil Steril.* 1993;59(6): 1313–5.

[12] García-Velasco JA, Alvarez M, Palumbo A, González-González A, Ordás J. Rupture of an ovarian endometrioma during the first trimester of pregnancy. *Eur J Obstet Gynecol Reprod Biol.* 1998;76(1):41–3.

[13] Somigliana E, Vercellini P, Viganò P, Ragni G, Crosignani PG. Should endometriomas be treated before IVF–ICSI cycles? *Hum Reprod Update.* 2006;12(1):57–64.

[14] Fernando S, Breheny S, Jaques AM, Halliday JL, Baker G, Healy D. Preterm birth, ovarian endometriomata, and assisted reproduction technologies. *Fertil Steril.* 2009 Feb;91(2):325–30.

[15] Somigliana E, Benaglia L, Paffoni A, Busnelli A, Vigano P, Vercellini P. Risks of conservative management in women with ovarian endometriomas undergoing IVF. *Hum Reprod Update.* 2015;21(4):486–99.

[16] Benaglia L, Busnelli A, Biancardi R, Vegetti W, Reschini M, Vercellini P, et al. Oocyte retrieval difficulties in women with ovarian endometriomas. *Reprod Biomed Online.* 2018;37(1):77–84.

[17] Hamdan M, Dunselman G, Li TCC, Cheong Y. The impact of endometrioma on IVF/ICSI outcomes: a systematic review and meta-analysis. *Hum Reprod Update.* 2015;21(6):809–25.

[18] Díaz I, Navarro J, Blasco L, Simón C, Pellicer A, Remohí J, et al. Impact of stage III–IV endometriosis on recipients of sibling oocytes: matched case-control study. *Fertil Steril.* 2000;74(1):31–4.

[19] Brosens IA, Van Ballaer P, Puttemans P, Deprest J. Reconstruction of the ovary containing large endometriomas by an extraovarian endosurgical technique. *Fertil Steril.* 1996;66(4):517–21.

[20] Muzii L, Bianchi A, Bellati F, Cristi E, Pernice M, Zullo MA, et al. Histologic analysis of endometriomas: what the surgeon needs to know. *Fertil Steril.* 2007;87(2):362–6.

[21] Garcia-Velasco JA, Mahutte NG, Corona J, Zúñiga V, Gilés J, Arici A, et al. Removal of endometriomas before in vitro fertilization does not improve fertility outcomes: a matched, case–control study. *Fertil Steril.* 2004;81(5):1194–7.

[22] Demirol A, Guven S, Baykal C, Gurgan T. Effect of endometrioma cystectomy on IVF outcome: a prospective randomized study. *Reprod Biomed Online.* 2006;12(5):639–43.

[23] Demirel C, Bastu E, Aydogdu S, Donmez E, Benli H, Tuysuz G, et al. The Presence of Endometrioma Does Not Impair Time-Lapse Morphokinetic Parameters and Quality of Embryos. *Reprod Sci.* 2016;23(8):1053–7.

[24] Benaglia L, Cardellicchio L, Guarneri C, Paffoni A, Restelli L, Somigliana E, et al. IVF outcome in women with accidental contamination of follicular fluid with endometrioma content. *Eur J Obstet Gynecol Reprod Biol.* 2014;181:130–4.

[25] Aboulghar MA, Mansour RT, Serour GI, Sattar M, Ramzy AM, Amin YM. Treatment of recurrent chocolate cysts by transvaginal aspiration and tetracycline sclerotherapy. *J Assist Reprod Genet.* 1993;10(8):531–3.

[26] Mesogitis S, Antsaklis A, Daskalakis G, Papantoniou N, Michalas S. Combined ultrasonographically guided drainage and methotrexate administration for treatment of endometriotic cysts. *Lancet.* 2000;355(9210):1160.

[27] Acién P, Quereda FJ, Gómez-Torres MJ, Bermejo R, Gutierrez M. GnRH analogues, transvaginal ultrasound-guided drainage and intracystic injection of recombinant interleukin-2 in the treatment of endometriosis. *Gynecol Obstet Invest.* 2003;55(2):96–104.

[28] Noma J, Yoshida N. Efficacy of ethanol sclerotherapy for ovarian endometriomas. *Int J Gynaecol Obstet.* 2001;72(1):35–9.

第60章 取卵过程中意外损伤

Inadvertent injury during oocyte retrieval

Khaldoun Sharif 著

郝桂敏 译 李 萍 校

病例 1：一名 36 岁女性，因不明原因不孕行第 3 个 IVF 周期。在经阴道取卵时，获得了 9 个成熟的卵母细胞。与之前的周期相比，她在取卵后立即感到中度腰痛，但给予简单的镇痛药即可缓解。在取卵后第 3 天移植了 2 个胚胎。取卵后 1 周，她因发热（38.0℃）和腰痛对称地放射至双大腿后部而收治于急诊，休息后未缓解。检查无异常，未发现感染病灶，并给予她镇痛药和口服抗生素。她虽然退烧了，但仍然有持续的腰痛，对称地放射到双侧大腿后部，即从臀部到膝盖后部，需要定期镇痛。5 天后，她的体温上升，高达 39.2℃。

病例 2：一名 29 岁女性因重度的子宫内膜异位症而接受 IVF 治疗，经阴道取卵，获得了 14 个卵母细胞。手术后 8h，她联系了诊所，自诉阴道有清澈无味的分泌物排除，并且右下腹疼痛，放射至耻骨上区域。

病例 3：一名 38 岁女性因男方因素而接受 ICSI 治疗，经阴道取卵，获得了 7 个卵母细胞。手术后 7h，她因下腹痛和尿潴留而到急诊室就诊。插入 Foley 导尿管并显示肉眼血尿。

一、背景

用于辅助生殖的超声引导下经阴道取卵于 1985 年首次被提出[1]。由于其安全性、简便性和有效性，得到了广泛的普及，现已成为取卵的金标准[2]。然而，与所有外科手术一样，它也有并发症，即血管损伤导致的出血、感染和邻近结构的意外损伤。本书的其他章节（见第 56 章和第 69 章）解释了前两个复杂问题，后者将在本章节讨论。

TVOR 期间盆腔结构的损伤很少见，据报道在术中发生率为 0.01%～0.1%[3, 4]。尽管百分比很低，但全世界每年施行的 TVOR 手术超过 250 万例[5]，因此这数字并非微不足道。此外，这种并发症的罕见性使得临床医生不易在发生时纳入诊断考虑中，并且处理不熟悉。在这种情况下，对其不熟悉会导致经验缺乏，这就需要治疗者在不熟悉的临床情况下运用知识及进行讨论来加以防范。

除血管外，在 TVOR 期间可能被取卵针损伤的邻近结构是肠道[6]、泌尿道[7-17]、椎骨[18-20] 和神经[21]。虽然其中一些结构在超声上可见（如肠道和大血管），但其他结构（输尿管和神经）因太小而无法通过超声识别[22]。因此，良好的盆腔解剖知识及良好的盆腔超声专业知识对于 TVOR 的安全实施至关重要。

二、管理策略

大部分此类损伤的治疗将由其他专家负责，如泌尿外科医生、普外科医生或骨科医生。然而，从事 ART 的人员必须意识到这些情况有发生的可能性，识别患者的症状，开始检查以迅速诊断，并且行适当的处理和转诊。

（一）肠道损伤

在这种情况下，肠道具有一定优势，因为它在超声检查中外观具有特征，有可见的蠕动。因此，TVOR 的肠损伤极为罕见。如果发生这种情况，可能会导致盆腔被肠内容物污染，并随后导致炎症和感染[6]。存在广泛粘连，特别是由于重度子宫内膜异位症，会改变肠道和卵巢的解剖关系并增加损伤的风险[22]。

肠道损伤的表现通常是弥漫性腹膜炎，如果损伤的部位是阑尾，则更可能局限为阑尾炎[6]，对于这些情况，管理将遵循传统路线。强烈建议尽早请普外科同事会诊。

（二）尿路损伤

1. 输尿管

妇科医生在手术过程中常常因输尿管"太近而提心吊胆"，TVOR 也不例外。它们在解剖学上位于阴道的前外侧，靠近阴道（在 TVOR 期间超声探头放置的位置），这使得输尿管容易受损[14]。此外，盆腔腹膜的子宫内膜异位症可能导致输尿管周围或上部瘢痕形成，这可能会导致 TVOR 过程中限制了输尿管的自由活动和移位[16]。此外，输尿管不易通过超声识别。考虑所有因素，TVOR 期间输尿管损伤很可能比报道的更常见，因为它可能未被发现[22, 23]。

取卵针可能导致输尿管撕裂甚至穿通[16]。文献报道 TVOR 过程中的输尿管损伤可导致一系列损伤，包括输尿管梗阻和肾积水[7, 13, 24]，需要再植手术的输尿管横断或狭窄[25, 26]，输尿管阴道瘘（病例 2）[12, 25]，以及单侧肾衰竭（最易延误诊断的危重病例），需要行肾切除术[24]。此外，TVOR 后输尿管梗阻可能继发于血肿或脓肿造成的外部压迫[22]。

因此，尽管罕见，输尿管损伤是 TVOR 的严重并发症，具有潜在的远期后果。临床意识、及时暂停、及时诊断和治疗是必要的。

TVOR 后输尿管损伤的临床表现可能包括水样白带、疼痛（下腹部、侧腹或耻骨上）和刺激性泌尿系统症状，最终伴有恶心和呕吐[7, 9, 25, 26]。发热可能是一种特征表现[9, 26]。腹部检查可能会显示下腹部压痛、拒按和腹膜刺激征表现[7, 9, 25, 26]，症状表现也是变化的，可持续数小时至数月[9, 24]。

如果疑似诊断，应立即让泌尿外科医生会诊，行影像学检查，如超声检查、静脉造影下计算机断层扫描（computerized tomography，CT）和磁共振成像，对识别盆腔积液，尿路扩张和对比剂外渗至腹膜后非常有帮助[12]。逆行膀胱造影、排泄性尿路造影和膀胱尿道镜检查也非常有用。阴道分泌物中肌酐含量高将确定是否为尿液，而血清肌酐异常升高则表明存在腹腔漏尿[27]。

当早期发现输尿管损伤时，植入支架是一种有效的治疗方法，这就是病例 2 成功处理的方式[12]。更严重的病例表现出梗阻的症状，这可能需要肾造口术、输尿管再植术甚至肾切除术[16]。

2. 膀胱

在妇科和泌尿科临床操作中，在耻骨上膀胱造瘘术中，通常会将针头刺透膀胱壁[28]。因此，如果 TVOR 的取卵针刺穿膀胱，除了在部分情况下会出现短暂的血尿外，通常不会产生临床后果[3]。事实上，经膀胱途径是用于取卵的原始方法之一[1]，目前仍用于特殊情况下取卵[29]。

然而，TVOR 后血尿也可能很严重，并且可能与膀胱血肿和尿潴留有关[8, 10, 30]。症状通常在术后即刻出现，但也可以延迟几天。失血量可能会有所不同，在某些情况下可能会大量失血，需要复苏和输血[30]。

通过增加液体入量和观察来治疗轻度和短期患者。如果出现肉眼血尿或尿潴留，则应插入 Foley 导尿管，泌尿科同事应阶段性参与治疗。如果通过保守治疗不能迅速解决该病情，则应考虑进行适当的影像学检查（见上文）和膀胱尿道镜检查[8, 10, 30]。据报道，输尿管损伤导致 TVOR 后大量血尿的病例，是通过内镜诊断和治疗的[14]。

病例 3 采用 Foley 导尿管、静脉输液、膀胱冲洗和排尿后 CT 显示膀胱中有血凝块。患者出院回家，给予抗生素和留置导尿管。4 天后，拔除导尿管，排尿试验成功。她移植了第 5 天的胚胎，并成功妊娠[10]。

（三）神经损伤

盆腔有丰富的神经，TVOR 等使用取卵针穿刺手术可能会因直接损伤或血肿压迫而导致神经损伤[21]。出现的症状包括麻痹、感觉异常和放射痛。影像学可以显示神经上方的一些组织。如果疑似此类损伤，则建议神经科医生及早会诊。大多数病例在观察后缓解，但如果症状恶化，应考虑进行神经外科减压[21]。

（四）椎体损伤

在 TVOR 期间，偶尔取卵针针尖会接触到椎骨[18]，在极少数情况下，这可能导致微生物直接种植和骨髓炎、脊椎间盘炎，甚至可能导致菌血症[18-20]。临床表现通常为腰痛、盆腔痛和发热，症状从 TVOR 术后的 1 天至几周不等，可能会有所差异。患者可能会在术后即刻主诉异常的背痛（由于损伤之初）（病例 1），这种疼痛会消退，但随后（数天至数周后）会出现典型的临床表现。应请骨科会诊，检查包括血培养、X 线、MRI、连续骨镓扫描和骨活检。确定微生物感染对于适当的抗菌治疗是必要的，这是治疗的主要依据。病例 1 中的患者被发现患有骨髓炎（累及 L_5、$L_5 \sim S_1$ 椎间盘和 $L_5 \sim S_1$ 椎间孔），以及存在大肠杆菌菌血症（一种常见的阴道生物），在超过 6 周的抗生素治疗和漫长临床过程后治愈。

（五）移植还是全胚冷冻

如果在胚胎移植前发现该损伤，是移植还是冷冻，将取决于许多因素。在影响最小且病程较短的损伤（如轻度血尿）中，可以进行移植。此外，对于更多的重症病例，特别是那些与感染相关，或需要反复行影像学检查和手术干预的病例，应考虑全胚冷冻并推迟移植，直至并发症得到解决。应该让患者放心，全胚冷冻的方法与新鲜移植具有相同的成功率[31]。

三、预防

（一）TVOR 术前评估

在进行 ART 治疗之前，应对盆腔进行详细的超声评估，以确定是否存在任何解剖异常（如盆腔异位肾），评估卵巢是否可及和预期在 TVOR 期间的任何潜在困难[2]。这些信息应清楚地记录在患者病历中，以便 TVOR 团队做好准备，并为患者提供相应的咨询[2]。

对患者临床病史的熟知，即是否存在任何显著的病理（出血性疾病）、解剖异常（肠道卵巢粘连）、药物（抗凝血药）或器官异位（置于盆腔的移植肾），这均可能增加损伤的风险。

（二）TVOR 技术

在开始手术和进针之前，术者应对盆腔进行常规超声扫描评估，并重新评估进入卵巢的便利性和安全性。任何不寻常的发现都应立即考虑使用专业技术（如使用多普勒识别血管），规划替代路线（经腹）或联系更资深的同事加入。

阴道内探头应与术者的手保持平行（不能够倾斜），这会使探头成为术者手指的延伸部分，得到更好的触感。卵巢应位于在屏幕上最容接近的位置，并且探头可通过阴道壁牢固地贴在卵巢上，小心地将取卵针针尖刺入卵泡内，同时避免刺入其余组织。在监视器上看到的穿刺引导线有助于安全穿刺，因为它指示了取卵针将进入的位置[2]。

理想情况下，取卵针针尖应刺入卵巢中间，以防止侧移和对邻近器官可能的损伤。在全程操作中都应关注针尖的回声，推进取卵针的前提是针尖可见。如果术者未追踪到取卵针，那么最安全的操作是将针撤回到卵巢边缘，并在看到尖端的同时再次刺入。针的横向移动，以及在针处于深位时移动探头，均应该避免。应尽可能减少对阴道壁和卵巢包膜的反复穿刺[2, 22]。

有时卵巢牢固地固定在子宫后面，尽管有各种方式和操作，唯一安全的途径是经子宫（子宫肌层）[32, 33]。尽管理论上担心子宫肌层损伤会对植入产生不利影响，但据报道，经阴道子宫肌层取卵与标准 TVOR 后的妊娠率相当[32, 33]。然而，建议避开宫底子宫内膜（常规的植入部位），即使这意味着不能取到所有卵母细胞[33]。

（三）超声引导下经腹取卵

如果在安全的前提下 TVOR 不可行，则可以使用经腹超声引导下经腹腔取卵，这需要与标准 TVOR 相同的设施。它使用阴道探头和穿刺针进行，并且在由于先天性原因（如米勒管发育不全或 Rokitansky 综合征）或继发于既往的盆腔手术或病理因素（如子宫显著增大导致卵巢显著向上移位）导致不能够通过阴道进入卵巢的情况下很有用[34, 35]。

要点

挑战

- 取卵导致的意外损伤。

背景

- TVOR 术并发症包括出血（见第 56 章）、感染（见第 69 章）和邻近结构的意外损伤。

- 对相邻结构的意外损伤很少见，发生在 0.01%～0.1% 的病例中。

- 损伤会影响肠道、输尿管、膀胱、椎骨和神经。

- 良好的盆腔解剖知识和良好的盆腔超声专业知识对于安全操作 TVOR 至关重要。

管理策略

- 肠损伤非常罕见，超声可诊断，它可能因污染导致腹膜炎或局部感染。

- 输尿管损伤可导致输尿管梗阻和肾积水、输尿管横断或狭窄需要再植手术、尿液渗漏到腹膜后间隙、输尿管阴道瘘，在延误诊断的情况下，单侧肾衰竭需要肾切除术。

- 输尿管损伤的临床表现可能包括水样白带、疼痛（下腹部、侧腹或耻骨上）、泌尿系统刺激症状、恶心、呕吐和发热。腹部检查可能存在下腹部压痛、拒按和腹膜刺激征。症状表现也是可变的，可持续数小时至数月。

- 膀胱损伤通常没有临床后果，除了术后偶尔出现一过性血尿，但有时也可能很严重，可能与膀胱血肿和尿潴留有关。

- 神经损伤常伴有术后麻痹、感觉异常和放射痛，通常是一过性的。

- 椎体损伤可能导致微生物直接种植和骨髓炎、椎间盘炎甚至菌血症。症状通常为腰痛、盆腔痛和发热，并且症状可能在 TVOR 后的 1 天至几周内有所不同。

- 从事 ART 的人员必须有并发症潜在发生的临床意识，熟知它们的表现症状，并且提高警惕。

- 及时、合适地转诊给相关专家进行进一步的检查和处理。

预防

- 在进行 ART 治疗之前，应对盆腔进行详细的超声评估，以确定解剖异常，并评估卵巢是否可及。

- 了解患者的相关医疗和手术史。

- 经阴道探头应与操作者的手平行。

- 卵巢应位于在屏幕上最容接近的位置，并且探头可通过阴道壁牢固地靠在卵巢上，小心地将针头刺入卵泡内，同时避免刺入其余组织。

- 在全程操作中都应关注针尖的回声，推进针头的前提是针尖可见。

- 应避免针的横向移动和针头在深位时移动探头。

- 应尽可能减少反复穿刺阴道壁和卵巢包膜。

- 如果认为传统标准操作不安全，则可以使用如经阴道（经子宫）肌层取卵，或经腹（经腹腔）取卵。

四、一问一答

问题 1： 在我取卵的过程中有可能损伤其他器官吗？

回答 1： 是的。与任何其他外科手术一样，在取卵过程中可能损伤，但这种情况非常罕见，每 1000 次手术中发生不到 1 次。我们将采取一切可能的措施来避免其发生，并在术后给予密切监测，以便如果发现任何事情，我们可以迅速且成功地进行处理。

问题 2： 为什么我昨天取卵后阴道不断漏液？

回答 2： 我们认为可能损伤了输尿管，输尿管是将尿液从肾脏输送到膀胱的管道。尿液从伤口中流出并漏入阴道。我们会让您面诊专门处理身体这一区域的同事（泌尿科医生），他们将进行更多检查并规划下一步怎么治疗。虽然很遗憾发生了这样的事情，但发现的这么早，意味着他们可以迅速且成功地处理。

问题 3： 您建议我行全胚冷冻，直到您处理好这个并发症。这会影响我妊娠的概率吗？

回答 3： 当然不会。研究表明，新鲜周期移植和冻融周期移植的成功率相同。您可能需要在接下来的几天内进行多次 X 线片检查，并且可能需要进行手术。我们认为，最好在此困难时期冷冻您的胚胎而不进行移植。

参考文献

[1] Wikland M, Enk L, Hamberger L. Transvesical and transvaginal approaches for the aspiration of follicles by use of ultrasound. *Ann N Y Acad Sci.* 1985;442(1 in vitro Fert):182–94.

[2] D'Angelo A, Panayotidis C, Amso N, Marci R, Matorras R, Onofriescu M, et al. Recommendations for good practice in ultrasound: oocyte pick up. *Hum Reprod Open.* 2019;2019(4):1–25.

[3] Ludwig AK, Glawatz M, Griesinger G, Diedrich K, Ludwig M. Perioperative and post-operative complications of transvaginal ultrasound-guided oocyte retrieval: prospective study of >1000 oocyte retrievals. *Hum Reprod.* 2006;21(12):3235–40.

[4] Levi-Setti PE, Cirillo F, Scolaro V, Morenghi E, Heilbron F, Girardello D, et al. Appraisal of clinical complications after 23,827 oocyte retrievals in a large assisted reproductive technology program. *Fertil Steril.* 2018;109(6):1038–43.

[5] Fauser BC. Towards the global coverage of a unified registry of IVF outcomes. *Reprod Biomed Online.* 2019;38(2):133–7.

[6] Van Hoorde GJJ, Verhoeff A, Zeilmaker GH. Perforated appendicitis following transvaginal oocyte retrieval for in-vitro fertilization and embryo transfer. *Hum Reprod.* 1992;7(6):850–1.

[7] Miller PB, Price T, Nichols Jr JE, Hill L. Acute ureteral obstruction following transvaginal oocyte retrieval for IVF: Case report. *Hum Reprod.* 2002;17(1):137–8.

[8] Souza M do CB de, Souza MM de, Antunes RDA, Tamm MA, Silva JB da, Mancebo ACA. Bladder hematoma: a complication from an oocyte retrieval procedure. *JBRA Assist Reprod.* 2019;23(1):75–78.

[9] Fiori O, Cornet D, Darai E, Antoine JM, Bazot M. Uro-retroperitoneum after ultrasoundguided transvaginal follicle puncture in an oocyte donor: a case report. *Hum Reprod.* 2006;21(11):2969–71.

[10] Modder J, Kettel LM, Sakamoto K. Hematuria and clot retention after transvaginal oocyte aspiration: a case report. *Fertil Steril.* 2006 1;86(3):720.e1-720.e2.

[11] Spencer E, Hoff H, Steiner A, Coward R. Immediate ureterovaginal fistula following oocyte retrieval: A case and systematic review of the literature. *Urol Ann.* 2017;9(2):125–30.

[12] von Eye Corleta H, Moretto M, D'Avila ÂM,, Berger M. Immediate ureterovaginal fistula secondary to oocyte retrieval— a case report. *Fertil Steril.* 2008;90(5):2006.e1–2006.e3.

[13] Grynberg M, Berwanger AL, Toledano M, Frydman R, Deffieux X, Fanchin R. Ureteral injury after transvaginal ultrasound-guided oocyte retrieval: a complication of in vitro fertilization-embryo transfer that may lurk undetected in women presenting with severe ovarian hyperstimulation syndrome. *Fertil Steril.* 2011;96(4):869–71.

[14] Burnik Papler T, Vrtačnik Bokal E, Šalamun V, Galič D, Smrkolj T, Jančar N. Ureteral injury with delayed massive hematuria after transvaginal ultrasound-guided oocyte retrieval. Furuhashi M, editor. *Case Rep Obstet Gynecol.* 2015;2015:760805.

[15] Choudhary R, Bhise N, Mehendale A, Ganla K. Ureteric Injury during transvaginal oocyte retrieval (TVOR) and review of literature. J *Hum Reprod* Sci. 2017;10:61–4.

[16] Vilos AG, Feyles V, Vilos GA, Oraif A, Abdul-Jabbar H, Power N. Ureteric injury during transvaginal ultrasound guided oocyte retrieval. *J Obstet Gynaecol Canada.* 2015;37(1):52–5.

[17] Mongiu AK, Helfand BT, Kielb SJ. Ureterovaginal fistula formation after oocyte retrieval. *Urology.* 2009;73(2):444.e1–444.e3.

[18] Almog B, Rimon E, Yovel I, Bar-Am A, Amit A, Azem F. Vertebral osteomyelitis: a rare complication of transvaginal ultrasoundguided oocyte retrieval. *Fertil Steril.* 2000;73(6):1250–2.

[19] Debusscher F, Troussel S, Van Innis F, Holemans X. Spondylodiscitis after transvaginal oocyte retrieval for in vitro fertilisation. *Acta Orthop Belg.* 2005;71:249–51.

[20] Kim HH, Yun NR, Kim D-M, Kim SA. Successful delivery following staphylococcus aureus bacteremia after in vitro fertilization and embryo transfer. *Chonnam Med J.* 2015;51(1):47.

[21] Van Eenige MM, Scheele F, Van Haaften M, Westrate W, Jansen CAM. A case of a neurological complication after transvaginal oocyte retrieval. *J Assist Reprod Genet.* 1997;14(1):21–2.

[22] Sarhan A, Muasher S. Surgical complications of in vitro fertilization. *Middle East Fertil Soc J.* 2007;12:1–7.

[23] El-Shawarby SA, Margara RA, Trew GH, Lavery SA. A review of complications following transvaginal oocyte retrieval for in-vitro fertilization. *Hum Fertil.* 2004;7(2):127–33.

[24] Jones WR, Haines CJ, Matthews CD, Kirby CA. Traumatic ureteric obstruction secondary to oocyte recovery for in vitro fertilization: a case report. *J Vitr Fertil Embryo Transf.* 1989;6(3):185–7.

[25] Coroleu B, Lopez Mourelle F, Hereter L, Veiga A, Calderon G, Martinez F, et al. Ureteral lesion secondary to vaginal ultrasound follicular puncture for oocyte recovery in in-vitro fertilization. *Hum Reprod.* 1997;12(5):948–50.

[26] Fugita OE, Kavoussi L. Laparoscopic ureteral reimplantation for ureteral lesion secondary to transvaginal ultrasonography for oocyte retrieval. *Urology.* 2001;58(2):281.

[27] Vilos GA, Haebe J, Crumley TL, Maruncic MA, King JH, Denstedt JD. Serum biochemical changes after laparoscopy may be indicators of bladder injury. *J Am Assoc Gynecol Laparosc.* 2001;8(2):285–90.

[28] Healy EF, Walsh CA, Cotter AM, Walsh SR. Suprapubic compared with transurethral bladder catheterization for gynecologic surgery: a systematic review and meta-analysis. *Obstet Gynecol.* 2012;120(3):678–87.

[29] Khrouf M, Bouyahia M, Berjeb K, Braham M, Elloumi H, Merdassi G, et al. Perurethral transvesical route for oocyte retrieval: an old technique for a new indication. *Fertil Steril.* 2016;106(3):e129.

[30] Aisuodionoe-Shadrach O. Massive exsanguinating hematuria–a rare postoperative complication of transvaginal ultrasound-guided oocyte retrieval for in vitro fertilization. *Br J Urol Int.* 2010;036.

[31] Shi Y, Sun Y, Hao C, Zhang H, Wei D, Zhang Y, et al. Transfer of fresh versus frozen embryos in ovulatory women. *N Engl J Med.* 2018;378(2):126–36.

[32] Wisanto A, Bollen N, Camus M, De Grauwe E, Devroey P, Van Steirteghem AC. Effect of transuterine puncture during transvaginal oocyte retrieval on the results of human invitro fertilization. *Hum Reprod.* 1989;4(7):790–3.

[33] Davis LB, Ginsburg ES. Transmyometrial oocyte retrieval and pregnancy rates. *Fertil Steril.* 2004;81(2):320–2.

[34] Damario MA. Transabdominal-transperitoneal ultrasound-guided oocyte retrieval in a patient with Müllerian agenesis. *Fertil Steril.* 2002;78(1):189–91.

[35] Raziel A, Vaknin Z, Schachter M, Strassburger D, Herman A, Ron-El R, et al. Ultrasonographic-guided percutaneous transabdominal puncture for oocyte retrieval in a rare patient with Rokitansky syndrome in an in vitro fertilization surrogacy program. *Fertil Steril.* 2006;86(6):1760–3.

第61章 取卵过程中设备故障

Dealing with equipment failure during oocyte retrieval

Isla Robertson　Ying C. Cheong　著

郝桂敏　译　李　萍　校

> 病例：在经阴道取卵时抽吸了几个卵泡后，吸引泵发生故障并停止工作。检查电源并将其关闭再打开并没有效果。备用泵是从医院设备部门申请的，但推迟一段时间后到达时，它无法启动。

一、背景

经阴道取卵是所有 IVF 中心的常规操作。它是在超声引导下使用连接到阴道超声探头的单腔或双腔穿刺针进行的。吸力是由通过脚踏板操作的电动吸引泵产生的。一些临床医生通过双腔针的第二通道进行冲洗。

来自卵泡内的液体通过由吸引机产生的负压吸力来抽吸。与手动吸引相比，现代电动吸引泵在针尖给予快速吸力，并能长时间准确地保持恒定的真空。液体被吸入试管中，并由试管加热器加热（图 61-1）。将试管装满约 3/4，然后交给胚胎学家进行检查，并用空试管替换已取走试管[1]。

这种设置在大多数情况下都能可靠地运行，但偶尔也可能会因为设备问题而面临挑战。确切的发生率在文献中没有报道，但据说很少见[1]。至关重要的是，每个 TVOR 术者都应该知道在这种情况下该做什么以成功地完成取卵。一如既往，预防胜于治疗。面对意外事件，沟通是关键，应遵循管理流程以防止不良事件再次发生。

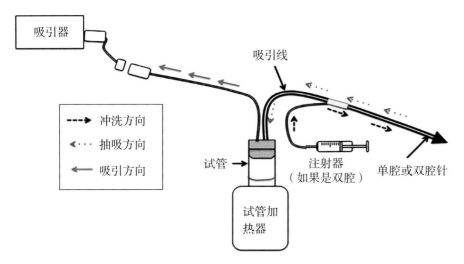

◀ 图 61-1　取卵系统示意图
经作者和出版者许可转载，引自参考文献 [1]

二、管理策略

（一）识别设备故障

处理任何技术性问题的第一步是识别。术者和整个 TVOR 团队必须对术中可能出现的技术问题保持敏感的临床意识。

（二）穿刺针堵塞

临床医生最可能遇到的问题是由血性卵泡液、血液或子宫内膜异位抽吸物阻塞穿刺针而导致抽吸失败。术者或助手应立即识别这一点，即当泵启动时卵泡液没有排入试管。首先，应旋转进针以确保卵泡壁组织不会阻塞针尖。如果使用双腔针头，应尝试低流量冲洗。如果液体仍未排出，则有必要从卵巢中抽出针头并进行逆行冲洗。如果使用双腔针，可以通过将针垂直放置在空试管中并用培养液冲洗来实现。如果未能成功，或者如果使用单腔针，可以将针从管子上拆下，并用少量培养液冲洗。操作者应确保及时将阻塞管道的物质冲洗到收集试管中，因为阻塞物质中可能含有卵母细胞。可能需要更换穿刺针和（或）吸引管。

（三）吸引速度慢

如果吸引流速缓慢或呈点滴状，有效的做法是检查试管是否密封。不完整的密封不利于在试管内建立足够的吸入压。要解决这个问题，可在试管顶部的塞子上轻轻按压以改善密封。应温和施力，因为施力过大可能会在试管中产生微小的裂缝，从而使问题加剧。

（四）卵泡液溢出

如果卵泡液溢出并吸入吸引机，这可能已损坏机器，应更换并联系制造商以获取有关清洁和维修的建议。如果吸引通过手动吸引而不是电动泵工作，则可能损坏脚踏板。在这种情况下，更换脚踏板并联系制造商进行维修或更换。出于安全原因，团队应注意将吸引器踏板电缆放置在远离重型手推车或人行道的地方，并避免电缆被不必要的损坏。

（五）人工吸引

万一无可用备用吸引器，或者仍不工作（病例），术者可以切换到人工吸引。这种方法本质上是使用更大的注射器（如 50ml）来产生吸力，即电动真空机在试管内产生的吸力。这种方法虽然有效，但并不理想，因为无法监控压力或无法使压力一致。

（六）术中清晰沟通

发生意外事件时，清晰的沟通至关重要。术者需要向其协助团队清晰地说明自己需要什么，并可考虑使用复述式的沟通方式来确保双方理解所有信息。需要与麻醉师进行良好的沟通，调整镇静剂量以延长手术时间。与胚胎学家的良好沟通也是必不可少的。

（七）记录和汇报设备故障

所有设备故障都必须清楚地记录在案，在机构的报告系统上报，并回顾学习和行为，以降低将来的风险。吸引设备故障也是临床风险，患者可能会面临更长的手术时间和更长的麻醉暴露时间。她们的术后疼痛和症状可能会更多。如果问题不能得到充分解决，则在排卵扳机后的有效时间窗内可能无法取到卵母细胞。在这种情况下，患者有权要求充分的解释，以及根据职责进行讨论。

三、预防

关于任何设备故障的问题不在于它是否会发生，而在于它何时会发生。一个好的预防策略将减少失败的机会，可以使其迅速识别，并有第二套计划，明确当它发生时该怎么做。毕竟，我们想要避免的是设备故障对患者的影响。

（一）设备数量充足且维护良好

强烈建议每个 ART 团队必须至少有两个吸引泵，既能满足正常工作，又能在手术室或附近使用。此外，与其只使用一个泵并将另一个作为备用泵，不如轮换使用。备用设备更易被遗忘，维护更少，因此易出现故障。

每个新的吸引泵都必须按照制造商的说明进行定期设置和维修。应保留该手册以供将来参考。

（二）术前设备检查

重要的是，在开始取卵之前，通过吸出一些培养基来测试整个系统。确保吸引泵已打开且吸引踏板正常工作（许多吸引泵在启动时会闪烁，有些会发出声音信号）。检查吸引压力装置，确定最大压力。检查针与管路系统的连接，确保它们连接紧密，没有漏气。确保吸引管系统是新的，未损坏且未打结。排除吸引试管中的所有裂缝，如果有则更换新的未损坏试管。检查针及针与管道系统的连接[2]。

（三）详细准备的后备方案

即使不止有一个泵，也可能需要手动吸引。这可能是因为备用泵也发生故障（病例）或在合适的时间范围内不可用。因此，TVOR 团队应进行手动吸引练习，以便在需要时立即知道该怎么做。

要点
挑战
- 取卵过程中的设备故障。

背景

- 罕见问题。
- 与长时间镇静有关的潜在临床风险。
- 获卵效果的风险。

管理策略

- 通过临床意识和清晰的沟通迅速识别。
- 系统地排除故障并根据需要将设备更换为可用的备用机。
- 备用工作泵、针和管道应立即可用。
- 如果没有可用的泵，则人工吸引。
- 记录和上报设备故障。

预防

- 设备数量充足，并且维护良好。
- 术前设备检查。
- 精心准备的后备方案。

四、一问一答

问题 1：在取卵过程中，诊所如何确保我的卵母细胞是安全的？

回答 1：由经过适当培训的专业人员根据完善的指南极其小心地进行卵细胞采集。并采取相应的措施防止设备故障。万一发生了问题，我们制订了方案以立即识别和纠正，以便安全地采集所有可用的卵细胞，并将其移交给实验室的胚胎学家。

问题 2：当我之前在另一个诊所采集卵细胞时，他们告诉我，他们只采集到了少量卵细胞，因为他们的设备在术中早期出现故障而无法采集所有的卵细胞。您怎么能确保这件事情不会再发生在我身上？

回答 2：取卵设备故障很少见，但如果发生这种情况，我们确实有后备方案。我们使用的每一种设备都不止一台，无论是吸引泵还是取卵针。如果取卵系统的任何部分出现故障，我们可以立即更换或使用备用机。

参考文献

[1] Cheong Y. What to do when the electric oocyte aspiration pump stops working. In: Cheong Y, Tulandi T, Li TC, editors. *Practical Problems in Assisted Conception*. Cambridge: Cambridge University Press; 2018, 107–9.

[2] D'Angelo, A., et al., Recommendations for good practice in ultrasound–oocyte pick-up: the practice. *Human Reproduction*, 2019, 34:20–21.

第四篇
胚胎移植
Embryo transfer

第62章　移植多少个胚胎

How many embryos to transfer?

Ellen Armstrong　Arri Coomarasamy　著

冯文娟　张意茗　译　　李　萍　校

> **病例**：一位具有既往 IVF 周期助孕失败史的 32 岁的患者，将进行囊胚移植。她接受了咨询并同意进行选择性的单胚胎移植。在移植当天，她有一个高质量的囊胚和一个较早期的囊胚。患者询问，既然第 2 个胚胎并不适合冷冻，她是否可以同时移植这 2 个胚胎以提高妊娠的机会。

一、背景

ART 的最终成功是一个健康的活产儿。理想的情况是，通过移植预后最好的单个胚胎来实现这一目标。单胚胎移植（single embryo transfer，SET）旨在减少治疗的最大风险，因为多胎妊娠与产妇和围产期的死亡率和发病率的显著增加有关[1-4]。然而，尽管如此，许多患者仍要求她们的服务者继续为其进行多胚胎移植，即使胚胎预后良好也是如此。专业指南往往具有灵活性和模糊性。许多临床医生认为，有关明显增加双胎出生风险的证据并不"令人信服"，而患者经常将这种风险最小化[5]。

（一）公布的趋势数据

在英国，根据人类受精与胚胎学管理局的数据，继 2007 年"一次一个"的运动之后，多胎率已经降到了历史最低水平，从 2008 年的 24% 下降到 2017 年的 10%（图 62-1）[6]。此外，多胎率的降低并没有减少活产率，而活产率在同一时期实际上一直在增加（图 62-2）[6]。

欧洲人类生殖与胚胎学学会报告了类似的趋势[7]。尽管移植的胚胎数量因国家而异，但总体而言，SET 的数量继续上升，双胚胎移植趋于平稳，而三胚胎和四胚胎移植的数量则有所下降。

美国辅助生殖技术学会（Society for Assisted Reproductive Technologies，SART）也报告了类似的趋势。2016 年和 2017 年分别有 42.2% 和 43.9% 的患者选择了 SET，87.4% 的 ART 妊娠结果是单胎[8]。

Cochrane 综述综合了 14 项关于移植胚胎数量的随机对照试验的证据，结论是当单个胚胎移植时，单次胚胎移植的活产数减少，但累积活产率不受影响[9]。然而，单胚胎移植可显著减少多胎出生[9]。

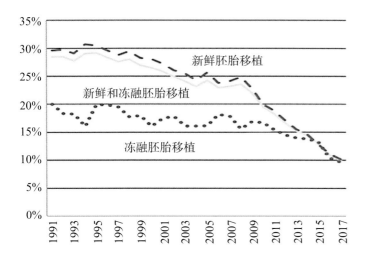

◀ 图 62-1　**1991—2017 年英国 ART 多胎率的下降**

经许可转载，引自 HFEA[6]

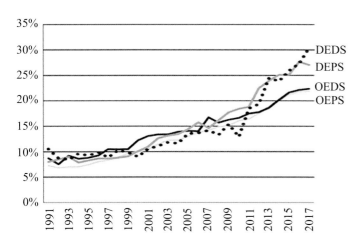

◀ 图 62-2　**1991—2017 年英国不断增长的 ART 生育率**

DE. 捐赠卵细胞；DS. 捐赠精子；OE. 自己的卵细胞；PS. 伴侣精子（经许可转载，引自 HFEA[6]）

（二）专业机构的建议

2014 年，英国 NICE 推荐所有拥有高质量囊胚的女性进行 SET[10]。

2017 年，美国生殖医学学会和 SART 联合建议，移植胚胎的数量应根据卵母细胞年龄、胚胎质量、患者之前是否有成功的 ART 活产、是否进行过基因测试来检查整倍性来决定[11]。对于所有年龄段的患者，只要对胚胎进行了基因测试，并有一个整倍体胚胎可以移植，无论发育阶段如何，都建议进行单胚胎移植。如果患者年龄在 38 岁以下，至少有一个高质量的胚胎进行了低温保存，或者如果患者有过 ART 活产史，也建议采用单胚胎移植。

二、管理策略

主要的挑战是如何在保持良好妊娠率的同时减少胚胎移植的数量（以及随之而来的多胎妊娠率），以及如何让患者参与进来，帮助她们理解和接受这一决定。为了保持重点和衡量进展，建议以一定的多胎妊娠率作为目标。这一目标应该既宏大又可以实现。例如，英国 HFEA 鼓励 ART 机构以 10% 的多胎妊娠率为目标[6]。

（一）多胎最小化策略

没有自己的数据集的新诊所应该遵循已公布的指南，并以其为基础进行多胎最小化策略（multiple birth minimization strategy，MBMS）。对于成熟的诊所来说，对单胎活产和多胎妊娠的治疗周期进行审计，可以完善 MBMS，并根据自己的结果对其进行微调。然后，诊所就可以建立标准，指导工作人员和患者移植多少个胚胎。

这些标准应接受定期审查。如果只移植 1 个胚胎，多胎活产的患者很可能是单胎活产，那么为什么要移植一个以上的胚胎呢？能通过对 MBMS 进行审查，以减少未来多胎妊娠的数量吗？评估卵母细胞年龄、移植胚胎的质量、ART 周期和任何倍性测试能改善妊娠结果，同时降低多胎率吗？所有移植 1 个以上胚胎的决定都是合理的吗？第 2 个胚胎能被冷冻保存吗？

定期审查，然后对工作人员和患者进行结果教育，将使诊所能够不断地更新 MBMS，直到达到高妊娠率和低多胎率的平衡。

（二）囊胚移植

发育到囊胚阶段的胚胎已被证明具有较高的植入潜力，这应该鼓励 SET[12-14]。Gardner 等发表的一项 RCT 显示，预后良好的患者在第 5 天移植单个囊胚，临床妊娠率为 60.9%，无多胎妊娠；相比之下，移植 2 个囊胚的患者妊娠率为 76%，多胎妊娠率为 47.4%[14]。两组的植入率在统计学上没有明显差异。其他小组也试图改进或简化分级系统[15-17]。

（三）延时摄影

延时技术可以使胚胎在培养箱中保持不受干扰，同时拍摄数千张照片，形成每个胚胎发育的信息目录。这与标准的形态评估方法不同，后者是将胚胎移出培养环境，并拍摄一张照片进行分析。

一些研究人员主要利用回顾性数据，开发了预测胚胎潜力的算法，从而帮助选择胚胎移植[18-21]。然而，2019 年，一项包含 9 项 RCT 研究的 Cochrane 回顾分析得出结论，延时技术的证据质量低甚至是非常低，因此没有足够的证据可以得出结论说它提高了妊娠的机会[22]。

（四）非整倍体植入前遗传学检测

非整倍体被认为是植入前和植入后胚胎丢失的常见原因之一。有许多文献主张使用 PGT-A 来帮助选择胚胎[23-26]。然而，常规使用 PGT-A 的好处仍有不确定性[27]。这个问题将在第 75 章进一步讨论。

如果已经进行了 PGT-A，NICE、ASRM 和 SART 的建议都认为应该移植单个整倍体胚胎[10-11]。

（五）胚胎冷冻保存

在有多个优质胚胎的情况下，患者可能会将 SET 误解为浪费了未移植的胚胎。然而，对多余的胚胎进行冷冻保存将保持较高的累积妊娠率，并且没有多胎妊娠的风险[28]。

（六）边缘型预后

确定一个预后好的患者应该有多少个胚胎的标准，是一个相对容易的工作。当这些标准被应用于预后不良的患者时，困难就出现了。有些病例很复杂，符合某些已确定的标准，而不符合其他标准。她们的胚胎质量可能处于边缘状态，因此不适合冷冻，或者她们可能已经有过 2 次不成功的治疗周期，但仍在 30 岁以下。如果这部分患者正在考虑进行多胚胎移植，则需要仔细考虑和风险咨询。

三、预防

（一）患者咨询和宣教

可以理解患者希望尽一切可能增加妊娠的机会，包括多胚胎移植。患者往往忽视多胎妊娠的风险[5]，甚至可能将双胎或三胎视为理想的结果[29]。因此，在治疗开始时，向夫妻双方充分解释一些问题是非常重要的。首先，是与多胎妊娠相关的重大且通常不可避免的风险。这些风险包括流产、先天性畸形、早产、围产期死亡率和发病率的增加，以及高血压、糖尿病、出血和手术分娩等产妇并发症[1-4]。其次，夫妻双方也应被告知冷冻保存剩余优质胚胎的用途。最后应明确说明 ART 机构的胚胎移植政策，以及国家对移植胚胎数量的所有法律限制。这是非常重要的，以避免以后在胚胎移植时与夫妻双方发生潜在的冲突。

（二）建议的个案管理

不可避免的是，一些患者会要求移植更多的胚胎，而不是按照他们医生的建议（病例）。当治疗开始，患者获得了培养中的胚胎，情感上就会希望用更多的胚胎。医护人员应花时间再次向这对夫妻解释选择移植胚胎数量的原因，以及多胎妊娠的重大风险。一旦患者明白了临床决定背后的原因，问题也就迎刃而解。

要点

挑战

- 移植胚胎的数量。

背景

- 历史上，为了增加妊娠机会移植多个胚胎。

- 这导致多胎妊娠率显著增加，伴随而来的是较高的孕产期和围产期的死亡率和发病率。

- 主要的挑战是如何在保持良好妊娠率的同时，减少移植胚胎的数量，进而降低多胎妊娠，以及如何让患者理解和接受该决定。

- 为了帮助保持专注和判断进展，建议以一定的多胎妊娠率为目标。在英国，这个比例是 10%。

- ART 机构应针对预后良好的病例进行单胚胎移植。

管理策略

- 每一个 ART 机构都应该有一个多胎最小化策略，要么基于机构以前的结果，要么（对于新机构）根据专业机构的指导方针。这一策略将有助于建立指导工作人员和患者确定需要移植多少个胚胎的标准。
- 应定期审查和更新 MBMS，直到达到高妊娠率和低多胎率之间的平衡。
- RCT 显示，预后良好的患者移植 1 枚囊胚，就可获得大于 60% 的妊娠率。
- 延时摄影技术和 PGT-A 的使用已经显示出一些预期结果，但仍有未被证实的好处。
- 冷冻保存适宜的剩余胚胎将保持高累积妊娠率，而不会增加多胎妊娠的风险。

预防

- 必须在治疗开始时对夫妻双方充分解释，移植多个胚胎会提高多胎妊娠率及其相关风险。
- 应向夫妻解释清楚本机构的胚胎移植策略和国家法律对胚胎移植数量的限制，这将有助于避免可能在后续的胚胎移植阶段发生的潜在冲突。

四、一问一答

问题 1：我想生双胎，那么我可以移植 2 个胚胎吗？

回答 1：双胎妊娠的问题是，失去妊娠（流产）的机会要高得多，还存在如出生缺陷、早产、出血、高血压、糖尿病和需要剖宫产的问题。这就是为什么我们不建议移植 2 个胚胎。相反，我们建议只移植 1 个胚胎，并将另外 1 个胚胎冷冻起来供将来使用。

问题 2：我的第二个胚胎不是最优质的，那么我是否应该将其一起移植？

回答 2：我们不建议这样做。我们计划移植最优质的胚胎，而且您很年轻，所以您的妊娠机会很高。移植第 2 个胚胎不会增加多少妊娠率，但会增加双胎的机会，而这会带来较高的风险。

问题 3：我无法负担再一次试管婴儿周期，那么我可以移植最大数量的胚胎吗？

回答 3：胚胎移植数量是根据您的多胎妊娠风险来决定的。冷冻保存的多余胚胎可以在冻胚移植周期中复苏移植，通常比新鲜的 IVF 周期更经济实惠。这可以让您在不影响妊娠结局的情况下获得更安全的治疗。

参考文献

[1] Fauser BC, Devroey P, Macklon NS. Multiple birth resulting from ovarian stimulation for subfertility treatment. *Lancet* 2005; 365: 1807–16.

[2] Senat MV, Ancel PY, Bouvier-Colle MH, Bréart G. How does multiple pregnancy affect maternal mortality and morbidity? *Clin Obstet Gynecol* 1998; 41: 78–83.

[3] The ESHRE Capri Workshop Group. Multiple gestation pregnancy. *Hum Reprod* 2000; 15: 1856–64.

[4] Wen SW, Demissie K, Yang Q, Walker MC. Maternal morbidity and obstetric complications in triplet pregnancies and quadruplet and higher-order multiple pregnancies. *Am J Obstet Gynecol* 2004; 191: 254–8.

[5] Klitzman R. Deciding how many embryos to transfer: ongoing challenges and dilemmas. *Reprod Biomed Soc Online.* 2016;3:1–15.

[6] Human Fertilisation and Embryology Authority. Fertility trends and figures May 2019. https://www.hfea.gov.uk/media/2894/fertility-treatment-2017-trends-and-figuresmay- 2019.

[7] Ch. De Geyter, C. Calhaz-Jorge, M.S. Kupka, C. Wyns, E. Mocanu, T. Motrenko, G. Scaravelli, J. Smeenk, S. Vidakovic,and V. Goossens. ART in Europe, 2014: results generated from European registries by ESHRE. *Hum Reprod* 2018 July; 33(9): 1586–1601.

[8] Society for Assisted Reproductive Technology. Final National Summary Report for 2017. https://www.sartcorsonline.com/rptCSR_ PublicMultYear.aspx?reportingYear=2017

[9] Pandian Z, Marjoribanks J, Ozturk O, Serour G, Bhattacharya S. Number of embryos for transfer following in vitro fertilisation orintra-cytoplasmic sperm injection (Review), 2013. *Cochrane Database of Systematic Reviews*, Issue 7. Art. No.: CD003416.

[10] National Institute for Health and Care Excellence. Fertility problems; Quality standard [QS73]; Quality Statement 8: number of embryos transferred; October 2014. https:// www. nice.org.uk/guidance/qs73/chapter/ Quality-statement-8- Number-of-embryostransferred.

[11] Practice Committee of the American Society for Reproductive Medicine, and the Practice Committee of the Society for Assisted Reproductive Technology. Guidance on the limits to the number of embryos to transfer: a committee opinion. *Fertil Steril* 2017; 0015–0282.

[12] Gardner DK, Schoolcraft WB, Wagley L, Schlenker T, Stevens J, Hesla J. A prospective randomized trial of blastocyst culture and transfer in in-vitro fertilization. *Hum Reprod* 1998; 13(12):3434–40.

[13] Gardner DK, Lane M, Steven J, Schlenker T, Schoolcraft WB. Blastocyst score affects implantation and pregnancy outcome: towards a single blastocyst transfer. *Fertil Steril* 2000; 73(6):1155–8.

[14] Gardner DK, Surrey E, Minjarez D, Leitz A, Stevens J, Schoolcraft WB. Single blastocyst transfer: a prospective randomized trial. *Fertil Steril* 2004; 81(3):551–5.

[15] Balaban B, Yakin K, Urman B. Randomized comparison of two different blastocyst grading systems. *Fertil Steril* 2006;85(3):559–63.

[16] Alpha Scientists in Reproductive Medicine and ESHRE Special Interest Group of Embryology. The Istanbul consensus workshop on embryo assessment: proceedings of an expert meeting. *Hum Reprod* 2011;26(6):1270–8.

[17] Richardson A, Brearley S, Ahitan S, Chamberlain S, Davey T, Zujovic L, Hopkisson J, Campbell B, Raine-Fenning N. A clinically useful simplified blastocyst grading system. *Reprod Biomed Online* 2015;31:523–30.

[18] Marcos M, Herrero J, Tejera A, Hilligs K, Ramsing N, Remohı J.The use of morphokinetics as a predictor of embryo implantation. *Human Reprod* 2011;26(10):2658–71.

[19] Rubio I, Galan A, Larreategui Z, Ayerdi F, Bellver J, Herrero J, Meseguer M. Clinical validation of embryo culture and selection by morphokinetic analysis: a randomized, controlled trial of the EmbryoScope. *Fertil Steril* 2014;102(5):1287–94.

[20] FishelS, Campbell A, Montgomery S, Smith R, Nice L, Duffy S, Jenner L, Berrisford K, Kellam L, Smith R, D'Cruz I, Beccles A. Live births after embryo selection using morphokinetics versus conventional morphology: a retrospective analysis. *Reproductive BioMedicine Online* 2017;35(4):407–16.

[21] Campbell A, Fishel S, Bowman N,. Duffy S, Sedler M, Thornton S. Retrospective analysis of outcomes after IVF using an aneuploidy risk model derived from time-lapse imaging without PGS. *Reproductive BioMedicine Online* 2013;27(2):140–6.

[22] Armstrong S, Bhide P, Jordan V, Pacey A, Marjoribanks J, Farquhar C. Time-lapse systems for embryo incubation and assessment in assisted reproduction. *Cochrane Database of Syst Rev* 2019, Issue 5. Art. No.: CD011320.

[23] Forman EJ, Hong KH, Ferry KM, Tao X, Taylor D, Levy B, Treff NR, Scott R. In vitro fertilization with single euploid blastocyst transfer: a randomized controlled trial. *Fertil Steril* 2013; 100(1):100–7.

[24] Rubio C, Bellver J, Rodrigo L, et al. In vitro fertilization with preimplantation genetic diagnosis for aneuploidies in advanced maternal age: a randomized, controlled study. *Fertil Steril* 2017;107(5):0–7.

[25] Munne S, Kaplan B, Frattarelli JL, Gysler M, Child TJ, Nakhuda G, et al. Global multicenter randomized controlled trial comparing single embryo transfer with embryo selected by preimplantation genetic screening using next-generation sequencing versus morphologic assessment. *Fertil Steril* 2017;108(3):e19.

[26] Munne S, Kaplan B, Frattarelli JL, Child T, Nakhuda G, Shamma FN, et al. Preimplantation genetic testing for aneuploidy versus morphology as selection criteria for single frozen-thawed embryo transfer in good-prognosis patients: a multicenter randomized clinical trial. *Fertil Steril* 2019;112(6):1071–9.

[27] Pagliardini L, Viganò P, Alteri A, Corti L, Somigliana E, Papaleo E. Shooting STAR: reinterpreting the data from the 'Single Embryo TrAnsfeR of Euploid Embryo' randomized clinical trial. *Reprod Biomed Online.* 2020;40(4):475–8.

[28] Wong KM, van Wely M, Mol F, Repping S, Mastenbroek S. Fresh versus frozen embryo transfers in assisted reproduction. *Cochrane Database Syst Rev* 2017 Mar 28.

[29] Mendoza R, Jáuregui T, Diaz-Nuñez M, de la Sota M, Hidalgo A, Ferrando M, et al. Infertile couples prefer twins: analysis of their reasons and clinical characteristics related to this preference. *J Reprod Infertil* 2018;19(3):167–73.

第63章 ART 中子宫内膜发育不良
Poor endometrial development in ART

Jyotsna Pundir　Arri Coomarasamy　著

武　斌　张意茗　译　李　萍　校

病例 1：一名 32 岁的患者接受了第 1 个 IVF 周期，注射了 150U 人类绝经期促性腺激素，卵泡发育良好，并准备进行人绒毛膜促性腺激素扳机。然而，她的子宫内膜厚度只有 5mm。

病例 2：一位 33 岁的患者正在接受她的第 1 个冻胚 IVF 周期。在使用 6mg/d 的雌二醇治疗 14 天后，她的子宫内膜厚度仅为 4mm。

病例 3：一位 29 岁的患者正在进行她的第 1 次 IVF 尝试，现在是她的促性腺激素刺激的第 13 天，准备进行 hCG 扳机。然而，尽管她的子宫内膜尺寸为 9mm，但外观不均匀，没有"三线"外观。患者报告有阴道点滴出血。

一、背景

成功的植入需要有足够优质的胚胎、可容受的子宫内膜及两者的同步性。多种子宫内膜的特性（如子宫内膜厚度、子宫内膜形态和子宫内膜下血流等）被认为是影响预后的因素[1-3]。

子宫内膜厚度（endometrial thickness，EMT）与循环雌激素的增加直接相关[4]。子宫内膜在增殖期最初很薄，与子宫肌层组织相比，超声回声很高。随着卵泡的发育和雌二醇浓度的升高，子宫内膜的厚度会增加。在排卵期前后，子宫内膜出现三条线的外观，此时有高回声线围绕着低回声核心，中央有高回声线（图 63-1）。排卵后，低回声的外观逐渐改变，在分泌期变得更厚和更高回声。超声检查子宫内膜厚度的正常范围是月经期 1～4mm，增殖期 4～8mm，分泌期 7～14mm[5]。

不同研究对"薄"子宫内膜的定义是不同的，排卵扳机日的 EMT<7mm 是最常见的截止值[6]。问题在于，据报道，有 5% 的 40 岁以下的女性在自然周期出现薄型内膜，而在 41—45 岁的女性中，有 25% 的薄型内膜[7]。薄型子宫内膜在 ART 周期中的发生率为 1%～3.9%[6, 8]。这可能是一个低估的数据，因为它只代表了胚胎移植的周期，而许多子宫内膜较薄的周期可能被取消了。对于什么是 ART 中持续薄型子宫内膜，以及受影响的治疗周期的数量，目前还没有达成共识，也缺乏这方面的研究报道[9]。

EMT 似乎不妨碍植入[10]，因为据报道在 ART 周期中，在 hCG 当天 EMT 低至 3.8mm 的情

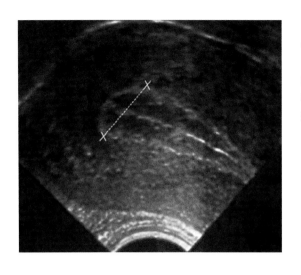

◀ 图 63-1　在 IVF 新鲜周期的 hCG 扳机日的经阴道超声扫描，显示三线征及子宫内膜厚度（虚线）。子宫内膜厚度是在两个相对的子宫内膜 – 肌层交界处（交叉点）的最宽部分进行测量的

况下也能妊娠[11, 12]。然而，EMT 似乎与预测 IVF 后受孕的概率有关。一项系统回顾和 Meta 分析显示，子宫内膜薄于 7mm 的组别，临床妊娠的概率明显较低（OR=0.42，95%CI 0.27～0.67，P=0.0003)[6]。

尽管早期有报道称子宫内膜厚（＞14mm）对 IVF 妊娠率有不利影响，但最近的数据却没有证实这一点，表明这些患者的植入或妊娠率并没有下降[13, 14]。

子宫内膜形态也被认为是预测植入和妊娠结果的重要指标；然而，研究结果是矛盾的。一些研究发现子宫内膜形态与 IVF 结果存在关联[15, 16]，而其他研究则显示没有明显的关联性[17, 18]。一项研究报道称，子宫内膜无三线形态的流产率明显高于有三线模式的病例[19, 20]。这可能是因为孕激素提前升高导致分泌性子宫内膜模式提前。遗憾的是，由于研究中使用了不同的子宫内膜形态分类系统，因此无法进行 Meta 分析[6]。

子宫血流也与植入有关。子宫动脉血管阻抗的增加[21, 22]和子宫内膜血流的减少[23]与种植率和妊娠率的降低有关。子宫内膜的血管化受到血管内皮生长因子的调节，有证据表明，子宫内膜薄的女性 VEGF 表达减少，血管发育不良[24]。

（一）导致子宫内膜薄的原因

子宫内膜薄的潜在原因包括雌激素水平低（可能继发于卵泡发育不良）、Asherman 综合征（宫腔内粘连）、既往的宫内手术（包括刮宫）、既往的子宫肌瘤挖除术、感染（产后子宫内膜炎、败血性流产）、辐射或米勒管发育异常。

（二）评估子宫内膜的流程

1. 患者的病史
详细的患者病史可能会揭示出上述任何可能损害子宫内膜的有害事件。

2. 超声
超声是 IVF 周期中评估子宫内膜最常用的工具，因为它快速、无创、易于操作，而且对 EMT 和形态都有可重复性。子宫内膜厚度应经阴道测量，是指在矢状面中部靠近宫底最厚部分的子宫内膜和子宫肌层交界处的最大回声距离。测量的是从一个子宫内膜基底层界面穿过子宫内膜腔到另一个基底层界面的最厚回声区。如果发现子宫内膜较薄，建议重复测量。

3. 功率多普勒超声

功率多普勒超声已被评估为预测子宫内膜容受性的措施，因为人们认为血管化的程度可以作为子宫内膜成熟的标志。彩色多普勒信号是在子宫动脉及其在子宫肌层外 1/3 处的上行支测量的。一些早期的研究用搏动指数来衡量血流阻抗，发现搏动指数低的女性种植率更高[3]。然而，最近在胚胎移植当天测量超声多普勒的研究表明，该测量不能预测成功的周期[25]。

4. 三维超声

由于三维超声能清楚地显示子宫肌层和子宫内膜之间的界限，并且在计算子宫内膜体积方面具有很高的可重复性，因此已被研究作为一种帮助预测着床的工具。然而，在平均子宫内膜体积和 IVF 结果之间还没有显示出明确的关系。似乎子宫内膜体积（endometrial volume，EV）＞2ml 时具有良好的子宫内膜容受性，而体积＜1ml 时极不可能妊娠[26]。然而，ROC 曲线分析并不能预测活产率，并且没有低于该值就不可能妊娠的临界值[27]。

三维超声功率多普勒血管造影具有同时评估 EV 和子宫内膜血流（endometrial blood flow，EBF）的优势。计算机（VOCAL）程序自动计算 EV 和三种血管造影功率多普勒指数：血管化指数（vascularization index，VI）- 血管数量，子宫内膜下血流指数（flow index，FI）- 血流，子宫内膜下血管化血流指数（vascularization flow index，VFI）- 子宫内膜灌注。初步报道提示，EV、VI、FI 和 FVI 对妊娠有预测作用[28]。然而，最近在胚胎移植当天测量这些变量的研究表明，这些测量不能预测成功的周期[29]。

5. 激素评估

由于雌二醇刺激子宫肌层和子宫内膜细胞的增殖，血清中的雌二醇水平已被证明与自然和刺激周期的子宫内膜厚度相关。然而，由于子宫内膜的发育在宽范围的血清浓度内发生，血清雌二醇还没有被证明是自然或人工周期中子宫内膜容受性的可靠指标[30]。

6. 宫腔镜检查

如果发现子宫内膜较薄，特别是当病史提示有损伤性事件时，建议进行宫腔镜检查以评估子宫内膜腔是否有病变（如粘连）。在同一环境下，可同时进行粘连松解术等治疗[31]。

二、管理策略

（一）新鲜 IVF 周期中的薄型子宫内膜

偶尔，在一个新的 IVF 周期中，可能没有足够的卵泡发育，这可能导致子宫内膜变薄。在这种情况下，增加促性腺激素的剂量可能是合适的，有助于促进卵泡发育和雌二醇水平，从而促进子宫内膜发育。然而，病例 1 中的情况经常发生在有足够的卵泡发育和雌二醇水平的情况下。在这种情况下，增加促性腺激素的用量是没有价值的。

如果子宫内膜很薄（阈值＜7mm），一种选择可能是取卵后冷冻所有胚胎，并在以后提供冷冻胚胎移植。相反，如果以前没有失败的周期，并且有优质的囊胚可以移植，只要子宫内膜至少有 6mm 厚，继续治疗周期可能有一定的好处[12]。

对于后续的新周期，没有足够的证据建议改变刺激药物或特定的刺激方案（自然周期或激素替代）来准备子宫内膜，以提供更好的妊娠结果。

（二）冻融 IVF 周期的薄型子宫内膜

口服雌激素经常被用来增厚子宫内膜，为 FET 周期做准备，因为它在子宫内膜的再生和生长中起着至关重要的作用。如果使用标准的雌激素方案后，子宫内膜仍然很薄，可尝试以下策略。

- 增加剂量和（或）持续时间：一项研究报道，外源性雌激素治疗延长 14～82 天，使平均 EMT 从 6.7mm 显著增加到 8.6mm[32]。
- 改变给药途径：经皮和阴道给药途径可通过绕过第一道肝脏代谢增加雌二醇的血清浓度。然而，经皮雌激素和口服雌激素[33] 在 EMT 和临床结果方面没有显著差异的报道。在子宫内膜反应不足（被视为<10mm）的赠卵受体中使用皮下 E_2 颗粒被证明可显著增加 EMT[34]。
- 雌激素剂量和给药途径的恒定与增加：一项研究评估了雌二醇的替代模式和给药途径对接受卵母细胞捐赠周期新鲜胚胎移植的女性生殖结果的影响，并报道了恒定剂量与增加剂量的雌激素口服或经皮补充之间的活产率没有差异[35]。

很少有证据可以在雌激素的剂量和联合治疗的潜在作用方面指导临床医生。然而，许多临床医生根据经验使用高剂量的口服雌激素，并可能与经皮雌激素治疗相结合。典型的治疗方案包括以下内容。

- 高达 20mg/d 的口服雌激素。
- 高达 10mg/d 的口服雌激素，外加每周 2 次 200μg 雌二醇贴片。

（三）佐剂

在子宫内膜薄的 ART 周期中，已经尝试了一些佐剂（激素、血管或生长因子）。

1. 激素类佐剂

- 黄体期雌二醇：一项回顾性队列研究观察了新鲜 IVF 周期中，在 hCG 扳机当天 EMT<8mm 的患者中，从 hCG 扳机当天开始添加 4mg 雌二醇，直到妊娠 12 周，EMT 或妊娠率没有明显差异[36]。
- 卵泡期的 hCG 启动：在 HRT 周期的后续阶段皮下注射 hCG 已经被评估，因为 hCG/LH 受体早在卵泡期子宫内膜上皮就可以观察到，并可能调节子宫内膜的分化和血管生成[37]。来自观察性研究的有限数据显示 EMT 和妊娠有明显增加[38]。然而，较高剂量的卵泡期 hCG 也被证明会对 EMT 正常的卵母细胞受体的 EMT 和容受性产生不利影响[39]。
- 黄体期 GnRH 激动药：一项 RCT 报道了在黄体期对取卵时子宫内膜薄的患者注射 GnRH 激动药，EMT 和临床妊娠率的显著改善。然而，这些结果没有被复制[40]。

2. 血管佐剂改善子宫血流

- 小剂量阿司匹林：阿司匹林可抑制血栓素的合成，降低子宫动脉血管阻力，改善子宫血流。虽然在未经选择的 IVF 患者中没有显示出任何益处[41]，但一些临床医生使用小剂量阿司匹林（75～150mg/d），希望能改善结果，但没有良好的证据支持这种做法。

- 西地那非：枸橼酸西地那非是一种 5 型磷酸二酯酶抑制药，可阻止环磷酸鸟苷（cyclic guanosine monophosphate，cGMP）的分解，增强一氧化氮对血管平滑肌的松弛作用，从而可能改善子宫内膜血流量。支持其使用的证据相互矛盾。最初的观察数据显示，在新鲜周期卵泡期使用西地那非，可以改善 EMT[42] 和妊娠率[43]。两项 RCT 研究在 HRT（FET）周期中使用西地那非，其中一项未能观察到 EMT 的任何改善[44]，而另一项 RCT 报道 EMT 明显增加，化学妊娠率无明显改善[45]。

- 己酮可可碱与生育酚：己酮可可碱（pentoxifylline，PTX）是一种肿瘤坏死因子 α（tumor necrosis factor α，TNFα）的拮抗药，也是一种具有血管扩张作用的非特异性磷酸酯酶抑制药，它通过降低血液的黏度来改善血流特性。生育酚（维生素 E）作为一种抗氧化剂，在氧化应激时清除活性氧。当一起给药时，它可以加强 PTX 的作用，同时其本身也是一种血管扩张药。两项小型观察性研究显示，患者接受 PTX 和生育酚治疗 6～8 个月[46, 47]，EMT 和妊娠情况得到改善。

3. 生长因子

在子宫内膜薄的情况下，已经尝试过宫内注射"生长因子"（如粒细胞集落刺激因子、富集血小板血浆和干细胞）的方法，但没有强有力的证据来支持它们的使用[48-50]。

（四）个案处理

在病例 1 中，建议取消移植并冷冻所有胚胎。虽然有报道表明 EMT 为 3.8mm 就可以妊娠[11, 12]，但子宫内膜较厚的情况下，妊娠的机会要高得多[6]。

对于病例 2，合理的做法是将口服雌激素的剂量增加到最高 20mg/d，或者使用 10mg/d 并联合每周 2 次 200μg 雌二醇贴剂。如果这不能使子宫内膜增厚，最好取消周期，使用更高剂量的雌激素重新开始。

病例 3 并不少见，子宫内膜形态并不是子宫内膜容受性的完全准确的评估工具。阴道点滴出血是一个令人担忧的迹象；因此，应考虑冷冻所有胚胎，以便随后进行 FET。如果停止出血，并且子宫内膜＞6mm，可以考虑继续进行胚胎移植。

要点

挑战

- ART 中子宫内膜发育不良。

背景

- 胚胎与子宫内膜的同步是成功着床的必要条件。
- 目前还没有"理想"的子宫内膜厚度，有报道称妊娠时子宫内膜厚度仅为 3.8mm。
- 在大多数研究中，至少 7mm 的厚度被用作正常的临界值，这与改善妊娠率密切相关。
- 子宫内膜三线外观是理想的，可提高妊娠率。

管理策略

- 子宫内膜的评估。
  - 超声检查：主要检查子宫内膜厚度和形态。三维体积和功率多普勒扫描已经测试，但与妊娠结局的相关性不一致。
  - 激素测定：雌二醇水平尚未被证明是评估容受性的有用的辅助手段。
  - 宫腔镜检查排除粘连。
- 新鲜周期中薄型子宫内膜的治疗。
  - 接受卵巢刺激的薄型子宫内膜患者可能得到以下建议。
    - ➢ 对妊娠率的影响尚不清楚。
    - ➢ 即便子宫内膜越厚，妊娠的可能性越高，但仅仅因为 EMT 不佳而取消 IVF 治疗周期似乎是不合理的。
    - ➢ EMT＜7mm 可能对妊娠率和活产率产生负面影响。
  - 没有足够的证据建议改变刺激药物或特定的刺激方案（自然周期或激素替代）来准备子宫内膜可以获得更好的妊娠结局。
  - 子宫内膜小于 7mm 时可考虑冷冻胚胎、宫腔镜检查及随后进行 FET。
- 冻融周期中薄型子宫内膜的治疗。
  - 应告知患者子宫内膜厚度＜7mm 可能会对妊娠和活产率产生负面影响。
  - 可以在激素替代和自然周期之间切换；然而，迄今为止还没有研究比较这些方法对薄子宫内膜患者的有效性。
  - 可以尝试大剂量、不同途径或联合使用两种雌激素。
- 一些佐剂（激素、血管或生长因子）已尝试应用于 ART 周期中的薄型子宫内膜，但没有充分的证据支持它们的使用。

三、一问一答

问题 1：我产生了大量的卵细胞和胚胎，那么为什么要把它们全部冷冻起来，而不进行胚胎移植？

回答 1：除了胚胎之外，您还需要一个发育良好的子宫内膜才能妊娠。这通常是对您的卵巢在排卵时产生的激素做出的反应，但由于某些原因，它没有发生在您身上。尽管能产生大量的卵细胞，但您的子宫内膜很薄。如果我们现在移植胚胎，您妊娠的概率会很低。所以，最好把它们都冷冻起来，研究一下子宫内膜薄的原因，并在进行胚胎移植之前设法解决这个问题。

问题 2：为什么为我需要准备这么长时间才能进行冷冻胚胎移植？

回答 2：我们需要让您的子宫内膜达到一定厚度，以增加妊娠的机会，为此我们给您服用雌激素片。有些女性需要比平时更长的时间来达到这个目标，所以我们将继续下去，直到达到理想的子宫内膜厚度，给您最好的机会。

参考文献

[1] De Geyter C, Schmitter M, De Geyter M, Nieschlag E, Holzgreve W, Schneider HP. Prospective evaluation of the ultrasound appearance of the endometrium in a cohort of 1,186 infertile women. *Fertil Steril.* 2000;73(1):106–13.

[2] Järvelä IY, Sladkevicius P, Kelly S, Ojha K, Campbell S, Nargund G. Evaluation of endometrial receptivity during in-vitro fertilization using three-dimensional power Doppler ultrasound. *Ultrasound Obstet Gynecol.* 2005;26(7):765–9.

[3] Wang L, Qiao J, Li R, Zhen X, Liu Z. Role of endometrial blood flow assessment with color Doppler energy in predicting pregnancy outcome of IVF-ET cycles. *Reprod Biol Endocrinol.* 2010;8:122.

[4] Hershko-Klement A, Tepper R. Ultrasound in assisted reproduction: a call to fill the endometrial gap. *Fertil Steril.* 2016;105(6):1394–402.e4.

[5] Bakos O, Lundkvist O, Bergh T. Transvaginal sonographic evaluation of endometrial growth and texture in spontaneous ovulatory cycles—a descriptive study. *Hum Reprod.* 1993;8(6):799–806.

[6] Kasius A, Smit JG, Torrance HL, Eijkemans MJ, Mol BW, Opmeer BC, et al. Endometrial thickness and pregnancy rates after IVF: a systematic review and meta-analysis. *Hum Reprod Update.* 2014;20(4):530–41.

[7] Sher G, Herbert C, Maassarani G, Jacobs MH. Assessment of the late proliferative phase endometrium by ultrasonography in patients undergoing in-vitro fertilization and embryo transfer (IVF/ET). *Hum Reprod.* 1991;6(2): 232–7.

[8] Shufaro Y, Simon A, Laufer N, Fatum M. Thin unresponsive endometrium—a possible complication of surgical curettage compromising ART outcome. *J Assist Reprod Genet.* 2008;25(8):421–5.

[9] Liu KE, Hartman M, Hartman A. Management of thin endometrium in assisted reproduction: a clinical practice guideline from the Canadian Fertility and Andrology Society. *Reprod Biomed Online.* 2019;39(1):49–62.

[10] Noyes N, Hampton BS, Berkeley A, Licciardi F, Grifo J, Krey L. Factors useful in predicting the success of oocyte donation: a 3-year retrospective analysis. *Fertil Steril.* 2001;76(1):92–7.

[11] Kolibianakis EM, Zikopoulos KA, Fatemi HM, Osmanagaoglu K, Evenpoel J, Van Steirteghem A, et al. Endometrial thickness cannot predict ongoing pregnancy achievement in cycles stimulated with clomiphene citrate for intrauterine insemination. *Reprod Biomed Online.* 2004;8(1):115–8.

[12] Richter KS, Bugge KR, Bromer JG, Levy MJ. Relationship between endometrial thickness and embryo implantation, based on 1,294 cycles of in vitro fertilization with transfer of two blastocyst-stage embryos. *Fertil Steril.* 2007;87(1):53–9.

[13] Dietterich C, Check JH, Choe JK, Nazari A, Lurie D. Increased endometrial thickness on the day of human chorionic gonadotropin injection does not adversely affect pregnancy or implantation rates following in vitro fertilization-embryo transfer. *Fertil Steril.* 2002;77(4):781–6.

[14] Yoeli R, Ashkenazi J, Orvieto R, Shelef M, Kaplan B, Bar-Hava I. Significance of increased endometrial thickness in assisted reproduction technology treatments. *J Assist Reprod Genet.* 2004;21(8):285–9.

[15] Dechaud H, Bessueille E, Bousquet PJ, Reyftmann L, Hamamah S, Hedon B. Optimal timing of ultrasonographic and Doppler evaluation of uterine receptivity to implantation. *Reprod Biomed Online.* 2008;16(3):368–75.

[16] Zhao J, Zhang Q, Li Y. The effect of endometrial thickness and pattern measured by ultrasonography on pregnancy outcomes during IVF-ET cycles. *Reprod Biol Endocrinol.* 2012;10:100.

[17] Rashidi BH, Sadeghi M, Jafarabadi M, Tehrani Nejad ES. Relationships between pregnancy rates following in vitro fertilization or intracytoplasmic sperm injection and endometrial thickness and pattern. *Eur J Obstet Gynecol Reprod Biol.* 2005;120(2):179–84.

[18] Bozdag G, Esinler I, Yarali H. The impact of endometrial thickness and texture on intracytoplasmic sperm injection outcome. *J Reprod Med.* 2009;54(5):303–11.

[19] Yang W, Zhang T, Li Z, Ren X, Huang B, Zhu G, et al. Combined analysis of endometrial thickness and pattern in predicting clinical outcomes of frozen embryo transfer cycles with morphological good-quality blastocyst: A retrospective cohort study. *Medicine (Baltimore).* 2018;97(2):e9577.

[20] Chen SL, Wu FR, Luo C, Chen X, Shi XY, Zheng HY, et al. Combined analysis of endometrial thickness and pattern in predicting outcome of in vitro fertilization and embryo transfer: a retrospective cohort study. *Reprod Biol Endocrinol.* 2010;8:30.

[21] Coulam CB, Bustillo M, Soenksen DM, Britten S. Ultrasonographic predictors of implantation after assisted reproduction. *Fertil Steril.* 1994;62(5):1004–10.

[22] Cacciatore B, Simberg N, Fusaro P, Tiitinen A. Transvaginal Doppler study of uterine artery blood flow in in vitro fertilizationembryo transfer cycles. *Fertil Steril.* 1996;66(1):130–4.

[23] Chien LW, Au HK, Chen PL, Xiao J, Tzeng CR. Assessment of uterine receptivity by the endometrial-subendometrial blood flow distribution pattern in women undergoing in vitro fertilization-embryo transfer. *Fertil Steril.* 2002;78(2):245–51.

[24] Miwa I, Tamura H, Takasaki A, Yamagata Y, Shimamura K, Sugino N. Pathophysiologic features of "thin" endometrium. *Fertil Steril.* 2009;91(4):998–1004.

[25] Prasad S, Goyal R, Kumar Y, Nayar P, Hajela S, Kumaran A, et al. The Relationship Between Uterine Artery two-dimensional Color Doppler Measurement and Pregnancy Outcome: A Prospective Observational Study. *J Reprod Infertil.* 2017;18(2):251–6.

[26] Maged AM, Kamel AM, Abu-Hamila F, Elkomy RO, Ohida OA, Hassan SM, et al. The measurement of endometrial

volume and sub-endometrial vascularity to replace the traditional endometrial thickness as predictors of. *Gynecol Endocrinol.* 2019;35(11):949–54.

[27] Boza A, Oznur DA, Mehmet C, Gulumser A, Bulent U. Endometrial volume measured on the day of embryo transfer is not associated with live birth rates in IVF: A prospective study and review of the literature. *J Gynecol Obstet Hum Reprod.* 2020:101767.

[28] Kim A, Jung H, Choi WJ, Hong SN, Kim HY. Detection of endometrial and subendometrial vasculature on the day of embryo transfer and prediction of pregnancy during fresh in vitro fertilization cycles. *Taiwan J Obstet Gynecol.* 2014;53(3):360–5.

[29] Zhang T, He Y, Wang Y, Zhu Q, Yang J, Zhao X, et al. The role of three-dimensional power Doppler ultrasound parameters measured on hCG day in the prediction of pregnancy during in vitro fertilization treatment. *Eur J Obstet Gynecol Reprod Biol.* 2016;203:66–71.

[30] Li TC, Warren MA, Cooke ID. Is the measurement of oestradiol/progesterone ratios in the peri-implantation period of any value in predicting endometrial development? *Hum Reprod.* 1993;8(3):374–8.

[31] Myers EM, Hurst BS. Comprehensive management of severe Asherman syndrome and amenorrhea. *Fertil Steril.* 2012;97(1):160–4.

[32] Chen MJ, Yang JH, Peng FH, Chen SU, Ho HN, Yang YS. Extended estrogen administration for women with thin endometrium in frozen-thawed in-vitro fertilization programs. *J Assist Reprod Genet.* 2006;23(7-8):337–42.

[33] Kahraman S, Çetinkaya CP, Sahin Y, Oner G. Transdermal versus oral estrogen: clinical outcomes in patients undergoing frozenthawed single blastocyst transfer cycles without GnRHa suppression, a prospective randomized clinical trial. *J Assist Reprod Genet.* 2019;36(3):453–9.

[34] Dmowski WP, Michalowska J, Rana N, Friberg J, McGill-Johnson E, DeOrio L. Subcutaneous estradiol pellets for endometrial preparation in donor oocyte recipients with a poor endometrial response. *J Assist Reprod Genet.* 1997;14(3):139–44.

[35] Madero S, Rodriguez A, Vassena R, Vernaeve V. Endometrial preparation: effect of estrogen dose and administration route on reproductive outcomes in oocyte donation cycles with fresh embryo transfer. *Hum Reprod.* 2016;31(8):1755–64.

[36] Demir B, Dilbaz S, Cinar O, Ozdegirmenci O, Dede S, Dundar B, et al. Estradiol supplementation in intracytoplasmic sperm injection cycles with thin endometrium. *Gynecol Endocrinol.* 2013;29(1):42–5.

[37] Papanikolaou EG, Bourgain C, Kolibianakis E, Tournaye H, Devroey P. Steroid receptor expression in late follicular phase endometrium in GnRH antagonist IVF cycles is already altered, indicating initiation of early luteal phase transformation in the absence of secretory changes. *Hum Reprod.* 2005;20(6):1541–7.

[38] Papanikolaou EG, Kyrou D, Zervakakou G, Paggou E, Humaidan P. Follicular HCG endometrium priming for IVF patients experiencing resisting thin endometrium. A proof of concept study. *J Assist Reprod Genet.* 2013;30(10):1341–5.

[39] Prapas N, Tavaniotou A, Panagiotidis Y, Prapa S, Kasapi E, Goudakou M, et al. Low-dose human chorionic gonadotropin during the proliferative phase may adversely affect endometrial receptivity in oocyte recipients. *Gynecol Endocrinol.* 2009;25(1):53–9.

[40] Qublan H, Qublah H, Amarin Z, Al-Qudah M, Al-Quda M, Diab F, et al. Luteal phase support with GnRH-a improves implantation and pregnancy rates in IVF cycles with endometrium of <or=7 mm on day of egg retrieval. *Hum Fertil (Camb).* 2008;11(1):43–7.

[41] Siristatidis CS, Basios G, Pergialiotis V, Vogiatzi P. Aspirin for in vitro fertilisation. *Cochrane Database Syst Rev.* 2016;11:CD004832.

[42] Sher G, Fisch JD. Vaginal sildenafil (Viagra): a preliminary report of a novel method to improve uterine artery blood flow and endometrial development in patients undergoing IVF. *Hum Reprod.* 2000;15(4):806–9.

[43] Sher G, Fisch JD. Effect of vaginal sildenafil on the outcome of in vitro fertilization (IVF) after multiple IVF failures attributed to poor endometrial development. *Fertil Steril.* 2002;78(5):1073–6.

[44] Check JH, Graziano V, Lee G, Nazari A, Choe JK, Dietterich C. Neither sildenafil nor vaginal estradiol improves endometrial thickness in women with thin endometria after taking oral estradiol in graduating dosages. *Clin Exp Obstet Gynecol.* 2004;31(2):99–102.

[45] Dehghani Firouzabadi R, Davar R, Hojjat F, Mahdavi M. Effect of sildenafil citrate on endometrial preparation and outcome of frozen-thawed embryo transfer cycles: a randomized clinical trial. *Iran J Reprod Med.* 2013;11(2):151–8.

[46] Acharya S, Yasmin E, Balen AH. The use of a combination of pentoxifylline and tocopherol in women with a thin endometrium undergoing assisted conception therapies--a report of 20 cases. *Hum Fertil (Camb).* 2009;12(4):198–203.

[47] Lédée-Bataille N, Olivennes F, Lefaix JL, Chaouat G, Frydman R, Delanian S. Combined treatment by pentoxifylline and tocopherol for recipient women with a thin endometrium enrolled in an oocyte donation programme. *Hum Reprod.* 2002;17(5):1249–53.

[48] Kamath MS, Kirubakaran R, Sunkara SK. Granulocyte-colony stimulating factor administration for subfertile women undergoing assisted reproduction. *Cochrane Database Syst Rev.* 2020;1:CD013226.

[49] Maleki-Hajiagha A, Razavi M, Rouholamin S, Rezaeinejad M, Maroufizadeh S, Sepidarkish M. Intrauterine infusion of autologous platelet-rich plasma in women undergoing assisted reproduction: A systematic review and meta-analysis. *J Reprod Immunol.* 2020;137:103078.

[50] Santamaria X, Cabanillas S, Cervelló I, Arbona C, Raga F, Ferro J, et al. Autologous cell therapy with CD133+ bone marrow-derived stem cells for refractory Asherman's syndrome and endometrial atrophy: a pilot cohort study. *Hum Reprod.* 2016;31(5):1087–96.

第 64 章 IVF 治疗期间发现的宫腔积液

Endometrial cavity fluid identified during IVF treatment

Arri Coomarasamy Yealin Chung 著

田 姗 张意茗 译 李 萍 校

病例 1：一位曾因输卵管妊娠行过右侧输卵管切除术的女性被建议进行试管婴儿。控制性卵巢刺激的第 11 天，在子宫腔近宫底处发现液性区域（直径 5mm 左右）。该超声扫描还确定了之前检查中未发现的左侧输卵管积水。卵泡声像图表明她可以准备取卵。这位女性不想考虑推迟她的治疗。在胚胎移植当天，液体仍然存在于宫腔内。

病例 2：一名不明原因不孕 6 年的女性接受试管婴儿咨询。最近的腹腔镜检查和染色检查表明，两条输卵管都是通的。取卵当天发现子宫腔内有积液。这种液体在胚胎移植当天是不可见的。

一、背景

据报道，宫腔积液（endometrial cavity fluid，ECF）发生在约 5% 的 IVF 周期控制性卵巢刺激期间 [1, 2]，ECF 可以与输卵管积水相关或不相关。它可能出现于 COS 期间短暂的几天，通常出现在取卵日，或持续数天（包括胚胎移植的时间）。输卵管性不孕，特别是有输卵管积水，如果在胚胎移植当天出现 ECF 或 ECF 体积很大 [2-5]，种植率和妊娠率都比较低 [3]。事实上，记录在案的病例中尚未有胚胎移植当天 ECF ≥ 3.5mm 且妊娠的报道 [3]。ECF 的病因可以是：① 输卵管积水反流；② 亚临床子宫内膜感染；③ 宫颈阻塞；④ 剖宫产憩室；⑤ 来自生殖道的过度反应性液体分泌；⑥ 生理性。ECF 和多囊卵巢综合征之间似乎也有关系。ECF 降低种植率和妊娠率的机制可能是机械障碍（防止胚胎"定位"和"黏附"到子宫内膜）、内毒素或微生物的胚胎毒性，以及干扰子宫内膜容受性，如通过改变细胞因子级联反应。

二、管理策略

管理策略取决于疑似的潜在病因，应根据时间、ECF 的范围和女性的意向制订。

（一）继续治疗

COS 或取卵期间暂时性的 ECF，特别是当最大直径小于 3 mm 时，只要移植当天没有液体，似乎与不良妊娠结局无关[1,3,5]。因此，病例 2 中的女性可以尝试继续进行胚胎移植。

（二）冷冻胚胎

如果 ECF 与输卵管积水有关，或是在胚胎移植当天发现的 ECF，最佳选择是冷冻保存所有形成的胚胎并推迟治疗。如果原因是输卵管积水，建议在接受助孕前进行输卵管切除术或近端输卵管结扎术。

如果是剖宫产憩室导致的，观察性研究表明腹腔镜或宫腔镜下憩室切除术可能提高妊娠率，但是在广泛推荐这个方法之前需要有随机对照的证据[6]。

如果 ECF 的原因不是输卵管积水或憩室，尝试冻融胚胎移植周期之前不需要特殊处理，除非认为宫颈梗阻因素会增加 ECF 的积累。宫颈轻微梗阻可导致 ECF 积累[2]，在今后的辅助生殖治疗之前可以选择进行宫颈扩张。在冻融胚胎移植之前使用药物进行子宫内膜准备，细致监测，确保宫腔内无积液再建议移植。

（三）输卵管积水和 ECF 抽吸

如果女性不愿意推迟治疗（病例 1），则需要适当的咨询，如何选择取决于是否有超声可见的输卵管积水或憩室。如果 ECF 并发输卵管积水，取卵当天进行超声引导下输卵管积水抽吸可以改善妊娠结局[7,8]，因而被推荐。应该在该女性胚胎移植当天进行超声扫描，如果宫腔内发现有积液，空胚胎移植管进行轻柔抽吸已被证实与妊娠相关[9]。如果是与憩室有关的 ECF，也应该这样操作。抽吸物应进行培养和药敏分析，包括衣原体筛查。

三、预防

应在 IVF 治疗前尽量寻找和纠正导致 ECF 的因素。对有输卵管疾病危险因素（过去有盆腔炎性疾病病史、宫外孕或子宫内膜异位症）的女性，应特别仔细地进行适当的检查，如子宫输卵管造影或腹腔镜检探查和染料试验，以评估输卵管积水。即使盆腔扫描正常，患者经常出现阴道排透明液体（水样分泌物）的病史也应提醒医生注意输卵管积水的可能性。输卵管性不孕，即使无输卵管积水，也被证明与 ECF 发生的风险增加有关[3]。因此，即使没有输卵管积水，对于以前因 ECF 而影响治疗的输卵管不孕的女性，需要考虑进行输卵管疏通术或近端输卵管结扎术。如果发现输卵管积水，在开始 IVF 治疗前应建议进行积水切除术或近端输卵管结扎术（见第 24 章和第 25 章）。

对于有宫颈移行区大环切除手术（large loop excision of the transformation zone，LLETZ）史或既往胚胎移植困难的女性，应怀疑有轻度的宫颈梗阻，在 IVF 治疗前应考虑进行宫颈扩张[2]。

大多数有剖宫产憩室的女性在卵巢刺激期间不会出现 ECF。因此，如果在准备做试管婴儿时发现有憩室，应采取观察期，只有在出现明显的 ECF 时才考虑进行干预。

要点

挑战

- 试管婴儿治疗期间发现子宫内膜腔积液。

背景

- 在试管婴儿患者中发生率为 1/20。
- 降低种植率和妊娠率。
- 如果伴有输卵管积水、胚胎移植当天有积液或积液量大，则预后较差。
- 病因可能是输卵管积水反流，亚临床子宫内膜感染、宫颈梗阻、剖宫产憩室或生理性的。

管理策略

- 如果一过性 ECF，没有输卵管积水且在胚胎移植当天没有积液，则继续进行胚胎移植。
- 如果在胚胎移植当天出现积水 / 憩室和（或）ECF，应推迟治疗，冷冻所有胚胎并解决其原因。
- 如果推迟试管婴儿治疗被拒绝，建议在取卵当天在超声引导下穿刺抽吸输卵管积液和（或）在胚胎移植前用空胚胎移植导管抽吸宫腔积液。

预防

- 筛查输卵管积水。如果发现，应进行输卵管切除术或近端输卵管结扎。
- 筛查宫颈梗阻的可能性（有 LLETZ 或胚胎移植困难病史）。如果怀疑，应考虑宫颈扩张术。
- 筛查剖宫产憩室。如果发现，只需观察，因为大多数不会导致 ECF。

四、一问一答

问题 1：什么会导致宫腔积液？

回答 1：我们不一定能找到原因，但可能的原因包括输卵管梗阻引起的反流（输卵管积水）、子宫内膜的轻度感染、子宫颈梗阻及生殖道的过度反应性液体分泌。然而，子宫腔内出现液体并不一定意味着有异常，特别是如果它只是暂时性的。总而言之，如果宫腔积液持续存在，先要排除输卵管积水。

问题 2：宫腔积液的存在是否会影响我的治疗效果？

回答 2：这取决于宫腔内液体积聚的时间和程度。如果积液量较少，并且在胚胎移植当天已经消失，它不应该对最终的治疗结果产生负面影响。然而，在胚胎移植当天持续存在大量积液，则与种植率和妊娠率的大幅下降有关。

问题 3：如果在胚胎移植的当天，液体仍然存在，我有什么选择？

回答 3：有两个选择。

1. 冷冻所有合适的胚胎并计划进行冷冻胚胎移植。这是大多数夫妻的最佳选择。需要仔细诊断积液的原因，采取治疗为未来的胚胎移植优化子宫内膜环境。

2. 导管抽吸输卵管中的所有积液后继续进行新鲜胚胎移植，也可以在胚胎移植前轻轻吸出宫腔内的积液。

参考文献

[1] Lee RK, Yu SL, Chih YF, Tsai YC, Lin MH, Hwu YM, et al. Effect of endometrial cavity fluid on clinical pregnancy rate in tubal embryo transfer (TET). *J Assist Reprod Genet.* 2006:23:229–34.

[2] Chien LW, Au HK, Xiao J, Tzeng CR. Fluid accumulation within the uterine cavity reduces pregnancy rates in women undergoing IVF. *Hum Reprod.* 2002;17:351–6.

[3] He, R., Gao, H., Li, Y. and Zhu, X., The associated factors to endometrial cavity fluid and the relevant impact on the IVF-ET outcome. *Reproduct Biol Endocrinol.* 2010;8:46.

[4] Levi AJ, Segars JH, Miller BT, Leondires MP. Endometrial cavity fluid is associated with poor ovarian response and increased cancellation rates in ART cycles. *Hum Reprod.* 2001;16:2610–15.

[5] Akman MA, Erden HF, Bahceci M. Endometrial fluid visualized through ultrasonography during ovarian stimulation in IVF cycles impairs the outcome in tubal factor, but not PCOH, patients. *Hum Reprod.* 2005;20:906–9.

[6] Vissers J, Hehenkamp W, Lambalk CB, Huirne JA. Post-Caesarean section nicherelated impaired fertility: hypothetical mechanisms. *Hum Reprod.* 2020;35: 1484–94.

[7] Hammadieh N, Coomarasamy A, Ola B, Papaioannou S, Afnan M, Sharif K. Ultrasound-guided hydrosalpinx aspiration during oocyte collection improves pregnancy outcome in IVF: a randomized controlled trial. *Hum Reprod.* 2008;23:1113–7.

[8] Van Voorhis BJ, Sparks AE, Syrop CH, Stovall DW. Ultrasound-guided aspiration of hydrosalpinges is associated with improved pregnancy and implantation rates after invitro fertilization cycles. *Hum Reprod.* 1998;13:736–9.

[9] Griffiths AN, Watermeyer SR, Klentzeris LD. Fluid within the endometrial cavity in an IVF cycle: a novel approach to its management. *J Assist Reprod Genet.* 2002;19:298–301.

第 65 章　胚胎移植困难
Difficult embryo transfer

Khaldoun Sharif　著

田　姗　张意茗　译　李　萍　校

病例 1：一对夫妻因有 5 年不明原因的不孕史而被推荐来做试管婴儿治疗。在胚胎移植过程中，尽管尝试了 5min 的各种操作，但导管仍无法通过 2cm 的标志，跨过宫颈内口。

病例 2：一对夫妻因有 3 年的男性因素不孕史而被转诊为 ICSI 治疗。此前，他们在其他地方做过 1 个 ICSI 周期，因移植导管放置失败而不能进行胚胎移植，打算移植的囊胚被冷冻保存。在此之后，患者进行了宫腔镜检查和宫颈扩张术。然后尝试对解冻后的冷冻胚胎进行胚胎移植，也未成行。

一、背景

尽管胚胎移植手术相对简单，但仍可能发生移植困难[1]，并与妊娠率的显著降低有关[2-4]。在 867 例胚胎移植手术中，5.6% 难以进行（需要特殊操作），3.2% 非常困难（需要操作 5min 以上或宫颈扩张），1.3% 尽管使用了宫颈扩张也无法进行操作[1]。移植的"难度"在某种程度上是主观的，但通常指移植比平时花费更多时间、会造成疼痛、需要额外的操作、需要更换导管及使用宫颈钳[5]。

胚胎移植困难的妊娠率较低，移植过程顺利的妊娠率比移植困难的高出 1.7 倍[2]。这可能是由于宫颈操作引起的子宫内膜的破坏、子宫收缩的诱导或前列腺素的释放[5]。

导致胚胎移植困难的原因是宫颈狭窄、宫腔与宫颈管之间的角度极度尖锐（重度前屈或后屈），或者子宫与阴道之间的角度极度尖锐（重度前倾或后倾）。另一个可能的原因是存在一个大的子宫或宫颈息肉或肌瘤，但这往往在 IVF 患者到达移植阶段之前进行经阴道超声时就被排除了。

二、管理策略

（一）充盈膀胱

如果认为 ET 的困难是由重度子宫前倾或前屈引起的，那么要求患者在重新尝试手术前充盈膀胱，可能会使移植更容易[6-8]。在一项包含 796 例 ET 手术患者的准随机试验中，在手术过程中膀胱充盈的患者明显比膀胱空虚的患者更容易移植，妊娠率也更高[7]。

　　充盈膀胱是一个简单的、非侵入性的措施，可以使困难的移植变得容易。然而，在重度后屈或后倾的情况下，这不会有帮助（而且可能会使事情变得更加困难）。此外，通过饮水使膀胱充分充盈需要约 1h，这在繁忙的诊所可能是一个物流问题。因此，一些机构要求所有患者在膀胱充盈的情况下进行 ET[8]。如果不需要（如 20% 左右的后屈或后倾患者），那么患者可以排空膀胱，重新尝试 ET。

　　膀胱充盈的情况下进行 ET 的患者担心移植后需要立即起身排空膀胱，可能会减少她们的妊娠机会。应该让她们确信，ET 后立即活动对妊娠率没有影响[9]。

（二）使用宫颈钳

　　另一个可以帮助拉直重度屈曲子宫的措施是在宫颈上使用宫颈钳并轻轻向下拉。在重度前屈或前倾的情况下，宫颈钳应钳夹在宫颈前唇，如果是重度后屈或后倾，应夹在后唇。

　　尽管有报道称，在一些困难的 ET 病例中，使用宫颈钳是有帮助的[1, 5]，但其应避免常规或过度使用，因为已有证据表明它会刺激子宫收缩[10]，并使催产素的血清浓度升高[11]，这可能对妊娠率产生不利影响。此外，宫颈钳在使用初期可能会引起患者的不适，但通常在几秒后就会消失。

（三）使用硬导管

　　市面上有几种类型的 ET 导管。它们可以是硬的或软的，有或没有外鞘，并包含一个金属导管，并具有"记忆"功能（意味着如果导管以某种方式弯曲，它将保持在该方向上弯曲）。

　　一项关于 23 项使用不同类型 ET 导管的随机对照试验的 Meta 分析表明，较软的导管导致较高的妊娠率，可能是因为对子宫内膜的创伤较小[12]。因此，软导管应该是 ET 的首选。然而，较软的导管与较高的移植困难发生率有关，无法用软导管进行 ET 时，可能需要换成较硬的导管[1, 12]。

　　换成更硬导管的另一个选择方法是使用更硬的套管帮助软导管通过宫颈，一旦进入宫腔，其内芯则被抽出。将装有胚胎的内部软导管推进子宫腔（后装技术），并移植胚胎[13]。

（四）超声引导

　　在 21 项随机对照研究的 Cochrane 综述中显示，在经腹（transabdominal，TA）超声引导下进行的 ET 与"临床触摸"ET 相比，活产 / 持续妊娠率明显提高（OR=1.47，95%CI 1.30~1.65）[14]。多胎妊娠、异位妊娠或流产的概率没有增加。许多 ET 导管的尖端可以在超声下显影，在宫颈 - 子宫角处用超声直接观察，可以方便插入导管，操作者在导管上做一个适当的弯曲，对重度前屈或后屈的子宫特别有帮助[5]。此外，医生可以识别导管尖端在宫颈管内向后弯曲而不进入宫腔的情况。另一个优点是，患者可以观看整个手术过程，可能会减少焦虑[15]。

　　TA 超声导引的缺点包括需要第二个操作者，手术时间较长，以及患者膀胱充盈不方便[15]。然而，后一点可能是一个实际的优势，可以纠正子宫的重度前屈或前倾[6-8]。

　　经阴道（transvaginal，TV）超声引导在 ET 中也有应用，其潜在的优势是不需要第二个操作者，对子宫和胚胎移植位置的可视化更好，而且不需要膀胱完全充盈[15]。一项包含 3 项随机对照研究的 Meta 分析显示，经阴道和经腹部超声引导下的胚胎移植，结果没有差异（包括妊娠、并发症和患者的不适感）[15]。

在一项随机对照研究中，三维 TA 超声与传统二维 TA 超声在 ET 引导方面也进行了比较，结果没有差异[16]。

目前建议将 TA 超声引导作为 ET 的常规方法[9]。此外，如果尝试用临床触摸的方式进行移植，证明是困难的，研究表明重新尝试超声引导可以使移植更容易[17, 18]。

（五）经子宫肌层胚胎移植

经宫颈移植胚胎的另一种方法是经子宫肌层胚胎移植（transmyometrial embryo transfer，TMET），也被称为 "Towako 法"[19]。该技术是在超声引导下使用安装在经阴道 B 超声探头上的特殊穿刺针进行（图 65-1），只需辅以少量或无须镇静药[20]。

Towako 针套装（Cook IVF，Queensland，Australia）由一根针、一个配套的针芯和一根聚乙烯内管组成。针头有 18G（1.25mm）和 19G（1.06mm）两种规格，非常锋利，使插入更顺畅，从而减少疼痛感。它也有三种长度，以适应不同的超声穿刺针导，即 19.5cm、25cm 和 32.5cm。该针有一个蚀刻（回声）尖端以增强超声可视化（图 65-2）。穿刺针与配套的针芯很贴合，两个斜面都是平坦的。

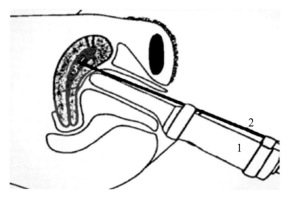

▲ 图 65-1　经子宫肌层胚胎移植的示意图
阴道超声探头（1），安装 Towako 针（2），插入子宫腔（3）

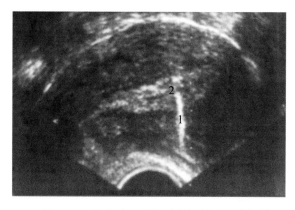

▲ 图 65-2　经子宫肌层胚胎移植的经阴道扫描
回声针（1）插入子宫腔内（2）

1. 技术步骤

将患者置于平卧位，准备好经阴道超声探头（无菌鞘和穿刺针导），就像穿刺取卵一样。进行超声扫描是为了观察子宫，并确定宫腔内胚胎被放置的位置。在大多数情况下（因为雌二醇水平较高），子宫内膜会出现典型的三线征，中间的线表示子宫内膜腔（图 65-3）。

医生在进针前要求胚胎学家将胚胎装入移植内管，以减少穿刺针在宫腔内的停留时间，这与患

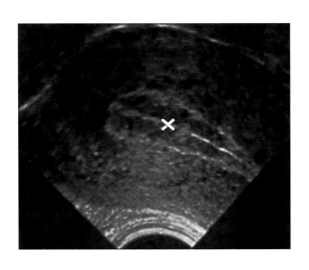

◀ 图 65-3　子宫的超声成像显示子宫内膜的三线征，中间一层（×）代表宫腔

者的不适感有关[21]。在超声引导下经阴道插入套针，针芯放在原位（以防止组织碎片堵塞针道），目标是子宫腔中部（图 65-1 和图 65-2）。

一个实用的技巧是以快速和谨慎的方式插入针尖，这样子宫壁就会在针尖刺入阴道穹窿的同一位置被穿透。不难发现，特别是在学习过程中，如果插针的动作有些迟疑，针尖（在刺入穹窿后）会在子宫壁上滑动了几毫米后才穿透。因此，不应该瞄准宫腔的顶部，因为如果发生滑动，针尖可能会停留在宫底的肌层中。如果瞄准宫腔中部，即使有一些滑动，针也会停留在宫腔内部。

其目的是将针尖准确地定位在子宫腔内。经验表明[19-22]，先穿透整个子宫内膜，然后将针头撤回，直到针尖进入宫腔，这样操作会有更好的效果。这种回拉技术可以使针尖的位置比在针被推入子宫时的位置更准确。

当针头就位后，取出穿刺针芯，并将装载好的移植导管插入，直到其被紧紧地推到针头的固定装置上。移植导管比针长 1mm，所以当完全推入时，其尖端突出针头 1mm。在注射胚胎之前，有必要对针头进行最后的调整，即拉动大约 1mm。在超声显示器上，通过胚胎含有的培养基所产生的亮度，可以看到移植的情况。然后快速拔出穿刺针和导管，检查是否有胚胎残留。

在 TMET 之后，通常没有或只有极少的阴道点滴出血，而且术后护理与标准 ET 也没有明显区别[20]。

2. 结果

尽管担心对子宫内膜可能造成创伤，TMET 后的妊娠率与容易经宫颈移植的妊娠率相似[19, 21, 22]，而高于非常困难的移植的妊娠率[23]。在一个 1298 例 TMET 的研究中，妊娠率为 44.9%[22]。

3. 优点和缺点

TMET 的主要优点是能够在任何情况下移植胚胎，因为宫颈被完全绕过。因此，无论宫颈狭窄、迂曲甚至先天性缺失的程度如何，或者存在子宫极度屈曲或外翻的情况，TMET 都能实现轻松移植。然而，它可能引起接合带的子宫收缩力增加，但经宫颈的困难 ET 也是如此[24]。此外，患者进行 TMET 时的不适感也比较明显。因此，它应保留在非常困难或不可能进行常规 ET 的病例中（病例 2）。

（六）经输卵管胚胎移植

在输卵管正常的情况下，胚胎可以通过输卵管的伞端移植[25]。然而，这需要腹腔镜检查和全身麻醉。

（七）获得其他同事的帮助

已经多次证明，ET 的成功与否取决于操作者，尽管在同一环境下操作类似的患者，一些操作者的妊娠率始终高于其他操作者[26-28]。因此，ART 机构应该分析每个操作者的 ET 结果，以确定那些"金手"，并在预计或遇到困难的 ET 时调用他们。持续的培训和反馈将有助于提高所有移植者的水平，但事实证明，即使增加了经验和培训，一些人仍会比其他人有更好的结果[28]。

（八）胚胎的冷冻保存

如果不能使用 ART 机构现有的所有方法进行 ET，可以将胚胎冷冻保存，待问题解决后再进行移植。这包括宫颈狭窄的情况下进行宫颈扩张[29]，为输卵管移植做准备[25]，或者在有必需的设备和训练有素的人员的情况下进行 TMET 等[20]。

三、预防

（一）获取准确的病史资料

许多来做试管婴儿的女性在之前都尝试过经宫颈的治疗，这可能包括子宫输卵管造影、宫腔镜检查、宫腔内人工授精，甚至是以前的 ET。重要的是，要特别询问有关宫颈操作困难的病史，因为这可能预示着未来的 ET 困难。女性可能已经被她的临床医生告知，或者可能回忆起困难的、痛苦的或长时间的尝试。既往的宫颈手术史也是重要的，因为它可能与宫颈狭窄有关。因此，在病例 2 中，无法进行正常 ET 的历史将被标记出来，并采取适当的措施，如模拟 ET 或 TMET。

（二）模拟 ET

许多移植困难的病例都是在实际的 ET 中首次发现的，也许事先了解子宫的位置或使用不同的导管或安排更资深的专家，会使移植更容易。因此，许多 ART 机构会进行一次"模拟"（也称为"假动作"或"试验"）ET。这是指将空的 ET 导管穿过子宫颈，从而模仿真正的 ET 的实际情况[30]。从模拟 ET 中收集到的信息包括所需要的窥器类型、导管类型、是否需要宫颈钳、导管进入子宫腔所需的方向和弯曲的弧度。记录这些信息，使真正的 ET 更容易进行。一项涉及 335 例患者的 RCT 研究比较了有无模拟 ET 两种情况，进行模拟 ET 的组别实际移植困难的发生率明显较低，妊娠率和种植率明显较高[31]。

模拟移植可以作为一种常规方式，在卵巢刺激开始之前[31] 或在实际移植之前立即进行[8]。这两个时间段都有报道，效果同样良好。

提前模拟 ET 的好处是，如果遇到极端困难（如宫颈狭窄需要宫颈扩张），可以有时间为真正的移植做准备。然而，在真正的 ET 当天，子宫的位置可能与模拟时不同[32]。

即时模拟移植的优势是，相同的导管和条件用于模拟可用于正式的移植。最初关于即时模拟移植导致子宫收缩的担忧一直被证明是不正确的[33]。对于拥有专业的技术和设备（如 TMET）来处理最困难的情况的 ART 中心来说，即时模拟 ET 可能是最好的选择[8]。

如果在病例 1 中提前进行模拟 ET，那么困难就会被发现，并在真正移植之前就已经制订好补救措施。

（三）临床特定的胚胎移植协议

约有 4.5% 的移植是非常困难或不可行的[1]，每个 ART 机构都应该为这种情况做好准备。应该有一个书面的、以证据为基础的 ET 协议，考虑到现有的设备和专业知识，这样就可以识别困难的病例，并持续有效地处理。

要点

挑战

- 困难的胚胎移植。

背景

- 5.6% 的 ET 是难以进行的（需要操作），3.2% 是非常困难的（需要操作 5min 以上或宫颈扩张），1.3% 是无法进行的。
- 胚胎移植困难的妊娠率较低。
- 胚胎移植困难原因是宫颈狭窄或子宫腔与宫颈管呈锐角。

管理策略

- 子宫前屈或前倾的女性进行膀胱充盈，将矫治宫颈屈度，减少移植困难的发生率，提高妊娠率。
- 在宫颈上使用宫颈钳可以拉直子宫并帮助移植，但会引起子宫收缩，可能会影响妊娠率。
- 从软导管转为硬导管可能会克服移植的困难，但由于软导管与较高的妊娠率相关，它们应该被作为首选。
- 在 TA 超声引导下进行 ET，会使操作更容易，并提高妊娠率。
- 超声引导下的经子宫肌层 ET 可以在任何情况下进行，因为它绕过了子宫颈，无论多么困难都可以操作。它与良好的妊娠率有关，但会引起子宫收缩和患者的不适，所以应该只用于非常困难或不可能进行移植的病例。
- 在输卵管正常的情况下，输卵管移植是一种选择，但需要腹腔镜辅助。
- 有些操作者在会有更好的 ET 结局，因此识别他们并在困难的情况下寻求他们的帮助很重要。
- 如果所有可用的方法都失败了，可以对胚胎进行冷冻保存，推迟移植。

> **预防**
>
> - 准确的病史可以确定哪些女性可能有困难的 ET。
> - 模拟 ET 可以确定有困难的病例，并计划补救措施。它可以提前进行或在真正的 ET 之前进行。
> - 所有机构都应该有一个针对本机构的 ET 协议，以有效地处理困难的 ET 病例。

四、一问一答

问题 1：在我上一个试管婴儿周期中，他们无法为我做胚胎移植。下次您会采取什么不同的做法？

回答 1：我们将计划预计到困难移植并进行预处理。在您开始治疗之前，我们会做一个"假"操作，尝试将胚胎移植导管穿过子宫颈，看看它是否容易通过。如果我们遇到任何困难，我们会在您的记录中记下这一点，并会制订一个如何克服困难的计划，例如使用更硬的导管。另外，如果我们还是不能通过宫颈，我们可以用一根特殊的针穿过子宫壁，把胚胎放在正确的位置。

问题 2：在胚胎移植方面，有些医生的"手艺"比其他医生好，这是真的吗？我怎么知道我的医生是否是其中之一？

回答 2：研究表明，大多数医生（及护士，胚胎移植也是如此）有相似的结果。然而，少数人的结果比其他人好。在我们机构，我们定期记录所有做胚胎移植的医生和护士及他们的结果，从这些记录中，我们知道他们操作的结局都是好的。

问题 3：您要求我在膀胱充盈的情况下来进行胚胎移植。这是为什么？如果我在移植后必须立即起身排空膀胱，我担心我的胚胎会掉出来。

回答 3：不需要担心。我们要求您带着"适度"充盈的膀胱来，因为众所周知，这可以使子宫变直，使移植更容易成功。研究发现，移植后立即起身排空膀胱对妊娠率没有影响。

参考文献

[1] Wood C, McMaster R, Rennie G, Trounson A, Leeton J. Factors influencing pregnancy rates following in vitro fertilization and embryo transfer. *Fertil Steril.* 1985;43:245–50.

[2] Tomás C, Tikkinen K, Tuomivaara L, Tapanainen JS, Martikainen H. The degree of difficulty of embryo transfer is an independent factor for predicting pregnancy. *Hum Reprod.* 2002;17(10):2632–5.

[3] Sallam HN, Agameya AF, Rahman AF, Ezzeldin F, Sallam AN. Impact of technical difficulties, choice of catheter, and the presence of blood on the success of embryo transfer-- experience from a single provider. *J Assist Reprod Genet.* 2003;20(4):135–42.

[4] Agameya A-F, Sallam HN. Does a difficult embryo transfer affect the results of ivf and icsi?–a meta-analysis of controlled studies. *Fertil Steril.* 2014;101(2):e8.

[5] Mains L, Van Voorhis BJ. Optimizing the technique of embryo transfer. *Fertil Steril.* 2010;94:785–90.

[6] Sundstrom P, Wramsby H, Persson PH, Liedholm P. Filled bladder simplifies human embryo transfer. *Br J Obs Gynaecol.* 1984;91(5):506–7.

[7] Lewin A, Schenker JG, Avrech O, Shapira S, Safran A, Friedler S. The role of uterine straightening by passive bladder distension before embryo transfer in IVF cycles. *J Assist Reprod Genet.* 1997;14(1):32–4.

[8] Sharif K, Afnan M, Lenton W. Mock embryo transfer with a full bladder immediately before the real transfer for in-vitro fertilization treatment: the Birmingham experience of 113 cases. *Hum Reprod.* 1995;10(7):1715–8.

[9] Penzias A, Bendikson K, Butts S, Coutifaris C, Falcone T, Fossum G, et al. Performing the embryo transfer: a guideline. *Fertil Steril.* 2017;107(4):882–96.

[10] Lesny P, Killick SR, Robinson J, Raven G, Maguiness SD. Junctional zone contractions and embryo transfer: is it safe to use a tenaculum? *Hum Reprod.* 1999;14(9):2367–70.

[11] Dorn C, Reinsberg J, Schlebusch H, Prietl G, van der Ven and H, Krebs D. Serum oxytocin concentration during embryo transfer procedure. *Eur J Obstet Gynecol Reprod Biol.* 1999;87(1):77–80.

[12] Abou-Setta AM, Al-Inany HG, Mansour RT, Serour GI, Aboulghar MA. Soft versus firm embryo transfer catheters for assisted reproduction: a systematic review and meta-analysis*. *Hum Reprod.* 2005;20(11):3114–21.

[13] Neithardt AB, Segars JH, Hennessy S, James AN, McKeeby JL. Embryo afterloading: a refinement in embryo transfer technique that may increase clinical pregnancy. *Fertil Steril.* 2005;83(3):710–4.

[14] Brown J, Buckingham K, Buckett W, Abou-Setta AM. Ultrasound versus "clinical touch" for catheter guidance during embryo transfer in women. *Cochrane Database Syst Rev.* 2016;3:CD006107.

[15] Cozzolino M, Vitagliano A, Di Giovanni MV, Laganà AS, Vitale SG, Blaganje M, et al. Ultrasound-guided embryo transfer: summary of the evidence and new perspectives. A systematic review and meta-analysis. *Reprod Biomed Online.* 2018;36(5):524–42.

[16] Saravelos SH, Kong GWS, Chung JPW, Mak JSM, Chung CHS, Cheung LP, et al. A prospective randomized controlled trial of 3D versus 2D ultrasound-guided embryo transfer in women undergoing ART treatment. *Hum Reprod.* 2016;31(10): 2255–60.

[17] Kan AKS, Abdalla HI, Gafar AH, Nappi L, Ogunyemi BO, Thomas A, et al. Embryo transfer: ultrasound-guided versus clinical touch. *Hum Reprod.* 1999;14(5):1259–61.

[18] Flisser E, Grifo JA, Krey LC, Noyes N. Transabdominal ultrasound-assisted embryo transfer and pregnancy outcome. *Fertil Steril.* 2006;85(2):353–7.

[19] Kato O, Takatsuka R, Asch RH. Transvaginal-transmyometrial embryo transfer: the Towako method; experience of 104. cases. *Fertil Steril.* 1993;59:51–3.

[20] Sharif K, Kato O. Technique of transmyometrial embryo transfer. *Middle East Fertil Soc J.* 1998;3:124–9.

[21] Sharif K, Afnan M, Lenton W, Bilalis D, Hunjan M, Khalaf Y. Transmyometrial embryo transfer after difficult immediate mock transcervical transfer. *Fertil Steril.* 1996;65(5):1071–4.

[22] Kato O. Four years' experience of transmyometrial embryo transfer. IXth World Congress on In vitro Fertilisation and Alternate Assisted Reproduction, Vienna. *J Assist Reprod Genet.* 1995;12 (Supple:11S.

[23] Khairy M, Shah H, Rajkhowa M. Transmyometrial versus very difficult transcervical embryo transfer: efficacy and safety. *Reprod Biomed Online.* 2016;32(5):513–7.

[24] Biervliet FP. Transmyometrial embryo transfer and junctional zone contractions. *Hum Reprod.* 2002;17(2):347–50.

[25] Yang YS, Melinda S, Ho HN, Hwang JL, Chen SU, Lin HR, et al. Effect of the number and depth of embryos transferred and unilateral or bilateral transfer in tubal embryo transfer (TET). *J Assist Reprod Genet.* 1992;9:534–8.

[26] Karande VC, Morris R, Chapman C, Rinehart J, Gleicher N. Impact of the physician factor on pregnancy rates in a large assisted reproductive technology program: do too many cooks spoil the broth? *Fertil Steril.* 1999;71(6):1001–9.

[27] Hearns-Stokes R, Miller B, Scott L, Creuss D, Chakraborty P, Segars J. Pregnancy rates after embryo transfer depend on the provider at embryo transfer. *Fertil Steril.* 2000;74:80–6.

[28] Cirillo F, Patrizio P, Baccini M, Morenghi E, Ronchetti C, Cafaro L, et al. The human factor: does the operator performing the embryo transfer significantly impact the cycle outcome? *Hum Reprod.* 2020;35(2):275–82.

[29] Abusheikha N, Lass A, Akagbosu F, Brinsden P. How useful is cervical dilatation in patients with cervical stenosis who are participating in an in vitro fertilizationembryo transfer program? The Bourn Hall experience. *Fertil Steril.* 1999;72:610–2.

[30] Sharif K, Serour GI. Dummy embryo transfer. In: Kovacs GT, Salamonsen L, editors. How to increase your chances of success in IVF? Cambridge: Cambridge University Press; 2019. p. 104–8.

[31] Mansour R, Aboulghar M, Serour G. Dummy embryo transfer: a technique that minimizes the problems of embryo transfer and improves pregnancy rate in human in vitro fertilization. *Fertil Steril.* 1990;54:678–81.

[32] Henne MB, Milki AA. Uterine position at real embryo transfer compared with mock embryo transfer. *Hum Reprod.* 2004;19(3):570–2.

[33] Torre A, Scheffer JB, Schönauer LM, Frydman N, Fanchin R. Mock embryo transfer does not affect uterine contractility. *Fertil Steril.* 2010;93(4):1343–6.

第66章 胚胎移植时宫颈黏液过多和胚胎残留

Excess cervical mucus and retained embryos at embryo transfer

Hassan N. Sallam　　Ahmed F. Galal　　Fady S. Moeity　　著

冯文娟　张意茗　译　　李　萍　校

病例 1：在一次胚胎移植过程中，将窥器置入阴道，用无菌盐水浸泡的棉签清洁宫颈，但在宫颈外口仍观察到较多的宫颈黏液，遂用结核菌素注射器抽吸黏液 3 次。由于剩余的黏液很顽固，决定继续进行 ET。在超声引导下置入 ET 导管的外鞘，然后由胚胎学家将装有 2 枚胚胎的导管置入到预设的标记处，由临床医生握住外鞘，在超声引导下将含有胚胎的液滴推入子宫腔，等待 30s 后，将导管及外鞘轻轻撤出。

病例 2：一名拟行 ET 的女性，使用结核菌素注射器清除了多余的宫颈黏液。由于宫颈中仍有一些黏液，因此用培养液对宫颈管进行了 2 次强烈的冲洗，子宫颈不慎被轻微刮伤，出现轻微出血，用棉签加压后，出血停止。按常规方式移植 2 枚胚胎，撤出导管时，发现其外鞘上有血迹。在显微镜下检查导管，发现 1 个胚胎残留，附着在一小滴宫颈黏液上。在含有培养液的培养皿中，将该胚胎从黏液中捡出。重复 ET 程序，残留胚胎再次被置入子宫腔内，进一步检查导管时，无胚胎残留。

一、背景

尽管辅助生殖技术有了许多发展，但着床率和活产率仍然低于预期。许多患者尽管移植了优质胚胎，却没有妊娠。这些较低的成功率是由许多因素造成的，包括 ET 过程中一些胚胎的丢失[1, 2]。这种情况从辅助生殖技术的早期就已经知道了。1986 年，Pointdexter 等[3] 观察到 17.4% 的胚胎在初次尝试时未能移植入子宫腔，这些胚胎被发现黏附在导管顶端，附着在宫颈冲洗液或宫颈黏液上。最近的一项研究显示，3.9% 的胚胎滞留在导管顶端[4]。

然而，仅仅是 ET 导管被宫颈黏液沾染，似乎并不影响辅助生殖的结果。2003 年，Spandorfer 等[5] 发现，当导管顶端内或外有黏液时，IVF 周期的结果与没有黏液时没有区别。随后，Moragianni 等[6] 在一项对 470 个周期的研究中证实了这些发现。他们发现有黏液沾染的 ET 导管的患者与没有沾染的患者相比，着床率和临床妊娠率没有明显差异（26.69% vs. 23.49% 和 49.5% vs. 44.44%）。

胚胎因宫颈黏液过多而残留在 ET 导管中是一个不同的问题。如果没有注意到，这些胚胎可能会丢失，导致临床妊娠率和活产率降低。1993 年，Visser 等[7] 发现胚胎残留在移植管中明显降低了妊娠率（$P=0.015$）。1997 年，Nabi 等[8] 报道，当导管被黏液沾染时，胚胎残留在移植导管中的概率明显增加（3.3% vs. 17.8%，$P=0.000\ 001$）。Awonuga 等[9] 报道了类似的结果。

二、管理策略

（一）移除或不移除多余的子宫颈黏液

过多的宫颈黏液是临床医生进行 ET 时面临的一个挑战[1, 10]。如果忽视，胚胎会黏附在黏液上并滞留在 ET 导管中，阻止它们在子宫腔内着床，这就是为什么在 ET 结束时要在显微镜下对导管进行常规检查。如果这些残留的胚胎再次被置入子宫腔内，第 2 次手术至少在理论上可能会使已置入的胚胎移位。用结核菌素注射器清除黏液可能导致宫颈轻微损伤和出血，这本身就可能影响胚胎的正常置入或着床。因此，有学者认为，在 ET 前常规清除宫颈黏液可能会改善 IVF 的结果[8]。Eskandar 等[11] 报道，尽管发现不吸出黏液时 ET 更容易（OR=3.00，95%CI 1.05～8.55），但吸出黏液后临床妊娠率增加（OR=2.18，95%CI 1.32～3.58）。然而，其他研究发现，清除宫颈黏液对活产率没有影响[12]。更重要的是，2009 年发表的包括 10 项随机对照试验的 Cochrane 综述发现，与对照组相比，没有证据表明在 ET 前去除宫颈黏液有好处[13]。而最近，2014 年发表的包括 1715 例患者的 8 项 RCT 的系统性综述发现，在妊娠、着床或活产率方面没有明显差异[14]。

大力抽吸宫颈黏液也可导致宫颈管的损伤和出血。在一项 784 例连续 ET 的回顾性研究中，出血包括在 ET 导管顶端发现的血迹（可能是由于对内膜的挤压），在 ET 导管外壁发现的血迹，以及在 ET 期间或撤出导管后来自宫颈管的游离血（可能是由宫颈管的损伤所致[15]）。有趣的是，导管外壁或宫颈上的血液并不影响结果，而导管顶端的血却使妊娠率和种植率明显下降（$P<0.05$ 和 $P<0.01$）[15]。Alvero 等[16] 和 Tiras 等[17] 也报道了类似的结果，他们发现导管上有血迹与种植率和临床妊娠率的降低有关。

有时会有很多黏液和（或）子宫颈上的分泌物，导致宫颈外口不容易暴露，而且置入胚胎也比较困难。在这种情况下，临床医生不妨将宫颈上多余的黏液擦拭干净，以便清楚地看到宫颈，但需要轻柔，因为宫颈管的损伤可能导致出血，进而影响临床结局。

（二）冲洗或不冲洗子宫颈管

也有人建议用培养液大力冲洗宫颈管，以清除任何宫颈黏液。1997 年，McNamee 等[18] 在一项对照但非随机的研究中，报道了在 ET 前大力冲洗宫颈内口，临床妊娠率明显增加。然而，此后的 3 项 RCT 研究发现，在 ET 前冲洗宫颈黏液，临床妊娠率没有明显差异[19-21]，这在 Cochrane 综述中得到进一步证实[13]。

（三）胚胎残留在移植导管中

当一些胚胎残留在 ET 导管中时，临床医生面临两种选择：立即置入这些残留的胚胎，或者将它们冷冻起来用于下一个周期。现有的证据表明，立即移植残留的胚胎并不会降低临床结局，推荐这样做。Nabi 等[8] 发现，在一次置入所有胚胎的患者（24.7%）和因胚胎残留需要 1 次以上移植患者（23.2%）的临床妊娠率没有差异。这些结果被 Vicdan 等[22] 证实，他们发现这两组患者在生化妊娠率、临床妊娠率、植入率和多胎妊娠率方面没有明显差异。此外，他们还发现，胚胎残留发生频次不受 ET 操作的医生、胚胎学家或使用的导管类型的影响[22]。

三、预防

接受试管婴儿卵巢刺激的女性阴道分泌物过多是很正常的，这是超生理水平雌激素的结果，应该向她们明确这一点并解释背后的原因。然而，如果患者反映有相关症状，如瘙痒、疼痛或异味，则应怀疑阴道或宫颈感染，应按照妇科操作常规，使用微生物拭子采集高位阴道、宫颈和宫颈内口分泌物进行培养和敏感度检测，因为宫颈感染与临床妊娠率降低有关[23]。任何检测到的感染都应适当地治疗，这将减少 ET 时宫颈分泌物异常的发生率。

在许多试管婴儿项目中，黄体酮的阴道栓剂或凝胶用于黄体期支持，通常在取卵后的第 2 天开始使用。如果患者在 ET 手术当天早上使用，可能会有大量的栓剂或凝胶材料覆盖在子宫颈上，这可能会影响到外口的观察。因此，建议在 ET 手术的早晨不使用，或者直肠使用，然后从当晚开始恢复阴道使用。

最后，在一项病例对照试验中，Eftekar 等发现，在冻融复苏 ET 周期中，在导管撤出过程中旋转可以摆脱附着在导管上的任何宫颈黏液，这些黏液可能会黏附胚胎，这种操作与较高的妊娠率有关（33.35% vs. 14.2%，P=0.002）[24]。这些发现需要通过 RCT 来证实。

要点

挑战

• ET 时宫颈黏液过多和（或）移植导管中有残留胚胎。

背景

• 仅仅是 ET 导管被宫颈黏液沾染并不影响辅助生殖的结果。

• 高达 3.9% 的胚胎可能残留在导管中，在初次尝试中未能被置入。

• 宫颈黏液过多导致胚胎残留在 ET 导管中，如果不被注意，会导致临床妊娠率和活产率降低。

• 当 ET 导管被黏液沾染时，胚胎更有可能残留。

管理策略

• 与对照组相比，在 ET 前去除宫颈黏液没有任何好处。

• 用培养液大力冲洗宫颈管，以清除任何宫颈黏液，并不能改善结局，而且可能导致出血。

• 立即置入残留胚胎并不会降低临床结局，推荐这样做。

> **预防**
>
> - 治疗任何合并的阴道或宫颈感染。
> - 建议在 ET 的早晨不使用阴道栓剂或凝胶，或建议经直肠给药。
> - 如果怀疑有宫颈感染，应做宫颈黏液的培养和敏感性检查，并在 ET 前治疗感染。
> - 有人建议在撤出 ET 导管的过程中旋转导管，可以去除附着在导管上的任何多余的黏液。

四、一问一答

问题 1： 我的阴道分泌物过多，这会影响我的妊娠率吗？

回答 1： 阴道分泌物和宫颈黏液之间是有区别的。阴道分泌物过多在某些女性中可能是正常的，也可能是由阴道或宫颈感染所致。如果怀疑有感染，应做培养和敏感性检查，并给予适当的抗生素。另外，宫颈黏液通常由宫颈内的腺体产生，其数量在不同的女性之间有所不同，也与月经周期有关。如果在 ET 过程中发现过多的宫颈黏液，应轻轻吸出，以防止胚胎被黏住。但有证据表明，仅仅是导管被宫颈黏液沾染并不影响临床妊娠率。

问题 2： 如果在胚胎移植过程中，胚胎被附着在宫颈黏液中会怎样？

回答 2： 如果胚胎附着在宫颈黏液中而被临床医生或胚胎学家遗漏，临床妊娠率就会降低。这就是为什么在移植胚胎后要对导管进行细致的检查，以确保胚胎没有残留在导管中，也没有附着于导管的宫颈黏液中。

问题 3： 如果胚胎在第 1 次尝试移植后残留在导管中会怎样？

回答 3： 在这种情况下，我们有两个选择，要么再次将残留的胚胎置入到子宫内，要么将它们冷冻起来在下一个周期进行移植。研究表明，再次置入胚胎并不会降低妊娠率，所以我们建议这样做。

参考文献

[1] Sallam HN. Embryo transfer: factors involved in optimizing the success. *Curr Opin Obstet Gynecol.* 2005;17(3):289–98.

[2] Mains L, Van Voorhis BJ. Optimizing the technique of embryo transfer. *Fertil Steril.* 2010;94(3):785–90.

[3] Poindexter AN 3rd, Thompson DJ, Gibbons WE, Findley WE, Dodson MG, Young RL. Residual embryos in failed embryo transfer. *Fertil Steril.* 1986;46(2):262–7.

[4] Lee HC, Seifer DB, Shelden RM. Impact of retained embryos on the outcome of assisted reproductive technologies. *Fertil Steril.* 2004; 82:334–7.

[5] Spandorfer SD, Goldstein J, Navarro J, Veeck L, Davis OK, Rosenwaks Z. Difficult embryo transfer has a negative impact on the outcome of in vitro fertilization. *Fertil Steril.* 2003;79(3):654–5.

[6] Moragianni VA, Cohen JD, Smith SE, Schinfeld JS, Somkuti SG, Lee A, et al. Effect of macroscopic or microscopic blood and mucus on the success rates of embryo transfers. *Fertil Steril.* 2010;93(2):570–3.

[7] Visser DS, Fourie FL, Kruger HF. Multiple attempts at embryo transfer: effect on pregnancy outcome in an in vitro

fertilization and embryo transfer program. *J Assist Reprod Genet.* 1993;10(1):37–43.

[8] Nabi A, Awonuga A, Birch H, Barlow S, Stewart B. Multiple attempts at embryo transfer: does this affect in-vitro fertilization treatment outcome? *Hum Reprod.* 1997; 12(6):1188–90.

[9] Awonuga A, Nabi A, Govindbhai J, Birch H, Stewart B. Contamination of embryo transfer catheter and treatment outcome in in-vitro fertilization. *J Assist Reprod Genet.* 1998;15(4):198–201.

[10] Schoolcraft WB, Surrey ES, Gardner DK. Embryo transfer: techniques and variables affecting success. *Fertil Steril.* 2001;76(5):863–70.

[11] Eskandar MA, Abou-Setta AM, El-Amin M, Almushait MA, Sobande AA. Removal of cervical mucus prior to embryo transfer improves pregnancy rates in women undergoing assisted reproduction. *ReprodBiomed Online.* 2007;14(3):308–13.

[12] Visschers BA, Bots RS, PeetersMF, Mol BW, van Dessel HJ. Removal of cervical mucus: effect on pregnancy rates in IVF/ICSI. *Reprod Biomed Online.* 2007;15(3):310–15.

[13] Derks RS, Farquhar C, Mol BW, Buckingham K, Heineman MJ. Techniques for preparation prior to embryo transfer. *Cochrane Database Syst Rev.* 2009;4:CD007682.

[14] Craciunas L, Tsampras N, Fitzgerald C. Cervical mucus removal before embryo transfer in women undergoing in vitro fertilization/intracytoplasmic sperm injection: a systematic review and meta-analysis of randomized controlled trials. *Fertil Steril.* 2014;101(5):1302–7.

[15] Sallam HN, Agameya AF, Rahman AF, Ezzeldin F, Sallam AN. Impact of technical difficulties choice of catheter, and the presence of blood on the success of embryo transfer: experience from a single provider. *J Assist Reprod Genet.* 2003;20(4):135–42.

[16] Alvero R, Hearns-Stokes RM, Catherino WH, Leondires MP, Segars JH. (The presence of blood in the transfer catheter negatively influences outcome at embryo transfer. *Hum Reprod.* 2003;18(9):1848–52.

[17] Tiras B, Korucuoglu U, Polat M, Saltik A, Zeyneloglu HB, Yarali H. Effect of blood and mucus on the success rates of embryo transfers. *Eur J Obstet Gynecol Reprod Biol.* 2012;165(2):239–42.

[18] McNamee PI, Huang TTF, Carwile AH, Chun BHH, Kosasa TS, Morton C, et al. Significant increase in pregnancy rate achieved by vigorous irrigation of endocervical mucus prior to embryo transfer with the Wallace catheter in an IVF-ET program. *Fertil Steril.* 1997;68(Suppl 1): 208–9.

[19] Sallam H, Farrag A, Ezzeldin F, Agameya A, Sallam A. (Vigorous flushing of the cervical canal prior to embryo transfer: a prospective randomized study (abstract). *Gynecol Endocrinol.* 2000;14(Suppl 2):59.

[20] Glass KB, Green CA, Fluker MR, Schoolcraft WB, McNamee PI, Meldrum DR. Multicenter randomized controlled trial of cervical irrigation at the time of embryo transfer. *Fertil Steril*;2000; 74(Suppl 1):31.

[21] Kyono K, Fukunaga N, Haigo K, Yoshida A, Tokuda S, Kamiyama H. A prospective randomized study of vigorous flushing of cervical canal with culture medium prior to embryo transfer. *Fertil Steril.* 2001;76 (Suppl 1):253.

[22] Vicdan K, Isik AZ, Akarsu C, Sozen E, Calglar G, Dingiloglu B, et al. The effect of retained embryos on pregnancy outcome in an in vitro fertilization and embryo transfer program. *Eur J Obstet Gynecol Reprod Biol.* 2007;134(1):79–82.

[23] Sallam HN, Sallam AN, Sadek SS, Ezzeldin F. Does cervical infection affect the results of IVF and ICSI? A meta-analysis of controlled studies. *Fertil Steril.* 2003;80(S3):110.

[24] Eftekhar M, Saeed L, Hoseini M. The effect of catheter rotation during its withdrawal on frozen thawed embryo-transfer cycles outcomes: A case-control study. *Int J Reprod Biomed* (Yazd). 2019;17(7):481–6.

第 67 章　胚胎移植后的生活
Life after embryo transfer

Kelton Tremellen　著

冯文娟　张意茗　译　　李　萍　校

病例：一位 36 岁的原发性不孕女性刚刚进行了第 3 次胚胎移植，她对最终结果感到焦虑，这是可以理解的。她询问在移植后是否应该或不应该做什么来帮助她妊娠。

一、背景

体外受精是一种昂贵而紧张的治疗，其潜在结果非常重要。因此，患者在胚胎移植时提出的一个非常常见的问题是，她们应该怎样做才能最大限度地提高生育机会。除了明显的避免饮酒和吸烟，以及继续服用黄体支持药物外，患者特别要求在三个关键问题上得到指导。首先，胚胎移植后的同房或活动是否会改变成功植入的机会。其次，她们是否应该改变饮食习惯以帮助试管婴儿成功。最后，许多患者询问她们是否应该减少自己的压力，或者通过请假来提高妊娠的机会。

二、管理策略

胚胎移植后的活动和试管婴儿的成功率

1. ET 后的运动

虽然大多数女性认为治疗期间的运动可能有助于 IVF 的成功，但有 1/3 的患者持相反观点，认为 ET 后完全卧床休息是最佳选择[1]。人们承认，运动有几种潜在的机制可以干扰妊娠。首先，与剧烈运动相关的机械振动可能会阻止植入的胚胎附着。其次，据报道，在剧烈运动中，内部体温会升高到 2℃，这种升高与流产和致命的畸形有关[2,3]。最后，众所周知，剧烈运动会引发炎症和氧化应激[4]，这都有可能损害胚胎发育[5]。

虽然目前有 8 项研究表明 IVF 前的运动有利于 IVF 的结果[6]，但不幸的是，关于 ET 后运动的安全性的信息非常少。然而，一项值得关注的研究认为，与不运动或轻度运动相比，剧烈的"心血管"类运动，尤其是每周超过 4h 的运动，与种植失败和流产的增加有关[7]。不幸的是，这项研究调查了女性在进入 IVF 项目之前的运动模式，而不是在 ET 之后。鉴于大多数女性在 IVF 周期中降低了运动强度，在一份报道中只有 3% 的女性在 ET 后进行剧烈运动[8]，因此不可能对高强度运动的安全性得出确切结论。然而，在移植后每天至少进行 20min 的适度运动，用加速度计进行客观评估，已被证明不会影响 IVF 妊娠的机会，因此是安全的做法 [8]。在有更多实质性的证据之前，建议女性在胚胎移植后避免激烈的"心血管"类运动是最安全的，但仍然允许中等强度的运动，例如每天快走 30min。

2. 胚胎移植后卧床休息

在试管婴儿的早期，标准做法是让患者在移植后长时间卧床，以防止胚胎在附着于子宫内膜之前"掉出来"。在一项 2019 年涵盖 1000 多个 IVF 周期的 5 项 RCT 的 Meta 分析中，移植后卧床休息对 IVF 妊娠结局没有明显的影响 [9]。有趣的是，一项关于移植后卧床休息 10min 的研究 [10] 和两项关于延长卧床休息 24h 的研究 [11, 12] 都报道了卧床休息组的 IVF 妊娠率低于立即活动组。

ET 后卧床休息并不能改善妊娠结局，这在生物学上是完全合理的。首先，子宫内膜的"空腔"不是一个真正的空腔，而是一个潜在的空间。在置入胚胎时，子宫内膜的两个对立面会暂时分离，但在移除移植导管后，它们会迅速重新贴合。因此，胚胎不太可能在移动时从宫腔内"掉出来"。其次，置入后对"胚胎气泡"的超声跟踪显示，重力或移动对胚胎位置没有明显影响 [13]。因此，应该放弃短时间的卧床休息，因为它代表了对资源的低效利用，而没有任何好处，甚至可能降低 IVF 的成功率。

3. 胚胎移植后的性生活

女性往往担心，性活动（特别是性高潮）可能会干扰 IVF 治疗期间胚胎的附着。许多女性在性高潮时会经历强烈的子宫收缩，当用子宫内压监测仪监测时，可以确认高潮时子宫内压有非常明显的增加 [14]。令人欣慰的是，两项关于女性在 ET 后进行性交或禁欲的对照研究没有显示性活动对 IVF 妊娠结果有任何负面影响 [15, 16]。有趣的是，在较大的 RCT 研究中，那些在 ET 后 2 天内有性交行为的女性的植入率有非常明显的改善 [15]。作者推测，女性暴露在含有父系抗原和免疫抑制因子（如 TGFβ 和前列腺素 E_1）的伴侣精液中，实际上可能会产生有益的免疫反应，促进胚胎发育和半异源性（免疫逻辑上的外来）概念的附着。

有人认为，如果在 IVF-ET 后进行性生活，可能给女性带来两种风险。首先，被刺激的增大卵巢含有多个脆弱的黄体，在性生活时可能容易破裂，导致疼痛甚至腹腔内大出血。因此，对于有卵巢过度刺激反应的患者应避免性生活。其次，一些病例报道将 IVF 治疗期间的性生活与自然受孕和 IVF 受孕相结合而导致的高妊娠联系起来 [17, 18]。然而，在这些病例报道中，自然受孕更有可能是在取卵前，而不是在 ET 后发生的性生活，因为追踪排卵日和性生活的研究报道显示，排卵后 1 天内自然受孕的机会降至零 [19]。排卵后 3～5 天的性生活也就是通常的 ET 时间，应该不会对自然受孕造成威胁。因此，现有的证据表明，只要女性没有出现与卵巢过度刺激有关的盆腔不适，夫妻双方应该在排卵后自由进行性活动。

4. 饮食对试管婴儿成功的影响

尽管人们担心酒精和咖啡因的摄入与不良的生育和妊娠结果有关，但调查表明，至少有 50% 接受试管婴儿治疗的女性仍然饮酒，75% 的人喝咖啡 [20, 21]。虽然在两个高质量的研究中报道，在试管婴儿周期前的几个月里，低到中度的酒精（＜7 杯标准饮料 / 天）和咖啡因的摄入（＜3 杯咖啡 / 天）不会影响试管婴儿的妊娠结局 [22, 23]，但在 ET 后使用它们的安全性却不太清楚。在 5 项流行病学研究中，只有 1 项报道了咖啡因对 IVF 结局有明显的负面影响，其他 4 项报道没有影响[24]。然而，对 15 590 名女性进行的大型流行病学调查"护士健康研究 II"表明，饮用超过 3 杯咖啡会显著增加自然流产的风险[25]。有趣的是，这种流产风险并没有因为饮用无咖啡因的咖啡而降低，喝茶或其他来源的咖啡因（可乐饮料）并没有增加流产风险[25]。美国妇产科医师学会建议女性在妊娠期间每天摄入不超过 200mg 的咖啡因[26]，大致相当于 2 杯冲泡的咖啡。接受试管婴儿的女性在胚胎移植后喝咖啡也建议遵守这个原则。

美国疾病控制预防中心指出，在妊娠期间或备孕时没有已知的安全用酒量，因此，所有女性在胚胎移植后应完全戒酒[24]。饮食对试管婴儿成功的影响很难获得，特别是独立于其他相关协变量，如体重指数。然而，现有的证据表明，高 ω-3 脂肪（无汞鱼）、全谷物、新鲜水果和蔬菜（低农药残留）、橄榄油的饮食有利于改善 IVF 妊娠结局[27-29]。相反，反式脂肪被认为是有害的[27]，所以最好避免食用这些"坏脂肪"含量高的食物（糕点、饼干、微波炉爆米花）。当然，所有接受试管婴儿的女性都应该补充叶酸，这不仅可以减少先天性畸形，而且有报道称可以降低流产风险[27]。

5. 减压活动

虽然有些争议，但有证据表明，高度的压力可能影响 IVF 的成功率[30]。众所周知，在 ET 和妊娠试验检测之间的 2 周等待是 IVF 治疗中最紧张的时间[31]。与焦虑有关的血清肾上腺素、去甲肾上腺素和皮质醇的增加，理论上可以通过改变胰岛素敏感性或子宫内膜血流而影响胚胎植入。因此，移植后减少焦虑有可能提高 IVF 的成功率。迄今为止，共有 39 项研究前瞻性地考察了各种社会心理治疗的影响，如认知行为治疗和身心干预对 IVF 结果的影响[32]。总的来说，这些治疗方法在减少 IVF 治疗期间的焦虑和压力方面取得了适度的成功，但它们对实际妊娠的影响却比较复杂。然而，该 Meta 分析的作者确实得出结论，那些从这些心理疗法中体验到焦虑大幅减少的女性在妊娠率方面有最大的改善[32]。因此，这些类型的社会心理疗法可能最好用于焦虑评分水平很高的女性，而不是所有的 IVF 患者。

许多接受 IVF 治疗的女性考虑在胚胎移植后休年假或减少工作时间，希望长时间远离工作压力可以帮助胚胎成功植入。一项小型的前瞻性调查显示，这种方法对 IVF 结果没有益处[33]。重要的是，由于工作经常为女性面对生活中的压力时提供社会支持，坐在家里担心试管婴儿的结果而失去这些支持可能是不受益的，特别是如果它还产生了经济压力（收入减少，假期费用）。然而，如果工作环境非常紧张，或使女性暴露于潜在的生殖毒素（化学品、辐射、过热），那么不工作可能是有利的。

三、预防

患者通常会询问她们在试管婴儿治疗期间应该做些什么以增加成功机会。与身体活动、性生活、压力、饮食和 ET 后的工作有关的问题都很常见。因此，建议 ART 机构积极主动地对患者进行宣教。在试管婴儿治疗的早期，就应以口头和书面形式使患者了解这些问题。

要点

挑战

- ET 后必须改变生活方式。

背景

- 患者经常询问有关体力活动、性交、饮食和减少压力对 ET 后妊娠率的影响。

管理策略

- ET 后卧床休息并不能改善 IVF 的妊娠结果，一些研究表明，它实际上可能会降低植入率。因此，应避免卧床休息。
- 移植后的性生活不会降低妊娠率，一些证据表明，它可能增加胚胎成功植入的机会。
- ET 后每天进行 30min 的中等强度运动（如快走）已被证明不会降低 IVF 妊娠率，但实际上可能有助于减少压力，因此应鼓励。
- 相反，有一些证据表明，每周超过 4h 的高冲击性"心血管"类运动会降低试管婴儿活产率，因此应避免。
- 在试管婴儿治疗期间，女性每天饮用的咖啡不应超过 2 杯，并应避免酒精和反式脂肪含量高的食物（蛋糕、饼干）；同时最大限度地摄入含 ω-3 脂肪的鱼类，加上新鲜水果和蔬菜、橄榄油和全麦谷物。所有女性都应该补充叶酸。
- 对于那些有高度焦虑 / 压力的女性，社会心理治疗（专业的认知疗法或非正式的正念 / 冥想练习）可能既能减轻压力，又能提高试管婴儿妊娠率。
- 移植后的患者应恢复正常日常活动，除非工作环境非常紧张或使女性暴露于潜在的生殖毒素。

预防

- 在开始试管婴儿治疗前，应向患者提供有关这些问题的口头和书面建议。

四、一问一答

问题 1：胚胎移植后，我应该在床上休息吗？

回答 1：研究表明，胚胎移植后卧床休息不会增加您妊娠的机会，甚至可能对成功有害。

问题 2：胚胎移植后，我可以安全地锻炼吗？

回答 2：这取决于您所做的运动。研究表明，适度的运动，如每天快走 30min，不会影响您妊娠，但更剧烈的运动（"心血管"类高强度运动）可能会降低试管婴儿的成功率。由于中等强度的运动有利于减轻压力，我们积极鼓励出院后的运动，但建议您避免高强度运动。

问题 3：胚胎移植后进行性生活安全吗？

回答 3：安全。研究甚至表明，通过性生活接触精液可能有助于试管婴儿期间的胚胎植入。性生活是夫妻生活的一个重要部分。在试管婴儿治疗期间，一般应继续保持这种关系。然而，在取卵后的前几天，性生活可能是痛苦的，最好避免。

问题 4：在出院后，我的饮食需要有什么变化吗？

回答 4：我们一般会建议您不喝酒，如果饮用咖啡，每天不应超过 2 杯。应避免食用高反式脂肪的食物，如蛋糕和饼干。鼓励食用新鲜水果和蔬菜、鱼和全谷物食品。当然，所有正在接受生育治疗的女性都应该补充叶酸。

问题 5：我应该请假来帮助我妊娠吗？

回答 5：一般来说不需要，除非您的工作环境压力很大，或者让您接触到可能的毒素（化学品、辐射、热）。工作提供了有用的社会支持，分散了试管婴儿治疗的压力，因此可以通过降低压力水平而获益。

参考文献

[1] Hawkins LK, Rossi BV, Correia KF, Lipskind ST, Hornstein MD, Missmer SA. Perceptions among infertile couples of lifestyle behaviors and in vitro fertilization (IVF) success. *J Assist Reprod Genet.* 2014;31(3):255–60. doi: 10.1007/s10815-014-0176-5.

[2] Li DK, Janevic T, Odouli R, Liu L. Hot tub use during pregnancy and the risk of miscarriage. *Am J Epidemiol.* 2003;15;158:931–7.

[3] Moretti ME, Bar-Oz B, Fried S, Koren G. Maternal hyperthermia and the risk for neural tube defects in offspring: systematic review and meta-analysis. *Epidemiology.* 2005;16:216–9.

[4] Bloomer RJ. Effect of exercise on oxidative stress biomarkers. *Adv Clin Chem.* 2008;46:1–50.

[5] Agarwal A, Said TM, Bedaiwy MA, Banerjee J, Alvarez JG. Oxidative stress in an assisted reproductive techniques setting. *Fertil Steril.* 2006;86:503–12.

[6] Rao M, Zeng Z, Tang L. Maternal physical activity before IVF/ICSI cycles improves clinical pregnancy rate and live birth rate: a systematic review and meta-analysis. *Reprod Biol Endocrinol.* 2018;16(1):11. doi:10.1186/ s12958-018-0328-z

[7] Morris SN, Missmer SA, Cramer DW, Powers RD, McShane PM, Hornstein MD. Effects of lifetime exercise on the outcome of in vitro fertilization. *Obstet Gynecol.* 2006;108: 938–45.

[8] Evenson KR, Calhoun KC, Herring AH, Pritchard D, Wen F, Steiner AZ. Association of physical activity in the past year and immediately after in vitro fertilization on pregnancy. *Fertil Steril.* 2014;101(4): 1047–1054.e5. doi: 10.1016/j.fertnstert. 2013.12.041.

[9] Cozzolino M, Troiano G, Esencan E. Bed rest after an embryo transfer: a systematic review and meta-analysis. *Arch Gynecol Obstet.* 2019;300(5):1121–1130. doi: 10.1007/s00404-019-05296-5.

[10] Gaikwad S, Garrido N, Cobo A, Pellicer A, Remohi J. Bed rest after embryo transfer negatively affects in vitro fertilization: a randomized controlled clinical trial. *Fertil Steril.* 2013;100(3):729–35. doi:10.1016/j. fertnstert.2013.05.011.

[11] Rezábek K, Koryntová D, Zivny J. Does bedrest after embryo transfer cause a worse outcome in in vitro fertilization?. *Ceska Gynecol.* 2001;66:175–8.

[12] Amarin ZO, Obeidat BR. Bed rest versus free mobilisation following embryo transfer: a prospective randomised study. *BJOG.* 2004;111:1273–6.

[13] Woolcott R, Stanger J. Ultrasound tracking of the movement of embryo-associated air bubbles on standing after transfer. *Hum Reprod.* 1998;13:2107–9.

[14] Fox CA, Wolff HS, Baker JA. Measurement of intra-vaginal and intra-uterine pressures during human coitus by radio-telemetry. *J Reprod Fertil.* 1970;22:243–51.

[15] Tremellen KP, Valbuena D, Landeras J, Ballesteros A, Martinez J, Mendoza S, Norman RJ, Robertson SA, Simón C. The effect of intercourse on pregnancy rates during assisted human reproduction. *Hum Reprod.* 2000; 15:2653–8.

[16] Aflatoonian A, Ghandi S, Tabibnejad N. The effect of intercourse around embryo transfer on pregnancy rate in assisted reproductive technology cycles. *Int J Fert Steril.* 2009; 2: 169–172.

[17] Milki AA, Hinckley MD, Grumet FC, Chitkara U. Concurrent IVF and spontaneous conception resulting in a quadruplet pregnancy. *Hum Reprod.* 2001;16:2324–6.

[18] Mains L, Ryan G, Sparks A, Van Voorhis B. Sextuplets: an unusual complication of single embryo transfer. *Fertil Steril.* 2009;91:932.e1–2.

[19] Dunson DB, Baird DD, Wilcox AJ, Weinberg CR. Day-specific probabilities of clinical pregnancy based on two studies with imperfect measures of ovulation. *Hum Reprod.* 1999;14:1835–9.

[20] Domar AD, Conboy L, Denardo-Roney J, Rooney KL. Lifestyle behaviors in women undergoing in vitro; fertilization: a prospective study. *Fertil Steril.* 2012;97(3):697–701.e1. doi: 10.1016/j. fertnstert.2011.12.012.

[21] Gormack AA, Peek JC, Derraik JG, Gluckman PD, Young NL, Cutfield WS. Many women undergoing fertility treatment make poor lifestyle choices that may affect treatment outcome. *Hum Reprod.* 2015;30(7): 1617–24. doi: 10.1093/humrep/dev094.

[22] Abadia L, Chiu YH, Williams PL, Toth TL, Souter I, Hauser R, Chavarro JE, Gaskins AJ; EARTH Study Team. The association between pre-treatment maternal alcohol and caffeine intake and outcomes of assisted reproduction in a prospectively followed cohort. *Hum Reprod.* 2017 Sep 1;32(9): 1846–1854. doi: 10.1093/humrep/dex237.

[23] Lyngs?J, Ramlau-Hansen CH, Bay B, Ingerslev HJ, Strandberg-Larsen K, Kesmodel US. Low-to-moderate alcohol consumption and success in fertility treatment: a Danish cohort study. *Hum Reprod.* 2019;34(7):1334–1344. doi: 10.1093/ humrep/dez050.

[24] Mínguez-Alarcón L, Chavarro JE, Gaskins AJ. Caffeine, alcohol, smoking, and reproductive outcomes among couples undergoing assisted reproductive technology treatments. *Fertil Steril.* 2018;110(4): 587–592. doi: 10.1016/j.fertnstert.2018.05.026.

[25] Gaskins AJ, Rich-Edwards JW, Williams PL, Toth TL, Missmer SA, Chavarro JE. Prepregnancy caffeine and caffeinated beverage intake and risk of spontaneous abortion. *Eur J Nutr.* 2018;57(1):107–117. doi: 10.1007/s00394-016-1301-2.

[26] American College of Obstetricians and Gynecologists. ACOG Committee Opinion No.462: Moderate caffeine consumption during pregnancy. *Obstet Gynecol.* 2010;116 (2 Pt 1):467–8. doi: 0.1097/ AOG.0b013e3181eeb2a1.

[27] Chiu YH, Chavarro JE, Souter I. Diet and female fertility: doctor, what should I eat? *Fertil Steril.* 2018;110(4):560–569. doi: 0.1016/j.fertnstert.2018.05.027.

[28] Karayiannis D, Kontogianni MD, Mendorou C, Mastrominas M, Yiannakouris N. Adherence to the Mediterranean diet and IVF success rate among non-obese women attempting fertility. *Hum Reprod.* 2018;33(3):494–502. doi:10.1093/ humrep/ dey003.

[29] Chiu YH, Karmon AE, Gaskins AJ, Arvizu M, Williams PL, Souter I, Rueda BR, Hauser R, Chavarro JE; EARTH Study Team. Serum omega-3 fatty acids and treatment outcomes among women undergoing assisted reproduction. *Hum Reprod.* 2018;33(1):156– 165. doi: 10.1093/humrep/dex335.

[30] Matthiesen SM, Frederiksen Y, Ingerslev HJ, Zachariae R. Stress, distress and outcome of assisted reproductive technology (ART): a meta-analysis. *Hum Reprod.* 2011;26(10):2763–76. doi: 10.1093/humrep/ der246.

[31] Yong P, Martin C, Thong J. A comparison of psychological functioning in women at different stages of in vitro fertilization treatment using the mean affect adjective check list. *J Assist Reprod Genet.* 2000;17(10):553–6.

[32] Frederiksen Y, Farver-Vestergaard I, Skovgård NG, Ingerslev HJ, Zachariae R. Efficacy of psychosocial interventions for psychological and pregnancy outcomes in infertile women and men: a systematic review and meta-analysis. *BMJ Open.* 2015;5(1):e006592. doi: 10.1136/ bmjopen-2014-006592.

[33] Su TJ, Chen YC, Hung YT, Yang YS. Comparative study of daily activities of pregnant and non-pregnant women after in vitro fertilization and embryo transfer. *J Formos Med Assoc.* 2001;100:262–8.

第五篇
黄 体 期

The luteal phase

第 68 章　IVF 后黄体期阴道出血

Vaginal bleeding in the luteal phase after IVF

Carol Coughlan　Bolarinde Ola　著

高姗姗　译　　石玉华　校

> 病例：一位因输卵管因素进行体外受精的患者，使用长方案降调，随后用重组促性腺激素 225U/d 进行促排卵。卵巢刺激第 11 天有 3 个≥17mm 的卵泡，8 个＜16mm 卵泡。给予 hCG10 000U，36h 后经阴道取卵。共获得 8 枚卵细胞，其中 7 枚适合授精，最终 6 枚获得受精。移植 1 个第 5 天的囊胚，黄体支持采用阴道用黄体酮栓剂 200mg，每天 3 次。患者在胚胎移植后 7 天打电话到诊所，担心助孕周期可能已经失败，因为她出现了轻微的阴道流血。

一、背景

在辅助生殖技术中，黄体期出血是指任何发生在胚胎移植后和妊娠试验前的阴道出血。这与许多患者在取卵后出现的阴道点滴出血不同，后者一般在几天内就会消失。据报道，在 IVF 周期中黄体期出血发生率为 7.4%～42%[1-3]，通常在取卵后 7～8 天出现点滴出血。这可能与所使用的黄体期支持方案类型有关，并与较低的妊娠率相关。

（一）自然周期的黄体期

黄体期被定义为自排卵至建立妊娠的一段时间，或月经来潮的前 2 周。自发排卵后，黄体期的特征是黄体的形成，黄体是由破裂的卵泡发育而成的临时内分泌腺体。这个腺体样结构分泌类固醇激素，包括孕酮和雌二醇，为子宫着床做准备[4]。黄体产生的激素对维持早期妊娠至关重要，直至妊娠 7 周左右，胎盘开始生成类固醇激素（黄体 – 胎盘转换）[5]。因此，妊娠 7 周前手术切除妊娠黄体几乎必然导致流产。在非促排卵周期中，早期黄体的正常功能依赖于黄体期完整且功能正常的下丘脑 – 垂体 – 性腺轴。

（二）促排卵 ART 周期的黄体期

1949 年，医学博士 Georgeanna Jones 首次将黄体功能不全（luteal phase deficiency，LPD）描述为因孕酮分泌不足而导致的月经提前，可通过补充外源性孕酮来纠正。已证实，几乎所有卵巢刺激周期中的黄体期存在功能不全。众所周知，控制性超促排卵会引起黄体功能不足。关于促排卵周期中黄体缺陷的病因已经争论了 30 余年。最初，人们错误地认为在取卵过程中抽吸出大量颗粒细胞，可能会在源头上减少黄体合成的孕酮，从而导致黄体期的缺陷。另一种说法是在促排卵周期中为抑制 LH 自发升高使用 GnRH 激动药后的垂体恢复延迟，从而导致黄体期缺陷。在 IVF 周期中 GnRH 拮抗药的引入引发了另一种猜测，如果垂体功能迅速恢复，即可无须黄体支持。然而事实上尽管在使用 GnRH 拮抗药的 IVF 周期中，垂体功能可以快速恢复，黄体仍然出现了过早的溶解，黄体期支持仍然是必需的。促排卵周期中黄体期缺陷最主要的原因是黄体早期大量黄体细胞分泌的超生理水平类固醇激素通过下丘脑 – 垂体水平的负反馈作用直接抑制黄体生成素的释放。这种显著的内分泌紊乱为 IVF[6] 周期中的黄体支持提供了理论依据，而且研究显示，黄体支持可显著增加促排卵 IVF 周期的妊娠率。

二、管理策略

（一）检查黄体支持药物的依从性

黄体期出血可能是黄体支持不足的表现。当患者诉黄体期出血时，首先确定患者对黄体药物支持的依从性是非常重要的。

（二）改变黄体支持药物治疗

与肌肉给药相比，阴道给药更容易出现 ART 黄体期出血。令人感兴趣的是，尽管阴道内给药会增加黄体期阴道出血的概率，但两组妊娠率和活产率并无显著差异[1]。在黄体中期增加孕酮的剂量并不能改善临床结局[7]，并且没有随机试验比较在 ART 周期中黄体期出血的患者将阴道给药转换为肌肉给药对妊娠率的影响。因此，这种转变可能会提高妊娠率，至少从理论上讲，这是一个合理的选择。

（三）患者获得的信息

在 IVF 周期中出现黄体期出血的女性往往认为这提示本周期已经失败，并可能会停用药物。应该再次告知患者，妊娠仍然是可能的（尽管发生率较低），建议继续使用黄体支持药物。

三、预防

在辅助生殖技术中预防黄体期出血的关键是充足的黄体支持，Edwards 等首次提出促排卵引起的黄体功能不足可能会导致 IVF 的失败[8]。随后的研究证实了这一假说[9]，黄体支持是目前 IVF 常规实践中必不可少的部分。

（一）黄体支持的持续时间

随机对照试验表明，取卵后到胚胎移植前这段时间是开始黄体支持的最佳时间，早于取卵前或者晚于胚胎移植后开始黄体支持将会降低妊娠率[10]。这与大部分医生的常规临床诊疗操作相符合。然而，许多临床医生在黄体支持的持续时间上有所不同，为妊娠 6 周、8 周到甚至 12 周。最近的一项系统回顾和 Meta 分析显示，在首次血 hCG 阳性时停止黄体支持，活产率、持续妊娠率和流产率没有显著差异，但尚需要大样本的随机对照试验来进一步确认这一结论 [11, 12]。

（二）黄体酮

目前黄体支持的用法包括口服、阴道内、直肠给药、皮下注射、肌肉、经皮给药。传统上应用于 IVF 黄体支持的制剂主要是阴道栓剂和肌内注射 [4]。最近，一些研究评估皮下注射给药相较于阴道用黄体酮具有良好的耐受性，并与阴道给药 [13] 有相似的效果。

口服黄体酮虽然方便，但存在肝脏"首过效应"，生物利用度低，因此较少使用。最近，地屈孕酮（一种具有增强口服生物利用度的合成黄体酮）已被用于 IVF 黄体支持，与阴道制剂相比有相似的妊娠率 [14]。在其被引入作为 IVF 常规临床使用之前，还需要进一步研究。

（三）黄体酮和雌激素

由于黄体除了产生孕酮之外还产生雌激素，有研究表明，在 IVF 中在孕酮中添加雌二醇对黄体的支持有好处。目前结论是有争议的。最近的 Meta 分析研究表明，在 IVF 周期（采用 GnRH 激动药降调并促性腺激素促排卵）的黄体期，在孕酮的基础上额外添加雌激素并不能提高妊娠率 [4]。

（四）人绒毛膜促性腺激素

hCG 已被证实在黄体支持方面不逊于黄体酮 [4]。但是，hCG 用于黄体支持时，将增加卵巢过度刺激的风险（几乎翻倍）。因此，hCG 用于黄体支持时，应该限制在卵巢过度刺激综合征风险特别低的女性身上使用 [4]。

要点

挑战

• IVF 后黄体期阴道出血。

背景

• IVF 周期中发生率为 7.4%～42%。

• 与低妊娠率有关。

• 可能是黄体期功能不足的表现。

• 在 ART 促排卵周期，尤其是使用垂体降调时，患者会出现黄体期功能不足，需要外源性激素进行黄体支持。

管理策略

• 确定患者正确使用了黄体期支持药物。

• 考虑将阴道孕酮转换为肌内注射或者皮下注射给药。

• 再次向患者告知，黄体期出血并不一定意味着周期失败。

预防

- 足够的黄体支持将降低阴道出血风险并增加妊娠率。
- 黄体支持应在取卵和胚胎移植之间开始，并持续到妊娠试验。
- 妊娠试验阳性后给予黄体支持似乎不能改善结果。
- 在新鲜和冷冻移植周期中，阴道用孕激素与肌内注射或皮下给药一样有效。
- 在孕激素黄体支持中添加雌激素并不能提高 IVF 的成功率。
- 在黄体支持方面 hCG 不逊于黄体酮，但会显著增加卵巢过度刺激综合征的风险。

四、一问一答

问题 1：体外受精周期出血正常吗？取卵后多久会出血？

回答 1：取卵后少量的阴道流血或点滴出血是很常见的，但不应超过几天或伴随加重的腹痛和发热。胚胎移植入子宫后几天开始出血并不常见，但在某些情况下确实会发生。这或许意味着支持妊娠的药物没有按规律服用，或者我们应该调整药物。

问题 2：在等待妊娠实验的 2 周内发生出血，我应该在什么时候告诉我的医生？

回答 2：胚胎移植后任何新发生的出血，都建议告诉您的 IVF 护士或医生。他们会确认您使用黄体支持药物的途径和剂量是否正确。他们也可能会再次安慰您，或者建议您换药。

问题 3：胚胎移植后有几天阴道出血，但现在停止了，我的妊娠测试结果是阳性。我什么时候可以停止使用阴道用黄体酮？

回答 3：没有明确的证据表明在妊娠试验后还需要孕酮支持。然而，在超声扫描显示您有存活的临床妊娠之前，医生让您继续使用至少 2 周孕激素的情况并不少见；有些甚至会延长至妊娠 8~10 周。没有证据表明妊娠试验之后继续用黄体支持会造成伤害。

问题 4：我发现阴道栓剂部分漏了出来。这是否意味着它未充分作用，这是我出血的原因吗？

回答 4：这种栓剂应该在阴道内溶解，从而可以被很好地吸收并到达子宫发挥作用。因此，有一部分漏出来是正常也是非常常见的。在计算剂量时流出的部分已被纳入考量。尽管流血了，您仍可以继续用栓剂，但如果您觉得不方便，我们可以更换用药途径，如肌内注射。

参考文献

[1] Chi H, Li R, Qiao J, Chen X, Wang X, Hao G, et al. Vaginal progesterone gel is non-inferior to intramuscular progesterone in efficacy with acceptable tolerability for luteal phase support: A prospective, randomized, multicenter study in China. *Eur J Obstet Gynecol Reprod Biol.* 2019;237:100–5.

[2] Jabara S, Barnhart K, Schertz J, Patrizio P. Luteal phase

bleeding after IVF cycles: Comparison between progesterone vaginal gel and intramuscular progesterone and correlation with pregnancy outcomes. *J Exp Clin Assist Reprod.* 2009 Oct 20;6:6.

[3] Yanushpolsky E, Hurwitz S, Greenberg L, Racowsky C, Hornstein MD. Comparison of Crinone 8% intravaginal gel and intramuscular progesterone supplementation for in vitro fertilization/embryo transfer in women under age 40: interim analysis of a prospective randomized trial. *Fertil Steril.* 2008;89(2):485–7.

[4] van der Linden M, Buckingham K, Farquhar C, Kremer JAM, Metwally M. Luteal phase support for assisted reproduction cycles. In: van der Linden M, editor. *Cochrane Database of Systematic Reviews.* Chichester, UK: John Wiley & Sons, Ltd; 2011.

[5] Scott R, Navot D, Liu H-C, Rosenwaks Z. A human in vivo; model for the luteoplacental shift. *Fertil Steril.* 1991;56(3):481–4.

[6] Devoto L, Kohen P, Muñoz A, Strauss JF. Human corpus luteum physiology and the luteal-phase dysfunction associated with ovarian stimulation. *Reprod Biomed Online.* 2009;18:S19–24.

[7] Aslih N, Ellenbogen A, Shavit T, Michaeli M, Yakobi D, Shalom-Paz E. Can we alter pregnancy outcome by adjusting progesterone treatment at mid-luteal phase: a randomized controlled trial. *Gynecol Endocrinol.* 2017 3;33(8):602–6.

[8] Edwards RG, Steptoe PC, Purdy JM. Establishing full-term human pregnancies using cleaving embryos grown in vitro. *Br J Obstet Gynaecol.* 1980;87(9):737–56.

[9] Fauser BCJM, Devroey P. Reproductive biology and IVF: ovarian stimulation and luteal phase consequences. *Trends Endocrinol Metab.* 2003;14(5):236–42.

[10] Hubayter ZR, Muasher SJ. Luteal supplementation in in vitro fertilization: more questions than answers. *Fertil Steril.* 2008;89(4):749–58.

[11] Watters M, Noble M, Child T, Nelson S. Short versus extended progesterone supplementation for luteal phase support in fresh IVF cycles: a systematic review and meta-analysis. *Reprod Biomed Online.* 2020;40(1):143–50.

[12] Liu X-R, Mu H-Q, Shi Q, Xiao X-Q, Qi H-B. The optimal duration of progesterone supplementation in pregnant women after IVF/ICSI: a meta-analysis. *Reprod Biol Endocrinol.* 2012;10(1):107-15.

[13] Baker VL, Jones CA, Doody K, Foulk R, Yee B, Adamson GD, et al. A randomized, controlled trial comparing the efficacy and safety of aqueous subcutaneous progesterone with vaginal progesterone for luteal phase support of in vitro fertilization. *Hum Reprod.* 2014;29(10):2212–20.

[14] Barbosa MWP, Valadares NPB, Barbosa ACP, Amaral AS, Iglesias JR, Nastri CO, et al. Oral dydrogesterone vs. vaginal progesterone capsules for luteal-phase support in women undergoing embryo transfer: a systematic review and meta-analysis. *JBRA Assist Reprod.* 2018 Feb 28;22.

第 69 章　IVF 后盆腔感染

Pelvic infection after IVF

Muhammad Faisal Aslam　Ali Ahmad Bazzi　著

高姗姗　译　　石玉华　校

病例 1：一名 33 岁女性在取卵 2 周后因发热和寒战 3 天就诊于急诊室。查体体温 38.2℃，左下腹轻度压痛。送检了血液、尿液培养和其他实验室项目。给患者使用万古霉素、氨曲南、甲硝唑和环丙沙星。然而，她仍然发热，并且存在低血压。她的血培养提示 B 组 β 溶血性链球菌阳性。尿细菌培养阴性，患者盆腔磁共振显示子宫肌瘤可能有透明或囊性坏死或出血。尽管给予抗生素治疗，但她仍然发热。妊娠试验阴性。随后决定行宫腹腔镜联合探查术寻找病灶。腹腔镜检查发现陈旧性盆腔炎性疾病，宫腔镜检查发现子宫积脓。子宫内膜培养结果为耐万古霉素肠球菌阳性。万古霉素改换成利奈唑胺。患者最初对抗生素有反应，但随后继续发热，并开始出现低血压。

病例 2：一名 29 岁女性因输卵管因素接受体外受精治疗。取出 7 个卵细胞，6 个正常受精。胚胎移植被安排在取卵后的第 3 天。然而，在拟行胚胎移植的当天上午，她出现发热（38.7℃）并伴有下腹痛和阴道脓性分泌物。

病例 3：一名 30 岁女性在胚胎移植 12 天后出现下腹痛和橙色阴道分泌物。她接受过 3 个周期的控制性卵巢刺激宫腔内人工授精，均失败。她的第 1 个周期 IVF 使用拮抗药方案失败。在第 2 个周期中，再次使用拮抗药方案。在卵巢刺激过程中，超声发现左侧附件有囊性肿块，提示输卵管积水，在取卵当天穿刺抽吸积水。取到 8 个卵细胞，7 个受精，并移植了 3 枚有 8 个卵裂球的胚胎（第 3 天）。胚胎移植后 12 天，她主诉小腹疼痛，并有黄色、无味的阴道分泌物。患者无发热，腹部无压痛，窥器检查无明显异常。经阴道超声检查示积液扩张宫腔，子宫内膜高回声，未见附件区肿物。超声引导下置入胚胎移植导管，抽吸物为脓液。脓液被送去做细菌培养和药敏处理。血常规白细胞总数为 4000，分类计数也在正常范围内。血清 β-hCG 为 36mU/ml。

一、背景

20 世纪 80 年代中期，超声引导下经阴道取卵被引入 IVF 操作中，因其简单、有效和患者接受度高，迅速取代了腹腔镜成为金标准操作 [1]。尽管早期人们会担忧 TVOR 会导致感染，但这种并发症似乎极为罕见。TVOR 后盆腔感染（定义为发热和盆腔压痛）的发生率在不同队列数据报道为 0.03%～1%，盆腔脓肿的发生率为 0.2%～0.3% [2]。盆腔脓肿更可能发生于既往有盆腔炎性疾病或子宫内膜异位症 [3] 的患者。TVOR 后子宫积脓（宫腔内积脓）也报道过 [4, 5]。TVOR 后感染的机制可能是通过未彻底消毒的阴道穿刺直接引入了阴道微生物，陈旧性盆腔炎性疾病重新激活，或无意中直接穿刺肠道导致肠内细菌溢出 [6]。

然而，应该记住的是，取卵并不是 IVF 过程中唯一的侵入性步骤，胚胎移植也是侵入性步骤。1 例既往未行 TVOR 的女性使用捐赠胚胎移植后发生了输卵管卵巢脓肿（tubo-ovarian abscess，TOA），这表明 ET 过程是起因 [7]。谨记这一点对于冻胚胎移植的患者或受卵者来说很重要。

另一篇报道讨论了 1 例 38 岁女性 TVOR 后输卵管卵巢脓肿破裂的病例 [8]。该患者原发性不孕 5 年，在取卵时行双侧输卵管积水抽吸 [8]。作者建议在 IVF 治疗周期中取卵和经宫颈 ET 后出现腹痛、发热、白细胞增多等症状时，应在鉴别诊断的过程中考虑 TOA 的诊断 [8]。

取卵和 ET 的感染并发症通常在操作后几天内出现。然而，也有患者在术后几个月后仍会出现症状 [9]。相关报道从间隔 1 周至 56 天不等。通常表现为全身不适、发热、盆腔腹部压痛和阴道分泌物 [10]。感染的扩散可导致败血症，并且导致住院时间延长 [10]。

二、管理策略

（一）思考并进行诊断

卵巢刺激和 TVOR 后出现下腹部疼痛和压痛伴轻度白细胞增多并不少见。这一点加上相对罕见发生的情况，使诊断相当困难。在高度怀疑下，应寻找更特异性的体征，如不明原因的不适、发热、脓性阴道分泌物和超声提示子宫、附件或盆腔内有包裹性积液。然而，盆腔囊肿在卵巢刺激后很常见，为了确认或排除诊断，有时需要行腹腔镜探查。可疑病例应送标本（尿液、阴道分泌物、血液）进行培养和药敏检测。

（二）抗生素治疗

对疑似或确诊病例的治疗必须包括广谱抗生素，覆盖需氧和厌氧微生物。在怀疑诊断后立即开始抗生素治疗，不应等待培养结果，因为培养需要 72h。

（三）引流脓肿及根除感染病灶

如果存在盆腔脓肿，必须通过腹腔镜、剖腹探查或阴道切开进行引流 [9]。有时，这并不足以根除感染灶，必要时可能要切除感染的器官（输卵管 – 卵巢切除术或子宫切除术）[5]。对于不孕患者来说，这可能是毁灭性的打击，但在这种情况下，挽救患者的生命比挽救她的生育能力更重要。因此，病例 1 的解决包括开腹手术和子宫切除术，因为病情逐渐恶化，单纯依赖子宫脓液引流并不能解决问题，甚至会使情况恶化。

（四）挽救体外受精周期

众所周知，体外受精后的盆腔感染会导致不良预后。文献中描述的大多数病例都与体外受精失败有关，即使步骤成功，流产率也很高[11]。因此，如果在 ET 之前就发现了这种情况，应考虑先冷冻保存胚胎并治疗感染，然后再做冻胚 ET 周期[4]；这是病例 2 中推荐的方法。在并发感染的治疗周期，甚至必须手术切开引流治疗的情况下，都有成功妊娠的报道[12]。

三、预防

性传播感染风险高的不孕症患者，应考虑在 IVF 前进行筛查[13]。

在 TVOR 和 ET 过程中应坚持严格的无菌预防措施。尽管这些手术相对简单，它们仍是侵入性的，存在潜在严重的（罕见的）传染病发病率。在 TVOR 之前使用消毒剂进行阴道准备已被应用，但研究显示与生理盐水清洗阴道相比，在降低感染率方面没有显著益处[13, 14]。此外，在 TVOR[13] 或 ET[15] 前后是否给予预防性抗生素在感染发生率上似乎没有差异。然而，在可能发生感染的高风险患者中，如有子宫内膜异位症或有 PID 病史的患者，应在 TVOR 时给予预防性抗生素[3]。

要点

挑战
- IVF 后盆腔感染。

背景
- 据报道在 0.03%～1% 的病例中发生。
- 多见于子宫内膜异位症或既往 PID 患者。
- 可以发生在取卵后或胚胎移植后，也有冷冻胚胎移植或卵母细胞接受者的案例。
- 可出现在操作后的数天或者数周后。
- 与体外受精结局差和妊娠丢失高风险相关。

管理策略
- 对于在手术后几天到几周出现盆腔疼痛和发热的患者，要提高警惕并考虑给予诊断。
- 立即开始使用广谱抗生素。
- 盆腔脓肿通常需要手术引流。
- 最终的解决可能需要手术切除感染病灶。

预防
- 手术前严格的无菌准备。
- 与生理盐水相比，取卵前使用消毒剂做阴道准备，并没有降低感染发生率。
- 在取卵或胚胎移植时预防性使用抗生素尚未被证明能降低感染的发生率，但在高危病例（如患有子宫内膜异位症和既往 PID 的女性）中为了谨慎起见，需要使用抗生素。

四、一问一答

问题 1：取卵后感染的概率有多大？

回答 1：取卵是一个非常安全的过程，盆腔感染的风险非常低，约为 1% 或更少。对于如脓肿这样严重的感染，风险会更小，约为 2‰。胚胎移植后感染的风险（如在进行冷冻胚胎移植周期没有取卵）被认为更小。我们会采取一切必要措施来减少感染。如果我们认为您可能出现感染的风险很高，就会给您抗生素。

问题 2：如果我取卵后感染了，我如何发现，将如何被治疗？

回答 2：大多数取卵后的感染出现在 5 天内，但有些是数周，可能会出现腹痛、流脓甚至高热。有时您所感觉到的只是整体的疲倦和感觉"状态不好"。这就是为什么一旦您有任何这些症状就要联系诊所的重要性，即使是在取卵手术后的几周。大多数感染用抗生素治疗来解决，但有时需要手术来清除感染。

参考文献

[1] Wikland M, Enk L, Hamberger L. Transvesical and transvaginal approaches for the aspiration of follicles by use of ultrasound. *Ann N Y Acad Sci.* 1985;442(1 in vitro Fert):182–94.

[2] Ludwig AK, Glawatz M, Griesinger G, Diedrich K, Ludwig M. Perioperative and post-operative complications of transvaginal ultrasound-guided oocyte retrieval: prospective study of > 1000 oocyte retrievals. *Hum Reprod.* 2006;21(12):3235–40.

[3] Younis JS, Ezra Y, Laufer N, Ohel G. Late manifestation of pelvic abscess following oocyte retrieval, for in vitro fertilization, in patients with severe endometriosis and ovarian endometriomata. *J Assist Reprod Genet.* 1997;14(6):343–6.

[4] Hofmann G. Ultrasound detection of pyometra at the time of embryo transfer after ovum retrieval for in vitro fertilization. *Fertil Steril.* 2003;80(3):637–8.

[5] Nikkhah-Abyaneh Z, Khulpateea N, Aslam MF. Pyometra after ovum retrieval for in vitro fertilization resulting in hysterectomy. *Fertil Steril.* 2010;93(1):268.e1–268.e2.

[6] El-Shawarby SA, Margara RA, Trew GH, Lavery SA. A review of complications following transvaginal oocyte retrieval for invitro fertilization. *Hum Fertil.* 2004;7(2):127–33.

[7] Sauer M V., Paulson RJ. Pelvic abscess complicating transcervical embryo transfer. *Am J Obstet Gynecol.* 1992;166(1):148–9.

[8] Varras M, Polyzos D, Tsikini A, Antypa E, Apessou D, Tsouroulas M. Ruptured tuboovarian abscess as a complication of IVF treatment: clinical, ultrasonographic and histopathologic findings. A case report. *Clin Exp Obs Gynecol.* 2003;30(2–3):164–8.

[9] Sharpe K, Karovitch AJ, Claman P, Suh KN. Transvaginal oocyte retrieval for in vitro fertilization complicated by ovarian abscess during pregnancy. *Fertil Steril.* 2006;86(1):219.e11–3.

[10] den Boon J, Kimmel CE, Nagel HT, van Roosmalen J. Pelvic abscess in the second half of pregnancy after oocyte retrieval for in-vitro fertilization: case report. *Hum Reprod.* 1999;14(9):2402–3.

[11] Al-Kuran O, Beitawi S, Al-Mehaisen L. Pelvic abscess complicating an in vitro fertilization pregnancy and review of the literature. *J Assist Reprod Genet.* 2008;25(7):341–3.

[12] Bennett SJ, Waterstone JJ, Cheng WC, Parsons J. Complications of transvaginal ultrasound-directed follicle aspiration: A review of 2670 consecutive procedures. *J Assist Reprod Genet.* 1993;10(1):72–7.

[13] Sowerby E, Parsons J. IVF: how can we reduce the risks of infection? *Obstet Gynaecol.* 2006;8(3):159–63.

[14] Tsai Y-CC, Lin MYS, Chen S-HH, Chung M-TT, Loo T-CC, Huang K-FF, et al. Vaginal disinfection with povidone iodine immediately before oocyte retrieval is effective in preventing pelvic abscess formation without compromising the outcome of IVF-ET. *J Assist Reprod Genet.* 2005;22(4):173–5.

[15] Peikrishvili R, Evrard B, Pouly JL, Janny L. (2004) [Prophylactic antibiotic therapy (amoxicillin + clavulanic acid) before embryo transfer for IVF is useless: results of a randomized study]. [Article in French.] *J Gynecol Obstet Biol Reprod (Paris)* 2004;33, 713–9.

第70章 卵巢过度刺激综合征患者

The patient presenting with ovarian hyperstimulation syndrome

Khaldoun Sharif　Dania Al-Ramahi　著

高姗姗　译　　石玉华　校

病例：一对因男方因素有 5 年不孕史的夫妻接受卵胞质内单精子注射助孕。女方 28 岁，采取长方案超促排卵，首先应用促性腺激素释放激素激动药降调节，继之每天注射重组促性腺激素 150U。最终获卵 9 枚，形成 4 枚胚胎。移植其中 2 枚优质胚胎，剩余 2 枚胚胎冷冻保存。患者在胚胎移植后第 5 天因新近发生恶心、腹痛及明显腹胀到急诊科就诊。

一、背景

卵巢过度刺激综合征是发生于卵巢刺激过程中一种严重的、可危及患者生命的并发症，以卵巢增大和血液浓缩为主要特征。体外受精患者中多达 1/3 会发生轻度 OHSS，一般没有不良临床后果。然而，中重度 OHSS 患者可伴发第三间隙液体积聚、低血容量、低血压、肾血流灌注减少、急性肾功能不全、呼吸窘迫和血栓栓塞[1, 2]。使用 GnRH 激动药和促性腺激素促排卵的体外受精周期中，轻度、中度和重度 OHSS 的发生率分别为 20%～33%、3%～6% 和 0.6%～2%[3-5]。使用 GnRH 拮抗药方案代替 GnRH 激动药长方案现已被证明可以降低近乎一半的 OHSS 发生风险[6]。

人绒毛膜促性腺激素是控制性卵巢刺激过程中常用的扳机药物，通过诱导血管内皮生长因子合成而发挥作用[3]。OHSS 患者根据症状出现时间分为两种类型。早发型 OHSS 在取卵后 9 天内出现症状，与卵巢对药物刺激的反应程度有关，主要由应用外源性 hCG 促卵泡最终成熟所致。迟发型 OHSS 常在取卵后 10 天或更久后出现症状，几乎都与妊娠后内源性 hCG 水平上升有关（尤其是重度 OHSS），并通常见于多胎妊娠。

发生 OHSS 的患者常因卵巢体积增大而导致腹胀、不适和不同程度的疼痛，也可能会引起恶心、呕吐和腹泻。血管通透性增加导致腹水的形成。腹水最初仅能通过经阴道超声在直肠子宫凹陷中探查到，逐渐到经腹部超声即可见，通常在注射 hCG7 天后会发展至临床可见。由此产生的低血容量和张力性腹水对肾脏的压迫作用可导致肾血流灌注不足，并引起电解质失衡（低钠血症和高钾血症）和少尿，这种情况在重度 OHSS 患者中发生率为 30%。极少数情况下，约 1.4% 重度 OHSS 患者因肾脏损害发生肾衰竭[7]。

血液浓缩和凝血因子的改变可导致血栓栓塞，在重度 OHSS 患者中发生率为 2.4%。血栓栓塞可以发生在静脉或动脉，也可以发生于肢体、大脑和心脏血管的不常见位置。有时会在 OHSS 症状

消退后数周出现 [7]。10%～29% 的重度 OHSS 患者发生单侧或双侧胸腔积液。尽管大多数都伴有张力性腹水，但有报道称重度 OHSS 患者可发生孤立性单侧胸腔积液。呼吸困难主要是由于腹内压力增加导致横膈膜的隆起，也与胸腔积液有关。急性呼吸窘迫综合征很少发生 [7]。

据报道，体外受精周期中 OHSS 的死亡率为 1/60 000～1/30 000 [8, 9]，通常是由血栓栓塞、急性呼吸窘迫综合征或肾衰竭引起的。

二、管理策略

OHSS 是一种自限性疾病，急性期根据病情严重性行经验性和对症治疗 [7]。

（一）做出正确诊断

一般来说，诊断 OHSS 非常简单。正如病例所述，患者在注射 hCG 后约 7 天或更长时间内出现腹痛和腹胀，严重者可能更早出现。体格检查发现全腹胀及压痛。腹部超声、全血细胞计数、肝肾功能等检查可明确诊断，并有助于评估其严重程度。

其他疾病可与 OHSS 同时出现并难以鉴别。取卵后腹痛并不罕见，但术后不久就会出现，通常镇痛后或随时间而缓解。腹腔内出血通常在取卵后 24h 内出现，表现为腹痛、腹胀，腹部超声可探及腹腔积液，因此可与 OHSS 混淆（见第 56 章）。但是，腹腔内出血会造成一定程度的血流动力学不稳定、血红蛋白水平低（或下降）和低血细胞比容（packed cell volume，PCV）。升高的血细胞比容可准确反映 OHSS 的严重程度和血液浓缩水平。低血细胞比容见于严重 OHSS 的可能性很小。

另外，应与体外受精后附件扭转鉴别。附件扭转疼痛更剧烈，并且与卵巢增大的程度不成比例。由于附件区自发扭转和去扭转，疼痛常呈间歇性，并且位于骨盆的一侧。超声下盆腔内可能很少或没有积液，并且 PCV 一般不升高（见第 71 章）。然而，由于 OHSS 患者卵巢体积增大，容易发生附件扭转，因此两种疾病可能并存。

（二）评估严重程度

OHSS 有多种分类标准，一般分为轻度、中度和重度 [1-3]。OHSS 的严重程度常通过第三间隙液体积聚程度来区分，其可以通过临床和超声评估、实验室检测血液浓度 [3] 来反映。轻度 OHSS 患者，一般只在直肠子宫凹陷中有少量积液，并且没有血液浓缩征象。中度 OHSS 患者，超声下显示腹水小于 500ml，并且实验室检测查见血液浓缩证据（PCV > 45%，白细胞和血小板增多）。重度 OHSS 患者，临床检查可发现腹水，并有血液浓缩的表现和（或）存在并发症。腹痛、恶心和呕吐的严重程度具有主观性，可能与 OHSS 的严重程度无关。此外，卵巢刺激后卵巢肿大的程度多变，本身并不反映 OHSS 的严重程度 [3]。

（三）门诊与住院管理

轻度 OHSS 比较常见，通常具有自限性。若有需要，患者可居家行镇痛和止吐治疗。因病情多变，患者应每 3～4 天随诊，若病情恶化应立即复诊。

OHSS 症状一般随月经来潮在 7 天内消退。但是，如果患者妊娠，病情可能会恶化。中重度 OHSS 应住院治疗，伴有严重并发症患者（如血栓栓塞、呼吸系统症状、肾功能不全）最好在重症监护室治疗。

据报道，为避免长期住院，重度 OHSS 患者可以每天到门诊监测及处理，必要时进行腹部穿刺和静脉补液[10]。然而，只对有丰富 OHSS 管理经验的门诊部和积极性且依从性高的患者才考虑应用[11]。

（四）症状管理

恶心和呕吐可使用止吐药治疗。疼痛应根据严重程度使用对乙酰氨基酚（扑热息痛）或阿片类镇痛药。尽量避免使用非甾体抗炎药，因为理论上其具有减少肾血流灌注的风险。肾血流灌注主要依靠前列腺素介导的代偿性血管舒张作用来维持。众所周知，非甾体抗炎药是前列腺素抑制药，因此即使没有低血容量，重度 OHSS 患者使用非甾体抗炎药也可能导致肾衰竭[12]。

（五）预防血栓

中度或重度 OHSS 患者是血栓栓塞的高危人群，所有住院治疗的 OHSS 患者均需采取措施预防血栓栓塞。补液、运动、抗血栓袜均应积极使用。由于血栓栓塞还可发生在非典型部位，所以只采取这些预防措施是远远不够的，应考虑使用低分子肝素预防血栓栓塞。如果患者在发生 OHSS 后妊娠，妊娠前 3 个月的血栓栓塞风险将增加 100 倍，因此在此期间应持续使用 LMWH[13]。

（六）补液治疗

对于重度 OHSS 患者，补液和稳定的体液平衡都至关重要。应鼓励患者尽可能多饮水。对于那些因恶心、呕吐不能及时口服补液的患者，应给予 0.9% 生理盐水 3L 静脉滴注 24h 以上。这将有助于纠正低血容量和低钠血症。任何体液丢失（主要是腹水引流）都应该通过额外的液体补充来弥补。由于重度 OHSS 患者每天腹水引流量多达 6L，所以及时的液体补充十分重要。

低白蛋白血症伴少尿的重度 OHSS 患者应该给予白蛋白补充。因腹水中含白蛋白，所以对于穿刺引流腹水的患者来说，需要补充适量的白蛋白。一般来说，在引流过程中，每天可静脉输注 25% 的白蛋白 200ml。

（七）第三间隙积液引流

据报道，84% 的重度 OHSS 患者会实施腹腔穿刺术，这是最常见的干预措施[14]，适用于腹水伴明显的腹痛和腹胀、补液无效的少尿、呼吸困难或血流动力学不稳定的患者。穿刺引流后的患者症状明显改善，尿量增多，肾功能好转，PCV 下降。

引流导管应在超声引导下进行，避免损伤充血肿大的卵巢及肠襻。留置通畅引流，当 24h 引流量小于 1L 时拔管。这通常需要 4 天时间[15]。引流液富含蛋白质（48g/L）且红细胞浓度高，因此常为血红色。

腹腔穿刺因易操作且患者舒适度高，所以常为腹水引流的首选。但对于肥胖和皮肤水肿的患者来说，由于腹壁增厚和超声可见度降低，腹腔穿刺术有时并不可行[7]。对于这类患者，可在超声引导下经阴道穿刺引流腹水[16]。

因胸腔积液和张力性腹水引起的呼吸困难首先应通过引流腹水来处理，这将改善大多数患者呼吸困难的症状。然而，如果症状持续或呼吸困难是由孤立性胸腔积液引起，则应行胸腔积液穿刺引流。

对于心包积液的引流，需要经验丰富的心脏专家来实施[17]。

（八）避免使用 hCG 进行黄体支持

在使用 GnRH 激动药和促性腺激素刺激卵巢的辅助生殖过程中，黄体支持是必要的。我们常会使用 hCG 和孕酮来进行黄体支持，其可以有效提高妊娠率。但是因 hCG 增加 OHSS 发生率，所以最好避免使用[18]。因此，如果正在使用 hCG 进行黄体支持的患者发生 OHSS，应及时改用黄体酮。

（九）全胚冷冻

如果患者在胚胎移植前发生 OHSS，则建议取消移植并冷冻所有可移植胚胎。这将避免因妊娠而引起的迟发型 OHSS[19]。

（十）手术治疗

附件扭转、抗血栓药物治疗无效或高栓塞风险的血栓形成及在某些极端情况下需要终止妊娠的患者有时需要手术治疗[20]。

（十一）并发症处理

晚期并发症（如 ARDS、血栓栓塞和肾衰竭）需要在重症监护室进行治疗，并需要相应专科医生的协助[7, 8]。

（十二）OHSS 后妊娠结局

发生重度 OHSS 并妊娠的女性经常询问 OHSS 对妊娠结局可能产生的影响。流产率并不会增加[21, 22]。但一些研究发现，妊娠高血压、早产、胎盘早剥和妊娠糖尿病等产科并发症的发生率更高[21, 23]，而其他研究并未证实这些发现[24]。尽管如此，由于发生 OHSS 后妊娠风险较高，所以仍需要谨慎处理。

三、预防

某些患者群体存在发生 OHSS 的高危因素（如多囊卵巢综合征、黄体生成素和 AMH 水平高、既往 OHSS 病史）。正如第 46 章所述，当此类患者接受 IVF 助孕时，应考虑采取某些预防措施（一级预防）。

其他患者在 IVF 促排卵周期起始时没有明显的高危因素，但可能会对卵巢刺激产生过度反应，所以发生 OHSS 风险较高。正如第 52 章所述，对于这种情况，应采取相应的预防措施（二级预防）。

要点

挑战

- 患者在 IVF 促排卵周期后发生 OHSS。

背景

- 卵巢过度刺激综合征是卵巢刺激过程中一种医源性的、潜在致命性的并发症，常以卵巢增大和血液浓缩为特征。

- 患者表现为腹痛、腹胀、恶心、呕吐。这些主观症状的程度与病情的严重程度无关。

- 病情的严重程度与第三间隙液体积聚程度和有无血栓栓塞、肾功能不全和呼吸窘迫等并发症的发生有关。

- 使用 GnRH 激动药的 IVF 周期中，轻度、中度和重度 OHSS 的发生率分别为 20%～33%、3%～6% 和 0.6%～2%。如果改用 GnRH 拮抗药，OHSS 发生率几乎减半。

- IVF 周期中，OHSS 死亡率为 1/60 000～1/30 000，多因发生血栓栓塞、急性呼吸窘迫综合征或肾衰竭。

管理策略

- 轻度 OHSS 具有自限性并常随月经来潮而自行消退。若患者妊娠，病情可能会加重。轻度 OHSS 应该进行以门诊为基础的治疗。

- 中重度 OHSS 和应该入院控制症状的患者，需要收住院持续监测、控制症状和充分补液。

- 根据疼痛的严重程度选择使用对乙酰氨基酚（扑热息痛）或阿片类药物。应避免使用非甾体抗炎药，因为其具有使肾脏血流灌注减少的风险。

- 采取注射低分子肝素、补液、运动和穿戴抗血栓袜等措施预防血栓。

- 如果患者在发生 OHSS 后妊娠，血栓栓塞的发生率将增加 100 倍，所以应在妊娠的前 3 个月继续使用低分子肝素。

- 补液常根据临床情况、尿量和低白蛋白血症程度来指导晶体（0.9% 生理盐水）和胶体（白蛋白）的使用。

- 腹腔穿刺术适用于腹水伴明显腹痛和腹胀、补液无效的少尿或呼吸困难的患者。

- 胸腔穿刺术适用于腹腔穿刺引流无效的呼吸困难或孤立性胸腔积液引起呼吸困难的患者。

- 使用黄体酮代替 hCG 进行黄体支持。

- 如果在胚胎移植前出现 OHSS，则取消移植并冷冻保存所有胚胎。

- 附件扭转、抗血栓药物治疗无效的血栓形成或在某些极端情况下需终止妊娠的患者有时需要手术治疗。

预防

- 对存在 OHSS 高危因素（如多囊卵巢综合征、LH 和 AMH 水平高或既往 OHSS 史）的 IVF 助孕患者采取一级预防措施（见第 49 章）。

- 对卵巢刺激高反应的患者采取二级预防措施（见第 56 章）。

四、一问一答

问题 1：为什么我会发生卵巢过度刺激综合征？是因为医生给我开了大剂量的药物吗？

回答 1：卵巢刺激药物的剂量取决于许多因素，如年龄、诊断、激素水平和既往史。大多数患者反应正常，但有些患者的卵巢非常敏感（如多囊卵巢综合征患者），即使非常小的剂量也会产生过度刺激。过度刺激的发生与药物的剂量无关，而是与您的卵巢敏感性有关。它更像是"反应过度"而不是"过度刺激"。

问题 2：我因重度 OHSS 住院接受了腹腔穿刺引流腹水和许多药物治疗。这些会对妊娠有影响吗？

回答 2：不会。我们从对像您这样患有重度 OHSS 并妊娠的女性的研究中得知，流产率并不会增加，并且这段时间内使用的所有药物和手术措施都不会影响妊娠。

问题 3：我在经历了重度 OHSS 后妊娠，会对妊娠有影响吗？

回答 3：当您患有 OHSS 时，曾被给予肝素注射来降低血栓形成的风险。这种风险在妊娠的前 3 个月持续存在，所以在此期间，您应该继续注射肝素。就妊娠本身而言，OHSS 后流产风险并不会增加。大多数患者孕期进展顺利，但妊娠高血压和糖尿病等产科并发症的发生概率可能会升高。这就是为什么建议您告知您的产科医生，您曾患有重度 OHSS，需要持续监测，以密切关注您的妊娠过程。

参考文献

[1] Aboulghar MA, Mansour RT. Ovarian hyperstimulation syndrome: classifications and critical analysis of preventive measures. *Hum Reprod Updat.* 2003;9(3):275–89.

[2] Humaidan P, Nelson SM, Devroey P, Coddington CC, Schwartz LB, Gordon K, et al. Ovarian hyperstimulation syndrome: review and new classification criteria for reporting in clinical trials. *Hum Reprod.* 2016;31(9):1997–2004.

[3] Humaidan P, Quartarolo J, Papanikolaou EG. Preventing ovarian hyperstimulation syndrome: guidance for the clinician. *Fertil Steril.* 2010;94(2):389–400.

[4] Rizk B, Smitz J. Ovarian hyperstimulation syndrome after superovulation using GnRH agonists for IVF and related procedures. *Hum Reprod.* 1992;7:320–7.

[5] Mocanu E, Redmond ML, Hennelly B, Collins C, Harrison R. Odds of ovarian hyperstimulation syndrome (OHSS) - time for reassessment. *Hum Fertil.* 2007;10(3):175–81.

[6] Lambalk CB, Banga FR, Huirne JA, Toftager M, Pinborg A, Homburg R, et al. GnRH antagonist versus long agonist protocols in IVF: A systematic review and meta-analysis accounting for patient type. *Hum Reprod Update.* 2017;23(5):560–79.

[7] Delvigne A. Review of clinical course and treatment of ovarian hyperstimulation syndrome (OHSS). *Hum Reprod Update.* 2003;9(1):77–96.

[8] Balen A. Ovarain Hyperstimulation Syndrome [Internet]. Human Fertilization and Embryology Authority. Ovarian hyperstimulation syndrome: a short report. 2008 [cited 2011 Jan 21]. Available from: http://www.hfea.gov.uk/ docs/OHSS_UPDATED_Report_from_Adam_ Balen_2008.pdf

[9] Venn A, Hemminki E, Watson L, Bruinsma F, Healy D. Mortality in a cohort of IVF patients. *Hum Reprod.* 2001;16(12):2691–6.

[10] Shrivastav P, Nadkarni P, Craft I. Day care management of severe ovarian hyperstimulation syndrome avoids hospitalization and morbidity. *Hum Reprod.* 1994;9(5):812–4.

[11] Pfeifer S, Butts S, Dumesic D, Fossum G, Gracia C, La Barbera A, et al. Prevention and treatment of moderate and severe ovarian hyperstimulation syndrome: a guideline. *Fertil Steril.* 2016;106(7):1634–47.

[12] Balasch J, Carmona F, Llach J, Arroyo V, Jové I, Vanrell JA. Acute prerenal failure and liver dysfunction in a patient with severe ovarian hyperstimulation syndrome. *Hum Reprod.* 1990;5(3):348–51.

[13] Sennström M, Rova K, Hellgren M, Hjertberg R, Nord E, Thurn L, et al. Thromboembolism and in vitro fertilization - a systematic review. *Acta Obstet Gynecol Scand.* 2017;96(9): 1045–52.

[14] Abramov Y, Elchalal U, Schenker JG. Pulmonary manifestations of severe ovarian hyperstimulation syndrome: a multicenter study. *Fertil Steril.* 1999;71(4):645–51.

[15] Aboulghar MA, Mansour RT, Serour GI, Sattar MA, Amin YM, Elattar I. Management of severe ovarian hyperstimulation syndrome by ascitic fluid aspiration and intensive intravenous fluid therapy. *Obs Gynecol.* 1993;81(1):108–11.

[16] Raziel A, Friedler S, Schachter M, Strassburger D, Bukovsky I, Ron-El R. Transvaginal drainage of ascites as an alternative to abdominal paracentesis in patients with severe ovarian hyperstimulation syndrome, obesity, and generalized edema. *Fertil Steril.* 1998;69(4):780–3.

[17] Brinsden PR, Wada I, Tan SL, Balen A, Jacobs HS. Diagnosis, prevention and management of ovarian hyperstimulation syndrome. *Br J Obs Gynaecol.* 1995;102(10):767–72.

[18] Ovarian Stimulation TEGG on, Bosch E, Broer S, Griesinger G, Grynberg M, Humaidan P, et al. ESHRE guideline: ovarian stimulation for IVF/ICSI†. *Hum Reprod* Open. 2020;2020(2).

[19] Wong KM, van Wely M, Mol F, Repping S, Mastenbroek S. Fresh versus frozen embryo transfers in assisted reproduction. *Cochrane Database Syst Rev.* 2017;3(3):CD011184.

[20] Aurousseau MH, Samama MM, Belhassen A, Herve F, Hugues JN. Risk of thromboembolism in relation to an in-vitro fertilization programme: three case reports. *Hum Reprod.* 1995;10(1):94–7.

[21] Courbiere B, Oborski V, Braunstein D, Desparoir A, Noizet A, Gamerre M. Obstetric outcome of women with in vitro fertilization pregnancies hospitalized for ovarian hyperstimulation syndrome: a case-control study. *Fertil Steril.* 2011;95(5):1629–32.

[22] Mathur RS, Jenkins JM. Is ovarian hyperstimulation syndrome associated with a poor obstetric outcome? *BJOG An Int J Obstet Gynaecol.* 2000;107(8):943–6.

[23] Raziel A, Schachter M, Friedler S, Ron-El R. Outcome of IVF pregnancies following severe OHSS. *Reprod Biomed Online.* 2009;19(1):61–5.

[24] Wiser A, Levron J, Kreizer D, Achiron R, Shrim A, Schiff E, et al. Outcome of pregnancies complicated by severe ovarian hyperstimulation syndrome (OHSS): a follow-up beyond the second trimester. *Hum Reprod.* 2005;20(4):910–4.

第71章　体外受精后的附件扭转

Adnexal torsion after IVF

Jenna Turocy　Beth W. Rackow　著

赵　涵 译　　石玉华 校

病例：1 例 28 岁健康的未孕患者因输卵管因素性不孕而接受体外受精治疗。其雌二醇峰值为 3900ρg/ml，超声引导下经阴道取卵 18 枚，并在取卵后第 5 天移植了 1 枚胚胎。几天后，她出现腹胀不适。超声显示盆腔有少量游离液体，卵巢囊性增大，符合轻度卵巢过度刺激综合征的表现。医生对她进行保守治疗并进行密切观察。取卵后 2 周，患者妊娠试验呈阳性，不适尚可忍受。

在妊娠 7 周时，她因严重的右下腹疼痛、恶心和呕吐而被送往急诊室。经阴道超声提示宫内妊娠，双侧卵巢肿大、血流正常，盆腔少量游离液体。患者的疼痛麻药剂处理无效，并且高度怀疑卵巢扭转，因此医生对其进行了腹腔镜探查。腹腔镜下医生发现患者双侧卵巢肿大，右侧卵巢在骨盆漏斗韧带处发生 360° 扭转，并且颜色发暗。随后患者成功行卵巢扭转术，并抽吸数个右侧卵巢囊肿，后继续补充孕酮直到妊娠 10 周。

一、背景

附件扭转可累及卵巢、输卵管或两者均有，这是因附件围绕其血管淋巴蒂旋转，从而妨碍血液流向附件所致。虽然附件扭转不常见但却是妇科急腹症，约占妇科急诊手术的 3%[1]。早期腹腔镜检查不仅有助诊断，还可简单复位扭转附件。长期卵巢扭转风险包括萎缩、坏死、功能丧失，甚至切除。高达 80% 的附件扭转发生在育龄期，12%～25% 的附件扭转发生在妊娠期[1, 2]。尽管附件扭转可发生在妊娠的任何时期，但以前 3 个月最常见[3]。妊娠使子宫增大可将卵巢拉出骨盆，从而更易扭转。右侧附件比左侧附件更易扭转，这可能是乙状结肠限制左侧附件空间和活动所致[4, 5]。

在体外受精过程中，促性腺激素的刺激导致卵巢暂时增大，形成多个囊肿，促使卵巢扭转的发生。附件扭转的发生率在所有 IVF 周期中为 0.8%[6]，在患有 OHSS 的 IVF 患者中发生率为 7.5%[7]。患有 OHSS 的女性，由于卵巢过度增大和腹水的存在，卵巢活动度增加。当体外受精后受孕时，妊娠会延长卵巢增大的时间，进一步增加附件扭转的风险。Mashiach 等研究了 201 名 OHSS 患者，发现 16% 的孕妇发生附件扭转，而非妊娠患者附件扭转发生率仅 2.3%[7]。孕妇附件扭转通常发生在妊娠第 6～13 周，也有案例报道描述过在取卵后立即出现的卵巢扭转的现象[8]。

二、管理策略

（一）诊断

及时诊断附件扭转对预防不可逆性组织缺血和梗死至关重要。扭转症状通常是非特异性的，所以保持高度怀疑十分重要。典型的体征和症状包括剧烈的左下腹或右下腹疼痛、恶心、呕吐、食欲减退、低热、白细胞增多和可触及的肿块 [9]。在 OHSS 或妊娠的情况下，诊断附件扭转尤其困难，因为腹痛、恶心和呕吐是这两种情况的常见症状。轻微的白细胞增多在妊娠期也很常见。鉴别诊断还应包括肾绞痛、肾或尿道结石、阑尾炎和梗阻性肠病。

由于骨盆超声广泛的应用和安全性，是诊断附件扭转首选的影像方式。超声诊断困难时，MRI 可以帮助进一步评估，特别是当阑尾在超声检查中看不到时 [10]。扭转的超声表现包括单侧卵巢增大和卵巢血流减少或缺失（图 71-1）[11]。其他常见影像学表现包括卵巢间质因水肿和出血而呈现异质性，以及因水肿移位卵巢外周带出现多发小囊肿。对于 OHSS，残留的卵泡和黄体囊肿导致双侧卵巢增大，因此这些多囊性卵巢的超声表现与典型的未受刺激的扭曲卵巢不同。高达 87% 的扭转病例存在游离盆腔积液，但盆腔积液也常见于单纯取卵术后或 OHSS [12]。在多普勒超声检查中，单个卵巢的血流减少或消失应该高度怀疑卵巢扭转，但血流的存在并不排除扭转的可能性。Albayram 和 Hamper 在 60% 的附件扭转患者中观察到附件血流 [12]。Pena 等也证实 60% 的扭转患者血流正常。此外，在受刺激后形成囊性卵巢和 OHSS 的情况下多普勒血流可能会发生改变，例如 OHSS 患者的卵巢常显示舒张期血流的增加 [13]。在做诊断时，权衡超声检查结果和附件扭转的临床怀疑是很关键的。

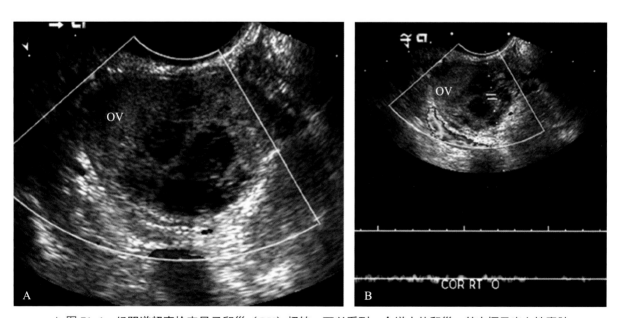

▲ 图 71-1　经阴道超声检查显示卵巢（OV）扭转，可以看到一个增大的卵巢，其内探及出血性囊肿
A. 无颜色识别；B. 双相多普勒检查无血流［经 Elsevier 许可转载，引自 Ultrasound Clinics，3，KA Jain，Gynecologic causes of acute pelvic pain: ultrasound imaging, 12.Copyright（2008）.］

（二）治疗

腹腔镜附件复位是诊断和治疗的金标准。在过去，附件扭转采用开腹输卵管卵巢切除术治疗，因为人们认为保存卵巢会留下坏死组织，而扭转复位会使得卵巢静脉中血栓栓子脱落，并引起栓塞事件[14]。然而，腹腔镜扭转复位微创手术已多次被证明是安全有效的[15]。

在腹腔镜复位手术中，利用钝性器械来解开扭转的附件。术中行囊肿切除或引流较大的卵巢囊肿，特别是在 OHSS 的情况下，可以使复位更容易，减少对卵巢的创伤，并降低后续再扭转的风险[2]。妊娠期可安全行腹腔镜复位术，在插入套管时要仔细注意妊娠期子宫。如果在妊娠前 10 周进行了输卵管切除术、卵巢囊肿剥除术或囊肿引流术，应开始补充黄体酮。如果视野不佳、出血过多或晚期妊娠，可以行开腹手术手动复位扭转的附件。与开腹手术相比，腹腔镜手术住院时间短，术后发热的发生率低，麻醉药用量少，患者舒适度高[2, 15, 16]。扭转复位术后应注意观察腹膜炎或败血症的体征（发热、腹痛、腹膜刺激征或血流动力学不稳定）。

手术扭转复位应尽快实施，最好是在症状出现的 24h 内进行。一项对啮齿动物的研究发现，卵巢血管闭塞 36h 或更长时间后出现坏死[17]。尽管扭转的卵巢出现了坏死或出血，但扭转复位术能成功地保留 90% 以上的受累卵巢[15]。扭转附件的出血表现是继发于静脉和淋巴管淤滞，而不是完全的动脉阻塞，并且侧支血流有助于保护卵巢。术中医生通过卵巢颜色及血管充血的改善来评估扭转卵巢的恢复情况。有卵巢扭转复位史的女性在以后的 IVF 治疗中助孕，受累卵巢卵泡发育正常，可成功取卵并受精[2, 15, 18]。然而，如果怀疑是恶性肿瘤，或者复位观察后卵巢外观仍未改善，则建议切除受累附件。

如果不进行干预，卵巢血供的完全阻断最终会导致卵巢功能的丧失和扭转组织的坏死。坏死的组织可能会随时间自行消解，也可能导致盆腔粘连，造成慢性盆腔疼痛或不孕症。

三、预防

随着辅助生殖技术如 IVF 的使用增加，越来越多的女性将面临附件扭转的风险。在开始助孕治疗之前，应告知患者潜在的风险，包括附件扭转的风险。

降低附件扭转发生率的主要干预措施是减少卵巢刺激后 OHSS 的风险。决定用于卵巢刺激的促性腺激素剂量前必须考虑卵巢过度反应和 OHSS 的高危因素，如年龄小、体重轻、AMH 高、窦滤泡数多、多囊卵巢综合征及既往 OHSS 史[19]。仔细监测卵巢对刺激的反应是 IVF 周期中的标准管理。如果认为卵巢反应过度，应减少促性腺激素的剂量。在 IVF 中，常用 hCG 触发最终的卵细胞成熟，这增加了 OHSS 的风险。减少 hCG 剂量，或在 GnRH 拮抗药周期中用 GnRH 激动药联合少量或不联合 hCG 来诱导 LH 激增，OHSS 风险会显著降低。LH 的半衰期短，结合垂体脱敏，可使黄体快速溶解，降低 OHSS 风险[20]。随着玻璃化冷冻技术的进步和冷冻胚胎移植成功率的提高，建议有 OHSS 风险的女性冷冻所有胚胎。一项大型的回顾性观察研究发现，对那些使用 GnRH 激动药触发的患者行全胚冷冻明显减少了 OHSS 和卵巢扭转的发生率，并且不影响妊娠结局][21]。

附件扭转的复发是少见的。同侧再发扭转的发生率小于 5%，继发对侧扭转极为罕见 [2, 15, 18]。由于复发性卵巢扭转在成人中很少发生，因此没有关于手术方法的对比试验。绝大多数关于预防复发性特发性扭转的建议都来自于儿童和青少年的系列病例研究 [22]。预防再次扭转的手术技术包括子宫卵巢韧带（utero-ovarian ligament，UOL）截短术或卵巢固定术。在第 1 次或第 2 次发生扭转时，并不常规推荐行卵巢固定术。卵巢固定术将卵巢固定在盆腔侧壁、同侧圆韧带、子宫骶韧带或子宫底后壁 [23]。UOL 截短术是指通过手术将 UOL 截短到正常的生理长度。由于妊娠期间附件血管增多，这类手术通常不在妊娠期间进行。

要点

挑战

- IVF 后的附件扭转。

背景

- 附件扭转占妇科急症的 3%。
- 育龄女性附件扭转的风险最大。
- 右侧附件较常受累。
- IVF 后，扭转的发生率为 0.8%，其风险随着 OHSS 和妊娠而增加。
- 虽然超声检查是评估附件扭转的有用工具，但临床怀疑是最重要的。

管理策略

- 及时的手术处理对于卵巢的保留和防止更严重的后遗症是必要的。
- 腹腔镜是首选的手术方式。
- 对于育龄女性，为了保留卵巢功能，最好采用复位术而不是卵巢切除术。

预防

- 卵巢刺激过程中采取干预措施，如 GnRH 激动药触发卵母细胞成熟，最大限度降低 OHSS 的风险。
- 识别卵巢过度刺激综合征和卵巢扭转高风险的女性。
- 可行子宫卵巢韧带截短或卵巢固定术预防扭转复发。

四、一问一答

问题 1：我怎么知道我是否有卵巢扭转？

回答 1：常见的症状包括下腹剧烈疼痛，开始时可能是尖锐和突然的疼痛。您可能还会感到恶心和呕吐。医生通常会做超声检查卵巢，并抽血查炎症指标。只有手术才能确诊扭转，通常行全身麻醉下腹腔镜手术。您的手术医生会在您的腹部做几个小切口，然后用腹腔镜镜头观察卵巢，若确有扭转则将其复位。

问题 2：是什么引起卵巢扭转？

回答 2：当卵巢和（或）输卵管围绕其血管扭曲时即发生卵巢扭转，此时卵巢和（或）输卵管的血液供应被阻断。IVF 过程中的药物注射会导致卵巢增大，从而增加卵巢扭转的风险。

问题 3：卵巢扭转是急症吗？

回答 3：是的，卵巢扭转是急症。如果症状出现后 24～36h 内未行治疗，卵巢会失去血液供应，从而导致卵巢炎症和坏死。

问题 4：IVF 过程中我可以锻炼嘛？

回答 4：我们鼓励适当运动，但不建议 IVF 患者在其周期内剧烈活动，因为增大的卵巢更容易扭转。突然的身体运动是卵巢扭转的危险因素。

参考文献

[1] Hibbard LT. Adnexal torsion. *Am J Obstet Gynecol.* 1985;152:456–61.

[2] Rackow BW, Patrizio P. Successful pregnancy complicated by early and late adnexal torsion after in vitro fertilization. *Fertil Steril.* 2007;87:e9–12.

[3] Bassil S, Steinhart U, Donnez J. Successful laparoscopic management of adnexal torsion during week 25 of a twin pregnancy. *Hum Reprod.* 1999;14:855–7.

[4] Djavadian D, Braendel W, Jaenick F. Laparoscopic oophoropexy for the treatment of recurrent torsion of the adnexa in pregnancy: case report and review. *Fertil Steril.* 2004;82:933–6.

[5] Huchon C, Fauconnier A. Adnexal torsion: a literature review. *Eur J Obstet Gynecol Reprod Bio.* 2010;150:8–12.

[6] Roest J, Mous HV, Zeilmaker GH, Verhoeff A. The incidence of major clinical complications in a Dutch transport IVF programme. *Hum Reprod Update.* 1996;2:345–53.

[7] Mashiach S, Bider D, Moran O, Goldenberg M, Ben-Rafael Z. Adnexal torsion of hyperstimulated ovaries in pregnancies after gonadotropin therapy. *Fertil Steril.* 1990;53:76–80.

[8] Irani M, Tal R, Seifer D, Grazi R. Report of two cases of ovarian torsion after egg retrieval treated by laparoscopic detorsion followed by successful embryo transfer on day five. *Fertil Steril.* 2013;100:S285–86.

[9] Shadinger LL, Andreotti RF, Kurian RL. Preoperative sonographic and clinical characteristics as predictors of ovarian torsion. *J Ultrasound Med.* 2008;27:7–13.

[10] Asch E, Wei J, Mortele KJ, Humm K, Thornton K, Levine D. Magnetic resonance imaging performance for diagnosis of ovarian torsion in pregnant women with stimulated ovaries. *Fertil Res Pract.* 2017;6:13.

[11] Arena S, Cananico S, Luzi G, Epicoco G, Brusco G, Affronti G. Ovarian torsion in vitro fertilization twin pregnancy: combination of Doppler ultrasound and laparoscopy in diagnosis and treatment can quickly solve the case. *Fertil Steril.* 2009;92:e9–13.

[12] Albayram F, Hamper UM. Ovarian and adnexal torsion: spectrum of sonographic findings with pathologic correlation. *J Ultrasound Med.* 2001;20:1083–9.

[13] Pena JE, Ufberg D, Cooney, Denis AL. Usefulness of Doppler sonography in the diagnosis of ovarian torsion. *Fertil Steril.* 2000;73:1047–50.

[14] McGovern PG, Noah R, Koenigsberg R, Little AB. Adnexal torsion and pulmonary embolism: case report and review of literature. *Obstet Gynecol Surv.* 1999;54:601–9.

[15] Oelsner G, Cohen SB, Soriano D, Admon D, Mashiach S, Carp H. Minimal surgery for the twisted ischaemic adnexa can preserve ovarian function. *Hum Reprod.* 2003;18:2599–602.

[16] Mathur R, Sumaya W. Prevention and management of ovarian hyperstimulation syndrome. *Obstet Gynaecol Repro Med.* 2007;18:18–20.

[17] Taskin O, Birincioglu M, Aydin A, Buhur A, Burak F, Yilmaz I, et al. The effects of twisted ischaemic adnexa managed by detorsion on ovarian viability and histology: an ischaemia-reperfusion rodent model. *Hum Reprod.* 1998;13:2823–7.

[18] Cohen SB, Wattiez A, Seidman DS, Goldenberg M, Admon D, Mashiach S, et al. Laparoscopy versus laparotomy for detorsion and sparing of twisted ischemic adnexa. *JSLS.* 2003;7:295–9.

[19] Practice Committee of the American Society for Reproductive Medicine. Prevention and treatment of moderate and severe ovarian hyperstimulation syndrome: a guideline. *Fertil Steril.* 2016;106:1634–47.

[20] Kol S. Luteolysis is induced by a gonadotropin-releasing hormone agonist is the key to prevention of ovarian hyperstimulation syndrome. *Fertil Steril.* 2004;81:1–5.

[21] Berkkanoglu M, Coetzee K, Bulut H, Ozgur K. Risk of ovarian torsion is reduced in GnRH agonist triggered freeze-all cycles: a retrospective cohort study. *J Obstet Gynaecol.* 2018;39:212–17.

[22] Brady P, Styer A. Laparoscopic uteroovarian ligament truncation and uterosacral oophoropexy for idiopathic recurrent ovarian torsion: case report and review of literature. *Fertil Res Pract.* 2015;1:2.

[23] Weitzman VN, DiLuigi A, Maier D, Nulsen JC. Prevention of recurrent adnexal torsion. *Fertil Steril.* 2008;90:e1–3.

第 72 章　IVF 周期中黄体期的感染

Exposure to infection in the luteal phase of IVF

Pedro Melo　Arri Coomarasamy　著

赵　涵　译　　石玉华　校

病例 1：一位即将进行囊胚移植的女性在移植当天告诉您，她在过去几天感到非常不舒服，并出现了广泛的瘙痒性水疱，她的主治医生诊断其为水痘。

病例 2：一位 5 天前进行了胚胎移植的女性告诉您，近几天和她住在一起的侄女得了水痘，但是她不记得自己是否得过水痘，所以她很担心。

病例 3：一位 2 天前进行了胚胎移植的女性出现高热伴咳嗽，COVID-19 检测为阴性。她的主治医生怀疑她有 H_1N_1 感染，建议她立即开始抗病毒药物治疗。

一、背景

在自然受孕的过程中，胚胎着床发生在卵巢周期的黄体期，即 28 天月经周期的第 20～23 天[1]。这 4 天里，子宫内膜对准备着床的囊胚具备很高容受性，所以这一时期也被称为"着床窗"[2-4]。IVF 周期中的黄体期感染对应着自然妊娠的围孕期感染。感染可以是发生在子宫内膜局部或全身性的，并会对胚胎产生不同的影响。疾病的转归取决于感染时间、累及器官、病原体毒力和母体免疫状态。在受精后的 2 周内，感染对发育中的胚胎有"全或无"的影响，即导致流产或是完全没有影响。然而在后续器官发生时期，感染可能有致畸作用[5]。

如果在 IVF 胚胎移植前母体感染或暴露于感染，那应进行风险评估，以确定妊娠对母体和胎儿的安全性。如果急性感染的风险很大，建议暂不移植，冷冻胚胎，后续行冻胚移植。在围孕期暴露于任何感染时，均需要考虑以下三个核心问题。

① 感染对孕期母体健康的风险。

② 感染对发育中的胚胎、胎儿或新生儿的风险。

③ 可用治疗的有效性和安全性。

二、管理策略

（一）盆腔感染

生殖道感染影响了高达 25% 的接受助孕治疗的女性，包括阴道、宫颈、子宫、输卵管和卵巢的感染[6, 7]。针对受累器官的不同，急性或慢性感染可能会导致输卵管拾卵及蠕动功能异常，或产生对配子和胚胎有致死毒性的生化环境，还可能导致子宫内膜容受性变差引起种植失败[8]。

各种微生物都与女性不孕有关，包括沙眼衣原体、淋病奈瑟菌和解脲支原体等[7]。盆腔感染可以是有症状的或亚临床感染，这取决于病原体量和女性免疫应答等不同因素。近年来，慢性子宫内膜炎（即子宫内膜的持续性炎症）作为不孕症和复发性流产的一个潜在原因，引起了人们的进一步关注。慢性子宫内膜炎通常没有症状，其诊断依靠子宫内膜活检，最好是在宫腔镜直视下活检[9]。子宫内膜中存在浆细胞可诊断为慢性子宫内膜炎，但抗生素治疗能否改善妊娠结局尚不清楚[10]。

尽管接受助孕治疗的女性通常会筛查衣原体感染和淋病，但对于如何诊断子宫内膜的其他隐性感染，或者判断治疗是否有益，目前还没有达成共识。尽管如此，若出现阴道分泌物异常、不规则出血或盆腔疼痛等症状时，应在助孕前取得生殖道三联拭子进行微生物培养和抗生素敏感性测试。

（二）全身性感染

全身性感染会诱发全身炎症反应状态，从而降低配子质量并影响黄体期子宫内膜容受性。此外，孕妇若发生全身性感染，其后遗症通常比非孕妇更严重[11, 12]。对于那些免疫力低下或有哮喘、糖尿病、肥胖等合并症的人来说，风险甚至更高[13]。全身性感染也会对发育中的胎儿造成影响，这需要胎儿医学医生的专业治疗和监测。因此，积极预防仍然是妊娠期避免母婴感染的主要干预措施。

（三）病例 1：水痘 – 带状疱疹病毒

成人水痘（原发性水痘 – 带状疱疹），特别是孕妇水痘，症状比较严重，容易发生肺炎、脑炎和肝炎等并发症。对孕妇来说，肺炎发生率高达 10%，并且死亡率较非孕妇增加了 5 倍[14]。胎儿水痘综合征(fetal varicella syndrome , FVS)是母体感染原发性 VZV 的罕见并发症，可发生于妊娠 3～28 周。患儿具有以下一种或多种特征：呈皮纹分布的皮肤瘢痕，眼部缺陷（小眼畸形、脉络膜视网膜炎、白内障），肢体发育不良，神经系统异常。FVS 的发生率在妊娠前 3 个月非常低（0.55%），在妊娠 20 周之前略微增加到 0.91%[15]。孕妇水痘不会增加妊娠前 3 个月的流产风险[16, 17]。

应建议病例 1 中水痘患者不要去医院。她在皮疹出现后大约 5 天至水疱结痂为止，均对其他人有传染性。考虑到对她和胎儿的潜在风险，应该取消胚胎移植，并对胚胎进行冷冻保存。一旦出现皮疹，注射 VZV 免疫球蛋白（VZV immunoglobulin，VZIG）并没有获益。治疗以支持治疗为主，尽管可以使用抗病毒药物（阿昔洛韦），但其在妊娠期的使用尚未得到许可。最后，应建议她在症状恶化时立即于其主治医生处随诊[16]。

表 72-1 中列出了可能影响 IVF 患者的各种黄体期的感染，包括临床表现、诊断方法和治疗原则。

表 72-1　体外受精黄体期的感染

感染种类	临床表现	诊　断	说　明	治　疗
细菌性阴道病	• 阴道分泌物异常，15% 无症状	• 涂片中的线索细胞		• 甲硝唑或克林霉素
白色念珠菌	• 阴道白色分泌物	• 阴道拭子：微生物培养和敏感性测试	• 除非免疫功能低下，否则没有风险 • 妊娠期禁止口服药物治疗	• 克霉唑（只限于外用制剂）
水痘 – 带状疱疹病毒	• 皮疹（水疱状）、肺炎（10%~14%）、脑炎、出血性皮疹	• IgM、IgG	• VZV 疫苗可降低水痘 80% 发病率，降低产妇 2/3 死亡率	• 如果没有皮疹，在接触后 10 天内使用 VZIG • 如果出现皮疹，在 24h 内考虑使用阿昔洛韦 • 妊娠期用药参考胎儿医学
衣原体	• 高达 70% 无症状，阴道分泌物异常，PID	• 宫颈拭子、尿液：NAAT	• 取卵或胚胎移植后的急性盆腔脓肿或 PID 需要追踪随访 • 如果病情严重，应避免 ET	• 根据当地规范使用抗生素（阿奇霉素、阿莫西林或红霉素）± 脓肿引流手术
巨细胞病毒	• 无症状，轻度腺热型症状	• IgG 滴度上升，特异性 IgM CMV 抗体	• 严重的感染（1%~2%）可导致小头畸形、失明、感音神经性聋。90% 的新生儿没有症状 • 考虑取消 ET	• 更昔洛韦（妊娠期禁用）
生殖器单纯疱疹	• 生殖器溃疡伴疼痛	• 开放性水疱 / 溃疡拭子进行 PCR 或培养，用血清学方法进行血清分型	• 分娩时原发性 HSV 多见（垂直传播率 41%，建议剖宫产）	• 阿昔洛韦
淋病	• 阴道分泌物异常，PID	• 宫颈拭子、尿液：NAAT	• 发现与其他性传播感染有关 • 40% 与衣原体合并感染	• 根据当地要求使用抗生素（头孢曲松或 + 阿奇霉素或者奥斯拉霉素 + 阿奇霉素）± 脓肿引流手术
B 组溶血性链球菌	• 无症状	• 阴道拭子，微生物培养和敏感性测试	• 仅在分娩时有意义。不建议进行常规检查	• 分娩时使用青霉素
乙型肝炎	• 黄疸、乏力、右上腹痛	• 病毒载量和抗 HBV 抗体	• 在急性感染时考虑取消 ET • 伴侣进行免疫接种 • 转诊至肠胃科医生	• HBIG 和乙型肝炎疫苗接种
丙型肝炎	• 黄疸病	• 抗 HCV 抗体	• 在急性感染时考虑取消 ET • 转诊至胃肠科医生	

（续表）

感染种类	临床表现	诊　断	说　明	治　疗
HIV1 和 HIV2	• 血清转换症状	• 抗 HIV1/2 抗体，病毒载量	• 需要转诊到 HIV 专科医院 • 考虑取消 ET	• HAART
HPV	• 生殖器疣	• 临床诊断 • 醋酸试验使疣体变白	• 垂直传播率为 1/80，并且治疗不能使其降低	• 一线：液氮或三氯乙酸 • 二线：电灼或切除
人类细小病毒 19	• 面部皮疹呈"被拍击过的面颊"外观（非水疱状），类似流感的症状	• IgM	• 妊娠 9 周前流产率为 15%；胎儿溶血和水肿	• 参考胎儿医学，可能需要胎儿宫内输血
风疹病毒	• 发热、皮疹（非水疱型）、颈部淋巴结肿大 • 2%～3% 的女性易感	• IgM 抗体	• 妊娠前 12 周的感染导致 80%～90% 的病例出现先天性感染和（或）流产 • 考虑取消 ET 或终止妊娠	• 如果妊娠 12 周前确诊，建议终止妊娠 • 如果妊娠 12 周后确诊，建议转诊到胎儿医学科
带状疱疹	• 皮肤表面分布的皮疹伴疼痛	• 临床或免疫荧光检查	• 只有在免疫力低下的情况下才会发作。暴露的皮肤会被传染	• 阿昔洛韦
梅毒（苍白螺旋体）	• 原发性：生殖器溃疡（硬下疳）；继发性：皮疹、扁平湿疣	• 血清学 　- IgM 和 IgG 的 EIA 　- 密螺旋体（TPPA/TPHA） 　- 非密螺旋体（VDRL/RPR– 定量分析监测疾病进展和治疗反应）	• 早期感染与 50%～100% 的先天梅毒或胎死宫内风险相关 • 母体晚期感染会影响 10% 的婴儿 • 转诊至泌尿生殖科	• 青霉素
弓形虫病（刚地弓形虫）	• 轻度腺热型症状	• 弓形虫病 IgM	• 妊娠 8 周前传染的风险小于 2%，妊娠中晚期增加到 81% • 考虑取消 ET	• 如果孕周＜32 周，可使用螺旋霉素
阴道毛滴虫	• 外阴阴道炎（大量泡沫状分泌物，有恶臭） • 全世界最常见的非病毒性 STI • 高达 50% 感染者没有症状	• 显微镜（鞭毛虫）+/-培养 • NAAT（后穹窿）	• 对胎儿的影响极小	• 甲硝唑

注：所有药物都必须在公认的药物处方集（如《英国国家处方集》；www.bnf.org）中检查其在妊娠期的安全性 [16, 18–26]

CMV. 巨细胞病毒；EIA. 酶免疫分析法；ELISA. 酶联免疫吸附法；ET. 胚胎移植；HAART. 高效抗逆转录病毒治疗；HBIG. 乙型肝炎免疫球蛋白；HBV. 乙型肝炎病毒；HCV. 丙型肝炎病毒；HIV. 人类免疫缺陷病毒；HPV. 人类乳头瘤病毒；HSV. 单纯疱疹病毒；Ig. 免疫球蛋白；NAAT. 核酸扩增试验；PCR. 聚合酶链反应；PID. 盆腔炎症性疾病；RPR. 快速血浆凝集素；TPHA. 梅毒螺旋体颗粒凝集试验；TPPA. 梅毒螺旋体血球凝集试验；VDRL. 性病研究实验室测试；VZIG. 水痘 – 带状疱疹免疫球蛋白；VZV. 水痘 – 带状疱疹病毒

（四）疫苗接种

预防可能对胎儿有害的感染是所有备孕女性护理的一个组成部分。因此，免疫接种仍然是应对可预防病原体的最佳公共卫生干预措施，而且最好是在孕前进行。然而，一些疫苗仍然可以在孕期接种，不过这主要取决于它们是否为活疫苗，活疫苗通常是妊娠女性的禁忌，如卡介苗、麻腮风疫苗、水痘疫苗。灭活疫苗一般认为对孕妇是安全的，如灭活的流感疫苗、百日咳疫苗、白喉疫苗、破伤风疫苗 [27]。

所有女性都应在孕前接受风疹病毒的筛查和疫苗接种，以预防胎儿风疹综合征 [28]。此外，可以为没有水痘免疫力的女性提供孕前疫苗接种。在接种风疹或水痘疫苗后的 28 天内应避孕，以尽量减小其致畸性 [27]。在许多国家，IVF 助孕前常规筛查 HIV、乙型肝炎、丙型肝炎及梅毒。最后，鉴于妊娠期间严重疾病和并发症的发生率较高，所有开始接受助孕治疗的女性也应接受季节性流感疫苗接种。

（五）病例 2 的解决方案

病例 2 中的患者接触过水痘且可能已经妊娠。必须仔细询问病史以确认她的接触史和易感性。应该对她的免疫力进行血清学检测（IgM、IgG）。如果她对水痘没有免疫力，可以立即使用 VZIG，因为有证据表明它可以预防或减弱妊娠期该疾病。在接触水痘后 10 天内给予 VZIG 是有效的，不过应该告知她，尽管注射了 VZIG，她仍然有患水痘的风险。英国水痘咨询小组建议，应在出现皮疹后 24h 内开具口服阿昔洛韦的处方，尽管该药在孕期的使用尚未获得许可。此外，如果该患者妊娠了，应该做个详细的胎儿超声 [16]。

（六）重点病原体和新兴病原体

世界卫生组织定期提供关于特定传染病的信息，这些传染病因其出现快或毒性高的特性而对全球公共卫生构成威胁 [29]。

1. H_1N_1

2011 年，母婴查询中心（Centre for Maternal and Child Enquiries，CMACE）的一份报告指出，在 2009 年甲型 H_1N_1 流感大流行中，孕妇的入院率比普通人群高 4 倍。此外，孕产妇的死亡人数也高于预期 [30]。因此，英国卫生部、英国皇家妇产科医师学会和欧洲药品管理局建议，应尽早开始抗病毒治疗。研究表明，如果在发病后 48h 内开始使用奥司他韦（达菲）和扎那米韦（瑞乐砂），可以降低季节性流感的严重程度 [31, 32]。此外，在发病 48h～7 天内开始使用抗病毒药物，也可能降低疾病的严重程度 [33]。

英国国家卫生服务机构的抗病毒药物使用规定也发生了变化，自 2010 年 11 月 1 日起，孕妇被列入有"临床风险"的人群，全科医生可以为其开具抗流感治疗药物（奥司他韦和扎那米韦），而无须等待实验室检测结果。因疑似流感而接受治疗的孕妇，如病例 3 中的患者，在等待检测结果时应继续接受抗病毒治疗，如果有任何症状恶化，应立即报告。

2. 寨卡病毒

寨卡病毒属于黄病毒科，于 1947 年首次在乌干达被发现。它是由伊蚊科的蚊子传播的。这种蚊子大多在白天活动，可引起一种类似于登革热的轻微的流感样综合征，严重程度较登革热要低得多。除蚊子叮咬外，病毒还可以通过性传播、血液传播及母婴垂直传播[34]。寨卡病毒的地域传播与携带病毒的蚊子的飞行路线直接相关。寨卡病毒一直以来的传播路线仅限于横跨南美、中非和东南亚的赤道地带。然而，近几十年来，人口增长、国际贸易、全球旅行和气候变化促使寨卡病毒的地域分布扩展到温带，最远达到荷兰北部[35]。

在健康成年人中，寨卡热通常对对乙酰氨基酚、补液和休息等保守治疗有良好反应，但在更严重的情况下，它可以引起吉兰 – 巴雷综合征和脑炎[36]。如果在孕期感染，寨卡病毒可以导致许多先天性缺陷，从小头畸形和其他脑部畸形到学龄早期出现隐匿的神经认知障碍。这一点自 2013 年以来变得尤为明显，当时拉丁美洲的病例明显增加，导致大量先天性脑畸形患儿出生。目前的寨卡大流行促使人们为开发有效的免疫措施做出了许多努力，然而到目前为止还没有疫苗被批准用于临床[37]。

为了最大限度地降低性传播的风险，WHO 建议，无论有无症状，从寨卡病毒持续传播地区返回的女性应正确、持续地使用避孕套，或在最后一次可能的病毒接触后至少 8 周内禁止性交。而对男性来说，这一建议应至少遵守 12 周[38]。在英国，人类受精与胚胎学管理局已经为计划接受助孕治疗的人们发布了类似的指导。因此，应向所有助孕的患者提供一份旅居史问卷，以确定最近是否前往过寨卡疫区。

3. COVID-19

2019 年 12 月，在中国武汉发现了一种新型冠状病毒，随后报道称其为一种快速传播的严重呼吸道疾病病毒，现在被称为严重急性呼吸综合征冠状病毒 –2（severe acute respiratory syndrome corona virus-2，SARS-CoV-2）或冠状病毒 –19（corona virus disease-19，COVID-19）[39]。COVID-19 极易通过呼吸道飞沫或分泌物、粪便和被污染的物体表面传播。虽然还没有记录在案的性传播病例，但人们认为通过接吻等亲密接触和粪口途径可能会传播该病毒。此外，到目前为止，仍然不能确定是否会经胎盘或哺乳发生母婴垂直传播，尽管有证据表明这可能发生[40]。

COVID-19 的潜伏期为 1～14 天，其临床表现差异较大，轻者可无症状而重者演变为需要重症监护治疗的多器官衰竭。大多数孕妇的症状较轻，可以进行保守治疗，但高龄妊娠与较高的住院治疗风险有关。尽管样本量仍然太低，不足以得出有意义的结论，但是没有病例报道显示感染增加妊娠早期和中期流产风险[40]。

有人推测，在那些备孕的人中，COVID-19 可能通过与 ACE2 结合而影响女性和男性的生殖功能[41]。然而，虽然 ACE2 确实在女性生殖道中表达，但迄今为止，缺乏证据表明 COVID-19 对备孕者的生育结果产生有害影响[42, 43]。

计划进行辅助生殖技术的夫妻应采取一切措施，通过洗手、戴口罩、保持社交距离及 WHO 和国家指导方针建议的其他公共卫生措施，尽量减少感染的风险。

要点

挑战

- 在 IVF 黄体期的感染暴露。

背景

- IVF 黄体期的感染（即从取卵到验孕）可能完全没有影响或导致流产（"全或无"效应）。
- 对暴露于感染的女性进行询问时考虑的因素。
    - 感染对孕期母体健康的风险。
    - 感染对发育中的胚胎、胎儿或新生儿的风险。
    - 可用治疗的有效性和安全性。

管理策略

- 各种感染的处理方法见表 72-1。

预防

- 普及免疫接种计划，行孕前接种（如水痘 - 带状疱疹、风疹疫苗），必要时产前接种（如百日咳疫苗、季节性流感疫苗）。
- 遵守国际准则，尽量避免到寨卡和 COVID-19 等传染病流行地区旅居。如果不可避免，应遵守相关隔离规定，并且避免性传播。

三、一问一答

问题 1：我刚去了柬埔寨度蜜月，我需要担心寨卡病毒感染吗？

回答 1：英国公共卫生局（Public Health England）和美国 CDC 等国家机构定期更新寨卡病毒传播高风险国家和地区的名单。从高风险地区返回后，建议女性禁欲或使用屏障避孕措施至少 8 周，而男性应遵守这一建议至少 12 周，以尽量减少性传播的风险。

问题 2：我可以在妊娠期间继续养猫吗？

回答 2：由于有感染弓形虫病的风险，孕妇应避免接触感染的猫和猫砂，但可以进行抗弓形虫抗体的血清学检测。若表明已获得免疫力，便可放心。

问题 3：我已经多次接种风疹疫苗，但当医生对我进行抗体检测时，却发现我没有免疫力。这意味着我不能做试管婴儿吗？

回答 3：备孕的女性应确保在受孕前至少 4 周接种过风疹疫苗。然而，有一小部分人在接种麻腮风疫苗后不会产生免疫力，因此被认为有被感染的风险。虽然这并不妨碍女性接受助孕治疗，但应建议她们尽量避免与有皮疹的人接触，因为有可能是风疹。

参考文献

[1] Garlanda C, et al. Inflammatory reaction and implantation: the new entries PTX3 and D6. *Placenta*. 2008;29 Suppl B:129–34.

[2] van Mourik MS, Macklon NS, Heijnen CJ. Embryonic implantation: cytokines, adhesion molecules, and immune cells in establishing an implantation environment. *J Leukoc Biol*. 2009;85(1):4–19.

[3] Warning JC, McCracken SA, Morris JM. A balancing act: mechanisms by which the fetus avoids rejection by the maternal immune system. *Reproduction*. 2011;141(6):715–24.

[4] Medawar PB. *Some Immunological and Endocrinological Problems Raised by the Evolution of Viviparity in Vertebrates*. Symposia of the Society for Experimental Biology. 1953;7:320–38.

[5] Racicot K, Mor G. Risks associated with viral infections during pregnancy. *Journal of Clinical Investigation*. 2017;127(5):1591–99.

[6] Ricci S, et al. Impact of asymptomatic genital tract infections on in vitro fertilization (IVF) outcome. *PloS One*. 2018;13(11):e0207684.

[7] Ruggeri M, et al. Bacterial agents as a cause of infertility in humans. *New Microbiol*. 2016;39(3):206–9.

[8] Moreno I, et al. Evidence that the endometrial microbiota has an effect on implantation success or failure. *Am J Obstet Gynecol*. 2016;215(6):684–703.

[9] Puente E, et al. Chronic endometritis: old problem, novel insights and future challenges. *Int J Fertil Steril*. 2020;13(4):250–6.

[10] Kitaya K, et al. Endometritis: new time, new concepts. *Fertil Steril*. 2018;110(3):344–50.

[11] Neuzil KM, et al. Impact of influenza on acute cardiopulmonary hospitalizations in pregnant women. *Am J Epidemiol*. 1998;148(11):1094–102.

[12] Dodds L, et al. Impact of influenza exposure on rates of hospital admissions and physician visits because of respiratory illness among pregnant women. *CMAJ*. 2007;176(4):463–468.

[13] Murphy V, Powell H, Gibson P. The role of maternal obesity in susceptibility to respiratory viral infection and exacerbation rate in pregnant women with asthma. *European Respiratory Journal*. 2014;44(Suppl 58):224.

[14] Harger JH, et al. Risk factors and outcome of varicella-zoster virus pneumonia in pregnant women. *J Infect Dis*. 2002;185(4):422–7.

[15] Tan MP, Koren G. *Chickenpox in pregnancy: revisited*. Reproductive toxicology (Elmsford, N.Y.), 2006;21(4):410–20.

[16] RCOG. *Chickenpox in Pregnancy*. 2015.

[17] Pastuszak AL, et al. Outcome after maternal varicella infection in the first 20 weeks of pregnancy. *N Engl J Med*. 1994;330(13):901–5.

[18] Chen MY, et al. Screening pregnant women for chlamydia: what are the predictors of infection? *Sex Transm Infect*. 2009;85(1):31–5.

[19] Bignell C, Fitzgerald M. UK national guideline for the management of gonorrhoea in adults. *Int J STD AIDS*. 2011;22(10):541–7.

[20] McDonald HM, Brocklehurst P, Gordon A. Antibiotics for treating bacterial vaginosis in pregnancy. *Cochrane Database of Syst Rev*. 2007(1):CD000262.

[21] Gülmezoglu AM, Azhar M. Interventions for trichomoniasis in pregnancy. *Cochrane Database Syst Rev*. 2011;2011(5):CD000220.

[22] Goon P, Sonnex C. Frequently asked questions about genital warts in the genitourinary medicine clinic: an update and review of recent literature. *Sex Transm Infect*. 2008;84(1):3–7.

[23] Doroshenko A, Sherrard J, Pollard AJ. Syphilis in pregnancy and the neonatal period. *Int J STD AIDS*. 2006;17(4):221–7; quiz 228.

[24] Pass RF, Arav-Boger R. Maternal and fetal cytomegalovirus infection: diagnosis, management, and prevention. *F1000Research*. 2018;7:255.

[25] Bouthry E, et al. Rubella and pregnancy: diagnosis, management and outcomes. *Prenat Diagn*. 2014;34(13):1246–53.

[26] Kushnir VA, Lewis W. Human immunodeficiency virus/acquired immunodeficiency syndrome and infertility: emerging problems in the era of highly active antiretrovirals. *Fertil Steril*. 2011;96(3):546–53.

[27] Arunakumari, PS, Kalburgi S, Sahare A. Vaccination in pregnancy. *Obstet Gynaecol*. 2015;17(4):257–63.

[28] Miller CL, et al. Effect of selective vaccination on rubella susceptibility and infection in pregnancy. *BMJ (Clinical research ed.)*. 1985;291(6506):1398–1401.

[29] WHO. Fact sheets: infectious diseases. 17/09/2020; Available from: https://www. who.int/topics/infectious_diseases/factsheets/en/.

[30] Lim BH, Mahmood TA Influenza A H1N1 2009. (swine flu) and pregnancy. *J Obstet Gynaecol India*. 2011;61(4):386–93.

[31] Louie JK, et al. Severe 2009 H1N1 influenza in pregnant and postpartum women in California. *N Engl J Med*. 2010;362(1):27–35.

[32] Hayden FG, et al. Use of the oral neuraminidase inhibitor oseltamivir in experimental human influenza: randomized controlled trials for prevention and treatment. *JAMA*. 1999;282(13):1240–6.

[33] Jain S, et al. Hospitalized patients with 2009 H1N1 influenza in the United States, April–June 2009. *N Engl J Med*. 2009;361(20):1935–44.

[34] Hills SL, Fischer M, Petersen LR. Epidemiology of zika virus infection. *Journal of Infectious Diseases*. 2017;216(suppl_10):S868–74.

[35] Gardner LM, et al. Inferring the risk factors behind the geographical spread and transmission of Zika in the Americas. *PLOS Neglected Tropical Diseases*. 2018;12(1):e0006194.

[36] Muñoz LS, et al. Neurological implications of zika virus infection in adults. *Journal of Infectious Diseases.* 2017;216(suppl_10):S897–905.

[37] Morens DM, Fauci AS. Pandemic zika: a formidable challenge to medicine and public health. *Journal of Infectious Diseases.* 2017;216(suppl_10):S857–9.

[38] WHO. WHO guidelines for the prevention of sexual transmission of Zika virus. 2020.

[39] Batiha O, et al. Impact of COVID-19 and other viruses on reproductive health. *Andrologia.* 2020 Aug 13:e13791.

[40] RCOG. *Coronavirus (COVID-19) Infection in Pregnancy.* 2021.

[41] Jing Y, et al. Potential influence of COVID-19/ACE2 on the female reproductive system. *Mol Hum Reprod.* 2020;26(6):367–73.

[42] Pan F, et al. No evidence of severe acute respiratory syndrome–coronavirus 2 in semen of males recovering from coronavirus disease 2019. *Fertil Steril.* 2020;113(6):1135–9.

[43] Stanley KE, et al. Coronavirus disease-19 and fertility: viral host entry protein expression in male and female reproductive tissues. *Fertil Steril.* 2020;14(1):33–43.

第六篇
辅助生殖实验室技术
The ART laboratory

第 73 章　常规 IVF 完全受精失败：补救性 ICSI
Total failure of fertilization after conventional IVF – rescue ICSI

A. Albert Yuzpe　著

管一春　译　　凌家炜　校

> 病例：一对夫妻（女性 27 岁，男性 29 岁）不明原因不孕 4 年。在此之前，他们做了 3 个周期的宫腔内人工授精没有成功，所以医生建议采用体外受精助孕治疗。女方采用 GnRHa 长方案降调节后，使用重组促性腺激素（225U/d）促排卵，获取了 12 枚卵母细胞。男方精液正常，行 IVF 授精。在第 2 天（授精后 17h）观察受精情况，发现完全受精失败。

一、背景

对于依靠 IVF 作为唯一妊娠手段的夫妻来说，常规 IVF 完全受精失败是一个灾难性的事件。在 IVF 自费的国家，额外的经济负担和相关的流程进一步增加了患者的压力。一些夫妻认为 IVF 是"一次性"的治疗，因此，他们认为受精失败预示着失去唯一的受孕机会。据报道，IVF 中不明原因完全受精失败发生率占总周期数的 1.5%～10.5%[1, 2]。受精失败是因未明确的精子缺陷或是卵母细胞异常所导致，常常难以确定。特异性精子功能分析，如自发或刺激诱导的顶体反应，精子穿透实验或精卵结合分析，以及精子 DNA 碎片检测，都被用于降低精子因素导致的受精失败的风险。然而，即使进行了这些复杂且昂贵的筛查，仍然可能发生受精失败[3]。与受精失败相关的卵母细胞因素，如透明带上精子结合位点异常，更难预测。

二、管理策略

当受精失败明确与某个周期特异性事件有关时，下个周期进行调整可能会正常受精并妊娠。在某些情况下，受精失败与卵母细胞质量有关，因此无法避免。但是当卵泡正常募集和生长，精子参数正常且没有其他明确的原因导致受精失败的情况下，有学者提出了几种技术进行周期"补救"。这些方法包括卵母细胞重新受精[4, 5]，透明带部分剥离[6]，卵周隙内精子注入（subzonal sperm insertion，SUZI）[7]，以及近年来比较常用的补救性卵胞质内单精子注射（rescue intracytoplasmic sperm injection，R-ICSI）[8-12]。

由于没有单一的生殖中心经历大量的完全受精失败，所以上述任何一种方法均无大型研究报道。此外，在已发表的关于 R-ICSI 的文献中，许多方面都存在相当大的异质性，包括所涉及的各环节。

① 对卵母细胞进行授精到观察受精情况的时间间隔。

② 从取卵到 R-ICSI 过程所经历的时间（卵母细胞的年龄）。

③ 在 R-ICSI 中使用的精子来源（原受精失败的经过受精培养液处理的精子 vs. 新鲜射精的精子）。

④ R-ICSI 形成胚胎的移植时间（第 2 天 vs. 第 3 天）。

⑤ 在某些情况下，R-ICSI 来源胚胎与常规 IVF 正常受精形成的胚胎同时移植。

随着卵细胞老化，卵母细胞的受精能力下降，细胞遗传学异常发生率增加[13, 14]。当卵母细胞取出超过 24h 后，其正常受精的能力几乎完全丧失[15]。大多数关于 R-ICSI 的报道是注射新鲜射精的精子或来自 IVF 受精后 19～33h 原始培养液中的精子[8, 12, 16]。

对于 R-ICSI 的价值也有许多反对意见，例如增加了科室工作量和人手，观察受精情况和进行 R-ICSI 的时间窗（正常工作时间内）有限从而降低了操作的灵活性。随着卵母细胞老化，细胞遗传学异常风险的增加，多精受精的风险和因卵母细胞老化而导致先天性异常的风险增加。也有文献指出 R-ICSI 无用[2]，或者价值非常有限，以至于不值得为此付出额外的工作。

（一）Genesis 生殖中心的经验

在我们最初的报道中[16]，32 例 R-ICSI 中有 30 例是因为完全受精失败所导致。在对 13 年 R-ICSI 经验的最新回顾中，我们发现完全受精失败有 94 个周期（占全部 IVF 周期的 5.7%）。对所有 IVF 患者，实验室胚胎学家均在授精后 18h 观察受精（两原核形成）情况。如果发现全部受精失败，在 1～4h 内（即取卵后的 19～22h）进行 R-ICSI。这个流程一直没有改变。13 年来，R-ICSI 受精率是 65%，与我们早期报道的 60.2% 一致。13 年间总的临床妊娠率是 17%。已经有 17 个妊娠患者（4 个双胎和 13 个单胎）顺利分娩 21 个婴儿。所有分娩儿都接受了包括核型在内的全面检查，并确定是健康的。

尽管我们的经验（周期数）比其他任何单中心已发表的数据都要多，结果仍远不理想。但是，对于那些通过 R-ICSI 成功获得活产的夫妻来说，最初的受精失败并没有让他们遭受第 2 个周期（ICSI）的精神和经济压力，因此是值得尝试的[12]。

（二）R-ICSI 的新概念：我们能做得更好吗？

Chen 和 Kattera[17] 提出通过 R-ICSI 可以提高受精率、胚胎质量和妊娠率，方法很简单，可以通过改变观察受精和 R-ICSI 的时间来实现。他们的理论基础是观察到 90% 的卵母细胞在受精后 6h 内释放第二极体，100% 的卵母细胞在受精后 8h 释放第二极体[18-21]。在该研究中，25 个周期在受精后 6h 确定无第二极体排出时，立即进行了 R-ICSI。并与 20 例按照相同标准诊断为受精失败，但在授精后 22h 使用 R-ICSI 的患者结果进行对比。6h 授精组与 22h 授精组的受精率分别是 70.3% 和 48.5%。两组均在取卵后第 3 天（受精后 72h）进行胚胎移植。6h 组和 22h R-ICSI 组的临床妊娠率分别是 48%（12/25）和 5%（1/20）。另外，6h 组的可用于移植的优质胚胎数目显著多于 22h 组。他们对 6h 组受精率的提高和优质胚胎数的增加进行解释，推测部分原因是 22h 组的卵母细胞老化。另一种解释是，22h 组妊娠率低是胚胎发育和子宫内膜之间可能存在不同步。在 6h 组中，原核在 R-ICSI 后 16h 出现，与常规 ICSI 周期相似。与此相反，在 22h 组中，原核在取卵后 32h 出现。因此移植胚胎的细胞数在 6h 组（移植时 >5 细胞）比 22h 组（移植时 2～4 细胞）多。

逻辑上说，在 Chen 和 Kattera 的方案中[18]，从工作量的角度来看，取卵、授精和观察受精的时间并非在所有中心都可行。然而，如果能够遵循该方案，那么 R-ICSI 的效果可能是无与伦比的。Sermondade 等[22]不建议 R-ICSI 来源的胚胎在新鲜周期移植，而是先进行冷冻保存，在随后的冻融周期移植，以提高胚胎和子宫内膜的同步性。我们之前报道过第 1 例来自 R-ICSI 的解冻胚胎[16]移植后妊娠并分娩的病例。低温冷冻保存是否比 Chen 和 Kattera 所描述的技术有优势值得关注，因为据报道早期 R-ICSI 组的胚胎发育与常规 ICSI 来源的胚胎相似。

三、预防

（一）预防（完全受精失败）再次发生

虽然研究表明与常规 IVF 相比，ICSI 并未改善非男性因素不孕的结局[23]，但是一些医生仍建议那些曾经有过 IVF 完全受精失败的患者采用 ICSI 助孕。这样能减少再次发生完全受精失败的风险，这种受精失败是精子缺陷导致，但是在常规精液分析中很难发现。

（二）不明原因不孕症的分部授精

这种未被发现的精子缺陷更有可能出现在那些明显的不明原因性不孕症中，这种情况下推荐进行分部授精[24]。分部授精是指一部分卵细胞采用 ICSI，另一部分卵细胞采用 IVF 授精。

（三）ICSI 适合所有的不孕患者吗？

为了避免潜在的受精失败，许多中心无论精子参数如何，每个周期都进行 ICSI 授精，而不采用常规 IVF[1]。这种方式带来了许多问题，包括与 ICSI 相关的额外费用、胚胎学家工作量、额外设备成本的显著增加和出生婴儿基因异常的潜在风险提升[1]，尽管潜在的双亲因素在这方面可能是主要原因[25]。此外，在多中心随机对照试验中，并没有显示 ICSI 能改善整体结局[23]。有研究随机将 415 个非男性因素不孕症患者分配到 IVF 组和 ICSI 组。IVF 组的种植率高于 ICSI 组（30% vs. 22%），相对风险（relative risk，RR）为 1.35（95%CI 1.04～1.76）。平均每个周期的妊娠率在 IVF 组更高（33% vs. 26%），RR=1.27（95%CI 0.97～1.35）。IVF 组的平均实验室时间明显短于 ICSI 组［（22.9±12.1）min vs.（74.0±38.1）min，95%CI 45.6～56.6］。因此，对于非男性因素的不孕症，ICSI 并不优于 IVF。

要点

挑战

- 不明原因的常规 IVF 完全受精失败。

背景

- 据报道发生率为 1.5%～10.5%。
- 多见于不明原因不孕的患者。

管理策略

- 卵母细胞再受精的效果很差。
- 在一小部分患者中采用 R-ICSI（补救性 ICSI）。
- 取卵后 22h 行 R-ICSI 的受精率是 48%～60%，临床妊娠率是 5%～17%。
- 取卵后 6h 行 R-ICSI 的受精率是 70%，胚胎质量更好和临床妊娠率更高（48%），但是需要改变胚胎实验室的常规流程（观察受精的时间）。

预防

- 在下个周期采用 ICSI，以降低完全受精失败的风险。
- 在不明原因不孕患者中采用分部授精（部分常规 IVF，部分 ICSI）。
- 为避免完全不受精这一问题，许多胚胎实验室将所有病例都采用 ICSI，但随机对照试验已经证明，ICSI 并不能改善总体结局。

四、一问一答

问题 1：我丈夫精液检查是正常的，我们是不明原因不孕，为什么我的卵细胞都没有受精？

回答 1：精液分析要看精子的数量、运动情况及形态看起来是否正常。在大多数情况下，这与 IVF 的良好受精率有关。然而在某些情况下（如精子存在缺陷），这种分析或其他任何检测手段都无法显示出来。这些精子缺陷可能就是受精失败的原因，也很可能就是您结婚 4 年多不能自然妊娠的原因。

问题 2：听说将精子直接注入卵细胞能够防止受精失败，为什么不直接给我这样做？

回答 2：将精子直接注入卵细胞的技术我们称之为 ICSI，ICSI 适用于精液分析异常的情况。大量大样本研究已表明，这种精液分析正常的情况采用 ICSI 技术并不能增加妊娠率，反而会增加额外的花费，可能造成未知的风险。因此，ICSI 仅用于精液有异常的患者，这也是遵守国际不孕症协会制订的共识。

问题 3：当发现卵细胞没有受精后，您会将精子注射到卵细胞中吗？

回答 3：理论上是有可能的，但 ICSI 必须早点进行，因为卵细胞老化较快，一旦老化就不适合注射。

问题 4：我们下次该怎么办？

回答 4：现在您的已知不孕因素有男方因素，因此我们下次将采用 ICSI 助孕。

参考文献

[1] Ola B, Afnan M, Sharif K, Papaioannou S, Hammadieh N, L.R.Barratt C. Should ICSI be the treatment of choice for all cases of in-vitro conception? Hum Reprod. 2001;16(12):2485–90.

[2] Kuczynski W. Rescue ICSI of unfertilized oocytes after IVF. Hum Reprod. 2002;17(9):2423–7.

[3] Tesarik J. Associate Editor's commentary: Rescue ICSI revisited. Hum Reprod. 2003.

[4] Trounson A, Webb J. Fertilization of human oocytes following reinsemination in vitro. Fertil Steril. 1984;41(6):816–9.

[5] Ben-Rafael Z, Kopf GS, Blasco L, Tureck RW, Mastroianni Jr. L. Fertilization and cleavage after reinsemination of human oocytes in vitro. Fertil Steril. 1986;45(1):58–62.

[6] Malter HE, Cohen J. Partial zona dissection of the human oocyte: a nontraumatic method using micromanipulation to assist zona pellucida penetration. Fertil Steril. 1989;51(1):139–48.

[7] Imoedemhe DAG, Sigue AB. The influence of subzonal microinsemination of oocytes failing to fertilize in scheduled routine in-vitro fertilization cycles*. Hum Reprod. 1994;9(4):669–72.

[8] Nagy ZP, Joris H, Liu J, Staessen C, Devroey P, van Steirteghem AC. Fertilization and early embryology: Intracytoplasmic single sperm injection of 1-day-old unfertilized human oocytes. Hum Reprod. 1993;8(12): 2180–4.

[9] Sjögren A, Lundin K, Hamberger L. Intracytoplasmic sperm injection of 1 day old oocytes after fertilization failure (letter). Hum Reprod. 1995;10(4):974–5.

[10] Tsirigotis M, Nicholson N, Taranissi M, Bennett V, Pelekanos M, Craft I. Late intracytoplasmic sperm injection in unexpected failed fertilization in vitro: diagnostic or therapeutic? Fertil Steril. 1995;63(4):816–9.

[11] Morton PC, Yoder CS, Tucker MJ, Wright G, Brockman WDW, Kort HI. Reinsemination by intracytoplasmic sperm injection of 1- day-old oocytes after complete conventional fertilization failure. Fertil Steril. 1997;68(3):488–91.

[12] Singh N, Malhotra N, Shende U, Tiwari A. Successful live birth after rescue ICSI following failed fertilization. J Hum Reprod Sci. 2013;6(1):77–8.

[13] Bongso A, Yee Fong C, Ng S-C, Ratnam S. Fertilization, cleavage, and cytogenetics of 48-hour zona-intact and zona-free human unfertilized oocytes reinseminated with donor sperm. Fertil Steril. 1992;57(1): 129–33.

[14] Edwards RG, Brody SA. Principles and practice of assisted human reproduction. In: Edwards RG, Brody DS, editors. Human Fertilization in the Laboratory. Philadelphia, PA: WB Saunders; 1995. p. 351–413.

[15] Speroff L, Fritz M. Clinical Gynecologic Endocrinology and Infertility. 7th ed. Philadelphia, PA: Lippincott Williams and Wilkins; 2005.

[16] Yuzpe AA, Liu Z, Fluker MR. Rescue intracytoplasmic sperm injection (ICSI)— salvaging in vitro fertilization (IVF) cycles after total or near-total fertilization failure. Fertil Steril. 2000;73(6):1115–9.

[17] Chen C. Rescue ICSI of oocytes that failed to extrude the second polar body 6 h postinsemination in conventional IVF. Hum Reprod. 2003;18(10):2118–21.

[18] Chen C, Kattera S. Early penetration of human sperm through the vestments of human eggs in vitro. Arch Androl. 1986;16:183–97.

[19] Plachot M, Junca A-M, Mandelbaum J, Cohen J, Salat-Baroux J, Lage CD. Timing of in-vitro fertilization of cumulus-free and cumulus-enclosed human oocytes. Hum Reprod. 1986;1(4):237–42.

[20] Nagy ZP, Liu J, Joris H, Devroey P, Van Steirteghem A. Fertilization and early embryology: Time-course of oocyte activation, pronucleus formation and cleavage in human oocytes fertilized by intracytoplasmic sperm injection. Hum Reprod. 1994;9(9):1743–8.

[21] Payne D, Flaherty SP, Barry MF, Matthews CD. Preliminary observations on polar body extrusion and pronuclear formation in human oocytes using time-lapse video cinematography. Hum Reprod. 1997;12(3):532–41.

[22] Sermondade N, Hugues J-N, Cedrin- Durnerin I, Poncelet C, Benzacken B, Lévy R, et al. Should all embryos from day 1 rescue intracytoplasmic sperm injection be transferred during frozen–thawed cycles? Fertil Steril. 2010;94(3):1157–8.

[23] Bhattacharya S, Hamilton M, Shaaban M, Khalaf Y, Seddler M, Ghobara T, et al. Conventional in-vitro fertilisation versus intracytoplasmic sperm injection for the treatment of non-male-factor infertility: a randomised controlled trial. Lancet. 2001;357(9274):2075–9.

[24] Hershlag A, Paine T, Kvapil G, Feng H, Napolitano B. in vitro fertilizationintracytoplasmic sperm injection split: an insemination method to prevent fertilization failure. Fertil Steril. 2002;77(2):229–32.

[25] Boulet SL, Mehta A, Kissin DM, Warner L, Kawwass JF, Jamieson DJ. Trends in use of and reproductive outcomes associated with intracytoplasmic sperm injection. JAMA. 2015;313(3):255.

第 74 章　不希望通过体外受精产生多余胚胎的夫妻
Couples not wishing to create surplus embryos in IVF

Hossam Mohamed　著

管一春　译　　凌家炜　校

病例：一对有 3 年不明原因不孕史的夫妻被转到 IVF 中心讨论他们的选择。他们有 4 次 IUI 失败的经历。在最初的咨询中，他们表示希望进行体外受精，但不希望在治疗过程中产生多余的胚胎。他们的这种要求是基于宗教和伦理方面的考虑，因为他们希望避免如何处理多余胚胎的道德困境。

一、背景

有限的胚胎植入造成在体外受精过程中产生多余的胚胎，以最大限度地增加妊娠的机会。在大多数体外受精促排周期中，产生的胚胎比移植的胚胎多，夫妻需要对剩余胚胎的命运做出选择。一般情况下，由于这些多余的胚胎没有被移植或不适合低温保存，在培养出来的几天内就被舍弃了。冷冻多余的胚胎可能仅仅推迟了一对夫妻达到预期家庭规模后决定如何处理这些胚胎的时间。他们的选择是剩余的胚胎可以捐赠给其他不孕夫妻，用于科学研究，或任其消亡。

许多夫妻不愿意做这个决定，他们对这些多余胚胎的态度取决于他们对这些胚胎的感情、价值观及他们宗教信仰的不同。其他影响夫妻决定的因素还包括夫妻治疗周期的经历和结果、个人生活环境、胚胎储存的经济费用及胚胎质量等[1]。

20 世纪 90 年代研究表明，人们很少愿意将多余胚胎捐赠并用于科学研究。但是，最近的研究发现，赠予科学研究已成为一个越来越受欢迎的选择[2]。只有 6% 的夫妻会无私地将他们多余的胚胎捐献给其他不孕夫妻[3]。大多数夫妻似乎对于如何处理他们冷冻的剩余胚胎还没有做出决定。尽管有大量的胚胎被舍弃，生殖中心仍然有大量的胚胎在等待患者夫妻支付冷冻保存费用或其他决定[4]。

冷冻储存剩余胚胎的另一个比较普遍的问题是，这些胚胎属于夫妻双方共同拥有，而这两个人可能有一天会分开，因此这些胚胎的命运具有不确定性，这种情况通常由法庭来决定（见第 108 章）。鉴于关于剩余胚胎存在的法律和伦理问题，近几年人们提出了低温保存卵母细胞而不是胚胎的观点[5]。

二、管理策略

（一）决定对结果的影响

病例中的夫妻需要理解，不产生多余胚胎的这一要求将限制他们得到活产儿的机会。不管是采用自然周期体外受精（natural cycle IVF，NC-IVF）、改良自然周期体外受精（modified natural cycle IVF，MNC-IVF）或是最小卵巢刺激方案，成功率都会受到影响。所有这些技术的原理是每个周期产生 1 个或有限数量的卵母细胞，这样就可以在不产生多余胚胎的情况下仅移植 1～2 个胚胎。

（二）自然周期的体外受精

尽管 NC-IVF 的风险相对较低，费用较少，形成较少卵母细胞并授精能够较好地避免产生多余胚胎；但由于其成功率较低，患者和临床医生都不太喜欢选择该方案。一篇针对 20 篇已发表研究（包括约 1800 个自然周期体外受精）的综述显示由于没有可利用胚胎形成，自然周期体外受精取消率约为 55%，而妊娠率只有 7.6%[6]。据推测在选定的患者中，经过 4 个周期的自然周期体外受精，其累积妊娠率为 46%，相关的活产率为 32%[7]。最近关于 NC-IVF 的综述报道称，医生可以根据患者的医疗条件和夫妻意愿建议其选择 NC-IVF 方案，从而有助于制订个性化和以患者为导向的体外受精治疗方案[8]。

（三）改良自然周期体外受精

改良自然周期体外受精旨在利用自然周期中的一个优势卵泡，使用促性腺激素释放激素拮抗药防止黄体生成素峰的形成，同时使用促性腺激素替代。该方案为那些拒绝形成多余胚胎的夫妻提供了几个好处。这种方案将使用的药物剂量最小化，卵巢过度刺激综合征的风险可以忽略[9]。由于大多数情况下患者只有 1 个胚胎可以移植，多胎妊娠率极低，所以避免了很多与多胎妊娠相关的问题[10]。治疗周期可以连续进行，中间不需要休息周期。改良自然周期体外受精 9 个周期后的累积妊娠率为 44.4%。但是，每个患者的最佳治疗周期数仍不清楚[11]。

（四）最小刺激体外受精

使用对卵巢有轻微刺激的口服药物（如氯米芬）能够提供更少的胚胎，这对病例中的夫妻来说是比较合适的选择。之前的章节描述了不同的最小刺激体外受精治疗方案（见第 39 章）[12]。然而，由于这些方案产生优质胚胎的数量与常规刺激方案[13] 相似，因此仍可能会导致多余的胚胎。

2009 年的一项 Meta 分析[14] 表明，与获得相同数量卵母细胞的常规刺激方案相比，温和刺激方案在收集适量卵母细胞的同时，着床率显著增高。此外，温和的刺激可以减少促性腺激素的剂量，降低成本，缩短治疗时间和减少监测的需要。同时，温和刺激也减轻了患者的痛苦和并发症[15]。

（五）对有限数量的卵母细胞受精，剩余的卵母细胞则进行低温保存

另一种选择是使用常规体外受精方案，选择有限数量的卵母细胞进行体外受精，将多余的卵母

细胞冷冻保存以备将来使用。随着卵母细胞玻璃化冷冻方法的引入，这一选择获得了学者们的青睐，因为玻璃化冷冻比传统的慢速冷冻方法有更好的结果。受精的卵母细胞数量取决于治疗所在国家和生殖中心所允许移植的胚胎数量。患者应该做好充分的准备，以应对没有胚胎或只有一个胚胎发育的可能性，以及只有劣质胚胎可供移植的风险。他们也应该意识到冷冻卵母细胞在存活方面的局限性[16]。但是据报道，玻璃化冷冻并不会对整体妊娠概率产生不利影响[17]。

（六）体恤移植

"体恤移植"是指在月经周期的不育期将胚胎植入女性体内，这些胚胎预计会死亡[18]。如果生殖中心可以进行体恤移植，病例中的夫妻应该被告知这一选择，因为它本质上是在努力使胚胎死亡的过程尽可能接近其在体内自然衰竭。实际上，虽然体恤移植可能是减轻意向父母的担忧和实现自主选择的一种方案，但并不是所有的生育专家都可以提供这种服务，因为一些人认为它提供的这种治疗没有好处[19]。

最后，这对夫妻将决定他们想要的选择，体外受精团队将提供信息和必要的支持。这对夫妻不应该忘记，收养是满足他们为人父母的需要的一种选择，同时也避免了生育治疗和多余胚胎的困境。

三、预防

病例中的夫妻从治疗开始就非常清楚他们不希望形成多余的胚胎，但许多人在进行体外受精的过程中没有仔细考虑这个问题。在治疗后期决定不处理多余的胚胎会为患者和生殖中心带来伦理和法律问题。因此，在治疗前的咨询阶段，医生应该告知患者夫妻关于处理胚胎的可能性，患者表达的任何担忧都应该得到充分的探究和讨论[20]。

要点
挑战
- 夫妻不希望在体外受精过程中形成多余的胚胎。

背景
- 多余胚胎是大多数刺激周期体外受精的必然结果。
- 多余胚胎的命运包括捐赠给其他夫妻、科研或允许被舍弃。
- 由于个人感情、价值观和宗教信仰的原因，一些夫妻不愿意就多余的胚胎做出决定。

管理策略
- 不产生多余胚胎的决定将限制活产的概率。
- 治疗目的是每个治疗周期产生单个或有限数量的卵母细胞。
- 自然周期或改良IVF自然周期可能是一种选择。

- 可以考虑最小限度的卵巢刺激方案。
- 超低温保存多余的卵母细胞可能是一个选择。
- 选择有限数量的卵母细胞进行授精可能是一个合适的选择。
- 体恤移植是使胚胎以尽可能接近自然的方式在体内死亡。

预防
- 在开始治疗前探讨胚胎过剩的问题很重要。
- 仔细考虑夫妻对于胚胎状况的观点。
- 根据患者的信仰和愿望制订相应的治疗方案。

四、一问一答

问题 1： 为什么在一个 IVF 周期中，我们需要获取多于移植所需的胚胎？

回答 1： 我们对您进行卵巢刺激产生许多卵细胞，并使所有合适的卵细胞受精。一般情况，会有许多胚胎发育，我们从中选择最优质的胚胎进行移植，因为这会增加您妊娠的机会。此外，余下未移植的优质胚胎可冷冻，以备后用。这将使您在未来可以用更低的成本及风险（因为不会进行卵巢刺激或取卵）来进行另一个周期移植（可能是另一胎儿），这与新鲜周期移植成功率相似。事实上，如果您几年后再次进行冻胚移植，移植年轻时冷冻保存胚胎的妊娠率甚至会高于新鲜周期妊娠率。

问题 2： 在自然妊娠过程中有胚胎被浪费吗？

回答 2： 是的，有很多胚胎在自然妊娠的过程中被浪费了。据估计，在无保护的性交过程中，成功受精的卵细胞超过 50% 未着床，之后很快就会退化。这就解释了即使是正常的夫妻，每个月均尝试备孕也不能都妊娠的原因。

问题 3： 我们反对制造任何不能被移植的胚胎，您能帮助我们做些什么吗？

回答 3： 我们有很多方法。我们可以在不进行卵巢刺激的情况下进行体外受精，只使用自然发育的卵细胞来培养，从而仅获得 1 个胚胎，但这可能会因多种原因而失败。可能因为未获卵，或者无法受精或发育成优质胚胎。这就是为什么这种方法的成功率远低于标准方法。或许我们可以使用标准的方法，让多卵泡发育，但只让一个卵细胞受精，其余的冷冻起来以备后用。但您必须知道，日后这些卵细胞有可能不受精或无法发育成优质胚胎。然而，冷冻的卵细胞以后可能会每周期仅复苏一个。与标准方法相比，虽然总体成功率是相似的，但您需要更长的时间才能达到相同目标。因此，费用和医疗流程都相应在增加。

参考文献

[1] Nachtigall RD, Dougall KM, Harrington J, Duff J, Lee M, Becker G. How couples who have undergone in vitro; fertilization decide what to do with surplus frozen embryos. *Fertil Steril* 2009;92:2094–6.

[2] Van Voorhis BJ, Grinstead DM, Sparks AE, Gerard JL, Weir RF. Establishment of a successful donor embryo program: medical, ethical, and policy issues. *Fertil Steril* 1999;71:604–8.

[3] Lyerly AD, Faden RR. Embryonic stem cell: willingness to donate frozen embryos for stem cell research. *Science* 2007;317:46–7.

[4] Hoffman DI, Zellman GL, Fair CC, Mayer JF, Zeitz JG, Gibbons WE, Turner TG. Cryopreserved embryos in the United States and their availability for research. *Fertil Steril* 2003;79:1063–9.

[5] Jain JK, Paulson RJ. Oocyte cryopreservation. *Fertil Steril* 2006;86:1037–46.

[6] Pelinck MJ, Hoek A, Simons AH, Heineman MJ. Efficacy of natural cycle IVF: a review of the literature. *Hum Reprod Update* 2002;8:129–39.

[7] Nargund G, Waterstone J, Bland J, Philips Z, Parsons J, Campbell S. Cumulative conception and live birth rates in natural (unstimulated) IVF cycles. *Hum Reprod* 2001;16:259–62.

[8] Wolff M. The role of natural cycle IVF in assisted reproduction. *Best practice & research clinical endocrinology & metabolism* 2019;33: 33–45. Internet http://doi. org/10.1016/j.beem.2018.10.005

[9] Hogaard A, Ingerslev HJ, Dinesen J. Friendly IVF: patients opinions. *Hum Reprod* 2001;16:1391–96.

[10] Fauser BC, Devroey P, Macklon NS. Multiple birth resulting from ovarian stimulation for subfertility treatment. *Lancet* 2005;365: 1807–16.

[11] Pelinck MJ, Vogel NEA, Arts EGFM, Simons AHM, Heineman MJ, Hoek A. Cumulative pregnancy rates after a maximum of nine cycles of modified natural cycle IVF and analysis of patient drop-out: a cohort study. *Hum Reprod* 2007;22:2463–70.

[12] Pelinck MJ, Vogel NEA, Hoek A, Arts EGFM, Simons AHM, Heineman MJ. Minimal stimulation IVF with late follicular phase administration of the GnRH antagonists cetrorelix and concomitant substitution with recombinant FSH: a pilot study. *Hum Reprod* 2005;20:642–48.

[13] Baart EB, Martini E, Eijkemans MJ, Van Opstal D, Beckers NG, Verhoeff A, Macklon NS, Fauser BC. Milder ovarian stimulation for in-vitro fertilization reduces aneuploidy in the human preimplantation embryos: a randomized controlled trial. *Hum Reprod* 2007;22:980–88.

[14] Verberg MFG, Eijkemans MJC, Macklon NS, Heijnen EMEW, Baart EB, Hohmann FP, Fauser BC, Broekmans FJ. The clinical significance of the retrieval of a low number of oocytes following mild ovarian stimulation for IVF: a meta-analysis. *Hum Reprod Update* 2009;15:5–12.

[15] Collins J. Mild stimulation for in vitro; fertilization: making progress downward. *Hum Reprod Update* 2009;15:1–3.

[16] Rienzi L, Gracia C, Maggiulli R, LaBarbera AR, Kaser DJ, Ubaldi FM, et al. Oocyte, embryo and blastocyst cryopreservation in ART: systematic review and meta-analysis comparing slow-freezing versus vitrification to produce evidence for the development of global guidance. *Hum Reprod Update.* 2016 Nov 4;23(2):139–55.

[17] Engmann L, Siano L, Schmidt D, Benadiva C, Maier D, Nulsen J. Outcome of in vitro; fertilization treatment in patients who electively inseminate a limited number of oocyte to avoid creating surplus human embryos for cryopreservation. *Fertil Steril* 2005;84:1406–10.

[18] Riggan KA, Allyse M. "Compassionate transfer": an alternative option for surplus embryo disposition. *Hum Reprod.* 2019 Apr 16;34(5):791–4.

[19] Hairston JC, Feinberg EC. Compassionate transfer: provider practices and perspectives. *Fertil Steril.* 2018 Sep 1;110(4):e374.

[20] Biggers JD, Summers MC. When to avoid creating surplus human embryos? *Hum Reprod* 2004;19:2457–59.

第 75 章　常规非整倍体植入前遗传学检测

Routine preimplantation genetic testing for aneuploidy

Lukasz Polanski　Yakoub Khalaf　著

管一春　译　　凌家炜　校

> **病例 1**：一名 43 岁女性来到生育诊所寻求辅助生育，导致生育能力低下的唯一可确认的原因是她的年龄，检查发现她只有 4 个基础窦卵泡。她正在了解 PGT 助孕，并将开始她的第 1 个治疗周期。
>
> **病例 2**：一对 32 岁的夫妻由于男性因素导致 2 年不孕现寻求生育治疗，推荐的治疗是 ICSI，但他们坚持要接受 PGT，因为他们在网上了解到这将大大提高妊娠的机会，这对夫妻没有可识别的遗传风险因素。

一、背景

从 20 世纪 90 年代初，针对非整倍体、单基因遗传病或染色体结构重排的胚胎植入前遗传学检测［最初称为胚胎植入前遗传学筛查（preimplantation genetic screening，PGS）］被应用于临床实践[1, 2]。从使用荧光原位杂交（fluorescence in situ hybridization，FISH）技术对选定数目的染色体进行非整倍体筛查，逐步发展为使用二代测序技术进行全基因组筛查。后者不仅可以评估非整倍体，还可以评估基因组中的基因突变，这是最真实意义上的筛查。随着分子技术的改进，胚胎活检的时间也从第 3 天的单个卵裂球活检转变为第 5 天或以后的囊胚滋养外胚层活检。

流产最常见的原因是染色体异常，约占 35 岁以下女性流产原因的 50%，在高龄人群中占比上升到 75%，高龄（AMA）是流产的另一个主要因素，在 40 岁或 40 岁以上的女性中，有 50% 的妊娠发生流产，胚胎基因异常的发生率也相应增加[3, 4]。

对于考虑或需要接受辅助生殖技术的夫妻，自然希望可以避免任何原因导致的治疗失败或流产引起的失望和心理负担。在容易获取信息的时代，有些夫妻充分了解到一些检测方法（声称妊娠丢失由遗传异常所致的），从通过植入前确定胚胎发育能力和染色体正常，以降低妊娠丢失风险。妊娠延迟和相关染色体异常风险的增加特别值得关注，因为现在女性通常是晚于推荐生育年龄才接受 ART。2017 年英国约 35% 寻求生育治疗的女性年龄在 38 岁或以上，因此在接受 ART 的女性中，PGT-A 似乎是增加受孕机会和减少流产的合理方法。我们可以在三个不同的 ART 群体中考虑进行 PGT-A（病例），即高龄女性、反复种植失败和预后良好的患者。

二、管理策略

（一）PGT-A 用于 AMA

一项临床试验报道了 35—41 岁的女性使用 PGT-A 后妊娠率出现了显著的下降。取卵后第 3 天对胚胎进行单细胞活检，并使用 FISH 对 8 条染色体进行非整倍体检测后，在第 4 天进行整倍体胚胎移植。在对照组，对胚胎进行形态学选择后移植。PGT-A 组的活产率为 24%（49/206），而对照组的活产率为 35%（71/202）（RR=0.68，95%CI 0.50～0.92）。作者假设导致妊娠率如此之低的原因可能是活检本身对胚胎的发育潜力造成了不良影响，而且 FISH 非整倍体筛选只是针对有限数目的染色体[5]。这些结果与当时的欧洲收集到的结果是一致的[6]。根据该研究和后续使用类似方法（第 3 天活检和 FISH 分析）的报道，欧洲人类生殖与胚胎学学会建议不要常规使用该技术。然而，他们承认还需要更多的数据来验证 PGT-A 在 AMA、RIF 或其他适应证女性中的作用[7]。一个随后的随机对照试验在第 3 天使用 FISH 对 41—44 岁女性的胚胎进行的单细胞活检，结果显示 PGT-A 组的活产率显著高于对照组（32.3% 和 15.5%，P=0.0099），两组的累积持续妊娠率分别为 33.3% 和 18.9%。活检胚胎的非整倍体率也非常高，为 69.2%[8]。

2017 年，Rubio 等发表的一项报道称，随着比较基因组杂交（comparative genomic hybridization，CGH）的发展和常规应用，AMA 女性活产率显著增加[9]。这项针对 AMA（定义为女性年龄在 38—41 岁）的研究称，205 名女性被随机分配到 CGH 组或者对照组，前者进行 46 条染色体非整倍体筛查，后者在囊胚移植当天选择形态学最佳胚胎进行移植。活检于第 3 天进行，并新鲜移植检测结果正常的囊胚。检测组和对照组活产率分别为 31.9% 和 18.6%（P=0.0031，OR=2.381，95%CI 1.343～4.223）。活检结果显示，胚胎的非整倍体率达 78.6% 与对照组 90.5% 的夫妻达到囊胚移植阶段相比，PGT-A 组只有 68.0% 的夫妻达到囊胚阶段，可供移植胚胎数量较少（对照组和检测组分别为 1.8 个和 1.3 个）。这些数字可以解释对照组中有 16 例早期妊娠流产，而 PGT-A 组只有 1 例。受孕时间也从标准人群的 14.9 周减少到 PGT-A 组的 7.7 周。当考虑累积活产率（从第 1 次新鲜移植到冻胚移植）时，两组没有显著差异（PGT-A 组为 37%，而对照组为 33.3%）[9]。因此，在 AMA 中 PGT-A 似乎导致了相似的活产率，但需要时间更短，累积治疗周期和流产也更少。一项纳入了 9 项试验的 Meta 分析显示 AMA 中应用 PGT-A 后的活产率实际是下降的（18% vs. 26%，n=1062，RD=−0.08，95%CI 0.13～0.03）[10]。其他的研究也显示了并不一致的结果[11-13]。

（二）PGT-A 在反复种植失败的应用

关于在 RIF 患者中使用 PGT-A 的研究产生了相互矛盾的结果。一些研究显示着床率增加[14]，而另一些则没有发现这种增加，并且由于可移植的胚胎较少，妊娠率有下降的趋势[15]。尽管小型研究取得了一些积极的结果，但基于现有证据，美国生殖医学学会和辅助生殖技术协会实践委员会都不支持对 RIF 患者使用 PGT-A[16]。

（三）PGT-A 用于预后良好的患者

2019 年进行了一项整倍体胚胎单胚胎移植（Single Embryo Transfer of Euploid Embryo，STAR）的多中心试验，该研究选取了 661 名 25—40 岁的女性，她们至少有 2 个囊胚可以活检，这些患者被随机分为两组，分别是 PGT 组（基于 PGT-A 整倍体状态进行解冻后单胚胎移植）与对照组（基于形态学进行解冻后单胚胎移植）[17]。结果发现无论是通过胚胎移植还是治疗的意图进行分析，妊娠结局都没有改善[17]。此外，最近对相同数据的重新解释表明 PGT-A 可能由于误诊或操作相关的胚胎损害而导致胚胎损伤[18]。

（四）PGT 的局限性

活检过程中胚胎的损伤和胚胎嵌合体造成的假阳性结果是进行 PGT 的女性妊娠率降低的两个最常报道的原因。活检取样的时机也对结果造成影响，与早期胚胎的非整倍体率（51%）相比，囊胚的非整倍体率较低（38.8%），第 5 天的囊胚被认为对细胞损失的适应性更强[19]。囊胚的细胞数 > 100 个，而活检取样为 5～10 个滋养细胞，与此对比，在第 3 天活检取样只有 1 个卵裂球。有鉴于此，采样误差将永远存在，即使在囊胚期采样的错误率低于第 3 天活检。这可能导致误诊为整倍体或非整倍体，或出现嵌合现象[20-22]。

通常情况下，我们不会移植非整倍体或嵌合体的胚胎，从而完全取消了这个周期妊娠的机会。然而，嵌合体移植后的活产率为 46.6%（102 个胚胎中有 101 个被认为嵌合比例小于 50%），而整倍体移植后的活产率为 59.1%（OR=0.6，95%CI 0.37～0.99）[23]。这可能是由于嵌合体胚胎中发生细胞的分化增殖和非整倍体细胞的凋亡，因为即使是具有 80% 非整倍体细胞的胚胎也可能获得健康的妊娠[24]。因此，在没有整倍体胚胎的情况下，可以考虑移植非整倍体胚胎，特别是非整倍体嵌合比例低的胚胎。对于进行 PGT-A 的夫妻，必须主动地与他们进行明确的讨论并记录下来，以便让他们了解当没有整倍体胚胎时如何处理。

通过 PGT-A 生育的后代的远期结局也不确定，但对这些儿童直到 9 岁的随访结果显示没有不良的健康影响[25]。

（五）如何处理

在这两个病例中，应该向患者夫妻提供关于 PGT-A 及其对他们治疗可能产生有害影响的现有证据。针对这两对夫妻，考虑到上述因素，PGT-A 很可能会减少可移植的胚胎数量。此外，在这些女性中进行胚胎检测，然后移植整倍体胚胎并没有被证明能改善活产结局。

要点

挑战

- 常规非整倍体植入前遗传学检测。

背景

- PGT-A 评估染色体数量异常，以选择移植整倍体胚胎。
- 目前的技术可以筛选出所有的 24 对染色体（22 对常染色体 +X+Y）。
- PGT-A 应该区别于 PGT-M（针对单基因异常）或 PGT-SR（针对染色体结构重排），它们分别允许有单基因疾病或染色体易位的夫妻对其胚胎进行检测，以避免移植受遗传影响的胚胎。

管理策略

- 目前尚无证据支持 PGT-A 在 AMA、RIF 或预后良好人群的常规应用。
- PGT-A 可能减少了达至妊娠的时间和流产的风险，但尚未被证实可以显著改善活产率。
- 当 PGT 的技术改进被新的证据证实有效时，可能改变 PGT 的应用建议。
- 嵌合体胚胎的活产率在某些研究中已达到 50%，因此当没有整倍体胚胎时，可以讨论和考虑移植嵌合比例低的胚胎。
- 与 PGT 相比，将来自同一取卵周期的所有胚胎一次一个地进行移植，将产生至少一样（如果不能更好）的活产结局。

三、一问一答

问题 1：我了解到移植胚胎后没有妊娠的一个常见原因可能是它有染色体异常，所以移植之前进行胚胎染色体检测能增加我妊娠的机会吗？

回答 1：理论上应该是这样，但实际上许多研究并没有得出这种结论。这可能是因为检测过程本身（细胞提取时）弱化了胚胎，或检测结果不是很准确，导致正常的胚胎被丢弃。

问题 2：如果没有"正常"的胚胎可以移植怎么办？

回答 2：这意味着这个周期我们不能移植任何胚胎，需要开始另一个 IVF 周期，以创造新的胚胎，或者是选择相对来说最不异常的胚胎，在讨论这种方法的风险后将其移植。

问题 3：如果我 1 个周期只有一个胚胎适合筛查，我应该检测还是不检测呢？

回答 3：由于对胚胎存在潜在的损伤或被错误地标记为不正常胚胎的风险，明智的做法是考虑不进行检测就进行移植。

问题 4：如果检测结果显示细胞是混合的，有些正常，有些异常（嵌合体），我该怎么办？

回答 4：如果正常细胞的数量多于异常细胞，那么胚胎也可以孕育出完全正常的婴儿，这也是以这种方式筛选胚胎的局限性之一。

参考文献

[1] Handyside AH, Kontogianni EH, Hardy K, Winston RM. Pregnancies from biopsied human preimplantation embryos sexed by Yspecific DNA amplification. *Nature.* 1990;344(6268):768–70.

[2] Handyside AH, Lesko JG, Tarin JJ, Winston RM, Hughes MR. Birth of a normal girl after in vitro; fertilization and preimplantation diagnostic testing for cystic fibrosis. *N Engl J Med.* 1992;327(13):905–9.

[3] Grande M, Borrell A, Garcia-Posada R, Borobio V, Munoz M, Creus M, et al. The effect of maternal age on chromosomal anomaly rate and spectrum in recurrent miscarriage. *Hum Reprod.* 2012;27(10): 3109–17.

[4] Nybo Andersen AM, Wohlfahrt J, Christens P, Olsen J, Melbye M. Maternal age and fetal loss: population based register linkage study. *BMJ.* 2000;320(7251):1708–12.

[5] Mastenbroek S, Twisk M, van Echten-Arends J, Sikkema-Raddatz B, Korevaar JC, Verhoeve HR, et al. in vitro; fertilization with preimplantation genetic screening. *N Engl J Med.* 2007;357(1):9–17.

[6] Sermon KD, Michiels A, Harton G, Moutou C, Repping S, Scriven PN, et al. ESHRE PGD Consortium data collection VI: cycles from January to December 2003 with pregnancy follow-up to October 2004. *Hum Reprod.* 2007;22(2):323–36.

[7] Harper J, Coonen E, De Rycke M, Fiorentino F, Geraedts J, Goossens V, et al. What next for preimplantation genetic screening (PGS)? A position statement from the ESHRE PDG Consortium steering committee. *Human Reprod.* 2010;25(4):821–3.

[8] Rubio C, Bellver J, Rodrigo L, Bosch E, Mercader A, Vidal C, et al. Preimplantation genetic screening using fluorescence in situ hybridization in patients with repetitive implantation failure and advanced maternal age: two randomized trials. *Fertil Steril.* 2013;99(5):1400–7.

[9] Rubio C, Bellver J, Rodrigo L, Castillon G, Guillen A, Vidal C, et al. in vitro; fertilization with preimplantation genetic diagnosis for aneuploidies in advanced maternal age: a randomized, *controlled study. Fertil Steril.* 2017;107(5):1122–9.

[10] Mastenbroek S, Twisk M, van der Veen F, Repping S. Preimplantation genetic screening: a systematic review and meta-analysis of RCTs. *Hum Reprod Update.* 2011;17(4):454–66.

[11] Lee E, Illingworth P, Wilton L, Chambers GM. The clinical effectiveness of preimplantation genetic diagnosis for aneuploidy in all 24 chromosomes (PGD-A): systematic review. *Hum Reprod.* 2015;30(2):473–83.

[12] Scott RT, Jr., Upham KM, Forman EJ, Hong KH, Scott KL, Taylor D, et al. Blastocyst biopsy with comprehensive chromosome screening and fresh embryo transfer significantly increases in vitro; fertilization implantation and delivery rates: a randomized controlled trial. *Fertil Steril.* 2013;100(3):697–703.

[13] Dahdouh EM, Balayla J, Garcia-Velasco JA. Comprehensive chromosome screening improves embryo selection: a meta-analysis. *Fertil Steril.* 2015;104(6):1503–12.

[14] Greco E, Bono S, Ruberti A, Lobascio AM, Greco P, Biricik A, et al. Comparative genomic hybridization selection of blastocysts for repeated implantation failure treatment: a pilot study. *Biomed Res Int.* 2014;2014:457913.

[15] Blockeel C, Schutyser V, De Vos A, Verpoest W, De Vos M, Staessen C, et al. Prospectively randomized controlled trial of PGS in IVF/ ICSI patients with poor implantation. *Reprod Biomed Online.* 2008;17(6):848–54.

[16] Penzias A, Bendikson K, Butts S, Coutifaris C, Falcone T, Fossum G, et al. The use of preimplantation genetic testing for aneuploidy (PGT-A): a committee opinion. *Fertil Steril.* 2018 Mar 1;109(3):429–36.

[17] Munne S, Kaplan B, Frattarelli JL, Child T, Nakhuda G, Shamma FN, et al. Preimplantation genetic testing for aneuploidy versus morphology as selection criteria for single frozen-thawed embryo transfer in good-prognosis patients: a multicenter randomized clinical trial. *Fertil Steril.* 2019.

[18] Pagliardini L, Vigan OP, Alteri A, Corti L, Somigliana E, Papaleo E. Shooting STAR: re-interpreting the data from the "Single Embryo Transfer of Euploid Embryo" randomized clinical trial. *Reprod Biomed Online.* 2020.

[19] Dekel-Naftali M, Aviram-Goldring A, Litmanovitch T, Shamash J, Yonath H, Hourvitz A, et al. Chromosomal integrity of human preimplantation embryos at different days post fertilization. *J Assist Reprod Genet.* 2013;30(5):633–48.

[20] Ubaldi FM, Cimadomo D, Vaiarelli A, Fabozzi G, Venturella R, Maggiulli R, et al. Advanced Maternal Age in IVF: Still a Challenge? The Present and the Future of Its Treatment. *Front Endocrinol (Lausanne).* 2019;10:94.

[21] Greco E, Minasi MG, Fiorentino F. Healthy Babies after Intrauterine Transfer of Mosaic Aneuploid Blastocysts. *N Engl J Med.* 2015;373(21):2089–90.

[22] Spinella F, Fiorentino F, Biricik A, Bono S, Ruberti A, Cotroneo E, et al. Extent of chromosomal mosaicism influences the clinical outcome of in vitro; fertilization treatments. *Fertil Steril.* 2018;109(1):77–83.

[23] Zhang L, Wei D, Zhu Y, Gao Y, Yan J, Chen ZJ. Rates of live birth after mosaic embryo transfer compared with euploid embryo transfer. *J Assist Reprod Genet.* 2019;36(1):165–72.

[24] Victor AR, Tyndall JC, Brake AJ, Lepkowsky LT, Murphy AE, Griffin DK, et al. One hundred mosaic embryos transferred prospectively in a single clinic: exploring when and why they result in healthy pregnancies. *Fertil Steril.* 2019;111(2):280–93.

[25] Kuiper D, Bennema A, la Bastide-van Gemert S, Seggers J, Schendelaar P, Mastenbroek S, et al. Developmental outcome of 9-year-old children born after PGS: follow-up of a randomized trial. *Hum Reprod.* 2018;33(1):147–55.

第 76 章　移植胚胎的选择
Choosing an embryo for transfer

Peter Kovacs　Szabolcs Matyas　著

管一春　译　　凌家炜　校

病例 1：一对夫妻（女性 28 岁）因为输卵管因素正在尝试他们的第一个试管婴儿周期，经过标准化刺激方案、取卵、受精和胚胎培养，在第 2 天有 9 个形态良好的胚胎，这对夫妻不想冒多胎的风险，想要移植一个胚胎。

病例 2：一对夫妻（女性 39 岁）因为男方因素不孕正在尝试第 2 个 ICSI 周期，在上一个周期的第 3 天移植了 2 个胚胎，但没有妊娠。在这个周期中，经过标准化刺激方案、取卵、ICSI 和胚胎培养，在第 2 天获得 2 个形态良好的胚胎。他们询问是否可以等到第 5 天再进行移植，因为他们了解到这样会使胚胎更好。

一、背景

当足月健康的单胎婴儿出生时，体外受精被认为是成功的。成功的胚胎移植同时需要一个有活力的胚胎、容受性的子宫内膜和精细的移植技术。通常，通过体外受精会产生很多胚胎，挑战在于从中选择最有活力的一个进行移植。在目前的实践中，无论是通过良好的实践方法还是通过立法，更多的体外受精周期选择单个胚胎移植，以减少多胎妊娠的风险。根据卵裂率和形态评价筛选胚胎是目前应用最广泛的方法[1]。在过去的 20 年里，人们进行了大量的研究以确定具有最高植入潜力的胚胎，但各种可用技术的真正益处仍在激烈的讨论中。还应该指出的是，无论胚胎分级的方法多么准确，都不能提高既定胚胎的质量，只能预测其着床潜力。

二、管理策略

（一）形态学选择

从早期的体外受精开始，配子和胚胎的形态学评分就已经被使用[2]。在体外成熟过程中，卵裂率和形态特征是描述胚胎发育能力的两个主要参数。

（二）原核评分

在受精成功后形成两个原核（pronuclei, PN）（图 76-1），多个原核表明受精异常（图 76-2）。此外，还可以评估它们的大小和位置。一些研究表明，最有活力的受精卵的 PN 位于中心位置，大小相似，核仁大小相等，在原核交界处排列成行[3]。然而，其他研究未能证实 PN 评分可以改善胚胎选择[4]。

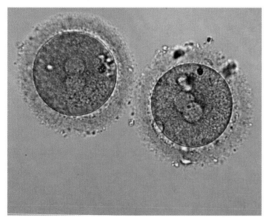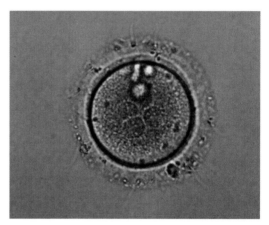

▲ 图 76-1　正常受精，2 个原核卵母细胞　　　　▲ 图 76-2　非正常受精，3 个原核卵母细胞

（三）卵裂期评分

在早期卵裂的过程中，可以根据细胞数量、碎片程度、卵裂球大小的相等性和卵裂球是否多核进行评估（图 76-3）[5]。具有较高着床潜力的胚胎遵循可预测的时间线卵裂：32h 时 2 细胞阶段，48h 时 4 细胞阶段，65h 时 8 细胞阶段，80h 时 16 细胞阶段，此外，分裂时间较早的胚胎，即所谓的"早卵裂者"（2 细胞阶段在 14～27h）更有可能着床[6]。然而，过快和过慢的卵裂都表明发育能力受损[7]。

胞内碎片是无核、膜包裹的细胞质结构，最简单的碎片评分系统是评估碎片所占的胚胎体积：1 分，＜10%；2 分，10%～20%；3 分，20%～50%；4 分，＞50%。碎片化程度越高，存活力越低。

卵裂球不对称也与较低的着床潜力有关。在一个卵裂球中出现一个以上的细胞核（多核）通常被认为是不正常的。然而，胚胎延时摄像研究已经报道了多核胚胎移植后的正常妊娠，这说明任何胚胎分级系统都有其局限性。另外，颗粒细胞和卵裂球形状等特征也被认为是胚胎分级的有用标准。根据可利用胚胎的形态学和卵裂率，有研究提出一个累积胚胎评分系统，用来帮助确定要移植的胚胎个数[8]。

（四）囊胚评分

囊胚的评估包括扩张期（早期、扩张中、扩张后、孵出中或孵出后）、内细胞团（inner cell mass, ICM）和滋养外胚层（trophectoderm, TE）的质量，Gardner 等提出的分级系统考虑了囊胚腔的体积，以及 ICM 和 TE 中细胞的数量和连接排列，目前应用最广泛（图 76-4）[9]。

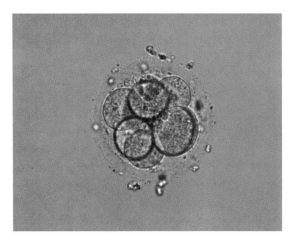

▲ 图 76-3　8 细胞胚胎，卵裂球相当均匀，碎片最少

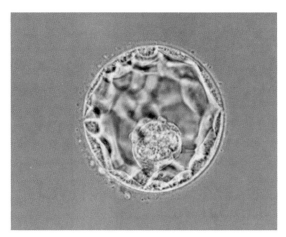

▲ 图 76-4　扩张期囊胚，紧密的内细胞团和滋养外胚层

在过去的 20 年里，胚胎移植逐渐转向囊胚移植，但是与卵裂期胚胎移植相比，囊胚期移植可以提高活产率的证据仍然有限。少数研究显示两者的累积妊娠率（新鲜＋冷冻周期）没有显著差异。由于只有约 50% 的卵裂期胚胎进入囊胚期，选择囊胚移植使周期取消更频繁，胚胎在第 5 天冷冻保存的可能性更小。尽管 2016 年 Cochrane 综述报道了囊胚移植后的活产率更高，但卵裂胚移植后的累积妊娠率优于囊胚移植[10]。应设计更完善的研究以评估囊胚移植的全部益处（累积活产率、获得分娩需要的时间、成本、围产期结局）[10]。

因此，在病例 1 中，如果夫妻在第 2 天有 9 个优质胚胎，建议他们继续培养至第 5 天。囊胚的发育将帮助选择最好的胚胎进行移植，良好的起始数目（9 个胚胎）将增加胚胎发育至第 5 天的可能性。另外，病例 2 的夫妻在第 2 天只有 2 个胚胎，等到第 5 天将面临周期取消风险，他们的最佳选择是可以在第 3 天移植一个更好的胚胎，然后冷冻另一个，或者在第 3 天移植 2 个胚胎。

（五）非整倍体植入前遗传学检测

体外受精的成功率随着年龄的增长而下降，这主要是由于随着生育年龄的增加，非整倍体率增加（< 35 岁的非整倍体率为 20%～30%，到 45 岁左右高达 90%）[11]。大多数非整倍体发生在胚胎的分裂期间。除了非整倍体外，在很大比例的卵裂期胚胎和高达 30% 的囊胚中还可以检测到嵌合现象（含有不同染色体核型成分的细胞同时存在）。

最初，PGT-A 对极体进行活检和非整倍体检测，后来取而代之的是卵裂期的胚胎活检和最近的囊胚期 TE 活检。TE 活检有几个优点。到达这个阶段的胚胎已经经历了自然选择（40%～50% 的受精卵进入囊胚期）。在 TE 活检中，取多个细胞可以提高检测的准确性。活检标本本身是发育成胎盘的 TE，而不是发育成胎儿的 ICM。研究表明 TE 和 ICM 的染色体组成高度一致（但不是 100%），表明 TE 活检结果高度代表胚胎的染色体组成[12]。此外，与卵裂期胚胎相比，囊胚期的嵌合率较低[11]。然而，TE 活检需要延长培养时间，在大多数中心需要额外的实验室工作和费用以完成选择性低温保存。与卵裂期活检不同，TE 活检似乎不会对植入潜力产生负面影响。

除了活检技术，基因检测方法也有了显著改进，从只能检测几对染色体的荧光原位杂交分析到检测全部染色体成分的下一代测序（next generation sequencing，NGS）技术。尽管有这些显著的改进，常规使用 PGT-A 仍持续引起大量的争论[13]。那些对 PGT-A 持批评态度的人声称，由于培养相关问题，有些胚胎可能无法达到囊胚期，不是所有的活检都能提供足够的样本量进行检测，不是所有的检测都能提供结果，不是所有的检测结果都能很容易地被解释（如嵌合现象），也不是所有的胚胎都能在冻融过程中存活下来[14]。此外，嵌合体胚胎已被证明可以着床（尽管着床率较低），并能分娩健康的整倍体胎儿。由于所有的这些原因，一些本来具有着床潜能的胚胎就丢失了[15]。因此，虽然通过检测和移植整倍体胚胎，IVF 的成功率应该会提高，这似乎是合乎逻辑的，但对于高龄产妇、反复种植失败甚至预后良好的患者，常规应用 PGT-A 目前仍未得到证据的支持。在一些分组里它可以减少妊娠和流产风险，但未见活产率显著改善[16-18]（见第 75 章）。

（六）延时拍摄技术

传统上基于静态图像的日常微观评价不能捕获到胚胎所经历的动态改变、异常的卵裂模式和可逆性的形态变化。此外，胚胎需要从培养箱中取出进行日常评估。延时拍摄（time-lapse，TL）技术基本上可以连续评价胚胎，而无须将它们从最佳的培养条件中移出。TL 设备包括一个数码相机，它以预设的间隔拍摄胚胎的图像，然后将这些图像连接成影片，供胚胎学家分析。卵裂次数、分裂的同步性、异常卵裂及形态都可以进行评估。这些参数已被用于构建算法，目的是预测胚胎事件（囊胚形成）和确定着床潜力最高的胚胎[19]。

TL 技术的全部优势仍有待确定，迄今为止只有少数随机对照试验检测了它的全部优势（不受干扰的培养＋算法的使用）。由于研究涉及不同的患者群体、不同的培养条件、不同的 TL 装置和不同的应用算法，因此很难得出明确的结论。最近的两项 Meta 分析对 TL 的益处得出了相互矛盾的结论[20, 21]。到目前为止，仅提出了一种普遍适用的算法，并没有进行前瞻性的验证[22]。

另一个被提出的问题是 TL 参数预测遗传状况的能力。Chavez 等的研究表明，非整倍体胚胎遵循一种不太严格的发育模式[23]，Campbell 等的研究发现，非整倍体胚胎开始形成囊胚和囊胚完全形成需要更长的时间[24]。Minasi 等的研究表明，整倍体胚胎进入 4 细胞、囊胚、全囊胚和孵出囊胚期的时间更早，ICM 和 TE 的质量更高[25]。相反，Desai 等发现，尽管在非整倍体胚胎中囊胚发育延迟，但早期动力学标志物与遗传状态之间没有关联[26]。Rienzi 等也发现早期或晚期动力学标志物与胚胎的染色体组成之间没有相关性[27]。

TL 还可以直接监测到异常的卵裂模式（多核、直接分裂、逆分裂、无序分裂）。Meseguer 等认为这些参数是去选择的标志，因为有这些模式的胚胎种植的机会非常低[28]。后续的研究要么没有发现异常卵裂模式与遗传状态之间的联系，要么表明多核和逆分裂不影响囊胚的形成，直接和无序分裂与囊胚发育受损有关[26, 27]。表现出不止一种异常卵裂模式的胚胎更有可能是非整倍体[26]。最后，Barrie 等报道了卵裂模式异常的胚胎植入率显著降低，逆分裂和无序分裂的胚胎尤其如此[29]。

因此，目前测试的 TL 参数尚未被证实在检测非整倍体胚胎或改善 IVF 结局方面具有适当的预测价值。当有多个质量相似的胚胎 / 囊胚或多个整倍体囊胚可供移植时，TL 的去选择参数和内部测试后算法可以帮助选择单个胚胎进行移植。因此，如果要使用 TL，建议每个医疗机构应该开发自己的算法，使其在各自的条件下获得最好的效果。

（七）代谢组学和蛋白质组学

在培养基中检测各种生化标志物（耗氧量、触珠蛋白 α-1 片段、可溶性 HLA-G、氨基酸利用、代谢产物等），并将这些标志物与胚胎健康状况联系起来，以改善胚胎选择。然而，到目前为止，大多数前瞻性试验或可用的 RCT 数据不支持其使用[30, 31]。因此，在获得进一步的支持性 RCT 数据之前，它们被认为是实验性的，不能用于常规临床应用。

要点

挑战

- 选择最好的胚胎进行移植。

背景

- 在大多数体外受精刺激周期中，产生的胚胎比移植胚胎多。
- 因此，需要选择具有最佳着床潜力的胚胎进行移植。
- 当进行选择性单胚胎移植以降低多胎妊娠的风险时，更需要这样做。

管理策略

- 卵裂期胚胎或囊胚的形态学评估已被用作体外受精的金标准，但也有其局限性。
- PGT-A 可以鉴定整倍体胚胎，它是侵入性的，工作量大，需要先进的专业技术和巨大的成本，由于存在嵌合体胚胎的技术问题，它的预测价值没有 100%。
- 在某些组别中，PGT-A 可能会减少达至妊娠的时间和流产风险，但尚未证实在活产率方面有显著改善。
- TL 技术允许在不受干扰的培养条件中连续观察胚胎。在回顾性研究中形态动力学标记与囊胚发育、着床、非整倍体，甚至活产有关。然而，外部验证通常是失败的，目前仍缺乏经过验证而被普遍接受的算法。
- 非侵入性代谢组学分析技术检测每个胚胎的代谢活动，并将评分与生存能力联系起来，但仍有未被证实的价值。
- 如果使用，应作为形态学评估的辅助手段。使用任何胚胎评估方法都不能提高胚胎质量，而只是评估胚胎质量。它通过选择具有最好的移植潜力的胚胎来提高妊娠率。

三、一问一答

问题 1：我在上一个周期的第 2 天移植了 2 个胚胎，都没有成功。这个周期我只有 2 个胚胎在培养，我应该等到第 5 天再移植吗？我了解到移植第 5 天的胚胎妊娠率更高。

回答 1：等待并不能改善胚胎，而只能让我们选择发育最好的胚胎。如果您计划同时移植 2 个胚胎，那么等待是不可能有帮助的。事实上，它们可能会受到培养条件的不利影响，最终可能无可移植胚胎。

问题 2：我在上一个周期移植了 1 个囊胚，但没有成功。这次我有 4 个囊胚，如果对它们做更多的检测，如染色体筛查后选择最好的胚胎进行移植会更好吗？因为我了解到胚胎染色体异常是不妊娠的常见原因。

回答 2：理论上您说的是对的，但实际上研究还没有证明对胚胎进行染色体筛查会增加生育的机会。这可能是因为检测不是很准确（导致我们会抛弃正常的胚胎），这项技术可能会对胚胎产生不利影响，或者人体有办法成功处理有一些染色体异常的胚胎。此外，筛查需要额外的成本，在等待结果后再将胚胎移植的过程中需要冷冻胚胎，这就是为什么所有的国际专业生育机构目前都不建议常规进行胚胎染色体筛查。

问题 3：我听说其他一些生育中心有一种先进的新方法称为延时拍摄技术，用来评估以选择最适合移植的胚胎，您为什么不把它应用在您的中心，那会影响我妊娠的机会吗？

回答 3：有关生育和体外受精的科学和实践正在迅速发展，目的是提高成功率。几乎每个月都有许多发展项目被引入市场。一些证明是非常有用的，另一些则没有，而不幸的是有一些项目会产生有害的结果。作为您值得信赖的健康管理者，我们有责任与科学保持同步，并为您提供一切有用的东西。同样，当有新事物出现时，我们也有责任不要"随波逐流"，避免在没有弄清楚它是有用的、无用的还是有害的之前，就把它用在您宝贵的胚胎上。这就是为什么我们要等到适当的研究结果后才开始试用。延时拍摄是一种很有前途的技术，理论上有潜力，但到目前为止，没有适当的研究表明它能增加试管婴儿活产的机会。此外，即使那些引入它的机构也没有报道他们的结果有改善。

参考文献

[1] Montag M, Liebenthron J, Köster M. Which morphological scoring system is relevant in human embryo development? *Placenta.* 2011;32 Suppl 3:S252–6.

[2] Edwards RG, Purdy JM, Steptoe PC, Walters DE. The growth of human preimplantation embryos in vitro. *Am J Obstet Gynecol.* 1981;141:408–16.

[3] Zollner U, Zollner KP, Steck T, Dietl J. Pronuclear scoring. Time for international standardization. *J Reprod Med.* 2003;48:365–9.

[4] Racowsky C, Ohno-Machado L, Kim J, Biggers JD. Is there an advantage in scoring early embryos on more than one day? *Hum Reprod.* 2009;24:2104–13.

[5] Alpha Scientists in Reproductive Medicine and ESHRE Special Interest Group of Embryology. The Istanbul consensus workshop on embryo assessment: proceedings of an expert meeting. *Hum Reprod* 2011;26:1270–83.

[6] Skiadas CC, Racowsky C. Development rate, cumulative scoring and embryonic viability. In: Elder, K., Cohen J. (Eds), *Human Preimplantation Embryo Selection.* Taylor and Francis 2007, Colchester, UK, pp. 101–121.

[7] Alikani M, Calderon G, Tomkin G, Garrisi J, Kokot M, Cohen J. Cleavage anomalies in early human embryos and survival after prolonged culture in vitro. *Hum Reprod* 2000;15:2634–43.

[8] Steer C, Mills CL, Tan SL, Campbell S, Edwards RG. The cumulative embryo score: a predictive embryo scoring system technique to select the optimal number of embryos to transfer in an in-vitro fertilization and embryo transfer program. *Hum Reprod* 1992;7:117–119.

[9] Gardner D, Lane M, Stevens J, Schlenker T, Schoolcraft WB. Blastocyst score affects implantation and pregnancy outcome: towards a single blastocyst transfer. *Fertil Steril* 2000;73:1155–58.

[10] Glujovsky D, Farquhar C, Quinteiro Retamar AM, Alvarez Sedo CR, Blake D. Cleavage stage versus blastocyst stage embryo transfer in assisted reproductive technology. *Cochrane Database Syst Rev.* 2016 Jun 30;

[11] Esfandiari N, Bunnell ME, Casper RF. Human embryo mosaicism: did we drop the ball on chromosomal testing? *J Assist Reprod Genet.* 2016;33:1439–1444.

[12] Griffin DK, Ogur C. Chromosomal analysis in IVF: just how useful it is? *Reproduction* 2018;156:F29–F50.

[13] Gleicher N, Orvieto R. Is the hypothesis of preimplantation genetic screening still supportable? A review. *J Ov Res* 2017 Mar 27;10(1):21.

[14] Munné S, Wells D. Detection of mosaicism at blastocyst stage with the use of high-resolution next-generation sequencing. *Fertil Steril.* 2017;107:1085–1091.

[15] Paulson RJ. Preimplantation genetic screening: what is the clinical efficiency? *Fertil Steril.* 2017;108:228–230.

[16] Dahdouh EM, Balayla J, García-Velasco JA. Impact of blastocyst biopsy and comprehensive chromosome screening technology on preimplantation genetic screening: a systematic review of randomized controlled trials. *Reprod Biomed Online.* 2015;30:281–9.

[17] Tiitinen A, Single embryo transfer: why and how to identify the embryo with the best developmental potential. *Best Practice & Research Clinical Endocrinology & Metabolism* 2019;33:77, 88.

[18] The Practice Committees of the American Society of Reproductive Medicine and the Society for Assisted Reproductive Technology. The use of preimplantation genetic testing for aneuploidy (PGT-A): a committee opinion. *Fertil Steril* 2018;109:429-436.

[19] Del Gallego R, Remohi J, Meseguer M. Time-lapse imaging: the state of the art. *Biol Reprod* 2019;0:1–9.

[20] Armstrong S, Bhide P, V Jordan, Pacey A, Farquhar C. Time-lapse systems for embryo incubation and assessment in assisted reproduction. *Cochrane Database Syst Rev* 2018;5:CD011320.

[21] Pribenszky C, Nilselid AM, Montag M. Time-lapse culture with morphokinetic embryo selection improves pregnancy and live birth chances and reduces early pregnancy loss: a meta-analysis. *RBMO* 2017;35:511–20.

[22] Petersen BM, Boel M, Montag M, Gardner DK. Development of a generally applicable morphokinetic algorithm capable of predicting the implantation potential of embryos transferred on day 3. *Hum Reprod* 2016;31:2231–44.

[23] Chavez SL, Loewke KE, Han J, Moussavi F, Colls P, Munne S, et al. Dynamic blastomere behavior reflects human embryo ploidy by the four-cell stage. *Nat Commun* 2012;3:1–12.

[24] Campbell A, Fishel S, Bowman N, Duffy S, Sedler M, Hickman CF. Modeling a risk classification of aneuploidy in human embryos using non-invasive morphokinetics. *RBMO* 2013;26:477–85.

[25] Minasi MG, Colasante A, Riccio T, Ruberti A, Casciani V, Scarselli F, et al. Correlation between aneuploidy, standard morphology evaluation and morphokinetic development in 1730 biopsied blastocysts: a consecutive case series study. *Hum Reprod* 2016;31:2245–54.

[26] Desai N, Goldberg JM, Austin C, Falcone T. Are cleavage anomalies, multinucleation, or specific cell cycle kinetics observed with time-lapse imaging predictive of embryo developmental capacity or ploidy? *Fertil Steril* 2018;109:665–74.

[27] Rienzi L, Capalbo A, Stoppa M, Romano S, Maggiulli R, Albricci L, et al. No evidence of association between blastocyst aneuploidy and morphokinetic assessment in a selected population of poor-prognosis patients: a longitudinal cohort study. *RBMO* 2015;30:57–66.

[28] Meseguer M, Herrero J, Tejera A, Hilligsøe KM, Ramsing NB, Remohí J. The use of morphokinetics as a predictor of embryo implantation. *Hum Reprod.* 2011;26:2658–71.

[29] Barrie A, Homburg R, McDowell G, Brown J, Kingsland C, Troup S. Preliminary investigation of the prevalence and implantation potential of abnormal embryonic phenotypes assessed using timelapse imaging. *RBMO* 2017;34:455–462.

[30] Siristatidis CS, Sertedaki E, Vaidakis D, Varounis C, Trivella M. Metabolomics for improving pregnancy outcomes in women undergoing assisted reproductive technologies. *Cochrane Database Syst Rev.* 2018 Mar 16;3:CD011872.

[31] Sallam HN, Sallam NH, Sallam SH. Noninvasive methods for embryo selection. *Facts Views Vis Obgyn.* 2016;8:87–100.

第77章　圆头精子症
Globozoospermia

Odai A. M. Alqawasmeh　Christopher L. R. Barratt　著

管一春　译　　凌家炜　校

病例：一对夫妻（女性 29 岁，男性 34 岁），原发不孕症病史 4 年。女方体检正常。男方精液分析显示精液量 3.5ml，精子浓度 4200 万 /ml，活力 55%，正常精子形态 0%（所有精子都有圆形头部，即圆头精子症）。多次复查精液分析结果相似。

一、背景

圆头精子症是一种非常罕见但严重的男性不育性疾病，在不育男性中发生率不到 0.1%。它是一种严重的畸形精子症，其特征是精子存在圆头和缺乏顶体（图 77-1）。这些精子无法黏附和穿透透明带，导致原发性不孕[1]。有生育能力的男性可能有极低比例的无顶体精子，但这应该与部分和全部的圆头精子症相区别[2]。部分性圆头精子症是指射出的精子中含有＞25% 的圆头无顶体精子，而完全性圆头精子症是指射出的精子中含有约 100% 球形精子[3]。

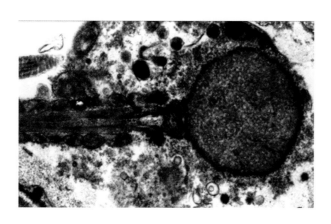

◀ 图 77-1　透射电子显微镜观察到的圆头精子，显示缺少顶体和呈圆头

在精子发生过程中，精子细胞被拉长，高尔基体衍生的顶体前体小泡聚集并附着在精子的前面形成顶体。精子头部没有伸长或顶体发生的失败均可导致圆头精子症。因为这是一种非常罕见的疾病，对其发生原因知之甚少。曾有报道数个圆头精子症的家族性病例，尤其是在近亲中发生，提示圆头精子症是一种常染色体隐性遗传病[4-7]。在小鼠模型中，圆头精子症与 50 多种不同的基因突变有关，但在人类中，已证实与 4 种基因突变（*DPY19L2*、*SPARA16*、*ZPBP* 和 *PICK1*）密切相关[8]。

约 70% 的圆头精子症的发生与 *DPY19L2*（*12q14.2*）基因突变有关，该基因影响精子头部伸长和顶体发生[8-12]。

在卵胞质内单精子注射应用之前，完全性圆头精子症患者被认为是不育的。通过 ICSI，男方患有圆头精子症的夫妻可以获得妊娠和活产。然而，与其他不育的男性相比，圆头精子症患者夫妻的受精率、妊娠率和活产率通常较低[13]。这部分患者 ICSI 成功率低的确切原因尚不清楚，因为男性患者可能受到多种因素的影响[14]。与正常精子的对照组相比，患有圆头精子症的男性患者的精子数量和活力可能显著降低[14]，而某些患者的精子浓度几乎正常，活动精子的比例相对较高[15]。到目前为止，一些患有圆头精子症的男性患者已经被证实在精子中有异常的染色质结构，并且研究表明非整倍体和表观遗传学改变的概率很高。然而，其他研究表明，这些患者的精子细胞在染色质结构、染色体数目和表观遗传特征方面都正常[1, 13, 15-21]。由于圆头精子症患者较稀少，并且相关研究相对较少，难以对现阶段的病理学难点做出明确结论。

二、管理策略

（一）ICSI

圆头精子难以与卵母细胞结合，因此 ICSI 是受孕的首选治疗方式。已有几项关于使用 ICSI 治疗圆头精子症患者的研究[1, 13, 22-24]，均表明可以实现健康的活产。在部分性圆头精子症患者中，行 ICSI 助孕与一般 ICSI 人群具有相似的受精率和活产率[23, 24]，但与此相关研究仍然较少。与非圆头精子症男性患者 ICSI 组相比，完全性圆头精子症患者通常具有较低的受精率和较高的总受精失败率。一项对 45 项研究的 Meta 分析表明，77 对圆头精子症夫妻的 131 个 ICSI 周期中，总受精率为 24.3%，TFF 为 29.8%，每个周期的妊娠率为 22.1%[22]。迄今为止，还无法明确哪些完全性圆头精子症患者将在 ICSI 中成功妊娠。因此，基于现有的有限数据，建议 ICSI 应该作为一种治疗方式供所有圆头精子症患者自行选择。此外，应考虑进行多个周期助孕治疗，因为第 1 个周期助孕失败并不代表后续助孕周期一定失败[25]。

（二）卵母细胞激活与 ICSI

解释这部分患者低受精率的一个假说是缺乏一种精子相关的卵母细胞激活因子，磷脂酶 Cζ（phospholipase Cζ，PLCζ），其参与卵母细胞激活过程中的钙振荡[26]。尽管相关研究非常少，但是已发现患有圆头精子症的男性的 PLCζ 减少或完全缺失[26-28]。与此同时，卵母细胞受精失败的细胞遗传学案例研究表明，精子头部的存在与核膜破裂和核物质解聚的缺失显著相关[29]。这些问题可能是受精率降低的原因。由于某些研究提示圆头精子症患者的精子激活因子可能减少或缺失，因此产生了一个疑问：卵母细胞可以被人工激活吗？

综上所述，圆头精子症男性的 ICSI 受精率和妊娠率是难以预测的。因此，提高此类患者妊娠率的方法是建议使用卵母细胞人工激活（artificial oocyte activation，AOA），三种技术可用于此，包括机械方法、电方法和化学方法（钙离子载体和氯化锶）。这三种方法都是通过使钙离子进入卵母细胞来起作用的。在 ICSI 过程中，通过对卵母细胞胞质的强烈抽吸使卵母细胞膜破裂而起到机械激活作用，导致细胞内钙离子浓度增加，这对卵母细胞的激活至关重要[30]。由于动物研究的卵母细胞较多，以及该方法具有侵入性，可能增加卵母细胞受损的风险，该方法主要用于动物模型。另一种方法是电激活，Egashira 等于 2009 年描述了圆头精子症患者第 1 例成功的活产[31]。据报道，这项技术不仅可用于圆头精子症患者，也可用于其他男性因素不育症患者，预期结局较佳[32]。最后一种方法是化学激活，需要使用钙离子载体进行化学刺激。这是目前报道应用最多的圆头精子症的 AOA 方法。Chansel-Debordeaux 等进行的回顾性研究表明，化学激活是成功可行的一种技术方法[22]。该方法的受精率为 67.3%，TFF 为 6.3%。然而，电激活和化学激活方法的主要问题是化学物质的潜在有害影响和基因组印记的潜在变化。由于这些方法尚处于初期阶段，仍有待继续进行子代安全性的后续研究。

（三）如何进行处理

关键问题是如何确定治疗对象和采用何种治疗方法。尽管使用 AOA 的 ICSI 可能会提高受精率，但第一选择是对所有的圆头精子症患者单纯行 ICSI（不使用 AOA）助孕，因为不采用 AOA 仍然有患者可以受孕。卵母细胞人工激活可能对子代健康有潜在的长期影响，仍需进一步随访观察。因此，必须谨慎使用 AOA。如果有足够数量的卵母细胞可用，那么可选择更保守的治疗方案，行部分 AOA，即仅对 50% 的卵母细胞进行激活。如果未激活的卵母细胞实现受精，那么可以应用于后续周期；如果未受精，那么患者将有机会在同一周期中通过 AOA 获得卵细胞激活。病例介绍中提及的这对夫妻就接受了 ICSI 与部分卵母细胞人工激活治疗。

另一种理论上的方法是对每个患者进行个案分析，评估不进行 AOA 前提下精子的受精能力。这可以通过异源性 ICSI 实现，例如将患者的精子注射到小鼠卵母细胞中，也称为小鼠卵母细胞激活试验（mouse oocyte activation test，MOAT），该试验具有诊断和预测价值[33]。未通过该测试的患者应考虑接受 AOA。然而，不是每个 ART 机构都可以提供 MOAT，或者在一些 ART 机构 MOAT 是不被允许的。在未来，重组 PLCζ 可能是一种具有应用潜力的生物工具，以解决圆头精子症相关的受精率和 TFF 低的问题。

（四）患者咨询

由于圆头精子症被认为是一种遗传性疾病，患者应该被告知此疾病遗传给男性后代的风险增加，尤其是在近亲关系中。

要点

挑战

- 不育男性患者，精液分析提示 100% 的圆头精子。

背景

- 非常罕见，发病率 <0.1%。

- 精子缺乏顶体，不能与卵母细胞融合而不能正常受精。
- 可能存在于同一家庭的成员中。
- 已确定与四种基因突变相关（*DPY19L2*、*SPARA16*、*ZPBP* 和 *PICK1*）。

管理策略

- 据报道，ICSI 在某些情况下是成功的，但总体受精率降低，总受精失败率约为 29.8%，总受精率为 24.3%。
- 据报道，对行 ICSI 的患者实施卵母细胞人工激活在某些情况下有所帮助，但在不使用 AOA 的情况下，仍有部分单纯行 ICSI 患者成功妊娠。
- 卵母细胞人工激活可能是有害的和不必要的。因此，在第 1 个 ICSI 周期中，建议只对一半的卵母细胞进行激活。
- 对于第 1 个周期 ICSI 受精失败的患者应考虑再次行 ICSI，因为 1 个周期的受精完全失败并不意味着后续周期的失败。
- 使用小鼠卵母细胞激活试验可以筛选可能受益于卵母细胞人工激活的患者。
- 应向患者夫妻提供遗传咨询，告知圆头精子症可能遗传给子代，特别是在近亲关系中。

三、一问一答

问题 1：为什么我会患圆头精子症？

回答 1：确切原因尚不清楚，但我们认为这是一种遗传性疾病。您的父亲携带有一份应答基因的拷贝数副本，所以他没有发生这种情况，因为出现这种情况需要两份副本。而您的母亲也携带一份，由于您继承了两份副本，所以您出现了这个问题。

问题 2：这种情况将如何影响妊娠，您能如何帮助我们？

回答 2：要形成胚胎，精卵必须结合。圆头精子由于精子头部缺少一些结构（称为顶体），导致不会发生精卵结合，也不会形成胚胎。然而，可以通过 ICSI 解决这一问题，把单一精子注射入卵细胞内。ICSI 并不总是发挥作用，因此我们可能需要在实验室里做一个额外的步骤，称为卵母细胞人工激活。这可以增加受精的机会，但不能保证一定受精。

问题 3：我的孩子遗传这种疾病的可能性有多大？

回答 3：圆头精子症是常染色体隐性遗传病，这意味着子代必须有两个应答基因的拷贝副本才能出现相关表型。因此，在圆头精子症患者中，如果母亲未携带异常基因，子代不会出现圆头精子症患者，但他们都是致病基因携带者。携带者的生育能力无异常。

参考文献

[1] Dam AHDM, Feenstra I, Westphal JR, Ramos L, van Golde RJT, Kremer J a. M. Globozoospermia revisited. *Hum Reprod Update.* 2007;13(1):63–75.

[2] Kalahanis J, Rousso D, Kourtis A, Mavromatidis G, Makedos G, Panidis D. Round-headed spermatozoa in semen specimens from fertile and subfertile men. *J Reprod Med.* 2002;47(6):489–93.

[3] Dam AH, Ramos L, Dijkman HB, Woestenenk R, Robben H, Hoven L van den, et al. Morphology of partial globozoospermia. *Journal of Andrology.* 2011;32(2):199–206.

[4] Nistal M, Herruzo A, Sanchez-Corral F. [Absolute teratozoospermia in a family. Irregular microcephalic spermatozoa without acrosome]. *Andrologia.* 1978;10(3):234–40.

[5] Florke-Gerloff S, Topfer-Petersen E, Müller- Esterl W, Mansouri A, Schatz R, Schirren C, et al. Biochemical and genetic investigation of round-headed spermatozoa in infertile men including two brothers and their father. *Andrologia.* 1984;16(3):187–202.

[6] Carrell DT, Emery BR, Liu L. Characterization of aneuploidy rates, protamine levels, ultrastructure, and functional ability of round-headed sperm from two siblings and implications for intracytoplasmic sperm injection. *Fertil Steril.* 1999;71(3):511–6.

[7] Dam AHDM, Koscinski I, Kremer JAM, Moutou C, Jaeger A-S, Oudakker AR, et al. Homozygous mutation in SPATA16 is associated with male infertility in human globozoospermia. *Am J Hum Genet.* 2007;81(4):813–20.

[8] Coutton C, Escoffier J, Martinez G, Arnoult C, Ray PF. Teratozoospermia: spotlight on the main genetic actors in the human. *Hum Reprod Update.* 2015;21(4):455–85.

[9] Harbuz R, Zouari R, Pierre V, Ben Khelifa M, Kharouf M, Coutton C, et al. A Recurrent Deletion of DPY19L2 Causes infertility in man by blocking sperm head elongation and acrosome formation. *Am J Hum Genet.* 2011;88(3):351–61.

[10] Coutton C, Zouari R, Abada F, Ben Khelifa M, Merdassi G, Triki C, et al. MLPA and sequence analysis of DPY19L2 reveals point mutations causing globozoospermia. *Hum Reprod.* 2012;27(8):2549–58.

[11] Ellnati E, Kuentz P, Redin C, Jaber S, Vanden Meerschaut F, Makarian J, et al. Globozoospermia is mainly due to DPY19L2 deletion via non-allelic homologous recombination involving two recombination hotspots. *Hum Mol Genet.* 2012;21(16):3695–702.

[12] Zhu F, Gong F, Lin G, Lu G. DPY19L2 gene mutations are a major cause of globozoospermia: identification of three novel point mutations. *Mol Hum Reprod.* 2013;19(6):395–404.

[13] Dávila Garza SA, Patrizio P. Reproductive outcomes in patients with male infertility because of Klinefelter's syndrome, Kartagener's syndrome, round-head sperm, dysplasia fibrous sheath, and "stump" tail sperm: an updated literature review. *Curr Opin Obstet Gynecol.* 2013;25(3):229–46.

[14] Anton-Lamprecht I, Kotzur B, Schopf E. Round-headed human spermatozoa. *Fertil Steril.* 1976;27(6):685–93.

[15] Fesahat F, Henkel R, Agarwal A. Globozoospermia syndrome: an update. *Andrologia.* 2019:6–13.

[16] Chianese C, Fino MG, Riera Escamilla A, López Rodrigo O, Vinci S, Guarducci E, et al. Comprehensive investigation in patients affected by sperm macrocephaly and globozoospermia. *Andrology.* 2015;3(2):203–12.

[17] Kuentz P, Vanden Meerschaut F, Elinati E, Nasr-Esfahani MH, Gurgan T, Iqbal N, et al. Assisted oocyte activation overcomes fertilization failure in globozoospermic patients regardless of the DPY19L2 status. *Hum Reprod.* 2013;28(4):1054–61.

[18] Perrin A, Coat C, Nguyen MH, Talagas M, Morel F, Amice J, et al. Molecular cytogenetic and genetic aspects of globozoospermia: a review. *Andrologia.* 2013;45(1):1–9.

[19] De Braekeleer M, Nguyen MH, Morel F, Perrin A. Genetic aspects of monomorphic teratozoospermia: a review. *J Assist Reprod Genet.* 2015;32(4):615–23.

[20] Viville S, Mollard R, Bach M-L, Falquet C, Gerlinger P, Warter S. Do morphological anomalies reflect chromosomal aneuploidies?: case report. *Hum Reprod.* 2000;15(12):2563–6.

[21] Ghédir H, Braham A, Viville S, Saad A, Ibala-Romdhane S. Comparison of sperm morphology and nuclear sperm quality in SPATA16- and DPY19L2-mutated globozoospermic patients. *Andrologia.* 2019;51(6):e13277.

[22] Chansel-Debordeaux L, Dandieu S, Bechoua S, Jimenez C. Reproductive outcome in globozoospermic men: update and prospects. *Andrology.* 2015;3(6):1022–34.

[23] Dam AHDM, Pijnenburg AJE, Hendriks JCM, Westphal H, Ramos L, Kremer JAM. Intracytoplasmic sperm injection in partial globozoospermia. *Fertil Steril.* 2012;97(1):60–6.

[24] Carrell DT, Wilcox AL, Udoff LC, Thorp C, Campbell B. Chromosome 15 aneuploidy in the sperm and conceptus of a sibling with variable familial expression of round-headed sperm syndrome. *Fertil Steril.* 2001;76(6): 1258–60.

[25] Kilani Z, Ismail R, Ghunaim S, Mohamed H, Hughes D, Brewis I, et al. Evaluation and treatment of familial globozoospermia in five brothers. *Fertil Steril.* 2004;82(5): 1436–9.

[26] Escoffier J, Yassine S, Lee HC, Martinez G, Delaroche J, Coutton C, et al. Subcellular localization of phospholipase Cζ in human sperm and its absence in DPY19L2-deficient sperm are consistent with its role in oocyte activation. *Mol Hum Reprod.* 2015;21(2):157–68.

[27] Heytens E, Parrington J, Coward K, Young C, Lambrecht S, Yoon S-Y, et al. Reduced amounts and abnormal forms of phospholipase C zeta (PLCzeta) in spermatozoa from infertile men. *Hum Reprod.* 2009;24(10):2417–28.

[28] Taylor SL, Yoon SY, Morshedi MS, Lacey DR, Jellerette

T, Fissore RA, et al. Complete globozoospermia associated with PLCζ deficiency treated with calcium ionophore and ICSI results in pregnancy. *Reproductive BioMedicine Online.* 2010;20(4):559–64.

[29] Edirisinghe WR, Murch AR, Junk SM, Yovich JL. Cytogenetic analysis of unfertilized oocytes following intracytoplasmic sperm injection using spermatozoa from a globozoospermic man. *Hum Reprod.* 1998;13(11):3094–8.

[30] Tesarik J, Sousa M. Key elements of a highly efficient intracytoplasmic sperm injection technique: Ca^{2+} fluxes and oocyte cytoplasmic dislocation. *Fertil Steril.* 1995;64(4):770–6.

[31] Egashira A, Murakami M, Haigo K, Horiuchi T, Kuramoto T. A successful pregnancy and live birth after intracytoplasmic sperm injection with globozoospermic sperm and electrical oocyte activation. *Fertil Steril.* 2009;92(6):2037.e5-9.

[32] Mansour R, Fahmy I, Tawab NA, Kamal A, El-Demery Y, Aboulghar M, et al. Electrical activation of oocytes after intracytoplasmic sperm injection: a controlled randomized study. *Fertil Steril.* 2009;91(1):133–9.

[33] Heindryckx B, Van der Elst J, De Sutter P, Dhont M. Treatment option for sperm- or oocyte-related fertilization failure: assisted oocyte activation following diagnostic heterologous ICSI. *Hum Reprod.* 2005;20(8):2237–41.

第78章 ICSI后完全受精失败

Total failure of fertilization after ICSI

Kaoru Yanagida 著

管一春 译 凌家炜 校

病例：患者夫妻中女方 25 岁，男方 30 岁，因男方严重少弱畸形精子症（精子浓度 20 万 /ml，活力 2%，正常形态率 2%）行 2 次卵胞质内单精子注射，尽管每次获得 7 枚卵细胞，但是 2 次均完全未受精。高倍镜下观察 ICSI 精子的形态和活力均无异常。

一、背景

据文献报道，ICSI 后完全受精失败发生率占总治疗周期的 1%～5%[1-5]，下个周期再次发生率是 13%[6]。虽然常规 IVF 周期受精完全失败（发生率为 10%～20%）时可在同一周期采用补救性 ICSI 或者下一个周期改行 ICSI 授精，但是对于 ICSI 后完全受精失败还没有标准的治疗方式。

（一）卵母细胞数量的影响

ICSI 中注射卵母细胞的数量与受精率密切相关[3]，注射的卵母细胞数量越少，受精率越低。当只对 1 个卵母细胞进行 ICSI 时，受精失败的发生率为 29%，但对 2 个卵母细胞进行 ICSI 时，受精失败的发生率为 16%，对 5 个或更多的卵母细胞进行 ICSI 时，完全受精失败的发生率为 4% 或更低。

（二）精子的影响

在 ICSI 后完全受精失败的病例中，虽然一些精子在光镜下显示正常，但在电子显微镜下可能显示头部结构或染色质凝集存在异常。精子因素可导致存在精子头畸形的畸精子症患者精子质膜的重塑异常。不幸的是以目前的知识水平，还缺乏精确预测 ICSI 受精失败的指标。

卵母细胞激活是受精（无论自然受精还是辅助受精）所必需的，由精子来源的卵母细胞激活因子（在人类是磷脂酶 $C\varepsilon$）触发。对 ICSI 后未受精的卵母细胞进行乙酰胺样染色分析发现，有 67% 的注射卵母细胞未发生活化[6]。此外，当我们第 1 次尝试用已育男性精液行 ICSI 时，69% 的之前未受精的卵母细胞成功受精了。因此，ICSI 后约半数未受精卵母细胞不能受精的原因可以归因于精子源性卵母细胞激活因子的减少或缺乏，这是卵母细胞人工激活用于治疗此类病例的理论基础。

当受精失败被认为是由精子源性卵母细胞激活因子的活性降低或丧失引起时，可以采用小鼠卵母细胞激活试验[7]，由于精源性激活因子没有种属特异性，可以通过压电微动器将人的精子注入小鼠卵母细胞来评估卵母细胞的激活。激活的卵母细胞是指卵母细胞中出现了第二极体和原核。在MOAT 中，当精源性激活因子活性降低时，卵母细胞的活化率降低。在 MOAT 中发现精子源性卵母细胞激活有问题时，ICSI 和卵母细胞激活结合使用可能是一种有效的治疗方式[6]。

然而，当 ICSI 后卵母细胞未激活时，注射精子的头部可能发生去致密化或染色质过早凝结（premature chromatin condensation，PCC）。PCC 是染色质的异常凝聚，可引起染色体或 DNA 的损伤。因此，在精子头部发育成 PCC 之前应进行受精评估，必要时可进行后续的补救激活。在小鼠模型中，PCC 的发生率在 ICSI 后 4h 开始增加。典型的 PCC 发生于未被激活的人卵母细胞 ICSI 后 6h。因此，为了使该策略有效，应在 ICSI 后 4～5h 内观察卵母细胞的受精情况[8]。

二、管理策略

（一）补救性卵母细胞激活

一旦发生 ICSI 后完全受精失败，可以采用补救性卵母细胞激活。然而，按照标准的工作程序，通常在 ICSI 后 20～22h 观察卵母细胞的受精情况。当卵母细胞老化后（取卵后 1 天），这种方法不能获得良好的效果[9]。因此，如果在 ICSI 后 4～5h 观察到受精失败，应进行补救性卵母细胞激活。如果发现至少有 1 个卵母细胞受精了，则不需要进行补救激活。

临床研究报道，ICSI 后的卵母细胞激活处理（通常在 ICSI 后 30min）包括使用钙离子载体（A23187、离子霉素）、电刺激和锶元素[6]。经 ICSI 和卵母细胞激活联合治疗后的受精卵染色体分析表明，电刺激[10] 和 A23187 加嘌呤霉素[11] 并没有增加异常的风险。然而，还需要对由此而来的遗传风险进行进一步的研究。

现在已有许多使用 A23187 治疗后成功妊娠并分娩的报道[6]。其他获得成功妊娠和分娩的方法包括离子霉素、A23187 加嘌呤霉素、电刺激和锶治疗。就卵母细胞激活的效果而言，A23187 和电刺激比锶处理的效果好。锶治疗的疗效各不相同。

（二）钙离子载体治疗

钙离子载体（A23187）增加细胞膜对 Ca^{2+} 通透性，让胞外的 Ca^{2+} 流入卵母细胞内，从而激活卵母细胞。A23187 处理后，卵母细胞内 Ca^{2+} 浓度在 1min 后达到峰值，然后逐渐降低[12]。该方法可诱导 Ca^{2+} 浓度的一过性升高，但没有 Ca^{2+} 振荡。卵母细胞在 ICSI 后用 A23187 处理 30min。其激活方法如下。

1. 制备原液。将 A23187 溶解于二甲基亚砜（dimethyl sulfoxide，DMSO）中制备 1mmol/L 的原液。原液应避光，－80℃冷冻保存，并在 3 个月内使用。

2. 制备工作液。将 10μl 原液稀释到 990μl 常规培养液中，制备含 10μmol/L A23187 的工作液。准备好工作液后应尽快使用，并在使用前避光保存。

3. 卵母细胞激活。将卵母细胞加入配制好的 A23187 工作液中，置于培养箱中 10min。10min 后立即用常规培养液洗涤卵母细胞 3 次，置于培养箱中继续培养。预期的卵母细胞激活成功率能达到 80% 以上。如果激活率较低，卵母细胞激活的时间可以延长（可达 15min）。

卵母细胞相对于 ICSI 的激活时机是一个重要因素。Ca^{2+} 振荡开始于 ICSI 时精子制动后的（18.4 ± 3.8）min[13]，由于 Ca^{2+} 载体会破坏细胞膜，所以在 ICSI 30min 后用 Ca^{2+} 载体激活卵母细胞。

三、预防措施

因为没有可预测的变量，一级预防（在首个 ICSI 周期）很难做到。但当注射卵母细胞的数量少于 5 个时，受精失败的发生率为 7%～29%，还应考虑及早观察受精情况（ICSI 后 4～5h）。如果受精完全失败，应考虑在早期观察（如上所述）后进行补救性卵母细胞激活。

二级预防（在随后的 ICSI 周期中）应包括通过前一个周期的受精情况确定合适的病例，再次 ICSI 并联合使用卵母细胞激活。

要点

挑战

- ICSI 后完全受精失败。

背景

- 发生率为治疗周期数的 1%～5%。
- 在 ICSI 注射卵母细胞较少的情况下更常见（注射 1 个卵母细胞时发生率约 29%，注射 2 个时为 16%）。
- 后续 ICSI 周期中的复发率为 13%。
- 大约一半的病例是由缺乏精源性卵母细胞激活因子而引起的。

管理策略

- 对于高风险（注射卵母细胞少于 5 个或曾有 ICSI 受精失败史）病例，应尽早（ICSI 后 4～5h）观察受精情况。对于 ICSI 后受精失败的病例，应行补救性卵母细胞激活。
- 卵母细胞激活的方法有 Ca^{2+} 载体法、锶元素法、电刺激法和嘌呤霉素法。

预防措施

- 由于没有预测 ICSI 受精失败的指标，所以不能做到一级预防。有必要早期（ICSI 后 4～5h）观察受精情况。如果在那个阶段发现完全受精失败，建议行补救性卵母细胞激活。
- 二级预防是通过观察前一个周期的受精情况确定合适的病例，在后续周期再次 ICSI 并联合使用卵母细胞激活。

四、一问一答

问题 1： 为什么 ICSI 之后没有受精呢？

回答 1： 可能是精子或卵细胞的问题。例如，正常的精子有一种物质可以启动受精，但如果没有这种物质，受精就不会发生。此外，卵细胞质量差也可能是一个原因。

问题 2： 如果 ICSI 后没有受精，有什么解决方案？

回答 2： 卵母细胞激活处理有助于受精。ICSI 后可以通过这种处理获得受精。通常将卵母细胞激活技术称为卵母细胞人工激活。

问题 3： 什么是 ICSI 后 AOA？

回答 3： 常用的方法是使用 Ca^{2+} 载体激活法。这个方法是把 ICSI 后的卵母细胞放在含有 Ca^{2+} 载体（卵细胞激活药）的培养液中培养数分钟，然后再将卵母细胞放入正常培养液中培养。

问题 4： 卵母细胞激活的效果如何？

回答 4： 如果前一个 ICSI 周期没有受精，预计 50% 以上的卵细胞通过 ICSI 后卵母细胞激活能够获得受精。

问题 5： 卵母细胞激活对新生儿有影响吗？

回答 5： 1995 年始已有报道患者通过这种方法获得妊娠和分娩，未见报道发现新生儿异常。但是卵母细胞激活可能存在未知风险，所以仅在有指征时才使用它。

参考文献

[1] Moomjy M, Sills ES, Rosenwaks Z, Palermo GD. Implications of complete fertilisation failure after intracytoplasmic sperm injection for subsequent fertilisation and reproductive outcome. *Hum Reprod.* 1998;13: 2212–16.

[2] Ludwig M, Strik D, Al-Hasani S, Diedrich K. No transfer in a planned ICSI cycle: we cannot overcome some basic rules of human reproduction. *Eur J Obstet Gynecol Reprod Biol.* 1999;87:3–11.

[3] Yanagida K. Complete fertilisation failure in ICSI. *Hum Cell.* 2004;17:187–93.

[4] Liu J, Nagy Z, Joris H, Tournaye H, Smitz J, Camus M, et al. Analysis of 76 total fertilisation failure cycles out of 2732 intracytoplasmic sperm injection cycles. *Hum Reprod.* 1995;10:2630–6.

[5] Esfandiari N, Javed MH, Gotlieb L, Casper RF. Complete failed fertilisation after intracytoplasmic sperm injection:

analysis of 10. years' data. *Int J Fertil Womens Med.* 2005;50:187–92.

[6] Yanagida K, Fujikura Y, Katayose H. The present status of artificial oocyte activation in assisted reproductive technology. *Reprod Med Biol.* 2008;7:133–42.

[7] Rybouchkin A, Dozortsev D, de Sutter P, Qian C, Dhont M. Intracytoplasmic injection of human spermatozoa into mouse oocytes: a useful model to investigate the oocyteactivating capacity and the karyotype of human spermatozoa. *Hum Reprod.* 1995;10:1130–5.

[8] Suganuma R, Walden CM, Butters TD, Platt FM, Dwek RA, Yanagimachi R, et al. Alkylated imino sugars, reversible male infertility-inducing agents, do not affect the genetic integrity of male mouse germ cells during short-term treatment despite induction of sperm deformities. *Biol Reprod.* 2005;72:805–13.

[9] Nagy ZP, Joris H, Liu J, Staessen C, Devroey P, Van

Steirteghem AC. Intracytoplasmic single sperm injection of 1-day-old unfertilized human oocytes. *Hum Reprod.* 1993;8:2180–4.

[10] Nasr-Esfahani MH, Razavi S, Javdan Z, Tavalaee M. Artificial oocyte activation in severe teratozoospermia undergoing intracytoplasmic sperm injection. *Fertil Steril.* 2008;90:2231–7.

[11] Nakagawa K, Yamano S, Moride N, Yamashita M, Yoshizawa M, Aono T. Effect of activation with Ca ionophore A23187 and puromycin on the development of human oocytes that failed to fertilize after intracytoplasmic sperm injection. *Fertil Steril.* 2001;76:148–52.

[12] Swann K, Ozil JP. Dynamics of the calcium signal that triggers mammalian egg activation. *Int Rev Cytol.* 1994;152:183–222.

[13] Yanagida K, Katayose H, Hirata S, Yazawa H, Hayashi S, Sato A. Influence of sperm immobilization on onset of Ca^{2+} oscillations after ICSI. *Hum Reprod.* 2001;16:148–52.

第 79 章　胚胎的再次冷冻
Refreezing of embryos

Jerome H. Check　Donna Summers　著

管一春 译　　凌家炜 校

病例 1：一名 29 岁的多囊卵巢综合征患者行 IVF 治疗获卵 35 枚后，出现轻度卵巢过度刺激综合征。她的 20 枚 2PN 来源的胚胎通过慢速冷冻方法进行冷冻保存。经历了 1 次失败的冻融胚胎移植周期后，在第 2 个 FET 周期中她成功分娩了一名健康女婴。8 年后，她仍有 12 枚胚胎在冷冻保存。这对夫妻要求对这些胚胎进行植入前遗传学检测。解冻后 12 枚胚胎全部存活，继续培养后形成 7 枚囊胚。对这 7 枚囊胚进行活检后再次玻璃化冷冻保存。选择其中 1 枚孵出中囊胚解冻后移植，最终活产一名健康的男婴。

病例 2：一对因男方因素不孕的夫妻，经玻璃化冷冻技术保存了 10 枚囊胚。女方 35 岁，获卵 42 枚，移植后因轻度 OHSS 推迟移植。1 个月后，2 枚高质量第 5 天囊胚复苏存活；其中 1 枚移植，另外 1 枚再次冷冻，此次移植后患者仅发生了生化妊娠。她后来移植了那枚再次冷冻的囊胚后活产两个女婴，双胎均来自这枚囊胚。

病例 3：一位 31 岁患乳腺癌的单身女性决定在癌症治疗前"储存"卵母细胞以保存其生育力。她获卵 28 枚，其中 16 枚冷冻保存了 5 年。患者结婚后开始进行辅助生殖的相关治疗。16 枚卵细胞复苏后行 ICSI 注射。培养出 8 枚胚胎，其中 3 枚在第 3 天冷冻保存，2 枚移植后早期流产。5 个月后，3 枚冷冻胚胎解冻后存活 2 枚；其中 1 枚是 6 细胞胚胎，复苏后无损伤，另外 1 枚冷冻前是 8 细胞，复苏后损失 2 个细胞。2 枚胚胎同时移植后，得到一名健康婴儿的活产。

一、背景

控制性卵巢刺激后体外受精和胚胎移植通常会产生剩余的胚胎，这些胚胎被常规冷冻保存，以最大限度地提高患者的成功率[1]。如果患者不能进行新鲜移植，这些冷冻保存的胚胎可以为患者提供后续妊娠和分娩的机会，而无须再进行一次新的花费较大的 IVF-ET 周期。

有一些情况需要再次冷冻已复苏的胚胎，如不可预见的个人原因或成功解冻的胚胎数目超过移植所需（病例 2）。一些新的技术（如胚胎植入前遗传学检测）需要冻胚复苏、胚胎活检及等待检测结果前再次冷冻。一些患者冷冻保存自身卵细胞行生育力保存，尤其是在需要癌症治疗之前（病例 3），或用他人的冻卵培育胚胎；冻卵复苏后培育的剩余胚胎会冷冻起来以备后续使用，也即再次冷冻。

二、管理策略

（一）在胚胎发育不同阶段行再次冷冻

再次冷冻在现有发表文献报道中已越来越常见。最早期的再次冷冻的报道运用的是慢速冷冻方法，一般在 2PN 阶段行冷冻胚胎，而在第 3 天胚胎阶段行再次冷冻[2, 3]。玻璃化冷冻技术在胚胎存活方面优于慢速冷冻技术，除了一些特殊情况，利用该技术进行的再次冷冻越来越多地使用第 3 天阶段到囊胚阶段的胚胎。所有冷冻方法均具有良好的成功率，并且被运用于不同的情景，如缓解治疗期间一些不可预见的情况，或延长培养时间以选择更优质的胚胎。

一项早期系列研究评估了在 2PN 阶段及桑葚胚 / 囊胚期经历二次冷冻的胚胎移植后的临床结局。对照组为单次冷冻胚胎。经历单次冷冻及二次冷冻的胚胎移植后临床妊娠率（clinical pregnancy rates，CPR）分别为 27.8%（10/36）和 22.2%（8/36），植入率分别为 25%（11/44）和 19.3%（8/41）。这两项数据均无显著性差异，但无可否认，研究的样本量较小[4]。

此外，我们中心对 12 年来经历二次冷冻的胚胎的结局进行了评估，以确认二次冷冻的胚胎在移植后有合理的妊娠率[5]。在这段时间，如果患者打算移植第 3 天胚胎和冷冻保存 2PN 阶段的胚胎，我们建议患者留下 2 倍于他们计划移植数量的 2PN 胚胎继续培养至第 3 天，移植后富余的胚胎在多细胞阶段进行冷冻保存。在 FET 周期中，2PN 来源胚胎优先解冻和培养，其存活率为 96.2%，其余未移植的存活胚胎再次冷冻。因此，大多数再次冷冻的胚胎在 2PN 阶段进行冷冻保存，然后是多细胞期胚胎，所有胚胎均采用慢速冷冻方法进行冷冻，解冻时以一步法去除 1，2- 丙二醇冷冻保护剂[6]。

在我们的回顾性研究中，取卵时患者的平均年龄为 32.9 岁。平均移植胚胎数为 2 枚。二次冷冻的第 3 天胚胎的复苏存活率为 83.2%。单纯移植二次冷冻胚胎的临床妊娠率为 20.5%，活产率为 18.1%，种植率为 13.1%（22/168），流产率为 2.4%。考虑到本例中再次冷冻的胚胎是在可利用胚胎中挑选优质胚胎后的剩余胚胎，因此这些数据表明，再次冷冻的胚胎可成为患者整体治疗计划的一个补充选项[5]。

流产率在已报道的文献中有所差异。一项针对第 3 天胚胎复苏后培养至囊胚再次冷冻的大型研究显示，二次冷冻的囊胚与单次冷冻的囊胚相比，前者的流产率显著高于后者。在 571 例囊胚复苏周期中，混杂变量经过配对后，二次冷冻组的流产率为 33.93%，相比之下单次冷冻组为 19.07%（P=0.017）[7]。但根据我们自己前面提及的数据，在胚胎的早期发育阶段行再次冷冻后的流产率明显低于单次冷冻胚胎[5]。

我们有一位特殊的患者，她的胚胎经历了多次解冻，一共有 3 次再冷冻，每次胚胎均全部存活（未发表内容）。通过移植冷冻 3 次和 4 次的胚胎，患者仅出现了一次生化妊娠。尽管她后来用了新鲜供卵，最终也未得到临床妊娠，这可能与她一些未被发现的因素有关。基于这些例子，我们清楚的是，无论胚胎发育阶段如何或是否再次冷冻，反复冻融的胚胎均是可以用于临床的。

（二）胚胎活检与再次冷冻

临床上，患者寻求 PGT 助孕，内容包括 PGT-A、单基因疾病的植入前遗传学检测（preimplantation genetic testing for monogenic disorders，PGT-M）、染色体结构重排的植入前遗传学检测（preimplantation genetic testing for structural chromosomal rearrangements，PGT-SR）等，这些已成为临床常规操作。大多数 IVF 中心自身没有筛查能力，所以之前冷冻保存的胚胎常常会进行解冻，然后进行活检及活检后再次冷冻，直到基因检测机构出具检测结果（病例 1）。

现有文献很少关注到单次或多次冷冻保存后胚胎的染色体状态。研究对单次冷冻的囊胚进行非整倍体筛查[8]。结果显示整倍体胚胎占所有胚胎的比例为 59.3%。一共 234 枚囊胚复苏，224 枚存活，221 枚得到检测结果（占存活胚胎的 98.7%）。34 个患者共移植 61 枚囊胚，得到 52.9% 的临床妊娠率和 42.6% 的种植率，结果与对照组（已活检但未冷冻）的数据相似。这说明单次冷冻和复苏的操作不会增加囊胚的非整倍体性，这个令人鼓舞的结果同样表明，二次冻融胚胎不会对胚胎的整倍体性产生显著的影响。

与单次活检及二次冷冻相比，二次活检及再次冷冻后临床妊娠率确实有所下降，尽管这仍在合理范围内。单次活检及复苏后的胚胎存活率为 98.4%，临床妊娠率（pregnancy rate，PR）为 54.3%。单次活检但二次冷冻的胚胎存活率为 97.3%，累积活产率为 47.1%。活检 2 次（加冷冻 2 次）的胚胎存活率为 93.3%，临床妊娠率为 31.0%，显著性差异开始出现（$P=0.013$）。临床结局的这一小幅下降表明，胚胎二次活检和二次冷冻可能需要与患者进行额外的沟通，以权衡风险利弊。二次冷冻的胚胎仍具有可观的种植率[9]。

尽管非整倍体率在冷冻和复苏过程中维持稳定，有一些数据显示玻璃化冷冻会增加促凋亡基因（如 Bax 和 Bcl-2）的表达，降低种植相关基因 ErbB4 在鼠胚中的表达[10]。将新鲜胚胎、在 8 细胞阶段进行玻璃化冷冻的胚胎及在 8 细胞阶段玻璃化冷冻且在致密化阶段又再次冷冻的胚胎共三组进行比较。三组胚胎均培养至囊胚阶段（每组 $n=80$）。单次或二次冷冻的胚胎复苏率分别为 88.8% 和 87.5%。囊胚形成率在单次冷冻及二次冷冻的鼠胚中得到了相似的结果（分别为 88.8% 和 82.9%），但是均比新鲜组的胚胎低（92.5%）[10]。

值得注意的是，单次及二次冷冻鼠胚与新鲜鼠胚相比，细胞凋亡基因（如 Bax 和 Bcl-2）的表达水平显著增高，与种植力相关的 *ErbB4* 基因表达水平均下降[10]。冷冻后这些基因的不同表达水平解释了冷冻对鼠胚发育能力的影响。尽管冷冻导致不同水平的基因表达，但二次冷冻不会严重影响表达水平。而且这个研究解释了为什么人类胚胎经历单次及再次冷冻后，非整倍体率不会增加，但与新鲜胚胎相比种植率有所下降。

（三）卵细胞冷冻与后续的胚胎冷冻

2013 年，当冷冻卵细胞还没成为主流时，已经有一篇文献报道冻卵可复苏后成功进行受精、培养、行 PGT 活检及二次冷冻。研究中 1 枚 PGT 检测为整倍体的囊胚移植后，获得 1 例正常男婴的活产[11]。之后用冻卵，包括供卵和自卵进行辅助生殖的患者人数显著增加。

在我们 IVF 中心，已有患者在癌症治疗前成功冷冻卵细胞，后续卵细胞解冻后形成胚胎再次冷冻，最终获得 1 例健康活产（病例 3）。与之相似，许多卵巢早衰的患者从卵细胞库中获得他人冻卵，与自己伴侣的精子受精并形成胚胎，在第 3 天或囊胚期有足够的胚胎数量进行冷冻和移植。冻卵来源的胚胎解冷冻保存活率与新鲜卵细胞来源的胚胎相似［96.9%（31/32）vs. 96.5%（248/257）］（未发表数据），证明了患者可以从少量的供卵中最大化胚胎的数量。

（四）胚胎捐献和再冷冻胚胎

患者不再希望储存供自己使用的再冷冻胚胎是胚胎捐献（也称为胚胎收养）的良好候选。据胚胎领养意识中心称，分娩是由冷冻和解冻不止一次的胚胎造成的。此外，他们还指出，可以捐赠单个冷冻胚胎，冷冻胚胎的日期不影响其捐赠能力[12, 13]。我们提供给想要"领养"胚胎的夫妇的许多胚胎是 2 次冷冻、2 次解冻的。

三、临床应用

移植二次冷冻、二次复苏的胚胎可以得到一个理想的妊娠结局。它适用于慢速冷冻及玻璃化冷冻过程，并且不论冷冻的是卵细胞还是胚胎，胚胎是在什么发育阶段冷冻，或胚胎是否经历 PGT 活检。再次冷冻胚胎对患者的治疗有更大的灵活性，也能最大限度地利用卵细胞，是值得推荐的方法。

有时，在胚胎解冻后进行 FET 前发现患者移植条件并非最优，那么再次冷冻复苏后的胚胎成为一种更好的选择，而不是将胚胎移入正在出血、发热或有其他任何可能影响妊娠结局情况的患者体内。

要求对储存的胚胎行 PGT 检测的患者，可能会在 FET 之前经历胚胎复苏、活检及再次冷冻，这并不显著降低妊娠的机会。因此，在进行任何药物治疗前，患者及检测提供方均会知道，是否有正常的或希望选择的胚胎可用。这对跨境来诊的不孕患者尤为重要，他们有可能需要远途旅行来进行胚胎移植。

有时，可能存在只有 1 枚或 2 枚单次冷冻的胚胎而有很多二次冷冻胚胎可供移植的情况。医生和患者应当将他们放在一起进行复苏移植。数据显示，将二次冷冻、二次复苏的胚胎与单次冷冻、单次复苏的胚胎混合移植，并不会降低植入率[14]。

> **要点**
> **挑战**
> - 反复冷冻胚胎是否是临床可行的治疗方案。
>
> **背景**
> - IVF 周期中通常会有剩余的胚胎，可以选择冷冻保存。
> - 当冷冻胚胎解冻后，并非所有胚胎都会被利用，重新冷冻是一种可能的选择。
> - 无论是为了供卵还是生育力保存所进行的冻卵，后续形成的胚胎会继续冷冻保存，这也是再次冷冻的一种形式。

- 对于冷冻胚胎行 PGT 活检，可行的操作是复苏后进行胚胎活检，然后再次冷冻，等待检测结果。仅当得到正常的结果后，患者才开始后续的 FET 准备。

管理策略
- 二次冷冻、二次复苏的胚胎移植后可以得到一个不错的妊娠结局。
- 这看上去对于慢速冷冻和玻璃化冷冻均适用。
- 这也同样适用于首次冷冻的无论是卵细胞、任何发育阶段的胚胎，或 PGT 活检后的胚胎。
- 二次冷冻、二次复苏后的胚胎移植后流产率可能会增高，但是这个结论存在一定争议。
- 二次冷冻的胚胎看上去并不影响胚胎存活率及囊胚形成率。
- 二次冷冻胚胎为患者的治疗提供了更多的灵活性，最大限度地增加卵细胞利用率，值得推荐。

四、一问一答

问题 1：我想移植 1 枚胚胎，但已经复苏了 2 枚，那么另外 1 枚是否会浪费呢？
回答 1：当然不会。我们会继续观察另外 1 枚胚胎，如果质量好，会将它再次冷冻。研究表明再次冷冻也能获得不错的妊娠结局。

问题 2：我的胚胎是否会被"冻伤"或在二次冷冻过程中受损？
回答 2：不会。再次冷冻和首次冷冻的整体胚胎存活率是相同的。

参考文献

[1] Katsoff B, Check JH, Choe JK, Wilson C. Editorial: A novel method to evaluate pregnancy rates following in vitro fertilization to enable a better understanding of the true efficacy of the procedure. *Clin Exp Obst Gyn.* 2005;32:213–6.

[2] Mowat LG, Jamieson ME, Ross KS, Yates RWS, Coutts JRT. Successful pregnancy after replacement of embryos which had been frozen and thawed and both the pronuclear and cleavage stage. Abstracts of the 2nd International Meeting of the BFS, Glasgow, 1994. *Hum Reprod.* 1994;9,22.

[3] Baker A, Check JH, Lurie D, Hourani C, Hoover LM. Pregnancy achieved with pronuclear-stage embryos that were cryopreserved and thawed twice: A case report. *J Assist Reprod Genet.* 1996;13(9):713–5.

[4] Kumasako Y, Otsu E, Utsunomiya T, Araki Y. The efficacy of the transfer of twice frozenthawed embryos with the vitrification method. *Fertil Steril.* 2009;91:383–6.

[5] Check JH, Summers-Chase D, Yuan W, Horwath D, Garberi-Levito MC. Pregnancy rates following the exclusive transfer of

twice frozen twice thawed embryos using a modified slow cool cryopreservation technique. *Clin Exp Obst & Gyn.* 2013;40:20–1.

[6] Baker AF, Check JH, Hourani CL. Survival and pregnancy rates of pronuclear stage human embryos cryopreserved and thawed using a single step addition and removal of cryoprotectants. *Hum Reprod Update.* 1996;2:271 (CD-ROM), Item 12.

[7] Zheng X, Chen Y, Yan J, Wu Y, Zhuang X, et al. Effect of repeated cryopreservation on human embryo developmental potential. *Reprod Biomed Online.* 2017;35(6): 627–32.

[8] Liu M, Su Y, Wang, W-H. Assessment of clinical application of preimplantation genetic screening on cryopreserved human blastocysts. *Reprod Biol & Endocrinol.* 2016;14:16–22.

[9] Bradley CK, Livingstone M, Traversa MV, McArthur SJ. Impact of multiple blastocyst biopsy and vitrification-warming procedures on pregnancy outcomes. *Fertil Steril.* 2017;108(6):999–1006.

[10] Gharenaz, NM, Movahedin M, Mazaheri Z, Pour S. Alteration of apoptotic and implanting genes expression of

mouse embryos after re-vitrification. *Int J Reprod BioMed.* 2016;14(8):511–8.

[11] Grifo JA, Hodes-Wertz B, Lee HL, Ampeloquio E, et al. Live birth from previously vitrified oocytes, after trophectoderm biopsy, revitrification, and transfer of a euploid blastocyst. *Clinical Medicine Insights: Reproductive Health.* 2013;7:79–82.

[12] https://embryoadoption. org/2010/09/10-things-you-may-not-knowabout- embryo-donation-and-adoption-3/

[13] Check JH, Wilson C, Krotec JW, Choe JK, Nazari A. The feasibility of embryo donation. *Fertil Steril.* 2004;81:452–453.

[14] Check JH, Brittingham D, Swenson K, Wilson C, Lurie D. (Transfer of re-frozen twice-thawed embryos do not decrease the implantation rate. *Clin Exp Obst Gyn.* 2001;28:14–6.

第 80 章 胚胎培养基的污染
Infection in embryo culture medium

Alison Campbell Louise Best 著

管一春 译 凌家炜 校

病例 1：观察受精时发现，8 枚卵丘复合物行 IVF 受精 16h 后，培养皿中出现了一个黑色的污染物。患者仅获得 1 枚正常受精卵。因为低受精结果，检测了受精皿中精子的活力及精子与透明带结合的能力。结果发现了一种可能的细菌感染。感染源判定为女方患者，因为其他患者的培养皿及处理后的男方精液均未发现异常。剩余的受精培养液、处理后的精液标本、同批次使用的培养液及取卵后患者的阴道搔刮样本均送去行微生物检测。在阴道搔刮样本及剩余的受精培养液中分离出大量的 B 组无乳链球菌，证明了污染源是女方患者。其他标本未见菌群生长。

病例 2：10 枚卵细胞行 ICSI 后，放入 Timelapse 中进行培养。第 1 天观察受精情况，7 枚受精卵有明显的双原核。根据培养操作程序第 3 天将胚胎从 Timelapse 中取出，进行培养液的更换。第 5 天观察到培养皿中有明显的细菌生长。因为细菌污染占了培养皿的部分区域，影响了胚胎后续发育，只能取消了这个周期治疗。培养皿中的培养液、储存的培养液、培养皿中的液状石蜡、处理后的精液标本都送去进行微生物检测及药敏测试。在储存的培养液、培养皿中的液状石蜡及处理后的精液标本中均未发现细菌污染。但在培养皿中的培养液里发现有文氏葡萄球菌的生长，它是一种非致病性表皮菌群。最可能的解释是，细菌污染是由胚胎学家在进行备液操作时导致的。

一、背景

虽然经阴道内取卵的环境是非无菌的，手淫射精也是一种非无菌的环境，但在 IVF 培养过程中出现的污染是非常罕见的。有少数文献及病例报道讨论了这个问题[1-4]，指出培养皿内的污染是小概率事件。微生物污染或感染的确切概率尚不清楚。将已报道的污染概率范围（0.35%～0.86%）推至全世界庞大的 IVF 周期数，可得出每年都有成千上万的 IVF 培养皿发生污染。

与 ICSI 相比，污染更常见于 IVF。ICSI 总体的低污染发生率可归因于许多因素，包括生殖道体液的保护性、培养液内的抗生素成分及实验室操作将手术室和实验室内的污染风险降至最低。对于常规 IVF 与 ICSI 相比更容易发生污染的一种可能的解释是，微生物生长与精子或卵丘细胞密切相关，两者均需在培养液中共培养大约 18h 以完成受精。而进行 ICSI 操作时，会先将卵丘复合物剥除，并且在受精卵移入干净的培养液滴之前，将精子——对应注射入卵细胞。

IVF 培养皿的污染尤其会对患者产生极大的影响，尽管患者已被告知 IVF 的相关风险是小概率事件，大多数患者并没有对这种罕见情况有所准备。不应低估治疗过程中的情感（通常也包括金钱）投入，多数发生污染的病例都会取消治疗周期，因为胚胎很可能无法挽救，或者认为移植暴露在污染的培养液中的胚胎会给患者带来风险。

最常见的 IVF 培养液污染是来自患者或者实验室操作人员。如果微生物对培养液中的抗生素不敏感，可能导致它们在 IVF 培养箱或培养皿温暖潮湿的环境中存活和生长。

IVF 培养液中最常见的污染是细菌污染（如大肠杆菌、表皮葡萄球菌）或真菌污染（酵母菌，如白色念珠菌）。病毒污染也可能发生，但光学显微镜下无法观察到。

二、管理策略

所有 IVF 培养皿发生的微生物污染均应视为不良事件，必须报告并记录，以便进行趋势、路径原因分析，以及寻找可能的预防应对措施。重要的是，如果发现污染是来自患者本身，那么需要进行相应的治疗，这样会有助于改善患者的生育力。培养液微生物污染对胚胎的影响是快速和毁灭性的，可导致包括胚胎凋亡、退化、碎片化及发育阻滞。

（一）追根溯源

在微生物检测前，胚胎学家可以通过培养液的一些特征来判断是否发生了污染。出现云雾状沉淀或培养液颜色改变是可能污染的提示。对所有可能污染的培养皿进行显微镜下观察是有帮助的。如果可能的话，处理后用于受精的精液标本也应当进行镜下检查。有时细菌菌落或酵母菌即使是在低倍镜下（如 200×）也能观察到，真菌菌丝也容易被识别。如果对是否污染存疑，应将培养液、培养皿和精液标本送去进行微生物培养和药敏测试。

有时，培养液中出现沉淀 / 结晶（随时间增加），容易与污染混淆，这可能与培养液制作过程、储存方法或环境有关。需要经验或微生物分析来确认污染是否真正发生。

（二）如何操作

1. 细菌污染

由于胚胎移植入子宫的过程中可能将微生物带入宫腔，导致宫腔感染，因此在培养液发生污染的情况，应避免移植其中的胚胎。通常被细菌污染的胚胎质量较差，有明显的退化迹象。通常情况下不适合移植[3, 5]。

2. 酵母菌污染

IVF 较少出现酵母菌污染。污染可能的来源包括精液、阴道菌群或实验室环境。培养液不含抗真菌成分，尽管培养环境不利于大多真菌生长，真菌可在培养液或水浴环境大量生长。相比细菌污染，人类胚胎更能耐受真菌污染[5, 6]。有很多报道关于来自真菌污染培养皿的胚胎移植后成功妊娠的病例[2, 5]。然而，有一些证据表明，胚胎发育早期阶段出现真菌污染对胚胎质量的负面影响较晚期发育阶段出现真菌污染的更大[5]。鉴于健康活产的报道，即使出现真菌污染，生殖中心也可以考虑进行胚胎移植，但前提是患者被充分知情告知，胚胎的质量也是合适的。

三、预防

（一）常规措施

IVF 实验室有一些常规措施以最小化污染的风险。临床环境像大多数工作环境一样，是利于细菌、病毒和真菌生长的，所以有必要采取措施以防止污染事件的发生。许多微生物是通过空气传播的，如真菌孢子。因为无胚胎毒性，带有微粒过滤的空气过滤器（通常为 HEPA）在体外受精实验室中很重要。此外，无菌技术是必要的，以尽量减少微生物在培养基中定植的风险。培养皿制备应始终在层流柜中进行，层流柜中的空气质量应确认为 A 级。手卫生也很重要。穿戴手术帽盖住头发，进入实验室需穿手术衣裤及实验室内特定的鞋子。如果手套不含粉末且无毒，则可佩戴手套。医疗废物应包装起来，并定期从实验室清除。纸板和快递包装不应进入实验室，耗材应在实验室外打开包装并在需要时移入实验室。在对 IVF 实验室清洁时，应尽量避免使用含酒精的消毒剂，它们会释放出对胚胎有毒的挥发性有机化合物。含过氧化氢或季铵盐基的清洁品，可提供更安全的清洁。许多现代培养箱都配有高温抗污染程序或紫外灯消毒，这两种方法都能有效降低污染风险。

专业团体指南和专家共识中有关 IVF 实验室的相关文件，规范了良好的 IVF 实验室内的操作标准[7, 8]。除了工作环境外，使用一次性实验室用品（如培养皿、烧瓶和移液管）认为是控制污染的一项重要措施。所有培养液必须为组织培养级别，经认证可用于 IVF 用途。在某些情况下，培养液是在室内准备的，这需要严格的操作步骤、净化系统和清洁环境。所有批号的关键消耗品（塑料用品和培养液）的可追溯性的、使用日期的记录和保质期的观察都是良好的实验室操作要求，有助于将污染风险降至最低。

（二）最小化人为操作的风险

减少培养皿及移动胚胎的操作被认为是降低污染风险的重要措施。无论是使用 Timelapse 连续观察胚胎还是使用单步培养液均可达到这个目标，因为两者都减少了培养皿及吸管的操作，因此降低了将微生物引入培养皿的风险。Timelapse 培养箱中有高质量过滤循环气体，可在不把胚胎搬离培养箱环境的前提下连续动态观察胚胎。单步培养液与序贯培养液相比，减少了培养皿从 IVF 培养箱中移出的机会，也同样能降低环境中微生物污染的风险。

（三）精液处理过程

精液是污染发生的潜在源头。对于精液样本的制备，包括洗涤和杀菌，均需要详细的指导。精液是非无菌体液，通常有微生物的存在。使用抗菌培养液处理精液标本，可降低培养液污染的风险。当镜下观察到白细胞（白细胞精子症）时，可能提示生殖道感染，尽管存在可靠的细菌指标[9]。衣原体可存在于精液中，并可与精子结合，因此通过密度梯度离心后无法从样本中去除。支原体（解脲脲原体和人型支原体）与不孕症有关，常见于精液中。在许多培养液中，支原体可降低对低浓度庆大霉素的敏感性，并通过 0.22μm 的孔径过滤。文献中很少报道支原体对 IVF 过程中的影响。所有精液都应当假设存在生物毒性来评估和处理[9]。

（四）预防再发生

为预防在下一个周期再次发生 IVF 培养液污染事件，患者夫妻双方都应做相应检查，并根据适应证使用适当的抗生素进行治疗。然而，抗生素的预防性使用并不能完全阻止再次污染的发生[1]。由于污染通常是由对某些抗生素不敏感的菌株引起的，因此必须谨慎选择使用的预防性抗生素。尽管采取了这些措施，但为避免再次发生污染，可考虑从常规 IVF 转为 ICSI 助孕。

要点

挑战

- 胚胎培养液污染。

背景

- 极少发生，已报道的发生率在 0.35%～0.86%。
- 尽管培养液含抗生素，污染仍可以发生。
- 与 ICSI 相比，污染更常见于 IVF，最可能的原因是 ICSI 在卵胞质内单精子注射前已去除卵细胞的颗粒细胞，并在培养基的干净液滴中使用单个精子进行 ICSI 操作。
- 微生物的可能来源是患者（精液或阴道液）或实验室人员，但并不总能确定污染源头。
- 细菌污染可导致胚胎质量降低或退化，移植后可能造成宫腔感染。
- 已有报道移植培养皿中出现真菌污染的胚胎后成功妊娠并活产，真菌污染对胚胎发育的影响很小。

管理策略

- 实验室观察到的一些培养液的变化可能提示污染，包括颜色改变、出现云雾状沉淀、发现细菌或真菌、胚胎发育停滞或退化。
- 将每次污染都当作不良事件，进行详细的记录和评估。
- 对污染的培养液及精液标本（如果可行）进行微生物检测。
- 当发生污染时要取消胚胎移植。
- 如果考虑移植被真菌污染的胚胎，需要与患者进行充分的讨论。

预防

- 实验室内严格的培养条件。
- 使用前进行精液处理，培养前反复冲洗分离的卵丘复合物。
- 减少培养皿的操作。
- 遵守专业指南。
- 在培养液中加入适量的抗生素，对患者进行抗生素预处理和（或）转为 ICSI 助孕治疗。

四、一问一答

问题 1：污染来自哪里？

回答 1：污染可能来自精液、阴道液或实验室，但有时无法追根溯源。实验室污染的发生率极低，如果发生实验室污染，通常会影响到同期处理的其他病例。您是本周唯一出现污染的病例，而其他患者都没问题，因此污染不是来自实验室的。我们会对精液标本及卵细胞的培养皿进行微生物检测，并告知您后续的结果。我们会继续观察胚胎发育情况，看它是否受到影响。

问题 2：我还能进行胚胎移植吗？

回答 2：如果考虑确实发生了污染，我们是不建议您移植的。因为移植很可能不会成功妊娠，而且移植后有可能发生子官的感染，这是非常危险的。

我们会继续观察胚胎发育情况，如果发育良好且微生物检测结果为阴性，那么可以进行移植。同时如果存在真菌污染但没有影响到胚胎发育，尤其是胚胎质量较好的情况下，我们也建议移植。

如果胚胎发育不好且微生物检测结果确定发生污染，那么并不适合移植。

如果微生物检测结果有所延迟，我们也会将胚胎先冷冻起来，直到我们得到结果。

问题 3：为防止污染我下一步可以做什么？

回答 3：在我们开始下一周期前，会先给您和您的伴侣做些检查，以确定你们是否存在感染。如果确定你们有微生物的感染，需要先使用抗生素进行治疗。如果未发现有感染，我们会讨论是否将 ICSI 替代 IVF 进行助孕治疗，因为 ICSI 的污染发生率很低，非常罕见。

参考文献

[1] Kastrop PM, de Graaf-Miltenburg LA, Gutknecht DR, Weima SM. Microbial contamination of embryo cultures in an ART laboratory: sources and management. *Human Reproduction.* 2007;22(8):2243–8.

[2] Ben-Chetrit A, Shen O, Haran E, Brooks B, Geva-Eldar T, Margalioth EJ. Transfer of embryos from yeast-colonized dishes. *Fertil Steril.* 1996;66(2):335–7.

[3] Chye Ng S, Edirisinghe WR, Sathananthan AH, Ratnam SS. Bacterial infection of human oocytes during in vitro fertilization. *Int J Fertil.* 1987;32(4):298–301.

[4] Cottell E, McMorrow J, Lennon B, Fawsy M, Cafferkey M, Harrison RF. Microbial contamination in an in vitro fertilizationembryo transfer system**Supported by a research grant from the Royal College of Surgeons in Ireland, Dublin, Ireland. *Fertil Steril.* 1996;66(5):776–80.

[5] Klein JU, Missmer SA, Jackson KV, Orasanu B, Fox JH, Racowsky C. In vitro fertilization outcomes after transfer of embryos contaminated with yeast. *Fertil Steril.* 2009;91(1):294–7.

[6] Pomeroy KO. Contamination of human IVF cultures by microorganisms: a review. *J Clin Embryo.* 2010;13:11–30.

[7] Gianaroli L, Plachot M, van Kooij R, Al- Hasani S, Dawson K, DeVos A, Magli MC, Mandelbaum J, Selva J, van Inzen W, Embryology CO. ESHRE guidelines for good practice in IVF laboratories. *Human Reproduction.* 2000;15(10):2241–6.

[8] Mortimer D, Cohen J, Mortimer ST, Fawzy M, McCulloh DH, Morbeck DE, Pollet-Villard X, Mansour RT, Brison DR, Doshi A, Harper JC. Cairo consensus on the IVF laboratory environment and air quality: report of an expert meeting. *Reproductive Biomedicine Online.* 2018;36(6):658–74.

[9] World Health Organization. *WHO laboratory manual for the examination and processing of human semen.* 5th ed. Geneva: World Health Organization. 2010

第 81 章　非男性因素不孕选 ICSI 还是 IVF

ICSI or IVF for nonmale-factor infertility

Samuel Dobson　Bolarinde Ola　著

管一春　译　凌家炜　校

> **病例**：一对夫妻因原发性输卵管因素不孕 3 年。他们的临床医生建议他们采用 ICSI 而不是常规 IVF，并解释这是为了减少受精失败的机会。这对夫妻最初接受了建议，并安排开始治疗。随后他们联系了该医疗机构，根据他们在网上了解的情况，询问该机构 ICSI 的额外费用是否合理。

一、背景

自 1992 年卵胞质内单精子注射技术被引入辅助生殖技术，其应用周期数一直在稳步增加。ICSI 最初用于男性因素导致的不孕症和常规 IVF 完全受精失败（total fertilization failure，TFF），现在其适应证已经改变。学者们提倡用 ICSI 来治疗非男性因素的适应证，如不明原因的不孕症、冷冻卵细胞受精、高龄女性、卵母细胞数量少、卵母细胞质量差、植入前遗传学检测等，甚至在所有 IVF 周期常规使用[1]。

ICSI 自 1992 年首次出现，其应用一直在稳步上升。2017 年至今，英国约 34%（24 000/69 822）的 ART 周期是 ICSI 周期，比 2016 年的水平下降了 3%。这种下降可能是由于更多最近的证据而导致临床观点的改变[2]。相比之下，来自欧洲的数据显示，2016 年 ICSI 和 IVF 的使用比例几乎为 3 : 1。在这些 ICSI 周期中，29.9%（108 448/359 858）是非男性因素指征[3]。在美国，非男性因素指征的 ICSI 周期比例从 1996 年的 36.4% 提高到 2012 年的 76.2%。在世界范围内，ICSI 的周期比例也普遍增加，并且各不相同，亚洲为 56%，澳大利亚为 67.5%，中东 ICSI 周期在所有 ART 周期中占比高达 96%[4, 5]。

但与最初的想法相反的是，ICSI 并不优于 IVF。一项大型回顾性队列研究对 14 693 名接受第 1 个刺激周期的患者进行调查，发现在非男性因素不孕的夫妻中，ICSI 周期的活产率与 IVF 相似（AHR=0.96，95%CI 0.85～1.10）[4]。另一项大型回顾性研究观察了输卵管结扎和非男性因素不孕的女性，发现 ICSI 组的临床妊娠率（AOR=0.78，CI 0.7～0.86）和活产率（AOR=0.77，CI 0.69～0.85）更低[6]。

二、管理策略

（一）非男性因素或不明原因性不孕症选择 ICSI 还是 IVF

不明原因性不孕的夫妻可能存在难以检测的受精障碍因素（如硬化透明带），或某些男性因素被常规的精液分析遗漏，因此推测常规使用 ICSI 可以克服这些问题[1, 7]。此外，在 IVF 中，不同的报道显示在常规 IVF 中 TFF 率高达 25%，这可以解释一些机构常规实施 ICSI 以降低 TFF 的风险[8, 9]。然而，现有的数据并不支持这些观点。

一项随机对照试验共纳入 60 名不明原因性不孕女性，随机接受 IVF 或 ICSI 治疗，结果显示，在受精率（77.2% vs. 82.4%）、种植率（38.2% vs. 44.4%）、临床妊娠率（50% vs. 50%）或活产率（46.7% vs. 50%）方面，两组没有统计学差异[10]。早期的随机对照试验也表明，对于非男性因素的不孕症，IVF 周期与 ICSI 周期相比，结局相同或更好[11, 12]。

然而，2013 年的一项系统回顾和 Meta 分析[7]支持了先前的研究[13, 14]，表明 ICSI 比 IVF 的总受精率更高（67.5% vs. 47.8%，RR=1.43，95%CI 1.38～1.48），传统 IVF 的 TFF 率显著高于 ICSI（RR=8.22，95%CI 4.44～15.23）。他们声称，为了避免 1 例 TFF 病例发生，ICSI 的患者只需要 5 个周期的治疗。因此，Johnson 等建议，对于不明原因不孕的患者[7]，应采用 ICSI。尽管如此，由于临床异质性和纳入研究的不良结局报道，该研究无法对妊娠和活产结局的任何差异做出结论性评论。值得注意的是，纳入 Meta 分析的 5 项研究都是在 1997—2006 年期间进行的，当时受精浓度普遍较低，总的 IVF 受精率较低（46.7%）；这在最近的研究中没有得到证实[15, 16]。因此，Johnson 等的研究结果的普遍性是有争议的。

相比之下，最近一项针对非男性因素不孕的大型回顾性研究表明，与 ICSI 相比，IVF 卵母细胞的受精率更高（59.8% vs. 56.2%，P＜0.001），而 ICSI 没有改善累积活产率[4]。这结果支持了随机对照试验[10-12, 17]和最近的回顾性研究的发现[6, 16, 18, 19]。因此，对于非男性因素或原因不明的不孕症，常规行 ICSI 并不能得到大多数现有证据的支持。

（二）ICSI 和 IVF 对高龄女性患者的影响

理论上精卵的相互作用与年龄相关，这可能与透明带和卵母细胞质异常相关，为了克服这个问题，建议对年龄＞35 岁的女性行 ICSI[19, 20]。

2019 年一项回顾性队列研究中，选取了年龄大于 35 岁的 52 位患者的 504 个卵母细胞，分别将上述患者的卵母细胞按 1∶1 的比例进行 ICSI 和 IVF，结果显示，35—39 岁的女性患者行 ICSI 可以提高其受精率（71% vs. 50%）和产生更多的优质胚胎（62.8% vs. 45.5%）。然而，对于年龄大于 40 岁的女性来说，在统计学上这一优势并不显著[20]。

另一项最近的回顾性队列研究显示，与 534 名接受 IVF 的患者相比，110 名大于 40 岁行 ICSI 患者的正常受精率较高（61% vs. 76%，P＜0.001）。然而，IVF 组每周期的种植率和累计活产率更高。总的来说，与早期的研究[20]一样，大于 40 岁行 ICSI 的患者结局并没有明显的优势[21]。

比上述研究更进一步，Tannus 等最近的另一项回顾性研究，观察了 40—43 岁行 IVF 或 ICSI 的女性（255 vs. 490），发现接受 IVF 的夫妻行囊胚移植的机会更多（36% vs. 26%，$P<0.005$），有胚胎冷冻保存的机会也更多（26% vs. 20%，$P=0.048$）。结果既没有显示两组之间的活产率有任何差异，也没有显示 ICSI 在第 1 个周期或卵细胞少于 3 个的夫妻中比 IVF 有任何优势[22]。

虽然这些研究都没有包括男性因素不孕的夫妻，但仍有很大的局限性。这包括他们的回顾性设计、选择偏倚（胚胎学家可能选择更成熟的卵母细胞进行 ICSI）和通常较小的样本量。另外，行 ICSI 的夫妻也更有可能经历过失败的 IVF 周期，因此 ICSI 可能在预后相对较差的患者中进行。因此，合理的建议是，文献中没有足够的数据来推荐在高龄女性患者中常规使用 ICSI[23]。

（三）ICSI 和 IVF 在低数量 / 低质量的卵母细胞方面的应用比较

早期的研究显示，在低反应患者（1~3 个卵母细胞）中，临床医生可能会选择 ICSI 来减少 TFF 的机会[6, 9-10]。然而，这一观点并没有得到充分的证据支持。最近一项对 350 例卵母细胞数量较低的患者的回顾性研究表明，IVF 和 ICSI 在受精率（51.5% vs. 51.8%）、植入率（22% vs. 25%）或临床妊娠率（32.8% vs. 33.3%）方面均没有差异[11]。此外，2019 年一项关于 4891 名对卵巢刺激反应不良患者的回顾性研究中，并没有证明 ICSI 在受精率或活产率方面比 IVF 有任何优势[24]。最后，一项 RCT 对 96 名获卵 6 枚或以下的患者随机进行 IVF 或 ICSI，发现两组间受精率、临床妊娠率或流产率没有显著差异[25]。因此，在获卵较少的患者中使用 ICSI 并不会有任何受益。

（四）在 PGT 中 ICSI 和 IVF 的比较

有史以来，与 IVF 相比，ICSI 更被欧洲人类生殖与胚胎学学会、美国生殖医学学会和辅助生殖技术学会推荐为 PGT 周期的首选受精方法。这是为了通过确保单精子受精来获得用于活检的最佳胚胎数量，并防止更多的精子附着在透明带上，从而污染活检。

然而，最近的证据并不支持 PGT 首选 ICSI。首先，Lynch 等最近表明，附着在滋养外胚层（trophectoderm，TE）的精子的 DNA 扩增是不可能的，这意味着不可能发生受精精子以外的精子污染[26]。其次，一些回顾性研究表明，在常规 IVF 和 ICSI 后，无论是活检卵裂球还是滋养外胚层细胞，两组的整倍体率没有差异[27, 28]。最后，最近的一项前瞻性初步研究对 30 对具有正常精液参数和卵巢反应的夫妻（568 枚卵丘复合物）进行了分析，每位患者的卵母细胞按照 1∶1 比例分别进行 IVF 和 ICSI，并比较两组之间的整倍体率[29]。Munck 等发现 IVF 和 ICSI 两组间，第 3 天胚胎质量、第 5 天囊胚率和整倍体率无差异［IVF vs. ICSI，49.8% vs. 44.1%（$P=0.755$，OR=1.056 64）］。然而，他们确实注意到 ICSI 后有较高的胚胎退化率和 IVF 后较高的异常受精率（>3 原核）。他们的结论是，IVF 可以用于 PGT[29]。

（五）风险

虽然对于治疗男性因素不孕和曾经有 TFF 病史的夫妻来说，ICSI 的引入是非常有价值的，但学者们对 ICSI 的使用一直存在疑虑。这些担忧包括胚胎学家是根据外观而不是精子的遗传质量选择精子，以及 ICSI 对卵母细胞的物理影响，如减数分裂纺锤体的破坏和卵胞质被外源 DNA 污染[30-32]。

　　有证据表明，ICSI 对妊娠和后代产生的风险略有增加，但我们知道其中一些风险可能来自于患者夫妻本身[33]。几个大型的无对照研究表明，与 IVF 相比，使用穿刺手术获取的精子行 ICSI 者，胎儿孤独症的发病率有小幅上升（RR=4.60，95%CI 2.14～9.88，每年 135.7/10 万人 vs. 每年 29.3/10 万人）。射精后行 ICSI 者，后代发生学习障碍的风险也略高（RR=1.47，95%CI 1.03～2.09，每年 90.6/10 万人 vs. 每年 60.8/10 万人）[34]。其他研究也表明，ICSI 后胎儿发生出生缺陷和染色体异常的风险虽小，但也显著增加[35, 36]。另一项回顾性研究去除父母因素影响后，比较了通过所有类型的 ART 受孕的后代与自然受孕的后代的出生缺陷。他们发现，与自然妊娠的后代相比，ART 妊娠后代出生缺陷率增加，多变量调整后的优势比为 1.28（95%CI 1.16～1.41）。当不同的 ART 分别和自然受孕比较时，ICSI 的 AOR 显著增加（AOR=1.57，95%CI 1.30～1.90），而 IVF 的 AOR 没有增加（AOR=1.07，95%CI 0.90～1.26）[37]。

　　然而，应该指出的是，这些研究的回顾性和无对照设计可能导致报道的是相关性而不是因果关系。尽管如此，他们提出了足够的质疑，除非已证实有获益，否则不要使用 ICSI。

（六）费用

　　一个小组研究了英国 1998—1999 年的 HFEA 数据，以评估 ICSI 的成本高于 IVF 的影响[38]。当时 ICSI 和 IVF 的平均费用分别是 2700 英镑和 2100 英镑，平均活产率分别为 22.6% 和 21.6%。需要处理的数据（number needed to treat，NNT），即分娩一个活胎所需的 ICSI 周期数是 100。Ola 等强调了政府在简化经济分析的帮助下资助 ART 治疗的重要性。治疗所需的费用（或再次妊娠所需的费用）估计为 60 000 英镑，足够在当时支付另外 29 个 IVF 治疗的费用[39]。

要点

挑战

- IVF 或者 ICSI 用于治疗非男性因素不孕症。

背景

- 全世界 ICSI 周期的比例都在增加，但男性因素不孕的比例没有明显增加。

管理策略

- 在所有非男性因素的病例中，ICSI 而不是 IVF 对患者没有好处，而且会增加实验室的工作量和成本，实际上可能比 IVF 的结果更差。

- 这适用于有其他不孕因素的非男性因素的不孕症患者，包括不明原因性不孕、高龄女性、卵细胞数量少或质量低，或者那些需要 PGT 的夫妻。

- 对于上一个 IVF 周期发生 TFF 者，ICSI 可以占有一席之地。然而，并没有决定性的数据支持这一观点。

- 有回顾性和非对照的研究数据表明，与 IVF 相比，ICSI 后代的发育风险更高。这些数据并不足以证实因果关系，但应谨慎选择，在没有证实使用 ICSI 有更好获益的情况下，不要使用 ICSI。

三、一问一答

问题 1：IVF 和 ICSI 治疗之间的基本区别是什么？

回答 1：IVF 和 ICSI 的关键区别在于精子是如何使卵细胞受精的。在 IVF 中，男性的精液被清洗，以获得健康的活动精子。在培养皿中，成千上万条洗涤过的精子包围着每个卵细胞，并进行受精。而在 ICSI，操作者选择一个精子直接人为注射到每个卵细胞中。

问题 2：我已经 40 多岁了，您会推荐 ICSI 而不是 IVF 吗？

回答 2：研究表明，如果您伴侣的精液分析正常，那么对您来说 ICSI 并不比 IVF 好，实际上可能会更糟。

问题 3：我们以前有过常规 IVF 受精不良的情况，所以下次您会推荐 ICSI 吗？

回答 3：是的，我们会。我们不确定它是否一定会有帮助，但很可能有帮助。

问题 4：我们只能负担 1 个周期的治疗，您会推荐 ICSI 而不是 IVF 吗？

回答 4：我们想给您最好的妊娠机会。由于您伴侣的精液分析是正常的，研究表明您最好的机会是行 IVF，而不是 ICSI。

参考文献

[1] ASRM. Intracytoplasmic sperm injection (ICSI) for nonmale factor infertility: a committee opinion. Fertil Steril. 2012;98(6):1395–9.

[2] HFEA trends and figures 2017 [Internet]. [Cited 2019]. Available from: https://www.hfea. gov.uk/media/2894/fertility-treatment-2017- trends-and-figures-may-2019.pdf

[3] Congress Review. Eur Med J Reprod Health. 2019;5(1):10–9.

[4] Li Z, Wang A, Bowman M, Hammarberg K, Farquhar C, Johnson L, et al. ICSI does not increase the cumulative live birth rate in non-male factor infertility. Hum Reprod. 2018;33(7):1322–30.

[5] Mansour R, Ishihara O, Adamson G, Dyer S, de Mouzon J, Nygren K, et al. International Committee for Monitoring Assisted Reproductive Technologies world report: assisted reproductive technology 2006. Hum Reprod. 2014;29(7):1536–51.

[6] Grimstad F, Nangia A, Luke B, Stern J, Mak W. Use of ICSI in IVF cycles in women with tubal ligation does not improve pregnancy or live birth rates. Hum Reprod. 2016;31(12):1–6.

[7] Johnson L, Sasson I, Sammel M, Dokras A. Does intracytoplasmic sperm injection improve the fertilization rate and decrease the total fertilization failure rate in couples with well-defined unexplained infertility? A systematic review and meta-analysis. Fertil Steril. 2013;100(3):704–11.

[8] Tournaye H, Verheyen G, Albano C, Camus M, Van Landuyt L, Devroey P, et al. Intracytoplasmic sperm injection versus in vitro fertilization: a randomized controlled trial and a meta-analysis of the literature. Fertil Steril. 2002;78(5):1030–7.

[9] Bungum L, Bungum M, Humaidan P, Andersen C. A strategy for treatment of couples with unexplained infertility who failed to conceive after intrauterine insemination. Reprod Biomed Online. 2004;8(5):584–9.

[10] Foong S, Fleetham J, O'Keane J, Scott S, Tough S, Greene C. A prospective randomized trial of conventional in vitro fertilization versus intracytoplasmic sperm injection in unexplained infertility. J Assist Reprod Genet. 2006;23(3):137–40.

[11] Bhattacharya S, Hamilton M, Shaaban M, Khalaf Y, Seddler M, Ghobara T, et al. Conventional in-vitro fertilisation versus intracytoplasmic sperm injection for the treatment of nonmale-factor infertility: a randomized controlled trial. Lancet. 2001;357(9274):2075–9.

[12] Poehl M, Holagschwandtner M, Bichler K, Krischker U, Jürgen S, Feichtinger W. Clinical Assisted Reproduction: IVF-Patients With Nonmale Factor "To ICSI" or "Not to ICSI" That is the Question?. J Assist Reprod Genet. 2001;18(4):207–10.

[13] Hershlag A, Paine T, Kvapil G, Feng H, Napolitano B. in

vitro fertilizationintracytoplasmic sperm injection split: an insemination method to prevent fertilization failure. *Fertil Steril*. 2002;77(2):229–32.

[14] Aboulghar M, Mansour R, Serour G, Amin Y, Kamal A. Prospective controlled randomized study of in vitro fertilization versus intracytoplasmic sperm injection in the treatment of tubal factor infertility with normal semen parameters. *Fertil Steril*. 1996;66(5):753–56.

[15] Luna M, Bigelow C, Duke M, Ruman J, Sandler B, Grunfeld L, et al. Should ICSI be recommended routinely in patients with four or fewer oocytes retrieved?. *J Assist Reprod Genet*. 2011;28(10):911–15.

[16] Tannus S, Son W, Gilman A, Younes G, Shavit T, Dahan M. The role of intracytoplasmic sperm injection in nonmale factor infertility in advanced maternal age. *Hum Reprod*. 2016;32(1):119–24.

[17] Bhattacharya S, Hamilton M, Shaaban M, Khalaf Y, Seddler M, Ghobara T, et al. Conventional in-vitro fertilisation versus intracytoplasmic sperm injection for the treatment of nonmale-factor infertility: a randomized controlled trial. *Lancet*. 2001;357(9274):2075–9.

[18] Sustar K, Rozen G, Agresta F, Polyakov A. Use of intracytoplasmic sperm injection (ICSI) in normospermic men may result in lower clinical pregnancy and live birth rates. *Aust N Z J Obstet Gynaecol*. 2019;59(5):706–11.

[19] Kim H, Bundorf M, Behr B, McCallum S. Use and outcomes of intracytoplasmic sperm injection for nonmale factor infertility. *Fertil Steril*. 2007;88:622–8.

[20] Farhi J, Cohen K, Mizrachi Y, Weissman A, Raziel A, Orvieto, R. Should ICSI be implemented during IVF to all advancedage patients with nonmale factor subfertility?. *Reprod Biol Endocrinol*. 2019;17:30.

[21] Liu H, Zhao H, Yu G, Li M, Ma S, Zhang H, et al. Conventional in vitro fertilization (IVF) or intracytoplasmic sperm injection (ICSI): which is preferred for advanced age patients with five or fewer oocytes retrieved?. *Arch Gynecol Obstet*. 2018;297:1301–6.

[22] Tannus S, Son W, Gilman A, Younes G, Shavit T, Sahan M. The role of intracytoplasmic sperm injection in nonmale factor infertility in advanced maternal age. *Hum Reprod*. 2017;32:119–24.

[23] Gozlan I, Dor A, Farber B, Meirow D, Feinstein S, Levron J. Comparing intracytoplasmic sperm injection and in vitro fertilization in patients with single oocyte retrieval. *Fertil Steril*. 2007;87(3):515–18.

[24] Drakopoulos P, Garcia-Velasco J, Bosch E, Blockeel C, de Vos M, Santos-Ribeiro S, et al. ICSI does not offer any benefit over conventional IVF across different ovarian response categories in nonmale factor infertility: a European multicenter analysis. *J Assist Reprod Genet*. 2019;36(10): 2067–76.

[25] Moreno C, Ruiz A, Simon C, Pellicer A, Remohi J. Intracytoplasmic sperm injection as a routine indication in low responder patients. *Hum Reprod*. 1998;13:2126–9.

[26] Lynch C, Cater E, Charitou M, Forbes H, Griffin D, Gordon T. Intracytoplasmic sperm injection is not necessary as a preventive measure against paternal cell contamination in preimplantation genetic testing. *Reprod Biomed Online*. 2019;39:24–5.

[27] Feldman B, Aizer A, Brengauz M, Dotan K, Levron J, Schiff E, et al. Pre-implantation genetic diagnosis-should we use ICSI for all?. *J Assist Reprod Genet*. 2017;34:1179–83.

[28] Palmerola K, Vitez S, Amrane S, Fischer C, Forman E. Minimizing mosaicism: assessing the impact of fertilization method on rate of mosaicism after next generation sequencing (NGS) preimplantation genetic testing for aneuploidy (PGT-A). *J Assist Reprod Genet*. 2019;36:153–7.

[29] Munck N, Khatib I, Abdala A, El-Damen A, Bayram A, Arnanz A, et al. Intracytoplasmic sperm injection is not superior to conventional IVF in couples with nonmale factor infertility and preimplantation genetic testing for aneuploidies (PGT-A). *Hum Reprod*. 2020;35:317–27.

[30] Patrizio P. Intracytoplasmic sperm injection (ICSI): potential genetic concerns. *Hum Reprod*. 1995;10:2520–23.

[31] Bianchi P, Manicardi G, Urner F, Campana A, Sakkas D. Chromatin packaging and morphology in ejaculated human spermatozoa: evidence of hidden anomalies in normal spermatozoa. *Mol Hum Reprod*. 1996;2:139–44.

[32] Watanabe H. Risk of chromosomal aberration in spermatozoa during intracytoplasmic sperm injection. *J Reprod Dev*. 2018;64:371–76.

[33] Boulet S, Mehta A, Kissin D, Warner L, Kawwass J, Jamieson D. Trends in use of and reproductive outcomes associated with intracytoplasmic sperm injection. *JAMA*. 2015;13(3):255–63.

[34] Sandin S, Nygren K, Iliadou A, Hultman C, Reichenberg A. Autism and mental retardation among offspring born after in vitro fertilization. *JAMA*. 2013;310(1):75–84.

[35] Davies M, Moore V, Willson K, Van Essen P, Priest K, Scott H, et al. Reproductive technologies and the risk of birth defects. *N Engl J Med*. 2012;366(19):1803–13.

[36] Bonduelle M, Van Assche E, Joris H, Keymolen K, Devroey P, Van Steirteghem A, et al. Prenatal testing in ICSI pregnancies: incidence of chromosomal anomalies in 1586. karyotypes and relation to sperm parameters. *Hum Reprod*. 2002;17(10):2600–14

[37] Davies M, Moore V, Willson K, Van Essen P, Priest K, Scott H, et al. Reproductive technologies and the risk of birth defects. *N Engl J Med*. 2012;366(19):1803–13.

[38] Bonduelle M, Van Assche E, Joris H, Keymolen K, Devroey P, Van Steirteghem A, et al. Prenatal testing in ICSI pregnancies: incidence of chromosomal anomalies in 1586. karyotypes and relation to sperm parameters. *Hum Reprod*. 2002;17(10):2600–14.

[39] Ola B, Afnan M, Sharif K, Papaioannou S, Hammadieh N, Barratt C. Should ICSI be the treatment of choice for all cases of in-vitro conception? Considerations of fertilization and embryo development, cost effectiveness and safety. *Hum Reprod*. 2001;16(12):2485–90.

第 82 章　辅助生殖技术中的冷冻储存故障
Cryostorage failure in ART

Christopher P. Moutos　Angela H. Liu　John Y. Phelps　著

管一春　译　　凌家炜　校

病例：2018 年 3 月，分别有两家生育诊所（一家在俄亥俄州，另一家在加利福尼亚州）发生了冷冻储存系统故障，故障导致数千个保存的配子和胚胎的损失。据称，在俄亥俄州，该事件与机构的储罐报警系统故障有关。而加州的事件被认为是储罐密封缺陷和随后的储罐监测不足造成的。虽然每个事件都在继续调查中，但已有数十起针对相关医疗和实验室操作的个人和集体诉讼被备案[1-8]。

一、背景

提供冷冻保存的机构为 ART 患者提供了各种至关重要的服务，包括配子、胚胎、卵巢和睾丸组织的冷冻。如果发生不良事件，提供这些服务则可能带来严重的法律和财务后果，更不用说媒体负面报道所带来的声誉受损的潜在后果。从以前冷冻储存失败的诉讼中可以看出，个人索赔可能需要数年时间来协商，和解金额据报道高达 100 万美元[9]。任何提供冷冻保存服务的机构都可能发生解冻疏忽和标本损坏的情况。如果发生这种情况，医生应该意识到除了应采取质量保证措施防止这些情况外，还应了解一般的法律影响。

二、管理策略

（一）法律考虑因素

在冷冻储存失败事件发生后，针对医生及其执业机构的常见法律诉求。

①违反合同，即诊所与患者签订合同，在适当条件下提取、储存和保存标本，例如在确定合适的情况下用于体外受精。

②对财产的处理疏忽，诊所被指控对冷冻系统使用不当的操作、维护和监督，导致标本处理不当。

在美国，医疗法律诉求想要取得成功，原告律师必须证明的四个要素：①医疗专业人员对原告的责任；②违反惯常的管理标准；③原告遭受的损害；④违反管理标准与损害存在直接关联。

与刑事案件不同的是，刑事案件中必须建立"排除合理怀疑"的证据，如果证据在民事案件中被证明"更有可能"，那么医疗法律诉讼就是成功的[10]。除了针对医生和胚胎实验室的诉讼外，如果认为储罐和储罐报警系统的部件存在问题[7]，原告可能会对它们提出索赔，这并不奇怪。

这些信息是以美国为中心的，其他地区的冷冻储存供应商应咨询并遵循其所在国家的法律和监管框架。

（二）预防措施

由于冷冻储存失败事件有可能造成巨大的损害赔偿，甚至超过保险政策所涵盖的金额，冷冻储存服务的医疗提供者应与他们所在地区的法律专业人士合作，制定资产保护策略。在不良事件发生前进行资产保护至关重要，因为在不良事件发生后进行资产保护往往是徒劳的。资产保护策略包括以有限责任公司或专业有限责任公司的形式将胚胎学实验室作为独立于相关医疗设施的实体。还应考虑将个人资产置于不可撤销的信托和退休账户中。对于有宅地保护法的州来说，将资金转移到主要住宅也可以起到保护作用。

此外，医生和胚胎学实验室应明确其保险政策的具体覆盖范围和排除范围。在美国，医疗事故和一般责任保险通常与个人索赔的最大货币保险范围（称为每次索赔限额）和全保期内所有索赔总额的最大货币保险范围（称为总限额）相关[11]。常见的是，医疗事故保险通常适用于针对医生个人的索赔，如导致患者受伤的疏忽。不能保证这种保险会涵盖发生在胚胎学实验室的事件。因此，许多医生将从寻求明确保护冷冻标本的额外保险中受益。作为一个附加的安全措施，医生可以拥有一个独立于他们指定的保险供应商的私人律师中受益。在保险范围不确定或索赔不确定的情况下，这种安排可能使医生受益，这样保险律师就不会被要求同时为医生和保险公司的最佳利益而工作。

建议医生在冷冻保存过程开始时与患者进行清晰的、有记录的讨论。对于患者在个人死亡、分居和夫妻纠纷等情况下的选择，应该有精确而不含糊的文件说明。诊所还应采纳、遵守并告知患者关于未支付保管费和患者失访的政策。在这场讨论中，应该向患者清楚地解释废弃胚胎的问题，以及与诊所保持定期联系的重要性。虽然每个诊所都可以采用自己的胚胎废弃的原则。但是美国生殖医学学会认为，尽管做出了努力尝试，但与患者失联达 5 年是确定放弃的合理时间点。

当拥有保存胚胎的个人表示他们希望不再与标本有联系时，可以废弃胚胎[12, 13]。通常，免责条款将由提供冷冻保存服务的机构制订，并在冷冻保存过程的早期让患者知晓。免责条款是指双方约定的合同，在出现不良后果时，以免除医生和（或）IVF 机构的责任。虽然这些条款可能有利于保护医生免受特定程序的固有风险，但免责条款通常不能防止过失，并且通常不会在法庭上得到支持[14, 15]。

三、预防

实验室建议

虽然具体的监管要求可能因地区而异，但 ASRM 已为维持胚胎实验室所需的人员类型和资格制订了指南[16]。虽然一些冷冻保存故障（如与自然灾害有关的故障）可能是不可避免的，但其他情况可以通过系统的安全检查和日常维护避免。

　　总体而言，冷冻储存故障通常可归因于液氮供应不足或设备故障。液氮供应不足（通常是后勤延误的结果）可能会危及设备保持安全冷冻保存所需温度的能力。为了防止出现这种情况，机构应尽最大努力保持额外的液氮储备，以维持其储罐温度，直到延迟交付的液氮到达。需要手动添加液氮的机构应该记录每个液氮罐每次添加的液氮量，因为所需的液氮量超过预期可能是设备故障的早期迹象。采用自动加注液氮罐的机构可受益于在日常工作时间内安排定时加注液氮，工作人员可随时待命，以防出现液氮不足、过量或液氮罐灌装失败的情况。在这两种设置（手动或自动加注）中，实验室工作人员应每天评估并记录他们对储罐的检查结果。工作人员应查找储罐故障的迹象，包括储罐和管道外部的冰或霜、异常的声音、蒸发和冷凝。如果可行，医疗机构应有备用的液氮罐，并尽可能将同一患者的样本储存在不同的储罐中，以便在某个储罐发生故障时，单个患者不会损失全部冷冻保存样本。

　　应建立报警系统，当储罐液氮水平不足时发出警报。该报警系统通常通过储罐重量变化以评估监测储罐温度和液氮水平的变化。任何异常发现都应立即通知实验室人员。在正常办公时间之外，应使用排班表随时待命，如果最初的联系人未能及时给予回应，则自动通知后备人员[10]。ASRM 指出，应根据具体的设备指南[17, 18]，每天、每月和每年对储罐和相关设备进行检查和维护。每个供应商应提供维护检查的标准和间隔时间，医疗机构应遵守这些标准。存储设备通常附带涵盖制造和设计缺陷的保修，但这些保修通常不适用于被认为是疏忽或误操作等情况。此外，如果原制造商以外的实体对设备进行维护，则保修可能无效。

　　胚胎学实验室应可随时获取其设备的操作指南，以及设备标准操作程序的详细信息。医疗机构和实验室人员应努力遵守手册中的标准。如果出现不良事件，原告律师可以参考这些文件，以证明是否存在不符合标准操作程序的情况。

要点

挑战
- ART 中的冷冻储存故障。

背景
- 除了损失患者的配子、胚胎和生殖组织外，冷冻储存故障还会使医疗提供者和辅助生殖技术机构面临严重的法律和经济后果。
- 从法律上讲，原告律师可能会对医疗机构和冷冻储存设施提出各种各样的索赔。大多数与违反合同和疏忽处理财产有关。
- 经济损害赔偿金很容易超过医疗事故保单的限额，使医疗机构需负责赔偿判给原告的金额与保险单所涵盖的金额之间的差额。
- 拥有冷冻保存设施的 ART 提供者应防止冷冻保存标本的疏忽解冻和损坏，制定资产保护策略，并了解在冷冻保存失败时应考虑的不同法律行为和措施。

管理策略

- 资产保护措施应在任何法律索赔或不利事件发生之前到位。
- 核实并清楚了解您的医疗事故保险公司承保的范围，其中可能不包括不良实验室事件。
- 考虑为实验室制订单独的政策或保护伞政策。
- 一旦发生导致诉讼的冷冻储存故障事件，请认识到保险公司聘请的法律顾问有可能同时代表您和保险公司的最大利益，从而会产生利益冲突。应考虑寻求独立于保险公司的法律代表。

预防

- 遵守实验室规章和设备维护程序。
- 通过以下方式防止冷冻保存标本的疏忽解冻和损坏。
  - 定期测定液氮水平并检查储罐是否有缺陷。
  - 配备可靠的警报系统，以通知医疗机构和实验室人员。

四、一问一答

问题 1：您们采取了哪些措施来防止冷冻设备故障和胚胎丢失的可能性？

回答 1：我们遵循所有的国家和国际指南，包括定期检查和维护设备。我们还确保液氮气体始终处于正确的水平，并由电子报警系统进行全天候监控，如有必要，工作人员随时待命。我们还将您的标本分配到不同的储罐中，因此，如果其中一个储罐发生故障，也不会发生全部损失。

问题 2：这是否意味着不存在设备故障的可能性？

回答 2：不幸的是，没有人能 100% 地保证设备不会出现问题，但可以保证的是，我们将尽一切可能把这种可能性降到最低。您还应该知道，即使没有设备故障，也不能绝对保证冷冻的配子、胚胎和组织会成功解冻。

参考文献

[1] *Ash v. University Hospitals Health System Inc.*, 18-CV-894343, 2018 CP Cuyahoga County Ct. 1323564.

[2] *Brickel. v. University Hospitals Ahuja Medical Center*, 18-CV-894332, 2018 CP Cuyahoga County Ct. 1323322.

[3] *Ash v. University Hospitals Health System Inc.*, 18-CV-894343, 2018 CP Cuyahoga County Ct. 1426973.

[4] *A.B. v.* Pacific Fertility Center. 3:18-CV-2298, N.D. Cal. 2018.

[5] *S.M. v. Pacific Fertility Center*, 3:18-CV01586, N.D. Cal. 2018.

[6] *Penniman v. University Hospitals Health System Inc.*, 18-CV-895503, 2018 CP Cuyahoga County Ct. 1342806.

[7] *Petite v. University Hospitals Health System, Inc.*, 19-P-000089, 2019 CP Geauga County.

[8] First Amended Consolidated Class Action Complaint. 3:18-CV-01586-JSC. N.D. Cal. 2019.

[9] First Settlement in Sperm Loss Cases at Northwestern. Pfaff, Gill Ports, Ltd. 2015; Available from: https://www.pfaffgill.com/ blog/2015/06/first-settlement-in-sperm-losscases- at-northwestern.shtml. Accessed August 24, 2019.

[10] Moutos CP, Lahham R, Phelps JY. Cryostorage failures: a medicolegal review. *J Assist Reprod Genet* 2019;36(6):1041–1048.

[11] The American Congress of Obstetricians and Gynecologists.

Professional Liability and Risk Management: An Essential Guide for Obstetricians-Gynecologists. 3rd Edition. Washington, DC: ACOG, 2014.

[12] Ethics Committee of the American Society for Reproductive Medicine. Disposition of abandoned embryos: a committee opinion. *Fertil Steril* 2013;99(7):1848–9. a

[13] Sauer M, Crockin S, Braverman A, Daar J. Dilemmas in Embryo Disposition. ASRM Ethics Webinar. Available from: https:// www.asrm.org/resources/videos/ethicswebinars/ webinars/ethics-webinardilemmas- in-embryo-disposition/. Accessed August 12, 2019.

[14] Bernholz R, Herman G. Legal implications of human in vitro fertilization for the practicing physician in North Carolina. *Campbell Law Rev* 1984;6(1).

[15] *Frisina v. Women and Infants Hospital Rhode Island*. 95-4037 (2002), C.A. No. 95-4037 C.A. No. 95-4469 C.A. No. 95-5827 (Sup. Ct. R.I. 2002).

[16] Practice Committee of the American Society for Reproductive Medicine, Practice Committee of the Society for Assisted Reproductive Technology. Revised minimum standards for practices offering assisted reproductive technologies: a committee opinion. *Fertil Steril* 2014;102(3):682–6.

[17] The Practice Committee of the American Society for Reproductive Medicine and the Practice Committee of the Society for Assisted Reproductive Technology. Revised guidelines for human embryology and andrology laboratories. *Fertil Steril* 2008;90:S45–59.

[18] Practice Committee of the American Society for Reproductive Medicine, Practice Committee of the Society for Assisted Reproductive Technology and PC of the S of RB and T. Recommended practices for the management of embryology, andrology, and endocrinology laboratories: a committee opinion. *Fertil Steril* 2014;102:960–3.

第 83 章　灾害期间的辅助生殖技术
The ART program during a disaster

Richard P. Dickey　Carla Ball White　著

管一春　译　　凌家炜　校

病例：2005 年 8 月 29 日，卡特里娜飓风袭击了新奥尔良，这是一场持续风速为每小时 140 英里(约 225.3km) 的 4～5 级飓风。新奥尔良生育研究所 IVF 实验室分别位于相距 15 英里(约 24.1km) 的两个院区的一楼，在不同的防洪堤保护系统内。飓风来临前 1 周，只有一家院区进行了 IVF 助孕，但冷冻保存的胚胎被分别储存在两个院区的液氮罐中。卡特里娜飓风来临之际，液氮已被添加至最高水平，新奥尔良东部院区的 1200 多个冷冻胚胎和新奥尔良西部院区的 1532 个冷冻胚胎分别被转移到各自医院的三楼进行保存。后来连续发生了 3 次与风暴有关的事件：第 1 次是卡特里娜飓风，第 2 次是卡特里娜飓风期间和之后堤坝破裂造成的洪水，第 3 次是新的飓风丽塔及其造成的 3 周半后的洪水，并在另外的 15 周半时间内阻止 IVF 实验室和医院的再次开放。由于洪水，医院的医护人员和患者在超促排卵治疗周期中被迫离开家园，搬迁到该国其他地区避险。选择留守当地的人，电力和通讯故障长达 12 周。第 1 次飓风发生 10 周后，IVF 实验室重新开放[1]。

一、背景

一些沿海地区经常面临飓风的威胁，其他一些地区也会受灾于洪水和强力风暴。与火灾和地震等其他自然灾害不同，相关部门通常会在飓风登陆前几天提前发出预警。这是 2005 年第 2 次，也是自 1987 年以来第 5 次因为飓风灾害而对冷冻胚胎进行转运。在之前的飓风中，恒温培养箱一直依靠应急电源供电保持运行。由于新奥尔良位于距海岸 40 英里（ 约 64.4km ）的内陆，大多数飓风只造成轻度的洪水等自然灾害。自 1965 年以来，新奥尔良没有因飓风而发生洪水的情况。城市的正常供电通常在飓风过后 2 天内恢复。尽管如此，在风暴预计到来前两天，储存胚胎的液氮罐已被加满并转移到医院的三楼。

由于过去的飓风经历，许多夫妻选择取消 IVF 周期，离开城市避难。预计飓风来临的前一天，值班的胚胎学家搬进了准备进行 IVF 周期的院区，并准备在这里度过整个风暴时期。一些患者在卡特里娜飓风仍然是 1 级或 2 级飓风时已经扳机，他们选择留在当地继续进行取卵手术，并计划在飓风过后选择第 5 天移植囊胚。一些已经进行了取卵手术的患者选择移植第 3 天的胚胎，或者进行全胚冷冻。

尽管卡特里娜飓风对医院造成的损害很小，最初的电力不足由发电机供电弥补，然而发生在东部院区的严重洪水灾害，造成了很大的问题。因城市被政府强制关停 5 天，医院发电机备用燃料耗尽，无法继续为 IVF 实验室的培养箱供电。留守在西部院区的胚胎学家在断电后被迫撤离，直到 5 天后返回。

尽管液氮罐加满液氮后，里面冷冻保存的胚胎在 27 天内被认为是安全的，但由于过热和缺乏空调的环境条件，提前转移胚胎是必要的。卡特里娜飓风过后 13 天，胚胎从被洪水侵袭过的东部院区用船运输到未发生洪灾的西部院区保存。15 天后，当第 2 次飓风造成新的堤坝决口和洪水泛滥时，早期转移冷冻胚胎的重要性变得显而易见。在风暴前 2 天和风暴后 7 天的关键时期，由于信号中继塔的部分故障和用户暴增的通讯需求，手机无法正常通信。

二、管理策略和优先事项

（一）医务人员和患者的安全

医务人员和患者的安全是首要考虑因素。在可能出现紧急情况的第一时间，医务人员应确定所有患者和同事的位置，并通知他们紧急情况的性质和采取的应对措施：待在原地、立即离开大楼回家或者离开大楼后在指定地点见面（通常是停车场）。实验室和 B 超室人员应检查他们的区域，包括浴室和储藏室。不在办公室但在医院、午餐中或出差的医务人员应由他们同工作区域的人员负责通知。

（二）保持联系

当他们离开时，应告知患者如何联系医院以进行后续预约和紧急护理。同时应指定一名或多名医务人员为主要联系人。理想情况下，此人应同时拥有卫星电话和计算机。他应保留所有医务人员的联系电话和电子邮件地址。一旦返回家中或其他安全地点，所有医院医务人员和实验室人员应尽快通知联系人他们的位置、联系方式、是否能够返回工作岗位。

医生应通过电话或电子邮件通知他们的"电话"服务，提供有关他们的位置、联系电话号码、是否可以接收患者信息、是否可以治疗患者。此外，医生应将他们的位置、电话和电子邮件联系号码告知当地或国家医师协会。

（三）IVF 实验室

可通过提早移植胚胎或冷冻保存的方法，尽一切努力保护仍在培养箱中的未移植胚胎。胚胎最早可在取卵后第 2 天移植，如有必要，可在取卵后第 1 天移植受精卵。应事先确定冻胚的安全存放地点。低温液氮罐应加满液氮。所有冷冻胚胎的备份信息记录应独立保存，计算机上的记录也应每天备份。应复制实验室日志和记录，并将副本保存在安全的预定位置。在恢复 IVF 周期之前，需要清洁实验室，清洗培养箱，并订购新的一次性用品。在应用电子病历系统时，强烈建议进行数据备份并传输到云服务器。

（四）在疏散患者或诊所关闭期间患者的持续护理

患者有可能在灾区以外的另一家医疗机构完成 IVF 周期。医院应与位置较远的其他机构协商安排计划，以便在无法继续营业的情况下由其他机构代为接管患者。患者需要知道哪里可以找到继续助孕治疗的医疗机构，以及哪里可以获取助孕治疗相关药物。每年在飓风季节来临（6 月 1 日）之前，新奥尔良生育研究所的患者都会收到一张信息表，这张表格记录了如何到达我们的诊所，如果患者被疏散，如何去另一个正规的医疗机构继续助孕治疗，以及如何获得相关医疗用品的多种说明。此表可从我们的网站下载，表中包括当地和各州医学会的电话号码和网站地址，以及制药公司的患者帮助热线。新奥尔良生育研究所灾难计划包括在发生自然灾害、飓风、龙卷风、停电、火灾、暴乱、炸弹威胁和办公室入侵时应采取的应急措施。

（五）灾难的后果

卡特里娜飓风过后，冷冻保存的胚胎经过复苏移植已经诞生了 80 多个婴儿。患者、医护人员和灾难救援人员的通信现在通过文本消息完成，这在卡特里娜飓风灾难期间被证明比语音消息更可靠。新奥尔良生育研究所在飓风季节开始时为其胚胎学家更新了"第一反应者身份"，以便他们能够在冷冻库和培养箱中取出胚胎。大多数医生都有作为医院工作人员的第一反应者身份，但是如果 IVF 实验室不位于医院内，胚胎学家和其他重要的临床和实验室工作人员则没有这个身份。

三、预防

自然灾害和人为灾害无法预防，但可以通过提前规划减轻它们对 ART 计划的影响。所有能提供 ART 的中心都需要制订应急计划来保护患者、医务人员、新鲜胚胎和冷冻保存的胚胎，如果可能，在发生灾难时继续提供相应的治疗。

发生在几千米以外的事件可能会在相当长的一段时间内中断电力和交通，因此在恢复电力之前仅依靠发电机供电可能是不够的。医务人员和患者可能被迫撤离城市，因此需要制订两者保持联系的应急处理办法。需要决定患者继续获得医疗用品和接受治疗的途径。有线电话、电脑和手机的正常通讯可能会中断。除非可以持续补充燃料，依靠油箱中燃料的应急发电机的作用微乎及微。除外地震发生的地区，通过地下管道运输的天然气是更好的选择。

此外，各种灾害可能产生不同的影响，需要在应急计划中考虑周全。例如冰雪风暴可能发生在气候寒冷的天气，这会影响 IVF 实验室的供电及造成患者和医护人员来院困难，但很少损坏设施本身。地震会导致上述所有情况，并可能导致 IVF 实验室暂时或永久的损坏。医院或建筑物附近的火灾会导致实验室烟雾弥漫。世界上任何一个地区都可能发生内乱和恐怖袭击。而且，正如在 2020 年发生的事情一样 [2]，传染病大流行可以在世界各大洲迅速传播，并导致不同区域间长期封锁，长时间无法提供医疗服务，并严重限制患者和医护人员的流动与聚集。尽管严格来说这不是自然灾害，但 COVID-19 大流行使许多不育夫妻被迫放弃或延迟 ART 助孕治疗，为其家庭带来了重大影响 [3]。针对类似情况，进行提前计划是十分必要的 [4]。

幸运的是，这些灾难并不频繁发生。随着时间的推移，如果没有任何灾难性事件发生，人们放松大意的情绪会逐步占据上风。因此必须定期进行应急演习加以防范，旨在提供培训、避免灾难发生时的混乱，并验证应急响应计划、活动和设备是否足够。

要点

挑战

- 灾难期间的辅助生殖技术。

背景

- 在可能出现紧急情况的第一时间，医务人员应确定所有患者和同事的位置。
- 如果时间允许，低温液氮罐应加满液氮。
- 接受诱导排卵、IVF 和 IUI 的患者应通过在另一家医疗机构进行卵泡监测、IVF 或 IUI 来完成周期。
- 医生应将他们的位置、电话、是否可继续提供医疗服务等情况告知当地或国家医师协会。

预防

- 自然灾害和人为灾害无法预防，因此需要提前制订应急计划来保护患者、医务人员、新鲜胚胎和冷冻保存的胚胎，并在发生灾难时继续提供相应治疗。
- 应制订工作人员和患者在灾难发生后与医疗机构联系的应急计划。
- 如果冷冻保存胚胎不能存放于 IVF 实验室，应事先确定另外的安全存放地点。
- 所有冷冻保存胚胎的备份记录应另外单独存放，以防 IVF 实验室或医院的记录丢失。
- 如果医院无法继续开放，应与其他可行 IVF 助孕的机构合作，安排患者后续的诊疗计划。
- 关键的临床和胚胎实验室人员需要由当地政府指定为"第一反应者"。

四、一问一答

问题 1：我正在 IVF 治疗周期，今天要注射绒毛膜促性腺激素，2 天后要取卵。今天早上我在电视上看到，2 天后我们地区将有一场飓风来袭。我该怎么办？

回答 1：在一般情况下，我们会在注射 hCG36～39h 后行取卵术。请与您的 IVF 医疗机构联系，核实该 IVF 实验室是否将保持开放，是否仅在风暴过去之前保持关闭，或需关闭 3 天或更长时间。如果只是关闭 1～2 天，根据卵泡发育情况，推迟 hCG 注射时间 1～2 天是可以的。但是如果您的 IVF 周期因飓风因素被取消，您应该避免发生性关系或使用避孕套等有效避孕措施，因为多卵泡发育后同房，多胎妊娠风险极大。

问题 2：我昨天进行了取卵，有胚胎在 IVF 实验室的培养箱里培养。2 天后我们地区预报有一场大风暴，如果我不得不疏散到另一个城市避难，我的胚胎会怎么样？

回答 2：一般情况下在取卵后的第 5 天或第 6 天，囊胚要么被移植到子宫中，要么行冷冻保存。

如果计划进行植入前遗传学检测，则在冷冻保存胚胎的当天进行活检。针对您的情况。最佳选择将取决于风暴的严重程度、预计持续天数、当地是否有电力备用系统、道路是否被洪水或积雪堵塞。如果预计风暴持续不超过 2 天，道路也没有堵塞，那么您的胚胎在培养箱中是安全的，可以在取卵后的第 5 天或第 6 天进行移植或冷冻保存。请注意，胚胎外面有一层保护壳，即透明带。因此最好在取卵后第 5 或第 6 天，胚胎孵出透明带之前，将其移植或冷冻保存。如果预计风暴持续时间超过 1 天或 2 天，那么可以在取卵后第 3 天移植或冷冻保存卵裂期胚胎（4~8 细胞）。此外，请咨询您的 IVF 机构，您的诊所可能会建议患者在附近的酒店或者医院居住，以免暴风雨限制出行。

问题 3：在液氮罐中冷冻保存的胚胎能保存多久而解冻移植后仍可以获得活产？

回答 3：在新奥尔良生育研究所，一个冷冻保存 14 年的胚胎被复苏后移植，女方成功活产一名男婴。其他更早成立的 IVF 诊所也报道了胚胎在液氮罐中储存 18 年或更长时间后复苏移植并成功活产的案例。

问题 4：如果我的胚胎被冷冻保存而不是在取卵后鲜胚移植，我成功活产的概率会降低吗？

回答 4：不，研究表明，将囊胚冷冻保存并随后进行复苏移植比在新鲜周期中移植，活产概率更高。

参考文献

[1] Dickey RP, Lu PY, Sartor BM, Dunaway HE, Pyrzak R, Klumpp AM. Steps taken to protect and rescue cryopreserved embryos during Hurricane Katrina. *Fertil Steril.* 2006;86(3):732–4.

[2] Alviggi C, Esteves SC, Orvieto R, Conforti A, La Marca A, Fischer R, et al. COVID-19 and assisted reproductive technology services: repercussions for patients and proposal for individualized clinical management. *Reprod Biol Endocrinol.* 2020;18(1):45.

[3] Smith ADAC, Gromski PS, Rashid K Al, Tilling K, Lawlor DA, Nelson SM. Population implications of cessation of IVF during the COVID-19 pandemic. *Reprod Biomed Online.* 2020;41(3):428–30.

[4] Vaiarelli A, Bulletti C, Cimadomo D, Borini A, Alviggi C, Ajossa S, et al. COVID-19 and ART: the view of the Italian Society of Fertility and Sterility and Reproductive Medicine. *Reprod Biomed Online.* 2020;40(6):755–9.

第 84 章　在体外受精中使用错误的精子或胚胎

Using the wrong sperm or embryos in IVF

Khaldoun Sharif　Majd M. Ezal-Deen　著

管一春　译　　凌家炜　校

> 病例 1：一对男性因素的不育夫妻接受 ICSI 治疗。获卵 10 枚，其中 8 枚行 ICSI。ICSI 后几小时，胚胎学家通知临床医生发现错误。用于 ICSI 的精子不属于这对夫妻，而是属于同一天在诊所接受治疗的另一对夫妻。
>
> 病例 2：一对因输卵管因素不孕的夫妻接受体外受精治疗。获卵 12 枚，正常受精 9 枚，移植 2 枚优质胚胎。移植 1h 后，胚胎学家通知临床医生发现错误。被移植的胚胎不属于这对夫妻，而是属于另一对尚未进行胚胎移植的夫妻。
>
> 病例 3：一对白人夫妻（A 先生和 A 太太）因男性因素不育而接受 ICSI 治疗。这名女性怀上了双胎，并在妊娠 37 周时经阴道分娩。当这对夫妻看到出生后的婴儿时，他们注意到其中一个的头发和肤色比另一个黑得多。他们怀疑卵胞质内单精子注射治疗中出现了错误，并与他们的产科医生进行交谈，随后进行了 DNA 亲子鉴定。这表明 A 太太是两个婴儿的生母，但 A 先生只是其中一个婴儿的生父。随后，这个肤色较深的胎儿的生父被确认为另一名男性，他和妻子与 A 夫妻同一天到诊所接受治疗。

一、背景

胚胎学实验室中配子的错误标记和错误处理被描述为辅助生殖技术实践中的"噩梦场景"和"最能干和最仔细的专业人员的终生恐惧"[1, 2]。不幸的是，这是一种可能发生的情况，3 个病例与已报道的"真实"案例相似[1, 3, 4]。这种错误和混淆的确切发生率是未知的，因为大多数情况可能未被发现，因此未被报道。然而，它们对相关夫妻和孩子的生活影响是深远的，而且是终生的[5]。幸运的是，通过严格遵守良好的实验室操作规范，预防这些错误是可能的。

二、管理策略

（一）一般原则

可以理解的是，这些都是非常令人痛苦和复杂的情况，因为涉及临床、咨询和潜在的医疗法律各个方面。此外，也包括患者（在不同程度上）对 ART 诊所的专业信誉失去信心。矛盾的是，通过完全诚实和完全透明来加强诊所的信誉，才是处理这些情况的最佳方式。一个无意的错误已经发生，诊所必须尽一切可能找出它是如何发生的，并防止它再次发生。必须坦诚地告知相关夫妻（因为这些混淆通常涉及不止一对夫妻）发生的错误，并随时告知他们任何后续调查的结果和建议。必须不惜一切代价抵制"掩盖事实"的诱惑。

这些案例也应被视为不良事件。因此，应根据当地和国家的相关规定进行报告和管理。例如，在英国，应向当地的风险管理小组和国家人类受精与胚胎学管理局报告[6]。如果正确地从这些事件中吸取教训，可以进一步提高患者的护理质量[7]。此外，谨慎的做法是，一旦这样的案件在 ART 诊所发生，就应立即通知法律团队和医疗辩护代表，因为这极有可能会产生医学 – 法律后果。

（二）胚胎移植前发现用错误的精子授精（病例 1）

必须告知卵母细胞被错误授精的夫妻，并丢弃授精的卵母细胞和（或）胚胎。应代表 ART 诊所给予他们毫无保留的道歉，并承诺诊所将为他们提供补偿 / 免费的 IVF 周期。

精子被错误用于授精的夫妻也应被告知。尽管有人认为，由于这对夫妻没有受到伤害，因此没有必要通知他们[7]，但这违背了医学伦理原则[8]。诚实是处理无意错误的最好方法[7]。

（三）胚胎移植后发现用错误的精子授精（病例 2）

除了上述一般要点外，这里还产生两个额外的问题：妊娠的风险和传染疾病的可能性。

当移植了错误的胚胎后，主要的目标就是防止妊娠。除了停止黄体支持外，还应建议患者植入含铜宫内节育器（intrauterine contraceptive device，IUCD）作为紧急避孕措施。这种方法的失败（妊娠）率<1%，可在取卵后 5 天内植入[9]。

感染的风险与授精精子来自 HBV、HCV 或 HIV 携带者的可能性有关。大多数 ART 诊所在患者接受治疗前对这些病毒进行筛查。如果进行了这种筛查，并且结果是明确的，那么可以放心。然而，如果没有筛查，则理论上存在感染传播的风险，应以类似于针刺伤的方式处理这种案例。应检查精子来源者和胚胎受体的感染状况（HBS 抗原、抗 HCV 和 HIV 抗体），并进行相应的处理[10]。

（四）在分娩后发现用错误的精子授精（病例 3）

确定婴儿生物学父母技术上很简单，即对每个婴儿、假定的父母和治疗当天在胚胎实验室所有患者的配子进行 DNA 测试[1, 3, 11]，麻烦的是如何处理混淆带来的后果。相关问题包括谁是孩子的"合法"父亲，他有哪些父权或探视权，以及未经其生父母同意时使用其配子创造婴儿，是否构成 ART 诊所和临床医生"侵犯"行为，这些问题的答案通常在法庭上得到解决[3, 11]。

三、预防措施

（一）警惕性与双重核对

ART 诊所必须认识到这些意外事件是可能发生的，必须采取积极措施加以预防。在临床和实验室操作过程的所有关键点，必须有书面的双重核对记录，以双重检查、验证和记录样本和配子及它们所属患者的身份[6]。这些检查必须是同时进行的（即在相关临床或实验室过程或程序发生时完成并记录）[6]。必须在每个患者的医疗文档中保留一份记录，其中包括操作人员的姓名、身份和签名，以及核对人员的姓名、身份和签名，以便为每个样本提供"监管链"[12, 13]。

应进行双重核对的关键步骤包括取卵、精子收集、精子处理、精卵混合、在试管或培养皿之间转移配子或胚胎、胚胎移植、用实验室处理的精子对女性进行授精、将配子或胚胎放入冷冻保存罐、从冷冻保存罐中取出配子或者胚胎、处理配子或胚胎、运输配子或胚胎[6]。在核对的每个阶段，都应重复检查患者的全名、伴侣的全名、在治疗开始时由 ART 诊所分配给他们的唯一识别码或序列号。

（二）电子核对方法

现在有商业产品可以对放有配子和胚胎的培养皿和试管进行"条形码"或"射频"识别，甚至可以"直接标记"胚胎和配子，以防止在实验室中发生混淆[13]。然而，每种技术都有其缺陷和潜在的错误，仍然建议使用双重核对程序作为补充。

（三）使用一次性的实验室设备

此外，据报道，尽可能使用一次性实验室用具和设备，可以简化实验室程序，减少样本（尤其是精液）之间出现错误或交叉污染的机会[14]。

（四）尽量减少外部干扰

ART 诊所应考虑诊所和实验室内导致分心和工作中断的情况，如电话和外部噪音，并确保将其影响降至最低。操作过程中断后再次返回操作是导致人为错误的常见原因[1, 6]。这些预防措施应该是 ART 诊所工作的一个组成部分，并且应一以贯之。例如，周末和公共假日期间的工作应由足够数量的工作人员进行，以便进行双重核对。

（五）从未遂事件中吸取教训

总体而言，经验和研究表明，此类不良事件发生之前通常会发生"未遂事件"，即实验室工作或临床护理期间发生的不良事件或疏漏未能进一步发展为全面的不良事件[15]。例如，在对卵母细胞授精之前发现贴错标签或混淆精液样本。我们可以从这些事件中吸取宝贵的经验教训，但只有在信任的氛围中，员工才能得到支持和鼓励去报告他们自己的错误或未遂事件。

要点

挑战

- 在体外受精中使用错误的精子或胚胎。

背景

- 发生率未知，因为可能有的错误未被发现，但已有病例报道。

- 配子标记和处理错误的结果。

- 可对相关夫妻和孩子的生活产生深远的终身影响。

- 可导致医疗法律后果和 ART 诊所专业信誉的丧失。

管理策略

- 对所有相关夫妻诚实透明。

- 毫无保留地道歉。

- 通知风险管理团队和监管机构。

- 胚胎移植前发现使用错误精子授精的管理。

  - 废弃胚胎并提供补偿性治疗周期。

- 在胚胎移植后发现使用错误的精子进行授精的管理。

  - 停止黄体支持，给予含铜宫内节育器进行紧急避孕。

  - 筛查感染标志物并进行相应的处理。

- 分娩后发现用错误的精子授精的管理。

  - 通过 DNA 检测确定亲子关系。

  - 育儿安排和权利由法院决定。

预防措施

- 在临床和实验室操作过程的所有关键点，对样本和配子及其所属患者身份的识别进行双重核对并书面记录。

- 可使用新的电子核对方法包括对培养皿和试管进行条形码或射频识别，以及对胚胎和配子进行直接标记，但仍建议使用双重核对记录作为补充。

- 使用一次性实验室用具和设备。

- 最大限度地减少临床和实验室内的分心和工作中断。

- 创造一种组织氛围，支持并鼓励工作人员报告他们的错误或未遂事件，以便吸取教训。

四、一问一答

问题 1：您能保证我的胚胎不会与其他患者的胚胎混淆吗？

回答 1：是的，我们可以。我们明白，正如媒体偶尔报道的那样，混淆可能发生，而且在其他地方也发生过。因此，我们采取了一切必要的措施来防止这种错误在我们的中心发生。我们实施国际公认的"双重核对"制度，这意味着在可能发生混淆的每个关键步骤，都有 2 名合格的工作人员独立检查是否使用了正确的样本。这些检查是以书面形式确认的，因此有双重证据证明没有发生混淆。

参考文献

[1] van Kooij RJ, Peeters MF, Velde ER. Twins of mixed races: consequences for Dutch IVF laboratories. *Hum Reprod.* 1997;12:2585–7.

[2] Dawson, K. Quality control and quality assurance in IVF laboratories in the UK. *Hum Reprod.* 1997;12:2590–1.

[3] Great Britain. England and Wales Supreme Court of Judicature, High Court of Justice, Queen's Bench Division. Leeds Teaching Hospitals NHS Trust v A. *Fam Law Rep.* 2003;1:1091–110.

[4] Linden JV, Critser J. Therapeutic insemination by donor II: a review of its known risks. *Reprod Med Rev.* 1995;4:19–29.

[5] Ford M, Morgan D. Misconceived conceptions. *J Med Ethics.* 2004;30:478–9.

[6] Human Fertilization and Embryology Authority. *Human Fertilization and Embryology Authority, 8th Code of Practice.* London: Human Fertilization and Embryology Authority;2009.

[7] Liang NL, Herring ME, Bush RL. Dealing honestly with an honest mistake. *J Vasc Surg.* 2010;51:494–5.

[8] American Medical Association. *AMA Code of Ethics, 8.12 Patient information.* Chicago, IL: American Medical Association;2009.

[9] Faculty of Family Planning and Reproductive Health Care. Emergency contraception. *J Fam Plann Reprod Health Care.* 2006;32:121–8.

[10] Klein SM, Foltin J, Gomella LG. *Emergency Medicine on Call.* New York: McGraw-Hill;2003:288.

[11] Stauch M. IVF mix-up: problems of paternity and parental rights. Available at: http:// www2. essex.ac.uk/clc/hi/ childright/ article/193/cR193_3.doc (Accessed February 3, 2011).

[12] Pool TP. Practices contributing to quality performance in the embryo laboratory and the status of laboratory regulation in the US. *Hum Reprod.* 1997;12: 2591–3.

[13] de los Santos MJ, Ruiz A. Protocols for tracking and witnessing samples and patients in assisted reproductive technology. *Fertil Steril.* 2013;100:1499–502.

[14] Fukuda M, Fukuda K. A simplified in-vitro fertilization using disposable materials. *Hum Reprod.* 1997;12:2588–90.

[15] Department of Health. *An Organisation with a Memory.* London: The Stationery Office;2000:35.

第七篇
男性患者
The male patient

第85章　取卵当日取精困难

Unexpected inability to produce a semen sample on the day of oocyte retrieval

Khaldoun Sharif　Majd M. Ezal-Deen　Gyath Karadsheh　著

董　萌　谭季春　译　　石　华　校

> 病例：一对夫妻因输卵管疾病不孕 4 年。在转诊前男方曾在有资质的化验室进行了 2 次精液分析，结果均正常，此次在该生育诊所未进行精液检查。他们拟行 IVF 助孕治疗，在控制性卵巢刺激后，获取了 12 枚卵母细胞。在获取女方卵母细胞的同时，男方在取精室取精；但是在尝试了 1h 之后，取精失败，2h 后男方再次取精，但仍然没有成功。

一、背景

在 IVF 或 ICSI 中，取卵后需要精子进行常规授精或显微注射。除精液之前已经被冷冻保存外，男方通常需要在 ART 诊所手淫取精。据报道，在先前没有取精困难的男性中，约有 1.5% 的男性在其伴侣取卵当天意外地取精困难[1, 2]，而在男性因素所致不育患者发生率更高[3]。其原因是压力引起的暂时性勃起 / 射精功能障碍。

二、管理策略

这种情况对夫妻双方来说压力很大，尤其是男方。卵细胞已经取出，但还没有可供授精的精子。压力越大，男方取出精液的可能性就越小。

重要的是要让患者放心，还有时间可以取精；受精或注射卵细胞可在取卵后 6h 内完成，不会影响 IVF 结局[4]。

可以让患者离开 1h 左右，希望他能放松下来，等他回来的时候能够成功取精。另一种选择是，如果他觉得在 ART 诊所环境引起的压力过大，可以让他回家，希望他能在自己熟悉的环境中成功取精。一些男性觉得在他的妻子帮助下更容易取精，当女方从取卵术后恢复时，向女方寻求帮助当然是值得考虑的。这些简单的措施可能会解决其中一半人取精困难的问题。

另一个选择是考虑使用枸橼酸西地那非（万艾可）。这是一种 5 型环磷酸鸟苷特异性磷酸二酯酶的选择性抑制药，能有效增强一氧化氮对阴茎海绵体的松弛作用，已有报道在上述情况下有效[1, 2, 5, 6]。口服 50mg，男性应在服用后 30min～1h 内取精。性刺激是西地那非产生药理作用的必要条件；因此，如果可行的话，建议向女性伴侣寻求帮助。研究显示，在健康捐精者中西地那非的使用并不会影响精子数量。使用禁忌证包括心血管疾病，未控制的高血压，肝、肾功能障碍。

如果仍然无法排精，下一个选择取决于诊所现有的专业知识和设备。使用阴茎振动刺激（使用一个机械振动器，应用于阴茎龟头的下表面，并设定一个指定的频率和波的振幅，以提供一个强有力的长时间的刺激），据报道，这可以帮助 20% 的男性成功取精 [3]。

如果仍然无法成功，那么下一个选择是采用玻璃化冷冻方法冷冻卵母细胞。据报道，冻卵周期的成功率与使用新鲜卵母细胞相似 [7]，但涉及至少要推迟到下一个月经周期以便进行子宫内膜的准备。这种方法还需要 ICSI 进行受精，因为玻璃化冷冻卵母细胞需要脱颗粒细胞（这是标准受精的必要条件）。在冻卵周期，冷冻精液样本备用也是必要的，以避免取精困难的情况再次发生。

如果不能冷冻保存卵母细胞，或者延迟受孕对夫妻来说不可接受，手术取精也是一种选择。精子可从附睾、输精管或睾丸抽吸 [8, 9]，可在局部麻醉和区域精索阻滞的情况下进行 [10]，这适用于计划外的情况。精子获得率近 100%，因为这些人生精功能正常。然而，如果使用手术获得的精子，则需要 ICSI 进行受精（而不是 IVF），因为用手术精子进行 IVF 的受精率很低 [11]。手术取出的精子（附睾、输精管或睾丸）通过 ICSI 的受精能力和妊娠结局与射出的精子相同 [12]。

尽管有这些可能的选择，但也有一些情况，只有卵细胞没有精子可用于 ART。这个人可能经受挫折后放弃，不再寻求进一步的治疗，或者在过度压力下选择离开 ART 诊所不再接受治疗 [13]。

三、预防

预防是通过识别有取精困难风险的患者并提前采取适当的预防措施。

每一位到 ART 诊所接受治疗的男性患者都应该被问及过去是否存在取精困难。此外，在开始治疗之前，应该要求男方在诊所提供一份精液样本作为"试验"，即便患者之前在其他精液化验室检验过，已提供非常可靠的报告。

有既往史或在 ART 取精室取精有困难的男性在治疗当天有无法取精的风险。他们应该在治疗前提前冷冻精子作为一种备用手段。有些人可能因为压力大而无法在诊所的环境下取出精液，这些人可以在家里（或他们更放松的地方）取精，然后带到诊所进行冷冻保存。冷冻后解冻的精子进行 IVF/ICSI 的结局与新鲜精子相似，即使在严重的少弱畸形精子症患者中也是如此。

最后，重要的是每个 ART 诊所都应有关于如何应对取精困难的内部书面指南。这将能够保证及时采取适当的措施，成功地解决问题。

要点

挑战

• 取卵当天取精困难。

背景

• 发生率约为 1.5%。

• 多见于男方因素所致不育患者。

- 由于压力引起的暂时性勃起 / 射精功能障碍。

管理策略
- 在其伴侣的帮助下再次尝试。
- 口服 50mg 枸橼酸西地那非。
- 阴茎振动刺激。
- 卵母细胞冷冻保存。
- 手术取精。

预防
- 根据病史和之前取精过程确定有风险的患者诊所内尝试取精。
- 冷冻保存高危人群的精液作为备用。
- 有适当的应对措施以备出现问题时使用。

四、一问一答

问题 1：您刚刚获取了我妻子的卵细胞，但我不能提供精液样本。我该怎么办，这是否意味着我们的治疗失败了？

回答 1：这并不意味着失败。这种情况发生率在 IVF 治疗的男性中大约为 1%，我们有成功应对的办法。您妻子的卵细胞可以等待 6h 再进行受精，所以我们还有足够的时间采取措施。您可以去散步或者喝杯茶或咖啡放松一下，然后再回来继续尝试。您的妻子也可以帮您取精，如果您想在家里取精也可以。我们也可以给您一片万艾可，也许对您有帮助。如果这些都失败了，我们可以冷冻卵细胞，下个月收到您的精液后再进行受精。但如果您着急等不及下个月，我们可以在局部麻醉下做一个小手术，把精子从睾丸里取出来，当然，如果可以的话，我们会尽量避免做手术。

问题 2：我之前接受治疗时，因为太焦虑，在卵细胞采集当天无法成功取精。我担心这种事会再次发生。我们能做什么？

回答 2：很高兴您能告诉我们这件事，我们有很多办法可以尝试。首先，我们会取卵前请您在我们诊所里取精，提供一份精液样本。在我们诊所里取精是为了让您适应这里的环境。如果您发现在这里取精困难，您可以尝试在家里取精，这样您可能会更加放松，成功后将精液样本带到诊所。我们会给您一个特殊的容器存放精液及使用说明，以便将它完好无损地送达。我们也将会对精液进行检查，以确保它是可用的，并且没有受到运输的影响。一旦我们有了您的精液样本（无论是从家里还是诊所），我们将冷冻此份样本作为备份，所以如果取卵当天您取精困难，我们可以使用这份精液样本。冷冻精子和新鲜精子成功率是一样的。

参考文献

[1] Javed A, Ashwini LS, Pathangae VG, Roy A, Ganguly D. Ejaculation malfunctions on the day of oocyte pick up for IVF/ICSI: A Report of Four Cases. *Int Lett Nat Sci.* 2015;48:32–6.

[2] Okohue J, Ikimalo J, Onuh S. Ejaculation failure on the day of oocyte retrieval for IVF: A report of five cases. *Middle East Fertil Soc J.* 2011;16:159–62.

[3] Saleh RA, Ranga GM, Raina R, Nelson DR, Agarwal A. Sexual dysfunction in men undergoing infertility evaluation: a cohort observational study. *Fertil Steril.* 2003;79:909–12.

[4] Jacobs M, Stolwijk AM, Wetzels AMM. The effect of insemination/injection time on the results of IVF and ICSI. *Hum Reprod.* 2001;16:1708–13.

[5] Tur-Kaspa I, Segal S, Moffa F, Massobrio M, Meltzer S. Viagra for temporary erectile dysfunction during treatments with assisted reproductive technologies. *Hum Reprod.* 1999;14:1783–4.

[6] Kaplan B, Ben-Rafael Z, Peled Y, Bar-Hava I, Bar J, Orvieto R. Oral sildenafil may reverse secondary ejaculatory dysfunction during infertility treatment [Letter]. *Fertil Steril.* 1999;1144–5.

[7] Doyle JO, Richter KS, Lim J, Stillman RJ, Graham JR, Tucker MJ. Successful elective and medically indicated oocyte vitrification and warming for autologous in vitro fertilization, with predicted birth probabilities for fertility preservation according to number of cryopreserved oocytes and age at retrieval. *Fertil Steril.* 2016;105:459–466.e2.

[8] Watkins W, Bourne H, Nieto F, Gronow M, Baker G. Testicular aspiration of sperm for intracytoplasmic sperm injection: a novel treatment for ejaculatory failure on the day of oocyte retrieval. *Fertil Steril.* 1996;66:660–1.

[9] Lin YH, Hwang JL, Tsai YL. Percutaneous epididymal sperm aspiration in psychogenic anejaculation during IVF: a report of two cases. *J Reprod Med.* 1999;44:894–6.

[10] Sharif K. Advances in the treatment of male factor infertility. In: *Recent Advances in Obstetrics and Gynaecology*, Vol. 21. Edinburgh: Churchill Livingston;2001:141–59.

[11] Silber SJ, Nagy ZP, Liu J, Godoy H, Devroey P, Steirteghem VCA. Conventional in-vitro fertilization versus intracytoplasmic sperm injection for patients requiring microsurgical sperm aspiration. *Hum Reprod.* 1994;9:1705–9.

[12] Tarlatzis BC, Bili H. Survey on intracytoplasmic sperm injection: report from the ESHRE ICSI Task Force. European Society of Human Reproduction and Embryology. *Hum Reprod.* 1998;13(Suppl 1):165–77.

[13] Emery M, Senn A, Wisard M, Germond M. Ejaculation failure on the day of oocyte retrieval for IVF: case report. *Hum Reprod.* 2004;19:2088–90.

第86章 无精子症患者

The azoospermic patient

Khaldoun Sharif Ali Al-Rawahneh 著

周飞飞 谭季春 译 石 华 校

> 病例1：一名不育男性进行了精液分析，精液体积为2.5ml，精子数量为0。血清FSH为15mU/ml，LH为10mU/ml，T为530ng/dl。
>
> 病例2：一名不育男性进行了精液分析，精液体积为0.5ml，精子数量为0。血清FSH为7mU/ml，LH为6mU/ml，T为730ng/dl。
>
> 病例3：一名不育男性的精液分析显示其体积为0.5ml，精子数量为0。血清FSH为0.7mU/ml，LH为0.9mU/ml，T为200ng/dl。

一、背景

5%的不育夫妻中存在无精子症（射出精液中没有精子）[1]。起初人们认为它是无法治疗的[2]，但随着手术取精（surgical sperm retrieval，SSR）和卵胞质内单精子注射的出现，许多无精子症不孕症夫妻得到了成功治疗[1]。

（一）无精子症的分类

传统上，无精子症分为"梗阻性"和"非梗阻性"。在梗阻性病例中，生精功能正常，但输精管道梗阻；而在非梗阻性病例中，生精功能障碍。这种分类方法看起来描述清晰，而且经受住了时间的考验，但它可引起混淆[3]。例如，将逆行射精导致的无精子症归类为"梗阻性"，而实际上没有梗阻。此外，促性腺激素功能减退症和唯支持细胞综合征引起的病例被归入"非梗阻性"类别，尽管它们有完全不同的病因、治疗和预后，这可能导致误诊和误治。

现在已经提出了一种更适合于诊断和管理策略的临床导向分类[3]。它将无精子症分为睾丸前原因、睾丸原因和睾丸后原因。

（二）睾丸前无精子症

睾丸前无精子症（继发性性腺功能减退）包括所有低促性腺激素性性腺功能减退症病例，无论

478

是先天性（卡尔曼综合征）、获得性（创伤、肿瘤）还是特发性。这些将需要垂体评估（内分泌学和放射学），并且对激素替代疗法反应良好[4]。在成功恢复生精功能后，无须辅助受孕即可妊娠。

在这些患者中，睾丸体积小，FSH、LH 和睾酮水平低（病例3），并且可能是性腺功能减退的临床症状和体征，也会有低射精量（<1ml）。

（三）睾丸无精子症

睾丸无精子症（原发性性腺功能减退）包括睾丸疾病，可能是先天性（Klinefelter 综合征、Y 染色体微缺失）、后天性（放疗、化疗、睾丸扭转、腮腺炎性睾丸炎）或发育性（睾丸发育不良），治疗需要在适当的基因筛查后尝试 SSR，但只有 60% 的患者能获得精子[5]。因此，应注意监测预后。这些患者中，血清 FSH 和 LH 可能正常或升高，睾酮通常在正常低限（病例1），并且他们通常（但并非总是）睾丸体积小。射精量正常。

（四）睾丸后无精子症

睾丸后无精子症是由导管阻塞或功能障碍（逆行射精）所致。梗阻可能是先天性（先天性双侧输精管缺如）或后天性（手术后或感染）的。获得性梗阻性病例可以手术矫正。几乎所有患者都可以获得精子[6]。

睾丸体积及血清 FSH、LH 和睾酮均正常。逆行射精时射精量低，通常<1ml（病例2）。

二、管理策略

无精子症是一种实验室发现，而不是诊断。首先必须确认，然后确定确切的类型（睾丸前、睾丸或睾丸后）。许多病例需要 SSR，如果发现精子，则需要 ICSI。使用手术取出的精子进行 ICSI 受孕的婴儿的结局与使用射精精子进行 ICSI 受孕的其他婴儿相似[7]。然而，在确定 SSR 是正确选择之前，有许多问题需要考虑，并且如果真的如此，也需要适当地应用 SSR[8]。

（一）患者真的是无精子症吗

常规精液分析非常主观，被报告为无精子症的标本在离心（沉淀）后发现少量精子（隐匿精子症）的情况并不少见[9]。在一项对 140 名常规精液分析为无精子症患者的研究中，20% 的患者在精液沉淀物找到了精子。这是在先前标记为睾丸或睾丸后无精子症的患者中发现的，与血清 FSH 水平或先前睾丸活检结果无关[9]。因此在考虑 SSR 之前，应对所有看似无精子症患者的精液样本进行离心沉淀以验证诊断。将精液样本在 300G 下离心 15min，在相差光学显微镜放大 200 倍下进行彻底检查。根据定义，隐匿精子症男性射精中含有精子，无须 SSR 即可用于 ICSI。因此，三个病例治疗的第一步是通过离心沉淀重复精液分析。

（二）睾丸前无精子症不需 SSR

病例罕见，约 1% 的无精子症男性为低促性腺激素性性腺功能减退症，容易发生诊疗错误。

SSR 不适用于这些患者。它是一种激素缺乏症，可通过激素替代疗法进行治疗，这包括睾酮（无生育需求）和促性腺激素（有生育需求）。

（三）睾丸前无精子症的生育诱导管理策略

治疗方案

- 单药治疗：人绒毛膜促性腺激素（1000～1500U，2～3 次 / 周），通常建议用于睾丸体积＞4ml 和（或）无隐睾病史的患者。如果患者在治疗 3～6 个月后仍然为无精子，则添加 FSH。

- 联合治疗：hCG（1000～1500U，2～3 次 / 周）和 FSH（75～150U，2～3 次 / 周）是青春期前睾丸体积≤4ml 的患者治疗的"金标准"。

- FSH 启动后添加 hCG：对于严重病例似乎是一种有希望方案，可以改善精子的参数。2～4 个月的 FSH 启动刺激支持细胞和精原细胞的增殖，使睾丸体积增加，当睾丸体积达到 8ml 左右时可以添加 hCG。

3～6 个月后可以观察到第一个反应迹象，但生育诱导时间可能长达 24 个月才能达到最大效果。隐睾或睾丸体积＜4ml 的患者通常需要延长疗程。同样，与未接受睾酮治疗的患者相比，接受睾酮预处理的男性精子发生和受孕的速度较慢。

通过治疗，几乎所有患者都能诱导正常的精子发生[4]，并且在许多情况下通常会发生自然妊娠。然而，尽管进行了治疗，一些患者仍无法产生足够的精子以自然妊娠，或者这对夫妻可能根本不愿意等待到达那个阶段所需的时间。在这种情况下，经过适当的咨询，可以提供辅助生殖，使用射出的精子而不是 SSR。

（四）逆行射精不进行 SSR

对于射精量低且激素正常的无精子男性，应怀疑该诊断（病例 2），并通过检查射精后尿液发现精子来证实[10]。一线治疗是用拟交感神经药诱导顺行射精的药物治疗试验，如果不起作用，可以从射精后尿液中提取精子用于辅助受孕（见第 90 章）。

（五）睾丸后梗阻性无精子症首先考虑手术矫正

睾丸后无精子症的最常见原因是手术（输精管切除术）。与经 SSR 进行 ICSI 相比，手术矫正有许多优点。如果成功矫正，首先可满足一对夫妻多次妊娠的可能，否则每次尝试妊娠都需要一个新的 ICSI 周期；其次，手术避免了与 ICSI 及多胚胎移植相关的多胎妊娠发生；再者，进行矫正手术可能比手术取精进行 ICSI 更具成本效益[11]。因此，SSR/ICSI 仅在梗阻不适于手术矫正或手术失败后使用。

（六）事先未经基因检测和咨询，不得进行 SSR 和 ICSI

在无精子症患者中，遗传异常的发生率增加。应进行基因检测和适当的咨询以检测这些异常，因为这将有助于诊断和指导胚胎植入前的基因检测，以及量化后代潜在的遗传风险[12]（见第 87 章、第 93 章和第 94 章）。

（七）SSR 前患者优化

已经有几项研究在睾丸无精子症中测试了一些术前激素辅助疗法，以提高精子回收率，这些包括枸橼酸氯米芬、芳香化酶抑制药和绒毛膜促性腺激素。然而，正如 2019 年的一项系统性综述所示，结果是相互矛盾的，并没有高质量的证据支持使用[5]。SSR 前精索静脉曲张手术也是如此，一些研究表明对病情有改善，但是由于一些潜在的偏差来源和缺乏对照组，情况变得更加复杂[5]。

（八）应用 SSR 操作技术的类型

睾丸无精子症手术取精的技术包括睾丸精子抽吸（testicular sperm aspiration，TESA）、开放式穿刺常规睾丸精子提取（conventional-testicular sperm extraction，c-TESE）或使用外科显微镜下睾丸精子提取（microscopic testicular sperm extraction，micro-TESE）。1999 年 micro-TESE 首次被描述[13]，基于精子发生的异质性[14]，只有少数生精小管含有精子。在显微镜下发现，具有精子发生的小管比周围没有精子的薄而塌陷的小管更大、更不透明，因此被选为活检材料[5]。随后的研究表明，micro-TESE 的有效性是 c-TESE 的 1.5 倍，而 c-TESE 的有效性是 TESA 的 2 倍[15]。然而，最近的报道发现，在 micro-TESE 和 c-TESE 中的精子回收率相似（46%）[16]。在实践中，c-TESE 对许多患者来说是足够的，只有少数（约 20%）需要 micro-TESE。是每位患者都进行 micro-TESE，还是从 c-TESE 开始，或者 c-TESE 无效才进行 micro-TESE，是每个人都需要做出的决定，而这取决于病例数、可用设备及专业知识。

在睾丸后无精子症中，梗阻在附睾后（如输精管切除术或 CBAV），通过经皮附睾精子抽吸术获取精子。在附睾前梗阻的情况下，使用 TESA，回收率几乎为 100%，因为精子发生是正常的。

（九）SSR 必须是多部位、双侧睾丸同时进行

在睾丸无精子症中，单次睾丸活检不足以排除精子的存在，因为精子发生可能仅存在于生精小管的某些部位，并且多次睾丸取样获得精子的概率可达 60%[14]。此外，双侧睾丸的活组织检查都是必要的，已有研究表明，单侧活组织检查造成 20% 的 TESE 患者[17] 和 8% 的 micro-TESE 患者[18] 的局部精子被漏检。

（十）SSR 组织的处理

精子存在于睾丸活检组织的生精小管内。为了识别这些精子，需要对小管进行机械破坏，酶消化有助于识别[5]。睾丸精子通常是不动的，可使用己酮可可碱[19] 或激光辅助（laser assisted immotile sperm selection，LAISS）[20] 对不动精子进行挑选，从而有助于选择精子进行 ICSI。

（十一）除非有冷冻保存设施，否则不进行 SSR

诊断性 SSR 的目的是确定是否有精子能用于以后的 ICSI。理想情况下，该操作应在具有冷冻保存设施的诊所进行，以避免患者以后进行 ICSI 时再做 SSR。冷冻保存的睾丸精子在受精能力和妊娠率方面与新鲜睾丸精子一样好[21]。

（十二）除非睾丸经过适当的时间恢复，否则不得重复 SSR

SSR 导致睾丸发生短暂变化，可能是血肿形成和炎症所致[22]。这些变化会影响其生精效率，并且已经证明，在初次 SSR 发现精子的区域（SSR 阳性）3～6 个月内再次手术，获得精子的可能性较小[23]。

（十三）睾丸活检对睾酮水平和勃起功能的影响

2018 年的一项 Meta 分析[24] 显示 TESE 后睾酮水平会出现短暂的显著性降低，从术后 3 个月开始下降，但在手术 18～26 个月后恢复到基线水平。还有一些勃起功能障碍的风险（这项研究中 66 名患者中有 13 名出现 ED），这可能与总睾酮减少和（或）抑郁焦虑有关[25]。因此，谨慎的做法是在术前和术后每 3～6 个月检测 1 次睾酮，因此任何显著的性腺功能减退都可以得到控制。

（十四）SSR 和 ICSI 受孕男孩的未来生育率

如果睾丸无精子症是由 Y 染色体微缺失所致，那么这将遗传给所有男性后代[26]。在其他睾丸无精子症的病例中，可以假设有些是遗传的，因此不孕不育传递下去的风险会增加。这突出了基因检测和遗传咨询的重要性，以帮助量化子代潜在的遗传风险[12]。

要点

挑战

- 无精子症患者。

背景

- 调查显示不育夫妻中无精子症有 5% 的发生率。
- 可能是由于睾丸前、睾丸或睾丸后的原因。
  - 睾丸前：低促性腺激素性性腺功能减退症［先天性（Kallmann 综合征）、后天性（创伤、肿瘤）或特发性］。
  - 睾丸性：先天性（Klinefelter 综合征、Y 染色体微缺失）、后天性（放疗、化疗、睾丸扭转、腮腺炎性睾丸炎）或发育性（睾丸发育不良）。
  - 睾丸后：精道阻塞［如先天性双侧输精管缺如（CBAV）、感染或输精管切除 / 结扎术］或功能障碍（如逆行射精）。

管理策略

- 通过精子沉淀物确定患者是否是真正的无精子症患者，因为 20% 的看似无精的患者在沉淀物中发现了精子。
- 低促性腺激素性性腺功能减退性无精子症男性接受促性腺激素治疗后会产生精子，但可能需要长达 18～24 个月的时间。
- 逆行射精的无精子症男性应通过拟交感神经药物或从射精后尿液中回收精子进行治疗。

- 手术矫正是睾丸后梗阻性无精子症的首选。如果失败的话，可以通过 PESA 或 TESA 获取精子。
- 睾丸性无精子症患者中，40%～60% 能从睾丸中获取精子，并可用于 ICSI。
- 睾丸性无精子症手术取精技术包括 TESA、常规 TESE 或显微 TESE。
- 目前没有高质量的证据表明术前激素辅助治疗或精索静脉曲张手术能提高睾丸性无精子症的获精率。
- 双侧和多点睾丸活检可增加发现精子的机会。
- 睾丸活检应在有冷冻保存设备的条件下进行。
- 睾丸活检组织的处理包括小管的机械破坏和酶消化，以识别通常不动的精子，也可用己酮可可碱或 LAISS 协助选择精子用于 ICSI。
- 两次睾丸活检需间隔 3～6 个月，以增加发现精子的机会。
- TESE 后睾酮有短暂下降的可能，也有勃起功能障碍的风险。术前和术后每隔 3～6 个月检测 1 次睾酮，这样就可以及时处理任何明显的性腺功能减退。
- 使用手术取出的精子进行 ICSI 受孕的婴儿与使用射出精子进行 ICSI 受孕的婴儿的结局相似，但如果病因是遗传性的，男孩不育的风险可能会增加。

三、一问一答

问题 1：我被告知我的精液中没有精子，因为我的睾丸功能不好，我需要做睾丸活检。您能保证找到精子吗？

回答 1：很遗憾我们不能。我们知道，这种情况的男性中，最高达 60% 的机会有精子，但我们无法预测这些人会是谁。无论是睾丸大小，还是激素水平都无法帮助判断。

问题 2：我被告知我的射出精液中没有精子，因为我的脑垂体功能不好，我需要注射激素大约 1 年。我如何知道它们什么时候起作用？

回答 2：我们给您的激素是垂体激素的替代品，它们会刺激睾丸工作。睾丸会产生睾丸激素和精子。精子可能需要 18～24 个月才能出现在射出精液中，因此我们将每 3 个月检查 1 次精液，以评估治疗效果。即使早期没有发现精子，我们也可以通过其他指标了解激素开始发挥作用，如射精量的增加或睾丸增大，您会感觉到性欲和性功能增强。这些都是睾酮增加的结果。

参考文献

[1] Sharif K. Advances in the treatment of male factor infertility. In: Bonar J, editor. *Recent advances in obstetrics & gynaecology* Vol 21. Edinburgh: Churchill Livingston; 2001. p. 141–59.

[2] Rowe PJ, Comhaire FH, Hargreave TB, Mellows HJ. *WHO manual for the standardized investigation and diagnosis of the infertile couple*. Cambridge University Press; 1993.

[3] Sharif K. Reclassification of azoospermia: the time has come? *Hum Reprod.* 2000;15(2):237–8.

[4] Finkel DM, Phillips JL, Snyder PJ. Stimulation of spermatogenesis by gonadotropins in men with hypogonadotropic hypogonadism. *N Engl J Med.* 1985;313(11):651–5.

[5] Flannigan RK, Schlegel PN. Microdissection testicular sperm extraction: preoperative patient optimization, surgical technique, and tissue processing. *Fertil Steril.* 2019;111(3): 420–6.

[6] Safran A, Reubinoff BE, Porat-Katz A, Schenker JG, Lewin A. Assisted reproduction for the treatment of azoospermia. *Hum Reprod.* 1998;13 Suppl 4:47–60.

[7] Esteves S, Agarwal A. Reproductive outcomes, including neonatal data, following sperm injection in men with obstructive and nonobstructive azoospermia: case series and systematic review. *Clinics.* 2013;68(S1): 141–9.

[8] Sharif K, Ghunaim S. Surgical sperm retrieval: what not to do. *Fertil Steril.* 2008;89(1): 17–9.

[9] Jaffe TM, Kim ED, Hoekstra TH, Lipshultz LI. Sperm pellet analysis: a technique to detect the presence of sperm in men considered to have azoospermia by routine semen analysis. *J Urol.* 1998;159(5):1548–50.

[10] Jefferys A, Siassakos D, Wardle P. The management of retrograde ejaculation: A systematic review and update. *Fertil Steril.* 2012;97(2):306–12.

[11] Wolter S, Neubauer S, Heidenreich A. Vasovasostomy versus MESA/TESE combined with ICSI. *A cost benefit analysis. J Urol.* 1999;161:312.

[12] O'Flynn O'Brien KL, Varghese AC, Agarwal A. The genetic causes of male factor infertility: A review. *Fertil Steril.* 2010;93(1):1–12.

[13] Schlegel PN. Testicular sperm extraction: Microdissection improves sperm yield with minimal tissue excision. *Hum Reprod.* 1999;14(1):131–5.

[14] Silber SJ, Nagy Z, Devroey P, Tournaye H, Van Steirteghem AC. Distribution of spermatogenesis in the testicles of azoospermic men: the presence or absence of spermatids in the testes of men with germinal failure [published erratum appears in *Hum Reprod* 1998;13: 780]. *Hum Reprod.* 1997;(11):2422–8.

[15] Bernie AM, Mata DA, Ramasamy R, Schlegel PN. Comparison of microdissection testicular sperm extraction, conventional testicular sperm extraction, and testicular sperm aspiration for nonobstructive azoospermia: A systematic review and meta-analysis. *Fertil Steril.* 2015;104(5):1099– 1103.e3.

[16] Corona G, Minhas S, Giwercman A, Bettocchi C, Dinkelman-Smit M, Dohle G, et al. Sperm recovery and ICSI outcomes in men with non-obstructive azoospermia: a systematic review and meta-analysis. *Hum Reprod Update.* 2019;25(6):733–57.

[17] Plas E, Riedl CR, Engelhardt PF, Muhlbauer H, Pfluger H. Unilateral or bilateral testicular biopsy in the era of intracytoplasmic sperm injection. *J Urol.* 1999;162(6):2010–3.

[18] Ramasamy R, Reifsnyder JE, Husseini J, Eid PA, Bryson C, Schlegel PN. Localization of sperm during microdissection testicular sperm extraction in men with nonobstructive azoospermia. *J Urol.* 2013;189(2):643–6.

[19] Terriou P, Hans E, Giorgetti C, Spach JL, Salzmann J, Urrutia V, et al. Pentoxifylline initiates motility in spontaneously immotile epididymal and testicular spermatozoa and allows normal fertilization, pregnancy, and birth after intracytoplasmic sperm injection. *J Assist Reprod Genet.* 2000;17(4):194–9.

[20] Nordhoff V. How to select immotile but viable spermatozoa on the day of intracytoplasmic sperm injection? An embryologist's view. Vol. 3, *Andrology.* 2015. p. 156–62.

[21] Friedler S, Raziel A, Strassburger D, Komarovsky D, Ron-El R. Intracytoplasmic injection of fresh and cryopreserved testicular spermatozoa in patients with nonobstructive azoospermia - a comparative study. *Fertil Steril.* 1997;68:892–7.

[22] Schlegel PN, Su LM. Physiological consequences of testicular sperm extraction [see comments]. *Hum Reprod.* 1997;12(8):1688–92.

[23] Amer M, El Haggar S, Moustafa T, El-Naser TA, Zohdy W. Testicular sperm extraction: Impact of testicular histology on outcome, number of biopsies to be performed and optimal time for repetition. *Hum Reprod.* 1999;14(12):3030–4.

[24] Eliveld J, van Wely M, Meicßner A, Repping S, van der Veen F, van Pelt AMM. The risk of TESE-induced hypogonadism: A systematic review and meta-analysis. *Hum Reprod Update.* 2018;24(4):442–54.

[25] Akbal C, Mangir N, Tavukçu HH, Özgür Ö, Şimşek F. Effect of testicular sperm extraction outcome on sexual function in patients with male factor infertility. *Urology.* 2010;75(3):598–601.

[26] Halliday J. Outcomes for offspring of men having ICSI for male factor infertility. *Asian J Androl.* 2012;14(1):116–20.

第 87 章 Klinefelter 综合征男性患者的 ART 治疗

ART in men with Klinefelter syndrome

Medhat Amer Emad Fakhry 著

李萍萍 谭季春 译 石 华 校

病例 1：一对夫妻因无精子症和既往常规睾丸活检的阴性结果而被推荐到生殖中心。丈夫的核型分析结果为 47，XXY。在接受 2 个月的阿那唑治疗后（因为丈夫的睾酮 / 雌二醇比值倒置），这对夫妻被安排进行显微 TESE/ICSI。他们被告知取到精子的机会有限。最终手术取到了非常罕见的活动精子，并进行了 ICSI。移植 2 个囊胚后双胎妊娠。

病例 2：一对确诊无精子症的夫妻到生殖中心就诊。临床检查显示双侧睾丸小而坚实，Ⅱ 度精索静脉曲张。丈夫的核型分析证实为 Klinefelter 综合征。这对夫妻咨询了静脉曲张切除和睾丸细针抽吸（testicular fine needle aspiration，TFNA）（之前另一个中心建议）。本中心告知他们，他们的情况不适合这一治疗方法，显微 TESE 取到精子的可能性更高，并应结合 ICSI，如果没有精子则行卵母细胞冷冻。妻子进行了控制性卵巢刺激，取卵当日丈夫的精液无精子，于是进行了显微 TESE。不幸的是，没有取到精子，因此卵母细胞被玻璃化冷冻。睾丸组织病理学显示罕见的不完全精子发生灶。在随访中，这对夫妻询问是否静脉曲张结扎术而不是激素优化后的再次显微 TESE 对他们的情况有帮助。

一、背景

1942 年，Klinefelter 等描述了 9 名男性的相似表型：睾丸发育不良、小睾丸、类无睾症、男性乳房发育、尿促性腺激素升高和无精子症[1]。Klinefelter 综合征（Klinefelter syndrome，KS），又名克氏综合征，最初认为是由某种未知的内分泌疾病引起的，后来确定为一种染色体疾病，其特征是多一条 X 染色体，核型为 47，XXY[1]。这是最常见的人类性染色体疾病，每 500～1000 名男性中就有 1 人患病，约占无精子症男性的 11%。与实际患病率相比，只有 25% 的 Klinefelter 综合征病例得到诊断[2]。

现在 KS 指的是一组染色体疾病，即比正常男性核型至少多了一条 X 染色体。X 染色体数目越多，表型越明显。嵌合体外周血核型通常为 47,XXY/46,XY，表型较温和，可见于 10% 的 KS 病例。额外的 X 染色体主要是生殖细胞减数分裂时不分离造成的，或者（5% 的病例）源于早期胚胎有丝分裂不分离。母源 XX 卵母细胞可由第 1 次或第 2 次减数分裂产生。父源 XY 精子可由第 1 次减数分裂产生。母亲年龄大于 40 岁的子代患 KS 的风险显示会增加。正常情况下，当两条 X 染色体存在时，其中一条 X 上的大多数基因都会失活。在 KS 患者中，约 15% 的 X 染色体基因没有失活，两条 X 染色体均有表达。这些基因在身体所有组织中的过度表达导致了 KS 表型[3]。

与正常对照组相比，在 KS 患者出生第 1 年，精原细胞的数量逐渐从 24% 下降到 0.1%，支持细胞的成熟能力也降低了[4]。这些患者睾丸的生精小管在儿童时期发生变性，在青春期进展为纤维化和玻璃样变[4]。

在 80% 的 KS 患者中可见间质细胞（Leydig 细胞）功能障碍，表现为细胞增生和睾丸激素分泌不足。血清卵泡刺激素、黄体生成素和雌二醇水平明显高于正常对照组。支持细胞（Sertoli 细胞）功能障碍的特征是细胞产生的抗米勒管激素和细胞表面雄激素受体减少[5]。

二、管理策略

（一）患者评估

KS 患者在儿童时期通常不易被发现。在青春期，轻微的异常（如小而坚实的睾丸）和青春期发育延迟可能会被注意到。大多数 KS 男性除不育问题（无精子症或严重少精子症）外，男性化特征充分并被认为是正常的，因此直至来到生殖中心才被发现。

睾丸体积小，射精量低于正常。LH 和 FSH 升高，而睾酮通常为正常低值（游离睾酮比总睾酮更准确），并且睾酮/雌二醇的比值较低。其他临床特征（如男性乳房发育和阉人体态）是高度可变且不可靠的，可能延误诊断，因此必须通过核型检查确诊。Y 染色体微缺失分析也有一定意义，因为有些报道表明 KS 患者出现这种缺失的风险增加[6]。

（二）少精子症 KS 患者的精子冷冻保存

在一些嵌合体 KS 患者中，可能出现严重的少精子症而不是无精子症。由于情况有可能进一步恶化，即使在当前阶段没有生育需求，也应考虑早期诊断和冷冻保存精子。

（三）睾丸精子提取前患者的优化

睾丸精子提取和 ICSI 可能是大多数 KS 患者唯一的生育选择。显微镜下睾丸精子提取术（microscopic testicular sperm extraction，micro-TESE）前最重要的步骤是提前 6 个月停止补充睾酮。外源性睾酮会负反馈抑制促性腺激素的产生，从而抑制精子发生。

为了提高性腺功能减退的 KS 患者成功取精的可能性，可以采用其他的术前用药方案。然而，这些方案主要基于专家意见和经验，而无对照试验和适当的证据支持。大多数 KS 患者的睾酮/雌激素的比值下降，导致精子产生减少。睾酮水平低于 300ng/dl 的男性应接受芳香化酶抑制药（阿那曲唑 1mg/d 或睾丸内酯 50～100mg，每天 2 次）治疗 2 个月，从而通过提高睾酮水平和睾酮/雌激素比值来促进精子发生[7]。然而，芳香化酶抑制药可能导致快速耐药，因此术前使用不应超过 2 个月。对于芳香化酶抑制药无反应的患者，可以采用人绒毛膜促性腺激素（用量介于 1500U 每周 2 次至 2500U 每周 3 次）。另外，氯米芬（用量介于 25～75mg/d）已被应用，并显示可增加睾酮 / 雌激素比值。早上睾酮水平的目标值为 600～800ng/dl，并相应地调整药物剂量。

对于性腺功能低下的男性，TESE 术前的精索静脉曲张手术可增加内源性睾酮水平，但对于睾丸性无精子症患者，没有证据表明可直接改善精液结果和生育率[8, 9]。

（四）手术取精：micro-TESE

无精子症 KS 患者的首选手术方法是 micro-TESE，这是检测活精子发生的局灶性区域的最佳方法[10]。手术显微镜有助于识别典型的有功能的小管，它比纤维化的、仅含支持细胞的小管更宽，更不透明。此外，micro-TESE 术后睾酮减少和睾丸体积下降是短暂的。有研究表明，1 年后睾酮水平可恢复 50%～95%[11-13]，比较 c-TESE 与 micro-TESE 患者术后的超声外观和激素水平，发现后者更有益于保存睾丸结构[13]。

（五）KS 患者的 ICSI

一项核型正常的睾丸性无精子症（非梗阻性）患者与非嵌合体 KS 患者的对比研究发现，两组的睾丸精子获得率和 ICSI 后的妊娠率相似[10]。Schiff 等也发现，对于大多数无精子症 KS 患者，TESE/ICSI 是一种有效干预措施，其取精和 ICSI 成功率与核型正常的睾丸性无精子症患者相当[14]。

（六）TESE 成功的预测因素

已经有多个因素被试图用于预测 TESE 的成功率；然而，目前尚没有一致的结论。这些研究评估了患者的年龄、激素水平和睾丸体积与成功取精的关系。一些研究发现，年龄在 35 岁以下、睾酮水平高于 300ng/dl 或睾丸体积较大是预测 TESE 成功的积极因素，然而其他研究未能证实这些变量的预测价值[15, 16]。

在 2015 年的一份报道中，50 名青春期晚期的青少年非嵌合体 KS 患者和 85 名成年非嵌合体 KS 患者接受了 micro-TESE，青少年组精子回收率为 45%，而成人组为 31%，提示该病具有进展性[15]。

（七）实际考虑

建议在 ICSI 的间隙期进行 micro-TESE（女性伴侣无须准备同步进行 ICSI）。如果找到了精子，可以冷冻保存以备以后使用；新鲜和冷冻睾丸精子 ICSI 的受精率和妊娠率相当[17]。如果没有发现精子，那么女性就可以避免不便、风险和成本费用。

如果 TESE 和 ICSI 同时进行，则最好在取卵前至少 8h 开始取精，从而避免卵母细胞成熟后损伤。在进行 TESE 手术之前，建议先对射精样本进行分析，以确定是否存在精子，因为 KS 病例射精样本是可以成功活产的。一些患者可能在计划手术当天射精时有精子，而他们的睾丸活检可能没有发现精子（活检时未取到生成精子的罕见病灶，而射出精液收集的是所有精曲小管产物）[18]。

如果没有发现精子（无论是射出精液还是 TESE），可以玻璃化冷冻卵母细胞（病例 2），以备将来使用。在使用激素优化（病例 1）后，再次 TESE 可能更易成功，或等待未来出现科学突破，例如体外实现精子的生成[19]。对同一睾丸进行 2 次睾丸活检的最小间隔时间应为 3～6 个月，以最大限度地获取精子并减少可能的并发症[20, 21]。

（八）遗传咨询和植入前遗传学检测

遗传咨询对于准备 ART 的 KS 患者很重要，因为夫妻双方担心生育的孩子患 KS 或其他遗传问题的风险，同时他们还咨询是否应该进行植入前遗传学检测。

这是有争议的，因为尚不清楚 47，XXY 生殖细胞是否可以进行减数分裂。对 KS 患者睾丸活检获得精子的早期分析显示，带有额外 X 染色体的精子增多，非整倍体和 21 三体的发生率更高[22]。来自 KS 患者的睾丸精子中约有 5% 是非整倍体，相比之下，来自正常核型男性的非整倍体精子不足 1%，可能是源于整倍体精母细胞的减数分裂错误[23]。尽管如此，对 KS 患者行 TESE/ICSI 所生婴儿的随访并未显示遗传异常风险增加[22]。因此，目前不推荐对 KS 夫妻的胚胎进行 PGT。然而，最终必须对上述问题经适当的咨询后与患者夫妻一起做出最后的决定。

要点

挑战

- 继发于 Klinefelter 综合征不育症的患者。

背景

- 每 500～1000 名男性中有 1 人发病。
- 染色体核型为 47，XXY；10% 的患者为嵌合体，通常核型为 47，XXY/46，XY。
- 患者可以是无精子症，嵌合体患者可能是少精子症。
- 大多数患者在生殖诊所被确诊。

检查流程

- 性生活史及体格检查。
- 激素水平（睾酮正常低值、LH 和 FSH 升高）。
- 精液分析罕见精子。
- 核型为 47，XXY 或嵌合体。

管理策略

- 无精子症的 KS 患者行 micro-TESE 取精后行 ICSI。文献报道发现精子的概率各不相同，但在青少年中约为 45%，在成年人中约为 31%。
- 即使在前次活检阴性的情况下，在某些情况下再次 micro-TESE 也可能发现精子。
- ICSI 结局与其他核型正常的睾丸性无精子症患者相似。
- 尽可能冷冻保存精子。
- 在 TESE 前 6 个月停止雄激素治疗。

- TESE 术前采用芳香化酶抑制药、hCG 或氯米芬对低睾酮的 KS 患者进行优化已有报道，但没有确凿证据表明其有效。
- 常规不推荐 PGT，但应与患者夫妻讨论。
- 对于青少年，应考虑尽早诊断和精子冷冻保存。

三、一问一答

问题 1： 为什么我会出现这种情况？

回答 1： Klinefelter 综合征是一种与生俱来的遗传性疾病。您的细胞里多了一条 X 染色体。这个病会导致睾丸变小，从而睾酮产生减少（男性荷尔蒙），也就不太可能产生精子。

问题 2： 我可以有孩子吗？

回答 2： 我们会做精子和血液检测来评估您的情况。有时候，我们找到一些精子，可以将其冷冻，用于您的生育治疗，也就是试管婴儿。如果我们在射精样本中找不到精子，我们可以在手术显微镜的帮助下做手术，尝试在睾丸中找到精子。通常在 30%～50% 的病例中可以发现精子。如果手术不成功，我们可以给您进行药物治疗，6 个月后再做手术，我们在有些患者的再次手术中发现了精子。

问题 3： 我的孩子会受到这种情况的影响吗？

回答 3： 虽然我们无法 100% 确定，但迄今为止的研究非常确信，对至少 149 名 Klinefelter 综合征父亲所生婴儿的随访未显示遗传异常风险增加。

参考文献

[1] Klinefelter HF. Background of the recognition of Klinefelter's syndrome as a distinct pathologic entity. *Am J Obstet Gynecol.* 1973;116(3):436–7.

[2] Groth KA, Skakkebæk A, Høst C, Gravholt CH, Bojesen A. Klinefelter Syndrome—A Clinical Update. *J Clin Endocrinol Metab.* 2013;98(1):20–30.

[3] Winters SJ, Krishnasamy S. Klinefelter Syndrome. In: Davies T. (eds). *A Case-Based Guide to Clinical Endocrinology.* New York: Springer; 2015. p. 293–302.

[4] Mikamo K, Aguercif M, Hazeghi P, Martin- Du Pan R. Chromatin-Positive Klinefelter's Syndrome. *Fertil Steril.* 1968;19(5): 731–9.

[5] Wikström AM, Hoei-Hansen CE, Dunkel L, Rajpert-De Meyts E. Immunoexpression of Androgen Receptor and Nine Markers of Maturation in the Testes of Adolescent Boys with Klinefelter Syndrome: Evidence for Degeneration of Germ Cells at the Onset of Meiosis. *J Clin Endocrinol Metab.* 2007;92(2):714–9.

[6] Mitra A, Dada R, Kumar R, Gupta NP, Kucheria K, Gupta SK. Y chromosome microdeletions in azoospermic patients with Klinefelter's syndrome. *Asian J Androl.* 2006;8(1):81–8.

[7] Ramasamy R, Zafar A. Management of infertility in klinefelter syndrome. In: Gunasekaran K, Pandiyan N, (eds) *Male Infertility.* New Delhi: Springer; 2017. p. 135–44.

[8] Su L-M, Goldstein M, Schlegel PN. The effect of varicocelectomy on serum testosterone levels in infertile men with varicoceles. *J Urol.* 1995;154(5):1752–5.

[9] Schlegel PN, Kaufmann J. Role of varicocelectomy in men with

nonobstructive azoospermia. *Fertil Steril.* 2004;81(6):1585–8.

[10] Yarali H, Polat M, Bozdag G, Gunel M, Alpas I, Esinler I, et al. TESE–ICSI in patients with non-mosaic Klinefelter syndrome: a comparative study. *Reprod Biomed Online.* 2009;18(6):756–60.

[11] Takada S, Tsujimura A, Ueda T, Matsuoka Y, Takao T, Miyagawa Y, et al. Androgen decline in patients with nonobstructive azoospemia after microdissection testicular sperm extraction. *Urology.* 2008 Jul;72(1):114–8.

[12] Ishikawa T, Yamaguchi K, Chiba K, Takenaka A, Fujisawa M. Serum hormones in patients with nonobstructive azoospermia after microdissection testicular sperm extraction. *J Urol.* 2009;182(4):1495–9.

[13] Ramasamy R, Yagan N, Schlegel PN. Structural and functional changes to the testis after conventional versus microdissection testicular sperm extraction. *Urology.* 2005;65(6):1190–4.

[14] Schiff JD, Palermo GD, Veeck LL, Goldstein M, Rosenwaks Z, Schlegel PN. Success of testicular sperm injection and intracytoplasmic sperm injection in men with klinefelter syndrome. *J Clin Endocrinol Metab.* 2005;90(11):6263–7.

[15] Rohayem J, Fricke R, Czeloth K, Mallidis C, Wistuba J, Krallmann C, et al. Age and markers of Leydig cell function, but not of Sertoli cell function predict the success of sperm retrieval in adolescents and adults with Klinefelter's syndrome. *Andrology.* 2015;3(5):868–75.

[16] Corona G, Minhas S, Giwercman A, Bettocchi C, Dinkelman-Smit M, Dohle G, et al. Sperm recovery and ICSI outcomes in men with non-obstructive azoospermia: a systematic review and meta-analysis. *Hum Reprod Update.* 2019;25(6):733–57.

[17] Ohlander S, Hotaling J, Kirshenbaum E, Niederberger C, Eisenberg ML. Impact of fresh versus cryopreserved testicular sperm upon intracytoplasmic sperm injection pregnancy outcomes in men with azoospermia due to spermatogenic dysfunction: a meta-analysis. *Fertil Steril.* 2014;101(2):344–9.

[18] Amer M, Fakhry E, Rizk B. Azoospermia. In: Rizk B, Agarwal A, Sabanegh Jr ES (eds). Male infertility in reproductive medicine: Diagnosis and management. London: CRC Press; 2019. p. 97–110.

[19] Ibtisham F, Wu J, Xiao M, An L, Banker Z, Nawab A, et al. Progress and future prospect of in vitro; spermatogenesis. *Oncotarget.* 2017;8(39):66709–27.

[20] Amer M, Haggar S El, Moustafa T, El-Naser TA, Zohdy W. Testicular sperm extraction: impact of testicular histology on outcome, number of biopsies to be performed and optimal time for repetition. *Hum Reprod.* 1999;14(12):3030–4.

[21] Schlegel PN, Su LM. Physiological consequences of testicular sperm extraction. *Hum Reprod.* 1997;12(8):1688–92.

[22] Amory JK, Bremner WJ. Klinefelter syndrome and other forms of primary testicular failure. In: Winters S, Huhtaniemi I (eds). Male Hypogonadism. Contemporary Endocrinology. Cham: Humana Press; 2017. p. 187–96.

[23] Vialard F, Bailly M, Bouazzi H, Albert M, Pont JC, Mendes V, et al. The high frequency of sperm aneuploidy in klinefelter patients and in nonobstructive azoospermia is due to meiotic errors in euploid spermatocytes. *J Androl.* 2012;33(6):1352–9.

第88章　对精子 100% 不活动的男性进行 ART 治疗
ART in men with 100% immotile sperm

Jose Vázquez Núñez　Juan José Artazkoz Marques de Oliveira　Patricia Hernández Delgado
Ayrton Artazkoz Marques de Oliveira　Neuda Marques de Oliveira　著
张斯文　谭季春　译　　石　华　校

病例 1：一名 25 岁的男性被诊断为不育，到生育诊所就诊。分析他的精液，显示数量和形态正常，但没有运动的精子。重复检查结果一致。伊红 Y 染色试验，显示活动精子 17%。患者体格检查、激素水平和核型都正常，他自述患有复发性鼻窦炎，而且他的兄弟也有类似的情况。

病例 2：一名 34 岁的男性被转诊到生育诊所，因为他之前的精液分析显示 100% 的精子不活动，浓度为 200 万 /ml，2% 的精子形态正常。重复进行精液分析后结果类似。他与一位 29 岁的健康女性结婚 4 年，诊断为原发性不育症。伊红 Y 染色试验显示活动精子为 0。他的体格检查、激素水平和核型都正常。

一、背景

1992 年引入的卵胞质内单精子注射技术使许多有严重精子缺陷的男性能够成为父亲[1, 2]。然而，不运动的（认为是死的）精子被注入卵母细胞会对 ICSI 的结果产生强烈的负面影响[3]。5000 名男性中，有 1 人[4] 在射出的精液或睾丸穿刺取精中找不到活动精子（完全无活动精子症），这意味着即使使用 ICSI 受精预后也很差[3]。

不活动的精子可能是有活力的或无活力的。导致有活力但不活动精子的主要原因是精子鞭毛的超微结构缺陷，包括缺乏中央微管（轴丝 9+0 综合征）或缺乏动力蛋白臂，以及 Kartagener 综合征[4]。不活动无活力的精子（死精症）可能是由生殖器感染、氧化应激、冷冻保存、抗精子抗体、影响 ATP 生成的代谢紊乱、环境污染物暴露、附睾运输延迟或长期不射精导致的[5-9]。死精子症是一种罕见的情况，据报道，在生育诊所就诊的男性中，仅有 0.2%～0.5% 的人患有该疾病，并且死精子症与附睾或睾丸异常有关[10]。

二、管理策略

（一）找出并治疗病因

在某些情况下，不活动精子可能是由一些可治愈的原因导致的，如抗精子抗体、生殖道感染、乳胶避孕套或暴露于收集装置中的其他有毒化合物，以及长时间的不射精。然而，大多数病例的病因仍然不明。

（二）获取第二份样本

如果第 1 次射精显示没有活动精子，那么应该要求患者提供第二份样本，因为有报道称 41% 的此类病例第 2 次射精样本中存在活动精子[11]。

（三）区分"假性"和"绝对"弱精子症

有两类男性不运动精子：一类是"假性无活动精子症"，即经过离心和 Percoll 梯度选择后可以观察到一些有活力的精子；另一类是"绝对无活动精子症"，即经过精子制备、孵化和广泛寻找，观察到的所有精子仍是 100% 不活动的[12, 13]。在前者中，发现的少数有活力的精子可用于 ICSI，而在后者中，应仔细区分有活力的精子和无活力的精子（死精子症）。

（四）鞭毛的超微结构异常导致的有活力的不动精子

精子发生缺陷导致超微结构异常，这种情况下射出的精子有活力但不运动。其中许多缺陷是由遗传引起的，由于精子的鞭毛和其他类型细胞的纤毛具有相同的超微结构，所以这种疾病通常还有其他表现，如 50% 的病例出现内脏转位（Kartagener 综合征），气管支气管纤毛功能障碍导致反复发作的支气管炎和副鼻窦炎[12]。纤毛不动综合征是一种罕见的常染色体隐性遗传病（1/20 000 活产），该综合征患者的纤毛细胞和精子的微管不运动，但具有正常的形态和活力[4]。

纤毛不动综合征的诊断很简单：患者的精液量正常，精子浓度正常，形态不一，但精子 100% 不动[12]。患者通常还有一些其他表现，并有阳性家族史。可以使用透射电子显微镜观察动力蛋白臂的缺失以明确诊断，但在临床实践中，这既不常见也没有必要。患者的精子活力存活试验测试都是阳性的，所以用有活力的精子进行 ICSI 是不动精子症患者首选的管理策略。这与病例 1 相似。

（五）评估不动精子的活力，以判断是否适合 ICSI

如果不能获得活动的精子，那么就需要评估不运动的精子是否有活力（并适合 ICSI）。以下不同的技术可用来区分有活力的不动精子和无活力的精子。

- 伊红 – 尼格罗辛和伊红 Y 试验。在精子膜完整的基础上，伊红根据精子活力给精子头部着色：死精子被染成红色或深粉色，活精子能排出染料故为白色或浅粉色。由于染料对精子的 DNA 含量有未知的毒性作用，这种试验不适合用于人类 ICSI，只用于诊断目的[12]。
- 机械触碰技术或精子尾部灵活性测试试验。两者都是基于精子尾部的刚性硬度或灵活性检测的。在第一个测试中，如果用 ICSI 吸管触碰精子时，精子能够恢复其原来的位置，则被认为是有活力的 [14]。在第二种测试中，如果精子的尾部独立于头部运动而上下移动，则被认为是有活力的；如果用 ICSI 吸管接触后，尾巴和头部一起移动，则被认为是没有活力的 [15]。这两种技术的优点是不使用可能有毒性或像激光一样可能破坏精子完整性的物质。

- 低渗肿胀试验（hypo-osmotic swelling test，HOST）。该试验由 Jeyendran 等首次提出 [16]，用于评估人类精子膜的完整性。具有正常膜功能的活精子暴露于低渗条件下时，由于水的流入而显示出尾部的肿胀。然而，HOST 的结果是有争议的 [17, 18]。一些研究比较了不同低渗溶液的敏感性，认为由 50% 等渗介质和 50% 蒸馏水组成的溶液最适合用于完全不动精子症选择有活力的精子进行 ICSI [19-21]。

- 精子暴露于己酮可可碱。PTX 是一种 3′，5′– 核苷酸磷酸二酯酶抑制药，它通过增加细胞内 cAMP 来增强精子的运动能力 [22-25]。然而，一些研究表明，cAMP 磷酸二酯酶抑制药对提高受精率没有益处 [21]，或者可能对卵母细胞和胚胎有不良影响 [25]。因此，只应在选定的患者中使用，而且要求浓度非常低和接触时间尽量短。

- 激光辅助不动精子选择（laser-assisted immotile sperm selection，LAISS）。用激光射向精子尾部的尖端来确定精子的活力。有活力的精子会出现卷曲反应 [26]。然而，该设备昂贵，因此许多 ART 中心可能无法提供。

- 双折射 – 偏振显微镜（birefringence-polarization microscopy，BPM）。这种技术是基于有活力的精子头部产生的双折射模式 [27, 28]。它的主要缺点是成本高，而且在许多 ART 中心缺乏这类设备。

这些方法（除了伊红试验）都可以用来为 ICSI 选择有活力的精子，而且都有其优点和缺点，但没有研究表明哪种活力试验更好 [12]。病例 1 可以用这些方法中的任何一种来处理。

（六）睾丸精子提取

如果在射出的精液中找不到有活力的精子（死精症），可以用 TESA 或 TESE 提取有活力的睾丸精子用于 ICSI [29]。这就是病例 2 选用的方案。

在精子成熟过程中，运动能力是在附睾转运过程中获得的。因此，应将来自附睾的绝对不动的精子与射出的不动精子同等看待。相反，睾丸活检中出现的不动精子是一种生理事件，其原因是由代谢性精子不成熟或附着在支持细胞上造成的 [30]。

（七）用不动的精子进行 ICSI 的结局

关于接受 ICSI 治疗的绝对无精子症患者的受精率、卵裂率和妊娠率，已经有多篇报道 [12]。报道的结果差异很大，这取决于精子来源和应用的精子选择技术。使用的有活力的精子比例在 0%~100% 变化，受精率为 3%~76.4%，临床妊娠率为 0%~38.3% [12]。

要点

挑战

- 在射出精液或睾丸精子提取中，100% 都是不动精子（完全不动精子症）的患者。

背景

- 据报道，在生育诊所就诊的男性中，每 5000 人中就有 1 人患有极度弱精子症。
- 不动精子可能是由影响精子活力的遗传缺陷或后天原因造成的，如感染、冷冻保存、抗精子抗体或环境污染物，并且大多数病例没有明显的病因。
- 只有有活力的精子才能用于 ICSI，这样才有获得成功的机会。
- 目的是找到有活力的精子，如果实在找不到，则去寻找有活力的不动精子，用于 ICSI 治疗。
- 死精子症（完全无活力的精子）罕见，据报道，占生育诊所就诊的男性患者的 0.2%～0.5%。

管理策略

- 找到病因并尽可能纠正（如治疗生殖道感染）。
- 再获取一份精液样本（41% 的病例能产生活动的精子）。
- 区分假性不动精子症(广泛寻找能得到有活力的精子）和绝对不动精子症(只发现不动的精子）。
- 使用以下一种精子活力测试方法来区分有活力和无活力的不活动精子。
  - 机械触碰技术。
  - 低渗肿胀试验。
  - 精子暴露于己酮可可碱。
  - 激光辅助不活动精子选择。
  - 双折射 – 极化显微镜。
- 如果射出的精子完全没有活力，可以尝试睾丸精子提取。

三、一问一答

问题 1：我被告知，我的精子都不能运动。这是否意味着我不能成为父亲？

回答 1：不一定，我们可以采取很多措施。我们可以做 ICSI 治疗，将活的（我们称之为"有活力的"）精子注入卵母细胞。我们知道会动的精子是有活力的，这就是我们通常选择注射精子的方式。因为您的精子都不会动，所以我们必须在实验室做其他测试，以找出要使用的精子。但在这之前，我们会要求您再提供一份精液样本，因为很多时候即使我们在第一份样本中没有发现，我们也可能在第二份样本中发现活动的精子。而且，即使检查结果显示您的精子都没有活力，我们也可以做一个小手术，从睾丸中抽吸精子并用于 ICSI。在许多类似的病例中，我们都能在睾丸中找到有活力的精子。当然，我们首先会检查您是否有导致这个问题的其他病因（如感染），并进行针对性治疗。

问题 2：如果我的伴侣通过 ICSI 妊娠，孩子会不会因为我的精子不运动而更有可能出现遗传疾病？

回答 2：这种情况罕见，但以往对类似病例的研究报道结果是较好的，因为婴儿出现遗传问题的风险并没有增加。如果您的伴侣妊娠了，那就意味着我们用有活力的精子（即使不动）注入卵细胞，使其正常受精并妊娠。即使是在非常罕见的情况下（1/20 000），这种情况是遗传的，婴儿需要从父母双方获得两个基因副本才能继承这种情况，这种可能性非常小，因此这种情况极其罕见。

参考文献

[1] Palermo G, Joris H, Devroey P, Van Steirteghem AC. Pregnancies after intracytoplasmic injection of a single spermatozoon into an oocyte. *Lancet.* 1992;340:17–8.

[2] Van Steirteghem AC, Nagy Z, Joris H, Liu J, Staessen C, Smitz J, et al. High fertilization and implantation rates after intracytoplasmic sperm injection. *Hum Reprod.* 1993;8: 1061–6.

[3] Nagy ZP, Liu J, Joris H, Verheyen G, Tournaye H, Camus M, et al. The result of intracytoplasmic sperm injection is not related to any of the three basic sperm parameters. *Hum Reprod.* 1995;10:1123–9.

[4] Eliasson R, Mossberg B, Cammer P, Afzelius BA. The immotile-cilia syndrome: a congenital ciliary abnormality as an etiologic factor in chronic airway infections and male sterility. *N Engl J Med.* 1977;297:1–6.

[5] Teague,NS, Boyarsky S, Glenn JF. Interference of human spermatozoa motility by *Escherichia culi. Fertil Steril.* 1971;22:281–5.

[6] Lee R, Goldstein M, Ullery BW, Ehrlich J, Soares M, Razzano RA, et al. Value of serum antisperm antibodies in diagnosing obstructive azoospermia. *J Urol.* 2009;181:264–9.

[7] Folgerφ T, Bertheussen K, Lindal S, Torbergsen T, Oian P. Mitochondrial disease and reduced sperm motility. *Hum Reprod.* 1993;8:1863–8.

[8] Pflieger-Bruss S, Schuppe HC, Schill WB. The male reproductive system and its susceptibility to endocrine disrupting chemicals. *Andrologia.* 2004;36:337–45.

[9] Hauser R, Sokol R. Science linking environmental contaminant exposures with fertility and reproductive health impacts in the adult male. *Fertil Steril.* 2008;89:59–65.

[10] Ahmadi A, Ng SC. Developmental capacity of damaged spermatozoa. *Hum Reprod.* 1999;14:2279–85

[11] Bar-Hava I, Perri T, Ashkenazi J, Shelef M, Ben-Rafael Z, Orvieto R. The rationale for requesting a second consecutive sperm ejaculate for assisted reproductive technology. *Gynecol Endocrinol.* 2000;14:433–6.

[12] Ortega C, Verheyen G, Raick D, Camus M, Devroey P, Tournaye H. Absolute asthenozoospermia and ICSI: what are the options? *Hum Reprod Update.* 2011;17:684–92.

[13] Vandervorst M, Tournaye H, Camus M, Nagy ZP, Van Steirteghem A, Devroey P. Patients with absolutely immotile spermatozoa and intracytoplasmic sperm injection. *Hum Reprod.* 1997;12:2429–33.

[14] de Oliveira NM, Vaca Sánchez R, Rodriguez Fiesta S, Lopez Salgado T, Rodríguez R, Bethencourt JC, et al. Pregnancy with frozen–thawed and fresh testicular biopsy after motile and immotile sperm microinjection, using the mechanical touch technique to assess viability. *Hum Reprod.* 2004;19:262–5.

[15] Soares JB, Glina S, Antunes N Jr, Wonchockier R, Galuppo AG, Mizrahi FE. Sperm tail flexibility test: a simple test for selecting viable spermatozoa for intracytoplasmic sperm injection from semen samples without motile spermatozoa. *Rev Hosp Clin Fac Sao Paulo.* 2003;58:250–3.

[16] Jeyendran RS, Van der Ven HH, Perez-Pelaez M, Crabo BG, Zaneveld LJ. Development of an assay to assess the functional integrity of the human sperm membrane and its relationship to other semen characteristics. *J Reprod Fertil.* 1984;70:219–28.

[17] Avery S, Bolton VN, Mason BA. An evaluation of the hypo-osmotic sperm swelling test as a predictor of fertilizing capacity in vitro. *Int J Androl.* 1990;13:93–9.

[18] Liu DY, Baker HWG. Tests of human sperm function and fertilization in vitro. *Fertil Steril.* 1992;584:65–83.

[19] Tsai YL, Liu J, Garcia JE, Katz E, Compton G, Baramki TA. Establishment of an optimal hypoosmotic swelling test by examining single spermatozoa in four different hypo-osmotic solutions. *Hum Reprod.* 1997;12:1111–3.

[20] Liu J, Tsai YL, Katz E, Compton G, Garcia JE, Baramki TA. High fertilization rate obtained after intracytoplasmic sperm injection with 100% nonmotile spermatozoa selected by using a simple modified hypoosmotic swelling test. *Fertil Steril.* 1997;68:373–5.

[21] Verheyen G, Joris H, Crits K, Nagy Z, Tournaye H, Van Steirteghem A. Comparison of different hypoosmotic swelling solutions to select viable immotile spermatozoa for potential use in intracytoplasmic sperm injection. *Hum Reprod Update.* 1997;3:195–203.

[22] Tash JS, Means AR. Cyclic adenosine 3′, 5′ monophosphate, calcium and protein phosphorylation in flagellar motility. *Bio Reprod.* 1983;28:75–104. [Review.]

[23] Rizk B, Fountain S, Avery S, Palmer C, Blayney M, Macnamee M, et al. Successful use of pentoxifylline in male-factor infertility and previous failure of in vitro fertilization: a prospective randomized study. *J Assist Reprod Genet.* 1995;12:710–4.

[24] Tarlatzis BC, Kolibianakis EM, Bontis J, Tousiou M, Lagos

S, Mantalenakis S. Effect of pentoxifylline on human sperm motility and fertilizing capacity. *Arch Androl.* 1995;343:33–42.

[25] Tournaye H, Devroey P, Camus M, Van der Linden M, Janssens R, Van Steirteghem A. Use of pentoxifylline in assisted reproductive technology. *Hum Reprod.* 1995;10:72–9.

[26] Aktan TM, Montag M, Duman S, Gorkemli H, Rink Y, Yurdakul T. Use of a laser to detect viable but immotile spermatozoa. *Andrologia.* 2004;36:366–9.

[27] Gianaroli L, Magli MC, Ferraretti AP, Crippa A, Lappi M, Capitani S, et al. Birefringence characteristics in sperm heads allow for the selection of reacted spermatozoa for intracytoplasmic sperm injection. *Fertil Steril.* 2010;93:807–13.

[28] Ghosh S, Chattopadhyay R, Bose G, Ganesh A, Das S, Chakravarty BN. Selection of birefringnt spermatozoa under Poscope: effect on intracytoplasmic sperm injection outcome. *Andrología.* 2012;44 Suppl 1,734–8.

[29] Tournaye H, Liu J, Nagy Z, Verheyen G, Van Steirteghem A, Devroey P. The use of testicular sperm for intracytoplasmic sperm injection in patients with necrozoospermia. *Fertil Steril.* 1996;66:331–4.

[30] Jow WW, Steckel J, Schlegel PN, Magid MS, Goldstein M. Motile sperm in human testis biopsy specimen. *J Androl.* 1993;14:194–8.

第89章 为生育后代男性请求实施死后取精术

Request for posthumous fatherhood with perimortem surgical sperm retrieval

Mahmoud Mima   Samuel J. Ohlander   Rodrigo L. Pagani   Heather E. Ross   Lawrence S. Ross   著

李晓阳 董 萌 谭季春 译   石 华 校

> 病例：人类辅助生殖技术诊所主任接到急诊室医生的电话。一名29岁的男性2天前因道路交通事故多处受伤入院，被诊断为脑死亡。诊所主任在与男性25岁的妻子讨论时，男性的妻子提出想要通过提取并保存丈夫的精子，让她可以受孕为对方生子。在此之前，他们已结婚9个月，正打算生个孩子。他的父母加入了讨论，也支持这个想法，毕竟该男性是他们唯一的孩子。他们在网上查到这种方法在其他地方取得了成功。

一、背景

1980年，首次在一名因机动车事故死亡的30岁男性体内发现活精[1]。尽管有能力利用死后活精行辅助生殖技术，但顾及实施后的相关问题，直到1999年3月[2]才报道第1例使用男性死后冷冻保存的精子获得妊娠且活产的病例。随着精子低温保存和辅助生殖技术的发展，死前和死后取精（posthumous sperm retrieval，PSR）的实践病例也在不断增多。然而，这种行为的伦理和法律后果还远未清楚。

二、管理策略

（一）死后取精的方法

由于世界范围内的病例数量相对较少，目前还没有确定的PSR金标准。已报道的手术方法包括输精管内精子抽吸术、全睾丸和附睾切除术伴输精管内精子抽吸术、睾丸和附睾切除术、单纯附睾切除术及睾丸精子提取（testicular sperm extraction，TESE）。当男性心肺功能正常，脊髓射精反射弧存在但无持续性神经兴奋时，电刺激取精（electroejaculation，EEJ）也被采用。在所有报道的病例中，冷冻保存精子技术都被使用。冷冻精子的受精率、卵裂率、植入率、每周期临床妊娠率及每个胚胎的临床妊娠率与新鲜精子相似[3]。活产率和流产率差异无统计学意义。

因此，精子提取过程必须努力获得最多的精子数量，而无须考虑精子的解剖来源。冷冻保存时，精子数量越多，保存的样本数越多，用于ART治疗的周期数也越高。

（二）输精管内取精

这是报道的最简单的取精方法，最初由 Kerr 等[4] 描述。用环形钳固定输精管，用显微外科刀进行输精管半切开术，将 22G 血管导管朝附睾方向插入输精管腔内。冲洗输精管，挤压附睾，然后用缓冲液稀释吸出物质。对侧进行同样操作。整个过程在 10min 内完成[5]。

（三）睾丸精子提取术

TESE 已成为活体患者精子回收的标准诊断和治疗技术[6]。一般来说，经皮途径的精子回收率要比开放式技术获取率低得多[7]。在许多机构中，开放式 TESE 被用作获取处于生命支持系统中的患者精子以便进行死后辅助生殖技术的一线手段[5]。

（四）睾丸切除术和附睾切除术

理论上全睾丸切除可以提高获得精子的数量，但因为需要更多的时间来处理组织器官，而导致精子冷冻保存的延迟。此外，该精子中包含未成熟（睾丸内）的精子和成熟（输精管内）的精子，还需要进一步分离。

（五）电刺激取精

1996 年，电刺激取精首次用于脑死亡患者取精[8]。如果生理反射正常，特别是脊髓射精反射弧[5] 完好无损，EEJ 可能会起作用。常规 EEJ 的过程如下[9, 10]：取精前一天给患者每 6 小时使用 650mg 碳酸氢钠片，共 4 次，以碱化尿液，同时灌肠清除直肠内容物。膀胱排空并通过 Foley 导尿管注入缓冲液。患者置于卧位，EEJ 激发探头插入直肠，电极对着前列腺方向放置。以循序渐进的波浪模式增加电压产生刺激，电压不允许归零。整个过程中都需监控直肠黏膜温度、电流和电压。挤压尿道以辅助收集精液。手术后，膀胱排空前注入缓冲液以收集全部的逆行精子。然后处理标本进行冷冻保存[5]。

（六）最佳取精时间

死后取精的最佳时间窗尚不清楚。大多数 PSR 在患者死后 24h 内完成。1 例死亡 24h 后从输精管和附睾提取精子的病例中，没有发现存活的精子，但精子细胞膜完好无损，这表明死后 24h 内的男性身上获得的精子可以用于 ICSI[11]。

然而，在 1 例实施 PSR 的报道中，患者在死后 30h 进行 PSR。该患者的躯体被放在冰柜里，直到取精完成。温度很可能是决定精子在尸体中存活时间的因素之一[5, 12]。在一项对 14 名死者和 3 名大脑神经系统功能丧失的患者进行 17 次 PSR 的研究中，患者于死亡后 7.5～36h 取精。所有病例均取出精子，其中 14 例有活动精子。其中 2 例应用死后 30h 取出的精子进行 ICSI，均成功妊娠和活产[13]。

（七）医学 – 法律和伦理问题

虽然 PSR 和人工受孕技术相对简单，但法律和伦理方面的影响是复杂而模糊的，不同地域和文化之间也有很大不同。在所有 PSR 病例中，会出现三个不同的法律问题：①是否可以合法地从死者体内取出精子；②冷冻保存的精子是否在患者死后可用于辅助生殖；③死者是否被认为是孩子的合法父亲。

美国生殖医学学会（American Society of Reproductive Medcine，ASRM）发表了一个关于死后精子使用的伦理委员会意见，如果死者签署过支持实施 PSR 的书面文件[14]，实施 PSR 在伦理上是允许的[14]。虽然存在定义高级指令的情况，但在 18—55 岁的美国成年人中，只有不到 20% 的人有高级指令[15]。在没有事先书面指示的情况下，伦理委员会建议医生不要使用死后患者的精子。除非是在世的配偶或伴侣而不是在世的父母提出请求，因为配偶或伴侣更能提供双方共同生育意愿的有力证据。虽然许多生殖中心都制订了冷冻保存制度，可以在患者死亡的情况下提供标本，但这些政策仅适用于患者死亡前的冷冻保存，而不是 PSR；不应该将两种情况混为一谈。根据 ASRM 的指南，在没有预先指令的情况下，大多数生殖中心关于 PSR 的政策和程序都需要在世伴侣的口头或书面同意。值得注意的是，Hans 的调查发现 70% 的男性会支持他们的配偶[16]使用精子，这些结论也得到了 Pastuszak 的支持[17]。

死后采集和冷冻保存精子并不是使生殖中心有权限用冷冻的精子进行辅助生殖。中心必须决定谁能使用遗传样本[18]并有权力继续繁衍后代。虽然在许多文化背景中，生育是婚姻的设定目的之一，但男女结婚或组建家庭的目的未必都是为了养育后代。然而，不管怎样，一个人可能希望在这个世界上留下自己的"一部分"，并一直传下去。如果该中心同意继续进行，并且孩子已经出生，下一个法律难题是死者是否为孩子的合法父亲，因为合法父母关系将决定儿童是否享有社会福利和遗产福利。

文化和社会因素也会影响 PSR。尽管已有研究探讨了利用配子辅助生殖对出生者的心理影响，但单亲问题及文化上可能存在的对男性死后生育技术的抵抗，使这一问题进一步复杂化。然而，由于大多数 PSR 病例没有实施 IVF/ICSI，PSR 更大的价值可能在于帮助家人从悲伤状态中走出来而不是繁衍后代。

以下部分回顾了有关法律的最新信息，PSR 和生殖在世界不同地区的伦理意义，列于表 89–1。

1. 欧洲

欧洲的文化构成导致了对 PSR 全面的法律管理。1984 年法国的 Parpalaix 案，已故癌症患者 Alain 的遗孀 Parpalaix 在她丈夫死后获得了法院的许可，用她丈夫的精子进行人工授精。人类精子研究和保存中心（Centre d'Etude et de Conservation du Sperme Humain）向法院成功地申请全面禁止死后受精[19]，这与该国禁止为绝经后的女性进行试管受精的规定一致[20]。同样，德国和瑞典也禁止 PSR。

然而，在英国，1990 年的《人类受精和胚胎学法案》（Human Fertilisation and Embryology Act）创造了联合王国生育治疗的监管框架，允许使用死后精子但需要书面同意书。只有配子提供者签署书面同意后，胚胎 / 精子才能储存或使用。患者突然死亡时拥有书面同意的情况下很少见（除非这对夫妻目前正在进行助孕治疗）。因此，在突然死亡的情况下，PSR 很少被允许。此外，1990 年的法案规定，如果一个孩子是用父亲死后储存的精子受孕而生，那么孩子的生父并不是该孩子的合法父亲。1990 年法案的内在逻辑是为了避免无法确认的子嗣继承死者的遗产，因为实施 PSR 生育的孩子，将来可能有继承权。一个寡妇成功地挑战了这项法律，她被允许使用她丈夫死后身体里取出的精子，并怀上了两个孩子。政府随后引入了 2003 年《人类受精和胚胎学法案》（《已故父亲法案》），

表 89-1 各地区的死后取精（PSR）法规

国家 / 地区		仅允许配偶实施 PSR	生前授权才允许实施 PSR	没有具体的法律及条文管理 PSR 实施	实施 PSR 为非法行为
欧洲	法国				√
	德国				√
	瑞典				√
	英国		√		
	比利时			√（至少实施 1 例没有生前知情同意的 PSR 病例）	
中东	以色列	√（根据具体情况决定）			
	伊斯兰律法				√（尽管大多数伊斯兰法都禁止 PSR，但有过报道）
亚洲	中国台湾			√（允许，但需根据具体情况确定）	
	日本			√（需要配偶及有血缘关系的亲属同意）	
	巴基斯坦				√
	印度			√	
	马来西亚				√
澳大利亚			√		√
北美	加拿大		√		
	美国		√（各州《亲子法案》有所不同）		

该法案创建了一项父亲死后出生登记制度[19, 21]。

关于 PSR，比利时没有具体的立法。许多医疗机构在实施 PSR 时，都是在众议院的政策指导下根据具体情况执行[19]。这就出现了未经事先书面同意而实施 PSR 的病例[22]。

欧洲人类生殖与胚胎学学会（ESHRE）[23] 强调以下三个实践要点：第一，在使用精子或胚胎之前，应得到死者签署过的书面同意，并应在储存时或开始 IVF 前收到确认书；第二，在决策期间，对在世的配偶进行充分咨询是必要的；第三，在实施 PSR 前，要求至少在患者死亡 1 年后才启动 IVF[23]。

2. 中东

2003 年，以色列总检察长 Elyakim Rubinstein 发布了几条指导方针，概述了 PSR 的法律情况，目的是让死者的女性伴侣在此之后可以进行人工授精。该指南规定，只有死者的伴侣（已婚或其他）自愿提出请求，死者的其他家庭成员不能要求实施 PSR。然而，几年后，以色列的司法系统改变了这一法案，部分反映了以色列普遍的鼓励多生育立场。2007 年，法院允许一名死在加沙的军人的父母将他们死去儿子的精子"捐赠"给一名想要能确认孩子父亲身份的单身女性。2009 年，另一名诊断为癌症的士兵，为了同样的目的，在活着的时候捐赠了自己的精子。在其他案件中，如果父母能够证明已故儿子的愿望是生孩子，法院就允许父母使用已故儿子的精子。最近，以色列法院的规定又转了回来，认为祖父母没有要求生育孙系子嗣的权利。据称，新的立法将提交给以色列议会，在没有死者书面规定的情况下，不允许死者父母使用他们儿子的精子。该法案尚未获得通过，如果通过，可能会也可能不会改变目前的内容呈现形式[24]。

在伊斯兰地区，很少有关于死后进行 PSR 的报道。然而，根据伊斯兰法的解释，PSR 的实施一直存在争议。根据 Husain 的说法，"任何在婚姻关系之外的配子结合，无论是通奸还是在实验室里实施，都是禁止的……对待婚姻关系之外的任何情况，例如离婚的夫妻或丈夫已死亡的情况，使用冷冻卵细胞受精都是禁止的，并且是严格禁止的[25]"。同时，文章中指出，穆斯林对信仰的坚定程度会有所不同。在伊朗，有 2 个 PSR 病例得到了道德委员会的支持[26]。

3. 亚洲

与世界上大多数国家一样，亚洲国家对于 PSR 的实施没有具体的立法规范。中国台湾生殖医学学会经过适当的思考后表达出没有法律可以侵犯单身女性的生育权利这一观点，暗示 PSR 在中国台湾是允许的[27]。在日本，虽然没有具体的立法，但死后辅助生殖需要父母双方的同意和胚胎与父母有血缘关系的证明。然而，有实施 PSR 病例报道的这两个地方，根据具体情况会选择实施预期的 PSR[28]。

在马来西亚，根据马来西亚医学委员会关于辅助生殖的指南（2006 版），在人类辅助生殖中禁止使用从尸体中获得的配子或胚胎[29]。

巴基斯坦遵循伊斯兰法律法规，允许各种形式的辅助生殖技术；然而，捐精、捐卵、夫妻离婚后或使用丈夫死亡后的冷冻保存精子与卵细胞进行受精是绝对禁止的[25]。

目前，印度没有 PSR 的实施指导方针或具体立法规范。然而，女性在丈夫死后可以进行夫精人工授精，但前提是该精子收集时她的丈夫活着且神志清醒，即使他即将面对死亡[30, 31]。

4. 澳大利亚和新西兰

在澳大利亚所有的州和地区，法律允许验尸官因为医学或科学目的采集尸体组织。虽然一些法院已经裁定，以人工授精为目的的精子采集不是一种医疗行为，但看法并不一致，也有人认为配子与器官捐赠相似，应该被视为身体组织，并归入"医疗目的"的范畴[32]。

在维多利亚和（新）南威尔士州使用精子需要死者生前签署的书面同意；在南澳和西澳州，不允许使用死后收集的精子。

在新西兰，有书面同意书的前提下，需要得到伦理审核许可。当没有书面同意且未经法庭命令执行，不允许提取精子[32]。

5. 加拿大

加拿大现行法规人类辅助生殖第 8 章第 8（2）节规定，禁止死后精子提取，除非申请人可以提供死者生前签署授权切除自身组织的明确书面同意书，以满足配偶或法律上的同居伴侣在其死亡时进行的形成胚胎的生殖目的[33]。

6. 美国的经验

在美国，几乎没有成文法或案例法认为在患者死后收集精子是合法的。相反，有关死后生殖的法律侧重于死后配子的使用和死者与孩子的法律关系。一个例外是 2019 年美国律师协会（American Bar Association，ABA）通过的辅助生殖管理的《案例法案》（Model Act）。该法案规定，配子不应在死后被使用，除非其后代拥有患者生前签署的书面同意，或死者的授权受托人已得到死者明确的授权同意书。如果在紧急情况下，确实存在待同意可能，并且拖延会使配子丧失生存活性，则允许例外。当然，除非法院批准，否则精子的使用是明确禁止的（根据美国律师协会案例法案管理辅助生殖技术，2018 年 2 月版）。美国的《案例法案》是一部以法律案例为国家判决提供指导的立法。示范案例的目的是对立法提供指导和一致性，许多州在立法前也会对《案例法案》进行修改。该《案例法案》还没有被美国的任何一个州采纳。

2019 年，纽约有一个公开发表的案例专门处理关于死后取精的问题，法院批准了一项紧急申请，允许一家医疗中心（该医疗中心也没有反对该申请）根据死者父母的请求从死者身上收集精子，但除非法院有进一步的指令，否则该精子不能被使用。精子被成功取出并冷冻，然后送到当地的精子库保存。3 周后申请者（死者的父母）出现在法庭上，这次的听证会是关于他们是否应该被赋予权力来决定如何处置他们儿子的精子。法院没有限制配子隶属的已故男性的父母使用精子，而是允许他们利用精子进行生育。然而，法院指出，申请者（即死者的父母）可能在使用精子方面面临障碍，包括寻找医生参与胚胎形成。需要注意的是，任何由此方式出生的孩子均不被承认是死者的合法继承人。

美国的死后法律主要处理患者死后使用配子的权限，必须是死者父母才有权限使用死者的配子。《案例法案》和统一法律委员会（ULC）在亲子法（UPA）2017 年版中规定，判定一个已故的个人是否被视为出生后孩子的合法父母，需已故的个人曾经签署书面同意（或根据 ULC 通过"明确和令人信服的证据"），才可判定这个人为孩子的合法父母。此外，ULC 要求胚胎植入子宫需在该死者死亡 36 个月内完成，或者其子女出生需在该死者死亡 45 个月内。在本文撰写之时，加利福尼亚州、佛蒙特州和华盛顿州已经制定了 2017 年版的 UPA，并在宾夕法尼亚州、康涅狄格州、罗得岛州和马萨诸塞州引入了该法案。

美国最高法院遵从了州法律，关于一个由死者的配子或胚胎而出生的孩子是否应被认为是该死者的合法子女，该子女是否具有继承遗嘱的权力，是否有权享受遗嘱的社会保障福利。因此，适用的州法律（如果有的话）连同死者的意图才应该是决定因素[34]。

此外，关于死后实施辅助生殖的问题最近也通过了州法案。例如，2017 年伊利诺伊州法案修订的关于亲子关系的法案，如果一个人通过书面形式证明自己是任何一个出生孩子的父母，或者该孩子是在他或她死后 36 个月内用其配子受精或胚胎移植出生的，那么这个孩子则判定为这个人的后代。值得注意的是，根据该法案，死后子女继承遗产或财产的权利应根据 1975 年《伊利诺伊州遗嘱检验法案》（Illinois Probate Act）规定 [35]。

在缺乏法律指导的情况下，美国处理死者死后精子使用问题，法院是根据案例实际情况而定，依赖于先前的案例及死者的意图。William Kane 的女朋友 Debra Hecht 通过最高法院获得了他的冷冻精子和 20% 的财产。Kane 随后自杀。Kane 前妻所生的 2 个孩子对此提起诉讼，要求推翻判决并销毁冷冻精子。他们的争议在于，与现有家庭成员一样，死后取精对于尚未出生的孩子心理、情感的影响，但一个下级法院不支持该判决。因为 Hecht 有 William Kane 的书面允许。她以此进行上诉，法院判她胜诉，并判予她 15 管冷冻精子中的 3 管。即对于 Hecht 而言，她具有使用凯恩的精子孕育后代的权力 [5, 36]。

当然也有法院禁止使用死者的精子的案例，例如基弗纳奇房产中介法院驳回了一项寡妇使用已故丈夫的冷冻精子进行生殖的申请。原因是死者的父母反对精子的使用。因为在他死于车祸之前，男人表示不想要孩子，但为了取悦妻子以避免离婚，同意进行以生育治疗为目的的取精。作为治疗的一部分，他签署的表格上填写了可以在他死亡后储存他的精子。法院裁定，死者本人的意图决定了如何处置他的精子，而不是他的妻子拥有使用精子进行生育的自主权，因为只有死者的配子而不是妻子的配子需要选择是否遗弃 [36]。

由于缺乏明确的法律指导，在面对 PSR 实施要求申请时，医疗机构往往需要面临在有限时间内通过复杂法律和道德伦理审核的情况。Waler 等评估了美国 75 个主要学术中心 PSR 政策 [37]。41 家机构中只有 11 家制订了政策，其中 4 家要求具有书面同意文件授权，6 家接受死者生前口头或推断其意愿的授权，1 家禁止 PSR 实施。超过 70% 的机构缺乏法律指导是实施 PSR 政策的重大障碍。在明确 PSR 政策的机构中，有 5 家要求需要在丧亲后 1 年再进行申请，符合 ESHRE 的建议。

ASRM 建议生育诊所考虑死后生殖的各个方面，并咨询其所在州的执业律师有关适用法律的意见。诊所应该制订内部的书面政策指导实践，列举一份详尽记述死后生殖相关政策的表格。诊所能保护自己的最好方法是制订一个具体的政策，这样当面对死后取精请求时，可以避免慌乱和不确定 [14]。

三、结论

死后精子提取是一个复杂的专业过程，并涉及了广泛的伦理和法律难题。很明显，在允许或可以实施 PSR 的国家之间，没有就这一过程达成共识或制定指导方针。并且它的实施首先是死者生前具有明确的同意意愿，或是默认同意，抑或是他的伴侣作为死者的生育愿望的共同同意人。同时，PSR 的实施应该基于许多方面的考虑，包括文化、宗教、政策和身体完整性。最后，机构在使用样本之前要给予死者家属足够的哀悼期。

要点

挑战

• 患者死前或死后取精，以满足对精子的储存和未来对精子的使用要求。

背景

• 1980 年第 1 次报道了 PSR 中发现活精，1999 年报道了第 1 例 PSR 后妊娠及活产。

• 技术、医疗、法律和伦理等问题需要考虑。

管理策略

• PSR 的方法是可行的，但需根据实施对象生命结束时不同状态和专业经验。

  – 输精管内获取精子。

  – 睾丸切除术及附睾切除术。

  – 睾丸精子提取技术。

  – 电刺激取精。

• PSR 的最佳时间尚不清楚，但是大多数病例是在患者死亡 24h 内完成，有些患者死后的精子甚至能存活 30h。

• 道德和法律方面的考虑在不同的国家 PSR 的相关规定差异很大，从业者必须了解当地的法律和文化，事实上，它们也可能随着时间的推移而改变。

• 在家人哀悼期 PSR 也可能具有重要作用。

四、一问一答

问题 1：在 5h 前的一场交通事故中，我丈夫不幸去世。我们没有孩子。可以从他身上取出精子然后冷冻起来，让我可以进行人工授精，如他所愿生下他的孩子吗？

回答 1：技术上是可行的，但也需要当地的法律支持。我们首先需要咨询生殖中心的律师，我们也将紧急召开伦理审核会议来讨论您的案例。我们最多有 24h 对死者实施取精，所以我们将在那之前做出备用方案。

问题 2：我和我丈夫正在接受生育治疗，在这期间他冷冻了他的精子样本以防止他在我取卵当日外出。现在他已不幸去世，但我仍然希望用他的冷冻精子继续进行治疗。这样可以吗？

回答 2：技术上可以，但首先我们需要从三个方面来审视。首先，我们要看同意书和声明。许多冰存同意书都明确规定，如果本人在精子使用前去世，冰冻样本将如何处理。选项有丢弃样品、允许伴侣使用或捐出以供研究之用。其次，当地可能有相关法律规范，所以我们需要咨询生殖中心的律师。我们还将召开一次伦理委员会会议讨论您的案例。由于样品已经冷冻保存，所以不必马上采取行动。事实上，在做出决定之前，花些时间仔细考虑一下这些问题是一种很好的做法。

参考文献

[1] Rothman CM. A method for obtaining viable sperm in the postmortem state. *Fertil Steril.* 1980;34(5):512.

[2] Strong C, Gingrich JR, Kutteh WH. Ethics of postmortem sperm retrieval: Ethics of sperm retrieval after death or persistent vegetative state. *Hum Reprod.* 2000;15(4):739–45.

[3] Habermann H, et al. In vitro fertilization outcomes after intracytoplasmic sperm injection with fresh or frozen-thawed testicular spermatozoa. *Fertil Steril.* 2000;73(5):955–60.

[4] Kerr SM, et al. Postmortem sperm procurement. *J Urol.* 1997;157(6):2154–8.

[5] Land S, Ross LS. Posthumous reproduction: current and future status. *Urol Clin North Am.* 2002;29(4):863–71.

[6] Schoor RA, et al. The role of testicular biopsy in the modern management of male infertility. *J Urol.* 2002;167(1):197–200.

[7] Friedler S, et al. Testicular sperm retrieval by percutaneous fine needle sperm aspiration compared with testicular sperm extraction by open biopsy in men with non-obstructive azoospermia. *Hum Reprod.* 1997;12(7): 1488–93.

[8] Townsend MF, Richard JR, Witt MA. Artificially stimulated ejaculation in the brain dead patient: a case report. *Urology.* 1996;47(5):760–2.

[9] Chung PH, et al. Assisted fertility using electroejaculation in men with spinal cord injury – a review of literature. *Fertil Steril.* 1995;64(1):1–9.

[10] Ohl DA. Electroejaculation. *Urol Clin North Am.* 1993; 20(1):181–8.

[11] Spear K, Niederberger C. Postmortem sperm recovery and preservation: technique and issue for posthumous reproduction. *Proceedings of the 69th Annual Meeting of the North Central Section of the American Urological Association*;1996.

[12] Baby is born using sperm from dead father. https://www. latimes.com/archives/laxpm- 1999-mar-27-me-21462-story. html (accessed 23 December 2020).

[13] Shefi S, et al. Posthumous sperm retrieval: analysis of time interval to harvest sperm. *Hum Reprod.* 2006;21(11):2890–3.

[14] Posthumous retrieval and use of gametes or embryos: an Ethics Committee opinion. *Fertil Steril.* 2018;110(1):45–49.

[15] Rao JK, et al. Completion of advance directives among U.S. consumers. *Am J Prev Med.* 2014;46(1):65–70.

[16] Hans JD. Posthumous gamete retrieval and reproduction: would the deceased spouse consent? *Soc Sci Med.* 2014;119:10–7.

[17] Pastuszak AW, et al. Posthumous sperm utilization in men presenting for sperm banking: an analysis of patient choice. *Andrology.* 2013;1(2):251–5.

[18] Crockin SL, Debele GA. Ethical issues in assisted reproduction: a primer for family law attorneys. *Journal of the American Academy of Matrimonial Lawyers.* 2015;27:354.

[19] Bahadur G. Death and conception. *Hum Reprod.* 2002; 17(10):2769–75.

[20] 62-year-old woman gives birth, *CNN*, May 30, 2001.

[21] Gamble N. Posthumous conception law. https://www.ngalaw. co.uk/knowledge-centre/ posthumous-conception-law (Accessed 23. December 2020).

[22] Brahams D. Widow appeals over denial of right to husband's sperm. *Lancet.* 1996;348(9035):1164.

[23] Pennings G, et al. ESHRE Task Force on Ethics and Law 11: Posthumous assisted reproduction. *Hum Reprod.* 2006;21(12):3050–3.

[24] Daphna Cohen-Stow VG. Legally Speaking. *ASRM*;2017.

[25] Husain, FA. Reproductive issues from the Islamic perspective. *Hum Fertil (Camb).* 2000;3(2):124–8.

[26] Samani R, et al. Posthumous assisted reproduction from Islamic Perspective. *Int J Fertil Steril.* 2008;2:96–100.

[27] Taiwanese Society of Reproductive Medicine.

[28] Mayeda M. Present state of reproductive medicine in Japan – ethical issues with a focus on those seen in court cases. *BMC Medical Ethics.* 2006;7:E3–E3.

[29] The Malaysia Medical Council. Guideline of Assisted Reproduction;2006.

[30] Sikary AK, Murty OP, Bardale RV Postmortem sperm retrieval in context of developing countries of Indian subcontinent. *J Hum Reprod Sci.* 2016;9(2):82–5.

[31] Indian Council of Medical Research, Code of Practice, Ethical Considerations and Legal Issues. Guidelines for ART Clinics in India. 2011;55–78.

[32] Kroon B, et al. Post-mortem sperm retrieval in Australasia. *Aust N Z J Obstet Gynaecol.* 2012;52(5):487–90.

[33] Weber B, Kodama R, Jarvi K. Postmortem sperm retrieval: the Canadian perspective. *J Androl.* 2009;30(4):407–9.

[34] *Astrue v. Capato.* 132 S.Ct. 2021 (2012).

[35] Illinois General Assembly. (750 ILCS 46/706) Illinois Parentage Act of 2015, amended 2017.

[36] Kindegran C. Dead dads: thawing an heir from the freezer. *William Mitchell Law Review.* 2009;35(2):432–48.

[37] Waler NJ, et al. Policy on posthumous sperm retrieval: survey of 75 major academic medical centres. *Urology.* 2018;113:45–51.

第90章　逆行射精症和不射精症

Retrograde ejaculation and anejaculation

Hussain M Alnajjar　Asif Muneer　著

鲁益朦　董　萌　谭季春　译　　石　华　校

> 病例1：一对夫妻，原发性不孕2年。丈夫（38岁，患有1型糖尿病）自述在过去2年的性生活中，即使到达性高潮也无法射精。
>
> 病例2：一名45岁男性3年前发生交通事故，造成T_8脊髓损伤，生活中使用轮椅，通过自行导尿排空膀胱。阴茎偶尔能勃起，但无法达到性高潮或射精，性生活并不满意。他正在探索与30岁的妻子要个孩子的可能性。

一、背景

射精功能障碍是男性不育的一个罕见病因，此类患者的精子生成及精子功能通常是正常的。据报道，在生育诊所就诊的男性中，发生率为2%～6%。无法射精则精子和卵母细胞永远不会相遇，从而导致不育。因此，在某些情况下，自然受孕、家庭授精或宫腔内人工授精是可行的。根据获得精子的方法和精子质量，可能需要辅助生殖技术。

射精有三个阶段：将精液射入尿道前列腺部（与性高潮相关），同时闭合膀胱颈，通过尿道的阴茎部排出精液。

射精中枢位于胸腰和腰骶脊髓水平，尽管大脑下行通路同时具备兴奋性和抑制性调节作用，该反射主要通过生殖器官受刺激（主要是阴茎）而激活[1]。射精是一个复杂的生理过程，它依赖于连接皮层和丘脑的神经束、胸腰部脊髓T_{10}～L_2节段、椎旁交感神经、骶部脊髓$S_{2\sim4}$节段、骨盆神经丛和阴部神经的调节。当来自生殖器和高级中枢的感觉刺激强度达到阈值，通过交感神经T_{10}～L_2触发附睾、输精管、精囊、前列腺、前列腺尿道和膀胱颈的平滑肌收缩，射精发生。球海绵体肌的节律性收缩与尿道外括约肌的舒张同时发生相互协调，脊髓$S_{2\sim4}$节段的躯体反射激活骨盆底的横纹肌，以脉冲形式（大约7次）从阴茎排出精液。射出的液体主要来自精囊（66%）和前列腺（33%），而精子占正常精液体积的1%～2%。

发病机制

区分不同的射精障碍很重要。逆行射精（retrograde ejaculation，RE）是指由于膀胱颈不能闭合而无法顺行射精，精液向后射入膀胱。除截瘫患者外，RE 患者性高潮感觉正常或减弱，患者可能出现性交后尿液混浊。RE 可能的病因有神经源性功能障碍、膀胱颈功能不全、药物因素和尿道异常（表 90-1）。射精量低（＜1.5ml）的男性也应怀疑可能患有 RE。

不射精症（anejaculation，AnE）是指射精失败而无顺行或逆行射精。AnE 可能的病因有神经源性功能障碍、射精管梗阻（ejaculatory duct obstruction，EDO）、前列腺切除术后或药物因素，有无性高潮与不完全脊髓损伤（spinal cord injury，SCI）患者的类型有关。由神经系统疾病引起的 RE 可能在一段时间后发展为 AnE。

表 90-1　射精功能障碍的病因

神经源性功能障碍	• 糖尿病自主神经病变 • 脊髓损伤和马尾神经病变 • 多发性硬化症 • 盆腔手术 • 腹膜后淋巴结清扫 • 交感神经切除术
膀胱颈功能不全	• 先天性缺陷 • 手术切除（膀胱流出道梗阻手术、前列腺切除术） • 膀胱外翻
药物因素	• 抗高血压药 • α_1 受体阻滞药 • 抗精神病药 • 抗抑郁药
尿道异常	• 尿道狭窄 • 尿道瓣膜 • 异位输尿管膨出

二、管理策略

（一）患者评估

完整详细的病例记录有助于诊断射精障碍。一些男性对射精和性高潮这两个专业术语的意义并不十分清楚，因此临床医生应该确保患者理解两者的区别。与原发性性高潮障碍相关的 AnE 通常是由性心理功能障碍引起。完整的临床病史可以帮助我们发现 RE 的潜在危险因素。例如，在病例 1 中，糖尿病可导致自主神经病变，从而膀胱颈闭合功能障碍[2]。糖尿病是 RE 最常见的病因。

对患者进行体格检查时应确认睾丸的大小和一致性，以及输精管存在与否。血清卵泡刺激激素水平有助于评估生精情况是否正常。也应进行具有特异性的神经系统常规检查以外的项目，包括前列腺检查，以及肛门括约肌张力和球海绵体反射的评估。

RE 的诊断需使用显微镜分析患者性高潮后的尿液样本，确认是否存在精子。患者需性高潮前排空膀胱，性高潮后留取样本。如果没有精子，就必须考虑其他诊断，如 EDO 或 AnE。此外，需通过经直肠超声识别精囊和射精管的扩张，如果射精管未扩张时膀胱颈大开，则仍可能诊断为 RE，因此需要重复尿检。

在病例 2 中，完全脊髓损伤通常会导致 AnE，因此患者性高潮后的尿样中没有精子。脊髓损伤是 AnE 最常见的病因。

（二）逆行射精的治疗

如果是药物引起的，可以通过减少或停止使用相应药物，尝试在性交期间诱导顺行性射精。在没有脊髓损伤或尿道异常的情况下，患者可以尝试在膀胱充盈时进行性交。若以上方法失败，也可以在排卵前 7 天使用拟交感神经药物（表 90-2）来诱导膀胱颈闭合[3]。

表 90-2　用于逆行射精症的拟交感神经药物[3]

硫酸麻黄碱	10～15mg，每天 4 次；或 25mg，每天 2 次
丙米嗪	25～75mg，夜间服用
盐酸米多君	5mg，每天 3 次
盐酸伪麻黄碱	120mg，每天 2 次
马来酸溴苯那敏	8mg，每天 2 次

对于不能停药、存在脊髓损伤或对拟交感神经药物无反应的患者，可以收集高潮后尿液中的精子，根据收集到的精子数量和质量来选择进行宫腔内人工授精、IVF 或 ICSI[4]。此方法必须尽量快速解除尿液与精液的接触，因为它对精子有较强的毒性作用。患者需口服碳酸氢钠以碱化尿液（pH 7.2～7.8），限制液体摄入 6h 来控制渗透压，诱导性高潮前排空膀胱。10min 内将收集的尿液立即离心，使用 0.5ml 的培养基重悬精子（Tyrode 或 Ham F-10 培养基）用于授精。此外，还可通过导管将培养基注入膀胱，在高潮后用导管取出标本。

（三）不射精症的治疗

对于 AnE，药物治疗通常是无效的。然而，若脊髓腰骶段完整，可使用阴茎振动刺激（penile vibratory stimulation，PVS）唤起射精反射，PVS 辅助射精因其无创且价格低廉，是此类患者取精的首选方法[5]。

PVS 是将振动器置于阴茎系带 2～3min 直至射精，通常对脊髓损伤发生在 T_{10} 以上的完全性上运动神经元损伤有效[6,7]。皮层抑制可使不完全性脊髓损伤患者对 PVS 的反应减弱。如果精液质量较差，常规 PVS 后通常会改善。采集的精液可在刺激周期或非刺激周期内进行人工授精。如果精液质量良好，可以进行家庭阴道人工授精，妊娠成功率可达 25%～65%。

有自主神经反射障碍的患者（如 T_6 以上脊髓损伤）需要监测血压并使用降压药物预防，如舌下含服硝苯地平 10～30mg。

PVS 失败的患者可用电刺激射精治疗[8-11]。这对患有 AnE 或 RE 的脊髓损伤患者都很有用。通常将射电探头插入直肠左侧，施加短脉冲电流，增加波型，直到射精。除非有完全的脊髓损伤，否则必须在全身麻醉下进行 EEJ。护理时必须注意避免直肠黏膜热损伤，以及上述脊柱反射异常的影响。若发生了顺行射精，可直接收集精液并进行人工授精。但通常部分射精是逆行的，所以用导管先排空膀胱，再灌注培养液，经 EEJ 后收集逆行样本。

如果 PVS 或 EEJ 均不能获得精子，可以进行手术取精。从成本效益来看，EEJ 必须在全身麻醉下进行，直接进行手术取精和 IVF/ICSI 可能更便宜。

（四）手术取精术

手术取精术包括输精管精子抽吸（vas deferens sperm aspiration，VaSA）[12]、睾丸精子抽吸或睾丸精子提取。在使用抗生素的前提下，部分男性可在超声引导下直接从精囊吸精。根据来源和质量的不同，收集的精子可用于 IUI、IVF（VaSA）或 ICSI（TESA、TESE）。

要点

挑战

- 在性交过程中无法产生精液，用于分析和 ART。

背景

- 在生育诊所就诊的男性中，该病的发病率为 2%～6%。
- 精子发生和精子功能通常正常。

逆行性射精

- 诊断。
  - 性高潮正常，但无射精。
  - 患者可发现性交后尿液混浊。
  - 性交后尿液中含有大量的精子。
- 发病机制。
  - 性高潮时膀胱颈功能不全。
- 病因。
  - 药物（如抗高血压药、α_1 受体阻滞药、抗精神病药、抗抑郁药）。
  - 糖尿病自主神经病变。
  - 膀胱颈部手术。
- 管理策略。
  - 停止不良药物使用。
  - 膀胱充盈时尝试性交。
  - 拟交感神经药物（如丙米嗪 25～75mg，夜间服用，连续 7 天）。
  - 采用从碱化的性高潮后尿液中分离出来的精子进行人工宫腔内授精和卵胞质内单精子注射。
  - 手术取精后行 ICSI。

不射精症

- 诊断。
  - 射精失败，伴有或不伴有性高潮。
  - 既往史（如脊髓损伤、多发性硬化症）。
  - 排除睾丸功能障碍、输精管发育不全和射精管梗阻。
  - 性高潮后尿液中无精子。
- 发病机制。
  - 射精失败，既无顺行射精，也无逆行射精。
- 病因。
  - 脊髓损伤、盆腔手术、α受体阻滞药。
- 管理策略。
  - 预防性使用硝苯地平可避免自主反射障碍。
  - T_{10} 以上病变：阴茎振动刺激。
  - T_{10} 以下病变：电刺激射精。
  - 手术取精。
  - 根据精子的质量和来源，选择 IUI 或 ICSI。

三、一问一答

问题 1：为什么我高潮后尿液混浊，而且无法射精？

回答 1：这是因为您的膀胱颈不能闭合，射精后的液体进入膀胱而不是以正常的方式排出。这导致精液与尿液混合，出现性高潮后尿液混浊。

问题 2：无法射精危险吗？

回答 2：不，这对您的健康无害。

问题 3：如果我无法射精，我可以拥有自己的孩子吗？

回答 3：可以的。如果您有逆行射精，您的伴侣仍有妊娠的机会。首先我们需要找出原因并有针对性地处理。有时我们可以通过药物来逆转这个问题，就可以正常妊娠。有时我们需要从膀胱中收集精子用于授精。极少数情况下需要从睾丸中取出精子，应用辅助生殖技术助孕。

参考文献

[1] Giuliano F, Clément P. Physiology of ejaculation: emphasis on serotonergic control. *Eur Urol.* 2005;48(3):408–17. Review.

[2] Dunsmuir WD, Holmes SA. The aetiology and management of erectile, ejaculatory, and fertility problems in men with diabetes mellitus. *Diabet Med* 1996: 13(8):700–708.

[3] Lue TF, Giuliano F, Montorsi F, Rosen RC, Andersson KE, Althof S et al. Summary of the recommendations on sexual dysfunctions in men. *J Sex Med* 2004: 1(1):6–23.

[4] Zhao Y, Garcia J, Jarow JP, Wallach EE. Successful management of infertility due to retrograde ejaculation using assisted reproductive technologies: a report of two cases. *Arch Androl* 2004: 50(6):391–394.

[5] Fode M, Ohl DA, Sønksen J. A step-wise approach to sperm retrieval in men with neurogenic anejaculation. *Nat Rev Urol.* 2015;12(11):607–16.

[6] Brackett NL, Ferrell SM, Aballa TC, Amador MJ, Padron OF, Sonksen J et al. An analysis of 653. trials of penile vibratory stimulation in men with spinal cord injury. *J Urol* 1998: 159(6):1931–1934.

[7] Deforge D, Blackmer J, Garritty C, Yazdi F, Cronin V, Barrowman N et al. Fertility following spinal cord injury: a systematic review. *Spinal Cord* 2005: 43(12):693–703.

[8] Brackett NL, Ead DN, Aballa TC, Ferrell SM, Lynne CM. Semen retrieval in men with spinal cord injury is improved by interrupting current delivery during electroejaculation. *J Urol* 2002: 167(1):201–203.

[9] Brackett NL, Padron OF, Lynne CM. Semen quality of spinal cord injured men is better when obtained by vibratory stimulation versus electroejaculation. *J Urol* 1997: 157(1):151–157.

[10] Ohl DA, Wolf LJ, Menge AC, Christman GM, Hurd WW, Ansbacher R et al. Electroejaculation and assisted reproductive technologies in the treatment of anejaculatory infertility. *Fertil Steril* 2001: 76(6):1249–1255.

[11] Ohl DA. Electroejaculation. *Urol Clin North Am* 1993: 20(1):181–188.

[12] Hirsh AV, Mills C, Tan SL, Bekir J, Rainsbury P. Pregnancy using sperm aspirated from the vas deferens in a patient with ejaculatory failure due to spinal injury. *Hum Reprod.* 1993;8:89–90.

第91章 从癌变的睾丸中取精

Sperm retrieval in cancerous testes

Wael Almajed Saad Aldousari Armand Zini 著

张馨怡 董 萌 谭季春 译 石 华 校

> **病例1**：患者为35岁健康男性，因患原发性不育3年就诊。他与一位29岁健康女性结婚，该名女性在前一段婚姻中有过生育史。该男性7岁时因"左侧睾丸未降"行腹股沟睾丸固定术。体格检查发现其左侧睾丸萎缩（体积约为12ml）伴可疑肿块，后经阴囊超声检查证实为睾丸实性肿块。精液分析提示无精子症，与之前的检查结果一致。该患者接受了左侧腹股沟根治性睾丸切除术，并同时行同侧睾丸显微取精。
>
> **病例2**：患者为38岁健康男性，右侧睾丸可触及肿块。他的配偶为31岁健康女性。检查结果提示肿瘤无转移。然而，肿瘤标志物（β-hCG、α-FP）升高。他行精子保存时发现患有无精子症。该患者接受了右侧腹股沟根治性睾丸切除术，并同时行同侧睾丸显微取精。

一、背景

睾丸癌是14—44岁男性最常见的恶性肿瘤，威胁生育力高峰期男性的健康。20年来，西方国家发病率呈上升趋势[1]。睾丸癌大多数为精原细胞性生殖细胞肿瘤，可导致不育症的发生风险增加20倍[2]。此外，据报道，50%～70%的单侧睾丸肿瘤患者在诊断时即为不育[3]，其中13%在治疗前即表现为无精子症[4]。睾丸癌导致精液质量下降的确切机制尚不明确[5]。此外，已有证据表明肿瘤负荷和肿瘤标志物升高与生精障碍相关[6-9]。睾丸癌的治疗通常包括手术、化疗或放疗等手段，这些均会导致性腺损伤和精子生成受损[10-12]。由于睾丸癌存活率超过95%，是最有可能治愈的癌症，因此生育力的保留是睾丸癌患者治疗后的主要关注点之一。

二、管理策略

核心原则是满足患者普遍希望保留生育力的假设。此外，美国生殖医学学会[13]和美国临床肿瘤学会（American Society of Clinical Oncology，ASCO）[14]都建议在癌症诊断时即向所有患者建议进行精子冷冻保存。目前，射出的精子冷冻保存是青春期后男性标准的生育力保存方法[13]。由于焦虑、勃起功能障碍、性腺功能减退、疼痛和神经功能障碍而无法射精的男性，可以从磷酸二酯酶5

型（PDE-5）抑制药的治疗中受益[15]。其他治疗方法包括阴茎振动刺激，对精神性射精障碍和脊髓损伤患者的精子提取是有效的[15]。对于以前治疗无效的患者，可以尝试进行电刺激射精治疗[16]。

对于无精子症或在诊断时未储存精子的男性，onco-TESE 是治疗选项之一，其定义为在睾丸切除术时从癌性睾丸中提取睾丸精子。最初由 Schrader 等在 2003 年报道[17]。onco-TESE 是一个极具挑战性的手段，因为它涉及从与癌组织分离的非癌组织中提取精子。文献报道的病例很少，提取精子的成功率约为 52%[18]。使用 micro-TESE 进行更广泛的解剖，能够从约 80% 的患者中提取精子[19]。其他报道则建议在 TESE 或 micro-TESE 之前先经附睾抽吸取精，这样可以避免打开白膜，从而最大限度地减少对肿瘤组织的操作，成功率高达 50%[19]。一项研究表明，在接受化疗的男性中，45% 的患者通过 TESE 可提取到精子。然而，该队列包括少数睾丸癌患者，其余患者有其他类型的肿瘤[20]。附睾和睾丸提取的精子已成功用于 ICSI 周期，其妊娠率与使用正常射精的精子相当[21]。然而从患癌的睾丸采用手术取精行 ICSI 获得后代的遗传风险仍然未知[20]。因此，应告知患者夫妻这些与治疗相关的潜在遗传风险。

对男性睾丸癌的其他治疗方法也有研究，但大多仍处于实验阶段。其中有一种疗法是采用睾丸组织冷冻保存后行自体精原干细胞移植[22, 23]。这种技术为青春期前的男孩带来了希望，因为这些男孩的精子或成熟的配子无法用于冷冻保存。然而，此类治疗仅应在临床试验中进行[24]。

要点

挑战
- 从癌变的睾丸中取精。

背景
- 睾丸癌是年轻男性最常见的恶性肿瘤。
- 不育症与睾丸癌症有关。
- 手术、化学疗法或放射疗法与精液质量受损有关。
- 患有睾丸癌的男性应该被告知有不育的风险、癌症治疗的潜在生殖后遗症、可以采用的生育治疗方法。

管理策略
- 在诊断睾丸癌的同时告知所有的患者应用射精的精子进行冷冻保存。
- 对于不能射精的患者，可用 PDE-5 抑制药、振动刺激和电刺激射精。
- 没有储存精子或患无精子症的患者应在行根治性腹股沟睾丸切除术时提取同侧精子。
- TESE、micro-TESE 和附睾抽吸都是在行根治性腹股沟睾丸切除术时取精的潜在方法。
- 首先尝试经附睾抽吸取精，可以避免切开白膜，从而最大限度地减少对原发肿瘤病理诊断的干扰。
- 冻融的附睾和睾丸精子已成功用于 ICSI 周期，其妊娠率与使用射精的精子相当。
- 与手术取精（在癌变的睾丸中）和随后的 ICSI 相关的子代遗传风险尚不明确。

三、一问一答

问题 1：睾丸癌会危及生命吗？

回答 1：睾丸癌治疗效果较好，如果及时治疗，存活率可达 95%。

问题 2：睾丸癌患者治疗后可以生育吗？

回答 2：在开始治疗之前，睾丸癌患者需冷冻保存精液样本，以便在癌症治疗完成后治疗患者由于癌症本身或癌症治疗而无法产生精子的情况。如果患者不能获得可储存的精子，则可以在手术时直接从睾丸中取精。

问题 3：应该在什么时候行精子储存？

回答 3：建议在诊断时和开始癌症治疗之前完成精子冷冻保存。

问题 4：化疗会导致永久性不育吗？

回答 4：不育是化疗的已知不良反应。目前很难确定哪些患者能恢复生育力，而哪些患者治疗后会永久性不育。因此，建议在癌症开始治疗前保存精子。

参考文献

[1] Cheng L, et al. Testicular cancer. *Nature Reviews Disease Primers*;2018;4(1):29.

[2] Raman JD, Nobert CF, Goldstein M. Increased incidence of testicular cancer in men presenting with infertility and abnormal semen analysis. *J Urol.* 2005;174(5):1819–22; discussion 1822.

[3] Tomita E, et al. Successful testis preservation for bilateral testicular tumors with a new chemotherapy-based protocol: initial results of three cases. *Int J Urol.* 2007;14(9):879–82.

[4] Heidenreich A, et al. Organ sparing surgery for malignant germ cell tumor of the testis. *J Urol.* 2001;166(6):2161–5.

[5] Petersen PM, et al. Semen quality and reproductive hormones before orchiectomy in men with testicular cancer. *J Clin Oncol.* 1999;17(3):941–7.

[6] Schwartz BF, et al. Prognostic value of BHCG and local tumor invasion in stage I seminoma of the testis. *J Surg Oncol.* 1996;61(2):131–3.

[7] Hansen PV, et al. Germ cell function and hormonal status in patients with testicular cancer. *Cancer.* 1989;64(4):956–61.

[8] MacVicar GR, Pienta KJ. Testicular cancer. *Curr Opin Oncol.* 2004;16(3):253–6.

[9] de Bruin D, et al. Semen quality in men with disseminated testicular cancer: relation with human chorionic gonadotropin beta-subunit and pituitary gonadal hormones. *Fertil Steril.* 2009;91(6):2481–6.

[10] Agarwal A, Allamaneni SS. Disruption of spermatogenesis by the cancer disease process. *J Natl Cancer Inst Monogr.* 2005;(34):9–12.

[11] Albers P, et al. Guidelines on testicular cancer. *Eur Urol.* 2005;48(6):885–94.

[12] Howell SJ, Shalet SM. Spermatogenesis after cancer treatment: damage and recovery. *J Natl Cancer Inst Monogr.* 2005;(34):12–7.

[13] Fertility preservation and reproduction in patients facing gonadotoxic therapies: an Ethics Committee opinion. *Fertil Steril.* 2018;110(3):380–6.

[14] Oktay K, et al. Fertility preservation in patients with cancer: ASCO clinical practice guideline update. *J Clin Oncol.* 2018;36(19):1994–2001.

[15] Tur-Kaspa I, et al. Viagra for temporary erectile dysfunction during treatments with assisted reproductive technologies. *Hum Reprod.* 1999;14(7):1783–4.

[16] Meng X, et al. Electroejaculation combined with assisted reproductive technology in psychogenic anejaculation patients refractory to penile vibratory stimulation. *Transl Androl Urol.* 2018;7(Suppl 1):S17–22.

[17] Schrader M, et al. "Onco-tese": testicular sperm extraction in azoospermic cancer patients before chemotherapy-new guidelines? *Urology.* 2003;61(2):421–5.

[18] Kuroda S, et al. Successful onco-testicular sperm extraction from a testicular cancer patient with a single testis and azoospermia. *Clin Exp Reprod Med.* 2018;45(1):44–47.

[19] Delouya G, et al. Identification of spermatozoa in archived testicular cancer specimens: implications for bench side sperm retrieval at orchiectomy. *Urology.* 2010;75(6):1436–40.

[20] Chan PT, et al. Testicular sperm extraction combined with intracytoplasmic sperm injection in the treatment of men with persistent azoospermia postchemotherapy. *Cancer.*

2001;92(6):1632–7.

[21] Nicopoullos JD, et al. Use of surgical sperm retrieval in azoospermic men: a meta-analysis. *Fertil Steril.* 2004;82(3):691–701.

[22] Brook PF, et al. Isolation of germ cells from human testicular tissue for low temperature storage and autotransplantation. *Fertil Steril.* 2001;75(2):269–74.

[23] Johnson EK, et al. Fertility Preservation for Pediatric Patients: Current State and Future Possibilities. *J Urol.* 2017;198(1):186–194.

[24] Halpern JA, Hill R, Brannigan RE. Guideline based approach to male fertility preservation. Urol Oncol. 2019.

第 92 章　白细胞精子症和辅助生殖技术
Leukocytospermia and ART

Giuseppe Ricci　著

赵馨杨　谭季春　译　石　华　校

> **病例 1**：一对不孕 7 年的夫妻，男方患有中重度弱精子症，被建议接受 ICSI 助孕。取卵当天，精液分析显示白细胞浓度很高（$5.9×10^6$/ml）。这对夫妻就诊的生殖中心的感染项目筛查不包括精液中病原体的检查。男方无症状。
>
> **病例 2**：一对夫妻，女方患有 IV 期子宫内膜异位症，被建议进行 IVF 治疗。取卵当天男方精液白细胞浓度为 $3.4×10^6$/ml，提示白细胞精子症。男方否认有任何生殖道感染史，也没有任何症状。此外，进行试管婴儿治疗之前，生殖中心对精液中的病原体进行了全面筛查，结果为阴性。

一、背景

所有精液样本中都含有白细胞。世界卫生组织将白细胞精子症定义为精液中过氧化物酶阳性白细胞的浓度大于 $1×10^6$/ml[1]。然而，必须注意的是，目前没有正常男性精液白细胞浓度的参考范围。WHO 手册中使用的阈值更多地反映了"经验"而非"证据"，一些研究者认为该阈值太低，而另一些人认为该阈值过高并建议将其降低到 $0.2×10^6$/ml[2]。不育男性白细胞精子症的发病率为 10%～20%[2, 3]。许多研究探讨了精液中白细胞的生物学意义，但其在男性不育病因学中的作用仍存在很大争议[2]。白细胞增多与临床显性感染之间的相关性很低，大多数患有白细胞精子症的患者射出的精液细菌检测呈阴性[4]。然而，精液白细胞是精浆中活性氧（reactive oxygen species，ROS）的主要来源。ROS 能穿透精子质膜，导致精子 DNA 碎片[5]。

有少数研究调查了 ROS 和白细胞精子症对辅助生殖技术结局的影响，但结果相互矛盾。一些研究表明接受 IVF 和 ICSI 治疗的患者精浆中 ROS 浓度与受精率负相关[6]。其他研究观察到 ROS 对 IVF 结局的影响比其对 ICSI 结局的影响更大[7]。据报道，白细胞对体外模型中精卵融合过程产生负面影响[8]。一些临床研究表明，常规 IVF 的结局会受到白细胞的负面影响[9, 10]，而关于白细胞精子症对 ICSI 结局的影响相关数据相互矛盾[11, 12]。此外，还有研究表明，即使使用不同的白细胞浓度的截取值（cut-off）[（0.2～2）×10^6/ml]，白细胞对 IVF 和 ICSI 的结局没有显著影响[2, 13]。

二、管理策略

取卵当天发现的白细胞精子症处理方案取决于生殖中心采用的感染筛查项目，以及男方是否有症状。

如果男方没有进行过精液感染项目的筛查，由于无法排除精液病原体污染，那么（无论男性伴侣是否有症状）建议这对夫妻进行卵母细胞冷冻保存，并进行感染项目筛查，应推迟 IVF 或 ICSI 治疗直至症状消失和精液病原体培养阴性。确诊或疑似男性生殖器感染的夫妻相关体外受精结局的数据很少[14]，推迟治疗是更加谨慎的（病例 1）。有研究表明，精子制备过程不能完全清除衣原体和支原体[15, 16]，病原体可能会干扰受精和胚胎分裂的过程。此外，虽然未见关于病原体污染的精子体外受精后胚胎或新生儿异常的报道，但基于实验模型，人们担忧这会造成人类基因组的改变[15]。有研究将小鼠精子与大肠杆菌共培养后，在获得的胚胎中观察到了细菌的 DNA[17]。

然而，必须记住，卵母细胞冷冻保存的临床应用受到许多因素的影响。首先，在某些生殖中心，卵母细胞冷冻保存的专业知识、可用性和成功率有限。有研究报道，卵母细胞玻璃化冷冻的 IVF 成功率与使用新鲜卵母细胞无明显差异，因此，如果条件允许可考虑此种治疗方案[18, 19]。其次，白细胞精子症与临床显性感染之间的相关性较低，大多数白细胞精子症患者的精液中病原体培养呈阴性[4]。因此，许多生殖中心可能采用 ICSI 替代 IVF 的临床治疗方案[7]。此外，使用能高效降低白细胞浓度的精子制备方法至关重要。已经表明，在 ART 中制备的精子悬浮液经常被白细胞污染[20]，即使是非常少量的白细胞也会产生大量的 ROS[21]。上游法（Swim-up）已被证明可显著降低精子悬浮液中的白细胞浓度，并提供具有较低白细胞浓度的精子样本，大约是密度梯度离心的 1/3[22]。因此，在白细胞精子症患者中应优先用此种方法为体外受精制备精子悬浮液。

如果男方无症状且已获得精液病原体培养（包括衣原体感染）阴性结果，则可以继续治疗，但即使是非男性因素的病例，也应该使用 ICSI 而非 IVF（病例 2）。应告知这对夫妻，有研究表明（尽管不是全部）ICSI 的助孕结局不受白细胞精子症的影响。

三、预防

在接受 IVF 之前，应仔细排除白细胞精子症的危险因素。在开始 IVF 之前，应评估双方过去或现在生殖器感染的体征和症状。在感染率高的人群中，应对伴侣双方进行衣原体、支原体和其他病原体的筛查，如果呈阳性，则应进行抗生素治疗。此外，还应进行白细胞计数。如果诊断为白细胞精子症且精液培养呈阴性，则应在 1～2 个月后复查精液白细胞计数。事实上，在没有治疗的情况下，白细胞浓度也能自然降低[23]。如果白细胞精子症持续存在，应尝试治疗。虽然目前已经针对白细胞精子症提出了几种治疗方案，一项 Meta 分析结果[24] 和多个专业机构[2] 指南支持的唯一治疗方法是抗生素治疗。有人提出，抗生素治疗可能会根除致病性相对较低的微生物，导致体细胞免疫活性降低，睾丸中免疫活性细胞的迁入减少，从而精液中白细胞数量减少[24]。开始 IVF 治疗之前，应给予至少 14 天的广谱抗生素治疗。

要点

挑战

- 体外受精取卵当日发现白细胞精子症。

背景

- 白细胞精子症定义为每毫升精液中存在 $>1 \times 10^6$ 白细胞。
- 不育男性的发病率在 10%～20%。
- 白细胞精子症对精液参数的影响存在争议，大多数白细胞精子症的精液中病原体培养呈阴性。
- 一些（但不是全部）研究表明白细胞精子症对 IVF 结局有负面影响。

管理策略

- 如果男方有症状，应冷冻卵母细胞，并推迟 IVF，直到治疗后症状消失和精液病原体培养阴性。
- 如果男方无症状但未进行精液感染项目筛查，可以考虑冷冻保存卵母细胞，并对他进行生殖器感染项目检查。
- 如果卵母细胞冷冻保存不可行，则可以进行体外受精治疗。ICSI 应优先于 IVF，精子制备应采用上游法。
- 如果男方无症状，并且已经进行了包括衣原体在内的精液感染项目筛查，得到了阴性结果，那么可以继续 IVF，但也应该使用 ICSI 和上游法。

预防

- 精液病原体感染的筛查和治疗。
- 白细胞精子症的筛查。若为阳性，则 1～2 个月后复查，若阳性持续存在，则使用广谱抗生素 2 周。

四、一问一答

问题 1：我被告知我的精液中有脓细胞。我怎么会得这种病？我感觉我很正常。

回答 1：虽然有些人称它们为"脓细胞"，但实际上并不是。这些被称为白细胞，是您身体中的正常细胞，在有感染的情况下会增加。因此，在精液中出现这些细胞的一个原因是，您可能有病原体感染。由于您没有症状，我们将进行一些检测来确定。

问题 2：它会影响我们的 ICSI 治疗吗？

回答 2：大多数研究表明，它不会影响 ICSI 的结果，很可能通过我们制备精液的方式去除这些细胞。

问题 3：您刚刚在我的精液中发现了多余的白细胞，而且我排尿时确实有灼烧感。今天是我妻子取卵的日子。我们需要取消吗？

回答 3：不，不需要取消，先解决精液的问题，但不用取消取卵。这可能是精液或尿液中的感染，所以我们将进行一些检查并找出病因，然后治疗。我们将继续进行取卵，先冻卵直到我们解决您的问题，再继续治疗。但请放心，冷冻卵细胞的结局和新鲜卵细胞一样好。

参考文献

[1] World Health Organization. *WHO laboratory manual for the examination and processing of human semen*. 5th ed. Geneva PP - Geneva: World Health Organization; 2010.

[2] Brunner RJ, Demeter JH, Sindhwani P. Review of Guidelines for the Evaluation and Treatment of Leukocytospermia in Male Infertility. *World J Mens Health*. 2018/12/31. 2019;37(2):128–37.

[3] Chan PTK, Schlegel PN. Inflammatory conditions of the male excurrent ductal system. Part II. *J Androl*. 2002;23(4):461–9.

[4] Cumming JA, Carrell DT. Utility of reflexive semen cultures for detecting bacterial infections in patients with infertility and leukocytospermia. *Fertil Steril*. 2009;91(4):1486–8.

[5] Tremellen K. Oxidative stress and male infertility—a clinical perspective. *Hum Reprod Update*. 2008;14(3):243–58.

[6] Hammadeh ME, Radwan M, Al-Hasani S, Micu R, Rosenbaum P, Lorenz M, et al. Comparison of reactive oxygen species concentration in seminal plasma and semen parameters in partners of pregnant and non-pregnant patients after IVF/ICSI. *Reprod Biomed Online*. 2006;13(5):696–706.

[7] Zorn B, Vidmar G, Meden-Vrtovec H. Seminal reactive oxygen species as predictors of fertilization, embryo quality and pregnancy rates after conventional in vitro fertilization and intracytoplasmic sperm injection. *Int J Androl*. 2003;26(5):279–85.

[8] Aitken RJ, West K, Buckingham D. Leukocytic infiltration into the human ejaculate and its association with semen quality, oxidative stress, and sperm function. *J Androl*. 1994;15(4):343–52.

[9] Geyter C, Geyter M, Beher HM, Schneider HPG, Nieschlag E. Peroxidase-positive round cells and microorganisms in human semen together with antibiotic treatment adversely influence the outcome of in-vitro fertilization and embryo transfer. *Int J Androl*. 1994;17(3):127–34.

[10] Sukcharoen N, Keith J, Stewart Irvine D, John Aitken R. Predicting the fertilizing potential of human sperm suspensions in vitro: importance of sperm morphology and leukocyte contamination. *Fertil Steril*. 1995;63(6):1293–300.

[11] Vicino M, Loverro G, Simonetti S, Mei L, Selvaggi L. The correlation between idiopathic leukocytospermia, embryo quality and outcome in the FIVET and ICSI procedures. *Minerva Ginecol*. 1999;51(11):413–20.

[12] Lackner J, Mark I, Sator K, Huber J, Sator M. Effect of leukocytospermia on fertilization and pregnancy rates of artificial reproductive technologies. *Fertil Steril*. 2008;90(3):869–71.

[13] Ricci G, Granzotto M, Luppi S, Giolo E, Martinelli M, Zito G, et al. Effect of seminal leukocytes on in vitro fertilization and intracytoplasmic sperm injection outcomes. *Fertil Steril*. 2015;104(1):87–93.

[14] Kanakas N, Mantzavinos T, Boufidou F, Koumentakou I, Creatsas G. Ureaplasma urealyticum in semen: is there any effect on in vitro fertilization outcome? *Fertil Steril*. 1999;71(3):523–7.

[15] Al-Mously N, Cross NA, Eley A, Pacey AA. Real-time polymerase chain reaction shows that density centrifugation does not always remove Chlamydia trachomatis from human semen. *Fertil Steril*. 2009;92(5):1606–15.

[16] Knox CL, Allan JA, Allan JM, Edirisinghe WR, Stenzel D, Lawrence FA, et al. Ureaplasma parvum and Ureaplasma urealyticum are detected in semen after washing before assisted reproductive technology procedures. *Fertil Steril*. 2003;80(4):921–9.

[17] Moreira PN, Fernández-González R, Rizos D, Ramirez M, Perez-Crespo M, Gutiérrez-Adán A. Inadvertent transgenesis by conventional ICSI in mice. *Hum Reprod*. 2005;20(12):3313–7.

[18] Argyle CE, Harper JC, Davies MC. Oocyte cryopreservation: where are we now? *Hum Reprod Update*. 2016;22(4):440–9.

[19] Doyle JO, Richter KS, Lim J, Stillman RJ, Graham JR, Tucker MJ. Successful elective and medically indicated oocyte vitrification and warming for autologous in vitro fertilization, with predicted birth probabilities for fertility preservation according to number of cryopreserved oocytes and age at retrieval. *Fertil Steril*. 2016;105(2):459–466.e2.

[20] Aitken RJ, Buckingham DW, Brindle J, Gomez E, Baker HW, Irvine DS. Analysis of sperm movement in relation to the oxidative stress created by leukocytes in washed sperm preparations and seminal plasma. *Hum Reprod*. 1995;10(8):2061–71.

[21] Ford WCL. Regulation of sperm function by reactive oxygen species. *Hum Reprod Update*. 2004;10(5):387–99.

[22] Ricci G, Perticarari S, Boscolo R, Simeone R, Martinelli M, Fischer-Tamaro L, et al. Leukocytospermia and sperm preparation--a flow cytometric study. *Reprod Biol Endocrinol*. 2009;7:128.

[23] Lackner JE, Lakovic E, Waldhör T, Schatzl G, Marberger M. Spontaneous variation of leukocytospermia in asymptomatic infertile males. *Fertil Steril*. 2008;90(5):1757–60.

[24] Skau PA. Do bacterial infections cause reduced ejaculate quality? A meta-analysis of antibiotic treatment of male infertility. *Behav Ecol*. 2003;14(1):40–7.

第93章 有遗传病因的不育男性患者

The infertile male patient with a genetic cause

Marlon P. Martinez　Ashok Agarwal　著

张　旭　董　萌　谭季春　译　　石　华　校

病例1：一名29岁的不育男性患嗅觉丧失。体格检查显示类无睾体征，第二性征缺乏，阴茎小，几乎触不到阴囊内容物。颅内MRI正常。激素测定结果显示睾酮为2.98ng/dl，LH为0.57mU/ml，FSH为0.8mU/ml。患者开始接受激素治疗。

病例2：一名32岁的男性患者在精液分析显示精子浓度为120万/ml。染色体分析显示正常核型46，XY，AZFc区微缺失。这对夫妻被建议行ICSI。

病例3：35岁无精子症患者，反复呼吸道感染，触诊无输精管。检测到CFTR基因突变，而他的伴侣CFTR筛查为阴性。患者接受了遗传咨询。显微手术提取附睾精子，然后进行ICSI。

一、背景

全球范围内15%的夫妻患有不孕不育症[1]，20%～70%的病例可归因于男性因素[2]。在约40%的病例中，目前进行的诊断性检查未能确定男性不育症的病因，因此称为特发性。我们认为一半的特发性病例可能由遗传异常导致[3]。事实上，可导致精液参数和组织学表型改变的基因异常的数量不断增加[4]。据估计，至少有2000个基因与精子发生有关[5]，而与人类男性不育表型有关的基因共有78个[6]。

男性不育的遗传原因在未经选择的不育男性中占4%，在无精子症男性中占20%[7]。评估男性不育遗传因素的关键诊断检查包括核型、Y染色体微缺失（Y chromosome microdeletion，YCMD）筛选和CFTR基因突变分析[8]。进行这些检查有助于就辅助生殖技术的需要进行遗传咨询，并增加治疗成功的机会。

遗传异常可影响下丘脑垂体轴功能、精子生成的质量和数量，导致导管功能障碍或阻塞[9]。

（一）下丘脑－垂体轴缺损

下丘脑－垂体－性腺（hypothalamic-pituitary-gonadal，HPG）轴是一个综合复杂系统，负责分泌必要的激素和激活生殖所必需的高度特化细胞[10, 11]。促性腺激素释放激素的脉冲式释放发生在下丘脑内侧基底的弓状核和神经分泌细胞，通过下丘脑垂体门脉循环。这一过程中的任何损伤都会导致不育症，因为促性腺激素、LH 和 FSH 的产生和分泌会受到影响。LH 负责睾酮的产生，而 FSH 刺激精子发生[12]。

病例 1 为低促性腺激素性性腺功能减退。有两种主要类型：Kallmann 综合征和特发性低促性腺激素性性腺功能减退症。大多数促性腺激素性性腺功能减退症的遗传原因是先天性的[13]。临床上将嗅觉缺失合并低促性腺激素性性腺功能减退诊断为 Kallmann 综合征[14]。Kallmann 综合征通常继发于胚胎发育不良和 GnRH 神经元细胞来自鼻基板的嗅觉受体神经元的迁移中断。因此，这种低促性腺激素性性腺功能减退症与嗅觉丧失有关，即无法感知气味[13]。这组患者的特点是血清睾酮和促性腺激素 LH 和 FSH 水平较低。

在鉴定影响生殖潜能的遗传异常方面已经取得了巨大的进展[15]。据报道，超过 50 个基因是高达 50% 的特发性促性腺功能减退症病例的潜在原因[16]。与基因缺陷相关的 Kallmann 综合征的临床表型有很大的变异性[17]。因此，可以根据其临床表现有计划地进行基因筛查。在以下基因中可以观察到基因缺陷：*KAL1*（联动）、*FGF8/FGFR1*（牙齿发生）、*FGF8/FGFR1*（指骨异常）和 *CHD7*（听力损失）[17]。30%～70% 的 Kallmann 综合征是 *KAL1* 基因突变导致的[13, 18, 19]。

Abujbara 等对来自 12 个家庭的 26 名男性 Kallmann 综合征患者进行了为期 5 年的随访[20]。所有患者均有嗅觉丧失或嗅觉减退症。19 例（73%）患者有隐睾症，17 例（65%）有小阴茎。其他患者则表现为性腺功能减退、青春期延迟和不育。家系图分析显示，有 5 个家系具有 X 连锁遗传模式，而有 2 个家系均为常染色体隐性遗传。尽管可以应用有价值的激素治疗，大多数低促性腺激素性性腺功能减退症患者的结果不令人满意，导致长期的社会心理方面影响和低的生殖结局[21]。为了解决这一差距，有必要进行早期诊断和适当的干预措施。

（二）精子发生缺陷

睾丸是产生睾酮和精子发生的部位。一些遗传病因，如 YCMD、Klinefelter 综合征、46, XX 男性综合征及染色体结构异常（如易位和倒位）可以影响生精过程[9]。

人类 Y 染色体上不同的基因是睾丸发育和精子发生的基础[22]。病例 2 患者表现为 YMCD。Y 染色体上的微缺失被认为是仅次于 Klinefelter 综合征的常见遗传病因[23]，决定了 22%～55% 的严重睾丸组织病理学病例，如精子发生不足、成熟阻滞和唯支持细胞综合征[24]。无精子症基因（AZF）（含有 AZFa、AZFb 和 AZFc）位于 Y 染色体的长臂上，并且容易发生染色体内缺失[22]。YCMD 中最常见的微缺失发生在 AZFc 区，占 60%～70%，而 AZFa 区（0.5%～4%）、AZFb 区（1%～5%）和 AZFb ＋ c 区（1%～3%）微缺失的频率较低[25]。这将在第 94 章中进一步讨论。

2019 年发表的一项系统综述和 Meta 分析研究了 YCMD 在 10 866 名少精子症男性中的患病率，研究显示精子浓度在 0 万～100 万/ml（5.0%）的男性比精子浓度在 100 万～500 万/ml（0.8%）的男性出现微缺失更频繁（$P < 0.001$）[26]。精子浓度在 100 万～500 万/ml 与 500 万～2000 万/ml 的男性中，YCMD 检测没有显著差异（0.8% vs. 0.5%，$P = 0.14$）。因此，我们建议精子浓度低于 100 万/ml 的男性常规筛查 YCMD，因为精子浓度较高的男性中很少出现完全的 YCMD[26]。

Klinefelter 综合征以 47，XXY 基因型为典型特征，伴有睾丸功能衰竭，是男性不育中最常见的染色体非整倍体[27, 28]。这种情况通常是由配子发生过程中染色体分离错误引起的，形成一个额外的 X 染色体的二倍体配子[29]。KS 的其他核型有 48，XXYY、48，XXXY 和 49，XXXXY[30, 31]。这已在第 87 章中讨论。

46，XX 基因型导致性发育障碍，影响 1/20 000 的男性新生儿[32]。在这种情况下，Y 染色体性别决定（SRY）基因易位到 X 染色体的任何一端或常染色体[33]。因此，这些个体具有女性 46，XX 基因型，具有男性表型和性心理识别。他们的性腺呈睾丸模式，没有卵巢组织的证据，也没有女性生殖器官。

在患有严重男性因素不育的男性中，相互易位和罗伯逊易位是常染色体中最常见的结构畸变[34]。罗伯逊易位的特点是两条近端着丝粒染色体的长臂融合，短臂缺失[35]。这一过程尤其涉及同源或非同源的近端着丝粒（13 号、14 号、15 号、21 号和 22 号）染色体[36]。此外，当染色体在两个点上断裂，并且包含的片段在重新插入前旋转 180°，遗传物质没有丢失时，就会发生反向易位[37]。在一般人群中，1%～3% 的个体出现倒位[38-40]。这些异常的携带者由于联会受损和配子产生异常而有不育的风险[37]。这将导致重复或缺失。同样，染色体易位的男性可以产生非整倍体配子[41]。

精子发生缺陷的其他原因是雄激素不敏感综合征、球形精子症（见第 77 章）、纤毛不动综合征（见第 88 章）、短尾综合征、大头精子和高龄父亲[9]。

（三）导管阻塞 / 功能障碍

病例 3 中的患者表现为先天性双侧输精管缺如（CBAVD）。这种情况存在于 1%～2% 的男性不育症和 6% 的梗阻性无精子症男性中[42]。CFTR 基因的突变很可能导致囊性纤维化，这是一种常染色体隐性疾病，北欧血统 / 非西班牙裔白人发生率为 1/1600[43]。近 95% 的囊性纤维化男性和 25% 的梗阻性无精子症男性患有 CBAVD 及后来的不育症[44]。CFTR 突变最严重的形式是 F508del 的缺失，发生在 60%～70% 的病例中[45]。基因筛查可用于调查突变的存在。然而，在阴性结果的情况下，这并不一定意味着没有缺陷基因，因为已经报道了 2000 多个不同的 CFTR 突变[8]。因此，患者或其伴侣有可能是未知和未知突变的携带者。

二、管理策略

随着辅助生殖技术的进步，IVF 或 ICSI 等技术可用于治疗不育夫妻[46]。患有 CBAVD 和囊性纤维化的不育男性是手术取精候选者，包括显微外科手术、经皮精子抽吸、睾丸精子提取或抽吸[47]。Esteves 等研究了 32 名接受经皮精子提取的 CBAVD 男性生殖潜力，报道了精子提取率为 100%，活产率为 34.4%[48]。在另一项研究中，108 名 CBAVD 男性患者的精子（附睾或睾丸）行 ICSI 后，分娩率差异没有统计学意义（27% vs. 18.6%，P=0.47）。与预期相同，生精功能低下的 CBAVD 男性受精率明显低于生精功能正常的男性（88.6% vs. 92.1%，P=0.007）[49]。据报道，在 CBAVD 病例中，$CFTR$ 基因突变与 ICSI 的结果存在负相关[48]。Lu 等观察到与非 CBAVD 梗阻的男性相比流产 / 死产率明显较高（23.9% vs. 12.5%，P=0.001），活产率显著降低（70.5% vs. 84.9%，$P<0.001$）[50]。

AZFa、AZFb 和 AZFc 区微缺失分别与唯支持细胞综合征、成熟阻滞和低精子发生的睾丸组织学特征相关[51]。事实上，在 AZFa 和 AZFb 区微缺失的不育男性中，精液产生受损，因此在提取过程中无法找到精子[52,53]，而在 AZFc 区微缺失中，报道显示有一半的病例成功取精[23]。在 AZFc 区微缺失的患者中，micro-TESE 的取精率优于常规 TESE（67% vs. 25%，$P=0.0339$）[54]。

男性低促性腺激素性性腺功能减退症的管理包括 GnRH 治疗、促性腺激素治疗和睾酮替代治疗（testosterone replacement therapy，TRT）[54]。GnRH 或促性腺激素是治疗的选择，而 TRT 禁用于想要保护生育能力的男性[55]。睾丸中功能性生精上皮的存在决定了促性腺激素性性腺功能减退症男性对促性腺激素治疗的反应[56]。常见的方案包括每 2 小时脉冲式给药 GnRH（从 100ng/kg 到 400ng/kg）。此外，单用人绒毛膜促性腺激素治疗或与重组人 FSH 或人类绝经期促性腺激素联合治疗，诱导精子发生[57]。代表性的标准治疗为 hCG 1000～2500U，每周 2～3 次，持续 8～12 周，而内源性 FSH 不足的男性可以考虑联合 hMG 75～150U，每周 3 次，持续 18 个月。使用这种联合治疗，90% 的不育男性可以实现睾丸生长和精子发生[57]，而在促性腺激素治疗开始后的 6 个月内可以实现自然妊娠[58]。如果精子浓度高于 500 万/ml 也不能实现自然受孕的情况下，宫腔内人工授精是一个合理的选择。治疗 1 年、精子浓度<100 万/ml，或者治疗 20 个月、精子浓度高于 500 万/ml 仍未妊娠，建议行 ICSI[59]。对于低促性腺激素性性腺功能减退症的男性，使用这种辅助生殖技术受精率为 67%，妊娠率为 30%～54.5%[58]。另一项研究纳入 15 名患有低促性腺激素性性腺功能减退症的无精子症男性，他们每周接受 3 次 hMG 75U 和 1～2 次 hCG 5000U 激素治疗，为期 6 个月[60]。在这项研究中，显微 TESE 后精子获取率为 73%，ICSI 后受精率和累积妊娠率分别为 41.7% 和 20%。

三、预防

基因诊断的建立可以防止不必要的治疗和缺陷基因向子代的垂直传播。对于 Kallmann 综合征患者，尤其是具有常染色体显性遗传的患者，确定生育治疗的意义至关重要[61]。如果 CBAVD 患者的配偶携带 CFTR 基因突变，则有必要进行植入前遗传学检测，从父母双方获得的异常等位基因有 25% 的机会传播给后代，并逐渐发展为临床囊性纤维化[62]。父亲 AZFc 微缺失的男性后代需要在青春期进行精液分析，可能需要冷冻保存[63]。

要点

挑战

- 有遗传原因的不育男性接受 ART 治疗。

背景

- 据估计，15%～30% 的男性不育与遗传异常有关。
- 染色体异常（如 Klinefelter 综合征）占男性不育因素的 5%，15% 的无精子症患者有染色体异常。
- Y 染色体微缺失是男性不育的常见遗传原因，特别是在无精子症和严重少精子症的男性中。

- 6% 的梗阻性（睾丸后）无精子症男性患有 CBAVD，并携带两种 *CFTR* 突变，有传播囊性纤维化的风险。
- Kallmann 综合征是不育男性 X 连锁低促性腺激素性性腺功能减退症最常见的原因。
- 表观遗传异常可能对男性的生育能力有影响。

管理策略
- ART 治疗通常适用于具有遗传病因的不育男性。在某些情况下，在 ART 前可能需要进行激素治疗。
- 对于低促性腺激素性性腺功能减退症的男性，当需要成为父亲时，就需要促性腺激素替代疗法，否则就需要睾酮替代疗法来解决性腺功能减退的症状和特征。
- 患有睾丸性（非阻塞性）无精子症或严重少精子症的不育男性在接受 ICSI 治疗前应进行染色体核型分析和 Y 染色体微缺失筛查。
- 在 ICSI 之前，筛查 CBAVD 男性的女性伴侣的 *CFTR* 突变。
- 在平衡染色体易位携带者或双方都是 *CFTR* 突变携带者的情况下进行 PGT。
- 适当的遗传咨询。

预防
- 筛查和咨询是管理有遗传原因的不育男性的基础。
- 在这些患者中，流产和缺陷基因向子代传播的风险很高。
- 它们的后代遗传其他染色体异常的风险也更高。

四、一问一答

问题 1：所有不育男性都需要基因检测吗？

回答 1：并不是这样，例如那些没有精子或射出精液中精子少于 100 万 /ml 的人需要做。此外，缺乏输精管（输精管是将精子从睾丸输送到阴茎的管道）的男性的不育可能有遗传原因。基因检测不会给我们提供治疗，但会让我们更好地向夫妻解释病情，帮助理解和减少将疾病传播给婴儿的风险。

问题 2：我被告知我不育是因为缺失输精管，这是遗传性的，但为什么我的妻子要做基因检测呢？

回答 2：输精管缺失的男性携带两份囊性纤维化基因。您的妻子肯定没有囊性纤维化，因为她没有症状，但她携带一个基因拷贝的风险有 4%（因种族而不同）。因此，我们希望对她进行检测。如果她是携带者，那么婴儿有 25% 的概率遗传两个副本并患有囊性纤维化，这可能是一种严重的疾病。所以，如果她是该基因的携带者，我们将在试管婴儿治疗期间对胚胎进行检测，以确保我们只移植正常的胚胎。

问题 3：我的精子数量很低，但我所有的基因检测都是正常的。这意味着我没有遗传原因，我的男性后代也不会有同样的问题吗？

回答 3：这个问题我们并不清楚。可能有数百种导致男性不育的遗传原因。我们无法检测所有的遗传原因。所以，您的孩子可能也有类似的问题，但当他想要孩子的时候，医学很可能比现在进步得多。

参考文献

[1] Sharlip ID, Jarow JP, Belker AM, Lipshultz LI, Sigman M, Thomas AJ, et al. Best practice policies for male infertility. *Fertil Steril.* 2002;77(5):873–82.

[2] Agarwal A, Mulgund A, Hamada A, Chyatte MR. A unique view on male infertility around the globe. *Reprod Biol Endocrinol.* 2015;13:37.

[3] Okutman O, Rhouma MB, Benkhalifa M, Muller J, Viville S. Genetic evaluation of patients with non-syndromic male infertility. *J Assist Reprod Genet.* 2018;35(11):1939–1951.

[4] Ghieh F, Mitchell V, Mandon-Pepin B, Vialard F. Genetic defects in human azoospermia. *Basic Clin Androl.* 2019; 29: 4.

[5] Krausz C, Riera-Escamilla A. Genetics of male infertility. *Nat Rev Urol.* 2018;15(6):369–384.

[6] Oud MS, Volozonoka L, Smits RM, Vissers LELM, Ramos L, Veltman JA. A systematic review and standardized clinical validity assessment of male infertility genes. *Hum Reprod.* 2019;34(5):932–941.

[7] Tüttelmann F, Ruckert C, Röpke A. Disorders of spermatogenesis: Perspectives for novel genetic diagnostics after 20 years of unchanged routine. *Med Genet.* 2018;30(1):12–20.

[8] Krausz C, Cioppi F, Riera-Escamilla A. Testing for genetic contributions to infertility: potential clinical impact. *Expert Rev Mol Diagn.* 2018;18(4):331–346.

[9] Tournaye H, Krausz C, Oates RD. Novel concepts in the aetiology of male reproductive impairment. *Lancet Diabetes Endocrinol.* 2017;5(7):544–553.

[10] Layman LC. Hypogonadotropic hypogonadism. *Endocrinol Metab Clin North Am.* 2007;36(2):283–96.

[11] Young J, Xu C, Papadakis GE, Acierno JS, Maione L, et al. Clinical management of congenital hypogonadotropic hypogonadism. *Endocr Rev.* 2019;40(2):669–710.

[12] Dabaja AA, Schlegel PN. Medical treatment of male infertility. *Transl Androl Urol.* 2014;3(1):9–16.

[13] Topaloğlu AK. Update on the genetics of idiopathic hypogonadotropic hypogonadism. *J Clin Res Pediatr Endocrinol.* 2017;9(Suppl 2):113–122.

[14] Dash PK, Raj DH. Biochemical and MRI findings of Kallmann's syndrome. *BMJ Case Rep.* 2014;2014. pii: bcr2014207386.

[15] Layman LC. Clinical genetic testing for Kallmann syndrome. *J Clin Endocrinol Metab.* 2013;98(5):1860–2.

[16] Crowley WF Jr, Pitteloud N, Seminara S. New genes controlling human reproduction and how you find them. *Trans Am Clin Climatol Assoc.* 2008;119:29–37; discussion 37–8.

[17] Costa-Barbosa FA, Balasubramanian R, Keefe KW, Shaw N, Al-Tassan N, et al. Prioritizing genetic testing in patients with Kallmann syndrome using clinical phenotypes. *J Clin Endocrinol Metab.* 2013;98(5):E943–53.

[18] Topaloglu AK, Kotan LD. Genetics of hypogonadotropic hypogonadism. *Endocr Dev.* 2016; 29:36–49.

[19] Boehm U, Bouloux PM, Dattani MT, de Roux N, Dodé C, et al. Expert consensus document: European Consensus Statement on congenital hypogonadotropic hypogonadism – pathogenesis, diagnosis and treatment. *Nat Rev Endocrinol.* 2015;11(9):547–64.

[20] Abujbara MA, Hamamy HA, Jarrah NS, Shegem NS, Ajlouni KM. Clinical and inheritance profiles of Kallmann syndrome in Jordan. *Reprod Health.* 2004;1(1):5.

[21] Swee DS, Quinton R. Congenital hypogonadotrophic hypogonadism: minipuberty and the case for neonatal diagnosis. *Front Endocrinol (Lausanne).* 2019;10:97.

[22] Colaco S, Modi D. Genetics of the human Y chromosome and its association with male infertility. *Reprod Biol Endocrinol.* 2018;16(1):14.

[23] Krausz C, Hoefsloot L, Simoni M, Tüttelmann F; European Academy of Andrology; European Molecular Genetics Quality Network. EAA/EMQN best practice guidelines for molecular diagnosis of Ychromosomal microdeletions: state-of-theart 2013. *Andrology.* 2014;2(1):5–19.

[24] Bansal SK, Jaiswal D, Gupta N, Singh K, Dada R, *et al.* Gr/gr deletions on Ychromosome correlate with male infertility: an original study, meta-analyses, and trial sequential analyses. *Sci Rep.* 2016;6:19798.

[25] Hinch AG, Altemose N, Noor N, Donnelly P, Myers SR. Recombination in the human pseudoautosomal region PAR1. *PLoS Genet.* 2014;10(7):e1004503.

[26] Kohn TP, Kohn JR, Owen RC, Coward RM. The prevalence of y-chromosome microdeletions in oligozoospermic men: a systematic review and meta-analysis of European and North American studies. *Eur Urol.* 2019 Aug 7. pii:

S0302-2838(19)30592–5.

[27] De Braekeleer M, Dao TN. Cytogenetic studies in male infertility: a review. *Hum Reprod.* 1991;6(2):245–50.

[28] Nistal M, Gonzales-Peramoto P. Klinefelter's syndrome. *Atlas of the Human Testis.* 2013. 147–158.

[29] King RA, Potter JI, Motulsky AH. *The Genetic Basis of Common Disease.* New York, NY: Oxford University Press; 1992:876–894.

[30] Sørensen K, Nielsen J, Jacobsen P, Rolle T. The 48,XXYY syndrome. *J Ment Defic Res.* 1978;22(3):197–205.

[31] Kleczkowska A, Fryns JP, Van den Berghe H. X-chromosome polysomy in the male. The Leuven experience 1966–1987. *Hum Genet.* 1988;80(1):16–22

[32] de la Chapelle A. Nature and origin of males with XX sex chromosomes. *Am J Hum Genet* 1972; 24: 71–105.

[33] Rejender S, Rajani V, Gupta N, Chakravart B, Singh L, *et al.* SRY-negative 46,XX male with normal genitals, complete masculinization and infertility. *Mol Hum Reprod.* 2006;12(5):341–6.

[34] Punab M, Poolamets O, Paju P, Vihljajev V, Pomm K, *et al.* Causes of male infertility: a 9-year prospective monocentre study on 1737 patients with reduced total sperm counts. *Hum Reprod.* 2017;32(1):18–31.

[35] Martin RH. Cytogenetic determinants of male fertility. *Hum Reprod Update.* 2008;14(4):379–90.

[36] Mayeur A, Ahdad N, Hesters L, Brisset S, Romana S, et al. Chromosomal translocations and semen quality: A study on 144. male translocation carriers. *Reprod Biomed Online.* 2019;38(1):46–55.

[37] Balasar Ö Zamani AG, Balasar M, Acar H. Male infertility associated with de novo pericentric inversion of chromosome 1. *Turk J Urol.* 2017;43(4):560–562.

[38] Kim SS, Jung SC, Kim HJ, Moon HR, Lee JS. Chromosome abnormalities in a referred population for suspected chromosomal aberrations: a report of 4117 cases. *J Korean Med Sci.* 1999;14(4):373–6.

[39] Teo SH, Tan M, Knight L, Yeo SH, Ng I. Pericentric inversion 9 – incidence and clinical significance. *Ann Acad Med Singapore.* 1995;24(2):302–4.

[40] Cotter PD, Babu A, McCurdy LD, Caggana M, Willner JP, Desnick RJ. Homozygosity for pericentric inversions of chromosome 9. *Prenatal diagnosis of two cases. Ann Genet.* 1997;40(4):222–6.

[41] Nagaoka S, Hassold T, Hunt P. Human aneuploidy: mechanisms and new insights into an age-old problem. *Nat Rev Genet.* 2012;13(7):493–504.

[42] De Souza D, Faucz F, Pereira-Ferari L, Sotomaoir V, Raskin S. Congenital Bilateral Absence of the Vas Deferens as an Atypical Form of Cystic Fibrosis: Reproductive Implications and Genetic Counseling. *Andrology.* 2018;6(1):127–135.

[43] Bansal SK, Jaiswal D, Gupta N, Singh K, Dada R, *et al.* Gr/gr deletions on Ychromosome correlate with male infertility:

an original study, meta-analyses, and trial sequential analyses. *Sci Rep.* 2016;6:19798.

[44] Singh R, Hamada AJ, Bukavina L, Agarwal A. Physical deformities relevant to male infertility. *Nat Rev Urol.* 2012;9(3):156–74.

[45] Georgiou I, Syrrou M, Pardalidis N, Karakitsios K, Mantzavinos T, *et al.* Genetic and epigenetic risks of intracytoplasmic sperm injection method. *Asian J Androl.* 2006;8(6):643–73.

[46] Niederberger C, Pellicer A, Cohen J, Gardner DK, Palermo GD, et al. Forty years of IVF. *Fertil Steril.* 2018;110(2): 185–324.e5.

[47] Kamal A, Fahmy I, Mansour R, Serour G, Aboulghar M, et al. Does the outcome of ICSI in cases of obstructive azoospermia depend on the origin of the retrieved spermatozoa or the cause of obstruction? A comparative analysis. *Fertil Steril.* 2010;94(6):2135–40.

[48] Esteves SC, Lee W, Benjamin DJ, Seol B, Verza S Jr, Agarwal A. Reproductive potential of men with obstructive azoospermia undergoing percutaneous sperm retrieval and intracytoplasmic sperm injection according to the cause of obstruction. *J Urol.* 2013;189(1):232–7.

[49] Llabador MA, Pagin A, Lefebvre-Maunoury C, Marcelli F, Leroy-Martin B, *et al.* Congenital bilateral absence of the vas deferens: the impact of spermatogenesis quality on intracytoplasmic sperm injection outcomes in 108 men. *Andrology.* 2015;3(3):473–80

[50] Lu S, Cui Y, Li X, Zhang H, Liu J, *et al.* Association of cystic fibrosis transmembrane-conductance regulator gene mutation with negative outcome of intracytoplasmic sperm injection pregnancy in cases of congenital bilateral absence of vas deferens. *Fertil Steril.* 2014;101(5):1255–60.

[51] Foresta C, Moro E, Ferlin A. Y chromosome microdeletions and alterations of spermatogenesis. *Endocrine Rev.* 2001;22:226–39.

[52] Simoni M, Tüttelmann F, Gromoll J, Nieschlag E. Clinical consequences of microdeletions of the Y chromosome: the extended Münster experience. *Reprod Biomed Online.* 2008;16(2):289–303. 3

[53] Navarro-Costa P, Gonçalves J, Plancha CE. The AZFc region of the Y chromosome: at the crossroads between genetic diversity and male infertility. *Hum Reprod Update.* 2010;16(5):525–42.

[54] Schwarzer JU, Steinfatt H, Schleyer M, Köhn FM, Fiedler K, *et al.* Microdissection TESE is superior to conventional TESE in patients with nonobstructive azoospermia caused by Y chromosome microdeletions. *Andrologia.* 2016;48(4):402–5.

[55] Fraietta R, Zylberstejn DS, Esteves SC. Hypogonadotropic hypogonadism revisited. *Clinics* (Sao Paulo). 2013;68 Suppl 1:81–8.

[56] Rohayem J, Sinthofen N, Nieschlag E, Kliesch S, Zitzmann M. Causes of hypogonadotropic hypogonadism predict response to gonadotropin substitution in adults. *Andrology.* 2016;4(1):87–94.

[57] Han TS, Bouloux PM. What is the optimal therapy for young males with hypogonadotropic hypogonadism? *Clin*

Endocrinol (Oxf). 2010;72(6):731–7.

[58] Resorlu B, Abdulmajed MI, Kara C, Unsal A, Aydos K. Is intracytoplasmic sperm injection essential for the treatment of hypogonadotrophic hypogonadism? A comparison between idiopathic and secondary hypogonadotrophic hypogonadism. *Hum Fertil* (Camb). 2009;12(4):204–8.

[59] Bakircioglu ME, Erden HF, Ciray HN, Bayazit N, Bahçeci M. Gonadotrophin therapy in combination with ICSI in men with hypogonadotrophic hypogonadism. *Reprod Biomed Online.* 2007;15(2):156–60.

[60] Fahmy I, Kamal A, Shamloul R, Mansour R, Serour G, Aboulghar M. ICSI using testicular sperm in male hypogonadotrophic hypogonadism unresponsive to gonadotrophin therapy. *Hum*

Reprod. 2004;19(7):1558–61. Epub 2004 May 13.

[61] Kim SH. Congenital Hypogonadotropic Hypogonadism and Kallmann Syndrome: Past, Present, *and Future. Endocrinol Metab* (Seoul). 2015;30(4):456–66.

[62] Liu J, Lissens W, Silber SJ, Devroey P, Liebaers I, Van Steirteghem A. Birth after preimplantation diagnosis of the cystic fibrosis delta F508 mutation by polymerase chain reaction in human embryos resulting from intracytoplasmic sperm injection with epididymal sperm. *JAMA.* 1994;272(23):1858–60.

[63] Rives N. Y chromosome microdeletions and alterations of spermatogenesis, patient approach and genetic counseling. *Ann Endocrinol* (Paris). 2014;75(2):112–4.

第 94 章　Y 染色体微缺失与 ART
Y chromosome microdeletions and ART

Sherman J. Silber　Sierra Goldsmith　著

李澍雨　董　萌　谭季春　译　　石　华　校

> **病例：**一对夫妻因男性因素原发性不育 3 年而被转到生育诊所。31 岁的丈夫在 2 次精液分析中都被诊断为无精子症。基因检查显示核型正常，为 46，XY，但 Y 染色体 AZFc 区微缺失。患者被告知如果找到精子，可以为他进行睾丸精子提取和 ICSI。他询问了微缺失对获得睾丸精子的可能性、ICSI 的成功率、对未来男性后代生育能力的影响。我们告诉他，他患的是最有利的非梗阻性无精子症，他对此感到十分惊讶。他所缺失的 Y 染色体 AZFc 区包含了 4 个基本基因 DAZ 的拷贝。Y 染色体上缺少这 4 个 DAZ 拷贝将导致完全无精子症。但是，在 3 号染色体上有两个作为备份的 DAZL（DAZ 同源物）的拷贝。因此，患有无精子症和 AZFc 区缺失的男性很有可能在睾丸中存在一些正常精子，足以用于 ICSI。

一、背景

对 Y 染色体与男性不育症有关的猜想最初起源于 20 世纪 70 年代报道的细胞遗传学证据[1]。该研究显示，在极小比例的无精子症男性（1170 人中有 5 人，即 0.5%）中存在明显的 Y 染色体末端缺失，而这些男性的表型是正常的。于是，人们推测 Y 染色体上有一个所谓的无精子症因子（AZF）基因。从那时起，人们开始寻找这些 AZF 基因（即控制精子生成的基因，这些基因在其他正常的不育男性中可能存在缺陷）。20 世纪 90 年代中期，通过观察比核型更详细更精确的分子图谱，人们发现 Y 染色体长臂上不止一个，而是至少有三个不同的缺失区间，这些区间后来被命名为 AZFa、AZFb 和 AZFc[2]。事实上，在无精子症或严重少精子症的男性中，Y 染色体上一个或多个区域缺失的频率约为 15%[2]，现在世界上大多数国家都认为对接受辅助生殖的严重少精子症和无精子症患者进行 Y 染色体微缺失筛查是标准程序。

（一）AZFa 区

AZFa 区缺失很少见，只有少数患者具有这种缺失[3]。AZFa 区横跨约 800kb，包含两个功能性单拷贝基因：*USP9Y* 和 *DBY*[3]。当整个 AZFa 区缺失，同时缺失 *DBY* 和 *USP9Y* 时，精子生成的缺陷会很严重，患者基本上都患有无精子症。相反，当只有一个基因受到影响时，如由于特定的点突变导致 *USP9Y* 功能丧失的患者，会出现不太严重的成熟停滞表型，在一些生精小管内有少数粗线期精母细胞能够发育成少数成熟精子。因此，*DBY*（AZFa 区唯一的其他基因）的缺失很可能加剧 *USP9Y* 缺失的生精后果。在 AZFa 区的这一发现与以前的观察结果类似，即与较小的 Y 基因缺失相比，具有较大的 Y 基因缺失（缺失更多的基因）的患者体内找到足够的精子进行卵胞质内单精子注射的可能性更小[2]。

（二）AZFb 区

AZFb 区缺失比 AZFa 区缺失更为常见一些，但在无精子症男性中也仅占很小比例。有趣的是，迄今为止所有 AZFb 区缺失的男性都是无精子症患者，睾丸中完全没有精子[4]。AZFb 区缺失是大型的基因缺失，包含了许多种基因的缺失。迄今为止，没有发现检出 AZFb 区缺失的人有精子。但是，尽管这种病变严重且广泛，但它不会导致生殖细胞的完全缺失。它其实是成熟阻滞，虽然有很多生殖细胞，但没有精子。因此，与 AZFa 区缺失相似，目前尚无 AZFb 区缺失经 ICSI 遗传给后代的报道。

（三）AZFc 区

Y 染色体上最常见的缺失及研究最深入的区域是 AZFc 区。大约 12% 的无精子症男性和 6% 的严重少精子症男性患者中发现 AZFc 区缺失[2]。尽管所有的 AZFc 区缺失在基因组上似乎都是相同的，但与 AZFa 区或 AZFb 区缺失男性相比，AZFc 区缺失男性的生精缺陷表现出高度的多样性[5]。有些 AZFc 区缺失男性患有无精子症，睾丸中只有很少的精子，而其他男性仅患有少精子症。几乎所有患有 AZFc 区缺失的无精子症男性的睾丸中都有可用于 ICSI 的精子。睾丸中特定的组织学缺陷，无论是成熟障碍还是唯支持细胞，也有很大差异。

大多数 AZFc 缺失是新出现的，但偶尔也可能存在于不育男性的"可育"父亲身上[6]。但在这种情况下，父亲很可能是少精子症患者，因为 5% 的严重少精子症男性甚至可以在没有任何不育治疗的情况下生育子女[7]。

（四）Y 染色体微缺失对 ICSI 后代的遗传

一旦弄清许多男性不育症病例是由 Y 染色体上的缺失引起的这一事实，人们立即对通过相对较新的 ICSI 技术将这些缺失（或其他男性不育症的遗传原因）传递给后代的可能性给予关注。如果他们的 Y 染色体上携带与父亲相同的遗传缺陷，他们就会像他们的父亲一样不育。但他们很可能会有精子存在（像他们的父亲一样），并且在他们希望有孩子时可以通过 ICSI 或任何一种未来出现的技术来生育后代。

Y 染色体长臂上的微缺失不会对严重少精子症及无精子症男性的受精或妊娠结局产生不利影响，因为这些男性的精子是通过睾丸精子提取术成功获取的[2]。有人担心 Y 染色体微缺失男性的 ICSI 结果可能较差，但在较大的系列研究显示情况并非如此[8]。因此，Y 染色体微缺失的男性通过 ICSI 获得后代的机会与非 Y 染色体微缺失的男性接受 ICSI 的相同。在精子发生过程中参与这些 Y 染色体微缺失的大多数基因在睾丸中特异表达，它们似乎对受精或胚胎发生并不重要。阻碍妊娠的唯一问题是这些患者的精子数量较少，但通过 ICSI 技术可以避免这个问题。

有人担心 AZFc 区微缺失传给下一代时可能会扩大缺失片段，但研究表明，所有 Y 染色体微缺失男性的后代都有与其不育父亲相同的 Y 染色体微缺失，没有任何扩大[9]。对不育男性的父亲、兄弟和父系叔父也进行了 Y 染色体微缺失和生育能力的检查。在所有不育的 Y 染色体微缺失男性中，缺失被证明并非来自遗传（即不育 Y 染色体微缺失患者的可生育父亲没有 Y 染色体微缺失），即缺失首先出现在不育的儿子身上。然而，所有这些不育的 Y 染色体微缺失的男性后代都是通过 ICSI 手术获得 Y 染色体微缺失的。在一个完全可育的正常男性的睾丸中，在减数分裂过程中，大约 2000 个正常的 Y 染色体中有一个在尝试重组的过程中删除了自己的一部分。如果这个精子使卵细胞受精，那么其男性后代将表现为不育。

Y 染色体微缺失通过 ICSI 传递给子代这一观点并不像表面上看起来那么简单[10]。如果由于睾丸嵌合体而在严重少精子症或无精子症男性睾丸内有少量的精子生成部位，那么 Y 染色体缺失男性的这种缺陷睾丸内的少数正常精子发生区域实际上可能从缺失中逃脱，并包含正常的 Y 染色体。在这种情况下，人们可以期望这些接受 ICSI 的患者的儿子不会被遗传 Y 染色体微缺失。事实上，我们知道由 Klinefelter（核型 47，XXY）患者生育的儿子的睾丸确实具有正常的 XY 核型。但是，通过使用荧光原位杂交技术已经表明，所有来自 AZFc 区缺失男性的精子都带有最初在其体细胞中检测到的相同缺失[11]。因此，如果一个患者通过分析其血液确定其携带 Y 染色体的缺失，那么他的所有精子都会有同样的缺失，当这些精子用于 ICSI 时，他的所有儿子也会有同样的缺失。

因此可以假设，大多数 Y 染色体微缺失是在不育男性的可育父亲的可育睾丸中产生的，是在精子发生过程中，而不是在胚胎发生过程中。在可育父亲的睾丸中出现的缺失是由 Y 染色体上大的序列相同点之间的错误同源重组引起的，导致中间的序列丢失。这些缺失在睾丸中发生的确切频率尚不清楚，不过据估计，大约每 1000 个或每 2000 个新生男孩中就有一个是 Y 染色体微缺失[12]。所以男孩出现 Y 染色体微缺失的机制是，1/1000 左右的正常男性的睾丸中产生的精子都有一个由"错误同源重组"引起的 Y 染色体微缺失。

（五）新发 Y 染色体微缺失的机制

涉及 AZFa 和 AZFc 缺失的研究提供了缺失机制的有趣数据，这揭示了人类和没有"精子竞争"的其他物种不可阻挡的精子生成下降。Y 染色体上的缺失是由高度相似或相同序列的"错误"同源重组引起，这些序列在 Y 染色体上发现的数量非常多。两个相同序列的同源重组会导致中间 AZFa 区缺失[12-14]。AZFa 区缺失非常罕见，这是因为相同的核苷酸重复序列比 AZFc 区序列短。

然而，对于 AZFc 区来说，同源重组的底物是两个重复序列，它们相同程度＞99.9%，长度达 229kb[13]。这些缺失发生的频率似乎与同源序列的长度相对应。因此，由 229kb 重复序列的同源重组引起的 AZFc 区缺失远比由长度仅为 10kb 的重复序列引起的 AZFa 区缺失更常见。Y 染色体的高度重复性似乎是其在进化时间框架内不稳定的原因，在我们目前的不育男性患者中也是如此，但这也是 Y 染色体为了生存而采取的方法（尽管效率不高），称为"基因转换"[14]。

同样令人着迷的是，当 Y 染色体上的 X 同源基因由于减数分裂失败不能进行重组配对而退化时，我们是如何生存下来的[15, 16]。事实上，这种 X 同源 Y 基因的退化是 X 失活进化的全部原因，使男性和女性在基因数量不同的情况下处于平等的地位。

（六）人类 Y 染色体的进化和遗传结构

是什么使 Y 染色体具有令人困惑的重复、多态性和退化的区域，成为男性不育症研究的一个有趣问题？答案就在于 X 和 Y 染色体的进化史。在过去 2.4 亿年～3.2 亿年的哺乳动物进化过程中，X 染色体和 Y 染色体是从最初的一对普通的常染色体进化而来[16-24]。在进化过程中，正如大多数祖先的 X 基因由于减数分裂重组的缺乏而在 Y 染色体上衰减一样，控制精子发生的基因从常染色体到达 Y 染色体上。一旦到了 Y 染色体上，这些原来的常染色体基因就会扩增成多个拷贝，并通过称为"基因转换"的过程取得更突出的地位[14, 25, 26]。这些到达 Y 染色体上但最初来自常染色体的精子生成基因包括 DAZ（来自 3 号常染色体）和 CDY（来自 6 号常染色体）基因，它们属于 AZFc 区的七个基因家族[29, 30]。Y 染色体上的其他精子生成基因（如 RBMY），一直保持着与 X 染色体上原始位置相同的位置[31-34]。留在 X 染色体上的祖先基因（RBMX）保留了其广泛的细胞功能，而留在退行的 Y 染色体上的 RBMY 则进化出男性特有的生精功能[27-31]。因此，对男性有益的基因通过以下三种机制到达并积累在进化中的 Y 染色体上，这个过程历时数百万年：①祖先 X 染色体上进化出男性特有功能的基因持续存在（从 RBM 到 RBMY）；②通过逆转录从常染色体上反转录（从 CDL 到 CDY）；③通过易位从常染色体上移位（从 DAZL 到 DAZ）。现代 X 和 Y 染色体的这种进化是由原来一对普通的常染色体上出现的男性性别决定基因（现在称为 SRY）开始的[19-24]。在非基因重组的 SRY 区域中有一些特别有利于男性功能或与女性功能相对抗的基因，它们在不断进化的 Y 染色体上十分活跃，尽管其他更普遍的基因都因缺乏减数分裂 DNA 修复而退化[32-39]。

X 和 Y 染色体的进化带来的下一个问题对于理解男性不育症和 ICSI 至关重要，那就是这个退化的 Y 染色体到底是如何存活的。男性性别决定 Y 染色体对基因重组的缺乏，导致其原有的 1438 个基因（其对应的 X 染色体上的基因数量）完全退化和丧失，只积累了 60 个基因（只有 9 个基因家族），这些基因是男性特有的，并且位于促进进一步缺失的序列特征区域。那么，Y 染色体到底是如何存活的呢？为什么我们人类还能保留精子生成的功能？

答案是"基因转换"[14]。它回答了这些扩增重复和回文反转是如何发生的问题。当常染色体在减数分裂过程中重组时，DNA 以一种方式进行交换，生命中积累的突变错误通过这种 DNA 交换在生殖细胞中得到了纠正。从某种意义上说，常染色体相互之间"结合"了。这种纠正性的减数分裂不能发生在 Y 染色体上。相反，Y 染色体与自身"结合"。也就是说，Y 染色体的同类序列重复"重组"，在某种意义上，彼此之间是一种"错误的"同源重组。这种"基因转换"创造并修复了多拷贝和倒置的 DNA 序列重复，这是 Y 染色体乃至所有决定性别的染色体的特征。因此，如果有生精基因的拷贝缺失，其他的备份拷贝的存在仍能在一定程度上挽救生精功能。

在我们对 Y 染色体缺失的整个研究中，最令人困惑的是所谓的"末端缺失"。通过分子分析，它们在最初的定位中似乎不是间隙性缺失，而是"等臂双着丝粒"缺失，这意味着 Y 染色体不只是拥有一个更近的末端，而是在自身的基础上翻倍，类似的拷贝彼此交错。这是由一种出错的"基因转换"引起的现象。这样的患者总是患有无精子症，而且在 TESE 检查中没有发现精子，因为尽管他们有类似 AZFa 一些基因的两个拷贝，但他们缺乏精子生成所必需的所有其他 Y 基因。此外，他们还解释了许多 Turners（核型 45，XO）患者的 Y 染色体完全丢失的情况。因此，与卵巢中的 X

染色体和常染色体所享有的标准减数分裂相比，"基因转换"作为一种维护和修复 Y 染色体的机制，其价值较为有限。

（七）Y 型缺失对生育能力的影响和对夫妻选择的影响

Y 染色体缺失的结果是生精功能受损，而不一定是不能自然生育后代。不同的缺失和同一缺失的不同患者之间的损害程度（即轻度少精子症、重度少精子症或无精子症）有所不同。这些男性是否能够使其配偶自然妊娠，取决于其性伴侣的生育能力。在某些情况下，即使是 AZFc 区缺失的男性也能在不使用 ART 的情况下成为孩子的父亲，这一事实说明了一些拥有微量精子的男性的女性伴侣有能力自然受孕[7]。事实上，AZFc 区缺失是非常有利的，因为无论多少总是有一些精子。这是因为 AZFc 区缺失了 Y 染色体上的四个 DAZ 拷贝，但在 3 号染色体上有两个 DAZL 的"备份"拷贝。由于一些缺失，如 DAZ 簇的部分缺失，可能对精子生成的影响不太大，这些缺失很可能更易传播。然而，ICSI 的使用可能会大大促进这些缺失的传播，因此可能会降低人类的整体生育能力[40, 41]。

显然，无论目前的检测结果如何，男性不育症很可能会频繁地从 ICSI 父亲传给他的男性后代。每对夫妻必须自己决定他们是否愿意接受这种风险。然而，研究表明，尽管有这种风险，这些夫妻即使在充分了解的情况下，几乎都会选择进行 ICSI[41]。父母通常认为，如果他们可以通过 ICSI 生孩子，那么他们的男性后代也可以[42]。

二、管理策略

在不育男性身上发现的 Y 染色体微缺失的确切类型应该告知咨询人员。AZFb 区微缺失的存在表明在睾丸中找到精子的机会非常小，而 AZFc 区或部分 AZFa 区微缺失的男性在射出精液或睾丸中找到精子的机会非常大（约 60%）。如果找到了精子，那么 ICSI 的结局（在受精、胚胎发育妊娠和健康后代方面）与没有微缺失的男性没有区别。然而，任何男性后代都极有可能携带相同的微缺失，因此他的生育表型会与他父亲相同。

要点

挑战

- 为一名患有 Y 染色体微缺失的无精子症不育男性提供咨询。

背景

- Y 染色体的长臂包含一个所谓的无精子症因子（AZF）基因，该基因控制精子生成，在其他正常但不育的男性中可能存在缺陷。
- 每 1000 个新生男孩中就有一个会携带 Y 染色体微缺失。
- 约 15% 的无精子或严重少精子症的男性会在 Y 染色体长臂的 AZFa、AZFb 或 AZFc 三个区域之一出现微缺失。

管理策略

- AZFa 区微缺失非常罕见，可能是完全性的，导致睾丸完全没有精子；或者是部分性的，导致不太严重的生精缺陷。
- AZFb 区微缺失也非常少见，与睾丸中完全没有精子有关。
- AZFc 区微缺失在 6% 的严重少精子症男性和 12% 的无精子症男性中发现，这种情况下在睾丸中找到精子的概率为 60%。
- Y 染色体微缺失似乎不会对严重少精子症或无精子症男性的受精或妊娠结果产生不利影响，因为他们的睾丸中可以成功取到精子。
- 从 ICSI 得到的不育的 Y 染色体缺失男性的所有男性后代都携带相同的 Y 染色体缺失。

三、一问一答

问题 1：我射出的精液里没有精子，我被告知有一种叫作 Y 染色体 AZFb 区缺失的遗传病。您能在我的睾丸中找到精子，使我成为孩子的父亲吗？

回答 1：不幸的是，根据现有的研究，有这种罕见的遗传问题的男性在睾丸中没有精子，目前我们不建议做睾丸活检，因为我们很难找到精子。

问题 2：我射出的精液里没有精子，我被告知我有一种叫作 Y 染色体 AZFc 区缺失的遗传病。您能在我的睾丸中找到精子，使我成为孩子的父亲吗？

回答 2：在您的睾丸中找到精子的概率非常高，约为 60%，我们可以用这些精子进行 ICSI，帮助您成为孩子的父亲。

问题 3：我被告知我有一种叫作 Y 染色体 AZFc 区缺失的遗传病。如果我通过睾丸精子和 ICSI 技术生育孩子，我的孩子是否会携带同样的疾病？

回答 3：是的。

参考文献

[1] Tiepolo L, Zuffardi O. Localization of factors controlling spermatogenesis in the nonfluorescent portion of the human Y chromosome long arm. *Hum Genet.* 1976;34:119–24.

[2] Silber SJ, Alagappan R, Brown LG, Page DC. Y chromosome deletions in azoospermic and severely oligozoospermic men undergoing intracytoplasmic sperm injection after testicular sperm extraction. *Hum Reprod.* 1998;3:3332–7.

[3] Sun C, Skaletsky H, Birren B, Devon K, Tang Z, Silber S, et al. An azoospermic man with a de novo point mutation in the Y-chromosomal gene USP9Y. *Nat Genet.* 1999;23: 429–32.

[4] Brandell RA, Mielnik A, Liotta D, Ye Z, Veeck LL, Palermo GD, et al. AZFb deletions predict the absence of spermatozoa with testicular sperm extraction: preliminary report of a prognostic genetic test. *Hum Reprod.* 1998;13:2812–5.

[5] Reijo R, TY, Salo P, Alagappan R, Brown LG, Rosenberg, et al. Diverse spermatogenic defects in humans caused by Y chromosome deletions encompassing a novel RNA-binding protein gene. *Nature Genet.* 1995;10:383–93.

[6] Chang PL, Sauer MV, Brown S. Y chromosome microdeletion in a father and his four infertile sons. *Hum Reprod.* 1999;14:2689–94.

[7] Silber SJ. The varicocele dilemma. *Hum Reprod Update.* 2001;7:70–7.

[8] Silber SJ, Page DC, Brown LG, Oates R. ICSI results with and without Y chromosomal deletions in men with severe oligozoospermia and azoospermia. *Fertil Steril.* 2001;57th Annual Meeting of the ASRM, Orlando, USA. Abstract P-83.

[9] Page DC, Silber S, Brown LGMenwith infertility caused by AZFc deletion can produce sons by intracytoplasmic sperm injection, but are likely to transmit the deletion and infertility. *Hum Reprod.* 1999;14:1722–6.

[10] Edwards RG, Bishop CE. On the origin and frequency of Y chromosome deletions responsible for severe male infertility. *Mol Hum Reprod.*1997;3:549–54.

[11] De Vries JW, Repping S, Oates R, Carson R, Leschot NJ, van der Veen F. Absence of deleted in azoospermia (DAZ) genes in spermatozoa of infertile men with somatic DAZ deletions. *Fertil Steril.* 2001;75:476–9.

[12] Sun C, Skaletsky H, Rozen S, Gromoll J, Niesclag E, Oates R, et al. Deletion of Azoospermia Factor a (AZFa) region of human Y chromosome caused by recombination between HERV15 proviruses. *Hum Mol Genet* 2000;9:2291–6.

[13] Kuroda-Kawaguchi T, Skaletsky H, Brown LG, Minx PJ, Cordum HS, Waterston RH, et al. The AZFc region of the Y chromosome features massive palindromes and uniform recurrent deletions in infertile men. *Nature Genet* 2001;29:279–86.

[14] Rozen S, Skaletsky H, Marsyalek JD, Minx PJ, Cordum HS, Waterston RH, et al. Abundant gene conversion between arms of palindromes in human and ape Y chromosome. *Nature* 2003;423:873–6.

[15] Jegalian K, Page DC. A proposed path by which genes common to mammalian X and Y chromosomes evolve to become X inactivated. *Nature* 1998;394:776–80.

[16] Jegalian K, Lahn BT. Why the Y is so weird. *Sci Am* 2001;284:56–61.

[17] Lahn BT, Page DC. Functional coherence of the human Y chromosome. *Science* 1997;278: 675–80.

[18] Jegalian K, Page DC. A proposed path by which genes common to mammalian X and Y chromosomes evolve to become X inactivated. *Nature* 1998;394:776–80.

[19] Rice WR. Sexually antagonistic genes: experimental evidence. *Science* 1992;256:1436–9.

[20] Rice WR. Degeneration of a nonrecombining chromosome. *Science* 1994;263:230–2.

[21] Rice WR. Evolution of the Y sex chromosome in animals. *BioScience* 1996;46:331–43.

[22] Graves JA. The origin and function of the mammalian Y chromosome and Y-borne genes—an evolving understanding. *Bioessays* 1995;17:311–20.

[23] Graves JA. The evolution of mammalian sex chromosomes and the origin of sex determining genes. *Philos Trans R Soc Lond B Biol Sci* 1995;350: 305–11.

[24] Graves JA, Disteche CM, Toder R. Gene dosage in the evolution and function of mammalian sex chromosomes. *Cytogenet Cell Genet* 1998;80:94–103.

[25] Saxena R, Brown LG, Hawkins T, Alagappan RK, Skaletsky H, Reeve MP, et al. The DAZ gene cluster on the human Y chromosome arose from an autosomal gene that was transposed, repeatedly amplified and pruned. *Nature Genet* 1996;14: 292–9.

[26] Lahn BT, Page DC. Four evolutionary strata on the human X chromosome. *Science* 1999;286:964–7.

[27] Saxena R, Brown LG, Hawkins T, Alagappan RK, Skaletsky H, Reeve MP, et al. The DAZ gene cluster on the human Y chromosome arose from an autosomal gene that was transposed, repeatedly amplified and pruned. *Nature Genet* 1996;14: 292–9.

[28] Lahn BT, Page DC. Retroposition of autosomal mRNA yielded testis-specific gene family on human Y chromosome. *Nat Genet* 1999b;21:429–33.

[29] Delbridge ML, Harry JL, Toder R, O'Neill RJ, Ma K, Chandley AC, et al. A human candidate spermatogenesis gene, RBM1, is conserved and amplified on the marsupial Y chromosome. *Nature Genet* 1997;15:131–6.

[30] Delbridge ML, Lingenfelter PA, Disteche CM, Graves JA. The candidate spermatogenesis gene RBMY has a homologue on the human X chromosome. *Nature Genet* 1999;22:223–4.

[31] Mazeyrat S, Saut N, Mattei MG, Mitchell MJ. RBMY evolved on theYchromosome from a ubiquitously transcribed X-Y identical gene. *Nat Genet* 1000:22:224–6.

[32] Graves JA. Two uses for old SOX. *Nat Genet* 1997;16:114–5.

[33] Pask A, Graves JA. Sex chromosomes and sex determining genes: insights from marsupials and nomotremes. *Cell Mol Life Ser* 1999;55:71–95.

[34] Vidal VP, Chaboissier MC, de Rooij DG, Schell A. Sox9 induces testis development in XX transgenic mice. *Nature Genet* 2001;28:216–7.

[35] Winge O. The location of eighteen genes in lebistes reticulates. *J Genet* 1927;18:1–43.

[36] Fisher RA. The evolution of dominance. *Biol Rev* 1931;6:345–68.

[37] Charlesworth D, Charlesworth B. Sex differences in fitness and selection for centric fusions between sex-chromosomes and autosomes. *Genet Res* 1980;35:205–14.

[38] Silber SJ. The disappearing male. In: Jansen R, Mortimer D, editors. *Toward reproductive certainty—fertility and genetics beyond 1999.* New York/London: Parthenon Publishing Group; 1999. p. 499–505.

[39] Brooks R. Negative genetic correlation between male sexual attractiveness and survival. *Nature* 2000;406:67–70.

[40] Faddy MJ, Silber SJ, Gosden RG. Intracytoplasmic sperm injection and infertility. *Nat Genet.* 2001;29:131.

[41] Giltay JC, Kastrop PM, Tuerlings JH, Kremer JA, Tiemessen CH, Gerssen-Schoorl KB, et al. Subfertile men with constitutive chromosome abnormalities do not necessarily refrain from intracytoplasmic sperm injection treatment: a follow-up study on 75 Dutch patients. *Hum Reprod.* 1999;14:318–20.

[42] Silber, SJ The Y Chromosome in the era of intracytoplasmic sperm injection: a personal review. *Fertil Steril.* 2011;95:2439–48.

第 95 章　DNA 碎片、抗氧化剂和 ART
DNA fragmentation, antioxidants and ART

Sarah J. Martins da Silva　著

宋全鑫 董　萌 谭季春 译　　石　华 校

病例 1：一名 35 岁男性，不明原因的精子计数低（1000 万 /ml）和临界性精子前向运动弱（前向运动百分率 28%）。已建议该夫妻进行卵胞质内单精子注射治疗。

病例 2：一名 29 岁男性，患有少弱畸形精子症（体积 2.0ml，精子浓度 $40×10^6$/ml，前向运动百分率 12%，正常形态百分率 2%）。染色体核型和性激素正常。已建议该夫妻进行 ICSI 治疗。

病例 3：一名 40 岁男性，精液分析明显正常（体积 2.5ml，精子浓度 $34×10^6$/ml，前向运动百分率 52%，正常形态百分率 11%）。该夫妻经历了 2 次新鲜 IVF 周期失败后进行了精子 DNA 检测，结果表明 DNA 碎片指数升高。

一、背景

男性因素是不孕不育症最常见的潜在因素[1]。尽管这个问题很普遍，但我们对精子发生和精子功能的了解有限，尤其是精子是如何游动、如何找到卵细胞并使其受精的，这意味着我们对这个问题尚未完全了解，也不知道如何纠正它。现状是除了极少数病例外，男性不育症还没有治疗或治愈方法[2]。该类夫妻主要依靠辅助生殖技术来助孕，通常是 ICSI，但是 ICSI 技术价格昂贵、有侵入性，而且不能保证成功。尽管如此，ART 在世界范围内的应用逐年增加[3]。

氧化应激

活性氧是细胞代谢过程中氧和氢反应产生的，包括氧离子、自由基和过氧化物。活性氧对精子的正常功能至关重要，包括获能、过度活化、顶体反应和受精[4]。然而，当活性氧的产生超过抗氧化防御时，就会发生氧化应激（oxidative stress，OS），从而导致一系列细胞损伤，包括细胞死亡[5, 6]。因为精子细胞内的细胞质非常少，使其仅有有限的内源性抗氧化保护作用，所以精子对氧化应激的反应特别敏感。过多的活性氧（ROS）不仅会损害精子 DNA，而且会导致细胞膜的脂质过氧化，从而影响精子活力和使卵细胞受精的能力[7]。因此，精液中活性氧含量高的男性生育机会将显著降低[8]。导致高水平 ROS 的因素包括不健康的生活方式（如吸烟、肥胖和不良饮食习惯），以及环境因素（包括电磁辐射、杀虫剂和污染）[9]。

活性氧导致的精子 DNA 损伤在不育男性中非常普遍，并且会降低自然受孕的机会[10, 11]。也有人提出，单链（ss）与双链（ds）精子 DNA 损伤对生殖有不同的影响[12]，双链精子 DNA 损伤对 ART 结局可能产生更大的负面影响[13]。

二、管理策略

（一）精子 DNA 损伤检测

可以通过多种方法评估精子 DNA 损伤，所有方法略有不同[14]。精子染色质结构分析（sperm chromatin structure assay，SCSA）可能是评估 DNA 损伤最可靠的方法，但需要昂贵的仪器和熟练的技术人员。该测定方法需要在酸性 pH 条件下解开 dsDNA 并使用吖啶橙（四甲吖啶），后者与 DNA 结合并在完整的 dsDNA 上发出绿色荧光，在变性 ssDNA 上发出红色荧光。通过流式细胞仪进行荧光检测，结果用 "DNA 碎片指数"（DNA fragmentation index，DFI）（%）来表示。目前的共识是，DFI>30% 具有临床意义，尽管这是一个统计阈值而不是绝对值。然而，值得注意的是，对于患有严重少精子症（<1×10^6/ml）的男性，测试结果可能有误差。除了 DFI，SCSA 还能检测出一部分具有高 DNA 染色（high DNA stainability，HDS）的精子。HDS 精子含有未成熟的染色质和异常的核蛋白。HDS>15% 的样本可能有较低的 IVF 受精率，但不意味着较低的 ICSI 受精率。

精子染色质扩散（sperm chromatin dispersion，SCD）检测已有商用试剂盒，使用染色质染色和常规亮视野显微镜来识别人类精子（光晕精子）中 ssDNA 和 dsDNA 的断裂[15]。该方法使用酸变性和去污剂裂解来去除鱼精蛋白和组蛋白。没有损伤的解链的 DNA 会产生一个大的晕圈，而碎片化的 DNA 会产生一个小的晕圈或没有晕圈。光晕精子试剂盒在男科检查中简单易用。然而，靠视觉诊断是主观的，因此容易出现观察者之间的差异。

末端脱氧核苷酸转移酶 UTP 缺口末端标记（TUNEL）测定使用荧光素标记的 dUTP 核苷酸检测精子中存在的双链和单链 DNA 断裂[16]。流式细胞术、荧光或亮视野显微镜可用于测量带有标记 DNA 的细胞的百分比。该技术可以在少量精子的情况下进行，并且不需要 DNA 变性，因此与诱导损伤的技术相比，该技术可能是评估先天精子 DNA 状态的更优方法。然而，检测分析方案是劳动密集型的，而结果是非标准化的。

彗星检测方法测量的是游离于单个精子外的 DNA 小片段。碱性条件使 DNA 变性，可以揭示单链和双链 DNA 断裂，而中性条件可以揭示大多数 ssDNA 断裂。在荧光显微镜下观察到，电泳导致断裂的支架向阳极迁移，形成彗星尾。与头部相比，尾部的相对荧光可作为 DNA 损伤水平的衡量标准[17]。虽然该检测方法需要复杂的成像软件、不同的检测方法和阈值，但其较敏感，并且少量精子也可进行检测。

尽管可商业购买检测试剂，但目前临床指南中并未批准或常规推荐对精子 DNA 损伤进行常规

检测 [14, 18]。而且，即使有检测方法，应对哪些患者进行检测也存在争议。尽管有证据表明 DNA 完整性的破坏会影响 ART [19, 20] 的成功率和（或）导致更高的流产风险 [21]，但越来越多的证据表明 DNA 修复可以在受精后进行 [22, 23]，并且 DFI 升高并不一定会对 ICSI [24] 的结果产生负面影响。

（二）抗氧化剂

氧化应激对精子有害，被认为是不育男性的常见病理机制 [25, 26]。抗氧化剂可以清除或中和过量的活性氧。精液中存在天然的物质包括维生素 B_9（叶酸）、维生素 C、维生素 E、肉碱和类胡萝卜素等微量营养素，以及锌、硒等微量元素。因此，有一个看似合乎逻辑的论点认为，补充抗氧化剂可以纠正不育男性的氧化应激。

然而，因许多现有研究不明确、存在方法缺陷和（或）不良报道，使得缺乏可靠的科学数据来支持这种方法 [27]。在 2019 年 Cochrane Meta 分析"男性生育力低下的抗氧化剂"中，来自 7 项小型随机对照试验的低质量证据表明，在不育男性中补充抗氧化剂可能会提高妊娠率和活产率 [28]。然而，正如作者承认的那样，基于随机化方法报道不佳导致的严重偏倚，使得证据是非结论性的，未能报道相关临床结果，甚至表现出高失访率，并且因样本量少，事件发生率低，结果并不准确 [28]。目前也没有足够的证据证明补充抗氧化剂会减少流产的发生。

此外，2020 年一项针对男性、抗氧化剂和不孕症（Males，Antioxidants，and Infertility，MOXI）的多中心随机对照试验得出的结论是，抗氧化剂不会使精子质量参数、妊娠率或活产率发生有益的变化 [29]。

市面上有多种有助于男性生育的维生素和膳食补充剂（vitamin and dietary supplements，VDS）。虽然它们在尝试妊娠的男性（和女性）中很受欢迎，但商业膳食补充剂作为男性不育症干预措施的证据基础非常有限 [30]。膳食补充剂是非侵入性的非处方药，并且常被认为最坏的情况也是无害的，而最好的情况是有用的。用于提高男性生育能力的膳食补充剂通常很昂贵，并且易受氧化损伤。更令人担忧的是，硒和维生素 E 癌症预防试验（Selenium and Vitamin E Cancer Prevention Trial，SELECT）证明，超生理水平的补充剂可能有害，该试验发现长期补充维生素 E 会明显增加健康男性患前列腺癌的风险 [31]。同样，β- 胡萝卜素和视黄醇功效试验（β-Carotene and Retinol Efficacy Trial，CARET）和 α- 生育酚、β- 胡萝卜素在癌症预防研究（ATBC 试验）中发现，β- 胡萝卜素单独或与维生素 E 或棕榈酸视黄酯联合使用，肺癌的发病率分别增加了 36% 和 16% [32, 33]。最近，一项纳入 2370 名男性的多中心、双盲随机对照试验"叶酸和锌补充剂试验"（Folic Acid and Zinc Supplementation Trial，FAZST），报道显示在寻求不孕不育症治疗的夫妻中，男性精液参数没有明显改善，活产率也没有增加 [34]。然而，随机分配服用补充剂组的早产发生率较高，这再次强调了一个事实，即 VDS 不应该被认为是安全和没有负面后果的。

要点
挑战
- DNA 碎片、抗氧化剂和 ART。

背景
- 男性不育症很常见，目前除 ART 之外没有其他有效的治疗方法。
- 氧化应激是男性不育症的常见病理机制，可对精子功能和 DNA 完整性产生一系列负面影响。

管理策略
- 精子 DNA 损伤检测已有商用试剂盒，但通常缺乏临床实用性。
- 没有足够的证据表明抗氧化剂可以提高受孕和活产的机会。

三、一问一答

问题 1：既然服用抗氧化剂能改善我的精子，那我们不需要做 ICSI 吗？

回答 1：一般来说，ICSI 是治疗男性不育症最有效的干预措施。目前的证据对于服用抗氧化剂的好处尚无定论，但维生素和膳食补充剂不能有效纠正精液异常状态，以及增加自然受孕的机会。

问题 2：如果我（男方）服用抗氧化剂，会改善 ICSI 的结果吗？

回答 2：目前，没有充分的科学证据来证明这一点。

问题 3：由于精子数量少，我们计划进行 ICSI 治疗。我觉得您应该测试我的精子的 DNA 损伤，也应该给我抗氧化剂。为什么没有这样做？

回答 3：没有明确的科学证据支持检测精子 DNA 损伤能使您获得临床益处，服用抗氧化剂也不能保证，即使对于精子 DNA 损伤严重的男性也是如此。事实上，大量研究表明，服用这些补充剂可能对您的健康有害。

参考文献

[1] Vander Borght M, Wyns C. Fertility and infertility: Definition and epidemiology. *Clin Biochem*. 2018;62:2–10.

[2] Martins da Silva SJ, Brown SG, Sutton K, King LV, Ruso H, Gray DW, et al. Drug discovery for male subfertility using highthroughput screening: a new approach to an unsolved problem. *Hum Reprod*. 2017;32(5):974–84.

[3] De Geyter C, Calhaz-Jorge C, Kupka MS, Wyns C, Mocanu E, Motrenko T, et al. ART in Europe, 2015: results generated from European registries by ESHRE. *Hum Reprod Open*. 2020;2020(1):hoz038.

[4] Aitken J, Fisher H. Reactive oxygen species generation and human spermatozoa: the balance of benefit and risk. *Bioessays*. 1994;16(4):259–67.

[5] Aitken RJ, Jones KT, Robertson SA. Reactive oxygen species and sperm function--in sickness and in health. *J Androl*. 2012;33(6):1096–106.

[6] Sikka SC, Rajasekaran M, Hellstrom WJ. Role of oxidative stress and antioxidants in male infertility. *J Androl*. 1995;16(6):464–8.

[7] Aitken RJ, Curry BJ. Redox regulation of human sperm function: from the physiological control of sperm capacitation to the etiology of infertility and DNA damage in the germ line. *Antioxid Redox Signal*. 2011;14(3):367–81.

[8] Aitken RJ, Irvine DS, Wu FC. Prospective analysis of sperm-oocyte fusion and reactive oxygen species generation as criteria for the diagnosis of infertility. *Am J Obstet Gynecol*. 1991;164(2):542–51.

[9] Ribas-Maynou J, Yeste M. Oxidative Stress in Male Infertility: Causes, Effects in Assisted Reproductive Techniques, and

Protective Support of Antioxidants. *Biology* (Basel). 2020;9(4).

[10] Sakkas D, Alvarez JG. Sperm DNA fragmentation: mechanisms of origin, impact on reproductive outcome, and analysis. *Fertil Steril.* 2010;93(4):1027–36.

[11] Aitken RJ, De Iuliis GN. On the possible origins of DNA damage in human spermatozoa. Mol *Hum Reprod.* 2010;16(1):3–13.

[12] Ribas-Maynou J, Benet J. Single and double strand sperm dna damage: different reproductive effects on male fertility. *Genes* (Basel). 2019;10(2).

[13] Casanovas A, Ribas-Maynou J, Lara-Cerrillo S, Jimenez-Macedo AR, Hortal O, Benet J, et al. Double-stranded sperm DNA damage is a cause of delay in embryo development and can impair implantation rates. *Fertil Steril.* 2019;111(4):699–707 e1.

[14] Cissen M, Wely MV, Scholten I, Mansell S, Bruin JP, Mol BW, et al. Measuring sperm dna fragmentation and clinical outcomes of medically assisted reproduction: a systematic review and meta-analysis. *PLoS One.* 2016;11(11):e0165125.

[15] Fernandez JL, Muriel L, Rivero MT, Goyanes V, Vazquez R, Alvarez JG. The sperm chromatin dispersion test: a simple method for the determination of sperm DNA fragmentation. *J Androl.* 2003;24(1):59–66.

[16] Sailer BL, Jost LK, Evenson DP. Mammalian sperm DNA susceptibility to in situ denaturation associated with the presence of DNA strand breaks as measured by the terminal deoxynucleotidyl transferase assay. *J Androl.* 1995;16(1):80–7.

[17] Collins AR. The comet assay for DNA damage and repair: principles, applications, and limitations. *Mol Biotechnol.* 2004;26(3):249–61.

[18] Practice Committee of the American Society for Reproductive Medicine. The clinical utility of sperm DNA integrity testing: a guideline. *Fertil Steril.* 2013;99(3):673–7.

[19] Simon L, Zini A, Dyachenko A, Ciampi A, Carrell DT. A systematic review and meta-analysis to determine the effect of sperm DNA damage on in vitro fertilization and intracytoplasmic sperm injection outcome. *Asian J Androl.* 2017;19(1):80–90.

[20] Deng C, Li T, Xie Y, Guo Y, Yang QY, Liang X, et al. Sperm DNA fragmentation index influences assisted reproductive technology outcome: A systematic review and meta-analysis combined with a retrospective cohort study. *Andrologia.* 2019:e13263.

[21] Robinson L, Gallos ID, Conner SJ, Rajkhowa M, Miller D, Lewis S, et al. The effect of sperm DNA fragmentation on miscarriage rates: a systematic review and meta-analysis. *Hum Reprod.* 2012;27(10):2908–17.

[22] Lord T, Aitken RJ. Fertilization stimulates 8-hydroxy-2'-deoxyguanosine repair and antioxidant activity to prevent mutagenesis in the embryo. *Dev Biol.* 2015;406(1):1–13.

[23] Garcia-Rodriguez A, Gosalvez J, Agarwal A, Roy R, Johnston S. DNA Damage and Repair in Human Reproductive Cells. *Int J Mol Sci.* 2018;20(1).

[24] Antonouli S, Papatheodorou A, Panagiotidis Y, Petousis S, Prapas N, Nottola SA, et al. The impact of sperm DNA fragmentation on ICSI outcome in cases of donated oocytes. *Arch Gynecol Obstet.* 2019.

[25] Aitken RJ, De Iuliis GN, Finnie JM, Hedges A, McLachlan RI. Analysis of the relationships between oxidative stress, DNA damage and sperm vitality in a patient population: development of diagnostic criteria. *Hum Reprod.* 2010;25(10):2415–26.

[26] Aitken RJ. The capacitation-apoptosis highway: oxysterols and mammalian sperm function. *Biol Reprod.* 2011;85(1):9–12.

[27] Barratt CLR, Bjorndahl L, De Jonge CJ, Lamb DJ, Osorio Martini F, McLachlan R, et al. The diagnosis of male infertility: an analysis of the evidence to support the development of global WHO guidancechallenges and future research opportunities. *Hum Reprod* Update. 2017;23(6):660–80.

[28] Smits RM, Mackenzie-Proctor R, Yazdani A, Stankiewicz MT, Jordan V, Showell MG. Antioxidants for male subfertility. *Cochrane Database Syst Rev.* 2019;3:CD007411.

[29] Steiner AZ, Hansen KR, Barnhart KT, Cedars MI, Legro RS, Diamond MP, et al. The effect of antioxidants on male factor infertility: the males, antioxidants, and infertility (MOXI) randomized clinical trial. *Fertil Steril.* 2020;113(3):552–60 e3.

[30] Martins da Silva SJ. Male infertility and antioxidants: one small step for man, no giant leap for andrology? *Reprod Biomed Online.* 2019;39(6):879–83.

[31] Klein EA, Thompson IM, Jr., Tangen CM, Crowley JJ, Lucia MS, Goodman PJ, et al. Vitamin E and the risk of prostate cancer: the Selenium and Vitamin E Cancer Prevention Trial (SELECT). *JAMA.* 2011;306(14):1549–56.

[32] Omenn GS, Goodman GE, Thornquist MD, Balmes J, Cullen MR, Glass A, et al. Risk factors for lung cancer and for intervention effects in CARET, the Beta-Carotene and Retinol Efficacy Trial. *J Natl Cancer Inst.* 1996;88(21):1550–9.

[33] Albanes D, Heinonen OP, Huttunen JK, Taylor PR, Virtamo J, Edwards BK, et al. Effects of alpha-tocopherol and betacarotene supplements on cancer incidence in the Alpha-Tocopherol Beta-Carotene Cancer Prevention Study. *Am J Clin Nutr.* 1995;62(6 Suppl):1427S–30S.

[34] Schisterman EF, Sjaarda LA, Clemons T, Carrell DT, Perkins NJ, Johnstone E, et al. Effects of folic acid and zinc supplementation in men on semen quality and live birth among couples undergoing infertility treatment: findings from the FAZST randomized trial. *Fertility and Sterility.* 2019;112(3):e2.

第八篇
ART 后妊娠
The ART pregnancy

第 96 章　IVF 后意外的婴儿数量或性别

Unexpected number or sex of babies after IVF

Majd M. Ezal-Deen　Mohamad Bani-Domi　Omar Sharif　著

肖　丽　黄　薇　译　　凌家炜　校

病例：一对夫妻到辅助生殖诊所寻求帮助。这对夫妻 38 岁，想要生育 1 个女孩。为此他们接受了 IVF 治疗，获卵 12 枚，其中 8 枚受精，取卵后第 3 天获得 7 枚至少为 6 细胞阶段的胚胎，诊所对这些胚胎进行活检，并使用 X 和 Y 探针进行荧光原位杂交，确定了 4 枚女性胚胎，第 4 天移植其中 2 枚胚胎。患者成功妊娠，胚胎移植 4 周后进行盆腔超声显示 3 个宫内孕囊。三胎孕期顺利，妊娠 20 周的超声显示为 2 名女婴和 1 名男婴，妊娠 37 周行剖宫产证实了超声检查结果。

一、背景

在 IVF 周期中，婴儿数量超过移植胚胎数量是一种罕见但被清楚记录的事件[1-6]，甚至曾有移植单个胚胎后出现三胎和四胎的报道。2020 年的一篇综述报道称，日本在 2007—2014 年移植单个胚胎后发生 122 例三胎妊娠和 1 例四胎妊娠[6]。其原因可能是单卵双胎或同期复孕。

（一）单卵双胎

当一个胚胎分裂成两个（有时更多）胚胎并同时（或全部）植入时，就会发生单卵双胎[7, 8]，这种情况在自然妊娠中罕见（0.4%），但在辅助生殖技术时发生率增加。一项系统回顾和 Meta 分析显示，ART 后单卵双胎发生率为 0.9%，比自然妊娠高 2.25 倍。卵胞质内单精子注射、辅助孵化、囊胚移植导致更高的单卵双胎的风险[6, 7]。受精卵分裂的主要理论是囊胚通过透明带突出时，内细胞团被分裂，因此因透明带操作导致囊胚分裂的可能性增加，包括应用 ICSI 和辅助孵化[6]。此外，延长胚胎培养时间（至囊胚）可能会使透明带变硬，导致辅助孵化时胚胎分裂。

多胎妊娠将导致众所周知的孕产妇和围产儿风险，而单卵双胎尤其是单羊膜囊双胎会明显加剧这些风险[9, 10]。

（二）同期复孕

同期复孕是指在同一个月经周期里多次性交使卵细胞受精，导致同父或异父来源的多个受精卵

542

种植而发生的多胎妊娠[4]。异父同期复孕是与不同男性发生性行为的结果，而同父同期复孕只涉及一名男性。有报道亲子鉴定自然受孕的异卵双胎中，异父同期复孕占 2.4%[11]。同父同期复孕可能更常见，但在正常情况下不能识别[4]，估计发生率占异卵双胎的 8%[12]。

IVF 中有同期复孕的报道，一个胎儿（或更多）来自 IVF 的胚胎移植，另一个胎儿（或更多）来自同一个周期的自然受孕[2, 4, 5]。在取卵过程中，一些卵细胞可能会漏在腹腔内，而另一些卵细胞可能会在几个小时后排卵。假若在取卵前后发生无保护性交（甚至在取卵前几天），这种情况下存在有活力的精子，而如果至少有一条输卵管是通畅的，那么就可能发生体内受精，导致同期复孕。

IVF 过程中的同期复孕增加了多胎妊娠的可能性，从而增加了母儿风险[2, 4, 5]。此外，如果同期复孕发生在胚胎植入前遗传学检测周期（病例），那么怀上一个夫妻希望避免的遗传特性的婴儿风险增加（无论是单基因疾病、非整倍体，还是特定的性别）[13, 14]。

由于不孕夫妻的自然生育力降低，因而同期复孕在接受 IVF 的不孕夫妻中很少见，但进行 PGT 的夫妻大多具有正常的生育能力，因此他们在控制性卵巢刺激的额外作用下发生同期复孕的概率更高。

二、管理策略

当 IVF 患者妊娠囊的个数多于移植胚胎数时，原因可能是同期复孕，或者是单卵双胎。单卵双胎可能是单绒毛膜，或是双绒毛膜，取决于胚胎分裂的时间点。产前绒毛膜数是根据超声检查胎儿性别和双胎间的绒毛膜厚度而确定的，胎儿性别不同即排除单卵来源，但需等到孕中期才能通过超声明确；而双胎间的绒毛膜厚度对确定绒毛膜性更为准确，尤其是在妊娠 7～10 周时进行经阴道超声检查[15]。如果确认是单绒毛膜性，后续的监测应更加密切，因为发生并发症的风险更高[9]。但如果认为是同期复孕，则无须采取比标准多胎妊娠更多的产前检查。

对于使用 IVF 和 PGT 进行性别选择的夫妻（一般是为了预防 X 连锁疾病等性染色体相关疾病而进行性别选择），一旦发现有一个胎儿的性别与移植胚胎确定的性别不同，情况就更为复杂。此时夫妻可能会认为是 PGT 误诊，当然也不排除这种可能[14, 16]。此时应该重新评估这对夫妻的 PGT 实验室记录，并且和这对夫妻分享，这往往需要较长时间来消除他们对 PGT 错误的疑虑，而同期复孕的判断不能用来"推卸责任"。

对于因为 X 连锁疾病而进行 PGT 性别选择的病例，需要讨论妊娠是终止或是继续。这将取决于夫妻的临床病史和家族史、疾病的严重程度、发现"不同"性别胎儿时的孕周、现行法律和夫妻的意愿。

曾有一例移植 46，XX 胚胎但产下表型为男婴的罕见病例，该男婴染色体核型为 Y 染色体性别决定区域（SRY）阴性的 46，XX，每 20 000 名男性新生儿中就有 1 名发生这种情况。此时 SRY 基因移位到 X 染色体的末端或常染色体上[17]，导致出现具有女性 46，XX 基因的男性表型和心理性别。其性腺呈睾丸而没有卵巢组织和女性生殖器[17]。因此，如果在移植 46，XX 胚胎后出生男性婴儿，应确定新生儿染色体核型。

三、预防

目前还没有明确的方法阻止 IVF 单卵双胎的发生。然而，应在咨询阶段告知患者夫妻双方，一旦发生这种情况，他们至少会知晓并有所准备。

同期复孕是可以通过避免取卵前后无保护性交来预防的，符合"安全期"原理的时间范围是取卵前 1 周至取卵后 2 天。由于每个女性对控制性卵巢刺激的反应不同，不能准确地预测取卵日，因此，最实用的建议是从卵巢刺激开始就避免无保护性交。

然而，我们面临的主要问题是，是否应该阻止同期复孕的发生。一些作者不建议阻止，因为这将增加妊娠的机会，与 IVF 的目标一致[4]；而其他作者则建议阻止，因为这将增加多胎妊娠的概率[2]。由于同期复孕非常罕见，使得关于预防的议题大多只是理论上的，但是，对于那些无论如何都要避免多胎妊娠的夫妻而言，阻止同期复孕是必需的[5]。

IVF 和 PGT 患者中同期复孕无论是发生率还是影响都有很大的不同。对于接受 PGT 的夫妻，发生同期复孕更加常见。他们计划生下没有某种遗传疾病的婴儿，但同期复孕可能导致结果完全违背治疗初衷。因此，接受 PGT 的夫妻在咨询时应被告知同期复孕的可能性，并得到清晰的书面说明，需要在取卵前后避免无保护性生活[13]。

要点

挑战

- IVF 后意外婴儿的数目或性别。

背景

- IVF 后单卵双胎（0.9%）常见，是自然受孕的 2.25 倍（0.4%）。
- IVF 的同期复孕是指一个胎儿（或更多）来源于 IVF-ET，而另外的胎儿（或更多）来自同一周期的自然受孕。
- 单卵双胎和同期复孕均导致多胎妊娠，其胎儿数量超过移植胚胎数量。
- 如果同期复孕发生在为挑选特定性别的胚胎或没有某种遗传缺陷胚胎的 PGT 周期，那么自然受孕的胎儿仍然可能携带这些需回避的特征，由此可能被错误地认为发生 PGT 误诊。

管理策略

- 如果发现胎儿的数量多于移植胚胎的数量，应该尽量确定受精卵性质和绒毛膜数：在孕早期可采用超声检查双胎间的绒毛膜厚度，在孕中期用超声确定性别。
- 单卵双胎需要更高级别的产前监测。
- 在发现 PGT 胎儿性别与移植胚胎不同时，应该全面核查 PGT 实验室记录，并与患者夫妻分享。
- 如果上述情况发生在性连锁疾病的病例中，可以根据特定的疾病、孕龄、现行法律和夫妻意愿综合考虑是否终止妊娠。

预防

- 单卵双胎无法预防，在治疗前应向接受 IVF 咨询的夫妻告知这种可能性。
- 取卵前后避免无保护性交可以防止同期复孕。
- 对于 PGT 病例，应积极防止同期复孕。

四、一问一答

问题 1： 您告诉我只移植了 1 个胚胎，但出现了 3 个孕囊，这是怎么回事？

回答 1： 这种情况很罕见，但仍可能会发生，以前也有报道过。胚胎可以分裂成 2 个，偶尔分裂成 3 个。另一种可能性是妊娠同时来自胚胎移植和取卵前 1 周的自然受孕。当我们取卵时，可能有的卵细胞没有被采集到而留在体内并受精。

问题 2： 您告诉我移植了一个女性胚胎，但我孕中期超声显示我怀了一个男性胎儿，是实验室弄错了吗？

回答 2： 这种情况非常罕见。我们将审查我们的实验记录和图像，以发现是否出错，但是我们有严格的操作程序和双人核对，出错可能性极小。还有一种可能就是，您是自然受孕，而不是移植的女性胚胎受孕。我们要求您在取卵前禁欲 1 周，因为精子可以存活那么长时间，并使可能没有被取卵手术收集到的卵细胞受精。另一种更小的可能是，您的男性胚胎可能有女性染色体，这种情况的发生概率是 1/20 000。一旦婴儿出生，我们将进行所有必要的检查以确定原因。

参考文献

[1] Biljan MM, Hewitt J, Kingsland CR, Taylor CT. Trizygotic quadruplet pregnancy following in-vitro fertilization: an additional factor against replacement of three embryos in young patients? *Hum Reprod.* 1995;10(8):2169–70.

[2] Cahill DJ, Jenkins JM, Soothill PW, Whitelaw A, Wardle PG. Quadruplet pregnancy following transfer of two embryos: Case report. *Hum Reprod.* 2003;18(2):441–3.

[3] Ulug U, Jozwiak EA, Mesut A, Bener F, Bahceci M. Monochorionic triplets following intracytoplasmic sperm injection: a report of two consecutive cases. *Gynecol Obs Invest.* 2004;57(3):177–80.

[4] Amsalem H, Tsvieli R, Zentner BS, Yagel S, Mitrani-Rosenbaum S, Hurwitz A. Monopaternal superfecundation of quintuplets after transfer of two embryos in an in vitro; fertilization cycle. *Fertil Steril.* 2001;76(3):621–3.

[5] van der Hoorn M-L, Helmerhorst F, Claas F, Scherjon S. Dizygotic twin pregnancy after transfer of one embryo. *Fertil Steri l.* 2011 Feb;95(2):805.e1–805.e3.

[6] Yamashita S, Ikemoto Y, Ochiai A, Yamada S, Kato K, Ohno M, et al. Analysis of 122 triplet and one quadruplet pregnancies after single embryo transfer in Japan. *Reprod Biomed Online.* 2020 Mar 1;40(3):374–80.

[7] Vitthala S, Gelbaya TA, Brison DR, Fitzgerald CT, Nardo LG. The risk of monozygotic twins after assisted reproductive technology: a systematic review and meta-analysis. *Hum Reprod Updat.* 2009;15(1):45–55.

[8] Chang HJ, Lee JR, Jee BC, Suh CS, Kim SH. Impact of blastocyst transfer on offspring sex ratio and the monozygotic twinning rate: a systematic review and meta-analysis. *Fertil Steril.* 2009;91(6):2381–90.

[9] Sebire NJ, Snijders RJ, Hughes K, Sepulveda W, Nicolaides KH. The hidden mortality of monochorionic twin pregnancies. *Br J Obs Gynaecol.* 1997;104(10):1203–7.

[10] Dickinson JE. Monoamniotic twin pregnancy: a review

of contemporary practice. *Aust N Z J Obs Gynaecol.* 2005;45(6):474–8.

[11] Wenk RE, Houtz T, Chiafari FA, Brooks M. Superfecundation identified by HLA, protein, and VNTR DNA polymorphisms. *Transfus Med.* 1991;1(4):253–5.

[12] James WH. The incidence of superfecundation and of double paternity in the general population. *Acta Genet Med Gemellol.* 1993;42(3–4):257–62.

[13] Pickering S, Polidoropoulos N, Caller J, Scriven P, Ogilvie CM, Braude P. Strategies and outcomes of the first 100 cycles of preimplantation genetic diagnosis at the Guy's and St. Thomas' Center. *Fertil Steril.* 2003 Jan;79(1):81–90.

[14] Munné S, Wells D, Cohen J. Technology requirements for preimplantation genetic diagnosis to improve assisted reproduction outcomes. *Fertil Steril.* 2010;94(2):408–30.

[15] Monteagudo A, Timor-Tritsch IE, Sharma S. Early and simple determination of chorionic and amniotic type in multifetal gestations in the first fourteen weeks by high-frequency transvaginal ultrasonography. *Am J Obs Gynecol.* 1994;170(3):824–9.

[16] Lewis CM, Pinêl T, Whittaker JC, Handyside AH. Controlling misdiagnosis errors in preimplantation genetic diagnosis: A comprehensive model encompassing extrinsic and intrinsic sources of error. *Hum Reprod.* 2001;16(1):43–50.

[17] Rajender S, Rajani V, Gupta NJ, Chakravarty B, Singh L, Thangaraj K. SRY-negative 46,XX male with normal genitals, complete masculinization and infertility. *Mol Hum Reprod.* 2006 Mar 23;12(5):341–6.

第 97 章　IVF 后疑似异位妊娠

Suspected ectopic pregnancy after IVF

Vishvanath C. Karande　Liselotte Mettler　Ibrahim Alkatout　著

肖　丽　黄　薇　译　　凌家炜　校

> **病例**：一位有输卵管性不孕病史的 32 岁女性接受了第 2 个周期的 IVF 治疗。她既往曾因左侧输卵管妊娠破裂接受了腹腔镜下输卵管切开术。后来，她接受了第 1 次 IVF 治疗并成功妊娠，2 年前她生下了一个健康的女婴。在第 2 个 IVF 治疗周期中，她移植了 2 个囊胚。2 周后妊娠试验呈阳性，β-hCG 为 115mU/ml，2 天后升至 200mU/ml，1 周后返院复查，hCG 水平仅为 400mU/ml，阴道超声显示子宫内未见孕囊，卵巢增大且大小符合近期的控制性卵巢刺激反应，直肠子宫陷凹少量积液。2 天后 hCG 升至 450mU/ml，患者出现轻度腹胀和痉挛症状，与卵巢增大的程度相符合。2 天后复查，hCG 升至 500mU/ml，超声检查无变化。初步诊断为异位妊娠，患者遂接受甲氨蝶呤治疗。

一、背景

1976 年报道的第 1 例 IVF 妊娠实际上是异位妊娠[1]，自此出现大量关于 IVF 后发生异位妊娠和宫内外复合妊娠的报道[2]。随着现代技术的使用，在破裂前诊断异位妊娠（ectopic pregnancy，EP）的可能性增加，这使选择侵入性较小的治疗方法成为可能。

自然受孕中异位妊娠发生率已从 20 世纪 70 年代的 0.5% 上升到近年的 2%[3]。病因是多方面的，其中输卵管的解剖结构破坏是最常见因素，其他因素包括盆腔炎性疾病病史、输卵管手术史、既往异位妊娠史、吸烟和年龄超过 35 岁。然而，约 50% 的异位妊娠女性没有发现任何已知的风险因素[4]。

在接受辅助生殖技术后的妊娠案例中，异位妊娠的发生率为 2%～11%，但近年来处于下降趋势[5]。异位妊娠通常是由于胚胎反向迁移到输卵管引起的，其发病率与移植的胚胎数有关。2015 年发表的美国全国过去 10 年的 ART 数据表明，移植 1 枚胚胎时异位妊娠率为 1.6%，移植 2 枚、3 枚、4 枚及以上胚胎时，异位妊娠的发生率分别是 1.7%、2.2% 和 2.5%。因此，近期异位妊娠的发生率下降与临床上移植胚胎数量减少有关。IVF 采用的刺激方案与异位妊娠的发生率无相关性。有人猜测当把胚胎放置在子宫底部时，或者流体静压力可迫使它们通过输卵管开口导致异位妊娠，因此认为胚胎移植技术与异位妊娠[2]的发生率有关，但这个理论缺乏确凿的证据。超声引导下胚胎移植并不能防止 IVF 后异位妊娠的发生。

二、管理策略

治疗的重点在于异位妊娠破裂前的早期诊断和治疗。这在 IVF 后的妊娠中可行性非常高，因为 IVF 后常规会进行随访，结合动态 hCG 水平和阴道超声检查，通常可以在破裂前作出诊断。

（一）血清 hCG 水平

早期正常宫内妊娠（intrauterine pregnancy，IUP）的血 hCG 水平每 1.4～2.1 天翻倍[6]。而异位妊娠产生的 hCG 比正常宫内妊娠少，导致 hCG 翻倍时间延迟[7]。但是，有 15% 的正常妊娠有不正常的翻倍时间，而 13% 的异位妊娠有正常的翻倍时间[8]。在大多数宫内妊娠病例中，当 hCG 滴度为 1000～1500mU/ml 时，经阴道超声可发现宫内孕囊；而当 hCG 为 6000～6500mU/ml 时，经腹超声可发现宫内孕囊[6]。

可根据 48h 内 hCG 水平的下降速度鉴别异位妊娠和流产，如果 hCG 的血浆半衰期小于 1.4 天，则更有可能发生完全流产，最好给予患者期待治疗。如果半衰期＞7 天，则更有可能是异位妊娠[9]。IVF 患者在胚胎移植后第 16 天血清 hCG 水平＞295mU/ml，90% 是宫内妊娠[2]。

（二）超声检查

IVF 后异位妊娠的超声早期诊断会受到卵巢增大及盆腔积液的干扰，发生如上述病例所描述的情况。因此异位妊娠的诊断通常是采用排除性诊断法，即发现空子宫腔并伴有 hCG 滴度的异常升高。

在晚期异位妊娠的病例中，阴道 B 超可以看到三种超声特征。

1. 附件区存在孕囊，内有存活的胚胎，通常表现为一个完整的、边界清晰的输卵管环（"甜甜圈"征或"袋状"征），透明的孕囊内可见卵黄囊或胚芽，有或没有胎心搏动。

2. 边界不清的输卵管环，可能包含回声结构。如果直肠子宫陷凹中有积液，表明可能发生输卵管妊娠流产。

3. 直肠子宫陷凹中有大量积液表明输卵管妊娠破裂。

子宫内的假性孕囊会混淆异位妊娠的诊断，而彩色多普勒成像有助于诊断异位妊娠，子宫腔外出现血管环（"火焰环"）有助于异位妊娠的诊断。

（三）腹腔镜

对于异位妊娠诊断不明的病例，可采用腹腔镜检查进行诊断。某些高度怀疑异位妊娠（具有明显的症状和体征）但仍有可能存在宫内妊娠的病例（hCG 正常升高，但在超声可以看到宫内妊娠之前）。在这种情况下进行腹腔镜，有几点必须牢记：①如果宫内妊娠不能排除，应避免放置宫内器械；②必须谨记 IVF 术后卵巢通常是囊状和增大的，对于缺乏经验的人看起来像是病理状态。当使用气腹针或套管针进入腹部时，需要格外小心，防止损伤卵巢，必须避免那些好心而没有经验的术者进行非必要的卵巢手术。最后，应该知道过早的腹腔镜存在 1% 的假阴性率，即使腹腔镜检查清晰，但因为异位妊娠病灶太小，无输卵管膨大，因而未能被腹腔镜检查发现。

三、异位妊娠的治疗

大多数 IVF 后的异位妊娠可以得到早期诊断，没有发生破裂，因此可以接受药物保守治疗。

（一）甲氨蝶呤治疗

叶酸拮抗药甲氨蝶呤仍是异位妊娠治疗的中流砥柱。甲氨蝶呤抑制嘌呤和嘧啶的合成，进而干扰 DNA 合成和细胞复制。在使用甲氨蝶呤前必须排除宫内妊娠。

甲氨蝶呤治疗的入选标准包括血流动力学稳定、超声测量肿块直径<4cm 的未破裂异位妊娠患者。有较大肿块、附件包块中有胎心搏动或有急性腹腔内出血迹象者不适合使用甲氨蝶呤治疗。

甲氨蝶呤可单次（50mg/m² 体表面积）[10] 或多次肌内注射给药（甲氨蝶呤 0.5～1.0mg/kg，隔天 1 次，共 5～7 天，并口服 4 次叶酸 0.1mg/kg）[4]。某些案例在超声引导下将甲氨蝶呤直接注入异位孕囊并取得成功，但这种方法并不常规使用[11]。

某些患者的 hCG 值较高、附件包块较大，可能对药物的治疗反应低下，此时可选择 2 剂甲氨蝶呤疗法[12]，在此方案中，第 1 剂甲氨蝶呤按常规给药，4 天后再给第 2 剂。在第 7 天检查 hCG 水平，如果下降大于 15%，则每周随访 hCG 水平。如果下降小于 15%，则给予第 3 剂甲氨蝶呤（50mg/m² 体表面积），如果 hCG 下降小于 15%，可在 4 天后再注射第 4 剂甲氨蝶呤，如果第 4 剂后 hCG 水平仍不下降，则考虑手术。2 剂方案的不良反应有所增加，但轻微而短暂，没有患者会因此需要住院或长期治疗，不良反应也不妨碍继续治疗。

短暂性盆腔疼痛通常发生在甲氨蝶呤治疗开始后的 3～7 天，疼痛可能是输卵管妊娠流产导致的，通常持续 4～12h。鉴别治疗成功引起的短暂腹痛和异位妊娠破裂导致的腹痛是一项临床挑战，如果疼痛伴有心动过速、低血压或血细胞比容下降，应及时进行手术干预。

治疗开始时的 hCG 值作为基线水平，在治疗后第 4 天和第 7 天再次检测，此后每周检测一次直到阴性。与基线水平相比，hCG 水平可能在第 4 天有所升高，第 7 天的 hCG 水平应该比第 4 天的水平至少下降 15%。如果 hCG 水平没有下降，注射第 2 剂甲氨蝶呤。

甲氨蝶呤治疗后 hCG 值平均需要 4～6 周才能转为阴性，治疗的成功率为 90%～95%，有 3%～4% 的患者发生输卵管妊娠破裂。

（二）手术治疗

手术治疗通常是采用腹腔镜，适用于不适合甲氨蝶呤治疗或甲氨蝶呤治疗不成功的异位妊娠患者。手术治疗也适用于腹腔镜诊断异位妊娠，或者那些即将或实际已破裂的异位妊娠者。

如果存在对侧输卵管疾病而患者又有生育需求时，可考虑把输卵管切开术作为治疗 EP 的手术方式。然而，对侧输卵管健康时，选择输卵管切开术或输卵管切除术仍有争议。输卵管切开术后有更高的宫内妊娠概率，但患者可能在术后需面临输卵管出血风险，尽管风险很小，也可能需要针对滋养细胞持续存在采取进一步治疗。此外，输卵管切开术也与重复异位妊娠的高发生率有关[10]。

在患者血流动力学不稳定的情况下，应采用最迅速的方法处理异位妊娠，此时大多直接剖腹手术。

（三）不明部位妊娠

当妇科超声检查未能明确发现宫内妊娠或异位妊娠时被称为"不明部位妊娠"（pregnancy of unknown location，PUL）[13]。不明部位妊娠不是诊断，而是一种暂时性状态，应尽可能明确诊断。反复的阴道超声检查和连续检测 hCG 水平可以明确诊断并指导治疗。一旦确认妊娠不正常（2 天内 hCG 水平增加＜53% 或下降＜15%），则使用 Karman 吸管抽吸宫腔帮助鉴别异常宫内妊娠和输卵管妊娠。如果吸出物中看到绒毛或术后 hCG 水平下降＞15%，异常的宫内妊娠可能性极大。而输卵管妊娠表现为 hCG 水平稳定或升高。超过 2/3 的患者由此而避免使用甲氨蝶呤治疗[14]。

四、预防

唯一真正可以预防异位妊娠的方法是减少输卵管疾病的发生，这包括对 PID 的早期诊断和及时治疗，以及避免不必要的盆腔手术。

在 ART 中，减少移植的胚胎数量可降低异位妊娠的发生率，同时可以减少多胎妊娠的发生[5]。理论上，胚胎移植技术的改进，包括减少移植导管内培养液体积和避免靠近宫底的高位移植，可能会降低异位妊娠的发生率。但是，IVF 后发生异位妊娠不应被视为移植技术未达标。

在 IVF 发展的早期，曾认为可以通过切除输卵管来消除输卵管异位妊娠的风险[1]，然而，后来有病例报道双侧输卵管切除术后仍发生输卵管异位妊娠，从而否定了这一观点。输卵管完全切除术后，异位妊娠仍然可能种植在穿过子宫壁的输卵管间质部，这部分的输卵管在输卵管完全切除术中并不能被切除[15]。因此，不再推荐 IVF 前进行输卵管切除术以预防异位妊娠。

要点

挑战

- IVF 后疑似输卵管异位妊娠。

背景

- 占 IVF 临床妊娠的 2%～11%。
- 高危因素包括输卵管疾病史、输卵管手术史、既往输卵管妊娠史，吸烟，以及高龄。

管理策略

- 早孕阶段连续 hCG 检测和超声监测增加破裂前确诊的概率。
- 由于控制性卵巢刺激引起的卵巢增大和直肠子宫陷凹积液在 IVF 中常见，增加了超声发现异位妊娠的难度。
- 肌内注射甲氨蝶呤依然是异位妊娠保守治疗的支柱。

- 使用甲氨蝶呤前必须排除宫内妊娠和宫内外复合妊娠。
- 在诊断不明确、甲氨蝶呤治疗不适合或不成功的情况下，推荐使用腹腔镜检查。
- 在存在血流动力学不稳定的情况下，采用最便捷的方法处理异位妊娠，通常是开腹手术。

预防
- 减少胚胎移植的数目。
- 早期诊断和及时治疗 PID 可降低输卵管疾病发生率。
- 不推荐在 IVF 前行输卵管切除术以预防异位妊娠。

五、一问一答

问题 1：我去年经历了一次异位妊娠，我很想再次妊娠，但我很担心，因为我被告知有 1/10 的可能性再次发生异位妊娠。我想做 IVF，因为胚胎是直接放入子宫的，您推荐 IVF 吗？

回答 1：尽管大多数妊娠都是在正确的位置，一旦您有过异位妊娠，那么您再次妊娠时发生异位妊娠的概率就会增加。IVF 并不能改变这种风险，甚至可能会增加这种风险。因此，我们建议您尝试自然受孕。

问题 2：我之前做 IVF 发生了输卵管异位妊娠，医生理应把胚胎放到子宫里，那是否意味着放错地方了？

回答 2：我们理解您为何这么想，但事实并非如此。胚胎被放入子宫后，几乎一半放入子宫的胚胎会暂时移入输卵管内，然后再移回子宫。如果胚胎回移时间延迟或输卵管有损伤，就可能会被卡在那里，导致异位妊娠。事实上，异位妊娠在 IVF 中比自然受孕更常见，世界上第 1 例 IVF 就是异位妊娠。

问题 3：接受甲氨蝶呤治疗后，我可以马上进入另一个 IVF 周期吗？

回答 3：一般建议等待 3 个月。但实际上甲氨蝶呤治疗后大概需要 6 周时间解决输卵管妊娠的问题，在您进行另一次胚胎移植之前，还需要 1 个月左右的时间，所以您不必等那么久。

参考文献

[1] Steptoe PC, Edwards RG. Reimplantation of a human embryo with subsequent tubal pregnancy. *Obstet Gynecol Surv*. 1976;31(10):750–1.

[2] Abusheikha N. Extra-uterine pregnancy following assisted conception treatment. *Hum Reprod Update*. 2000;6(1):80–92.

[3] Alkatout I, Mettler L. Ectopic Pregnancy. In: Schollmeyer T, Mettler L, Rüther D, Alkatout I, editors. *Practical Manual for Laparoscopic & Hysteroscopic Gynecological Surgery*. New Delhi: Jaypee Brothers Medical Publishers; 2019. p. 235–56.

[4] ACOG. ACOG Practice bulletin no. 193 summary: tubal ectopic pregnancy. *Obstet Gynecol*. 2018;131(3):613–5.

[5] Perkins KM, Boulet SL, Kissin DM, Jamieson DJ. Risk of ectopic pregnancy associated with assisted reproductive technology in the United States, 2001–2011. *Obstet Gynecol*.

2015;125(1):70–8.

[6] Kadar N, Caldwell B V, Romero R. A method of screening for ectopic pregnancy and its indications. *Obstet Gynecol*. 1981;58(2):162–6.

[7] Check JH, Weiss RM, Lurie D. Analysis of serum human chorionic gonadotrophin levels in normal singleton, multiple and abnormal pregnancies. *Hum Reprod*. 1992;7(8):1176–80.

[8] Webster K, Eadon H, Fishburn S, Kumar G. Ectopic pregnancy and miscarriage: diagnosis and initial management: summary of updated NICE guidance. *BMJ*. 2019;367:16283.

[9] Kadar N, Romero R. Further observations on serial human chorionic gonadotropin patterns in ectopic pregnancies and spontaneous abortions. *Fertil Steril*. 1988;50(2):367–70.

[10] Royal College of Obstetricians and Gynaecologists. *Diagnosis and Management of Ectopic Pregnancy* (Green-top Guideline No. 21). London: RCOG; 2016.

[11] Feichtinger W, Kemeter P. Conservative treatment of ectopic pregnancy by transvaginal aspiration under sonographic control and methotrexate injection. *Lancet*. 1987;1:381–2.

[12] Alur-Gupta S, Cooney LG, Senapati S, Sammel MD, Barnhart KT. Two-dose versus single-dose methotrexate for treatment of ectopic pregnancy: a meta-analysis. *Am J Obstet Gynecol*. 2019;221(2):95–108.e2.

[13] Kirk E, Bottomley C, Bourne T. Diagnosing ectopic pregnancy and current concepts in the management of pregnancy of unknown location. *Hum Reprod Update*. 2014;20(2):250–61.

[14] Brady P, Imudia AN, Awonuga AO, Wright DL, Styer AK, Toth TL. Pregnancies of unknown location after in vitro; fertilization: minimally invasive management with Karman cannula aspiration. *Fertil Steril*. 2014;101(2):420–6.

[15] Sharif K, Kaufmann S, Sharma V. Pregnancy: Heterotopic pregnancy obtained after invitro fertilization and embryo transfer following bilateral total salpingectomy: Case report. *Hum Reprod*. 1994;9(10):1966–7.

第 98 章　IVF 后宫颈异位妊娠
Cervical ectopic pregnancy after IVF

Usha Verma　Sabrina Pastor-Carvajal　著

肖　丽　黄　薇　译　凌家炜　校

病例 1：一名既往无活产史的 33 岁女性，在 IVF 后因宫颈异位妊娠被转诊。超声检查提示妊娠位于子宫颈，胚芽大小与妊娠 6 周相符，无胎心搏动。治疗前血清 β-hCG 为 4752mU/ml。患者接受了单剂量的甲氨蝶呤（Methotrexate，MTX）治疗并成功治愈。

病例 2：一名接受 IVF 治疗后妊娠 15 周的 37 岁女性，自妊娠 7 周起有间歇性无痛性阴道出血，转诊后诊断为宫颈异位妊娠，胎儿大小与妊娠 15 周一致，胎盘位于前壁，并且穿透子宫。在超声引导下，2ml 氯化钾（2mEq/ml）被注入胎心，令胎心停搏。患者接受了 2 剂肌内注射的甲氨蝶呤。在胎儿死亡和甲氨蝶呤注射后，β-hCG 水平呈进行性下降。上述处理后第 58 天，患者在手术室行超声引导下取出宫颈管中残留的胎骨。术中患者出血严重，需要环扎缝合并在宫颈管中放置充气的 Foley 导尿管（26F）以压迫止血。后来，她获得了一次正常的宫内妊娠，并分娩了一个健康的足月婴儿。

病例 3：一名接受 IVF 后妊娠的 40 岁患者，妊娠 7 周时因阴道流血到急诊就诊。超声显示宫颈异位妊娠伴有胚芽和胎心搏动。测 β-hCG 为 39 877mU/ml。在超声引导下，医生在宫颈内放置了 Cook 导管，并在妊娠部位行球囊充气压迫，使出血得到控制。后予患者甲氨蝶呤注射治疗并获得治愈。

一、背景

宫颈异位妊娠是由妊娠种植在宫颈管内所致，据报道，每 2000～18 000 例活产中会发生 1 例宫颈异位妊娠[1, 2]，宫颈异位妊娠在所有异位妊娠中占比不到 1%[3]。其病因尚不清楚，既往的宫颈扩张和刮宫被认为是一个危险因素[4]。各种病例报道表明，接受 IVF 的女性宫颈妊娠发生率增加，较一般人群高 2～3 倍[5, 6]。随着近年来 ART 的需求增加，临床将遇到更多宫颈异位妊娠病例，因此应强调关注、早期诊断和治疗的重要性。

直到 20 世纪 80 年代初期，宫颈妊娠通常是在判断为不全流产而清宫时遇到无法控制的大出血时才得到诊断的，多数女性需要紧急切除子宫和大量输血。近来，实验室检测和阴道超声等技术的进步，使宫颈妊娠的早期诊断成为可能。这极大地改变了该病的处理和结局（图 98–1）。

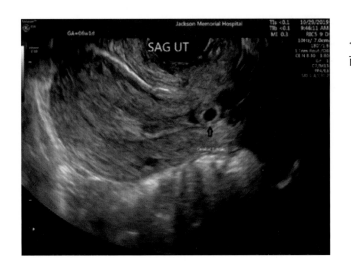

◀ 图 98–1　阴道超声显示宫腔空虚，而孕囊种植在宫颈内

二、管理策略

（一）诊断

近年来，阴道超声和随时可用的 β-hCG 检测的应用使异位妊娠得以早期诊断，也包括宫颈妊娠。宫颈妊娠的术前诊断率从 1978—1982 年的 35% 上升到 1991—1994 年的 87.5%[7]。在 IVF 患者中，宫颈妊娠需要与不明部位妊娠进行鉴别，早期诊断使这些患者得以进行保留生育力的治疗。

典型的宫颈妊娠表现为早孕期无痛性阴道出血。宫颈妊娠的临床体征包括宫颈变软，并且增大与子宫不成比例，在宫颈操作时可见部分开放的宫颈外口和大量出血。

以下特征被认为是宫颈异位妊娠特异的超声诊断标准。

① 孕囊或胎盘主体主要位于宫颈内。

② 没有宫内妊娠的证据。

③ 超声可见子宫内膜线。

④ 沙漏状子宫，宫颈管呈气球状[8]。

其他提出的标准包括胎盘和含有存活妊娠物的绒毛膜囊必须低于关闭的宫颈内口，宫颈管必须扩张呈桶状[9]。另外两个标准被用于区分宫颈异位妊娠和流产的宫内妊娠停留在宫颈管内的情况[10]。第一，阴道超声检查可发现"滑板征"：当用超声探头轻轻挤压宫颈时，流产的孕囊可滑动离开宫颈管。对于种植在宫颈的妊娠这种滑动是不会出现的。第二，用彩色多普勒超声显示滋养层周围血流，说明有活跃的血管供应给孕体，而非存活的孕囊只是暂时通过宫颈，因为没有血管供应，所以不会显示滋养层周围血流。

（二）治疗

过去，宫颈妊娠的标准治疗方法是手术干预，即子宫切除术，这将导致生育能力丧失，以及由此导致的其他疾病的发病率明显升高和潜在的死亡风险。近来，更保守的治疗方法被应用于宫颈妊娠，尤其是在年轻女性患者，以保留其生殖功能。

宫颈妊娠的治疗选择总体上取决于孕周和女性维持生育力的愿望。早期诊断宫颈妊娠是保守治疗和预防并发症的关键。虽然晚期宫颈妊娠也可保守治疗，但病死率高，需要使用多种保守治疗方法[11]。晚期宫颈妊娠的保守治疗应在三级医院进行。

曾有不同的方法被应用于宫颈妊娠的保守治疗，通常是药物和介入治疗的联合使用。甲氨蝶呤、米非司酮和米索前列醇均曾被成功应用于终止和排出宫颈异位妊娠，局部或全身注射甲氨蝶呤是最常用的治疗[9, 12]。其他介入治疗包括超声引导下注射氯化钾（KCl）、清宫和填塞、切除宫颈、宫颈环扎、宫颈内放置 Foley 导尿管、髂内动脉结扎、子宫动脉栓塞、宫颈内注射卡波前列素、穿刺针抽吸妊娠物和使用促使宫颈软化的双球囊导管[13-15, 19]。

对于多数宫颈异位妊娠的患者，全身应用甲氨蝶呤联合胚胎心管内注射氯化钾是可行的非手术治疗选择[16]。孕早期单独使用甲氨蝶呤作全身治疗通常是成功的[16]。甲氨蝶呤单独治疗的不良预后因素包括孕龄 9 周或以上、血清 β-hCG≥10 000mU/ml、胚芽头臀径 10mm 或以上、存在胎心搏动[12, 17]。另外，也可在超声引导下将甲氨蝶呤或氯化钾直接注射到孕囊或胎儿体内。保守治疗联合子宫动脉栓塞可以降低出血风险。

无论是否伴随全身性使用甲氨蝶呤，超声引导下胚芽心管内注射 2ml（2mEq/ml）氯化钾或羊膜腔内注射 50mg 甲氨蝶呤均曾被成功用于治疗宫颈妊娠。对于有胎心搏动的宫颈妊娠，局部使用杀胚制剂（如氯化钾）可增加甲氨蝶呤的疗效。在超声引导下将氯化钾溶液注入胎儿心脏，可导致胚胎的心管搏动停止[12, 16]。Huang 等分析了甲氨蝶呤的治疗反应，显示在 52 例接受全身性或局部性甲氨蝶呤治疗的宫颈妊娠案例中，有 61.5% 取得治疗成功，在妊娠 9 周前羊膜腔内注射甲氨蝶呤效果最好，尤其是在无胎心搏动情况下。在一项有 38 例宫颈妊娠的系列报道中，患者采用单独的羊膜腔内注射甲氨蝶呤或联合胚芽心管内注射氯化钾治疗（有胚芽心管搏动者），而所有 38 例患者均获得完全的治愈[18]。

另一种治疗宫颈异位妊娠的方法是在超声引导下放置 Cook 球囊导管促宫颈成熟（CookIVF，Queensland，Australia），这是一种简单、微创的技术，与之相比，在孕囊里注射甲氨蝶呤或氯化钾需要熟练的专业技能。导管在超声引导下置入宫颈管，气囊在妊娠部位充气膨胀以终止妊娠[19]。Foley 导管也可以用来代替 Cook 促宫颈成熟导管，在超声引导下置入 Foley 导管，气囊放置在宫颈妊娠部位，注入生理盐水使气囊膨胀压迫妊娠。在我们中心，目前大多采用 Cook 导管或者 Foley 导管治疗宫颈妊娠。

因为可导致不可控制的大出血，单独 D&C 引起子宫切除的风险明显增加。在一项平均孕周为 8.9 周的 15 例病例报道中，40% 的患者在 D&C 后行子宫切除术[10]。因此，应结合其他机械技术如宫颈动脉栓塞或结扎、球囊填塞，以减少出血。在出血部位置入 Foley 导管，气囊充气填充宫颈管，这样可比填塞更有效地控制出血[7, 20]，Foley 导管应该有一个 30ml 的气囊，必要时可以充气到 100ml。

子宫动脉栓塞可作为药物治疗或手术干预前预防出血的措施，或者在紧急情况下用于控制出血[21, 22]。在一项病例报道中，刮宫后采用子宫动脉栓塞成功治疗了所有 15 例宫颈妊娠的患者[22]。

（三）宫颈妊娠治疗的建议方案

肌内注射甲氨蝶呤（50～75mg/m² 体表面积剂量）是治疗早期宫颈妊娠的推荐方法。此外，所有可以检测到胎心搏动者都需要在超声引导下进行胚芽心管内注射 KCl。如果 1 周后复查 β-hCG 下降没有超过基线水平的 15%，应重复给予 1 剂甲氨蝶呤。定期随访 β-hCG 和反复的阴道超声检查是必要的[16]。

对于有胎心搏动的宫颈妊娠，可放置 Cook 促宫颈成熟导管或 Foley 导管联合全身性使用甲氨蝶呤以终止妊娠。

对于宫颈妊娠同时伴有存活的宫内妊娠的复合妊娠者，首选的治疗方法是宫颈异位妊娠内注射氯化钾，显然这些患者不应接受甲氨蝶呤治疗[16]。

（四）宫颈妊娠后生育力

有报道显示，21 名宫颈妊娠患者保守治疗后有 18 名成功妊娠，因此宫颈妊娠后生育能力是令人放心的[18]。尽管有关使用甲氨蝶呤治疗宫颈妊娠后不久妊娠的风险的信息极少，我们一般推荐治疗后至少等待 6 个月才再次妊娠。在随后的妊娠中建议进行早期超声检查，以确定宫颈妊娠是否复发。但是，宫颈妊娠后的大多数妊娠都是宫内妊娠，所以患者可以放心。

要点

挑战

- ART 治疗后的宫颈异位妊娠。

背景

- 在每 2000～18 000 例妊娠中有 1 例发生。
- 在异位妊娠中占比不到 1%。
- IVF 妊娠的患者中更常见。
- 可能是宫内外复合妊娠。

管理策略

- 对孕早期出现反复无痛性阴道出血的患者要高度警惕。
- 宫颈异位妊娠的可靠诊断主要是通过盆腔超声检查。
- 在没有胚芽心管搏动的情况下，单独全身性应用甲氨蝶呤是有效的。
- 如果存在胚芽心管搏动，可在超声引导下局部注射氯化钾完成心脏停搏，或者采用 Cook 导管或 Foley 导管压迫妊娠处，两者均使甲氨蝶呤的治疗更加有效。
- 在宫内和宫颈复合妊娠中，使用宫颈局部注射氯化钾作选择性减胎术可挽救宫内妊娠。
- 针对晚期宫颈妊娠的保守治疗是可行的，但应在三级医院进行。
- Foley 或 Cook 导管压迫和（或）血管栓塞可用于控制出血。
- 患者将来的生育力目前看来不会受到影响。

三、一问一答

问题 1：为什么我发生宫颈异位妊娠？是不是医生把我的胚胎放置得太低了？

回答 1：宫颈异位妊娠非常罕见，其确切原因尚不清楚。与自然妊娠相比，IVF 后发生各种类型异位妊娠（包括宫颈妊娠）的风险更高，但没有证据表明宫颈妊娠是由胚胎移植技术引起的。

问题 2：再次发生宫颈异位妊娠的可能性有多大？

回答 2：再次发生宫颈异位妊娠的概率相当低。大多数宫颈异位妊娠后的再次妊娠都正常位于子宫内。

问题 3：当我再次妊娠时我应该怎么做？

回答 3：您应尽早来做超声检查以确认妊娠的位置。

参考文献

[1] Parente JT, Chau-su O, Levy J, Legatt E. Cervical pregnancy analysis. *Obstet Gynecol.* 1983; 62:79–82.

[2] Yankowitz J, Leake J, Huggins G, Gazaway P, Gates E. Cervical ectopic pregnancy: review of the literature and report of a case treated by single-dose methotrexate therapy. *Obstet Gynecol Surv.* 1990; 45:405–14

[3] Marcovici I, Rosenzweig BA, Brill Al, Khan M, Scommegna A. *Cervical pregnancy. Obstet Gynecol Surv.* 1994;49:49–5

[4] Rothe DJ, Birnbaum SJ. Cervical pregnancy. *Obstet Gynecol.* 1973;42:675–80.

[5] Ginsburg ES, Frates MC, Rein MS, Fox JH, Hornstein MD, Friedman AJ. Early diagnosis and treatment of cervical pregnancy in an in vitro fertilization program. *Fertil Steril.* 1994;1973;61,966–9.

[6] Weyerman PC. Verhoeven ATM. Alberda AT. Cervical pregnancy after in vitro fertilization and embryo transfer. *Obstet Gynecol.* 1989;161:1145–6.

[7] Ushakov FB, Elchalal U. Aceman PJ, Schenker JG. Cervical pregnancy: past and future. *Obstet Gynecol Surv.* 1996;52:45–59.

[8] Raskin MM. Diagnosis of cervical pregnancy by ultrasound: a case report. *Am J Obstet Gynecol.* 1978;130:234–5.

[9] Timor-Tritsch IE, Monteagudo A, Mandeville EO, Peisner DB, Anaya GP, Pirrone EC. Successful management of viable cervical pregnancy by local injection of methotrexate guided by transvaginal ultrasonography. *Am J Obstet Gynecol.* 1994;17:737–9.

[10] Jurkovic D, Hacket E. Campbell S. Diagnosis and treatment of early cervical pregnancy. *Ultrasound Obstet Gynecol.* 1996;8:373–80.

[11] Verma U, Maggiorotto F. Conservative management of second -trimester cervical ectopic pregnancy with placenta percreta. *Fertil Steril.* 2007;697:e13–6.

[12] Hung TH, Jeng CJ, Yang YC, Wang KG, Lan CC. Treatment of cervical pregnancy with methotrexate. *Int J Obstet Gynecol.* 1996;53:243–7.

[13] Monteagudo A, Minior VK, Stephenson C, Monda S, Timor-Tritsch IE. Non-surgical management of live ectopic pregnancy with ultrasound-guided local injection: a case series. *Ultrasound Obstet Gynecol.* 2005;25,282–8.

[14] Nappi C, D'Elia A, Di Carlo C, Giordano E, De Placido G. Conservative treatment by angiographic uterine artery embolization of a 12-week cervical ectopic pregnancy. *Hum Reprod.* 1999; 14:1118–21.

[15] De La Vega GA, Avery C, Nemiroff R, Marchiano D. Treatment of early cervical pregnancy with cerclage, carboprost, curettage, and balloon tamponade. *Obstet Gynecol.* 2007;109:505–7.

[16] Verma U, Goharkhay N. Conservative management of cervical ectopic pregnancy. *Fertil Steril.* 2009;91:671–4.

[17] Hung TH, Shau WY, Hsieh TT, Hsu JJ, Soong YK, Jeng CJ. Prognostic factors for an unsatisfactory primary methotrexate treatment of cervical pregnancy: a quantitative review. *Hum Reprod.* 1998;13:2636–42.

[18] Jeng CJ, Ko ML, Shen J. Transvaginal ultrasound-guided treatment of cervical pregnancy. *Obstet Gynecol.* 2007;109:1076–82.

[19] Monteagudo A, Cali G, Rebarber A, Cordoba M, Fox NS, Bornstein E, Dar P, Johnson A, Rebolos M, Timor-Tritsch

IE. Minimally invasive treatment of cesarean scar and cervical pregnancies using a cervical ripening double balloon catheter: expanding the clinical series. *J Ultrasound Med.* 2019;38:785–93.

[20] Fylstra DL. Cervical pregnancy: 13 cases treated with suction curettage and balloon tamponade. *Am J Obstet Gynecol.* 2014;210:581.

[21] Zakaria MA, Abdallah ME, Shavell VI, Berman JM, Diamond MP, Kmak DC. Conservative management of cervical ectopic pregnancy: utility of uterine artery embolization. *Fertil Steril.* 2011;95:872–76.

[22] Wang Y, Xu B, Dai S, Zhang Y, Duan Y, Sun C. An efficient conservative treatment modality for cervical pregnancy: angiographic uterine artery embolization followed by immediate curettage. *Am J Obstet Gynecol.* 2011;204:31.e1–7.

第 99 章　IVF 后宫内宫外复合妊娠

Heterotopic pregnancy after IVF

Abdel-Maguid Ramzy　著

朱慧莉　黄　薇　译　　凌家炜　校

> **病例**：一对有 3 年输卵管不孕病史的年轻夫妻经转诊后接受 IVF 治疗。在进行控制性卵巢刺激后，获卵 16 枚，移植 2 枚胚胎。胚胎移植 2 周后患者血清 β-hCG 水平为 288mU/ml。数天后，患者出现轻微的下腹疼痛和阴道出血，卧床休息后症状消失。妊娠试验阳性 2 周后，阴道超声显示宫内孕囊正常，内见卵黄囊，伴有双侧附件肿块，盆腔少量积液，与近期的卵巢过激相符。
>
> 　　3 天后，患者再次出现阴道出血和腹痛且症状加剧，需要收住院治疗。妇科检查发现妊娠组织自开放的宫颈口突出，超声提示宫内孕囊塌陷。患者的剧烈疼痛考虑为宫颈扩张所致。患者被诊断为不完全流产，并予清宫术处理。
>
> 　　次日上午，患者仍持续感到明显的腹痛，急诊腹部超声显示子宫直肠陷凹内可见 3cm 积液，伴有双侧附件包块，其血红蛋白水平较入院当晚下降了 2g（从 11g/dl 下降至 9g/dl），脉搏为 110 次 / 分，血压为 95/50mmHg。经急诊腹腔镜检查发现右侧输卵管妊娠破裂，遂进行了右输卵管全切除术。

一、背景

宫内宫外复合妊娠（heterotopicpregnancy，HP）是指异位妊娠与宫内妊娠同时发生[1]。自然妊娠中 HP 的发生率低，约为 1/30 000[2, 3]。但随着促排卵的广泛应用及 IVF 中普遍采用移植多个胚胎的策略，HP 的发生率显著上升，尤其在有盆腔炎性疾病相关性输卵管病变的情况下，其发病率达到辅助生殖技术助孕妊娠数的 1%[4-6]。

双侧输卵管切除术后进行 IVF 仍有发生 HP 的报道[7]。即使切除了输卵管，孕囊仍然可以种植到输卵管的间质部（即横行在子宫壁内的部分）。此外，也有解冻移植单个胚胎后发生 HP 的报道，这表明种植的胚胎至少有 1 个来自单卵双胎或自然受孕[8]。因此，应始终牢记体外受精中发生 HP 的这种极小的可能性。

二、管理策略

（一）诊断方面的挑战

由于接受辅助生殖技术助孕的患者在孕早期即进行密切的盆腔超声检查，因此在妊娠监测上更有优势。但是，一旦发现宫内妊娠，则可能给人一种安全错觉，导致没有仔细观察附件的情况。而且，由于卵巢刺激后的卵巢呈囊性增大，以及常常伴有少量盆腔积液，使超声很难在 IVF 后妊娠的第 1 周发现宫外妊娠。此外，伴有出血性黄体的宫内妊娠在临床和超声表现中很难与 HP 或异位妊娠鉴别[9]。

这会导致 HP 的延迟诊断或漏诊。约 30% 的 HP 发生在 ART 后，这部分患者往往在妊娠 9 周后才得到诊断，其中有 50% 的病例是在输卵管破裂后才确诊[5, 10-12]。而在非 HP 的异位妊娠，绝大多数能够在输卵管破裂前得到早期诊断。

在合并卵巢过度刺激综合征时，诊断 ART 后的 HP 会更具挑战性，同时存在宫内妊娠导致异位妊娠难以诊断，因为症状具有误导性，卵巢增大和腹腔游离液体一般被认为是 OHSS 引起[13]。即使在异位妊娠破裂出现腹腔内出血时，其关键诊断依据也就是超声影像也容易与 OHSS 导致的腹腔内游离液体相混淆[14]。HP 中异位妊娠得到诊断的唯一可能是超声检查发现与卵巢无关的附件包块，并且形态结构提示妊娠囊可能（图 99-1）。超声检查的一个实用性技巧是在压迫或不压迫下腹部情况下轻微地压迫阴道探头。但是，也有可能看不到附件包块，除非包块的直径达到 2cm（妊娠 7 周），或者检查可见胎芽心管搏动。超声下同时见到宫内和宫外妊娠胎心搏动极为少见[15, 16]。

多普勒超声检查在超声扫描可疑的附件包块时是一种有用的辅助方式，高频、低阻的多普勒信号被认为与发育中的滋养层相关[17]。据报道，经阴道彩超的这类波形诊断异位妊娠的灵敏度为 96%，特异性为 93%[17]。

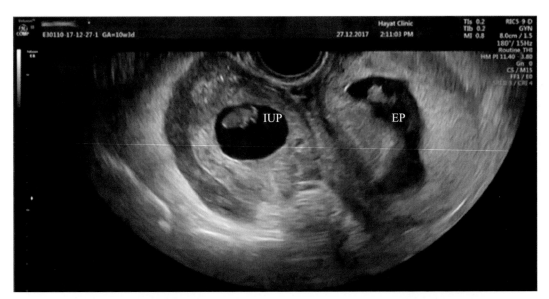

▲ 图 99-1 经阴道超声扫描显示宫内宫外同时妊娠，可见 2 个有胎芽的孕囊

左侧孕囊种植在子宫内，右侧孕囊位于输卵管（引自 Hayat Clinic）。IUP. 宫内妊娠；EP. 宫外妊娠

检测血清 β-hCG 水平和孕酮水平对诊断 IVF 后的 HP 没有帮助[2]，因为对于前者而言 hCG 的来源有多处，而后者由于多个黄体产生过多的孕酮，以及 IVF 后进行黄体支持，因此检测结果反而令诊断更加混淆。

因此，在大多数情况下，除了手术（主要是腹腔镜），其他方法无法确诊 HP。在报道的系列病例中，70% 以上的患者是通过手术的方式得到确诊的[1, 2]。事实上，对于 HP 尤其是有症状的患者，早期手术可同时进行诊断和治疗，降低 HP 的发病率和死亡率，并维持宫内妊娠[1]。不过，在腹腔镜手术过程中应避免使用宫内装置，以减少干扰宫内存活胚胎的概率。

（二）治疗方面的挑战

1. 药物治疗

药物治疗是现代医学实践中治疗宫外妊娠的主要手段，但并不适用于 HP。这主要是因为 HP 确诊时间较晚，往往通过手术确诊，并且需要保持宫内妊娠存活。

通常情况下，药物治疗仅适合通过非手术方式诊断为 HP、患者血流动力学稳定且无输卵管破裂症状或体征的情况下。显然，若宫内妊娠存活，全身性甲氨蝶呤治疗是绝对禁忌的。文献中曾有成功病例报道在超声引导下向异位妊娠孕囊内注入氯化钾，对宫内妊娠未造成有害影响[18, 19]。实际上，这与选择性减胎使用氯化钾并没有太大不同。但存在治疗反应（持续性滋养细胞活性）监测的问题，因为 HP 患者的 β-hCG 水平并不可靠。因此，一些学者建议保留药物治疗，将其用于手术治疗困难的病例（如宫角、间质部 HP 妊娠），而不是输卵管妊娠[3]。

2. 手术治疗

HP 处理的主要目的是切除异位妊娠并维持宫内妊娠。腹腔镜下输卵管切除术或输卵管切开取胚术是 HP 手术治疗的首选[1]。与药物治疗相比，手术治疗具有明显优势，疗效立竿见影，并且手术可以明确诊断[1]。

尽管对非 HP 的异位妊娠是进行输卵管切除术还是输卵管切开术尚有争议，但针对 HP 而言，因为无法通过监测 β-hCG 水平来评估异位妊娠滋养细胞的持续活力，所以选择输卵管切除术是更好的选择。

当患者存在血流动力学不稳定或其他证据表明输卵管破裂的情况下，应采用最便捷的处理方法，可以是腹腔镜或者开腹手术。

3. 宫内妊娠的预后

总体而言，上述不同的治疗方案对于 HP 中宫内妊娠的预后都是非常有利的。据报道，50%～70% 的 HP 患者治疗后都成功保持宫内妊娠，包括种植于输卵管、宫角、腹腔和卵巢的异位妊娠病例[4, 5, 7, 20]。

三、预防

唯一能够降低 HP 风险的途径是减少输卵管疾病的发生，包括早期诊断和及时治疗 PID。

ART 时减少移植胚胎数量除了众所周知的降低多胎妊娠的好处，还可以降低异位妊娠，以及

HP 的发生率[21]。

要点

挑战

- IVF 后宫内宫外复合妊娠。

背景

- 同时存在宫内妊娠和异位妊娠。
- 在所有 IVF 中发生率为 1%。
- 危险因素包括输卵管疾病史、输卵管手术史、促排卵和移植多个胚胎。

管理策略

- 要警惕 HP，多数 HP 诊断延迟，可能源于宫内妊娠带来的虚假安全感。
- β-hCG 水平和孕酮水平不能帮助诊断或监测 HP 的治疗效果。
- 由于 IVF 控制性卵巢刺激后卵巢增大及直肠子宫陷凹积液常见，使超声检查发现异位妊娠变得困难。
- 甲氨蝶呤在 HP 治疗中属于绝对禁忌，除非确认宫内妊娠胚胎已死亡。
- HP 的标准治疗是腹腔镜下异位妊娠切除术（输卵管切除术）。不推荐行输卵管切开取胚术，因为通过术后 β-hCG 监测评估异位妊娠滋养细胞的持续活性是不可靠的。
- 对于宫角和间质部的异位妊娠，超声引导下异位妊娠孕囊内氯化钾注射可能是一个合适的选择。
- 当存在血流动力学不稳定的情况下，应采取最为便捷的方法处理异位妊娠。
- HP 治疗后宫内妊娠预后效果良好，活产率为 50%～70%。

预防

- 减少移植胚胎数量。
- 通过早期诊断和及时治疗 PID 降低输卵管疾病的发生率。

四、一问一答

问题 1：为什么我会患宫内宫外复合妊娠？我认为您应该把胚胎置入子宫里，发生这种情况应该是移植位置不准确所致。

回答 1：我们理解您为什么会有这样的想法，但事实并非如此。胚胎的确是被移植到子宫里，但其实约半数移植到子宫里的胚胎会暂时进入输卵管，然后又回到子宫里。假若胚胎没有及时返回子宫，或者由于输卵管损伤，胚胎就会卡在那里，引起异位妊娠。事实上，IVF 所致的异位妊娠比自然受孕更为常见，世界上第 1 例 IVF 妊娠即为异位妊娠。

问题 2：您打算通过腹腔镜手术来处理我的输卵管妊娠，这会影响我的宫内妊娠吗？

回答 2：不，不会的。我们将采取各种预防措施。我们不会在子宫内放入任何器械，以免损伤宫内的胚胎，另外，我们的手术操作会非常轻柔。

参考文献

[1] Louis-Sylvestre C, Morice P, Chapron C, Dubuisson JB. The role of laparoscopy in the diagnosis and management of heterotopic pregnancies. *Hum Reprod.* 1997;12:1100–2.

[2] Richards SR, Stempel LE, Carlton BD. Heterotopic pregnancy: reappraisal of incidence. *Am J Obst Gynecol.* 1982;142:928.

[3] Bello GV, Schonolz D, Moshirpur J, Jeng DY, Berkowitz RL. Combined pregnancy: the Mount Sinai experience. *Obstet Gynecol Surv.* 1986;41:603–13.

[4] Chin HY, Chen FP, Wang CJ, Shui LT, Liu YH, Soong YK. Heterotopic pregnancy after invitro fertilization–embryo transfer. *Int J Gynecol Obstet.* 2004;86:411–6.

[5] Tal J, Haddad S, Gordon N, Timor-Tritsch I. Heterotopic pregnancy after ovulation induction and assisted reproductive technologies: a literature review from 1971 to 1993. *Fertil Steril.* 1996;66:1–12.

[6] Westrom L. Incidence, prevalence and trends of acute pelvic inflammatory disease and its consequences in industrialized countries. *Am J Obstet Gynecol.* 1980;138:880–92.

[7] Xu Y, Lu Y, Chen H, Li D, Zhang J, Zheng L. Heterotopic pregnancy after in vitro fertilization and embryo transfer after bilateral total salpingectomy/tubal ligation: case report and literature review. *J Minim Invasive Gynecol.* 2016;23(3):338–45.

[8] Lee J-S, Cha H-H, Han A-R, Lee S-G, Seong W-J. Heterotopic pregnancy after a single embryo transfer. *Obstet Gynecol Sci.* 2016 Jul; 59(4): 316–8.

[9] Sohail S. Haemorrhagic corpus luteum mimicking heterotopic pregnancy. *J Coll Physicians Sur Pak.* 2005;15:180–1.

[10] Barrenetxea G, Barinaga-Rementeria L, de Larruzea AL, Agirregoikoa JA, Mandiola M, Carbonero K. Heterotopic pregnancy: two cases and a comparative review. *Fertil Steril.* 2007;87, 417:e9–15.

[11] Lemus JF. Ectopic pregnancy: an update. *Curr Opin Gynecol.* 2000;12:369–75.

[12] Garcia Oliveira F, Abdelmassih V, Eigenheer AL, Balmaceda JP, Abdelmassih S, Abdelmassih R. Rare association of ovarian implantation site for patients with heterotopic and with primary ectopic pregnancies after ICSI and blastocyst transfer. *Hum Reprod.* 2001;16:2227–9.

[13] Moosburger D, Tews G. Severe ovarian hyperstimulation syndrome and combined intrauterine and tubal pregnancy after invitro fertilization and embryo transfer. *Hum Reprod.* 1996;11:68–9.

[14] Pan HS, Chuang J, Chiu SF, Hsieh BC, Lin YH, Tsai YL, et al. Heterotopic triplet pregnancy: report of a case with bilateral tubal pregnancy and an intrauterine pregnancy. *Hum Reprod.* 2002;17:1163–6.

[15] Cartwright PS. Diagnosis of ectopic pregnancy. *Obstet Gynecol Clin North Am.* 1991;18:19–37.

[16] Cheng PJ, Chueh HY, Qiu JT. Heterotopic pregnancy in a natural conception cycle presenting as hematometra. *Obstet Gynecol.* 2004;104(Suppl):1195–8.

[17] Taylor KJ, Ramos IM, Feyock AL, Snower DP, Carter D, Shapiro BS, et al. Ectopic pregnancy: duplex Doppler evaluation. *Radiology.* 1989;173:93–7.

[18] Robertson DE, Smith W, Moye MA, Brinsden PR, Hansen JN, Lewis PM, et al. Reduction of ectopic pregnancy by injection under ultrasound control. *Lancet.* 1987;1:974–5.

[19] Leach RE, Ney JA, Ory SJ. Selective embryo reduction of an interstetial heterotopic gestation. *Fetal Diagn Ther.* 1992;7:41–5.

[20] Addar M. Heterotopic pregnancy following induction of ovulation in PCOS. *Middle East Fertil Soc J.* 2004;9:173–5.

[21] Perkins KM, Boulet SL, Kissin DM, Jamieson DJ. Risk of ectopic pregnancy associated with assisted reproductive technology in the United States, 2001–2011. *Obstet Gynecol.* 2015;125:70–8.

第 100 章　IVF 后多胎妊娠减胎术

Multifetal pregnancy reduction after IVF

Omar Taso　Maher Maaita　著

朱慧莉　黄薇　译　凌家炜　校

> **病例**：一对夫妻（女方 39 岁）有 10 年的原发性不孕史，病因为男方因素，共接受了 3 个周期的卵胞质内单精子注射治疗。前 2 个周期（每次移植 2 个胚胎）未获成功。第 3 个周期移植了 3 个胚胎，妊娠试验呈阳性。妊娠 7 周时的超声显示三绒毛膜三胎妊娠，可见 3 个胎心搏动。这对夫妻咨询应该继续保留三胎，还是将其减至两胎。

一、背景

随着辅助生殖技术中控制性卵巢刺激和移植多个胚胎的广泛运用，多胎妊娠的发生率和多胎数目明显增加。此外，对产妇高龄化导致的生育率下降的考虑，以及人群中的种族多样性（某些种族，如撒哈拉以南的非洲人有着更高的多胎妊娠率），则进一步推动了这一趋势。在 2020 年发布的辅助生殖技术世界报告中，描述了 2012 年全世界一共进行了 1 149 817 个辅助生殖技术周期，在非供体新鲜周期中，双胎出生率为 18.0%，三胎及以上出生率为 0.8%。多胞胎出生率存在明显的地区差异，其中双胎出生率最低的澳大利亚 / 新西兰为 6.2%，最高的北美为 25.1%；三胎及更多数量的多胞胎出生率在澳大利亚 / 新西兰为 0.1%，而在中东达到 3.3%[1]。

与单胎妊娠相比，多胎妊娠发生胎儿、新生儿和母体并发症及完全流产的风险更高[2]。与多胎妊娠相关的围产期风险包括早产、胎儿先天畸形、低体重儿、先兆子痫和妊娠期糖尿病、需要手术干预等[3]。此外，多胎妊娠的新生儿罹患神经发育性疾病的风险加大[4]。随着胎儿数量和单绒毛膜多胎的增加，母亲和胎儿都会面临更高的相关风险，而胎儿数量和单绒毛膜多胎的增加都可能与辅助生殖治疗相关。

多胎妊娠发生率及与之相关的更高风险促进了辅助生殖技术中减少移植胚胎数指南的发布，以及多胎妊娠减胎术（multifetal pregnancy reduction，MFPR）的应用，以改善多胎妊娠结局[5]。多胎妊娠减胎术即是将多胎妊娠中的胎儿总数减少一个或多个，于 20 世纪 80 年代首次引入欧美[6]。需要将其区别于选择性终止妊娠，后者也称为选择性减胎术（selective fetal reduction，SFR），即一种终止多胎妊娠中一个或多个（染色体或结构）异常胚胎的手术[7]。

二、管理策略

20 世纪 80 年代首次发布时，多胎妊娠减胎术是在妊娠早期经宫颈或经腹部施行的 [6, 7]。随着时间的推移，此类手术也在不断发展改进，这也反映了辅助生殖技术的发展、不断变化的人口特征、患者的愿望需求。

（一）何时施行多胎妊娠减胎术

多胎妊娠减胎术最常施行于妊娠 11～14 周。这是手术的最佳时段，因为此时自然流产的风险相对较低，而且也无自然减胎的可能 [8]。此时可以使用早期妊娠筛查工具对胎儿进行非整倍体筛查，并评估是否有大体的结构异常，从而为选择哪个（哪些）胚胎实施减胎术提供指导。利用超声手段确定绒毛膜性也很重要，因为绒毛膜性的类别将决定所使用的技术。某些医院对高龄孕妇施行任何操作之前，会通过绒毛取样快速完成胎儿的核型分析，与单独的多胎妊娠减胎术相比，这一做法不会导致更高的流产率 [9]。

（二）绒毛膜性的影响

单绒毛膜双胎妊娠需要予以特别关注，因为胎盘血管吻合允许两个胎盘的血流循环之间产生交换 [10]。这种情况下，在双胎中一胎的循环中注入氯化钾可能会导致另一胎死亡 [11]。这导致脐带闭塞法、血管闭塞法等选择性减胎术的研发。然而，此类手术也有潜在的并发症风险，例如，可能会出现目标胎儿的血管阻力意外下降，血液优先分流到目标胎儿，导致另一个胎儿可能出现低血压及脑缺血 [12]。

血管闭塞法的选项包括阻断双胎中目标胎儿的脐带或腹内脐带血管或主动脉 – 盆腔血管（宫内消融减胎）。目前，被认可的治疗方法是（妊娠早期）超声引导下的间质激光凝固术，或在妊娠18 周之前施行射频消融术。然而数据表明，这些方法存在很高的流产风险，以及较小的胎儿发病风险 [13]。偶尔需要在妊娠 18 周后施行多胎妊娠减胎术（通常针对不一致的胎儿异常，被称为选择性减胎术），此时可采用脐带双极电凝术。妊娠 26 周后，由于脐带尺寸变大，必须采用脐带结扎术，手术成功率报道各异。所有此类手术都存在因妊娠期侵入性手术导致的并发症风险及双胎中另一胎死亡的风险。根据一份针对脐带闭塞术后非目标胎儿存活率的系统性回顾报道，射频消融术为86%，脐带双极电凝术为 82%，脐带激光凝固术为 72%，脐带结扎术则为 70%。据报道，存活胎儿中新生儿发病率为 7% [12]。

（三）技术

多胎妊娠减胎术最常用的技术是在超声引导下，用22G 穿刺针经皮经腹向胎儿胸腔注射 2～3ml 氯化钾以诱导心脏停搏。该技术几乎完全取代了经阴道减胎术，后者与更高的术后流产率相关 [14]。在缺乏胎儿选择指征的情况下，操作者会选择离子宫颈最远的胎儿以降低上行性感染的风险，通常选择最靠近前腹壁或宫底的胎儿进行减胎。如果一个胎儿的顶臀长发育滞后、妊娠囊明显偏小、颈部透明层增厚或有其他明显异常，那就应该优先减掉该胎儿。

目前一项最大规模的多胎妊娠减胎术后妊娠结局的 Meta 分析，统计了共计 5 个国家 11 家医院的 3513 份病例，报道总体流产率为 9.6%[14]。手术者的经验和手术前后的胚胎数量都是重要的影响因素。

（四）减至双胎妊娠

现行做法是将多胎妊娠减为双胎妊娠，因为数据表明，减至双胎的三胎妊娠和四胎妊娠的围产期结局与自然受孕双胎妊娠接近。减胎术后，三胎妊娠的流产率（妊娠 24 周以内）为 4.4%，四胎妊娠为 6.6%。保持三胎妊娠的早产率最高（25%），双胎妊娠为 8.5%，单胎妊娠则为 3.9%[14]。一项大型病例研究显示，减胎组的流产风险没有显著增加，但早产率和围产儿死亡率显著下降[15, 16]。

这些数据尽管令人放心，但也须谨慎解读，因其来自观察性研究而非随机对照试验，并且在许多情况下没有考虑胎儿的绒毛膜性。而有关三胎减至双胎后神经系统发病率方面的数据也很少。尽管对三绒毛膜三胎妊娠进行期待治疗能取得相当好的结局，但如果夫妻双方的首要目标是最大限度地增加健康胎儿的机会，那么证据表明，将三胎减至双胎可能是最佳选择。

因此，应为病例中的那对夫妻提供适当的咨询，并告知如果将三胎妊娠减至双胎妊娠，分娩健康婴儿的机会就会增加。多胎妊娠减胎术应在妊娠 11～14 周期间经腹部途径实施。

（五）减胎至单胎妊娠

近来，由于接受辅助生殖技术的女性人口结构发生变化，以及夫妻对多胎妊娠围产期风险和孕产妇风险的认识提高，要求将双胎妊娠减至单胎妊娠的夫妻数量有所增加。研究表明，将双胎妊娠减至单胎妊娠后，单胎分娩时的胎龄会增加，而且超低体重儿的发生率也会降低[17]。在做出将双胎（多胎）妊娠减至单胎妊娠的决定之前，需要结合孕妇病史（如早产史或孕妇心脏病史）、胎儿的绒毛膜性和患者夫妻的意愿进行谨慎的临床考虑[18]。

（六）患者咨询

必须承认，许多多胎妊娠的不孕夫妻已经多年不孕，而且通常年龄较大（与该病例中的患者夫妻相似），因此在被要求考虑减胎术时，会承受沉重的情感负担。接受减胎手术的女性中，30%～70% 的患者报告自己经历了显著的焦虑、压力和情感创伤，50% 的患者发现自己很难做出减胎的决定[19, 20]。尽管某些国家的法律未将多胎妊娠减胎术视为堕胎[21]，但许多夫妻将两者画上等号，而堕胎这一概念也难以被有着长期不孕史的夫妻所接受。此外，调查显示，大约有 58.2% 的不孕夫妻倾向于双胎妊娠，4.8% 的不孕夫妻倾向于三胎妊娠，其主要原因为了避免经历另一个辅助生殖周期，同时也是因为这些患者低估了多胎妊娠的风险[22]。

在为患者提供咨询服务时，必须考虑到所有这些因素。咨询和决策过程都需要时间，不应该向在妊娠 12 周首次就诊的夫妻提出多胎妊娠减胎术的方案，并要求其尽快做出决定。建议在首次诊断出多胎妊娠时（在该病例中为妊娠 7 周），告知患者夫妻随之而来的较高风险、自然减胎的概率及多胎妊娠减胎术的可行性。应对比分析多胎妊娠减胎术与保守治疗的优劣。在此情况下，采用当地数据（如果可以获得）就显得非常重要，因为妊娠结局很大程度上取决于可获得的专业技能和设施。在接下来的几周里继续提供咨询服务，并与胎儿医学团队保持密切联系，以确保妊娠 11～12 周时，患者能够更好地做出知情选择。

三、预防及法律问题

进行辅助生殖技术的临床医生和患者应当了解，多胎妊娠中母胎并发症的发生率将随着胎儿数目的增多而显著增加。因此应努力降低辅助生殖技术中多胎妊娠发生率和减少妊娠的胎数。措施包括妥善采用并监测促排卵。IVF 治疗中，唯一真正有效的方法是减少胚胎移植的数量，最理想是减至单胚胎移植。为了实现这一点，需要综合运用患者咨询服务、专业指引和法规约束等手段。

如果发生多胎妊娠，尤其是三胎或以上的多胎妊娠，多胎妊娠减胎术有可能改善妊娠结局。不过，临床医生应当了解所在地区的法律框架，因为多胎妊娠减胎术在某些国家（非所有国家）可能被视为堕胎[21]。临床医生还应当尊重患者在考虑接受多胎妊娠减胎术还是继续妊娠这一问题上的自主权。

要点

挑战

- 辅助生殖技术后多胎妊娠减胎术。

背景

- 辅助生殖治疗后多胎妊娠的发生率和妊娠胚胎数目上升。
- 更多数目的多胎妊娠给胎儿和母亲带来更高的风险。

管理策略

- 综合考虑妊娠胚胎数量、绒毛膜性、孕产史及父母意愿等因素，提供适当的咨询服务。
- 由于产科和新生儿护理的改善，保守治疗是可以接受的。
- 将三胎或更多胎妊娠减至双胎妊娠可改善围产期结局。
- 仔细评估胚胎是否存在结构或染色体异常，以帮助选择待减胚胎。
- 根据妊娠情况和绒毛膜性选择合适的减胎技术，包括氯化钾心内注射法或脐带 / 血管闭塞法。
- 在大多数情况下，在妊娠 11～14 周经腹部途径是减胎的首选方法。
- 对剩余胎儿进行适当的随访管理，并识别胎儿父母可能经历的复杂情感。

预防

- 减少胚胎移植的数量。
- 适当合适的方案促排卵并进行监测。

四、一问一答

问题 1：多胎妊娠的风险是什么？

回答 1：多胎妊娠与流产和妊娠 24～32 周时早产的高风险相关。不幸的是，部分早产儿会死亡，部分会留下残疾。

问题 2：减胎手术后流产的风险有多大？

回答 2：术后总体流产率接近 9%。手术操作者的经验及手术前后的胚胎数量都是影响流产率的重要因素。此流产风险通常存在于手术后的前几天。

问题 3：手术会持续多长时间？我需要住院吗？

回答 3：该手术持续 20～30min，在门诊部完成，1～2h 后您就可以回家了。

问题 4：减胎手术痛吗？

回答 4：不痛。我们通常会进行局部麻醉，这可能会让您感到有点不舒服。

参考文献

[1] de Mouzon J, Chambers GM, Zegers- Hochschild F, Mansour R, Ishihara O, Banker M, et al. International Committee for Monitoring Assisted Reproductive Technologies world report: assisted reproductive technology 2012† *Hum Reprod.* 2020;35(8):1900–13.

[2] Martin JA, Hamilton BE, Osterman MJK. Three decades of twin births in the United States, 1980-2009. *NCHS Data Brief.* 2012;(80):1–8.

[3] Devine PC, Malone FD, Athanassiou A, Harvey-Wilkes K, D'Alton ME. Maternal and neonatal outcome of 100 consecutive triplet pregnancies. *Am J Perinatol.* 2001;18(4):225-35.

[4] Petterson B, Nelson KB, Watson L, Stanley F. Twins, triplets, and cerebral palsy in births in Western Australia in the 1980s. *BMJ.* 1993;307(6914):1239–43.

[5] Berkowitz RL, Lynch L. Selective reduction: an unfortunate misnomer. *Obstet Gynecol.* 1990;75(5):873–4.

[6] Dumez Y, Oury JF. Method for first trimester selective abortion in multiple pregnancy. *Contrib Gynecol Obstet.* 1986;15:50–3.

[7] Evans MI, Fletcher JC, Zador IE, Newton BW, Quigg MH, Struyk CD. Selective firsttrimester termination in octuplet and quadruplet pregnancies: Clinical and ethical issues. *Obstet Gynecol.* 1988;71(3 Pt 1):289-96.

[8] Landy H. The vanishing twin: a review. *Hum Reprod Update.* 1998 Mar 1;4(2):177–83.

[9] Ferrara L, Gandhi M, Litton C, McClung EC, Jandl K, Moshier E, et al. Chorionic villus sampling and the risk of adverse outcome in patients undergoing multifetal pregnancy reduction. *Am J Obstet Gynecol.* 2008;199(4):408.e1-408.e4.

[10] Lewi L, Schoubroeck D Van, Gratacós E, Witters I, Timmerman D, Deprest J. Monochorionic diamniotic twins: complications and management options. *Curr Opin Obstet Gynecol.* 2003;15(2):177–94.

[11] Benson CB, Doubilet PM, Acker D, Heffner LJ. Multifetal pregnancy reduction of both fetuses of a monochorionic pair by intrathoracic potassium chloride injection of one fetus. *J Ultrasound Med.* 1998;17(7):447–9.

[12] Rossi AC, D'Addario V. Umbilical cord occlusion for selective feticide in complicated monochorionic twins: a systematic review of literature. *Am J Obstet Gynecol.* 2009;200(2):123–9.

[13] O'Donoghue K, Barigye O, Pasquini L, Chappell L, Wimalasundera RC, Fisk NM. Interstitial laser therapy for fetal reduction in monochorionic multiple pregnancy: loss rate and association with aplasia cutis congenita. *Prenat Diagn.* 2008;28(6):535–43.

[14] Evans MI, Berkowitz RL, Wapner RJ, Carpenter RJ, Goldberg JD, Ayoub MA, et al. Improvement in outcomes of multifetal pregnancy reduction with increased experience. *Am J Obstet Gynecol.* 2001;184(2):97–103.

[15] Papageorghiou AT, Liao AW, Skentou C, Sebire NJ, Nicolaides KH. Trichorionic triplet pregnancies at 10-14 weeks: outcome after embryo reduction compared to expectant management. *J Matern Neonatal Med.* 2002;11(5):307–12.

[16] A A, AP S, G D, N P, P K, Y K, et al. Embryo reduction versus expectant management in triplet pregnancies. *J Matern Neonatal Med.* 2004;16(4):219–22.

[17] Stone J, Ferrara L, Kamrath J, Getrajdman J, Berkowitz R, Moshier E, et al. Contemporary outcomes with the latest 1000 cases of multifetal pregnancy reduction (MPR). *Am J Obstet Gynecol.* 2008;199(4):406.e1-406.e4.

[18] Kalra S. Infertility patients and their partners differences in the desire for twin gestations. *Obstet Gynecol.* 2003;102(1):152–5.

[19] Britt DW, Risinger ST, Mans M, Evans MI. Anxiety among women who have undergone fertility therapy and who are considering multifetal pregnancy reduction: trends and implications. *J Matern Neonatal Med.* 2003;13(4):271–8.

[20] Britt DW, Evans MI. Sometimes doing the right thing sucks: Frame combinations and multi-fetal pregnancy reduction decision difficulty. *Soc Sci Med.* 2007;65(11):2342–56.

[21] Dickens BM, Cook RJ. Multiple pregnancy: legal and ethical issues. *Int J Gynaecol Obstet.* 2008;103(3):270–4.

[22] Mendoza R, Jáuregui T, Diaz-Nuñez M, de la Sota M, Hidalgo A, Ferrando M, et al. Infertile couples prefer twins: analysis of their reasons and clinical characteristics related to this preference. *J Reprod Infertil.* 2018;19(3):167–73.

第 101 章　IVF 后多胎妊娠：如何减少早产

Multiple pregnancy after IVF: how to reduce preterm delivery

Shawqi Saleh　Maysa Khadra　著

裴天骄　黄　薇　译　凌家炜　校

病例 1：一名 25 岁初产妇，第 2 次 IVF 后双胎妊娠，现妊娠 20 周，阴道超声检查发现其宫颈长度为 2cm。

病例 2：一名 35 岁女性，G_2P_1，妊娠 18 周时发现双胎妊娠。第 1 次妊娠于妊娠 32 周发生早产，患者担心复发。阴道超声提示其宫颈长度为 1.5cm。2 次妊娠都是 IVF 后妊娠。

病例 3：一名 29 岁女性，$G_3P_0^{+2}$，其中一次于妊娠 16 周自然流产，第 3 次 IVF 后双胎妊娠。在妊娠 12 周时，她询问是否需要进行宫颈缝扎以降低如上一次的流产风险。

病例 4：一名 37 岁的初产妇，在第 4 次 IVF 后妊娠 11 周发现三胎妊娠，要求进行宫颈缝扎以降低流产或早产风险。

一、背景

随着辅助生殖技术的广泛应用，使用促性腺激素刺激卵巢和移植多个胚胎令世界各地多胎妊娠的发生率和多胎数量急剧增加[1-4]。在 2020 年发布的 ART 世界报告中指出，2012 年共进行 1 149 817 个 ART 周期，新鲜非赠卵周期后的双胎、三胎及以上的多胎出生率分别为 18.0% 和 0.8%[5]。多胎出生率具有地区差异，变化范围从澳大利亚 / 新西兰的 6.2% 至北美的 25.1%，三胎及以上的出生率则从澳大利亚 / 新西兰的 0.1% 至中东的 3.3%[5]。总之，多胎妊娠是 ART 最常见的并发症。

多胎妊娠导致围产期和新生儿死亡率和发病率异常增高，双胎妊娠相关的围产儿死亡率较单胎妊娠高 3 倍[3, 4]。早产是主要原因，50% 的双胎在 37 周前分娩，10% 在 32 周前分娩[6]。与单胎妊娠相比，多胎妊娠的早产风险增高，并且随着多胎数量的增加而增加[7-9]。2013 年，美国双胎、三胎和四胎的早产发生率分别为 57%、93% 和 96%[9]。

因此，多胎妊娠的 ART 患者往往需要了解如何降低早产率。

二、管理策略

ART 后多胎妊娠的早产机制是多因素的，可能与子宫张力增加、宫内感染、宫颈功能不全、超排卵所致的内分泌环境有关，也可能与多胎妊娠相关[10-12]。理想情况下，孕前或妊娠早期确定可被改变的早产危险因素，将有助于采取措施预防这些并发症的发生，然而，仅少数干预措施能够有效延长高危女性的妊娠时间。

（一）宫颈监测

宫颈缩短被认为是导致分娩过程的第一步，可能在分娩数周前出现。妊娠中期宫颈长度的缩短是自发性早产的前兆，而较早出现的宫颈明显缩短者发生早产的风险最高[13-18]。

不同的临床指南使用不同的阈值定义异常的宫颈缩短，但最为广泛接受的阈值是妊娠 24 周前阴道超声显示宫颈长度≤25mm，并且与人群（有早产史、无早产史、双胎妊娠）无关[18]。双胎妊娠的宫颈长度缩短发生率约为 20%，既往无自然早产史的单胎妊娠为 1%～3%；在既往有自发性早产的单胎妊娠，其宫颈长度缩短的发生率约为 40%[19-22]。

与上述结果相反，在三项回顾性研究中，宫颈长度缩短并不是预测三胎早产的敏感筛查试验[23-25]。

（二）宫颈环扎术

1. 预防性环扎术（病史提示或仅因多胎妊娠）

在 2019 年，一项随机试验和队列研究的 Meta 分析比较了采用和不采用宫颈环扎术，在双胎妊娠并且宫颈长度正常的女性中预防早产的效果，结果表明预防性宫颈环扎术并不能有效预防早产和减少这一人群的围产儿死亡，甚至在有早产史的女性中亦是如此[26]。基于以上证据，病例 3 和病例 4 不会从宫颈环扎术中获益，但应监测其宫颈长度。

2. 超声提示下的环扎术

上述 2019 年的 Meta 分析也评估了对超声提示宫颈长度≤15mm 和 16～24mm 患者进行宫颈环扎术的获益情况[26]。在宫颈长度≤15mm 的双胎妊娠中，环扎位置与妊娠延长时间有关（平均差异为 3.89 孕周，95%CI 2.19～5.59），与未采用环扎术相比，孕周＜37 周（RR=0.86，95%CI 0.74～0.99）、＜34 周（RR=0.57，95%CI 0.43～0.75）和＜32 周（RR=0.61，95%CI 0.41～0.90）的早产风险下降。而宫颈长度为 16～24mm 者并未从宫颈环扎术中获益，新生儿结局也没有改善[26]。因此，病例 1 患者不能从宫颈环扎术中获益。

在本研究中，整体分析中大多数患者来自回顾性队列研究。然而，当只分析随机试验中的患者时，超声提示下的环扎术与胎儿出生体重＜1500g 和＜2500g 高风险相关，尽管其中的病例数很小[26]。

对于双胎妊娠 24 周前出现宫颈缩短，环扎术的价值需要进一步的随机试验来证实。同时，合理的策略是根据患者的病史制订个体化的管理决策，如果是以往单胎妊娠有典型的宫颈功能不全病史（无症状或症状轻微的妊娠中期流产）而此次为双胎妊娠者，可以实施环扎术。较短的宫颈长度将进一步支持对这类患者实施环扎术的决定。基于上述证据，病例 2 患者可能从宫颈环扎术中受益。

对于三胎妊娠和宫颈长度较短的女性，宫颈环扎术预防早产效果的数据极为有限。然而，基于双胎妊娠的研究和目前的证据推断，对于更多数量的多胎妊娠，宫颈环扎术并没有益处[27]。

（三）卧床休息

通常推荐有早产风险的女性卧床休息[28]。虽然卧床休息可以改善子宫胎盘血流，使胎儿出生体重轻微增加，但即使是在有宫颈缩短的女性，并没有证据表明卧床休息能降低单胎或双胎妊娠的早产发生概率[29-31]。此外，卧床休息似乎会增加住院时和出院后的 28 天内发生血栓栓塞事件的风险[32]。

（四）孕激素支持

在无症状的双胎妊娠中晚期，阴道超声确定的宫颈长度缩短预示自然早产风险增加[33, 34]。然而，与单胎妊娠相比，孕激素预防多胎妊娠自然早产的价值尚不能确定。2017 年对 6 项随机临床试验的 Meta 分析发现，在妊娠中期宫颈长度≤25mm 的双胎妊娠女性中，使用阴道孕激素降低了妊娠<33 周的早产 [RR=0.69，95%CI 0.51～0.93；50/159（31%）vs. 62/144（43%）][21]。

基于这些数据（虽然这些数据需要在更大规模的试验中得到证实），一些学者建议在双胎妊娠中期进行宫颈长度筛查，并对宫颈缩短者予以阴道孕激素治疗，因此对于病例 1 和病例 2 应考虑这些措施。

与单胎和双胎妊娠相比，三胎妊娠及其宫颈长度缩短的女性补充孕激素来预防早产的数据非常有限[35, 36]。

三、预防

ART 最常见的并发症是多胎妊娠，应尽一切努力减少其发生率和妊娠胎儿数量，最直接的办法是进行单胚胎移植。

要点

挑战

- 如何减少 ART 后多胎妊娠引致的早产。

背景

- ART 治疗增加多胎妊娠的发生率和胚胎数目，从而增加早产风险。
- 多胎妊娠是 ART 最常见的并发症，导致围产期和新生儿的死亡率和发病率异常增高。
- 宫颈参与控制分娩，宫颈功能不全是造成某些早产的因素，尤其是妊娠中期流产或无症状早产者。

管理策略

- 减少多胎妊娠早产的干预措施证据有限，这些证据是基于有限的前瞻性数据、回顾性研究或单胎妊娠的数据推断，因此并不坚实。
- 目前的证据并不支持单纯多胎妊娠时采用预防性环扎术。
- 多胎妊娠者应进行阴道超声监测宫颈长度，妊娠 24 周前宫颈长度≤2.5cm 预示自发性早产风险，干预措施可有效减少多胎妊娠的早产。
- 宫颈环扎术没有改善宫颈长度为 16～24mm 的双胎妊娠的结局，因此不推荐行此治疗，但阴道孕激素能够降低早产，应予以考虑。
- 对于宫颈长度≤15mm 的双胎妊娠，宫颈环扎术可能延长孕周、减少早产。但超声提示下的环扎与出生体重<1500g 和<2500g 的高风险相关，因此，应根据风险因素提供个体化治疗，并等待进一步的随机试验的结果。应用阴道孕激素能够减少早产。
- 宫颈环扎或孕激素对三胎及以上的多胎妊娠的疗效数据有限。
- 目前的证据不支持卧床休息可以降低多胎妊娠的早产，这反而增加血栓栓塞事件的风险。

预防

- 通过适当使用和监测卵巢刺激及减少移植胚胎的数量（最好是一个），可减少 ART 所致的多胎妊娠发生率。

四、一问一答

问题 1：什么是宫颈环扎术？

回答 1： 宫颈环扎术是一种通过阴道或腹部缝合宫颈的手术。通常在妊娠 12～24 周麻醉下实施，偶尔在更大的孕周进行。

问题 2：为什么要这样做？

回答 2： 妊娠 37 周前分娩的早产儿，其近期和远期健康问题明显增加。早产的原因有很多，其中之一是宫颈缩短并迅速开放，而宫颈缝合有助于防止这种情况发生。

问题 3：我是多胎妊娠，是否需要进行宫颈环扎术？

回答 3： 对双胎妊娠进行宫颈环扎预防早产效果的证据力度不足。然而，您可通过阴道超声测量您的宫颈长度，如果发现宫颈缩短（小于 25mm），会根据您的具体情况给予宫颈环扎和（或）孕激素阴道栓。

问题 4：什么情况下不建议宫颈缝合？

回答 4： 医生会根据您的个人情况与您讨论手术的获益和风险，但以下情况，不宜进行宫颈缝合。

- 任何感染迹象。

- 任何阴道出血。
- 子宫收缩。
- 羊水已破。

参考文献

[1] Tandberg A, Bjørge T, Nygård O, Børdahl P, Skjaerven R. Trends in incidence and mortality for triplets in Norway 1967-2006: the influence of assisted reproductive technologies. *BJOG An Int J Obstet Gynaecol.* 2010;117(6):667–75.

[2] Kulkarni AD, Jamieson DJ, Jones HW, Kissin DM, Gallo MF, Macaluso M, et al. Fertility treatments and multiple births in the United States. *N Engl J Med.* 2013;369(23):2218-25.

[3] Spellacy WN, Handler A, Ferre CD. A case-control study of 1253 twin pregnancies from a 1982-1987 perinatal data base. *Obstet Gynecol.* 1990;75(2):168–71.

[4] Roberts W, Morrison J, Hamer C, Wiser W. The incidence of preterm labor and specific risk factors. *Int J Gynecol Obstet.* 1991;34(3):290–290.

[5] de Mouzon J, Chambers GM, Zegers- Hochschild F, Mansour R, Ishihara O, Banker M, et al. International Committee for Monitoring Assisted Reproductive Technologies world report: assisted reproductive technology 2012† *Hum Reprod.* 2020;35(8):1900–13.

[6] Murray SR, Stock SJ, Cowan S, Cooper ES, Norman JE. Spontaneous preterm birth prevention in multiple pregnancy. *Obstet Gynaecol.* 2018;20(1):57–63.

[7] Arlettaz Mieth R, Ersfeld S, Douchet N, Wellmann S, Bucher H. Higher multiple births in Switzerland: neonatal outcome and evolution over the last 20 years. *Swiss Med Wkly.* 2011;141:w13308.

[8] Blondel B, Kogan MD, Alexander GR, Dattani N, Kramer MS, Macfarlane A, et al. The Impact of the Increasing Number of Multiple Births on the Rates of Preterm Birth and Low Birthweight: An International Study. *Am J Public Health.* 2002;92(8):1323–30.

[9] Rydhstroem H, Heraib F. Gestational duration, and fetal and infant mortality for twins vs singletons. *Twin Res.* 2001;4(4):227–31.

[10] Martin JA, Hamilton BE, Osterman MJ, Curtin SC, Matthews TJ. Births: final data for 2013. Natl vital Stat reports from Centers Dis Control Prev Natl Cent Heal Stat Natl Vital Stat *Syst.* 2015;64(1):1–65.

[11] TambyRaja RL, Ratnam SS. Plasma steroid changes in twin pregnancies. *Prog Clin Biol Res.* 1981;69A:189–95.

[12] Muechler EK, Huang K-E. Plasma estrogen and progesterone in quintuplet pregnancy induced with menotropins. *Am J Obstet Gynecol.* 1983;147(1):105–6.

[13] Iams JD, Goldenberg RL, Meis PJ, Mercer BM, Moawad A, Das A, et al. The Length of the Cervix and the Risk of Spontaneous Premature Delivery. *N Engl J Med.* 1996;334(9):567–73.

[14] Taipale P, Hiilesmaa V. Sonographic measurement of uterine cervix at 18-22 weeks' gestation and the risk of preterm delivery. *Obstet Gynecol.* 1998;92(6):902–7.

[15] Hibbard JU, Tart M, Moawad AH. Cervical length at 16-22 weeks' gestation and risk for preterm delivery. *Obstet Gynecol.* 2000;96(6):972–8.

[16] Heath VC, Southall TR, Souka AP, Elisseou A, Nicolaides KH. Cervical length at 23 weeks of gestation: prediction of spontaneous preterm delivery. *Ultrasound Obstet Gynecol.* 1998;12(5):312–7.

[17] Owen J, Yost N, Berghella V, MacPherson C, Swain M, Dildy GA 3rd, et al. Can shortened midtrimester cervical length predict very early spontaneous preterm birth? *Am J Obstet Gynecol.* 2004;191(1):298–303.

[18] Berghella V, Roman A, Daskalakis C, Ness A, Baxter JK. Gestational age at cervical length measurement and incidence of preterm birth. *Obstet Gynecol.* 2007; 110(2 Pt 1):311–7.

[19] Romero R, Conde-Agudelo A, Da Fonseca E, O'Brien JM, Cetingoz E, Creasy GW, et al. Vaginal progesterone for preventing preterm birth and adverse perinatal outcomes in singleton gestations with a short cervix: a meta-analysis of individual patient data. *Am J Obstet Gynecol.* 2018;218(2):161–80.

[20] Berghella V, Rafael TJ, Szychowski JM, Rust OA, Owen J. Cerclage for short cervix on ultrasonography in women with singleton gestations and previous preterm birth: a meta-analysis. *Obstet Gynecol.* 2011;117(3):663–71.

[21] Romero R, Conde-Agudelo A, El-Refaie W, Rode L, Brizot ML, Cetingoz E, et al. Vaginal progesterone decreases preterm birth and neonatal morbidity and mortality in women with a twin gestation and a short cervix: an updated meta-analysis of individual patient data. *Ultrasound Obstet Gynecol.* 2017;49(3):303–14.

[22] Medley N, Poljak B, Mammarella S, Alfirevic Z. Clinical guidelines for prevention and management of preterm birth: a systematic review. *BJOG.* 2018;125(11): 1361–9.

[23] Fichera A, Pagani G, Stagnati V, Cascella S, Faiola S, Gaini C, et al. Cervical-length measurement in mid-gestation to predict spontaneous preterm birth in asymptomatic triplet pregnancy. *Ultrasound Obstet Gynecol.* 2018;51(5):614–20.

[24] Pils S, Springer S, Wehrmann V, Chalubinski K, Ott J. Cervical

length dynamics in triplet pregnancies: a retrospective cohort study. *Arch Gynecol Obstet.* 2017;296(2):191–8.

[25] Rosen H, Hiersch L, Freeman H, Barrett J, Melamed N. The role of serial measurements of cervical length in asymptomatic women with triplet pregnancy. *J Matern Neonatal Med.* 2018;31(6):713–9.

[26] Li C, Shen J, Hua K. Cerclage for women with twin pregnancies: a systematic review and meta-analysis. *Am J Obstet Gynecol.* 2019;220(6):543-557.e1.

[27] Rafael TJ, Berghella V, Alfirevic Z. Cervical stitch (cerclage) for preventing preterm birth in multiple pregnancy. *Cochrane Database Syst Rev.* 2014;(9):CD009166.

[28] Fox NS, Gelber SE, Kalish RB, Chasen ST. The recommendation for bed rest in the setting of arrested preterm labor and premature rupture of membranes. *Am J Obstet Gynecol.* 2009;200(2):165.e1-6.

[29] Sciscione AC. Maternal activity restriction and the prevention of preterm birth. *Am J Obstet Gynec ol.* 2010;202(3): 232. e1-5.

[30] Crowther CA, Han S. Hospitalisation and bed rest for multiple pregnancy. *Cochrane Database Syst Rev.* 2010;2010(7):CD000110.

[31] da Silva Lopes K, Takemoto Y, Ota E, Tanigaki S, Mori R. Bed rest with and without hospitalisation in multiple pregnancy for improving perinatal outcomes. *Cochrane Database Syst Rev.* 2017;3(3): CD012031.

[32] Abdul Sultan A, West J, Tata LJ, Fleming KM, Nelson-Piercy C, Grainge MJ. Risk of first venous thromboembolism in pregnant women in hospital: population based cohort study from England. *BMJ.* 2013;347:f6099.

[33] Conde-Agudelo A, Romero R, Hassan SS, Yeo L. Transvaginal sonographic cervical length for the prediction of spontaneous preterm birth in twin pregnancies: a systematic review and meta-analysis. *Am J Obstet Gynecol.* 2010;203(2):128.e1-12.

[34] Lim AC, Hegeman MA, Huis In 'T Veld MA, Opmeer BC, Bruinse HW, Mol BWJ. Cervical length measurement for the prediction of preterm birth in multiple pregnancies: a systematic review and bivariate meta-analysis. *Ultrasound Obstet Gynecol.* 2011;38(1):10–7.

[35] Combs CA, Garite T, Maurel K, et al. Failure of 17-hydroxyprogesterone to reduce neonatal morbidity or prolong triplet pregnancy: a double-blind, randomized clinical trial. *Am J Obstet Gynecol* 2010; 203:248.e1.

[36] Caritis SN, Rouse DJ, Peaceman AM, et al. Prevention of preterm birth in triplets using 17. alpha-hydroxyprogesterone caproate: a randomized controlled trial. *Obstet Gynecol* 2009; 113:285.

第 102 章　IVF 后过度黄素化

Hyperreactio luteinalis after IVF

Muataz Al-Ramahi　Omar Sharif　著

裴天骄　黄　薇　译　　凌家炜　校

> 病例：患者 32 岁，因原发性不明原因性不孕进行 IVF 治疗。获卵 8 枚，移植了 2 个胚胎，2 周后妊娠试验阳性。3 周后，患者出现腹部不适、腹胀并伴有呼吸困难。阴道超声显示有两个宫内孕囊，双侧卵巢均增大至 15cm×10cm×12cm，并有明显腹水。患者的血红蛋白 11.5gm/dl，血细胞比容 32.5%，肝肾功能及凝血指标均在正常范围内。

一、背景

过度黄素化（hyperreactio luteinalis，HL）是一种罕见的良性疾病，由于形成卵泡膜黄素化囊肿而导致双侧卵巢（偶尔呈单侧）增大。HL 的病因尚不清楚，但相信高浓度的人绒毛膜促性腺激素、卵巢对 hCG 敏感性增加或暴露于 hCG 的时间延长，使卵巢过度反应，并导致卵泡膜黄素化囊肿的形成[1]。这种情况通常见于相对 hCG 水平更高的妊娠状态，如妊娠滋养细胞疾病、多胎妊娠中胎盘过大、糖尿病、Rh 血型不合、慢性甲状腺功能减退、慢性肾衰竭导致 hCG 清除率下降[2-4]。

HL 通常无症状，可在孕期常规的盆腔超声检查或剖宫产时或产后发现。在有症状的病例中，患者可出现妊娠剧吐、甲状腺功能亢进、男性化体征、腹部不适、腹胀、呼吸困难，或由于囊肿并发症（如扭转、出血等）引起的腹痛。在某些情况下，它可能表现为体液转移，导致腹水、胸水甚至全身水肿[5, 6]。HL 可以出现在孕早中期（见于 30% 病例）、孕晚期（54%），甚至在产褥期（16%）[7, 8]。虽然在多胎妊娠更常见，但几乎一半的 HL 病例发生在正常单胎妊娠中[9, 10]。

促排卵本身似乎对 HL 的发生并无影响，HL 的发生率在自然妊娠和 IVF 促排卵后妊娠中相似。然而，HL 与 IVF 的关联在于它的临床表现与卵巢过度刺激综合征类似，两者经常混淆，需要鉴别[5]。

症状出现的时间有助于区分上述这两种疾病。OHSS 通常出现在黄体期早期或妊娠试验阳性时，早期症状是因为周期中期应用了外源性 hCG，而晚期症状则是源于妊娠产生的 hCG。另外，HL 症状往往出现比 OHSS 晚得多。因此，如果症状出现在妊娠得到诊断前（如妊娠试验前），更可能是早发型 OHSS；如果在妊娠试验阳性前后出现症状，那么很可能是晚发型 OHSS。然而，如果在更晚的孕早期出现症状（病例），则极有可能是 HL。比这个时间更晚出现症状的病例不会是 OHSS。

虽然在自然妊娠中曾有发生 OHSS 的罕见病例报道，但没有接受卵巢药物刺激的病例更倾向于诊断为 HL[11, 12]。

OHSS 和 HL 的自然病程是不同的。OHSS 往往起病更急，消退更快，而 HL 的发病较缓，病程更长。HL 的缓慢病程导致偶发的第二性征改变和男性化的发生[5]。

这两种疾病的治疗都是保守性的，等待自然缓解。

二、管理策略

第一步是明确诊断（HL 还是 OHSS）。如上所述，发病时间是主要依据。虽然两种疾病的治疗都是保守性的，但预期的治疗时间不同，正确的诊断有助于提供正确的期待值给临床医生和患者。

在本病例中，患者的发病时间大约在妊娠 7 周，提示为 HL；另一个来自实验室的依据是患者血细胞比容正常。严重的 OHSS 患者因为血液浓缩会出现血细胞比容增高，因此，正常的血细胞比容有利于确定 HL 的诊断。

另一种 HL 的误诊可能是妊娠相关的卵巢恶性肿瘤，有报道将 HL 病例误诊为卵巢恶性肿瘤，并对患者施行单侧或双侧卵巢切除术[13, 14]。合并腹水的卵巢增大会被怀疑是恶性肿瘤，而血清 CA125 水平升高则令这种怀疑变得加重。但是，必须注意血清 CA125 在孕期也会升高，尤其是在 HL 或 OHSS 的情况下，因此不应依赖于 CA125 鉴别卵巢的良性和恶性病变[15]。除了病史和超声的典型表现，磁共振成像被推荐针对这类卵巢增大病例成像的首选成像方法[14]。

HL 的主要治疗方法是保守治疗，当腹水引起明显腹部不适或呼吸困难时予以引流。通过随访超声观察，可发现卵巢体积持续缩小，直至恢复正常，从而消除患者罹患肿瘤的潜在担忧。

当患有 HL 的多胎妊娠患者出现严重的症状时，为了降低 hCG 水平和改善症状，可考虑行减胎术[16]。对于合并卵巢扭转或破裂者，应进行手术治疗。

HL 患者应在妊娠期间和分娩后随访，以确保病情得到完全缓解。此过程通常需要 4～8 周，但在极少数情况下持续到分娩后 6 个月[17]。对于分娩后症状缓解延迟并有哺乳要求的患者，应告知其雄激素升高对泌乳的抑制作用，在等待雄激素水平下降期间予以支持，直到建立哺乳期[18]。

有文献记录 HL 可在随后的妊娠中复发。然而，临床表现可能不尽相同，应给予相应的治疗[19, 20]。

要点

挑战

- IVF 后妊娠早期的过度黄素化。

背景

- HL 是一种罕见的发生在孕期的自发性疾病，通常与高水平的 hCG 或卵巢 hCG 受体的敏感性升高有关。

- 其特征是双侧或极少见的单侧卵巢增大，伴有多个大小不一的囊肿，偶见腹水。

- HL 出现在妊娠早中期（30%）、妊娠晚期（54%），甚至在产褥期（16%）。

- 患者通常无症状，但也可能出现严重症状包括囊肿并发症。
- HL 可能出现在单胎或多胎妊娠中，无论是自然妊娠还是 ART 后妊娠。
- HL 可能与卵巢过度刺激综合征或卵巢恶性肿瘤混淆。

管理策略
- HL 需要与 OHSS 鉴别，后者出现得更早，发生在黄体期或是妊娠试验阳性时。
- HL 还需要与卵巢恶性肿瘤鉴别。
- 血清 CA125 通常在妊娠期和 HL 中升高，不能依赖它来区分卵巢的良性和恶性疾病。
- 通常采用保守治疗，症状的自然缓解可能需要 4~8 周或更长的时间，偶尔持续到分娩后 6 个月。
- 有症状的患者应根据其主诉和症状的严重程度进行治疗。

三、一问一答

问题 1：为什么我会发生这种情况？

回答 1：确切的病因尚不清楚，但部分女性的卵巢对妊娠激素过度敏感，或者由于某些情况（如双胎）导致激素水平过高，使得每侧卵巢形成多个小囊肿，卵巢变得很大。

问题 2：我需要随访多久？

回答 2：通常情况下会自行好转，这可能需要几周时间，但也可能会持续到分娩后。您应保持随访直到所有囊肿消失。

问题 3：它会影响我的妊娠吗？

回答 3：通常不会影响您的妊娠，但有人发展为高血压或早产的风险可能会增加，因此我们要密切关注您的孕期情况。

参考文献

[1] Bradshaw K, Santos-Ramos R, Rawlins S, et al. Endocrine studies in a pregnancy complicated by ovarian theca lutein cysts and hyperreactio luteinalis. *Obstet Gynecol.* 1986;67:66–9.

[2] Clement, P. Tumor-like lesions of the ovary associated with pregnancy. *Int J Gyencol Pathol.* 1993;12:108–15.

[3] Chaverri A, Solis B, Paulin F, et al. Hyperreactio luteinalis and hypothyroidism: A case report. *Case Reports in Women's Health.* 2018;21:E00094.

[4] Al-Ramahi M, Leader A. Hyperreactio luteinalis associated with chronic renal failure. *Hum Reprod.* 1998;14:416–8.

[5] Foulk R, Martin M, Jenkins G, et al. Hyperreactio luteinalis differentiated from severe ovarian hyperstimulation syndrome in a spontaneously conceived pregnancy. *Am J Obstet Gynecol.* 1997;176:1300–4.

[6] Lambers D, Rosenn B. Hyperreactio luteinalis complicating a normal singleton pregnancy. *Am J Perinatol.* 1996;8:491–3.

[7] Yang C, Wang H, Zou Y, et al. Hyperreactio luteinalis after delivery: a case report and literature review. *Int J Clin Exp Med.* 2015;8:6346–8.

[8] Abbas A, Talaat E, Gamal E, et al. An unusual case of

asymptomatic hyperreactio luteinalis present at cesarean section of a spontaneous singleton pregnancy. *Middle East Fertility Society Journal.* 2017;22:160–2.

[9] Cavoretto P, Giorgione V, Sigismondi C, et al. Hyperreactio luteinalis: timely diagnosis minimizes the risk of oophorectomy and alerts clinicians to the associated risk of the placental insufficiency. *Eur J Obstet Gynecol Reprod Biol.* 2014;176:May 10–6.

[10] Bidus M, Ries A, Magaan E, et al. Markedly elevated beta-hCG levels in a normal singleton gestation with hyperreactio luteinalis. *Obstet Gynecol.* 2002;99:958–61.

[11] Zalel Y, Katz Z, Caspi B, et al. Spontaneous ovarian hyperstimulation syndrome concomitant with spontaneous pregnancy in a woman with polycystic ovary disease. *Am J Obstet Gynecol.* 1996;167:122–4.

[12] Ayhan A, Tuncer Z, Aksu A. Ovarian hyperstimulation syndrome associated with spontaneous pregnancy. *Human Reprod.* 1996;11:1600–1.

[13] Boulay R, Podczaski E. Ovarian cancer complicating pregnancy. *Obstet Gynecol Clin North Am.* 1998;25:385.

[14] Jung B, Kim H. Severe spontaneous ovarian hyperstimulation syndrome with MR findings. *J Comput Assist Tomogr.* 2001;25:215–7.

[15] Jacobs I, Bast R. The CA 125 tumourassociated antigen: a review of the literature. *Hum Reprod.* 1989;4:1–12.

[16] Detti L, Phillips O, Schneider M, et al. Fetal reduction for hyperreactio luteinalis. *Fertil Steril.* 2011;96:934–8.

[17] Abu-Louz SK, Ahmed AA, Swan RW. Spontaneous ovarian hyperstimulation syndrome with pregnancy. *Am J Obstet Gynecol.* 1997;177:476–7.

[18] Malinowski A, Sen J, Sermer M. Hyperreactio luteinalis: Maternal and fetal effects. *J Obstet Gynaecol Can.* 2015; 37(8):715–23.

[19] Bishop L, Patel S, Fries M. A case of recurrent hyperreactio luteinalis in three spontaneous pregnancies. *J Clin Ultrasound.* 2016;44:502–5.

[20] Onodera N, Kishi I, Tamaoka Y, et al. A case of recurrent hyperreactio luteinalis. *Am J Obstet Gynecol.* 2008;198(5):e9–e10.

第 103 章　通过辅助生殖技术获得的后代
Children of ART

Defne Saatci　Alastair G. Sutcliffe　著

裴天骄　黄　薇　译　凌家炜　校

> **病例：** 一对夫妻在经历 3 年的不明原因不孕后，即将开始体外受精治疗。他们此前通过自然妊娠育有一个 6 岁的女儿。在开始 IVF 治疗之前，他们想知道 IVF 是否会影响出生孩子的健康，并特意问了以下问题。
>
> - 孩子出生时有并发症吗？
> - 通过 IVF 生育的孩子，他（她）的发育和他们现在的小孩相似吗？
> - 他们会像其他孩子一样健康吗？

一、背景

在过去的 40 年里，辅助生殖技术的应用逐年递增，目前已知有超过 800 万名儿童通过 ART 诞生[1]。由于这些孩子中许多人已经成年，因此监测其远期健康结局尤为重要。

ART 技术使数以百万计的个体获益，让他们在本来无法生育的情况下有机会拥有自己的孩子。然而，对于 ART 后出生的孩子可能面临的不利健康风险，有关这样的关注一直存在。确定这些健康风险面临双重挑战，首先，为了提供可靠的风险评估，需要大量设计良好的队列研究，但这样的研究至今缺乏。其次，ART 方法变化迅速，每种方法都可能有其特定的健康风险，需要分别进行观察[2, 3]。

ART 涉及的体外操作包括超生理剂量的激素刺激、人工培养基对配子 / 胚胎造成的生理应激、新技术如卵母细胞冷冻保存中使用的有毒冷冻沉淀物[4, 5]。这些非自然环境可能导致高度敏感的胚胎 / 配子发生 DNA 的表观遗传修饰，这种修饰已在动物研究中[6-8]，以及最近对人类胚胎、脐带血和胎盘的研究中得到证实[9, 10]。与之相应，DNA 表观遗传模式的改变会增加日后儿童期的健康风险。

研究表明早产、先天性畸形和低出生体重等围产期风险与 ART 相关[11-15]。而 ART 对儿童发育，以及心血管疾病、不孕症和癌症等远期健康风险的影响则知之甚少[11]。

对于使用这些方法后受孕儿童健康结果的当前证据，辅助生殖技术的从业人员需要明了，以便更好地告知患者。

二、管理策略

（一）ART 后的新生儿结局

许多研究观察了使用 ART 技术受孕的新生儿结局。在全球 ART 最常见的不良结局是多胎妊娠[13]，后者使早产、死亡率和脑瘫的发生率显著增加[1]。选择性单胚胎移植的应用可以大幅降低多胎率，研究表明 SET 可降低高达 4 倍的双胎出生[14]。因此，SET 已经成为英国、斯堪的纳维亚和欧洲部分地区的常用策略，并在全球推广使用。

ART 单胎妊娠显示早产和低出生体重的高风险，这与新鲜胚胎移植而非冷冻胚胎移植有关[15, 16]。研究发现一些重大的先天性畸形的发生率也有所增加[17]。一项包括 92 671 例 ART 后分娩新生儿的 Meta 分析表明，与 5% 出生缺陷发生率的基线相比，ART 后的绝对风险增加 1.5%～2%[18]。然而值得注意的是，由于不孕症本身与早产、低出生体重[19]和先天畸形[20]有关，尚不清楚这些结果是 ART 还是潜在疾病所致。还有研究发现在新生儿重症监护病房住院治疗的患儿中，ART 后分娩的患儿更常见[21]。

一些印记障碍疾病，如 Beckwith-Wiedemann 综合征、Silver-Russell 综合征、Prader-Willi 综合征和 Angelman 综合征，被发现与 ART 后出生的儿童尤其有关。一项纳入 23 项研究的 Meta 分析显示，以上 4 种疾病在 ART 后出生的儿童中发生率均增加，其中以 Beckwith-Wiedemann 综合征最高（OR=5.8，95%CI 3.1～11.1）[22]。

（二）儿童发育和 ART

神经系统发育可能受到围生期并发症的影响，如早产。与自然受孕的孩子相比，ART 助孕的孩子更容易患上脑瘫，但在早产儿人群中这种关联性就不那么明显了[23]。

一旦根据围产期并发症对统计结果进行调整，ART 单胎出生的发育结果是基本令人放心的。尽管针对青少年时期的研究不多，2013 年的一项全面系统评价强调，与自然受孕的儿童相比，ART 受孕的儿童所有童年阶段的心理活动、社会情感和认知发展都很相似[24]。最近这些发现已被证实[25, 26]。

也有研究观察了神经发育障碍，如孤独症谱系障碍（autism spectrum disorder，ASD）和注意缺陷多动障碍（attention-deficit hyperactivity disorder，ADHD），在 ART 儿童中的发生情况。一项包含 11 项研究的 Meta 分析表明，ART 分娩儿童患有 ASD 的风险略有增加，但似乎与早产有关[27]。来自瑞典的一项大规模人群研究发现，ADHD 的发病率在 ART 儿童群体中也有所增加，但当考虑到其他混杂因素时，这种关联则变得不明显[28]。

（三）儿童身体健康状况与 ART

随着 ART 后出生的儿童人数不断增加，而且发育到成年的越来越多，研究其健康状况变得更加可行。由于关注 ART 相关的表观遗传特征变化，以及儿童罹患癌症、内分泌疾病和心血管疾病的风险，因此，身体健康状况是一个有趣的研究领域。迄今为止，这方面的研究尚未提供足够的证据来引领儿科临床实践的改变。虽然我们在下面总结了目前的发现，但相关性并不是结论性的，还需要更大规模的研究来全面评估 ART 后出生小孩的身体健康状况。

1. 普通住院信息

最近的一项研究观察了 2004—2010 年马萨诸塞州儿童的身体健康状况，对母亲生育力正常、母亲患有不孕症及 ART 后出生的住院儿童进行比较[19]，发现接受 ART 治疗后出生的儿童或不孕母亲所生的儿童，因心血管疾病、感染性疾病和呼吸系统疾病住院的风险增加（调整后 OR=1.30～2.61，95%CI 1.02～4.5）。这种风险也见于胃肠道疾病（调整后 OR=1.12～1.18），但根据孕龄分层分析后无显著性差异。一项基于西澳大利亚人口的研究表明，与自然受孕出生的儿童相比，ART 儿童在出生后第 1 年的住院率更高，但在马萨诸塞州的研究中没有发现这种情况[21]。

2. 儿童癌症

尽管最初的小型观察性研究提示，ART 儿童患有癌症的风险可能较高，但来自美国[29]、欧洲[30]、英国[31]和斯堪的纳维亚[32]的基于大规模人口研究再次显示，ART 出生的儿童与儿童癌症没有关联。

3. 内分泌疾病和生育问题

ART 儿童的生长轨迹与自然受孕的儿童相似，他们具有相似的体重指数和身高[33]。然而有研究表明，因父亲不育进行 ICSI 而生育的男孩，其泌尿生殖系统异常发生率增加[21]，生育力降低[34]。

4. 心血管疾病

一项 Meta 分析[35]纳入 19 项关于心血管结局的小型研究，发现 ART 儿童心血管疾病的风险略有增加，表现为血压升高、心脏舒张功能较差。

三、预防

ART 最常见的影响儿童健康的并发症是多胎分娩，这使 SET 被引入 ART 的临床实践，也是世界范围内唯一导致 ART 临床实践发生改变的并发症。考虑采用 ART 受孕的家庭应清楚了解分娩时的并发症，并为他们提供包括 SET 选项的咨询服务。

我们仍需要进一步的研究以便更好地了解 ART 生育儿童的远期健康结局，目前这些研究规模很小，或未经证实，因此并不足以阻止夫妻考虑以这种方式拥有孩子。随着新的 ART 技术的不断发展和越来越多的孩子步入成年，监测任何可能的不良反应成为一项集体责任。为了更好地调查远期的健康结局，国家登记和国际合作至关重要，这将有助于发现一些罕见结局。

要点

挑战

• 接受 ART 治疗的夫妻咨询治疗对妊娠结局、儿童发育和未来健康的影响。

背景

- 关于 ART 生育孩子健康结局的证据逐步增多但有限。
- 随着 ART 生育的孩子数量不断增加，以及越来越多进入成年期，探索他们的健康结局变得更加可行。

管理策略

- 围产期风险（如早产、先天性畸形和低出生体重）与 ART 有关。
- 部分原因是多胎妊娠的增加，部分是因为不孕本身，不孕症母亲出生的孩子，无论何种方式受孕，都有更高的发病率。
- ART 对儿童发育及心血管疾病、不孕症和癌症等远期健康风险的影响了解甚少。

预防

- 预防 ART 后围产期并发症的唯一措施是单胚胎移植，这在许多国家得到推荐，以预防多胎妊娠的风险，以及后续的早产、脑瘫和其他发育并发症。
- 目前，儿科中远期健康状况的管理并不专门针对 ART 生育的儿童。
- 强烈推荐通过国家和国际登记注册对 ART 出生的儿童进行远期监测。

四、一问一答

问题 1：我将有一个通过 IVF 生育的孩子，我的孩子在出生时会有问题吗？我该如何预防这些问题？

回答 1：通过 IVF 生育的孩子因早产和低出生体重而入住新生儿重症监护的概率增加，这主要是因为 IVF 时移植了多枚胚胎而导致多胎妊娠的概率上升。这就是为什么现在推荐进行单胚胎移植以降低多胎和有关并发症的发生。

问题 2：我的孩子会有孤独症吗？
回答 2：目前没有足够证据表明通过 IVF 出生的孩子患孤独症类疾病的风险更高。

问题 3：我的孩子会得癌症吗？
回答 3：目前没有强有力的证据表明通过 IVF 出生的孩子罹患癌症的风险更高。

问题 4：我的孩子在学校也会表现得很好吗？
回答 4：现有的证据表明，通过 IVF 出生的孩子具有与同龄人相似的教育学业水平。

参考文献

[1] Pinborg A. Short- and long-term outcomes in children born after assisted reproductive technology. *BJOG*. 2019;126(2):145–8.

[2] Zhu JL, Obel C, Hammer Bech B, Olsen J, Basso O. Infertility, infertility treatment, and fetal growth restriction. *Obstet Gynecol*. 2007;110(6):1326–34.

[3] Allen VM, Wilson RD, Cheung A, Genetics C, Reproductive E, Infertility C. Pregnancy outcomes after assisted reproductive technology. *J Obstet Gynaecol Can*. 2006;28(3):220–33.

[4] Wennerholm UB, Soderstrom-Anttila V, Bergh C, Aittomaki K, Hazekamp J, Nygren KG, et al. Children born after cryopreservation of embryos or oocytes: a systematic review of outcome data. *Hum Reprod*. 2009;24(9):2158–72.

[5] Iliadou AN, Janson PC, Cnattingius S. Epigenetics and assisted reproductive technology. *J Intern Med*. 2011;270(5): 414–20.

[6] Stouder C, Deutsch S, Paoloni-Giacobino A. Superovulation in mice alters the methylation pattern of imprinted genes in the sperm of the offspring. *Reprod Toxicol*. 2009;28(4):536–41.

[7] Suzuki J, Jr., Therrien J, Filion F, Lefebvre R, Goff AK, Smith LC. in vitro; culture and somatic cell nuclear transfer affect imprinting of SNRPN gene in pre- and postimplantation stages of development in cattle. *BMC Dev Biol*. 2009;9:9.

[8] Wang Z, Xu L, He F. Embryo vitrification affects the methylation of the H19/Igf2 differentially methylated domain and the expression of H19 and Igf2. *Fertil Steril*. 2010;93(8):2729–33.

[9] Geuns E, Hilven P, Van Steirteghem A, Liebaers I, De Rycke M. Methylation analysis of KvDMR1 in human oocytes. *J Med Genet*. 2007;44(2):144–7.

[10] Katari S, Turan N, Bibikova M, Erinle O, Chalian R, Foster M, et al. DNA methylation and gene expression differences in children conceived in vitro; or in vivo;. *Hum Mol Genet*. 2009;18(20):3769–78.

[11] Hart R, Norman RJ. The longer-term health outcomes for children born as a result of IVF treatment. Part II – Mental health and development outcomes. *Hum Reprod Update*. 2013;19(3):244–50.

[12] Helmerhorst FM, Perquin DA, Donker D, Keirse MJ. Perinatal outcome of singletons and twins after assisted conception: a systematic review of controlled studies. *BMJ*. 2004;328(7434):261.

[13] Jackson RA, Gibson KA, Wu YW, Croughan MS. Perinatal outcomes in singletons following in vitro; fertilization: a meta-analysis. *Obstet Gynecol*. 2004;103(3):551–63.

[14] McDonald S, Murphy K, Beyene J, Ohlsson A. Perinatal outcomes of in vitro; fertilization twins: a systematic review and meta-analyses. *Am J Obstet Gynecol*. 2005;193(1):141–52.

[15] Shih W, Rushford DD, Bourne H, Garrett C, McBain JC, Healy DL, et al. Factors affecting low birthweight after assisted reproduction technology: difference between transfer of fresh and cryopreserved embryos suggests an adverse effect of oocyte collection. *Hum Reprod*. 2008;23(7):1644–53.

[16] Hwang SS, Dukhovny D, Gopal D, Cabral H, Diop H, Coddington CC, et al. Health outcomes for Massachusetts infants after fresh versus frozen embryo transfer. *Fertil Steril*. 2019;112(5):900–7.

[17] Boulet SL, Kirby RS, Reefhuis J, Zhang Y, Sunderam S, Cohen B, et al. Assisted reproductive technology and birth defects among liveborn infants in Florida, Massachusetts, and Michigan, 2000–2010. *JAMA Pediatr*. 2016;170(6):e154934.

[18] Hansen M, Kurinczuk JJ, Milne E, de Klerk N, Bower C. Assisted reproductive technology and birth defects: a systematic review and meta-analysis. *Hum Reprod Update*. 2013;19(4):330–53.

[19] Hwang SS, Dukhovny D, Gopal D, Cabral H, Missmer S, Diop H, et al. Health of infants after art-treated, subfertile, and fertile deliveries. *Pediatrics*. 2018;142(2).

[20] Jwa SC, Jwa J, Kuwahara A, Irahara M, Ishihara O, Saito H. Male subfertility and the risk of major birth defects in children born after in vitro; fertilization and intracytoplasmic sperm injection: a retrospective cohort study. *BMC Pregnancy Childbirth*. 2019;19(1):192.

[21] Hansen M, Colvin L, Petterson B, Kurinczuk JJ, de Klerk N, Bower C. Admission to hospital of singleton children born following assisted reproductive technology (ART). *Hum Reprod*. 2008;23(6):1297–305.

[22] Cortessis VK, Azadian M, Buxbaum J, Sanogo F, Song AY, Sriprasert I, et al. Comprehensive meta-analysis reveals association between multiple imprinting disorders and conception by assisted reproductive technology. *J Assist Reprod Genet*. 2018;35(6):943–52.

[23] Goldsmith S, McIntyre S, Badawi N, Hansen M. Cerebral palsy after assisted reproductive technology: a cohort study. *Dev Med Child Neurol*. 2018;60(1):73–80.

[24] Shankaran S. Outcomes from infancy to adulthood after assisted reproductive technology. *Fertil Steril*. 2014;101(5):1217–21.

[25] Balayla J, Sheehy O, Fraser WD, Seguin JR, Trasler J, Monnier P, et al. Neurodevelopmental outcomes after assisted reproductive technologies. *Obstet Gynecol*. 2017;129(2):265–72.

[26] Norrman E, Petzold M, Bergh C, Wennerholm UB. School performance in singletons born after assisted reproductive technology. *Hum Reprod*. 2018;33(10): 1948–59.

[27] Liu L, Gao J, He X, Cai Y, Wang L, Fan X. Association between assisted reproductive technology and the risk of autism spectrum disorders in the offspring: a meta-analysis. *Sci Rep*. 2017;7:46207.

[28] Kallen AJ, Finnstrom OO, Lindam AP, Nilsson EM, Nygren

KG, Otterblad Olausson PM. Is there an increased risk for drug treated attention deficit/hyperactivity disorder in children born after in vitro; fertilization? *Eur J Paediatr Neurol.* 2011;15(3):247–53.

[29] Spector LG, Brown MB, Wantman E, Letterie GS, Toner JP, Doody K, et al. Association of in vitro; fertilization with childhood cancer in the United States. *JAMA Pediatr.* 2019;173(6):e190392.

[30] Spaan M, van den Belt-Dusebout AW, van den Heuvel-Eibrink MM, Hauptmann M, Lambalk CB, Burger CW, et al. Risk of cancer in children and young adults conceived by assisted reproductive technology. *Hum Reprod.* 2019;34(4):740–50.

[31] Williams CL, Bunch KJ, Stiller CA, Murphy MF, Botting BJ, Wallace WH, et al. Cancer risk among children born after assisted conception. *N Engl J Med.* 2013;369(19):1819–27.

[32] Sundh KJ, Henningsen AK, Kallen K, Bergh C, Romundstad

LB, Gissler M, et al. Cancer in children and young adults born after assisted reproductive technology: a Nordic cohort study from the Committee of Nordic ART and Safety (CoNARTaS). *Hum Reprod.* 2014;29(9):2050–7.

[33] Hann, M., Roberts, S.A., D'Souza, S.W. et al. The growth of assisted reproductive treatmentconceived children from birth to 5 years: a national cohort study. *BMC Med.* 2018; 16, 224

[34] Belva F, Roelants M, Vloeberghs V, Schiettecatte J, Evenepoel J, Bonduelle M, et al. Serum reproductive hormone levels and ultrasound findings in female offspring after intracytoplasmic sperm injection: first results. *Fertil Steril.* 2017;107(4):934–9.

[35] Guo XY, Liu XM, Jin L, Wang TT, Ullah K, Sheng JZ, et al. Cardiovascular and metabolic profiles of offspring conceived by assisted reproductive technologies: a systematic review and meta-analysis. *Fertil Steril.* 2017;107(3):622–31 e5.

第九篇
一般原则与组织问题
General and organizational issues

第 104 章 IVF 期间身体症状的处理
Managing physical symptoms during IVF

Chiara Achilli Jyotsna Pundir 著

韩晓婷 赵君利 译   石玉华 校

病例 1：一名 32 岁因输卵管因素不孕的女性进行体外受精前开始于黄体中期使用促性腺激素释放激素激动药降调。当她月经来潮的第 3 天到诊所进行监测时，自诉降调期间不仅出现持续的剧烈头痛，晚上无法入睡，而且还感到潮热。

病例 2：一名进行 IVF 的患者，在胚胎移植当天上午自觉腹胀、恶心和便秘。在此之前她经常感到疲倦、烦躁不安。使用黄体酮阴道栓后她感到阴道瘙痒，并且对持续的阴道分泌物感到非常不适。她在上一个周期曾肌内注射过黄体酮，但发现注射部位出现疼痛。

一、背景

在一个辅助生殖技术周期中，女性患者会服用一些药物并接受各种治疗流程。医学文献中通常会提出如何充分处理潜在的严重不良反应（如卵巢过度刺激综合征）和并发症（如感染和出血）。其他对健康没有影响的身体不良反应通常认为是"轻微"的，但许多体验过这些不良反应的患者并不这么认为。这些不良反应会对患者治疗期间的生活质量产生极大影响，并可能导致过度焦虑，因为这些患者会认为这是"事情不妙"的迹象。

关于女性患者不良反应的发生率和严重程度的报道是基于一家大型三级生育机构的临床经验所提供的，但这些报道缺乏文献支持。

二、管理策略

（一）GnRHa 降调

在控制性卵巢刺激中使用长方案 GnRH 激动药进行垂体降调节显著改善了 IVF 妊娠结局，并降低了周期取消率。但由此导致的类似绝经后的雌二醇水平（开始给予促性腺激素之前）与许多不良反应有关，包括潮热、盗汗、头痛、肌肉痛和体重增加[1, 2]。使用 GnRH 激动药也会导致负面情绪，如抑郁、疲劳、快感缺乏（感觉不到快感）、焦虑、不安，以及由于药物引起的性腺功能减退而经常感到情绪低落或易怒[3, 4]。随着促性腺激素使用的增加，由于雌二醇水平的升高，所有这些症状往往会减弱或消失。此外，这些不良反应的发生率在人群中各不相同，严重程度也从非常轻微或无症状到严重影响患者生活质量。

有时，患者在长方案降调期间可能会出现严重的持续性头痛（病例 1）或偏头痛。在这种情况下，可以根据病情严重程度取消本周期，并使用拮抗药或激动药短方案开始新的周期，以避免出现低雌激素症状。据报道，与接受长方案的女性相比，短方案中接受 COS 的女性情绪稳定，日常生活很少受到限制，很少发生不经意的哭泣，睡眠质量较好[5, 6]。然而，研究表明，使用激动药长方案的周期比短方案周期有更好的妊娠结局[7]，因此，改为拮抗药方案可能更合适。

（二）注射可能产生的不良反应

患者可通过调整注射部位来缓解注射部位的轻微瘀斑、肿胀、疼痛及一过性过敏反应，如皮肤发红和（或）瘙痒。但是，如果出现严重反应，建议调整与 GnRH 激动药或拮抗药有关的方案，或者改变 FSH-LH 注射的类型。而注射部位的感染或血肿非常罕见。

（三）卵巢刺激

卵巢的刺激和增大可导致患者出现下腹部疼痛或下坠的症状。一般来说，心理疏导或轻度镇痛能够缓解这些症状。卵巢过度反应的征象是腹部疼痛加剧和腹胀，这可能导致卵巢过度刺激综合征的发生。

患者通常提到的不良反应是阴道分泌物增多。一般情况下，分泌物清亮且不会引起瘙痒。我们需要让患者了解这是卵巢刺激的正常反应，这些反应通常与相关激素水平的升高有关。

（四）取卵后

采卵后患者出现阴道血性分泌物较常见，但任何进展中的发热或不正常分泌物都可能意味着潜在的感染，应立即治疗。

（五）黄体支持

IVF 促排周期中补充外源性黄体酮用于黄体期支持（luteal phase support，LPS）是公认的治疗方案[8]。黄体酮可以通过阴道给药、口服、肌内注射或皮下注射等途径给药，这些途径可导致患者出现腹胀、便秘和乳房压痛。若便秘严重，可以通过大量饮水、高纤维饮食和使用温和的泻药（如乳果糖）来解决。黄体酮产生的各种不良反应可能与不同的给药途径有关。生物利用度差（由于肝脏首过效应）和镇静的不良反应削弱了口服黄体酮的作用[9]。肌内注射黄体酮通常会伴有并发症，如注射部位不适、疼痛、胀肿和炎症反应等[10]。

许多 ART 周期更倾向于阴道用黄体酮，因为它可以避免注射部位的不适。此外，它还可以绕过肝脏首过效应而首先作用到子宫内膜，因此子宫内膜中黄体酮的浓度较血液中更高[10, 11-14]。然而，阴道用黄体酮可能会导致一些不良反应，如阴道分泌物增多、阴道药物堆积、阴道刺激和过敏反应[15-18]。如果阴道用药产生的不良反应症状难以耐受，可以建议在女性直肠内给药，也可改为价格较为昂贵的皮下注射药物。

最新研究表明，在 ART 周期中，口服黄体酮与阴道用黄体酮对 LPS 同样有效，并且口服黄体酮似乎耐受性更好[19, 20]。

据报道，在 LPS 中使用人绒毛膜促性腺激素（hCG）与黄体酮一样有效，但由于使用 hCG 导致 OHSS 的发生率较高，通常很少使用。然而，在 OHSS 发生风险较低的情况下，如果黄体酮引起不良症状时，则应考虑在 LPS 中使用 hCG。

若患者出现持续恶心、呕吐、排尿次数减少、呼吸困难、头晕、腹胀、严重胃痛或 3～5 天内体重明显增加等症状，表明可能存在 OHSS，需要进一步评估。

三、预防

在 ART 周期中，不良反应并不少见。虽然它们可能不会影响患者的健康，但会显著影响生活质量。此外，如果患者没有事先得到告知，这些不良反应可能会使她们过度焦虑。在咨询阶段，医生应向患者提供口头和书面告知，说明可能发生的不良反应及如何处理。还应该提供一个联系方式（电话号码、电子邮件等），以解决患者在就诊期间的问题。

要点

挑战

- ART 期间身体症状的管理。

背景

- 报道中提到接受 ART 治疗的女性的不良反应千差万别，从轻微的头痛和疲劳到严重影响生活质量的更年期症状。
- 这些症状通常持续时间短且完全可逆，仅在使用降调、卵巢刺激或黄体支持药物时出现。
- 这些不良反应发生率和严重程度明显缺乏文献支持，其预防或治疗主要基于临床经验。

管理策略

- 通常，只需要说明并确保这些症状属于正常范围，并不会妨碍治疗。
- 对于因 GnRH 激动药降调而产生的严重的不可耐受的不良反应，必须停止治疗并改用短效激动药或拮抗药方案。
- 注射部位出现不良反应，可使用其他注射部位。如果出现严重反应，考虑改变促性腺激素注射类型 / 方案。
- 对于因卵巢增大引起的腹胀或下坠，可给予小剂量镇痛和心理疏导。
- 对于清亮且不会引起瘙痒的阴道分泌物的增加，可给予外阴护理措施和保障。
- 对于黄体酮支持药物产生的不良反应，可通过良好水化（大量饮水），同时给予高纤维饮食和使用温和的通便药物。
- 如果出现难以耐受的阴道不适症状，则改变黄体酮类型或给药途径。

预防

- ART 中心应向患者提供口头和书面告知，说明可能发生的不良反应及如何处理。
- ART 中心应该提供一个联系方式（电话号码、电子邮件等），以解决患者在就诊期间的问题。

四、一问一答

问题 1： 如何改善使用 GnRH 激动药带来的头痛和潮热？

回答 1： 这些是常见的不良反应，一旦开始注射卵巢刺激药物，这些不良反应就会完全消失。与女性在更年期的症状相似，这是由体内雌激素突然缺乏造成的。然而，该阶段降调对于提高妊娠率至关重要。同时，保持身体水分充足并使用对乙酰氨基酚治疗头痛。在极少数情况下，这些症状可能变得严重，并可能严重影响生活质量。如果情况严重请及时报告，我们会考虑停止该方案并重新启动另一个不同的方案。

问题 2： 我真的不喜欢使用阴道栓。使用这个真的很重要吗？我还能尝试什么办法呢？

回答 2： 众所周知，在 IVF 周期中使用黄体酮支持治疗会增加妊娠率。卵巢刺激药物会造成激素失衡，而黄体酮的使用对于确保子宫内膜容受性以支持胚胎植入至关重要。然而，如果无法耐受阴道栓带来的不良反应，我们可以改用口服或注射黄体酮。您也可以通过直肠给药来避免这些症状。

问题 3： 我按照说明每天早上注射醋酸西曲瑞克后发现腹部有很多瘀斑。这正常吗？

回答 3： 不幸的是，注射部位的瘀斑是很常见的，尤其是在使用醋酸西曲瑞克时。建议每天更换注射部位，注射后敷冰袋，以缓解疼痛，减少瘀斑。

问题 4： 我在采卵前最后一次 B 超检查时感觉非常臃肿，我有 OHSS 吗？

回答 4： 临床检查后，根据您的卵巢大小、超声监测下卵泡数、无腹水及其他症状，推测 OHSS 发生的可能性很小。尽管如此，OHSS 通常在注射扳机药物后 2～3 天或在妊娠试验呈阳性时发生，在此期间需要密切监测。目前，腹胀可能是由于卵巢在卵巢刺激药物的作用下迅速生长，并含有许多卵泡。虽然这与每个月经周期中只有一个优势卵泡生长的自然规律相违背。在此期间请保持身体充足的水分和适当的活动，如果出现 OHSS 的危险信号，请联系诊所。

参考文献

[1] De Klerk C, Heijnen EM, Macklon NS, Duivenvoorden HJ, Fauser BC, Passchier J, et al. The psychological impact of mild ovarian stimulation combined with single embryo transfer compared with conventional IVF. *Hum Reprod* 2006;21:721–7.

[2] De Klerk C, Macklon NS, Heijnen EM, Eijkemans MJ, Fauser

BC, Passchier J, et al. The psychological impact of IVF failure after two or more cycles of IVF with a mild versus standard treatment strategy. *Hum Reprod* 2007;22:2554–8.

[3] Patten SB, Barbui C. Drug-induced depression: a systematic review to inform clinical practice. *Psychother Psychosom* 2004;73:207–15.

[4] Bloch M, Azem F, Aharonov I, Ben Avi I, Yagil Y, Schreiber S, et al. GnRH agonist induced depressive and anxiety symptoms during in vitro; fertilization-embryo transfer cycles. *Fertil Steril* 2011;95:307–9.

[5] C B Lambalk, F R Banga, J A Huirne, M Toftager, A Pinborg, R Homburg, F van der Veen, M van Wely. GnRH antagonist versus long agonist protocols in ivf: a systematic review and meta-analysis accounting for patient type. *Hum Reprod Update* 2017 Sep 1;23(5):560–579.

[6] Mette Toftager, Randi Sylvest, Lone Schmidt et al. Quality of life and psychosocial and physical well-being among 1,023 women during their first assisted reproductive technology treatment: secondary outcome to a randomized controlled trial comparing gonadotropin-releasing hormone (gnrh) antagonist and gnrh agonist protocols. *Fertil Steril* 2018 Jan;109(1):154–164.

[7] Siristatidis CS, Gibreel A, Basios G, Maheshwari A, Bhattacharya S. Gonadotrophin-releasing hormone agonist protocols for pituitary suppression in assisted reproduction. *Cochrane Database Syst Rev.* 2015. Nov 9;(11):CD006919.

[8] van der Linden M, Buckingham K, Farquhar C, Kremer JA, Metwally M. Luteal phase support for assisted reproduction cycles. *Cochrane Database Syst Rev.* 2015;(7): Cd009154.

[9] Pritts EA, Atwood AK. Luteal phase support in infertility treatment: a meta-analysis of the randomized trials. *Hum Reprod.* 2002;17(9):2287–2299.

[10] Tavaniotou A, Smitz J, Bourgain C, Devroey P. Comparison between different routes of progesterone administration as luteal phase support in infertility treatments. *Hum Reprod Update.* 2000;6(2):139–148.

[11] Paulson RJ, Collins MG, Yankov VI. Progesterone pharmacokinetics and pharmacodynamics with 3 dosages and 2 regimens of an effervescent micronized progesterone vaginal insert. *J Clin Endocrinol Metab* 2014;99(11):4241–4249.

[12] Bulletti C, de Ziegler D, Flamigni C, et al. Targeted drug delivery in gynaecology: the first uterine pass effect. *Hum Reprod.* 1997;12(5):1073–1079.

[13] Cicinelli E, de Ziegler D, Bulletti C, Matteo MG, Schonauer LM, Galantino P. Direct transport of progesterone from vagina to uterus. *Obstet Gynecol.* 2000;95(3):403–406.

[14] Miles RA, Paulson RJ, Lobo RA, Press MF, Dahmoush L, Sauer MV. Pharmacokinetics and endometrial tissue levels of progesterone after administration by intramuscular and vaginal routes: a comparative study. *Fertil Steril.* 1994;62(3):485–490.

[15] EMC [webpage on the Internet]. Cyclogest 200mg (SPC); Available from: https://www. medicines.org.uk/emc/product/5568/smpc Accessed May 22, 2020.

[16] Levy T, Gurevitch S, Bar-Hava I, et al. Pharmacokinetics of natural progesterone administered in the form of a vaginal tablet. *Hum Reprod.* 1999;14(3):606–610.

[17] EMC [webpage on the Internet]. Utrogestan Vaginal 200mg Capsules (SPC); Available from: https://www.medicines.org. uk/emc/ product/3244/smpc Accessed May 22, 2020.

[18] EMC [webpage on the Internet]. Crinone 8% Progesterone Vaginal Gel (SPC); Available from https://www.medicines. org. uk/emc/product/1283/smpc. Accessed May 22, 2020.

[19] Barbosa MW, Silva LR, Navarro PA, Ferriani RA, Nastri CO, Martins WP. Dydrogesterone vs progesterone for luteal-phase support: systematic review and meta-analysis of randomized controlled trials. *Ultrasound Obstet Gynecol.* 2016;48(2):161–170.

[20] Griesinger G, Blockeel C, Sukhikh GT, et al. Oral dydrogesterone versus intravaginal micronized progesterone gel for luteal phase support in IVF: a randomized clinical trial. *Hum Reprod.* 2018;33(12):2212–222.

第 105 章　不良预后或无效时进行 IVF

IVF when the prognosis is very poor or futile

Khaldoun Sharif　著

韩晓婷　赵君利　译　　石玉华　校

> **病例 1**：现有一对输卵管因素原发性不孕 3 年的夫妻（女性 45 岁，男性 49 岁）。该女性月经周期正常，基础卵泡刺激素水平为 6.8U/L。他们经历了 5 个周期的卵巢刺激后宫腔内人工授精，卵巢反应良好，但没有妊娠。他们是来讨论 IVF 治疗的，并在一开始就表示不希望使用赠卵方案。

> **病例 2**：现有一对因严重子宫内膜异位症原发性不孕 5 年的夫妻（女性 36 岁，男性 39 岁）。他们在其他地方经历了 5 次 IVF 周期。在前 2 个周期中，她每次获卵 2 枚，但质量较差。在这 2 个周期中，每个周期都移植了 1 个质量较差的胚胎，但没有妊娠。在最后 3 个周期中，她尝试了各种方案（包括点火和拮抗药方案），并使用 450U 的重组促性腺激素进行卵巢刺激，但在任一阶段都没有获卵。他们是来讨论进一步 IVF 治疗的，并表示不希望使用赠卵方案。

一、背景

不孕夫妻在决定进行 IVF 治疗之前需要考虑的一个重要因素是成功妊娠的概率。由于各种原因，包括女性年龄、卵巢储备功能和不孕持续时间，不同夫妻之间的这种成功妊娠的概率差异很大[1]。成功妊娠的概率也是辅助生殖技术临床医生在决定为特殊夫妻提供 IVF 治疗之前要考虑的一个因素。此外，正如患者可能拒绝治疗一样，临床医生也可能拒绝为这对夫妻给予治疗，这是临床医生自主权的一部分[2]。实际上，有人从伦理角度认为，如果治疗产生不利影响，并且可能无法达到其目的，临床医生有"拒绝治疗的权力"[3, 4]。

二、管理策略

在成功概率极低的情况下，有两种情况值得考虑，即预期治疗无效（妊娠概率为 1%）或预后极差（妊娠概率为 1%～5%）[2]。在病例 1 中，根据女性的年龄，妊娠的概率大于 1%[5]，而在病例 2 中，由于在既往 IVF 周期中卵巢完全没有反应，IVF 可能是无效的。

（一）无效治疗

美国妇产科医师学会伦理委员会称，如果谨慎的治疗"无法产生预期结果"，那么这种治疗是无效的[6]，美国生殖医学学会伦理委员会支持将该定义用于治疗后妊娠成功率为 1% 的患者[2]。预测妊娠成功概率或无效概率通常基于许多因素，如女性年龄、临床病史、卵巢储备功能标志物、活精的有效性、国内和国际统计数据，甚至 ART 中心自己的统计数据，例如，以前有类似情况的夫妻是否接受过治疗但从未妊娠[2]。

临床医生和患者通常可以从不同的角度理解相同的治疗和成功的概率。在考虑避免职业操守出现问题的情况下，临床医生认为进行他们已知并不会成功的治疗，这对患者来说可能是不利且浪费的，甚至是欺诈患者[2]。然而，一些患者认为，虽然成功的概率非常渺茫（1%），但仍然值得一试，并且愿意接受治疗。其他人可能在最终放弃治疗之前，心理上需要给予安慰，使他们感觉到为了达到"终结治疗"已经尽了自己所能做的一切[7, 8]。

在这种情况下决定是否提供治疗时，临床医生必须首先与这对夫妻进行充分且坦诚的讨论，并解释成功的概率（或者更确切地说是失败的概率），以及得出该结果的依据。此外，这对夫妻希望通过治疗达到什么目的（尽他们自己所能做的一切，妊娠，"终结治疗"）也需要讨论。其他生殖选择（配子捐赠、收养）及夫妻对它们的态度都需要探讨。

如果临床医生决定不给予治疗，就需要谨慎地告知这对夫妻。临床医生需要与这对夫妻讨论所有支持临床医生决定的理由。在这种情况下，临床医生的决定各不相同，应告知夫妻其他临床医生可能会做出不同的决定，如果夫妻愿意，应安排适当的转诊。

然而，有些临床医生可能会决定给予治疗，可能是基于支持患者的自主性，或者相信这对夫妻会从中获得一些心理安慰[7]。这一立场也是可以接受的[2]，但应咨询不孕不育专家，进行适当和坦诚的讨论，并充分签订知情同意书，详细说明成功的概率、风险和替代方案[2]。

（二）预后极差的治疗

预后极差的治疗是指治疗后妊娠的概率 > 1% 且 ≤ 5%[2]。病例 1 的女性 45 岁，但基础 FSH 正常，近期对卵巢刺激有反应。这种情况与无效治疗没有太大区别，但有两种不同。首先，由于存在妊娠的概率（尽管很小）这种现实，这对夫妻通常更坚持继续治疗。其次，当这些夫妻听到或读到类似妊娠的案例时，他们认为自己妊娠的概率比临床医生预测的要高得多[2]。当然，这些案例通常不会给出概率中的分母，有多少对相似的夫妻在妊娠之前尝试过治疗。因此，如果临床医生不同意为这些夫妻给予治疗，这种情况发生的冲突往往比无效治疗更多。

在这方面，临床医生的选择与那些无效治疗选择相似，即平衡利弊后确定是否给予治疗。这两种选择在伦理上都可以接受[2]，但要与上述讨论的无效治疗的情况相同。

不用说，保证 ART 成功率并不是拒绝治疗的道德理由，也不是提供治疗的道德理由[2]。

三、预防

这些情况可能导致夫妻和临床医生或各位临床医生在同一病例中发生冲突，应努力防止此类冲突的发生。

每个 ART 中心都应该制订明确的策略，关于无效治疗或预后极差者何时不予提供 ART 治疗[2]，这个略策的制订应该基于循证医学和专家共识。这些策略应该可以在该中心的网站和信息文献中找到，这样符合该要求的夫妻就会知道接下来应该怎么做。

由于不可能预测所有情况，这些略策应足够灵活，以考虑到个别夫妻的身体和情感状况。在这些情况下，强烈建议与患者共同商议决策[6]。

一些患者最初可能没有表现出与无效治疗或预后极差相同的情况，但这些情况可能会在治疗过程中被暴露出来。例如，一对年轻夫妻因输卵管疾病接受 IVF，意外发现该女性对卵巢刺激完全没有反应。该周期因治疗无效而停止，这对夫妻可能会将其误解为"放弃"他们并引发冲突。因此，该中心最好在一开始就应对关于何时暂停或停止治疗的策略与所有夫妻进行简要讨论，而不仅仅是与最初同这种情况相符的夫妻讨论。这应在预处理咨询阶段完成，并应补充书面信息[9]。

要点

挑战

- 处理治疗无效或预后极差的 IVF 患者。

背景

- 不孕夫妻和 ART 临床医生在决定治疗前会考虑成功的概率。
- 无效预后定义为成功率为≤1%，预后极差定义为成功率为＞1% 且≤5%。
- 当一对夫妻和他们的临床医生在开始或继续治疗的决定上存在分歧时，就会产生冲突。

管理策略

- 考虑到夫妻双方的个人情况并根据预测的成功概率，临床医生有权决定是否给予治疗。
- 在考虑避免职业操守出现问题的情况下，临床医生可能认为进行他们已知并不会成功的治疗，这对患者来说不利且浪费，甚至是欺诈患者。
- 或者，有些临床医生决定是否给予治疗，可能是基于支持患者的自主性，或是认为这对夫妻会从中获得一些心理安慰。
- 在这种情况下，强烈建议与患者共同商议决策。
- 不管临床医生的决定如何，都应该与夫妻谨慎且坦诚地讨论，并提供适当的文件和详细的知情同意书。
- 在特定情况下，建议咨询不孕不育专家。

> **预防**
>
> - 对于治疗无效或预后极差的病例，ART 中心应制订明确的策略，规定何时停止治疗。
> - 这项策略应该足够灵活，以允许个别夫妻的情况有所不同。
> - 该策略应适用于潜在患者，并应在预处理咨询阶段与所有夫妻讨论。

四、一问一答

问题 1：您告诉我，我 45 岁时接受 IVF 妊娠的概率不到 1%。然而，我了解到很多比我大的女性妊娠了。您怎么解释？

回答 1：我明白您的意思，我也读了那些报道。但报道没有提到，许多女性可能通过赠卵成功妊娠，但您不考虑这种方式，这是您的权利。此外，报道只提到了妊娠的女性，但没有提到有多少年龄相近的女性尝试过 IVF 而没有妊娠。一项关于统计有多少不同年龄阶段的女性尝试 IVF，其中有多少人妊娠的全国性数据告诉我们，在您这个年龄段，IVF 后妊娠的概率不到 1%。

问题 2：您为什么拒绝为我们提供 IVF？接受治疗不是我的权利吗？

回答 2：当然，要求治疗是您的权利，而我的专业职责是，考虑您的要求，并尽我所能评估是否我们能够帮助您实现妊娠。毕竟，我们认为您想要一个孩子，而不仅仅是治疗。您已经进行了多次 IVF，包括最后 3 次完全没有获卵的所有周期都没有成功，由于女方卵巢反应不良，我认为您进行 IVF 成功妊娠的概率接近 0%。因此，我们将无法给予您想要的（婴儿），我们认为我们给予您治疗是错误的。我们之前讨论过其他选择，如赠卵或领养，但您不想做这些。很抱歉，您不同意我们不给予您治疗的决定，但我想告诉您，我们这样做是因为我们关心您，而不是不关心您。我还想告诉您，其他 IVF 中心的一些同事可能会做出不同的决定，同意为您提供治疗，如果您愿意，我可以向他们推荐您。

参考文献

[1] Templeton A, Morris J, Parslow W. Factors that affect outcome of in-vitro fertilisation treatment. *Lancet.* 1996;348:1402–6.

[2] Daar J, Benward J, Collins L, Davis J, Davis O, Francis L, et al. Fertility treatment when the prognosis is very poor or futile: an Ethics Committee opinion. *Fertil Steril.* 2019;111(4):659–63.

[3] Jecker NS, Schneiderman LJ. Medical futility: the duty not to treat. *Cambridge Q Health Ethics.* 1993;2(2):151–9.

[4] Griener GG. The physician's authority to withhold futile treatment. *J Med Philos.* 1995;20(2):207–24.

[5] De Geyter C, Calhaz-Jorge C, Kupka MS, Wyns C, Mocanu E, Motrenko T, et al. ART in Europe, 2014: results generated from European registries by ESHRE: The European IVF-monitoring Consortium (EIM) for the European Society of Human Reproduction and Embryology (ESHRE). *Hum Reprod.* 2018;33(9):1586–601.

[6] Committee on Ethics AC of O and G. ACOG Committee opinion no. 362: medical futility. *Obstet Gynecol.* 2007;109(3):791–4.

[7] Clapp D. Helping patients know when "enough is enough." *Sex Reprod Menopause.* 2004;2(3):159–62.

[8] Aghabarary M, Dehghan Nayeri N. Medical futility and its challenges: a review study. *J Med Ethics Hist Med.* 2016;9(11):11–23.

[9] English DC. Valid informed consent: a process, not a signature. *Am Surg.* 2002;68(1):45–8.

第 106 章　处理 IVF 失败后的情绪困扰

Dealing with the emotional distress following failed IVF

Sarah R. Holley　Lauri A. Pasch　Alice D. Domar　著

韩晓婷　赵君利　译　　　石玉华　校

> **病例**：一名 35 岁女性及其丈夫接受 IVF 治疗。起初，他们满怀希望，在努力 1 年后，他们相信 IVF 将解决他们的生育问题。然而，在经历了 3 次周期的失败后，他们不再乐观。这名女性身心俱疲，她正经历着治疗所带来的抑郁症状。据这对夫妻说道，他们经常吵架，在社交上感到与朋友和家人隔绝，并耗尽了他们的积蓄。他们一直梦想成为父母，但他们不知道自己是否能够承受再一次治疗的失败。同时，他们感觉所有的朋友都毫不费力地拥有了自己的孩子。他们感到无助、绝望和孤独。

一、背景

IVF 标志着生殖科学的重大突破。据估计，自 1978 年第一个试管婴儿诞生以来，已有 800 多万婴儿通过辅助生殖技术出生[1]。但是，尽管我们取得了许多进展，但有证据表明，治疗方面仍存在较大压力，失败的次数多于成功的次数。正如上述病例所示，IVF 治疗及其失败对个人和夫妻双方产生严重的心理影响。因此，重要的是在治疗过程中及每次治疗失败后，帮助患者缓解痛苦。ART 工作人员应该了解精神痛苦的危险因素，探索帮助患者应对的方法，并考虑用综合的护理方法来帮助、支持治疗失败的患者。

二、管理策略

（一）IVF 失败后的心理压力：发生率和危险因素

心理压力和不孕不育症治疗之间有着明显的联系。Domar 及其同事的一项经典研究发现，与不孕症相关的心理压力与心脏病、癌症或 HIV 相关的心理压力相当[2]。事实上，接受不孕不育症治疗的患者通常将不孕描述为他们生活中苦恼的经历，而心理压力是患者停止治疗的主要原因之一[3, 4]。

为什么这些治疗方法及其失败会让人特别紧张？不孕症的诊断会带来许多不良情绪，包括悲伤、羞耻、内疚、愤怒和失控[5]。而治疗会给患者带来更多的身体、情感和经济负担，治疗失败可能是毁灭性的。IVF 通常感觉像是"最后的机会"，失败的周期代表着生物亲子关系永远不会发生，这与所有媒体关于"奇迹婴儿"的报道相反。因此，IVF 失败可能给夫妻带来强烈的悲伤、失落和恐惧感。

专门调查 IVF 失败的研究表明，心理压力的患病率非常高。一项针对荷兰女性的研究发现，至少持续 6 个月的抑郁和焦虑（在临床相关范围内为 20%）症状发生率的增加与 IVF 失败有关[6]。另一项针对美国女性的研究发现，与成功周期或目前处于周期的患者相比，更高的 IVF 后抑郁（44%在临床相关范围内）和焦虑（60% 在临床相关范围内）症状发生率与 IVF 失败有关[7]。随后，一项为期 18 个月的研究观察了未获得 IVF 成功的女性及其男性伴侣的重度抑郁症（major depressive disorder，MDD）的发生率[8]。结果显示，39.1% 的女性和 15.3% 的男性符合 MDD 标准。与普通人群中 MDD 的年患病率（女性为 8.4%，男性为 5.2%）相比，这些发现强调了 IVF 失败的心理后果是多么严重。

尽管 IVF 失败难以接受，但并不是每个人都会经历临床上严重的心理影响。那么，问题是，谁的痛苦风险更高？一项综述强调了一些社会心理的风险因素，包括个性特征（如神经质）、应对策略（如使用回避 / 逃避策略）、情境评估（如无助感）、社会环境（如婚姻冲突）和 IVF 前的痛苦程度[9]。即使考虑到基线水平的抑郁和焦虑，既往发生抑郁也被证明可以预测 IVF 失败后 MDD 发生率[8]。鉴于这些已确定的风险因素，工作者可能希望将预处理筛查纳入他们的实践中，以确定那些最容易在 IVF 失败后出现痛苦的人。

（二）帮助患者应对痛苦

在治疗的各个阶段，医疗人员都可以做一些事情来帮助患者应对痛苦。这可以从提供以患者为中心的护理工作人员开始，以缓解 IVF 过程中的全部负担[10]。例如，工作人员可以努力确保他们提供关于治疗的信息明确，为患者提供各种可能的治疗结果，并与他们合作提前计划下一步。工作人员还可以在压力最大的时间点（如移植日和做妊娠试验之间的等待期）与患者进行检查，并鼓励他们参与自我护理活动，以降低治疗压力。

IVF 失败后，患者可能需要帮助以调节悲伤和失落的情绪。治疗失败可能代表一系列损失：失去期盼的孩子，失去健康（或生育潜力），尝试失败造成的经济损失，失去对预期结果的控制[11]。患者可能需要心理教育来帮助理解他们所经历的情绪反应。医疗机构还可以鼓励患者进行自我护理，并帮助患者获得社会支持或支持团体[12]。

治疗失败不仅对个人的健康极具挑战，还可能对人际关系造成损失。相爱的伴侣可能会发现他们很难交流情感或不能感受到彼此的支持[13]。治疗人员可以帮助夫妻了解每一方可能有不同的应对方式，并鼓励夫妻将生育问题视为"第三者"（而不是相互指责）。一些患者可能会因为羞耻感或悲伤（或对似乎很容易妊娠的朋友感到愤怒）而进一步远离家人和朋友。在这些情况下，鼓励患者与能够提供支持的朋友和家人重新接触，让他们知道什么是有益的（如只是倾听而不是给出建议），可能会有所帮助。

最后，心理治疗可以有效缓解不孕不育症治疗患者的痛苦[14]。认知行为方法对帮助患者识别和改变无用的思维和行为模式尤其有用。做一项身心计划，包括放松技巧和应对技能训练，也被证明可以缓解痛苦[5]。不孕不育症治疗人员可以检查患者心理治疗的效果。这有助于规范和验证患者的情绪体验，减少参与有效持续治疗服务的障碍。

（三）医疗与精神卫生保健相结合

虽然不孕症及其治疗属于医学领域，但它们也与社会心理因素密不可分。因此，诊所将受益于采用跨学科、综合性的治疗方法。采用这种方法的人群通常包括医疗工作者、心理健康专家（mental health providers，MHP）及纳入患者治疗计划中的各种其他服务人员 [15]。

上述病例强调了这种综合治疗方法的必要性。从医学角度讲，这对夫妻可能有一个相对简单的治疗计划，但他们面临着巨大的社会心理挑战。他们会感到悲伤、恐惧和孤独。未来可能会有一些重要的决定对他们未来的家庭产生心理影响。例如，他们考虑使用捐赠者的配子吗？如果愿意的话，这些配子来自哪里，他们是否与家人和朋友分享这个想法，他们会告诉孩子什么？诊所可以通过医疗与精神卫生保健相结合提供所需的跨学科治疗方法，在不孕不育症治疗过程中有效支持患者，并在治疗失败时帮助他们应对心理压力。

不孕不育症治疗人员可以与 MHP 进行各种各样层面的结合 [16]，在最高层面的结合，就是不孕不育症治疗诊所有心理咨询服务。MHP 可现场查看患者并与治疗团队协作。这种模式非常有益，因为它减少了心理健康护理的障碍，并向患者传达了这样一个信息：身体健康和心理健康是相关的，都是诊所优先考虑的事项 [17]。此外，由于心理压力是终止治疗的主要驱动因素，因此减轻心理负担可以提高患者继续治疗概率，这反过来为诊所提供收入意味着诊所可以支持 MHP 的现场工作。

然而，并非所有诊所都有空间或资源在现场提供心理服务。即便如此，他们仍然可以在社区中与 MHP 进行协作护理。例如，诊所可以在身边保留本地 MHP 名单，并推荐患者到有评估、治疗或支持小组服务资质的 MHP。他们可能只在有需要时与 MHP 讨论患者病情，也可能定期开会讨论共享患者病情或在患者可能出现心理症状时讨论 [16]。虽然没有现场模式那样完全结合，但有证据表明，协作护理确实为患者带来了好处 [18]。

三、预防

显然，IVF 失败往往与严重的心理压力有关。在开始 IVF 周期前识别敏感的患者并为 IVF 失败的可能性做好准备是管理 IVF 失败情绪困扰的一个组成部分 [19]。工作人员需要配备设备，以满足患者的心理健康需求。这可能包括采取措施减轻治疗过程的负担，确认和解决患者对 IVF 和 IVF 失败压力的情绪反应，以及无论是在现场还是在社区以促进与 MHP 的参与协作。

要点

挑战

- IVF 失败后的心理压力。

背景

- 不孕不育症治疗，尤其是失败周期，往往是心理压力的根源。
- IVF 失败后的心理压力非常常见，是患者停止治疗的主要原因之一。

管理策略

- 当患者的心理社会需求得到满足时，有助于在治疗过程中为他们提供支持。
- 筛查患者已知的产生心理压力的风险因素，有助于指导诊所在治疗周期及 IVF 失败后寻找最需要支持和干预的患者。
- 有很多方法可以帮助患者应对痛苦。患者可能需要帮助以调节悲伤和失落的情绪，修复他们的亲密关系，或者建立与社会支持的密切联系。
- 来自认知行为疗法和身心干预中的工具对于提高顺应力和减少痛苦特别有用。
- 诊所将受益于考虑如何将精神卫生保健纳入他们的实践。
- 综合护理模式包括现场咨询服务，其中心理健康专家与医疗专家进行持续沟通。
- 当这种结合水平无法实现时，诊所可以找到参与协作护理的方法，以最好地满足患者的社会心理需求。

预防

- 识别心理脆弱的患者（如既往确诊精神病患者）。
- 为患者 IVF 失败的可能做准备。
- 采取措施减轻治疗过程的负担，确认和解决患者因 IVF 压力及其失败的产生的情绪反应，并促进患者与心理健康专家的接触。

四、一问一答

问题 1：我因本次周期失败而感到沮丧和焦虑，这正常吗？

回答 1：由于各种原因，不孕不育症治疗非常具有挑战性，而 IVF 失败会带来许多负面的情绪。如果您感到悲伤、害怕或愤怒，这没关系，很多人（尽管不是大多数）都会经历这种情绪，这是完全正常的。同时，我们希望为您提供帮助和支持，使这一过程不那么痛苦。我们可以推荐一些治疗方法，如行为认知疗法或身心干预，以帮助您控制这些痛苦的情绪。

问题 2：导致我不孕的是压力吗？

回答 2：从朋友和家人那里得来的信息可能是，如果您放轻松您的治疗可能就会成功。然而，研究表明，压力不会导致不孕，绝大多数不孕症患者和夫妻都有身体原因。然而，不孕症及其治疗带来的压力可能会对您的生活质量、人际关系和继续治疗的能力产生负面影响。因此，我们强烈建议您学习压力管理和应对策略，以减轻您的压力，提高生活质量并使治疗更容易接受。

问题 3：我在哪里可以找到我所在地区的心理健康专家或支持组织？

回答 3：①对于采用综合护理模式的诊所：让我们安排您和我们的心理健康专家一起的一个会议，通过这一过程他们将帮助您，并确保您知道如何获得支持性资源，以帮助到您的家庭；②对于一个采用协作护理模式的诊所：我可以给您提供一份社区中具有生殖咨询专长的治疗师名单，还可以指导您访问在线资源和手机应用程序。

参考文献

[1] ART fact sheet [press release]. ESHRE2018.

[2] Domar AD, Broome A, Zuttermeister PC, Seibel M, Friedman R. The prevalence and predictability of depression in infertile women. *Fertil Steril.* 1992;58(6):1158–63.

[3] Freeman EW, Boxer AS, Rickels K, Tureck R, Mastroianni L, Jr. Psychological evaluation and support in a program of in vitro; fertilization and embryo transfer. *Fertil Steril.* 1985;43(1):48–53.

[4] Gameiro S, Boivin J, Peronace L, Verhaak CM. Why do patients discontinue fertility treatment? A systematic review of reasons and predictors of discontinuation in fertility treatment. *Human Reproduction Update.* 2012;18(6):652–69.

[5] Cousineau TM, Domar AD. Psychological impact of infertility. *Best Pract Res Clin Obstet Gynaecol.* 2007;21(2):293–308.

[6] Verhaak CM, Smeenk JMJ, Evers AWM, van Minnen A, Kremer JAM, Kraaimaat FW. Predicting emotional response to unsuccessful fertility treatment: A prospective study. *Journal of Behavioral Medicine.* 2005;28 (2):181–90.

[7] Pasch LA, Gregorich SE, Katz PK, Millstein SG, Nachtigall RD, Bleil ME, et al. Psychological distress and in vitro; fertilization outcome. *Fertil Steril.* 2012;98(2):459–64.

[8] Holley SR, Pasch LA, Bleil ME, Gregorich S, Katz PK, Adler NE. Prevalence and predictors of major depressive disorder for fertility treatment patients and their partners. *Fertil Steril.* 2015;103(5): 1332–9.

[9] Rockliff HE, Lightman SL, Rhidian E, Buchanan H, Gordon U, Vedhara K. A systematic review of psychosocial factors associated with emotional adjustment in in vitro; fertilization patients. *Hum Reprod Update.* 2014;20(4):594–613.

[10] Boivin J, Domar AD, Shapiro DB, Wischmann TH, Fauser BC, Verhaak C. Tackling burden in ART: an integrated approach for medical staff. *Hum Reprod.* 2012;27(4):941–50.

[11] Klock SC. Reproductive psychology and fertility counseling.

In: Covington SN, editor. *Fertility Counseling: Clinical Guide and Case Studies.* Cambridge: Cambridge University Press; 2015. p. 33–44.

[12] Holley SR, Pasch LA. Fertility problems and pregnancy loss. In: Fitzgerald J, editor. *Foundations for Couples' Therapy: Research for the Real World.* New York: Routledge; 2017. p. 144–54.

[13] Pasch LA, Sullivan KT. Stress and coping in couples facing infertility. *Curr Opin Psychol.* 2017;13:131–5.

[14] Frederiksen Y, Farver-Vestergaard I, Skovgard NG, Ingerslev HJ, Zachariae R. Efficacy of psychosocial interventions for psychological and pregnancy outcomes in infertile women and men: a systematic review and meta-analysis. *BMJ Open.* 2015;5(1):e006592.

[15] Blount A. Integrated primary care: Organizing the evidence. *Fam Syst Health.* 2003;21:121–33.

[16] Holley SR, Pasch LA. Integrative care. In: Domar AD, Sakkas D, Toth TL, editors. *Patient-Centered Assisted Reproduction: How to Integrate Exceptional Care with Cutting-Edge Technology.* Cambridge, UK: Cambridge University Press; 2020. p. 67–80.

[17] Poleshuck EL, Woods J. Psychologists partnering with obstetricians and gynecologists: Meeting the need for patientcentered models of women's health care delivery. *Am Psychol.* 2014;69(4):344–54.

[18] Foy R, Hempel S, Rubenstein L, Suttorp M, Seelig M, Shanman R, et al. Meta-analysis: effect of interactive communication between collaborating primary care physicians and specialists. *Annals of Internal Medicine.* 2010;152(4):247–58.

[19] Boivin J, Griffiths E, Venetis CA. Emotional distress in infertile women and failure of assisted reproductive technologies: meta-analysis of prospective psychosocial studies. *BMJ.* 2011;342:d223.

第 107 章　胚胎储存期间发生的夫妻离婚

Couple splitting while embryos are in storage

Masoud Afnan　著

王　婷　赵君利　译　　石玉华　校

病例：一对不明原因不孕的夫妻刚完成了他们的第 1 个体外受精周期，在本周期中，获得 5 个卵母细胞，受精 4 枚，移植 2 枚胚胎，2 个胚胎冷冻。不幸的是，妊娠试验是阴性的。女性患者 39 岁，男性患者 42 岁。他们在一起 5 年了，一直想要一个孩子。男性患者在上一段感情中已经有一个孩子。女性患者未曾妊娠，并且其基础卵泡刺激素 FSH 已处于临界升高状态。妊娠试验阴性 1 个月后，诊所收到男性患者的一封信，信中表明他正准备与女方离婚，希望丢弃冷冻保存的胚胎。第 2 天，诊所接到女性患者的电话，恳求诊所不要丢弃胚胎，并表示已经寻求法律建议。

一、背景

所罗门王曾有一个著名的命令，那就是将在两个女性之间有争议的一个婴儿一分为二[1]。适用的原则很简单：在缺乏所有权证据时，财产应当平分。3000 年后的今天，这种情况仍然很困难。不同之处在于，所罗门的智慧适用于一个活婴身上，聪明地识别出真正的母亲。在这个例子中，这个问题适用于一个潜在的孩子，因为父母双方都有真正合法的"所有权"。

虽然第 1 例冷冻胚胎移植的婴儿出生于 1984 年，但直到 1992 年，法律界才第 1 次考虑当准父母解除婚姻时，这些未使用的冷冻胚胎应该如何处理[2]。

全世界的离婚率都很高，英国和美国约有 40% 的婚姻以离婚告终[3]，而中国的离婚率在过去 20 年里一直在上升，并且城市地区的离婚率要高得多[4]。众所周知，辅助生殖技术助孕治疗是有压力的，尤其是如果它没有成功[5]。这种压力可以通过多种方式表现出来，包括关系破裂，这可以是暂时的，也可以是永久性的。

许多接受体外受精 / 卵胞质内单精子注射技术治疗的夫妻要求冷冻高质量的剩余胚胎，供以后在冷冻胚胎移植周期中使用。据估计，自 1978 年 Louise Brown 出生以来，已有超过 800 万名 IVF/ICSI 婴儿出生。同样令人印象深刻的数字是，预计约有 100 万个胚胎仍在储存中[6]。在过去的 10 年里，随着辅助生殖技术使用的增加和冷冻方案的优化，这一数字可能还会增长[7]。因此，像病例中这样的争议很可能会越来越频繁地出现。

二、管理策略

（一）需要考虑的问题

这种情况的解决是复杂的，因为它涉及许多问题，诊所在做出决定之前必须考虑这些问题。显然，这对夫妻开始是作为一个整体做出统一决定并与诊所达成协议。但当他们分开时，他们开始表现为两个不同的个体，有相互矛盾的动机，并且对如何处理他们的冷冻胚胎持相反的意见。诊所必须考虑：如果一方拒绝同意现行有关胚胎储存的法律；诊所和夫妻此前签署的任何胚胎储存协议；夫妻双方的关系状态；夫妻双方的心理状态，以及这是否是一个暂时的或永久性的关系破裂；伦理决策的制订过程。

（二）法律问题

各国关于胚胎储存的法律各不相同，了解并熟悉特定诊所运作的法律框架是绝对必要的。在一些国家，没有关于辅助生殖技术的法律，而在其他国家，则有既定的法律和详细指南，如英国的人类受精与胚胎学管理局[8]。如有任何疑问，应寻求法律意见。

首先要考虑的问题是：胚胎在法律上的地位是什么？有三种截然不同的观点，并且都被用于法庭[9]：赋予胚胎作为潜在个体的生物学地位，将胚胎视为财产（像一张纸巾），或者介于两者之间的位置，即不完全是人类，但又不仅仅是财产。

下一步是考虑胚胎的处置。使用了三种方法，包括合同法、同期相互同意法和平衡法[10]。

1. 合同法（Kass v. Kass：冷冻前协议）

在 Kass v. Kass[11] 中，有一项冷冻前协议，即如果夫妻离婚，冷冻胚胎将捐赠给体外受精项目研究。然而，当他们真的离婚时，这位女性寻求法律诉讼来获得 5 个冷冻胚胎的监护权，以履行宪法赋予她生育孩子的权利。最初，位于拿骚县的纽约最高法院授予 Kass 女士对胚胎的唯一监护权。法院裁定，她"对不能存活的胎儿拥有专属决策权"，"丈夫对生育过程的权利和控制权在精子和卵细胞结合在一起时就终止了"。Kass 先生向纽约州上诉法院提出上诉，法院的判决出现分歧，推翻了下级法院的裁决。法院宣布，"女性对自己身体的既定权利在胚胎孕育于子宫之前是不相关的"。

此外，法院还一致认为，当双方在"体外"程序之前达成协议时，该协议应得到遵守。Kass 女士向纽约上诉法院提出上诉，该法院裁定，此前双方签署的将胚胎捐赠给体外受精项目研究的协议优先于其他权利要求。

2. 同期相互同意法（Davis v. Davis：没有冷冻前协议）

在 Davis v. Davis[12] 中，这对夫妻有 7 个冷冻胚胎。他们提出离婚，但在冷冻之前并没有就这种情况下应该如何处理达成协议。田纳西州最高法院裁定，该案的关键不是这对夫妻是否同意处理胚胎，而是考虑这对夫妻是否计划在未来生育孩子，以及宪法赋予他们的隐私权。这被解释为，任何一方都不应该被迫违背自己的意愿成为父母，而且为人父母的负担超过前妻想要孩子的愿望。

在这种方法中，预先说明不会被视为具有约束力的合同。如果任何一方对事先做出的处置决定改变主意，该方当前的反对意见将优先于事先同意的处置。当这对夫妻无法就任何处置决定达成一致时，最合适的解决方案是将胚胎保存在原地，即冷冻保存，这就是目前采用的方法，如中国。

3. 平衡法

在这种情况下，"法院至少在一定程度上强制执行双方之间的合同，然后在没有协议的情况下平衡他们的利益"[10]。

在实践中，大多数考虑过胚胎处置的法院都尊重合同方法。与其他以合同为基础的协议一样，它提供了一定程度的确定性，不需要法院对具体案进行干预就可实现这一点。此外，法院似乎是承认感情和愿望确实会改变的，但合同的目的是约束协议的双方，即使他们不再继续达成协议[11]。

（三）关系问题

了解双方的心理状态和关系需要专业知识和时间，这最好由正规训练的心理学家或咨询师来完成。他们不仅应该接受咨询师的评估，重要的是，他们应该在这个非常困难的时期得到不同的咨询师为每个人提供支持。双方可以一起进行咨询也可以分开进行。评估咨询的目标是首先排除任何类似临床抑郁症的医疗或精神问题，其次，帮助这对夫妻就未来的方向达成一致，可以从和解到同意分开，再到共同决定胚胎的命运。

在咨询过程中不能有预先确定的想法是非常重要的，特别是临床团队。在这种特殊情况下，人们很容易认为男方已经有孩子，因此不想再要更多的孩子，或者认为 39 岁女性患者的基础促性腺激素水平升高，迫切地想要孩子。情况可能是这样，但也可能不是。

在这种情况下，双方都有得有失。这为诊所提供了获得与双方合作的机会。

（四）伦理问题

尽管存在法律问题，但每个诊所和每位临床医生都会在伦理框架下运作。诊所应该有机会接触伦理委员会，当遇到这些具有挑战性的情况可以向其求助，而且大多数临床医生都会有一位资深同事或导师，他们可以向其寻求建议。强烈建议不要单独做出这些决定，这既是为了更好地决策，也是为了在决策受到法律质疑时获得支持。

（五）规划

在这一点上，临床团队应了解有关具体情况的法律，应获得伦理委员会的建议和支持，应了解双方的精神状态，尤其是是否存在任何精神问题，并且既要了解个人的心理问题，也要了解夫妻双方的心理问题。

最重要的一个问题是，目前这种关系的破裂是暂时的还是永久的。然而，没有任何指标来预测这一点。确定这种情况是否可以补救的唯一方法是时间的推移。在没有达成一致的前进方向的情况下，夫妻双方和诊所可用的最佳行动方案就是在规定的"冷静"期内不做任何事情，通常为 6 个月至 1 年。也就是说，临床医生不应该丢弃胚胎，也不应该进行胚胎移植。通常情况下，到 6 个月，当然可以延长至 1 年，情况通常会以某种方式自行解决，事情会变得明朗起来。如有必要，届时可对双方进行进一步的正式评估。

如果该夫妻已经分开 1 年仍无和解迹象，在法律允许范围内，临床医生应该怎么做？

答案没有对错之分，因为存在着相互竞争的道德原则，每一个原则都需要根据个人情况加以权衡。因此，有必要寻求伦理委员会的帮助和支持，以达成最佳决策。

三、预防

对于每一个辅助生殖诊所来说，清楚地了解并熟悉当地关于这一问题的法律是至关重要的。离婚及其引发的问题（如孩子或胚胎的命运）本质上是一个法律问题，由现行法律管辖。然而，世界上许多国家根本没有直接相关的法律。

不管是否有这样的法律，辅助生殖诊所必须与任何接受辅助生殖治疗的夫妻签订明确的书面协议，说明如果这对夫妻离婚或分居，或者其中一人去世或精神上丧失行为能力，该如何处理冷冻胚胎。选择包括丢弃胚胎，捐赠胚胎用于研究或赠予其中一方，如果是这样，他或她将被允许如何处理这些胚胎（自己处理、捐赠或代孕）。同样的协议应该包括如果夫妻在取卵和胚胎移植期间离婚应该怎么做。

此外，这些协议应符合当地相关法律。如果当地法律禁止死后治疗，那么诊所同意在男性患者死亡的情况下这么做是相当不明智的。然而，即使当地法律禁止这种治疗，在一些国家，法律允许胚胎被送到另一个有不同法律的国家，在那里进行治疗[13]。

同样，考虑到这些问题主要是法律问题，而且经常在法庭上辩论和争辩，对于辅助生殖诊所来说，获得关于此类协议的适当法律建议是非常明智的，尤其是在个别案件的裁决中。

要点

挑战

- 一对拥有冷冻胚胎的夫妻分开了，他们对如何处理这些胚胎有着相互矛盾的愿望。

背景

- 全世界的离婚率都在上升，美国和英国约有 40% 的婚姻以离婚告终。
- 辅助生殖治疗压力很大，特别是如果治疗不成功，可能会导致暂时或永久的分离。
- 越来越多的辅助生殖技术治疗正在进行，越来越多的夫妻正在冷冻多余的胚胎。
- 因此，辅助生殖诊所将会面临更多离婚夫妻有冷冻胚胎和争议胚胎的案例。

管理策略

- 检查辅助生殖诊所是否有特定的法律来处理这个问题。
- 检查夫妻和诊所之间是否有任何冷冻前协议，规定如果夫妻离婚或分居，该如何处理胚胎。
- 为夫妻提供专业的咨询服务，不管一起还是分开。
- 在做出决定之前，给这对夫妻 6~12 个月的"冷静期"。这样就有时间判断分离是暂时的还是永久的。
- 从伦理委员会获得法律建议和指导。

> **预防**
> - 了解并熟悉当地相关法律。
> - 冻结胚胎前落实辅助生殖诊所和夫妻的书面协议，明确规定如果夫妻离婚或分居，或者一方去世，应如何处理冷冻胚胎。

四、一问一答

问题 1：这份"复杂"的协议书是什么意思？

回答 1：协议书应该涵盖大多数可能性，不管多么遥远。这份同意书要求接受体外受精的男性和女性患者事先说明，如果另一方发生了什么事情，如死亡或精神障碍，他们希望我们如何处理他们在实验室里的精子 / 卵细胞 / 胚胎。这也提示，如果夫妻分居或离婚，我们该怎么处理冷冻胚胎。

问题 2：如果我以后改变主意怎么办？

回答 2：您可以改变主意，但同意书是一种"法律合同"，如果您改变主意了，该怎么做是法律问题。例如，根据我们诊所所在地区的法律，未经您伴侣的允许，即使您撤回同意书，我们也不可能丢弃冷冻胚胎。

参考文献

[1] 1 Kings 3:16–28.

[2] Gonzalez M. Frozen embryos, divorce, and needed legislation: on the horizon or has it arrived? The Free Library. Available at: http:// www.thefreelibrary.com/Frozen+embryos, +divorce,+and+needed+legislation %3A+ on+the+horizon+or+. . .- a0201032650. Accessed December 3, 2019.

[3] https://www.crispandco.com/site/divorcestatistics/ Accessed December 3, 2019.

[4] https://www.statista.com/statistics/279449/ divorce-rate-in-china/ Accessed December 3, 2019.

[5] Liying Ying, Lai Har Wu, Alice Yuen Loke. The effects of psychosocial interventions on the mental health, pregnancy rates, and marital function of infertile couples undergoing in vitro; fertilization: a systematic review. *J Assist Reprod Genet.* 2016;33: 689–701.

[6] https://www.law.com/ ctlawtribune/2019/11/07/the-frozen-embryostory- isnt-over/?slreturn=20191103022935 Accessed December 3, 2019.

[7] Rienzi L, Gracia C, Maggiulli R, LaBarbera AR, Kaser DJ, Ubaldi FM, Vanderpoel S, Racowsky C. Oocyte, embryo and blastocyst cryopreservation in ART: systematic review and meta-analysis comparing slow-freezing versus vitrification to produce evidence for the development of global guidance. *Hum Reprod Update.* 2017;23(2):139–155.

[8] https://www.hfea.gov.uk Accessed December 3, 2019.

[9] John A. Robertson Ethical and legal issues in cryopreservation of human embryos *Fertil. Steril.* 1987;47:371–381.

[10] *Szafranski v. Dunston*, 993 N.E.2d 502, 506–14 (Ill. App. Ct. 2013) cited in Clint Westbrook, Adoptable Property?: The Problem of Frozen Embryos and Ill-Adapted Adoption Law (2016), Available at: http:// digitalcommons.law.msu.edu/ king/262

[11] *Kass v. Kass*. 673 N. Y.S. 2d 350 (1998).

[12] *Davis v. Davis*. 842 S.W. 2d 588 (Tenn. 1992).

[13] Widow allowed dead husband's baby. (1997) *BBC News.* February 6, 1997. Available at: http://news.bbc.co.uk/onthisday/ hi/dates/ stories/february/6/newsid_2536000/2536119. stm. Accessed December 3, 2019

第 108 章　体外受精诊所妊娠率意外下降
Unexpected drop in the IVF clinic pregnancy rate

Bulent Urman　Kayhan Yakin　著

王　婷　赵君利　译　　石玉华　校

病例 1：在位于市中心的一家私人辅助生殖中心，6 对连续接受治疗且预后良好的夫妻妊娠试验阴性。2 个月前附近进行了一次施工，随后该中心立即进行了翻新。由于工作量增加，实验室主任最近雇用了两名在其他地方接受培训的技术人员。平均受精率为 84.6%（33/39），但卵裂期停滞率较高，经长期体外培养后仅有极少数胚胎进入囊胚。得到的囊胚质量中等到较差。在 4 名患者中，在第 3 天只有 Ⅱ～Ⅲ 级胚胎可以移植。

病例 2：在一个规模较大的体外受精中心，对胚胎植入率和妊娠率的预定绩效评估显示，在过去大的 2 个月显著下降。平均获卵数、受精率、卵裂率、卵裂期胚胎质量和囊胚形成率与前几个月无明显差异。招募了两名研究员，他们负责监督控制性卵巢刺激，进行卵母细胞回收和大部分的胚胎移植。移植报告显示，血液污染导管的发生率比平时高，并且在手术过程中软导管变为硬导管。

一、背景

对于辅助生殖技术诊所来说，最麻烦的消息是妊娠率突然显著下降。在繁忙的诊所里，几个连续负面结果通常是可以容忍的，但焦虑会随着负面结果数量的增加而增长。这引起了人们的担忧，并经常导致护理人员失去自尊，因为他们面临着为未能妊娠的夫妻提供咨询。这种挫败感常常反映在胚胎学家身上，特别是当胚胎质量比预期的要差的时候。这里介绍的病例在大多数辅助生殖诊所都遇到过，并且对整个团队来说是一个解决问题的挑战。

二、管理策略

（一）开始问题排查的时机

胚胎种植率和妊娠率可能会周期性波动，这取决于几个因素。根据前一年的植入率或临床妊娠率绘制的休哈特控制图可能有助于定义警告和行动的界限。

问题排查必须从仔细评估胚胎质量开始，并且应该逐步进行，包括临床和实验室。

（二）胚胎质量差时的问题排查

1. 临床的问题排查

控制性卵巢刺激的方案管理可能会对卵母细胞质量产生较大的影响，故问题排查应该从仔细回顾 COS 开始[1]。

(1) 卵巢刺激方案或管理的变化：ART 项目 COS 方案的管理不同，有很小的细微差别。然而，主要原则是相同的，即诱导最佳的卵巢反应，同时避免过度刺激或刺激不足。采用新方案或参与需要改变常规刺激方案的多中心试验可能会导致妊娠率低于预期。

(2) 新员工制订临床决策：促性腺激素刺激和触发排卵扳机的裁定，即负责 COS 管理医生的更换可能会对周期结局产生不利影响。未能认识到卵泡的不同步，没有考虑到预期卵巢反应的不恰当的起始剂量，以及提前或延迟扳机触发排卵都可能会影响周期结果[2, 3]。当卵泡发育不同步时，决定什么时候扳机触发排卵尤其具有挑战性。在学习过程中，必须对缺乏经验的员工进行高级监督。

(3) 过度刺激：卵巢过度刺激是常见的，不能完全消除。非生理性内分泌环境可能促进胚胎的遗传或表观遗传错误[4-7]，也可能损害子宫内膜容受性。虽然活产率会随着获卵数的增加而增加，但在达到一定数量后也会出现平稳期[8-10]。

COS 晚期为预防卵巢过度刺激综合征的操作可能会诱发卵泡闭锁。跨度时间长通常会导致闭锁的卵丘 - 卵巢复合体的恢复，从而限制了受精卵的产量。

(4) 卵泡抽吸术：不理想的成熟卵母细胞产量限制了胚胎学实验室的业绩。分配给每个过程的时间段和冲洗的时间都应该是适当的[11]。应该避免高压或创伤性的卵泡抽吸。

(5) 患者人口统计资料：预后不良的患者（如高龄、卵巢储备减少或高位植入失败的患者）的巧合聚集可能会导致植入率暂时下降[12]。

2. 实验室里的故障排除

(1) 劣质培养基：当种植率下降时，培养基通常会成为怀疑对象。在培养系统中有许多可能影响配子和胚胎存活的潜在因素，如 pH、温度、渗透压、氧气和氧化剂[13, 14]。培养基储存和转移条件（热、冷、光照）应检查。油毒性是另一个需要控制的因素。

如果培养基的质量有问题，那么第一步应该是更新一批培养基或者其他类型的培养基。另一种方法是在两种不同的培养基中培养姊妹卵母细胞，以检查其质量。

(2) 方案或步骤的变化：实验室方案的改变可能会导致成功率波动。特定方案或步骤的任何变更都应清楚地通知所有工作人员，并由实验室主任监督。

(3) 经验不足的员工：所有新员工都应该经过良好的培训，并由有经验的胚胎学家单独监督。为了避免个人错误或观察者内部或观察者间的差异，应定期进行业绩对比统计。

(4) 员工和工作量比率较低：克扣员工及疲惫型错误可能会弄巧成拙。实验室工作人员与预期步骤数量的最佳比例是有争论的[15]。虽然如此，也应该允许一些员工在质量控制、培训和步骤细节上花费足够的时间。

(5) 培养箱和工作量的比率较低：培养箱和工作量比率低，势必使得培养箱开门次数增多、开门时间延长。延时系统可以为胚胎提供一个更稳定的环境[16]。

(6) 环境因素：环境因素对体外受精成功率的影响已有文献详细记录[17]。应进行室内颗粒物计数、基本空气取样和挥发性有机化合物的测定。应对初效微粒过滤器和 HEPE 过滤器进行检查和更新。应根据气候和季节变化控制湿度。虽然现代化实验室的室内空气质量是可以控制的，但是完全保护不受室外环境和邻近建筑的影响是不可能的。正如病例 1 所示，附近的施工、翻新或拆除，既无法预测，也无法避免。辅助生殖实验室应制订严格的指南，保证必要的无菌条件和无菌室标准[18]。

(7) 电力供应问题：虽然线路电压的波动可以通过不间断电源系统（uninterrupted power systems，UPS）进行调节，但它们提供的备用电力可能与通常提供给培养箱的电力不同。长时间的停电可能对胚胎发育有害。

(8) 温度控制不佳：温度是决定成功的最重要因素之一[19]。为了保持恒定的培养条件，应该持续监测室内、表面和设备的温度。新到达的培养箱可能内部温度不准确或校准错误。

(9) pH 和渗透压控制不佳：碳酸氢盐缓冲介质的 pH 是通过介质上方大气中二氧化碳含量驱动的复杂平衡来调节的。应使用控制气体浓度的设备每天对要维持的范围内的二氧化碳水平敏感的方法进行监测。

(10) 受有毒物质污染：在实验室过程中，接触有毒污染物的情况随时都可能发生。体外受精实验室中使用的大多数接触材料和一次性用品在生产过程中已经进行了毒性测试。有些实验室会自己筛选组织培养器皿。然而，这需要额外的资源，是大多数实验室无法分配的。不应忘记记录和报告批次或批号，因为如果对其质量产生怀疑，这些资料可能会变得很重要。

(11) 微生物定殖：培养物应从所有可能发生微生物定植的培养箱、显微镜、加热表面、加热块、水浴和储物抽屉中获得。

(12) 发育或存活分析：配子处理和体外培养条件的整个过程应该通过发育或生存试验进行测试。不幸的是，没有单一的测试可以评估配子的存活、正常受精和胚胎发育。一种可能的方法是结合不同的试验，例如用精子存活试验测试所有接触精子的材料，用小鼠胚胎测试接触卵母细胞和胚胎的材料。通过延时分析所获得的形态动力学标记可以提高小鼠胚胎分析的灵敏度性。

（三）胚胎质量优时的问题排查

1. 临床的问题排查

(1) 新的进行胚胎移植临床医生：辅助生殖技术团队的所有努力都可能被一种次优的胚胎移植技术毁掉[20]。这很可能是导致病例 2 中临床结果不佳的主要因素。在分析期间，所有胚胎移植都应该审查个人或技术因素。新的临床医生应该在有经验的资深临床医生的严密监督下进行胚胎移植。

(2) 黄体支持药物：所有的辅助生殖治疗患者都会得到某种形式的黄体支持。如果患者在预定的妊娠测试之前就开始过早出血，应该审查特定批次药物的有效性。

2. 实验室的问题排查

移植优质胚胎不一定排除实验室产生负面影响的可能性，问题排查需包括上述与实验室相关的因素。胚胎装入到导管中的失误或从实验室转移到手术室过程中的污染也可能危及临床结果。

三、预防

临床和实验室的所有新成员在独立执业之前都应该经过良好的培训，并由有经验的资深员工单独监督。为了避免个人错误或变更，应定期进行行业业绩对比统计以作为主动的质量控制策略。辅助生殖技术需要一个复杂的实验室系统，涉及 200 多个变量[21]。对关键绩效指标的系统监控是质量管理的重要组成部分[13]。由于生物过程的自然变异性和需要检查的参数量大，计算机辅助可能会有所帮助。

同样重要的是，无论是例行的还是结果不佳时的绩效考核，都要本着改进的精神，而不是推卸责任。应该支持和鼓励员工报告他们的错误，并帮助改善他们的业绩。

要点

挑战

- 体外受精妊娠率意外下降。

背景

- 可能发生在任何辅助生殖诊所，给整个团队带来了解决问题的挑战。

管理策略

- 问题排查应逐步进行，并且包括临床和实验室。
- 临床故障问题排查包括以下各项。
  - 控制性卵巢刺激策方案或管理的变化。
  - 新的方案和（或）策略的应用。
  - 新员工制订决策。
  - 患者相关的因素。
  - 药物相关的问题。
  - 次优胚胎移植。
- 实验室问题排查包括以下各项。
  - 劣质培养基。
  - 经验不足的员工。
  - 方案或步骤的变化。
  - 员工和工作量比率低。
  - 培养箱和工作量比率低。
  - 环境因素。
  - 湿度控制不佳。
  - 电力供应问题。
  - 温度控制不佳。

- pH 控制不佳。

- 受有毒物质污染。

- 微生物定殖。

预防

- 积极主动建立完善的质量管理体系。

- 绩效考核应以改进的精神进行，而不是推卸责任。

四、一问一答

问题 1：我在体外受精网络论坛上看到过一些在您的机构接受治疗女性的帖子，她们都没有妊娠。有没有可能是您的实验室出了问题，导致了这个结果？我很担心，因为我马上就要在这里开始体外受精治疗了。

回答 1：我们保证我们机构所有系统和设备都运转良好，所有员工都受过良好的培训。作为质量保证的一部分，我们通过定期进行绩效评估来做到这一点。如果我们发现任何需要修复的东西，会保证其在影响患者结果之前得到修复。因此，您可以放心，我们会为您提供安全有效的治疗。

参考文献

[1] Santos MA, Kuijk EW, Macklon NS. The impact of ovarian stimulation for IVF on the developing embryo. *Reproduction* 2010;139:23–34.

[2] Karande V, Morris R, Chapman C, Rinehart J, Gleicher N. Impact of the "physician factor" on pregnancy rates in a large assisted reproductive technology program: do too many cooks spoil the broth? *Fertil Steril* 1999;71:1001–9.

[3] Ng EH, Lau EY, Yeung WS, Ho PC. Oocyte and embryo quality in patients with excessive ovarian response during in vitro fertilization treatment. *J Assist Reprod Genet* 2003;20:186–4.

[4] Kosmas IP, Kolibianakis EM, Devroey P. Association of estradiol levels on the day of hCG administration and pregnancy achievement in IVF: a systematic review. *Hum Reprod* 2004;19:2446–53.

[5] Polyzos NP, Drakopoulos P, Parra J, Pellicer A, Santos-Ribeiro S, Tournaye H, *et al*. Cumulative live birth rates according to the number of oocytes retrieved after the first ovarian stimulation for in vitro fertilization/ intracytoplasmic sperm injection: a multicenter multinational analysis including approximately 15,000 women. *Fertil Steril* 2018;110:661–70.

[6] Baart EB, Martini E, Eijkemans MJ, Van Opstal D, Beckers NG, Verhoeff A, *et al*. Milder ovarian stimulation for in vitro fertilization reduces aneuploidy in the human preimplantation embryo: a randomized controlled trial. *Hum Reprod* 2007;22:980–8.

[7] Shapiro BS, Danshmand ST, Garner FC, Aguirre M, Hudson C, Thomas S. Evidence of impaired endometrial receptivity after ovarian stimulation for in vitro fertilization: a prospective randomized trail comparing fresh and frozen-thawed embryo transfers in high responders. *Fertil Steril* 2011;96:516–8.

[8] Sunkara SK, Rittenberg V, Raine-Fenning N, Bhattacharya S, Zamora J, Coomarasamy A. Association between the number of eggs and live birth in IVF treatment: an analysis of 400 135 treatment cycles. *Hum Reprod* 2011;26:1768–74.

[9] McAvey B, Zapantis A, Jindal SK, Lieman HJ, Polotsky Aj. How many eggs are needed to produce an assisted reproductive technology baby: is more always better? *Fertil Steril* 2011;96:332–5.

[10] Smeltzer S, Acharya K, Truong T, Pieper C, Muasher S. Clinical pregnancy (CP) and live birth (LB) increase significantly with each additional fertilized oocyte up to nine, and CP and LB decline after that: an analysis of 15,803 first fresh in vitro fertilization cycles from the Society for Assisted Reproductive Technology registry. *Fertil Steril.* 2019;112:520–5.

[11] Levy G, Hill MJ, Ramirez CI, Correa L, Ryan ME,

DeCherney AH, Levens ED, Whitcomb BW. The use of follicle flushing during oocyte retrieval in assisted reproductive technologies: a systematic review and meta-analysis. *Hum Reprod* 2012;8:2373–79.

[12] Lalwani S, Timmreck L, Friedman R, Penzias A, Alper M, Reindollar RH. Variations in individual physician success rates within an in vitro fertilization program might be due to patient demographics. *Fertil Steril* 2004;81:944–6.

[13] The Vienna consensus: report of an expert meeting on the development of ART laboratory performance indicators. *Reprod Biomed Online* 2017;35:494–510.

[14] Swain JE. Controversies in ART: can the IVF laboratory influence preimplantation embryo aneuploidy. *Reprod Biomed Online* 2019;39:599–607.

[15] De Los Santos MJ, Apter S, Coticchio G, Debrock S, Lundin K, Plancha CE, et al. Revised guidelines for good practice in IVF laboratories (2015). *Hum Reprod* 2016;31:685–6.

[16] Morbeck DE. Time-lapse implementation in a clinical setting: management of laboratory quality. In: *Time-Lapse Microscopy in In-Vitro Fertilization.* UK: Cambridge University Press, 2016, 128–43.

[17] Boulet SL, Zhou Y, Shriber J, Kissin DM, Strosnider H, Shin M. Ambient air pollution and in vitro fertilization treatment outcomes. *Hum Reprod* 2019;34:2036–43.

[18] Mortimer D, Cohen J, Mortimer ST, Fawzy M, McCulloh DH, Morbeck DE, et al. Cairo consensus on the IVF laboratory environment and air quality: report of an expert meeting. *Reprod Biomed Online* 2018;36:658–74.

[19] Butler JM, Johnson JE, Boone WR. The heat is on: room temperature affects laboratory equipment – an observational study. *J Assist Reprod Genet* 2013;30:1389–93.

[20] Yao Z, Vansteelandt S, Van der Elst J, Coetsier T, Dhont M, De Sutter P. The efficacy of the embryo transfer catheter in IVF and ICSI is operator-dependent: a randomized clinical trial. *Hum Reprod* 2009;24:880–7.

[21] Pool TB, Schoolfield J, Han D. Human embryo culture media comparisons. *Methods Mol Biol* 2012;912:367–86.

第 109 章　试管婴儿后的自然生育力
Natural fertility after IVF

Frank Nawroth　Annika K. Ludwig　著

王　婷　赵君利　译　　石玉华　校

病例：一对夫妻在接受卵胞质内单精子注射治疗生下双胎后，来到当地产科医院进行产后随访。该女性 31 岁，进行 ICSI 的适应证是由于严重的男性因素导致的持续 5 年的原发性不孕。他们听说过尽管有男性因素但仍有自然受孕的可能性。他们想知道这种可能性多大，他们是否需要避孕，因为他们不打算再要孩子了。产科医生联系了生殖门诊想得到答案。

一、背景

在为不孕患者提供咨询时，未来的生育能力经常被忽视，这可能是因为人们认为即使意外妊娠，如果是他们自然受孕，他们也会很高兴。这些夫妻自己经常认为自己"不育"，不能妊娠，因此不必担心避孕问题。"不育"一词意味着"没有机会"妊娠，然而实际上这种情况很少存在。即使是那些存在严重不孕因素的夫妻，如卵巢早衰或双侧输卵管完全闭塞，也有机会自然妊娠，尽管可能性很小。

已经接受体外受精 / 卵胞质内单精子注射的不孕症患者的自然妊娠率从 8.9%[1] 上升至 18%[2] 和 22.2%[3]，这取决于评估的队列。所有研究的局限性在于，尚不清楚是否所有夫妻都尝试进一步妊娠，以及有多少患者使用避孕措施。我们可以假设并非所有患者都尝试妊娠，因此实际的非治疗性妊娠率可能高于报道。

在一项研究中，对 1614 对通过 ICSI 助孕并拥有小孩的夫妻进行问卷调查，他们的小孩在 4—6 岁，899 名受访者中约有 10.9% 的人采取过避孕措施[4]。在积极尝试妊娠的夫妻中，20.0% 是自然受孕，其活产率为 16.4%。大多数（74.5%）自然妊娠发生在辅助生殖技术分娩后 2 年内。相比之下，有生育能力的夫妻在 1 年内受孕的可能性为 92%[5]。

可以假设，与 IVF/ICSI 不成功的患者相比，成功的 IVF/ICSI 试验定义了一组预后更好的患者。这一假设得到了以下观察结果的支持：周期治疗失败后停止不孕症治疗的患者的自然妊娠率低于那些周期成功的患者。一项研究报道称在 IVF 周期失败后，自然妊娠率为 11.2%[6]。同样，一项研究发现，在 200 例 37 岁以下停止 ICSI 治疗的患者中，自然受孕并活产率为 11.5%[7]。自然妊娠的平均周期是 20.2 个月[6, 7]。另外，另一项研究显示，在年龄<35 岁的女性中，IVF 周期成功后的自然妊娠率为 21.6%[8]。

在一项基于互联网的调查中，在 IVF/ICSI 停止后的 6 年内（与 IVF/ICSI 是否成功无关），总的累积妊娠率和活产率分别为 29% 和 24%。IVF/ICSI 成功后的自然妊娠率和活产率分别为 27% 和 22%。令人惊讶的是，在研究中 IVF/ICSI 后没有受孕的群体，这一比例更高（35% 和 31%）。82% 的受孕发生在 2 年内[9]。

自然妊娠的围产儿结局似乎与 IVF/ICSI 妊娠相似。一项基于注册的研究结果与文献报道一致，表明接受 ART 治疗后出生的儿童的产前结局比自然妊娠后出生的儿童差。接受 ART 治疗后出生的儿童中有 1245 名有自然妊娠出生的兄弟姐妹。当将接受 ART 治疗后出生的孩子与自然妊娠出生的兄弟姐妹进行比较时，接受 ART 治疗后的围产期结局稍差，但没有统计学意义[10]。

这一发现支持了这样一种假设，即在辅助妊娠中观察到的围产期发病率的增加主要是由父母本身的不孕症引起的[11]，尽管在治疗期间存在各种影响，尤其是 ICSI[12-14]。

二、管理策略

前面讨论的大型问卷研究得出结论，每 5 对夫妻中就有 1 对在成功进行 ICSI 后自然受孕[4]。即使假设最严重的情况是没有 1 对失去后续治疗的家庭自然妊娠，每 8 对夫妻中也有 1 对会自然妊娠。因此，就自然妊娠的可能性向患者提供咨询是很重要的。个别夫妻发生这种情况的确切概率很难量化，但女性年龄越小、有 IVF/ICSI 成功史的夫妻发生这种情况的可能性就越高。

是否使用避孕措施取决于夫妻希望避免妊娠的程度，他们必须自行决定是否采取避孕，如果存在的自然受孕机会（或风险）证明使用避孕措施是合理的。

要点
挑战
- IVF/ICSI 后的自然妊娠率。

背景
- IVF/ICSI 后可以自然受孕，并且有 11%～35% 的活产率。
- 年轻女性和 IVF/ICSI 成功的女性机会更高。
- 约有 80% 的妊娠发生在停止 ART 治疗或 ART 治疗成功并分娩后的 2 年内。

管理策略
- 尽管患者有不孕不育病史，也要向患者提供自然妊娠的可能性和避孕的必要性的相关咨询。
- 夫妻必须自己决定是否避孕，如果存在的自然受孕机会（或风险）证明需要采取避孕措施。

三、一问一答

问题 1：IVF/ICSI 后有可能自然受孕吗？

回答 1：是的。IVF/ICSI 后自然受孕并活产的概率为 11%～35%。据报道，约有 80% 的自然受孕发生在停止 ART 治疗或 ART 治疗成功并分娩后的 2 年内。

问题 2：ART 后有必要避孕吗？

回答 2：这取决于您有多大的意愿不想妊娠。

参考文献

[1] Olivennes F, Kerbrat V, Rufat P, Blanchet V, Fanchin R, Frydman R. Follow-up of a cohort of 422 children aged 6 to 13 years conceived by in-vitro fertilization. *Fertil Steril* 1997;67: 284–9.

[2] Shimizu Y, Kodama H, Fukuda J, Murata M, Kumagai J, Tanaka T. Spontaneous conception after the birth of infants conceived through in-vitro fertilization treatment. *Fertil Steril* 1999;71:35–9.

[3] Hennelly B, Harrison RF, Kelly J, Jacob S, Barrett T. Spontaneous conception after a successful attempt at in-vitro fertilization/ intracytoplasmic sperm injection. *Fertil Steril* 2000;73:774–8.

[4] Ludwig AK, Katalinic A, Jendrysik J, Thyen U, Sutcliffe AG, Diedrich K, et al. Spontaneous pregnancy after successful ICSI treatment: evaluation of risk factors in 899 families in Germany. *Reprod Biomed Online* 2008;17: 403–9.

[5] Gnoth C, Godehardt D, Godehardt E, Frank-Herrmann P, Freundl G. Time to pregnancy: results of the German prospective study and impact on the management of infertility. *Hum Reprod* 2003;9:1959–66.

[6] Vardon D, Burban C, Collomb J, Stolla V, Erny R. Spontaneous pregnancies in couples after failed or successful in-vitro fertilization. *J Gynecol Obstet Biol Reprod* 1995;24:811–5.

[7] Osmanagaoglu K, Collins J, Kolibianakis E, Tournaye H, Camus M, Van Steirteghem A, et al. Spontaneous pregnancies in couples who discontinued intracytoplasmic sperm injection treatment: a 5-year follow-up study. *Fertil Steril* 2002;78:550–6.

[8] Lande Y, Seidman DS, Maman E, Baum M, Dor J, Hourvitz A. Spontaneous conceptions following successful ART are not associated with premature referral. *Hum Reprod* 2012;27:2380–3.

[9] Marcus AP, Marcus DM, Ayis S, Johnson A, Marcus SF. Spontaneous pregnancies following discontinuation of IVF/ ICSI treatment: an internet-based survey. *Hum Fertil* (Camb) 2016;19:134–41.

[10] Goisis A, Remes H, Martikainen P, Klemetti R, Myrskyla M. Medically assisted reproduction and birth outcomes: a withinfamily analysis using Finnish population registers. *Lancet* 2019;393:1225–32.

[11] Sutcliffe AG, Ludwig M. Outcome of assisted reproduction. *Lancet* 2007;370:351–9.

[12] Ludwig M, Schröder AK, Diedrich K. Impact of intracytoplasmic sperm injection on the activation and fertilization process of oocytes. *Reprod Biomed Online* 2001;3:230–40.

[13] Schröder AK, Diedrich K, Ludwig M. Fertilization and preimplantation development after intracytoplasmatic sperm injection. *Reprod Biomed Online* 2001;3:241–9.

[14] Varghese AC, Goldberg E, Agarwal A. Current and future perspectives on intracytoplasmic sperm injection: a critical commentary. *Reprod Biomed Online* 2007;15:719–29.

第 110 章　ART 的培训*
Training in ART*

Ryan J. Heitmann　著

李军秀　赵君利　译　　石玉华　校

病例 1：女性患者 33 岁，原发性不孕，正进行 IVF 助孕。她询问，与主治医生相比，如果由其下级医师为她行采卵和移植手术，她成功的概率是否会降低？

病例 2：女性患者 35 岁，G_3P_3，末次分娩后行双侧输卵管结扎术，现再婚，希望与新配偶生育孩子。她想咨询一下输卵管结扎术后再疏通的可能性大小。

病例 3：一所大学附属医院正计划启动生殖内分泌学和不孕症培训项目。项目领导正面临着一段具有挑战性的时期，他们在开发一门涵盖该领域广度和深度及所有快速变化的技术进步方面的教育课程。

一、背景

20 世纪 70 年代初，生殖内分泌学和不孕症（reproductive endocrinology and infertility，REI）成为妇产科的一个亚专业，专门提供为期 2 年的奖学金培训计划，1972 年正式获得美国妇产科委员会（American Board of Obstetrics and Gynecology，ABOG）的认可[1]。在过去的 40 年里，随着辅助生殖技术的出现和完善，该领域发生了巨大的改变。现在的奖学金为期 3 年，包括 18 个月的临床、外科和 ART 实践，以及 18 个月的研究。

该领域的快速发展向培养不孕症的研究员提出了挑战，并要求他们思考关于培训应该包括什么内容等难题。其中有三个突出的方面需要不断询问和评估。

① 培训取卵操作技能和更重要胚胎移植技能，是对患者和医疗机构的 IVF 结果都极其重要的领域。是否应该允许实习生执行这些高风险操作。

② 随着 ART 的成果越来越成功，生殖外科手术的作用已经减弱。对生殖内分泌学家来说，外科手术是否还有意义。

---

*. 本章表达的观点仅代表作者个人，并不反映官方政策或立场。

③ 不孕症治疗利润丰厚的本质似乎已将内分泌学部分主要归于学术界。该专业是否应分为两个独立的领域，即生殖内分泌学和不孕症。

二、管理策略

（一）实习生参与 ART 程序

ART 工作人员需要具备两项基本技能，并将其与普通妇科医生区分开来：阴道超声引导下的取卵和胚胎移植。传统上，采卵的教学和培训采用"看一个、做一个、教一个"的方法，通常与其他手术一起培训。通常认为，采卵所需的手术技术和技能低于在妇产科住院培训期间学习的更复杂的手术程序所需的技能。研究已经证实，大多数实习生在 10～20 个程序后都能熟练地取得卵母细胞[2]。

更具挑战性且关键的程序是胚胎移植。妊娠成功率受许多因素影响，包括但不仅限于患者年龄、不孕症诊断、卵巢刺激方案、子宫内膜的发育及厚度、胚胎质量和移植胚胎数量[3, 4] 等因素。在更大程度上，胚胎移植技术本身在整个过程中也许发挥着最重要的作用[5-10]。ART 周期的各个方面都是完美的，但若胚胎移植技术不佳会显著降低 ART 的妊娠成功率。甚至即使使用了相似的移植技术，实习生和主治医生之间及有经验的主治医生自己之间的妊娠结局也会有所不同[11-14]。

这就存在一个难题：如何在不影响患者妊娠结局的情况下，将胚胎移植技术的技能传授给实习生？这项程序步骤的结果风险高昂，加上患者对成功的期望，导致许多美国培训项目不允许实习生进行胚胎移植。2012 年的一项调查研究证明了这一点，该研究表明，59% 的实习生在 3 年的实习期间没有进行任何真实胚胎移植[15]。多项研究表明，实习生或主治医生进行胚胎移植之间的活产率相似[16-18]。尽管有这些数据，许多患者甚至项目组都不敢相信实习生已能达到经验丰富的主治医生那样所期望的水平。

为了帮助弥补培训差距和增加实习生的经验，模拟胚胎移植已被纳入不孕症工作或治疗期间常规执行的其他程序。这些主要是生理盐水输注超声子宫造影和宫腔内人工授精（IVI）。这种训练可以帮助模拟所需的技术步骤，但仍不能完全模拟胚胎移植的体验。Shah 等的一项研究表明，在 IUI 期间进行模拟胚胎移植的实习生与没有进行模拟胚胎移植训练的实习生相比，并不会增加妊娠率，也不会导致其熟练掌握此技术的时间缩短[19]。

长期以来，模拟训练一直被用于训练个人在应对工作中的困难和（或）关键环节，特别是在航空工业和军事领域。这种类型的培训能够模拟无数种情况，包括那些被认为是极具高风险甚至罕见的情况。模拟培训现在越来越多地用于几乎所有医学专业的医学临床和程序培训[20-24]。最近开发了低保真和高保真胚胎移植模拟器用于培训研究员。使用胚胎移植模拟器显示，前 10 次移植的妊娠率提高了（没有训练的 31%，模拟训练的 46%）。使用胚胎移植模拟器后，达到熟练掌握胚胎移植技术所需模拟移植胚胎数量从 27 个减少到 15 个[25]。

通过适当的培训项目，包括使用模拟胚胎移植和模拟培训，实习生可以很快达到熟练掌握胚胎移植技能的程度。这可以缓解患者和医疗机构对实习生操作成功率降低的焦虑。也许在下一次调查中，大多数实习生将进行真实的胚胎移植。

（二）生殖外科

随着 ART 继续不断的成功和无可争议的疗效，其他治疗方式（如生殖外科）的实用性和作用受到质疑[26]。随着双侧输卵管结扎术后输卵管再吻合术，输卵管疾病（梗阻、输卵管积水）对输卵管重建手术的需求大大减少，其他妇科疾病（子宫内膜异位症、子宫肌瘤切除术、子宫异常）的手术也有所减少，因为在许多不孕症中心做手术助孕在经济上没有与可代替行 IVF 助孕的优势。其中许多手术都由妇科医生进行操作，这让许多人质疑是否需要对不孕症学科的实习生进行更高级的外科手术培训。

输卵管手术尤其是输卵管再吻合，可能对患者存在一些潜在的优势。它通常是一种微创的一次性门诊手术；患者可以每月尝试妊娠，而无须增加干预或 ART 相关费用；避免了与 IVF 相关的母胎风险；患者可能会多次自然妊娠。缺点是手术和麻醉的一般风险、外科医生手术技能、术后康复和并发症；IVF 试管受精可以缩短妊娠时间；另外，有输卵管手术史的患者发生异位妊娠风险也增高了。

自 2013 年以来，输卵管切除术作为输卵管结扎的主要方式呈上升趋势。这是对妇科肿瘤学会和美国妇产科医师学会关于输卵管切除术作为减少上皮性卵巢癌治疗手段声明的一种响应[27, 28]。2012 年，输卵管切除术占所有输卵管结扎术的 5%，2016 年该比例上升至 78%[29]。实践中这种转变的明显后果是，如果女性改变了对绝育的想法，并希望进行输卵管重建手术，那么输卵管结扎后再吻合术就会消失。然而，即使在目前 IVF 非常成功的时代，因为经济、宗教、道德或伦理方面的原因，不是所有女性或夫妻都会接受这种选择。因此，对于一些培训项目来说，继续培训这种外科手术技术仍然很重要。

然而，外科手术对生殖的患者不仅仅局限于输卵管手术。对于不明原因不孕的女性，腹腔镜不再仅用于评估、诊断和潜在治疗子宫内膜异位症。有 8 名子宫内膜异位症患者需要接受手术才能再次妊娠，但如果考虑到子宫内膜异位症的患病率，这一数字将增加到 40。来自辅助生殖技术协会的数据表明，甚至早在 2002 年，子宫内膜异位症女性的活产率（32%）就已经与男性因素不孕症（34%）和输卵管因素不孕症（31%）的活产率相似。手术评估的风险与子宫内膜异位症的潜在治疗的重要性相比可以忽略不计。此外，手术对卵巢储备和盆腔粘连疾病的潜在不利影响也值得关注。

（三）生殖内分泌学与不孕症

随着 ART 和遗传学领域技术的不断进步，许多不从事学术工作的生殖内分泌学家面临着挑战，因为他们不仅仅是不孕不育专家。这并不是该领域的专家们所面临的新难题，他们之前已经在这个话题上充满激情地表达了自己的观点[30-35]。这也可能使患者感到困惑，他们可能没有意识到 REI 提供者能够在更广泛的范围内实践，而不仅仅是不孕症。随着这一领域的发展，ART 成为该领域更为主导的方面，关键问题是生殖内分泌学是否已经过时。简而言之，答案是否定的，但随着该领域的发展，必须谨慎行事，以确保所有方面的维护和培训，而不仅仅是不孕不育。

许多目前的奖学金或专业实践领域（儿科和青少年妇科学、微创妇科学和计划生育）都有 REI 的开端。重要的是，这些领域的人记住我们的初心，并继续在本专业的各个领域培训下一代。虽然生殖内分泌学家受过充分的训练，并有能力处理大多数内分泌问题，但不幸的是，在目前的临床实践中，大多数非生殖性质的内分泌疾病都涉及医学内分泌。

目前面临的下一个挑战是遗传学的爆炸性发展和许多可用的诊断技术。在过去的 5～10 年中，筛查和计时的不同选择，多种诊断平台，以及生物信息学软件的进步已经渗透到市场中。关于长期效应[36]、活检时间[37]、每个诊断平台的敏感性和特异性[38-40]，存在许多问题和不确定性。随着该技术变得越来越经济高效，越来越多的患者将选择这些诊断策略，从而进一步加强了 REI 提供者对培训和专业知识的绝对需求。我们必须能够像过去几十年中的专业那样不断地做出改变和适应。

要点

挑战

- ART 培训问题。

背景

- 生殖内分泌学有三个主要的培训问题。
  - 实习生在高昂风险程序中的操作。
  - 在 ART 高成功率领域中外科手术的作用。
  - 内分泌学和不孕不育的教学。

管理策略

- 阴道超声引导下取卵和胚胎移植是生殖内分泌学家有别于妇科医生的两项独特技能。胚胎移植被认为是更需要掌握的关键技能。
- 胚胎移植技术的模拟培训现在为提高妊娠率和缩短熟练化时间提供了一种行之有效的方法，使实习生有机会在不牺牲成功率的情况下进行真实胚胎移植。
- 尽管 ART 越来越成功，输卵管重建手术和其他微创手术技术仍应作为培训课程的一部分。
- 实习生应该接触到一门涵盖生殖内分泌学和不孕症全方位和有深度的课程，包括对基因检测技术的新认识。

三、一问一答

问题 1：如果由实习生操作手术，我的获卵数会更少吗？

回答 1：研究表明，经过短期培训后，实习生和主治医师收集的获卵数没有差异，我们确保所有实习生在进行手术前都要接受培训。

问题 2：如果实习生进行胚胎移植，我成功妊娠的概率会降低吗？

回答 2：大量研究表明，受过良好培训的实习生和主治医生之间的妊娠率没有差别。许多培训计划利用 IUI 和模拟期培训等方式，让实习生尽快达到熟练程度。我们确保所有实习生在进行胚胎移植之前都受到监督并获得必要的经验。

参考文献

[1] Gambone JC, Segars JH, Cedars M, Schlaff WD. Fellowship training and board certification in reproductive endocrinology and infertility. *Fertil Steril.* 2015;104(1):3–7.

[2] Goldman KN, Moon KS, Yauger BJ, Payson MD, Segars JH, Stegmann BJ. Proficiency in oocyte retrieval: how many procedures are necessary for training? *Fertil Steril.* 2011;95(7):2279–82.

[3] Cai Q, Wan F, Appleby D, Hu L, Zhang H. Quality of embryos transferred and progesterone levels are the most important predictors of live birth after fresh embryo transfer: a retrospective cohort study. *J Assist Reprod Genet.* 2014;31(2):185–94.

[4] Cai QF, Wan F, Huang R, Zhang HW. Factors predicting the cumulative outcome of IVF/ ICSI treatment: a multivariable analysis of 2450. patients. *Hum Reprod.* 2011;26(9):2532–40.

[5] Papageorgiou TC, Hearns-Stokes RM, Leondires MP, Miller BT, Chakraborty P, Cruess D, et al. Training of providers in embryo transfer: what is the minimum number of transfers required for proficiency? *Hum Reprod.* 2001;16(7):1415–9.

[6] Wittenberger MD, Catherino WH, Armstrong AY. Role of embryo transfer in fellowship training. *Fertil Steril.* 2007;88(4):1014–5.

[7] Alvero R, Hearns-Stokes RM, Catherino WH, Leondires MP, Segars JH. The presence of blood in the transfer catheter negatively influences outcome at embryo transfer. *Hum Reprod.* 2003;18(9):1848–52.

[8] Singh N, Gupta P, Mittal S, Malhotra N. Correlation of technical difficulty during embryo transfer with rate of clinical pregnancy. *J Hum Reprod Sci.* 2012;5(3):258–61.

[9] Tomas C, Tikkinen K, Tuomivaara L, Tapanainen JS, Martikainen H. The degree of difficulty of embryo transfer is an independent factor for predicting pregnancy. *Hum Reprod.* 2002;17(10):2632–5.

[10] Yao Z, Vansteelandt S, Van der Elst J, Coetsier T, Dhont M, De Sutter P. The efficacy of the embryo transfer catheter in IVF and ICSI is operator-dependent: a randomized clinical trial. *Hum Reprod.* 2009;24(4):880–7.

[11] Desparoir A, Capelle M, Banet J, Noizet A, Gamerre M, Courbiere B. Does the experience of the provider affect pregnancy rates after embryo transfer? *J Reprod Med.* 2011;56(9-10):437–43.

[12] Hearns-Stokes RM, Miller BT, Scott L, Creuss D, Chakraborty PK, Segars JH. Pregnancy rates after embryo transfer depend on the provider at embryo transfer. *Fertil Steril.* 2000;74(1):80–6.

[13] Karande VC, Morris R, Chapman C, Rinehart J, Gleicher N. Impact of the "physician factor" on pregnancy rates in a large assisted reproductive technology program: do too many cooks spoil the broth? *Fertil Steril.* 1999;71(6):1001–9.

[14] Uyar A, Bener A, Ciray HN, Bahceci M. Physician experience in performing embryo transfers may affect outcome. *Fertil Steril.* 2011;95(5):1860–2.

[15] Brezina PR, Yates MM, Wallach EE, Garcia JE, Kolp LA, Zacur HA. Fellowship training in embryo transfer: The Johns Hopkins experience. *Fertil Steril.* 2012;98(3):S284.

[16] Behbehani S, Hasson J, Polesello S, Son WY, Tulandi T, Buckett W. Do trained reproductive endocrinologists perform better than their trainees? Comparing clinical pregnancy rates and live birth rates after transfer of single fresh blastocysts. *J Assist Reprod Genet.* 2018;35(5):885–90.

[17] Eaton JL, Zhang X, Barnes RB. Embryo transfer by reproductive endocrinology fellows vs attending physicians: are live birth rates comparable? *Am J Obstet Gynecol.* 2014;211(5):494.e1–5.

[18] Mittal M, Supramaniam PR, Lim LN, Hamoda H, Savvas M, Narvekar N. Is the clinician an independent variable in embryo transfer outcomes under standardized direct and indirect supervision? A 5-year observational cohort study. *GMS Journal for Medical Education.* 2019;36(1):Doc7.

[19] Shah DK, Missmer SA, Correia KF, Racowsky C, Ginsburg E. Efficacy of intrauterine inseminations as a training modality for performing embryo transfer in reproductive endocrinology and infertility fellowship programs. *Fertil Steril.* 2013;100(2):386–91.

[20] Deering S, Auguste T, Lockrow E. Obstetric simulation for medical student, resident, and fellow education. *Semin Perinatol.* 2013;37(3):143–5.

[21] Deering SH, Hodor JG, Wylen M, Poggi S, Nielsen PE, Satin AJ. Additional training with an obstetric simulator improves medical student comfort with basic procedures. *Simul Healthc.* 2006;1(1):32–4.

[22] Franc JM, Nichols D, Dong SL. Increasing emergency medicine residents' confidence in disaster management: use of an emergency department simulator and an expedited

curriculum. *Prehosp Disaster Med.* 2012;27(1):31–5.

[23] Moldovanu R, Tarcoveanu E, Dimofte G, Lupascu C, Bradea C. Preoperative warm-up using a virtual reality simulator. *JSLS.* 2011;15(4):533–8.

[24] Rackow BW, Solnik MJ, Tu FF, Senapati S, Pozolo KE, Du H. Deliberate practice improves obstetrics and gynecology residents' hysteroscopy skills. *J Grad Med Educ.* 2012;4(3):329–34.

[25] Heitmann RJ, Hill MJ, Csokmay JM, Pilgrim J, DeCherney AH, Deering S. Embryo transfer simulation improves pregnancy rates and decreases time to proficiency in reproductive endocrinology and infertility fellow embryo transfers. *Fertil Steril.* 2017;107(5):1166–72.e1.

[26] Feinberg EC, Levens ED, DeCherney AH. Infertility surgery is dead: only the obituary remains? *Fertil Steril.* 2008;89(1):232–6.

[27] ACOG Committee Opinion No. 774 Summary: opportunistic salpingectomy as a strategy for epithelial ovarian cancer prevention. *Obstet Gynecol.* 2019;133(4):842–3.

[28] Walker JL, Powell CB, Chen LM, Carter J, Bae Jump VL, Parker LP, et al. Society of Gynecologic Oncology recommendations for the prevention of ovarian cancer. *Cancer.* 2015;121(13):2108–20.

[29] Kim AJ, Barberio A, Berens P, Chen HY, Gants S, Swilinski L, et al. The trend, feasibility, and safety of salpingectomy as a form of permanent sterilization. *J Minim Invasive Gynecol.* 2019;26(7):1363–8.

[30] Barbieri RL. A renaissance in reproductive endocrinology and infertility. *Fertil Steril.* 2005;84(3):576–7; discussion 83.

[31] Paulson RJ. Academic practice plans have been detrimental to the practice of assisted reproductive technology. *Fertil Steril.* 2005;84(3):578–9; discussion 83.

[32] Reindollar RH. Assisted reproductive technology has been detrimental to academic reproductive endocrinology and infertility: depth of the problem and possible solutions. *Fertil Steril.* 2005;84(3):580–2; discussion 3.

[33] Sauer MV. Surviving the shifting focus from basic research to clinical activities in reproductive endocrinology and infertility. *Fertil Steril.* 2005;84(3):573–5; discussion 83.

[34] Soules MR. Assisted reproductive technology has been detrimental to academic reproductive endocrinology and infertility. *Fertil Steril.* 2005;84(3):570–2.

[35] Omurtag K, Lebovic DI. Reproductive endocrinology and infertility fellowships: is the "reproductive endocrinology" portion obsolete? *Curr Opin Obstet Gynecol.* 2015;27(4):271–5.

[36] Blastocyst culture and transfer in clinicalassisted reproduction: a committee opinion. *Fertil Steril.* 2013;99(3):667–72.

[37] Scott KL, Hong KH, Scott RT, Jr. Selecting the optimal time to perform biopsy for preimplantation genetic testing. *Fertil Steril.* 2013;100(3):608–14.

[38] Bisignano A, Wells D, Harton G, Munne S. PGD and aneuploidy screening for 24 chromosomes: advantages and disadvantages of competing platforms. *Reprod Biomed Online.* 2011;23(6):677–85.

[39] Capalbo A, Treff NR, Cimadomo D, Tao X, Upham K, Ubaldi FM, et al. Comparison of array comparative genomic hybridization and quantitative real-time PCR-based aneuploidy screening of blastocyst biopsies. *EJHG.* 2015;23(7):901–6.

[40] Fiorentino F, Biricik A, Bono S, Spizzichino L, Cotroneo E, Cottone G, et al. Development and validation of a next-generation sequencing-based protocol for 24-chromosome aneuploidy screening of embryos. *Fertil Steril.* 2014;101(5):1375–82.

第 111 章　与时俱进的 ART 实践

Keeping up to date in ART practice

Bassel H. Al-Wattar　Khalid S. Khan　著

李军秀　赵君利　译　　石玉华　校

> 病例 1：一对夫妻，均为 29 岁，因不明原因的原发性不孕症 6 年，进行 IVF 助孕前咨询。他们说，他们在互联网上了解到，进行 PGT 可以确保移植正常染色体的胚胎，并显著增加他们成功妊娠的概率。他们询问您不向他们提供 PGT 的原因。
>
> 病例 2：一位低年资同事说，附近的一个机构最近对所有 IVF/ICSI 患者实施了冷冻胚胎政策，因为他们认为这大大改善了 IVF/ICSI 结局。他询问您不把这一政策引入您的机构的原因。

一、背景

生殖医学学科一直在以高产的步伐发展，每天都有许多新的科学发现发表。现在，许多希望妊娠的夫妻更容易接受 ART 治疗，每年的治疗周期越来越多[1]。当然，跟上与该学科相关的最新发展和信息（研究文章、立场声明、监管协议、临床指南等）对从事治疗不孕症夫妻的卫生专业人员来说是一个严峻的挑战[2]。一般来说，医学文献的增长速度超过了我们获取和消化新知识的能力。据估计，1980 年翻番时间为 7 年，2010 年为 3.5 年，到 2020 年只有 73 天[3]。每天传播新信息的媒体渠道（互联网论坛、Twitter 简讯、电子时事通讯等）越来越多，进一步淡化了我们对关键内容的关注，使关注最新信息的任务变得更加耗时。作为回应，ART 治疗专家应致力于制订一个定制策略，通过采用终身自我发展的道路，定期识别新的相关内容，并参与同行学习，从而保持与时俱进[4]。

在本章中，我们概述了此类策略，并强调了获得相关新证据的共同有效平台，为 ART 专家的日常实践提供信息。

二、管理策略

（一）挑战定义和学习策略

人们意识到在获得培训证书和退出培训后不久，医学知识逐渐消失[5]。因此，与时俱进的挑战是多方面的，特别是像生殖医学这样快速变化的高科技专业[6]。ART 专家需要与他们现有的医学知识保持同步，同时吸收大量新产生的信息。这两个要素对于循证生殖医学的实践都至关重要，这依赖于个人临床专业知识和最佳可用外部证据的结合，单凭这两个要素是不够的[7]。虽然传统上医生不太可能采用较新的技术而倾向于采用较旧的方法[8]，但现代 ART 专家必须是终身自学的学习者，他们总是寻求采用新知识来面对日常临床问题。在多学科团队中实践生殖医学，培养同行学习文化，并定期讨论不常见的临床表现，也有助于从业者保持与时俱进[9]。

然而，ART 专家不可能每天对所有已发表的文献进行全面的阅览和评论。每天超过 75 项试验和 11 项系统综述发表于综合医学文献[10]。在 MEDLINE 数据库中搜索"in vitro fertilization"一词，我们会发现过去 10 年的点击量为 17 249 次，出版物每年增加约 1500 份。因此，即使我们只关注与生殖医学和 ART 相关的文献，这些数字在实践中仍然是无法实现的。ART 专家需要有策略和选择性地确定需要的相关文献以保持掌握最新知识。

传统上，卫生专业人员依靠同行评审的医学期刊来识别高质量的相关证据。还有一些新方法，例如电子通讯（这是信息丰富的同行评审的在线决策支持资源）可以进一步促进这项任务。定期参加主办机构的期刊社和专家会议也有助于保持和更新一个人的医学知识[11]。

面对这种快速发展的医学知识，能够批判性筛查、选择和评估新证据，以及评估其对患者治疗的影响是至关重要的。因此，培养和保持关键的评估技能对于掌握最新证据至关重要[12]。幸运的是，ART 从业者拥有各种资源来发展和提高他们的批判性评估技能，除了传统的研讨会和课程，还包括免费在线教程、电子学习资源、评估工具和检查表。评估证据的质量也与临床指南相关，大多数监管机构采用明确的分级标准，就每项循证建议的强度和可信度向从业者提供参考。

认识到与时俱进的挑战的性质，以及掌握解决这一挑战所需的相关技能，将有助于保持 ART 实践领域的医学发展，为寻求生育治疗的夫妻提供高质量的治疗。

（二）跟上最新的平台和资源（表 112–1）

1. 印刷媒体和在线期刊

几个世纪以来，医学教科书一直是医学教育的基石。事实上，有几本教科书仍然是 ART 和生殖医学领域的里程碑，是基础知识的综合来源[13-15]。然而，面对医学知识的迅速扩散，定期更新教科书并使其保持最新的任务变得不现实[16]。因此，补充教科书的使用，定期更新主要医学期刊和在线资源，对于保持最新知识至关重要。这可以通过确定相关医学期刊的列表来实现，包括普通医学期刊和专科医学期刊，并注册其每月电子时事通讯以接收新发表的文章和摘要。现在，一些期刊还提供了新证据的摘要及专家的批判性评估，这有助于识别相关证据。

2. 系统回顾和总结指南

生殖医学学科开创了循证医学实践的先河，通过系统回顾、综合简明和可重复回顾的证据，建立了其 Cochrane 团体（表 112–1）。系统评价提供了关于定义明确的临床问题的方便而全面的证据总结，同时指出潜在的偏倚来源，这使得它们非常有效，并与临床实践直接相关[17]。除了上述 Cochrane 团体和 Cochrane 在线数据库（CENTRAL）之外，现在有几家期刊专门发表生殖医学的系统评论，提供高质量的最新综合证据。

系统回顾和评估文献的过程现在也适用于监管机构和专业机构制订的临床指南[2, 18]。大量临床

表 112-1　拥有最新知识的平台和资源

电子搜索数据库	线上杂志社
PUBMED（ncbi.nlm.nih.gov/）	Cochrane journal club（cochranelibrary.com/cdsr/journal-club）
EBSCO（ebsco.com/）	ACP journal club（acpjournals.org/loi/ajc）
EMBASE（embase.com/）	Fertility and sterility journal club global（fertstertdialog.com/channels/1463–journal-club-global）
TRIP database（tripdatabase.com/）	ESHRE journal club（eshre.eu/Publications/Journals/JC）
CENTRAL（cochranelibrary.com/central/about-central）	
辅助决策工具	**播　客**
Cochrane（cochranelibrary.com/about/pico-search）	New England Journal of Medicine（nejm.org/multimedia/audio-summary）
Uptodate（uptodate.com/）	The BMJ（feeds.bmj.com/bmj/podcasts）
BMJ best practice（bestpractice.bmj.com/）	The Lancet（thelancet.com/audio）
	Peerview（peerview.com/podcasts）
	BJOG Podcast（podcasts.apple.com/gb/podcast/science-versus-art-in-obstetrics-and-gynaecology/id1102467891?i=1000448672700）
电子学习平台	**临床指南摘要**
ASRM Air Learning（store.asrm.org/Learn/FindACourse.aspx）	Guideline Central（guidelinecentral.com/summaries/）
STRATOG（elearning.rcog.org.uk/）	MIMS（mims.co.uk/guidelines）
The Virtual University of Reproductive Medicine（ivfphysicianed.com/pages/about）	
学术期刊	**关键的评估工具**
Human Reproduction Update（academic.oup.com/humupd）	CASP UK（casp-uk.net/casp-tools-checklists/）
Human Reproduction（academic.oup.com/humrep）	Centre for Evidence-Based Medicine checklists（cebm.net/2014/06/critical-appraisal/）
Fertility and Sterility（fertstert.org）	Equator-network（equator-network.org/reporting-guidelines/）
Reproduction（rep.bioscientifica.com/）	
Reproductive BioMedicine Online（rbmojournal.com/）	
Journal of Assisted Reproduction and Genetics（springer.com/journal/10815）	
Reproductive Biology and Endocrinology（rbej.biomedcentral.com/）	
European Journal of Obstetrics & Gynecology and Reproductive Biology（journals.elsevier.com/european-journal-of-obstetrics-and-gynecology-and-reproductive-biology/）	

指南现在定期编制、更新和维护，供所有从业者免费使用，以指导和管理 ART 工作。因此，从业者应熟悉当地实践的相关指南及当地卫生监管机构采用的指南[19]。

3. 图书馆和杂志社

由于互联网的迅速发展和医学文献的电子存档，医学图书馆的形式和作用在过去几年发生了根本性的变化[20]。如今，大多数医学图书馆均提供资源电子目录，以供查阅电子教科书及期刊文献。医学图书馆工作人员也更多地参与循证医学实践，为杂志社做贡献，并为日常实践中出现的临床问题提供简明的文献摘要[11, 21, 22]。将图书馆服务整合到 ART 实践中，并与机构图书馆工作人员建立联系，可以帮助团队成员回答关键问题，简化知识获取和维护工作。

由于电信技术的进步，杂志社活动的形式也随着时间的推移而演变[23, 24]。小组讨论不再局限于现场出席，许多机构现在通过虚拟会议软件和在线研讨会运行杂志社，从而实现灵活的出席。各种在线平台和医学期刊定期提供期刊社和小组讨论，以推广新证据[25, 26]。因此，定期参加此类期刊社将使 ART 从业者保持更新，并应对日常实践中产生的新的临床挑战。

4. 网络、会议和电子学习

采用终身学习方法是保持专业知识的关键，向同行学习仍然是宝贵的知识来源。大多数从事 ART 实践的专家都与监管机构或专业团体有联系，这些机构或团体促进其成员之间的交流、协作和同行学习。众所周知，参加专业年会、专业课程和网络活动对于其提高教育效果来说是非常困难的，但是对于一个好学者来说，他们可以促进新知识的吸收，并帮助 ART 从业者与该领域的热门话题和相关知识更新保持同步。事实上，大多数监管机构现在要求通过参加此类专业活动获得一定数量的学分，以支持成员的持续发展，维护他们的专业标准。此外，现在还提供了多个电子学习平台，帮助 ART 从业者提供灵活可靠的学习体验[27]。这些服务包括提供结构化多媒体学习教程、播客、教育视频和基于移动应用程序的简短交流。因此，ART 专家可以根据自己选择的学习平台调整其专业的持续发展战略，以促进围绕繁忙临床实践的学习。

展望不久的将来，人工智能（artificial intelligence，AI）在医学中的作用正逐渐增强[28]。一些学科开始采用增强版 AI 技术和软件进行信息检索，以帮助提供循证医疗[29]。ART 实践作为一门进步的高科技学科，很可能在不久的将来见证 AI 应用的重大飞跃。AI 不仅有助于为不孕夫妻提供治疗[30, 31]，还有助于综合新的证据、指南，并作为持续专业发展的学习辅助[32]。因此，在 ART 领域采用新技术和新方法时保持开放的观点，对于跟上这一快速变化的学科的发展至关重要。

三、预防

保持与时俱进的目的是防止在临床实践中依赖过时的知识和经验的证据。能够批判性地评估新知识和最新证据也至关重要，因为并非所有已发表的研究都是可靠的或适用的。不幸的是，有缺陷的文稿被发表[33]，正如 Sir Iain Chalmers 教授（英国 Cochrane 中心创始人）所指出的那样，大量垃圾文献被发表在医学期刊上[34]。也许依赖现有不可靠证据的危险性与依赖于过时证据的危险性一样大。有些同事和患者（病例）可能会被许多出版物中诱人的承诺所迷惑，而脚踏实地的 ART 从业者有责任在应用证据之前找到证据并进行批判性评估。

要点

挑战

- 与时俱进的 ART 实践。

背景

- 生殖医学学科日新月异，每天产生大量新信息。

- 保持与时俱进对 ART 专家来说是一个严峻的挑战，他们需要保持现有的医学知识并吸收新的见闻。

- 通过采用终身自我发展的方法，定期确定新的相关内容，并参与同行学习，制订定制战略以跟上时代的发展，这是至关重要的。

管理策略

- 传统上，教科书和医学期刊是知识的主要来源。

- 最近，一些新的渠道可以加速掌握新证据，包括电子通讯、信息丰富的同行评审在线决策支持资源、虚拟杂志社和专门的网络活动。

- 培养和保持关键的评估技能对于为循证生殖医学实践提供建议来筛选和审查相关的高质量证据至关重要。

- 一些资源可以帮助 ART 专家获得技能，如免费在线教程、电子学习资源、专门的研讨会和在线评估工具和清单。

预防

- 保持与时俱进目的是防止在临床实践中依赖过时的知识和经验证据。

- 批判性地评估新知识和最新证据也至关重要，因为并非所有已发表的研究都是可靠或适用的。

四、一问一答

问题 1：为什么您不为我们的 IVF 周期提供 PGT-A？我们已经了解到，它大大提高了我们生孩子的机会，因为我们只移植染色体正常的胚胎。

回答 1：从理论上讲，PGT-A 确实可以提高 IVF 的妊娠率。但是，因为我们目前正在解决您和胚胎的健康问题，我们不仅仅依赖于理论或小型研究，而是依赖于大型的、恰当的研究或大量研究结果的收集。事实上，医学上有很多例子表明理论或小型研究表明有益，但大型研究表明没有好处，甚至有害处。PGT-A 的使用就是一个很好的例子。当它第 1 次问世时，我们都很兴奋，这可能是有关 IVF 发生的最好的事情，但事实上，大型研究（见第 75 章）表明，在与您类似的情况下，它并不能改善 IVF 结局，而且它实际上可能使情况变得更糟。

问题 **2**：为什么您计划在我们的周期中进行新鲜胚胎移植？我们了解到最好是全胚冷冻，然后等待身体中的刺激药物的作用恢复后移植胚胎。我们还了解到许多其他 IVF 中心也在这样做。为什么您的中心不使用最新的技术？

回答 **2**：这是一个很好的问题，事实上，这显示了我们是如何与时俱进的。许多研究都发表了，我们也确实跟上了我们领域的新研究。但我们也会对它进行批判性评估，看看它是否会对您有益，因为每对夫妻都是不同的，而且在治疗方面，没有一种方法是万能的。研究表明，全胚冷冻的政策在多囊卵巢综合征的女性身上取得了更好的效果，而您并没有多囊卵巢综合征。事实上，对与您相似的、有规律月经的女性进行的研究表明，全胚冷冻并没有任何益处，这就是我们计划对您进行新鲜胚胎移植的原因。

参考文献

[1] Kamphuis EI, Bhattacharya S, Van Der Veen F, Mol BWJ, Templeton A. Are we overusing IVF? *BMJ.* 2014;348:g252.

[2] Khan KS, Kunz R, Kleijnen J, Antes G. Five steps to conducting a systematic review. *J R Soc Med.* 2003;96(3):118–21.

[3] Densen P. Challenges and opportunities facing medical education. *Trans Am Clin Climatol Assoc.* 2011;122:48–58.

[4] Chase KL, DiGiacomo RF, Van Hoosier GL. Biomedical journals: keeping up and reading critically. *J Am Assoc Lab Anim Sci.* 2006;45(5):8–15.

[5] Haynes RB, McKibbon KANN, Fitzgerald D, Guyatt GH, Walker CJ, Sackett Dl. How to keep up with the medical literature: I. Why try to keep up and how to get started. *Ann Intern Med.* 1986;105(1):149–53.

[6] Khan KS. The architecture of evidence-based gynaecology. *Best Pract Res Clin Obstet Gynaecol.* 2006;20(5):639–46. Available from: http://www.sciencedirect.com/science/article/pii/S1521693406000538

[7] Johnson MH. The early history of evidencebased reproductive medicine. *Reprod Biomed Online.* 2013;26(3):201–9.

[8] Laupacis A. Department of Clinical Epidemiology and Biostatistics, McMaster University and Department of Medicine, University of Ottawa (Ontario); Valerie Lawrence, MD, Department of Medicine, University of Texas Health Science Center at San Antonio and Audie L. Murphy Meml Veterans Hosp San Antonio, Tex.

[9] Frankford DM, Patterson MA, Konrad TR. Transforming practice organizations to foster lifelong learning and commitment to medical professionalism. *Acad Med.* 2000;75(7):708–17.

[10] Bastian H, Glasziou P, Chalmers I. Seventyfive trials and eleven systematic reviews a day: how will we ever keep up? *PLoS Med.* 2010;7(9):e1000326.

[11] Afifi Y, Davis J, Khan K, Publicover M, Gee H. The journal club: a modern model for better service and training. *Obstet Gynaecol.* 2006;8(3):186–9.

[12] Coomarasamy A, Taylor R, Khan K. A systematic review of postgraduate teaching in evidence-based medicine and critical appraisal. *Med Teach.* 2003;25(1):77–81.

[13] Gardner DK, Rizk BRMB, Falcone T. *Human assisted reproductive technology: future trends in laboratory and clinical practice.* Cambridge University Press; 2011.

[14] Rizk B, Garcia-Velasco JA, Sallam HN, Makrigiannakis A. *Infertility and assisted reproduction.* Cambridge University Press; 2008.

[15] Gardner DK, Weissman A, Howles CM, Shoham Z. *Textbook of assisted reproductive techniques fourth edition: volume 2: Clinical perspectives.* Vol. 2. CRC Press; 2012.

[16] Jeffery R, Navarro T, Lokker C, Haynes RB, Wilczynski NL, Farjou G. How current are leading evidence-based medical textbooks? An analytic survey of four online textbooks. *J Med Internet Res.* 2012;14(6):e175.

[17] Cook DJ, Mulrow CD, Haynes RB. Systematic reviews: synthesis of best evidence for clinical decisions. *Ann Intern Med.* 1997;126(5):376–80.

[18] Brouwers MC, Kho ME, Browman GP, Burgers JS, Cluzeau F, Feder G, et al. AGREE II: advancing guideline development, reporting and evaluation in health care. *Cmaj.* 2010;182(18):E839–42.

[19] Coomarasamy A, Latthe P, Papaioannou S, Publicover M, Gee H, Khan KS. Critical appraisal in clinical practice: sometimes irrelevant, occasionally invalid. *J R Soc Med.* 2001;94(11):573–7.

[20] Coomarasamy A, Gee H, Publicover M, Khan KS. Medical journals and effective dissemination of health research. *Heal Inf Libr J.* 2001;18(4):183–91.

[21] Deshpande N, Publicover M, Gee H, Khan KS. Incorporating the views of obstetric clinicians in implementing evidencesupported labour and delivery suite ward rounds: a case study. *Heal Inf Libr J.* 2003;20(2):86–94.

[22] Leung EYL, Malick SM, Khan KS, Collaboration E-C. On-the-

job evidencebased medicine training for clinicianscientists of the next generation. *Clin Biochem Rev.* 2013;34(2):93–103.

[23] Khan KS, Bachmann LM, Steurer J. The medical journal club-a tool for knowledge refinement and transfer in healthcare. In: *Knowledge Media in Healthcare: Opportunities and Challenges.* IGI Global; 2002. p. 176–86.

[24] Khan KS, Dwarakanath LS, Pakkal M, Brace V, Awonuga A. Postgraduate journal club as a means of promoting evidence-based obstetrics and gynaecology. *J Obstet Gynaecol J Inst Obstet Gynaecol.* 1999;19(3):231–4.

[25] Leung EYL, Siassakos D, Khan KS. Journal Club via social media: authors take note of the impact of# Blue JC. *BJOG.* 2015;122(8): 1042–4.

[26] Leung EYL, Tirlapur SA, Siassakos D, Khan KS. # Blue JC: BJOG and Katherine Twining Network collaborate to facilitate postpublication peer review and enhance research literacy via a Twitter journal club. *BJOG.* 2013;120(6):657–60.

[27] Davis J, Chryssafidou E, Zamora J, Davies D, Khan K, Coomarasamy A. Computer-based teaching is as good as face to face lecturebased teaching of evidence based medicine: a randomised controlled trial. *BMC Med Educ.* 2007;7(1):23.

[28] Miller DD, Brown EW. Artificial intelligence in medical practice: the question to the answer? *Am J Med.* 2018;131(2):129–33.

[29] Ramesh AN, Kambhampati C, Monson JRT, Drew PJ. Artificial intelligence in medicine. *Ann R Coll Surg Engl.* 2004;86(5):334–8.

[30] Kazantsev A, Ponomareva J, Kazantsev P, Digilov R, Huang P. Development of e-health network for in-home pregnancy surveillance based on artificial intelligence. In: *Proceedings of 2012 IEEE-EMBS International Conference on Biomedical and Health Informatics.* IEEE; 2012. p. 82–4.

[31] Siristatidis CS, Chrelias C, Pouliakis A, Katsimanis E, Kassanos D. Artificial neural networks in gynaecological diseases: Current and potential future applications. *Med Sci Monit.* 2010;16(10):RA231–6.

[32] Masters K. Artificial intelligence in medical education. *Med Teach.* 2019(9);1–5.

[33] Grimes DA. Epidemiologic research with administrative databases: red herrings, false alarms and pseudo-epidemics. *Hum Reprod.* 2015;30(8):1749–52.

[34] Chalmers I. Raising the standards of clinical trials and research. *Bull World Health Organ.* 2007;85(9):658–9.

第 112 章　卫星和转运 ART 治疗

Satellite and transport ART treatment

M. F. González Echeverría　J. A. Blaquier　著

洪　梅　袁莹莹　译　　赵君利　石玉华　校

病例：一个距离城市 60km 外的中等规模（150 例 / 年）试管婴儿中心联系了该区域的 ART 中心。由于它没有设备和人员的培训不能实施 ICSI，这个偏远的小中心失去了严重的男性因素的不育病例。在签署一些基本协议后，转运 ICSI 服务开始启动。在这个偏远的中心进行采卵，分离出的卵丘卵母细胞复合体连同洗涤过的精液样本一起运送到该区域 ART 中心。在那里，进行了 ICSI，3～5 天后，胚胎被送回这个小中心并进行移植或冷冻。

这种转运服务持续了大约 1 年，期间这个偏远的小中心购买了必要的设备，并进行了实施 ICSI 的培训。

在这一年中，进行了 43 次取卵，平均每周期获卵数为 10 个。通过 ICSI 获得了 252 个胚胎，受精率为 80.5%，妊娠率为 44%。由于大量患者来自该国偏远地区，无法进行随访，因此没有提供最终妊娠结局。

一、背景

ART 已成为多种疾病的首选治疗方法，包括不孕症、预防遗传疾病和第三方生育。ART 实验室的建立和成功运行需要合适的设施、设备、专业知识、持续维护保养及质控程序[1]。然而，还需要用最低成本去保证员工的技能和专业知识，并且证明建立和运行这个实验室成本是合理的。如果无法做到这一点，需要进行辅助生育的患者通常会去其他地方接受治疗。这可能花费高、不方便，而且社会影响也不好。另一种方法是在患者所在地进行尽可能多的治疗，同时在设施完善的中心进行其余治疗。这将有助于降低治疗的总成本（从而使其可以用于更多的人群），并通过在设备良好且运行正常的实验室中进行胚胎学方面的操作来提高其效率。

Plachot 等[2]、Feichtinger 和 Kemeter[3] 于 1984 年首次报道了转运 ART 治疗，即在可控制的条件下将卵母细胞从周边的小诊所运送到中心实验室。这种方法的优点在于可以使医生共同使用一个中心的设施，允许患者在自己选择的医疗机构接受治疗，并降低了成本，因为许多诊所能够共享一个中心实验室[2, 3]。

二、管理策略

（一）卫星 ART 治疗

在卫星治疗中，患者需要在当地做好咨询、控制性卵巢刺激和监测的准备，然后转到远程中心进行取卵、IVF/ICSI、胚胎移植及冷冻保存。由当地医生进行大部分治疗可以避免不必要的费用（旅行、住宿和失业），在熟悉的环境中接受治疗可能会减少相关的压力。

（二）转运 ART 治疗

另外，转运治疗包括在当地获取卵母细胞，然后将卵母细胞转运（因此得名）到中心实验室进行 IVF/ICSI 和胚胎移植。或者胚胎可以返回到当地进行移植（正如病例所示）。

当患者需要的治疗当地 ART 中心不能提供时，就需要进行转运治疗。在开始基础的 IVF 治疗后，衍生出许多新的技术（如 ICSI、胚胎活检、PGT、玻璃化冷冻），并非所有实验室都有合适的人员或设备来实施这些技术，甚至有的实验室没有足够数量的病例。因此，随着 ART 的不断发展，无论是配子、胚胎还是卵裂球，几乎所有这些在某个时候都可能需要转运治疗。

（三）结果

卫星治疗方案通常是可以被接受的，因为除了远程实施 COS 外，其余程序遵循传统方法（卵母细胞获取、IVF/ICSI 和胚胎移植）都在一个地点进行。然而，当转运被添加到方案中时，由于担心可能对卵母细胞和胚胎质量产生有害影响，人们的看法是不同的。

令人欣慰的是，已有许多关于卵母细胞转运安全性的报道，报道得出常规及转运 IVF 有相似的治疗结局[4-8]。例如，2004 年荷兰的一项全国前瞻性研究报道了 13 个常规 IVF 中心和 23 个转运 IVF 诊所，进行 IVF/ICSI 后获得相似妊娠率[7]。此外，2018 年阿根廷的一份文献报道了 25 年的转运 IVF 治疗经验，并将结果与当地传统 IVF 进行了比较[8]。所有数据均由拉丁美洲亚洲生殖登记处（Registro Latinoamericano de Reproducción Asistida，RLA）提供，以确保样本的同质性和比较有效性。结果表明，在相当长的一段时间内，大量的病例（5091 例转运病例 vs.79 062 例常规周期）提示，转运和常规 IVF 的妊娠率没有显著差异，这同样适用于新鲜和冷冻胚胎移植，以及不同年龄组的患者[8]。

Levron 等[9]报道了国际转运人类胚胎后妊娠及分娩的比率与非转运病例组相似。

（四）要求

1. 转运前卵母细胞的获取

这是以标准方式实施的。然而，在极少数情况下，回收卵母细胞的设备未配备识别和分离卵丘 – 卵母细胞复合体（cumulus-oocyte complexes，COC）所需的仪器，在抽吸的卵泡液中加入 1ml 含有 2mg 肝素的转运介质（SIGMA-ALDRICH H3149），以防凝固，然后进行转运[8, 10]。

2. 转运

转运成功的关键因素是对运输条件严格的质量控制。由于 pH 可由 HEPES 缓冲介质控制，我们主要关注的是长时间的温度稳定性。我们使用 37℃ 的便携式恒温培养箱 G95 K- 系统（Kivex Biotec A/S，Klintehøj Vænge，Birkerød，Denmark）进行转运。在每一个病例中，都记录了从取卵到授精或精子注射所需的时间。

我们的转运培养箱均配有 315C 型 PTC 认证接触式温度计（PTC Instruments，Los Angeles，California，USA），并记录初始温度和到达温度。每个转运培养箱每年接受 1 次 24h 温度控制循环，使用 220V 插座 20h，电池 4h。图 114-1 阐明了一次此类试验的结果。

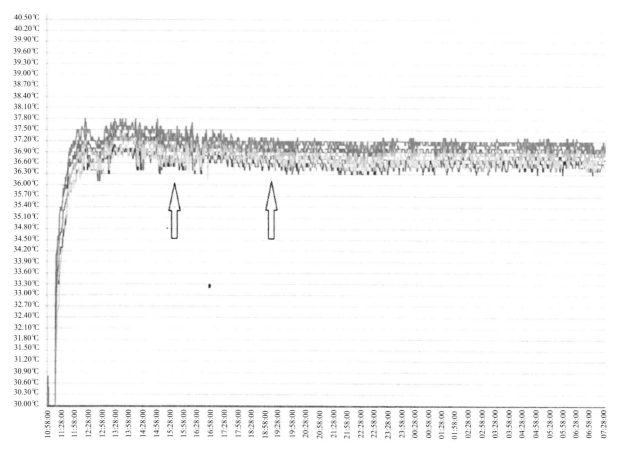

▲ 图 114-1　便携式培养箱 24h 温度控制试验

培养箱连接到 220V 电源插座，但在 4h 内（箭之间的区域）培养箱使用电池运行（经 JBRA Assisted Reproduction 许可转载，改编自参考文献 [8]）

3. 精液样本

通常情况，男方在患者获取卵母细胞时提供精液样本。这样精液与卵母细胞一起放在便携式培养箱中，然后运送到实验室。合作伙伴负责将培养箱运输至中心，但效率不高，并且主要是出于后勤原因（如在同一地点有多个连续的可转运的情况）。在这些情况下，最好精液标本也在该中心获取。

4. 转运距离和时间

在已发表的文献中，转运距离和时间各不相同，在一些报道中通过长距离 [9, 11, 12] 和长时间（8.5h）空运卵母细胞及胚胎，扩大了这项技术的应用范围。

5. 培训和统筹

卫星 / 转运治疗成功的一个关键因素是对转诊医生的培训。应该有政策要求对新职工进行适当的培训，否则治疗结果将因患者选择不当及 COS 方案不当而受影响。强烈建议使用统一的 COS 协议。通过定期沟通和反馈来继续支持转诊医生，将提高顺利运行的服务概率。此外，强烈建议对配子和胚胎处理及装运的每一步都制订严格的书面方案，以实现可重复性。

要点

挑战

- 卫星和转运 ART 治疗。

背景

- ART 实验室的建立和运行成本很高，在某些情况下，尤其是在病例很少时，可能无法获得必要的成本或所需的专业知识。
- 患者可能需要前往可以治疗的地方，但这既昂贵又不方便，而且会对社会造成一定影响。
- 患者的另一种选择是在所在地尽可能多地进行 ART 治疗，而在设备完善的中心进行剩余的治疗，这是一种部分远程治疗。

管理策略

- 在卫星 ART 治疗中，患者在当地进行咨询、控制性卵巢刺激和监测，然后到该区域的治疗中心进行取卵、IVF/ICSI、胚胎移植和冷冻保存。
- 由当地医生进行大部分治疗可以减免不必要的费用，在熟悉友好的环境中进行治疗可能会减少相关的压力。
- 在转运 ART 治疗中，取卵在当地进行，卵母细胞和精子被运送到中心实验室进行 IVF/ICSI 和胚胎移植。或者，胚胎可以返回到当地进行移植。在当地 ART 中心不能提供患者需要的治疗时，就需要这种转运治疗。
- 随着 ART 新技术的不断发展，几乎所有的小中心都需要某种形式的转运治疗，无论是对配子、胚胎还是卵裂球。
- 成功的关键因素包括对转诊医生进行良好的培训，遵守明确的协议，严格控制转运质量。

三、一问一答

问题 1：卵细胞和胚胎的转运会降低妊娠的机会吗？

回答 1：不会。全世界每年有数千例转运 IVF 的病例。所有已发表的研究表明，与标准 IVF 组比较，转运组 IVF 的妊娠率没有差异。

问题 2：我的配子或胚胎是否可以通过这一程序进行追踪，以确定它们的身份？

回答 2：是的，每个患者的配子或胚胎总是单独保存在预先标有姓名和条形码标签的容器中。

参考文献

[1] ESHRE Special Interest Group of Embryology and Alpha Scientists in Reproductive Medicine. The Vienna consensus: report of an expert meeting on the development of ART laboratory performance indicators. *Reprod Biomed Online.* 2017;35(5):494–510.

[2] Plachot M, Mandelbaum J, Cohen J, Salat-Baroux J, and Junca AM. Organization of human IVF centers on the basis of egg and embryo transportation. in: W Feichtinger, P Kemeter (Eds.) *Recent progress in human in vitro fertilization.* Cofese, Palermo; 1984;216–22

[3] Feichtinger, W and Kemeter P. Organization and computerized analysis of in vitro fertilization and embryo transfer programs. *J In vitro Fertil Embryo Transfer.* 1984; 1: 34–41

[4] Balet R, Mehta J, Lower A, Wilson C, Grudzinskas JG. Transport IVF (an old concept for the future). *Assisted Reproduction Reviews.* 1995; 5: 102–5

[5] Jansen CA, van Beek JJ, Verhoeff A, Alberda AT, Zeilmaker GH. In vitro fertilisation and embryo transfer with transport of oocytes. *Lancet.* 1986;1:676.

[6] Roest J, Verhoeff A, van Lent M, Huisman GJ, Zeilmaker GH. Results of decentralized in-vitro fertilization treatment with transport and satellite clinics. *Hum Reprod.* 1995;10:563–7.

[7] Lintsen AM, Eijkermans MJ, Hunault CC, Bouwmans CA, Hakkaart L, Habbema JD, Braat DD. Predicting ongoing pregnancy chances after IVF and ICSI: a national prospective study. *Hum Reprod.* 2007;22:2455–62.

[8] Raffo FG, Blaquier J. Transport IVF-ICSI: Results of a 25-year experience. *JBRA Assisted Reproduction* 2018;22(2):123–7

[9] Levron J, Zinchenko V, Kol S, Direnfeld M, Bider D. The use of portable CO_2 incubator for cross border shipping of embryos in an international egg donation program. *Gynecol Endocrinol.* 2014; 30:10, 755–7

[10] Alfonsín AE, Amato AR, Arrighi A, Blaquier J, Cogorno M, Feldman ES, Gonzalez Echeverría F, Horton M, Della Vecchia DL, Millas N. Transport in vitro fertilization and intracytoplasmatic sperm injection: results of a collaborative trial. *Fertil Steril.* 1998;69:466–70.

[11] Buckett WM, Fisch P, Dean NL, Biljan MM, Tan SL. In vitro fertilization and intracytoplasmic sperm injection pregnancies after successful transport of oocytes by airplane. *Fertil Steril.*1999; 71(4):753–5.

[12] Langley M, Marek D, Cieslak J, Masciangelo C, Doody KM, Doody KJ.C. Successful Day 5 embryo transfer and pregnancies resulting after transport of embryos by air for biopsy and genetic analysis. *J Assist Reprod Genet.* 2001;18(6):330–5.

第 113 章 社交媒体在 ART 中的应用
Social media use in ART

Natalie M. Crawford　Roohi Jeelani　Lora K. Shahine　Kenan Omurtag　著

洪　梅　袁莹莹　译　　赵君利　石玉华　校

> 病例：一家已成立的生殖内分泌学和不孕症机构有意向利用社交媒体与新老患者保持联系。他们当中有一些是诊所工作人员个人使用社交媒体，但都不是专业的。该机构正在探索他们应该从哪些社交媒体平台开始着手，提供什么样的内容，以及如何最好地宣传这些内容。

一、背景

医学的一个基本要素是沟通。在医生与患者之间及医生之间信息的传递是提供有效医疗的关键。

随着科技的进步，人们的交流方式发生了巨大的变化。电子邮件取代了手写信件，短信取代了电话，社交媒体（social media，SM）让全世界的人们能够联系、分享想法，并可以团结起来支持一个共同的事情。

目前，SM 和医学正在发生碰撞，可能会改变以患者为中心的医疗服务的面貌。具体而言，在线生育社区变得越来越多样化，并且影响范围也逐渐扩大[1-3]。该社区由患者和提供服务者组成，包括医生、护士、胚胎学家、私人和学术的生育实践机构、提供捐赠卵细胞和代孕服务的第三方机构、心理健康师、针灸师和一些特殊利益集团。SM 是一个数字电子公告板，人们可以通过它传播信息、增加关注度并与他人联系。

随着 SM 在辅助生殖技术中的使用增加，其帮助患者和医生相互沟通和共同参与的机会也在增加。ART 从业者需要理解和利用这一点。

二、管理策略

（一）社交媒体：一个移动的数字公告板

在 20 世纪 90 年代，早期的互联网拨号通过数量有限的互联网服务提供商（internet service providers，ISP）[如美国在线（American Online，AOL）] 创建静态公告板\聊天群和其他类型的留言板。这些信息板是 SM 的第 1 次迭代，但主要限于大都市或学术人群，并且受到易用性、话题范围和访问的限制。

到 21 世纪初，随着互联网服务提供商的数量和接入速度的提高，互联网接入也在增加。2007 年苹果 iPhone 的推出标志着互联网接入的又一次飞跃。当时，电信成为互联网服务提供商的主流，并为当今存在的系统奠定了基础。

在同一时期，大学校园成了应用孵化器，创造了社会媒体工具，将彻底改变人与人之间的沟通方式。到 2010 年，77% 的北美人上网[2]，75% 使用手机，78% 使用宽带。

随着这些变化，互联网本身，特别是社交媒体，改善了医生和患者之间交换医疗信息的方式。此外，2001 年，62% 的美国人在网上寻求健康信息，到 2019 年，这一比例上升到 80%[4]。

虽然广泛的信息传播和沟通在很多情况下都是有利的，但虚假陈述和误导性信息传播的机会依然存在。例如，2008 年，共有 1434 个与医疗相关的博客；然而，实际上只有 279 篇是由医学专业人员撰写的[5]。

尽管选择生育方式的决定很复杂，但患者表示互联网的影响力很大[6-9]。此外，在过去 20 年中，女性占了在线用户的大多数。社交网站的兴起被认为是这一增长的主要原因[2]。18 岁以上的女性上网时间最长，而且更有可能使用社交网站[4]。此外，女性比男性更有可能访问与健康相关的网站，在 35—44 岁年龄组这种差异更加明显，女性的使用率最高[10, 11]。不足为奇的是，35—44 岁的人群占据了社交网站使用者的绝大多数，同时也是因不孕而进行 IVF 周期的主体[2]。

今天，生育社区已经接受 SM 作为大家相互联系和提供帮助的地方。帮助的类型从教育到社会 / 情感都有。一些雄心勃勃的专业人士通过博客、白皮书、视频和播客定期提供在线教育内容。因此，出现了几个"网红"（social media influencer，SMI）。SMI 的这种精英地位在 2011 年首次被定义为"一种新型的独立第三方代言人，通过博客、Twitter 和其他社交媒体的使用来影响观众的态度"。SMI 已经在其特定行业中建立了信誉，拥有数万粉丝，其中一些甚至达到数百万。SMI 的激增与公众对 SM 的使用相吻合，据估计，人们每天访问他们的 SM 账户次数为 17 次[4]。Instagram 已经成为 SM 应用的领先平台，也是世界第二大社交网络[4]，因此许多生育力 SMI 都围绕着这个平台进行整合。

（二）SM 在不孕症治疗中的现状

截至 2019 年 7 月，全球有超过 43.3 亿的活跃的互联网用户，占全球人口的 56%，与其他国家相比，中国、印度和美国的活跃用户比例最高[12]。

SM 是最受欢迎的在线活动之一，截至 2018 年估计有 26.5 亿活跃用户，预计到 2021 年将有 31 亿用户[12]。SM 最受欢迎的社交网站包括 Facebook（每月活跃用户 24.1 亿）、YouTube（每月活跃用户 19 亿）、Instagram（每月活跃用户 10 亿）和 Twitter（每月活跃用户 3.3 亿）。抖音（TikTok）是一个来自中国的相对较新的平台，以短舞蹈视频和对口型唱歌闻名，在全球每月活跃用户达 5 亿。

SM 提供的信息可以直接影响患者寻求其他意见或选择特定医疗机构的决定，特别是对于患有慢性病的患者[13]，不孕症可能被视为一种慢性病。一项调查显示，大多数不孕症患者认为 SM 对他们的就诊经历有帮助，超过 90% 的患者表示有兴趣从 SM 学习有关生育的知识[3]。

医生使用 SM 保持消息灵通和联系。有消息称，88% 的医生使用互联网和 SM 探讨与健康相关的话题[14]。医生之间的沟通是关键，许多医生使用 SM 与有类似兴趣的同行保持联系。在日常工作中医生专业上是独立的，特别在私人诊所，每天都有患者问诊和员工合作，但没有时间与其他医生联系。一些研究表明，与同行联系可以降低医生倦怠的发生率[15]，SM 网络可能有助于增加他们之间的联系。

在 REI 社区内，生殖内分泌学和不孕症学会（Society for Reproductive Endocrinology and Infertility，SREI）于 2011 年建立了 SREI 在线网络和通信（SREI Online Networking and Communications，SONC）社区，以探讨生殖内分泌学专家之间建立网络的必要性。SONC 在 2016 年对 188 名员工进行的一项调查显示，1/3 的人通过短信定期与同事沟通，14% 通过 Facebook，11% 通过 LinkedIn，6% 通过邮件群（电子邮件群发系统），3% 通过谷歌群组，2% 通过 Twitter[16]。SREI 创建了 SREI 论坛作为"虚拟通道"，在该论坛中，从患者护理到技术，到最佳实践，再到网络，所有的咨询都可以从 SREI 及现在的 ASRM 主页进入，在这个安全可靠的空间中进行。

（三）常见平台及其用法

在过去 10 年中，使用 SM 的美国人比例增加了 3 倍以上。2005 年，据报道 5% 的互联网用户使用至少 1 个 SM 网站。到 2019 年，这个数字已经上升到 72%[4]。社交媒体的崛起是不可否认的；69% 的美国成年人使用 Facebook，而 37% 使用 Instagram[4]。此外，Instagram 是增长最快的 SM 平台，从 2012 年的 9% 增加到 2019 年的 37%。在短短的 7 年里，这个数字增加了 4 倍以上。不同 SM 平台的共存表明，它们兼顾了不同（尽管有时重叠）的观众，并满足了人们不同的需求。理解这些差异和变化是正确利用 SM 的基础。

1. Facebook

Facebook 是人们最熟悉的 SM 工具，并且 Gen X（1965—1980 年出生的人）生育人群是它最大的观众。然而，最近对隐私、数据共享、政治立场及其中内容的担忧，导致人们迁移到"更自由"的地方，即 Instagram。Facebook 通过其巨大的流行文化足迹，是所有 SM 的基础。在美国，许多有 SM 服务的生育机构通常至少有一个 Facebook 页面。大多数生育诊所都将该平台作为他们的 SM "前门"。Facebook 页面可以取代诊所的网站，成为潜在患者的主要登陆点。除了管理内容外，诊所管理员还可以使用此平台管理评论、"点赞"、诊所位置和公告。目前，它可以成为与患者有效沟通的实际工具。

2. Instagram

在 Instagram 上最受欢迎的 SMI 或 "社交媒体影响者"，通过共享帖子分享看法和观点[17]。到 2022 年，各大品牌将在这些网红身上花费约 220 亿美元[18]。SMI 成功的一个关键因素是为其追随者量身定制内容。Instagram 工具，如 "问题贴纸"和民意测验，几乎可以立即获得反馈，因此有机会进一步改进。此外，帖子的评论部分允许发帖人自己和其他粉丝之间直接互动，从而创建一个对话和反馈网络。对一些人来说，成为网红是一种业余爱好和另一种职业；对另一些人来说，Instagram 是一个推广和实践非职业使用 SM 者的平台。

医生属于后者，他们使用 SM，主要是想将他们的关注范围从临床患者扩大到全球。除了向患者提供诊疗信息（因为临床实践指南不断在更新扩大），医生还要为他的粉丝们提供新的内容，以适应 SM 日益增长的影响力 [19]。此外，网络形象的建立与大量的在线反馈有关，包括改善在线评论和减少谷歌上的负面评论 [20, 21]。

目前，Instagram 似乎是患者参与和学习的主要工具。它是一个视觉和书面平台，用图片吸引眼球，文字内容吸引消费者。Instagram 用户喜欢查看他们的医生、团队和诊所的原始图片及相关消息。与生育有关的话题出现在数百万个帖子中，Instagram 生育社区的影响范围非常大。

Instagram 现在是人们获取健康相关医疗信息的主要来源，而它也是专业人士建立网络和社区的绝佳方式。Instagram 是一个高度活跃的平台，参与社区活动的真实性、人性化和可靠性表现最佳。将 Instagram 外包出去通常会导致其失去个性化，这违背了平台上拥有空间的目的。可以在 Instagram 上关注（@nataliecrawfordmd，@roohijeelanimd，@drlorashahine 及 @drkenanomurtagmd），以及通过其他 #IVFdoctors 以了解如何使用这些平台。

3. Twitter

Twitter 是一个"微"博客，因为它限制每篇文章 280 个字符。目前它是 SM 的主力，通常用于在患者、其他特殊的营利组织和个人、患者之间发布有关新研究结果、实践指南、临床政策和实践、新员工和其他医疗保健相关信息的更新。一个维护良好的博客和 Twitter 也可以作为诊所的 SM 基金会的支柱。#medtwitter 是 SM 的一个受欢迎的角落，医学界人士在这里与世界交流。《生殖与不孕》（Fertility and Sterility）和其他医学期刊最近使用推文，利用该平台宣传有关最近发表的研究的信息。

10 年前，Twitter 并没有受到医生或科学家的大力追捧，一些人认为它发展太快，无法进行真实的医疗对话。最近，字符限制的扩大和其他政策的改变促进了更多的对话，越来越多的医生正在迁移到这个平台，无论出于何种原因，都反对错误的疾病管理、治疗及沟通。正是因为最后这一点，呼吁全世界的生育相关医生加入社交媒体。

4. 音频和视频平台

音频和视频平台使观众更容易控制消费的内容。这些平台非常耗时，需要比简单的 SM 更深入地了解该做什么，但潜在的影响要大得多。

播客（Podcasting）是一个易于人们关注的音频平台。人们通常在开车、走路或做其他事情时收听。播客要求了解音频设备和清晰的节目理念（个人教育节目、访谈节目、故事节目），社区期望一致性。播客是一个被动的平台（很难与观众互动），人们只能被动接受他们听到的内容。播客平台不太容易搜索，因此其成功的关键是有一个能被人们订阅并知道他们期待什么的节目。

YouTube 是一个搜索引擎。它的功能类似于谷歌，输入可搜索的内容，深受千禧一代（1980—1994 年出生的人）的欢迎。YouTube 的影响力需要在平台内取得成功，并与社区互动。缩略图对于描述性标题和关键字很重要。与评论者和粉丝的互动是发展的关键。高质量的视频内容至关重要，能更好地让人们获得知识。YouTube 也是一个很好的"行动号召"平台，它驱使人们采取其他行动步骤（如您的网站 / 博客、安排约会等）。视频是当前人们最受欢迎的媒介，YouTube 的人气将会继续增长。

TikTok 是一个较新的平台，它将音频和视频内容结合在简短的片段中。虽然 TikTok 的目标人群是年轻人（25 岁以下），但由于使用方便、人气高，具有巨大的潜力。许多医学专业人士正在 TikTok 上宣传与健康相关的话题，并试图教育年轻人。要想取得成功，了解目前的流行趋势（如使用哪些歌曲及流行哪种视频风格）至关重要。

（四）要建立 SM 的原因

当前的健康和社会环境鼓励患者关注他们的医疗保健，而人们要做到这一点主要是通过社交平台和其中的专业的声音来获取与健康相关的信息。卫生专业人员需要进入这一领域，教育公众与广受欢迎的另类健康观点做斗争。如果我们将教育公众视为医疗专业人员的一部分责任，那么我们必须开始积极主动地向公众提出建议，并在他们理解的平台上与他们沟通。

请扪心自问：您（或您信任的人）愿意介入到您当前和未来患者的生育保健中吗？或者您愿意让您不认识的人接手这个工作吗？

SM 为生殖医师提供了一个机会，打击那些关于生育保健的虚假陈述和其他不准确之处，从而使我们的患者能够进入具有准确信息的空间看病。生殖医生需要接受这些平台，并利用其沟通能力为我们的患者提供最权威的帮助。

（五）如何建立 SM

第一步就是开始，开一个账户，决定您想要做什么，然后把内容发布出去。虽然这并不完美，但您会学得很快。低准入门槛平台包括 Instagram、Twitter 和 Facebook。一旦您开始意识到您的目标用户是谁，您的目标是什么，您就可以更好地为他们量身定制您的平台和内容。从一个平台开始，然后扩展到其他平台。您不需要同时去所有平台。事实上，每个专业人士都有自己的网络形象，但谁在管控您的形象呢？如果您不管理您的网络形象，其他人会管理的。

（六）创建内容最佳方法

1. 评论您共享或链接到的任何内容。不要只是分享内容。观众会想知道您对自己发布的内容的看法。

2. 使用可共享内容发布您的消息。

3. 如果音频和视频内容是真正动态的，请将其保持在 10min 以内，或者少于 5min。

4. 每周提交一些原创帖子。

5. 通过分析了解您的粉丝通常何时查看您的内容：通常是在工作前后、睡前。将您的页面设置为专业页面，以便您可以跟踪分析并根据需要推送消息。

6. 了解该平台的受众。例如，Facebook 主要是较年长的千禧一代和 Gen X 一代，Instagram 主要是千禧一代。

（七）管理注意事项

1. 大型医院或机构应灵活的允许医生的个人账号在社交媒体中被访问，并丰富其内容。

2. 遵守社交媒体政策，因为它涉及敏感帖子和后续评论的处理。

要点

挑战

- 社交媒体在 ART 的应用。

背景

- 社交媒体使全世界的人们能够联系、分享想法，并团结在共同事业的背后。
- 随着社交媒体在 ART 领域的使用增加，它在协助医患交流方面的力量也在加强。

管理策略

- ART 从业者需要理解和利用社交媒体。
- 来自社交媒体的信息可以直接影响生育患者寻求其他意见或选择特定提供者的决定。
- 许多生育患者通过社交媒体获取医疗信息，而 ART 从业者参与其中的主要目的之一就是打击虚假信息。
- 不同的社交媒体平台迎合不同的受众，扮演不同的角色。
- Facebook 是最为人所熟悉的社交媒体工具，它为最大的生育群体提供了访问渠道。
- Instagram 是社交影响者最常使用的媒体平台，通过共享帖子发表看法和观点。它是患者参与和学习的主要工具。
- Twitter 是一个微博，通常用于发布最新信息、新研究发现、实践指南、临床政策和实践、新员工和其他医疗相关信息。
- 音频和视频平台（如播客、YouTube 和 TikTok）具有巨大的潜在影响。
- 建立社交媒体形象的第一步就是开一个账户，决定您想要做什么，然后发布内容。这并不完美，但您会学得很快。
- 事实上，每个专业人士都有自己的网络形象，但谁在管控您的形象呢？如果您不管理您的网络形象，其他人会管理的。

三、一问一答

问题 1：花多少时间开发社交媒体？

回答 1：①时间长短因平台而异；②开始一般每周 3～6h，但之后会更有效率；③从一个平台开始；④聘请人员管理平台是一种选择，但不断扩大的覆盖范围仍然需要医生花时间创建真实的内容。

问题 2：我应该使用哪种社交媒体？

回答 2：①首先关注其中一个（通常是 Twitter、Instagram、YouTube），具体取决于您希望通过哪些场所共享信息（如音频、视频、文本）；②找出您想要发布的信息；③在平台上寻找有助于发布信息的盟友；④了解如何有效地将您的信息分享给平台上可能对您的观点感兴趣的观众；⑤最近成立了一个名为"医疗保健社交媒体协会"（Association for Healthcare Social Media，AHSM.org）的新组织，以帮助提供有关如何建立网络形象的指导和最佳实践。

问题 3：我应该采取什么预防措施？

回答 3：①明确您回应的对象及内容，并谨慎而清晰地使用您的语言；②将机构账户、专业账户和个人账户分开；③如果有其他人在管理账户，则应针对上述事项制订书面协议；④确保明确说明利益冲突，如果推广产品，则使用符合当地法规的适当名称（如赞助内容或广告）。

参考文献

[1] Omurtag K, Turek P. Incorporating social media into practice: a blueprint for reproductive health providers. *Clin Obstet Gynecol.* 2013;56(3):463–70.

[2] Omurtag, Jimenez PT, Ratts V, Odem R, Cooper AR. The ART of social networking: how SART member clinics are connecting with patients online. *Fertil Steril.* 2012;97(1):88–94.

[3] Broughton DE, Schelble A, Cipolla K, Cho M, Franasiak J, Omurtag KR. Social Media in the REI clinic: what do patients want? *J Assist Reprod Genet.* 2018;35(7):1259–63.

[4] Demographics of Social Media Users and Adoption in the United States https://www. pewinternet.org/fact-sheet/social-media/

[5] Lagu, T., Kaufman, E.J., Asch, D.A., and Armstrong, K. Content of weblogs written by health professionals. *J Gen Intern Med.* 2008; 23: 1642–1646

[6] Huang, J.Y., Al-Fozan, H., Tan, S.L., and Tulandi, T. Internet use by patients seeking infertility treatment. *Int J Gynaecol Obstet.* 2003; 83: 75–76

[7] Huang, J.Y., Discepola, F., Al-Fozan, H., and Tulandi, T. Quality of fertility clinic websites. *Fertil Steril.* 2005; 83: 538–544

[8] Weissman, A., Gotlieb, L., Ward, E., Greenblatt, E., and Casper, R.F. Use of the internet by infertile couples. *Fertil Steril.* 2000; 73: 1179–1182

[9] Marcus, H.J., Marcus, D.M., and Marcus, S.F. How do infertile couples choose their IVF centers? An internet-based survey. *Fertil Steril.* 2005; 83: 779–781

[10] Fallows D. How women and men use the internet. Available at: http://www. pewinternet.org/Reports/2005/How-Womenand-Men-Use-the-Internet.aspx. Accessed December 28, 2010.

[11] Abraham LB, Morn MP, Vollman A. Women on the web: how women are shaping the internet. Available at: http://www.comscore. com/Press_Events/Presentations_ Whitepapers/2010/Women_on_the_Web_How_Women_are_ Shaping_the_Internet. Accessed November 12, 2010.

[12] Statistica. Global Digital Population as of October 2019. https://www.statista.com/ statistics/617136/ digital-population-worldwide/

[13] Social media "likes" healthcare: from marketing to social business https://www. pwc.com/us/en/industries/ healthindustries/ library/health-care-social-media. html

[14] https://getreferralmd. com/2017/01/30-facts-statistics-on-socialmedia- and-healthcare/

[15] del Carmen MG, Herman J, Rao S. Trends and factors associated with physician burnout at a multispecialty academic faculty practice organization. *JAMA Netw Open.* 2019;2(3):e190554.

[16] Franasiak JM, Ku LT, Barnhart KT; Online Networking and Communications Committee. Curbside consultations in the era of social media connectivity and the creation of the Society for Reproductive Endocrinology and Infertility Forum. *Fertil Steril.* 2016;105(4):885–6.

[17] Freberg K, Graham K, McGaughey K, Freberg LA. Who are the social media influencers? A study of public perceptions of personality. *Public Relations Review.* 2011;37(1):90–92. doi:10.1016/j. pubrev.2010.11.001.

[18] Influencer marketing 2019: why brands can't get enough of an $8 billion ecosystem driven by Kardashians, moms, and tweens. Audrey Schomer. https://www.businessinsider.com/ the-2019-influencer-marketing-report-2019-7

[19] Brouwers MC, Florez ID, McNair SE, Vella ET, Yao X. Clinical practice guidelines: tools to support high quality patient care. *Seminars in Nuclear Medicine.* 2019;49(2):145–152.

[20] Broughton D, Chen S, Crawford N, Feinberg E, Forman E, Grindler N, Kallen A, Kudesia R, Perfetto C, Shahine , Trolice M, Omurtag K. Fertility and sterility dialog [Internet]. Rise of the social media influencer in fertility care, part 2: doin' it (professionally) for the "Gram." 2019 October. Available from https://www.fertstertdialog.com/ users/16110-fertility-and-sterility/ posts/54156-omurtag-consider-this-part-2.

[21] Broughton D, Chen S, Crawford N, Feinberg E, Forman E, Grindler N, Kallen A, Kudesia R, Perfetto C, Shahine , Trolice M, Omurtag K. Fertility and sterility dialog [Internet]. Fertility social media influencers, part 1: your brand and your narrative. 2019 September. Available from https://www. fertstertdialog.com/rooms/101-consider-this/ posts/52945-omurtag-consider-this-part-1.

第 114 章 将 ART 作为盈利机构进行管理

Managing an ART unit as a profitable business

Michael H. Fakih Ahmad Fakih Amanda Fakih 著

洪 梅 袁莹莹 译 赵君利 石玉华 校

> 病例 1：一名 35 岁的医生最近毕业于生殖内分泌和不孕症专业，对建立一个私人 ART 机构感兴趣。
>
> 病例 2：一位 48 岁的生殖内分泌学家拥有一个非常成功的 ART 部门，并有兴趣在地方和国际上扩展。

一、背景

辅助生殖技术领域正在迅速发展和壮大，已成为投资者感兴趣的一个重要领域，特别是对全球私人股份公司而言。全球生育支出估计为 250 亿美元，预计到 2026 年将达到 410 亿美元[1]。出现这种现象的原因有很多，其中包括全球范围内由于社会行为变化而导致的不孕率升高、人们对不孕的认识和社会接受度的提高、治疗成功率的显著提高、出于医疗或社会原因而增加的生育保存利用率。

对生育服务的需求增加，加上私人股份公司的兴趣增加，正在改变生殖机构的竞争格局。因为患者在选择医疗机构时有更多的选择，患者的体验（数字化和临床诊疗服务）变得越来越重要。此外，满足外部投资者的期望给管理层带来了越来越大的压力，以实现财务和增长目标。这些增加的需求和预期超出了以往单一或小型合作模式的管理要求。在当今的形势下，一个成功的 ART 机构需要在员工、实验室技术和实验室环境方面进行投资。必须还要拥有一支先进的信息技术、营销和业务开发团队。将电子病历系统和企业品牌形象融入与患者接触的每一个环节是至关重要的。

二、管理策略

（一）成功的 ART 机构的核心组成

对于一个成功的 ART 机构来说，有两个核心组成同样重要。

- 行政机关由四个主要部门组成：①人力资源；②财务和采购；③营销、业务开发和风险管理；④信息技术和电子病历。

- 高素质、专一的医疗专业人员：①医务人员，如医生、护士和技术人员；②实验室工作人员，如胚胎学家和男科学专家。

这两个核心将为一个拥有强大品牌、技术娴熟且忠实员工的高效率组织铺平道路。在组建之前，必须先为这两个核心部分奠定基础，以避免在竞争日益激烈的环境中因行政人员冗余而造成的浪费、因患者体验差而导致的品牌形象削弱、人员流动率高。

1. 行政机关

(1) 人力资源部：人力资源部（human resources department，HRD）是行政机关的重要组成部分。其主要职能是招聘和留住高素质的员工。由 HRD 开发并由诊所领导团队实施的部门文化将对员工工作满意度、离职意向[2] 和健康情况[3] 产生积极或消极的影响。解决并考虑员工工作满意度的医疗机构表现出更好的绩效和更有效的患者护理[4, 5]。

HRD 和机构管理人员在促进跨专业合作（interprofessional collaboration，IPC）及不同医疗专业人员合作程度方面发挥的作用也同样重要。众所周知，IPC 对向患者提供的医疗质量具有重要影响[6]。一个清晰的组织结构和强有力的领导能力已经证明可以促进和加强 IPC[7]。HRD 应促进多学科联合和 IPC，以确保提供给患者最高水平的服务[8, 9]。他们还应开发一种尊重、信任、衷心的理念，以提高 IPC、工作满意度及患者的服务。

(2) 财务和采购：财务和采购部门也是行政职能部门的组成部分。他们的主要作用是使资金流通及利润最大化。采购部主要负责在采购设备、药品和耗材时尽量减少开支，并随着业务的增长，与供应商的谈判实现规模经济。理想情况下，医疗机构应将所有设备和耗材标准化。药物的购买和销售有可能明显体现了最基本的利润底线，同时也会改善患者的就医体验，这比在患者治疗期间去外部药店更方便。如果诊所使用机构外面的实验室服务，那么选择一个能快速周转的高容量认证机构可以作为本机构的另一个财务收益来源，同时可改善患者的就医体验。

(3) 市场影响和业务开发：市场营销和业务开发对于建立诊所的品牌价值和推广其服务是至关重要的，同时还可提高知名度。营销部门应全面开发网站资源，并利用社交媒体和在线广告，以推广所有可用的治疗方法，例如增加对医疗信息的访问可以优化患者选择并提高医疗机构的效能[10]。

2. 高素质、专一的医疗专业人员

为了防止患者对诊所的能力和成功率产生不信任，诊所必须减少员工流失。培养忠实员工的一种方法是招聘初级员工，无论是医生、护士还是胚胎学家，对他们进行全面培训并给予良好待遇。通过这种方式，员工的忠诚度提高，竞争对手会更难以挖走优秀员工。从长远来看，在公司继续扩张时，这种投资将继续得到回报，因为公司已经储备了一支可以在其他分支机构工作的训练有素的员工队伍。所有初级员工必须：①学习循证医学；②学会随时更新最新的指南；③参加学术活动，如期刊俱乐部；④参加会议；⑤养成研究和发表文章的习惯。

总之，这些使医务人员感到非常自信和胜任，并引导他们为患者提供最好的医疗服务，最终提高了成功率及患者的满意度。

(1) 医生：在可能的情况下，所有医生应采用相同的诊断和治疗策略。标准化的治疗方案在整个系统通用，即如果患者找不同的医生看病，他们不会得到不同的治疗。这降低了某些医生做出最低的不成比例贡献的可能性。同时应使用关键绩效指标（key performance indicators，KPI）对医生进行评估，这些指标衡量患者保留率、患者等待时间、1 个周期累计妊娠率、多胎妊娠率和并发症率。任何达不到诊所规定的标准或与落后于同行的医生，应由医疗主管定期重新评估，并密切监控他是否继续聘用。

(2) 胚胎学家：胚胎学和男科是一个成功的 ART 机构的关键。胚胎质量对临床的成功率起着至关重要的作用。胚胎学家应达到 KPI，如基于维也纳共识的指标[11]。KPI 有助于监控每个员工个人能力和实验室整体情况；实验室主任必须定期评估每个员工的能力，通过保留有能力和技术娴熟的胚胎学家来保证实验室质量。

（二）品牌标识

适时存在的两个核心商务区支持品牌识别。您的诊所将因聘用专业且有能力的员工、取得高的成功率和良好的患者就诊体验而赢得声誉。这些积极的因素会使得患者持续在此就诊，并且愿意为您的服务支付更多的费用[12, 13]。积极良好的患者体验将进一步增加通过良好的口碑推荐您的服务，并在需要的时候重新访问您的诊所[14]。积极的口碑被证明是影响未来行为和态度的最强有力的预测器[15]。

生育治疗应该被视为一次旅程，患者的体验是旅程的核心。治疗的最终成功无疑对患者的体验有很大影响，但患者旅程的其他方面也应予以考虑。在每次沟通中，患者都应该感到舒适，并受到工作人员的尊重。就诊时，他们应该受到热情接待和欢迎。预约等待时间不应超过 30min。在开始任何治疗之前，应就治疗方案和成功率向患者进行适当知情。对诊所的专业性和守时性满意的患者更有可能推荐其他人就诊并进行重复治疗[12]。按时在关键治疗节点更新：获卵数、受精率和胚胎发育情况。了解他们内心的压力并努力缓解这些压力，将进一步确保患者在此持续就诊的专一性[16]。

（三）股票投资者对 ART 如此感兴趣的原因

投资者被 ART 吸引的原因有很多。其中包括高利润率（且相对高于传统投资）、抗衰退需求和较少的保险赔偿金。

股票投资者拥有大量资金，并在寻找有丰厚回报的投资机会。由于大量已成立的 ART 部门合作伙伴接近退休年龄，并希望从其业务中套现，股票投资者抓住机会买入其未来的收益，并在地方和（或）国际范围内扩大分支机构。

（四）扩张

一旦核心业务部门建立，品牌在市场上获得认可，诊所就可以考虑采取扩张策略。扩张可能是区域性的，也可能是国际性的，这取决于许多变量，包括人口、市场需求、竞争格局和报销趋势。在考虑区域扩张时，可能会采用两种形式：多个卫星诊所和一个中心 IVF 实验室，或者多个独立的设施齐全的全方位服务场所。在决定扩张形式之前，重要的是评估竞争格局。一个可以应用的框架是 Kim 和 Mauborgne 的红海和蓝海战略。红海战略是一种确定市场总规模的战略，竞争对手试图超越竞争对手，在现有市场中获得更大份额[17]。它描述了一个场景，即一家新企业进入一个竞争激烈的市场，主要是在价格上竞争，最终导致利润全面枯竭，导致"血战"（红海的含义就是如此）。

相比之下，蓝海战略描述了一种情景，即新企业寻求在新的未开发市场创造需求，并通过不断努力以合理的价格引入创新来巩固其主导地位。如果这一战略得以实现，它将创造可持续的竞争优势，并认为任何新进入者都无关紧要。这种商业方法创造了巨大、深刻和强有力的维持盈利增长的时机（因此有蓝海的含义）[17]。

医院应不断努力创新，投资最新设备，提供最先进的治疗。创新将使医院能够在现有的市场空间（红海）中竞争并击败竞争对手。它还将使竞争变得无关紧要（蓝海），创造并捕获新的需求，打破价值成本的权衡。

要点

挑战

- 将 ART 作为成功的企业进行管理。

背景

- ART 正在迅速发展和壮大，并成为投资的一个重要领域。
- 为了取得成功，必须具备技术能力，认识到雇佣必要员工的重要性，并优先考虑患者就诊体验。

管理策略

- 规划出使 ART 成功所需的职能部门。
- 行政部门应招聘、培训和留住忠诚、称职的员工；市场营销部应提高公众的意识，使信息易于获取，对患者友好；同时，财务部应最大限度地增加资金周转和利润最大化，并使支出最小化。
- 学习培养最基本资产的技巧：人力资本，以及如何培养忠诚度。
- 了解创建值得信赖的品牌的要素。
- 认识到发展和培育企业文化的重要性。
- 获得将单个 ART 机构转变为盈利的行业的工具。

三、一问一答

问题 1：诊所的 EBITDA 是多少？

回答 1：息税折旧摊销前利润（earnings before interest, taxes, depreciation, and amortization, EBITDA）是指利息、税金、折旧和摊销前的利润。简单地说，这是一个衡量盈利能力的指标，投资公司对医疗保健业务的估值通常是 EBITDA 的倍数。

问题 2：我们做的一切都是对的，但为什么我们没有任何增长？

回答 2：与其他业务类似，投资者利用增长实现投资回报。如果您没有增长，那就意味着您做错了什么。增长停滞的主要原因是竞争加剧和经济环境恶劣。即使在这种情况下，一家公司仍然可以通过创新和提供竞争对手不能提供的治疗来实现增长。即使在竞争最激烈的市场上，创新也会给您带来优势。

问题 3：我们平均每月 100 个周期，但不赚钱，为什么？

回答 3：一个每月进行 100 个周期的诊所应该是相对高利润的。如果您没有赚到钱，那就意味着您的支出太高，资金周转也在流失。您需要确保您在耗材和设备方面有最好的分配，并且您需要有适当的员工预算，以确保您不会人手过剩，也不会支付过多的薪水。

参考文献

[1] The fertility business is booming [Internet]. *The Economist*. 2019 [cited 13 December 2019]. Available from: https://www.economist.com/ business/2019/08/08/the-fertility-business-isbooming

[2] McKillop JM, Minnes P. Occupational satisfaction, strain, and intention to quit among direct care providers assisting individuals with developmental disabilities. *Journal on Developmental Disabilities*. 2011;17(1):1–8.

[3] Siegrist J. Adverse health effects of higheffort/ low-reward conditions. *J Occup Health Psychol*. 1996;1(1):27–41.

[4] Bakker AB, Schaufeli WB. Positive organizational behavior: engaged employees in flourishing organizations. *J Organ Behav*. 2008;29(2):147–54.

[5] Guillon O, Cezanne C. Employee loyalty and organizational performance: a critical survey. *J Organ Change Manag*. 2014;27(5):839–50.

[6] Zwarenstein M, Reeves S. Knowledge translation and interprofessional collaboration: where the rubber of evidencebased care hits the road of teamwork. *J Contin Ed Health Prof*. 2006;26(1):46–54.

[7] Weller JM, Barrow M, Gasquoine S. Interprofessional collaboration among junior doctors and nurses in the hospital setting. *Medical Educ*. 2011;45:478–487.

[8] Tucker AL, Nembhard IM, Edmondson AC. Implementing new practices: an empirical study of organizational learning in hospital intensive care units. *Management Science*. 2007;53(6):894–907.

[9] Thannhauser J, Russell-Mayhew S, Scott C. Measures of interprofessional education and collaboration. *J Interprof Care*. 2010;24(4):336–49.

[10] Kay M. Healthcare marketing: what is salient? *Int J Pharm and Healthc Mark*. 2007;1(3):247–63.

[11] ESHRE Special Interest Group of Embryology and Alpha Scientists in Reproductive Medicine. The Vienna consensus: report of an expert meeting on the development of ART laboratory performance indicators. *Reprod Biomed Online*. 2017;35(5):494–510.

[12] Kondasani R, Panda R. Customer perceived service quality, satisfaction and loyalty in Indian private healthcare. *Int J Health Care Qual Assur*. 2015;28(5):452–467.

[13] Oliver RL. *Satisfaction: A Behavioral Perspective on the Consumer*. New York: McGraw-Hill;1997.

[14] Zeithaml VA. Service quality, profitability, and the economic worth of customers: what we know and what we need to learn. *J Acad Market Sci*. 2000;28(1):67–85.

[15] Zeithaml VA, Berry LL, Parasuraman A. The behavioral consequences of service quality. *J Market*. 1996;60(2):31–46.

[16] Chahal H. Two component customer relationship management model for healthcare services. *Managing Service Quality: An International Journal*. 2010;20(4):343–65.

[17] Kim WC, Mauborgne R. *Blue Ocean Strategy: How to Create Uncontested Market Space and Make the Competition Irrelevant*. Boston, Mass.: Harvard Business School Press;2005.

附录　缩略语
Abbreviations

ABOG	American Board of Obstetrics and Gynecology	美国妇产科委员会
ACOG	American College of Obstetricians and Gynecologists	美国妇产科医师学会
ACS	acute coronary syndrome	急性冠状动脉综合征
ADHD	attention-deficit hyperactivity disorder	注意缺陷多动障碍
AFC	antral follicle count	窦卵泡计数
AHR	adjusted hazard ratio	调整后危险比
AMH	anti-Müllerian hormone	抗米勒管激素
anti-HBc	hepatitis B core antibody	乙型肝炎核心抗体
APA	antiphospholipid antibodies	抗磷脂抗体
ART	assisted reproduction techniques	辅助生殖技术
AS	Asherman syndrome	Asherman 综合征
ASD	autism spectrum disorder	孤独症谱系障碍
ASRM	American Society for Reproductive Medicine	美国生殖医学学会
BMI	body mass index	体重指数
BNF	British National Formulary	英国国家处方部门
BOT	borderline ovarian tumor	交界性卵巢肿瘤
c-TESE	conventional-testicular sperm extraction	常规睾丸精子提取
CBAVD	congenital bilateral absence of the vas deferens	先天性双侧输精管缺如
CBRC	cross border reproductive care	跨境生殖医疗
CCS	childhood cancer survivors	儿童癌症幸存者
CFTR	cystic fibrosis transmembrane regulator	囊性纤维化跨膜调节因子
CGH	comparative genomic hybridization	比较基因组杂交
CI	confidence interval	置信区间
CMV	cytomegalovirus	巨细胞病毒

COCP	combined oral contraceptive pill	联合口服避孕药
COS	controlled ovarian stimulation	控制性卵巢刺激
CT	computerized tomography	计算机断层扫描
CVS	chorionic villus sampling	绒毛膜绒毛取样
DCM	dilating cardiomyopathy	扩张型心肌病
DHEA	dehydroepiandrosterone	脱氢表雄酮
DI	donor insemination	供体授精
DVT	deep venous thrombosis	深静脉血栓形成
ECF	endometrial cavity fluid	宫腔积液
ED	erectile dysfunction	勃起功能障碍
EFS	empty follicle syndrome	空卵泡综合征
EMT	endometrial thickness	子宫内膜厚度
EP	ectopic pregnancy	异位妊娠
ER	estrogen receptor	雌激素受体
ERA	endometrial receptivity array	子宫内膜容受性阵列
ESG	European Society of Gynecology	欧洲妇科学会
ESGE	European Society for Gynaecological Endoscopy	欧洲妇科内镜检查学会
ESHRE	European Society of Human Reproduction and Embryology	欧洲人类生殖与胚胎学学会
ET	embryo transfer	胚胎移植
FDA	Food and Drug Administration	美国食品药品管理局
FET	frozen embryo transfer	冷冻胚胎移植
FGR	fetal growth restriction	胎儿生长受限
FISH	fluorescence in situ hybridization	荧光原位杂交
FSH	follicle stimulating hormone	卵泡刺激素
GA	general anesthesia	全身麻醉
GEA	global endometrial ablation	全子宫内膜消融术
GH	growth hormone	生长激素
GnRH	gonadotropin releasing hormone	促性腺激素释放激素
HARRT	highly active antiretroviral therapy	高效抗逆转录病毒治疗

HBsAg	hepatitis B surface antigen	乙型肝炎表面抗原
HBV	hepatitis B virus	乙型肝炎病毒
hCG	human chorionic gonadotropin	人绒毛膜促性腺激素
HCM	hypertrophic cardiomyopathy	肥厚型心肌病
HCV	hepatitis C virus	丙型肝炎病毒
HFEA	Human Fertilisation and Embryology Authority	人类受精与胚胎学管理局
HIV	human immunodeficiency virus	人类免疫缺陷病毒
HL	hyperreactio luteinalis	过度黄素化
hMG	human menopausal gonadotropin	人类绝经期促性腺激素
HPO	hypothalamic-pituitary-ovarian	下丘脑 – 垂体 – 卵巢
HPV	human papilloma virus	人乳头瘤病毒
HSG	hysterosalpingogram	子宫输卵管造影
HTA	Human Tissue Authority	人体组织管理局
HyCoSy	hystero-contrast sonography	子宫声学造影
ICSI	intra-cytoplasmic sperm injection	卵胞质内单精子注射
IUI	intrauterine insemination	宫腔内人工授精
IUP	intrauterine pregnancy	宫内妊娠
IVF	in vitro fertilization	体外受精
IVM	in vitro maturation	体外成熟
KS	Klinefelter syndrome	Klinefelter 综合征
LDA	low dose aspirin	小剂量阿司匹林
LH	luteinizing hormone	黄体生成素
LLETZ	large loop excision of transformation zone	移行区大环切除
LMWH	low molecular weight heparin	低分子肝素
LPS	luteal phase support	黄体期支持
MBMS	multiple birth minimization strategy	多胎最小化策略
MFPR	multifetal pregnancy reduction	多胎妊娠减胎术
micro-TESE	micro-dissection testicular sperm extraction	显微镜下睾丸精子提取
MNC-IVF	modified natural cycle IVF	改良自然周期体外受精
MRI	magnetic resonance imaging	磁共振成像

MTHFR	methylene tetrahydro-folate reductase	亚甲基四氢叶酸还原酶
NC-IVF	natural cycle IVF	自然周期体外受精
NGS	next generation sequencing	下一代测序
NHS	National Health Service	（英国）国民医疗服务体系
NICE	National Institute for Health and Care Excellence	（英国）国家健康与护理卓越研究所
NNT	number needed to treat	需要处理的数据
NTPR	National Transplant Pregnancy Registry	（美国）国家移植妊娠登记处
OHSS	ovarian hyperstimulation syndrome	卵巢过度刺激综合征
OR	odds ratio	优势比
ORT	ovarian reserve test	卵巢储备试验
OTC	ovarian tissue cryopreservation	卵巢组织冷冻保存
PCA	patient controlled analgesia	患者自控镇痛
PCC	preconception care and counseling	孕前保健和咨询
PCOS	polycystic ovary syndrome	多囊卵巢综合征
PESA	percutaneous epidydimal sperm aspiration	经皮附睾精子抽吸术
PGH	preimplantation genetic haplotyping	植入前遗传单倍型
PGS	preimplantation genetic screening	胚胎植入前遗传学筛查
PGT	preimplantation genetic testing	植入前遗传学检测
PGT-A	preimplantation genetic testing for aneuploidy	非整倍体植入前遗传学检测
PGT-M	preimplantation genetic testing for monogenic disorders	单基因疾病的植入前遗传学检测
PGT-SR	preimplantation genetic testing for structural chromosomal rearrangements	染色体结构重排的植入前遗传学检测
PID	pelvic inflammatory disease	盆腔炎性疾病
POR	poor ovarian response	卵巢低反应
POSEIDON	patient-oriented strategies encompassing individualized oocyte number	以患者为导向的策略，包括个体化卵母细胞数量
PrEP	pre-exposure prophylaxis	暴露前预防
PRL	prolactin	催乳素

PSR	posthumous sperm retrieval	死后取精
PUL	pregnancy of unknown location	不明部位妊娠
rFSH	recombinant follicle stimulating hormone	重组卵泡刺激素
RCOG	Royal College of Obstetricians and Gynaecologists	皇家妇产科学院
RCT	randomized controlled trial	随机对照试验
RIF	recurrent implantation failure	反复种植失败
ROS	reactive oxygen species	活性氧
RR	relative risk	相对风险
SART	Society for Assisted Reproductive Technologies	辅助生殖技术学会
SHBG	sex hormone binding globulin	性激素结合球蛋白
SLE	systemic lupus erythematosus	系统性红斑狼疮
SMI	social media influencer	网红
SSR	surgical sperm retrieval	手术取精
TESA	testicular sperm aspiration	睾丸精子抽吸
TESE	testicular sperm extraction	睾丸精子提取
TFF	total fertilization failure	完全受精失败
TFNA	testicular fine needle aspiration	睾丸细针抽吸
TIVA	total intravenous anesthesia	全静脉麻醉
TMET	transmyometrial embryo transfer	经子宫肌层胚胎移植
TPO	thyroid peroxidase	甲状腺过氧化物酶
TSH	thyroid stimulating hormone	促甲状腺激素
TVOR	transvaginal oocyte retrieval	经阴道取卵
UAE	uterine artery embolization	子宫动脉栓塞
VEGF	vascular endothelial growth factor	血管内皮生长因子
VTE	venous thromboembolism	静脉血栓栓塞
VZV	varicella zoster virus	水痘－带状疱疹病毒
WGA	whole genome amplification	全基因组扩增
WHO	World Health Organization	世界卫生组织
YCMD	Y chromosome microdeletion	Y 染色体微缺失